现代流行病学
Modern Epidemiology

第 3 版

主　　审　李立明

主　　编　谭红专

副 主 编　詹思延　栾荣生

人民卫生出版社

图书在版编目（CIP）数据

现代流行病学 / 谭红专主编.—3 版.—北京：
人民卫生出版社,2018
ISBN 978-7-117-27453-1

Ⅰ.①现… Ⅱ.①谭… Ⅲ.①流行病学 Ⅳ.①R18

中国版本图书馆 CIP 数据核字(2018)第 210048 号

人卫智网	www.ipmph.com	医学教育、学术、考试、健康， 购书智慧智能综合服务平台
人卫官网	www.pmph.com	人卫官方资讯发布平台

现代流行病学

第 3 版

主 　编：谭红专
出版发行：人民卫生出版社（中继线 010-59780011）
地 　址：北京市朝阳区潘家园南里 19 号
邮 　编：100021
E-mail：pmph @ pmph.com
购书热线：010-59787592 010-59787584 010-65264830
印 　刷：保定市中画美凯印刷有限公司
经 　销：新华书店
开 　本：787×1092 1/16 印张：61
字 　数：1523 千字
版 　次：2001 年 11 月第 1 版 2019 年 1 月第 3 版
　　　　　2022 年 10 月第 3 版第 3 次印刷（总第 5 次印刷）
标准书号：ISBN 978-7-117-27453-1
定 　价：188.00 元

打击盗版举报电话：010-59787491 E-mail：WQ @ pmph.com
（凡属印装质量问题请与本社市场营销中心联系退换）

编　委

参加本书编审的单位和人员

（以章节出现顺序为序）

中南大学：谭红专　刘爱忠　杨土保　邓　静　胡国清　李杏莉　肖水源　刘子言　高语嫣　宁佩珊　肖旺欣　成佩霞　程勋杰　王　冕

佳木斯大学：邱洪斌　李兴洲

哈尔滨医科大学：赵亚双

复旦大学：王伟炳　付朝伟

东南大学：王　蓓

深圳大学：胡东生　张　明

吉林大学：刘雅文　谷雨璐

四川大学：栾荣生　李佳圆　康德英　旷翠萍　范双凤　杨艳芳　朱彩蓉　张　韬　赵　星　潘　杰

中山大学：陈维清　郝元涛　张彩霞

天津医科大学：齐秀英　朱　红　王建华

香港中文大学：唐金陵

中国医科大学：周宝森

安徽医科大学：叶冬青　孙业桓　王雪萍　冷瑞雪

武汉大学：向　浩　毛宗福　李　娜　杨晓珊

广西医科大学：余红平

成都中医药大学：杨　义

山西医科大学：王　彤　王素萍　魏俊妮

山东大学：薛付忠

南京医科大学：胡志斌　靳光付　戴俊程　杜江波

郑州大学：张卫东　段广才　陈帅印

5

华中科技大学:魏　晟

南方医科大学:陈　清

北京协和医学院:江　宇　沈忠周　曲翌敏

浙江大学:陈　坤　鲍成臻

中国人民解放军空军军医大学:闫永平　杜可军

河北医科大学:杨　洁

上海中医药大学:施　榕

北京大学:詹思延　李立明　胡永华　吕　筠　唐　迅　黄　涛　陈大方
　　　　　叶荣伟　黄　薇　吴　涛　王梦莹

中国疾病预防控制中心:周晓农　么鸿雁　汪　宁

北京大学药物依赖研究所:贾忠伟

首都医科大学附属北京儿童医院:彭晓霞

序（第3版）

流行病学是一门古老而又年轻、发展迅速的学科。说它古老，是因为它是在人类与疾病斗争的过程中形成和发展起来的一门应用性学科，在探索病因、防控疾病、制定防病策略与措施、评价防治效果以及改善人群健康等诸多方面发挥着重要作用；说它年轻，是因为随着经济社会的发展、教育科技的进步、人口结构与人类疾病谱的变化和医学模式的转变，流行病学的应用范围越来越广，新的学科分支层出不穷；说它发展迅速，是因为流行病学的研究领域已经由传染病防制扩展到慢性非传染性疾病、伤害、健康相关领域的研究，近年来，随着IT技术的迅猛发展和大数据时代的到来，以基因组学为代表的系统生物学的快速发展，循证医学的普及，精准医学的问世，流行病学研究的理论和方法也有了长足的进步，新技术、新方法不断涌现，使流行病学科不仅成为公共卫生和预防医学的基础学科，而且也已经成为现代医学的骨干学科。

《现代流行病学》是我国流行病学中青年专家的杰出代表谭红专教授、詹思延教授和栾荣生教授等长期坚持不断学习、及时跟进国际流行病学发展的动态，结合我国公共卫生实际编写的一本流行病学专著，是我国流行病学系列规划教材、立体教材的重要组成部分，使我国流行病学本科教学、研究生教学、专业人员学习深造、继续医学教育都有了可用之书。第3版在原书"现代、全面、适用、简洁"的基础上，强调了"更新、调整和提高"，而且关键是更新。全书共分"基本原理、研究方法、资料分析和流行病学应用"4篇共46章内容，不仅介绍了近10年国内外流行病学研究方法的新发展，而且还介绍了一些流行病学新的分支与应用，像空间流行病学和系统流行病学都是首次吸收到本教材之中。作者们大都来自我国著名高等院校的一线教师，他们不仅有着丰富的教学经验，而且很多教授还是某些流行病学研究领域的专家和学者，这使得本书编写内容有了质量的保证。

我要衷心祝贺第3版《现代流行病学》在2008年第2版出版的10年后再版问世，为我国的流行病学教学和研究提供了新的参考，相信在流行病学人才培养、学科建设和科学研究方面将发挥积极的作用。也请国内外同行针对本版教材中存在的问题和学术观点展开积极的讨论，以繁荣我国的流行病学事业。

北京大学公共卫生学院
李立明
2018年3月15日

序（第 1 版）

　　自 20 世纪 60 年代以来，被誉为"公共卫生之母"或"预防医学基础学科"的流行病学，无论在内容或研究方法上均取得了令人瞩目的进展。且已逐步渗透到临床及基础医学的相关领域。随着医学模式由传统的单纯生物型向着生物—心理—社会的新型模式之转变，流行病学的研究内容也相应扩展到疾病以外更为广阔的天地，如心理障碍、精神卫生、行为及生活方式、伤害、旅行卫生，直至健康促进、卫生事业管理、行政决策及卫生服务评估与成本—效益分析等所有与人类健康相关的卫生事件（health events）方面，有时甚至还面临某些超出卫生事件范畴的自然和社会问题之挑战，如全球气候变暖、厄尔尼诺与拉尼那现象、超大型城市不断增加、人口"爆炸"、社会动乱以及色情、犯罪等等，无一不是新世纪流行病学面对的新课题，也无一不能用流行病学方法去研究。正因为如此，流行病学作为医学应用科学和方法学的独特作用才日益突出并得到普遍认可。

　　古语说："工欲善其事，必先利其器"，面对如此繁多的任务甚至始料未及的新的挑战，流行病学研究方法的加速发展和及时推出便迫在眉睫。"路漫漫其修远兮，吾将上下而求索"，流行病学工作者只能以只争朝夕的精神去探索、研讨并提出相应的方法。随着数学、卫生统计学、分子生物学、免疫学及卫生管理学等学科的引入及彼此间的交融、渗透，使流行病学在研究方法上出现了突破性进展，相对危险度（RR）、特异危险度（AR）、比值比（OR）、M-H 分层分析等皆为流行病学研究的精度和量化增添了新的内容。多元线性回归和逐步回归、Logistic 回归、判别分析、聚类分析、Cox 比例风险模型等的进一步应用，又使流行病学在研究方法上得以更全面和多方位发展。此外，非概率抽样、专家调查决策、数据分析的灰色模型及 Meta 分析等粗线条定性化方法的应用，更使流行病学方法学粗细兼蓄，适用面更广。值得一提的是，近年分子生物学的崛起，又使流行病学传统的宏观研究与现代微观研究的方法有机地结合起来，既从群体水平又从细胞乃至分子水平阐明疾病的病因、发病机制及其影响因素，把定性研究提高到更为精确的定量研究水平。至于对调查数据中有关偏倚、混杂及交互作用等的分析与解决，则更加提高研究结果的准确性。当然，电子计算机及其软件使用的划时代进展，更使流行病学研究方法出现了历史性跨越。所有这一切，均为现代流行病学的健康发展提供了有利条件。

　　我国流行病学界同仁始终关注着现代流行病学的发展动向，早在 1986 年 Rothman KJ 所著《Modern Epidemiology》一书问世不久，湖南医科大学流行病学教研室谭红专教授等即以组织读书会方式反复阅读并迅速将其译成中文于 1989 年内部交流，使得国内同仁有幸分享该书精辟的内涵。此书不仅深入浅出地讲述了现代流行病学的基本概念和方法，而且对偏倚、效应修正等进行了精辟论述，并以较大篇幅阐述了统计学方法在流行病学资料分析中不可替代的独特作用。如果说这是一册能反映当时流行病学最新观点和方法的代表作，也绝非言过其实。时隔5年之后，由中国预防医学科学院流行病学研究室曾光研究员牵头，组织我国学者自己编写的《现代流行病学方法与应用》一书于1994年公开出版，此书不仅介绍了现代流行病学的最新理论和方法，而且在保留国内传统流行病学方法分类内容的基础上，增添了宏观分析方法、偏倚、混杂、效应修正、快速评价、PPS法、LQAS法、德尔菲法、多维综合评价法等一系列新颖内容。全书约九十余万字，分35章。各章节主题鲜明，思路清晰，首尾呼应，逻辑严谨，受到国内同行的普遍好评，并已产生了积极效应。又过了3年，同济医科大学施侣元和北京医科大学王天根两位教授又分别以"现代流行病学进展"和"谈谈现代流行病学"为题为第四次全国流行病学学术会议（1997年10月于深圳）撰文阐述己见，引起与会者的关注和共鸣。所有这一切，无一不说明近十余年来我国流行病学界对现代流行病学发展之关注、参与和所取得的积极效果。

令人倍感高兴的是又一鼓舞人心的喜讯在世纪之交的今天传来了，一本由我国中青年流行病学家为主力编写的《现代流行病学》即将由人民卫生出版社出版发行。这是继前述诸事后我国流行病学界在锐意进取，推动现代流行病学向前发展方面的又一盛事，可喜可贺！早在一年以前，湖南、北京、华西三所医科大学的流行病学教研室即倡议并相约国内同仁合作编写一册既符合我国国情又与国际发展趋势接轨的《现代流行病学》，他们以Rothman KJ第2版《Modern Epidemiology》为主要参考，结合我国卫生防病事业发展之需求及编写者的专业特长，制定了翔实的编写计划并已于2000年5月如期完成了编写计划中全部章节。全书分4篇35章，约一百余万字。参加编写的单位16个，作者42人。这样一册富有较多新内容而且篇幅较大的著作能在较短时日内圆满完成，主要得力于作者们美好的心愿，这心愿就是"尽快为国内读者提供一册有关流行病学方法的最新、最全面和最实用的参考书"。正如前面已经提及的，现代流行病学的重要特征之一是研究方法的日新月异，而方法的日新月异，又推动了理论的深层次发展，二者相辅相成，不可或缺。古语说："有志者，事竟成"，晋代医学家葛洪也曾在其著作中这样写道："学之广在于不倦，不倦在于固志"，本书的作者们正因为有志于此，才能抓住机遇，开拓进取，并在前辈们已有工作的基础上，做出新的贡献。我衷心祝贺本书在跨入21世纪的美好时刻与广大读者见面，并愿借此机会向付出辛勤劳动的作者们表示敬意。毋庸讳言，本书在我国流行病学界毕竟还是一种较新的尝试，其效应究竟如何，尚须时间的考验和实践的回答。但我相信，作者们一定会以"闻过则喜"和"闻善言则拜"的精神迎接广大读者的批评与指正，以期在再版时，纳百家之言，博采众长。再一次祝贺本书的出版，殷殷深情，书不尽意，惟愿我国流行病学事业，长江后浪推前浪，伴随着人类社会发展的步伐，滚滚向前。

魏承毓

2000年7月1日于北京大学

前言（第3版）

《现代流行病学》作为人民卫生出版社重点推出的流行病学方法学方面的经典书目和立体流行病学教材体系中的重要内容，在李立明教授和人民卫生出版社的大力支持下，第1版于2001年6月正式出版，2008年7月第2版问世，受到了广大流行病学工作者的青睐，医学院校和疾病预防控制中心（CDC）纷纷将其作为医学研究生和各种培训班的流行病学方法学教材。该书的广泛使用一方面促进了我国流行病学理论和实际研究的发展，另一方面，广大读者也为本书的更新与完善提出了许多宝贵意见。

第2版出版10年来，流行病学的理论与方法有了许多新的进展，包括多种新的研究设计类型和新的统计分析方法；同时流行病学也面临诸多机遇与挑战，如多组学技术、大数据、大型人群队列等。为了使本书保持现代的特色及更适应新形势的需要，在人民卫生出版社的大力支持下，我们决定对本书进行修订再版。

本版编写继承本书的一贯原则，强调现代、全面、适用和简洁，全面反映近10年流行病学的进展，包括流行病学的基本原理、方法和应用，在传承的基础上发展和完善，使之成为一本现代流行病学的重要参考书，以及医学研究生进行流行病学方法训练的合适教材；同时，本书对在基础医学、临床医学、预防医学，甚至管理领域工作的非流行病学工作者亦有非常重要的参考价值。

在内容安排上，本版重点对方法学部分内容进行了完善和扩充，同时为了控制篇幅，对与本科流行病学教材基本重复的内容进行了调整，最后在第2版4篇41章的基础上，扩展为4篇46章。第一篇为基本概念，仍设有5章，介绍绪论、暴露、疾病频率测量、效应和关联的测量、病因及其推断；第二篇为流行病学研究方法，扩充为13章，增加了"有向无环图在病因推断中的应用""社会网络分析方法"及一些新的研究设计类型；第三篇为资料分析，扩充为12章，增加了多种新的统计分析方法，包括生物信息学分析、数据降维技术、倾向评分、工具变量、边缘结构模型及多水平模型等，系统介绍了各种单因素和多因素的分析方法；第四篇为流行病学的应用，保持16章，新增了"空间流行病学""生态流行病学"和"系统流行病学"，对慢性病、伤害和突发事件进行了调整。

参加本版编写和审稿的专家包括来自全国31所高校和院所的90位老中青专家学者，特别是王建华、汪宁、么鸿雁、潘杰、朱彩蓉、黄悦勤、彭晓霞、唐迅、黄涛、陈大方、叶荣伟、孙业桓、吕筠等教授抽出宝贵时间帮助我们认真审阅稿件，提出了许多宝贵意见，他们的大力支持和辛勤劳动保证了本版高质量按时出版，感谢他们对本书出版做出的重大贡献。由于工作、年龄等原因，本版编委实现了部分新老交替，第2版编委 施侣元 、乌正赍、于雅琴、王建华、王滨有、仇小强、刘殿武、沈洪兵、张永红、赵仲堂、聂绍发、徐飚、康德英、蔡琳、瞿世和教授退出了本版编写,在此特对各位前辈和朋友对本书的关怀、支持、厚爱和贡献表示真心的感谢。李立明教授在该书最初的设计及各次的再版过程中给予了大力支持和无私帮助;郝元涛教授和中山大学公共卫生学院的领导和同志们为本版第一次编写会做了大量的奉献性工作,在此一并表示衷心的感谢!

由于本书内容涉及面广,加之主编水平有限,时间仓促,不可避免地存在不少缺点和错误,请广大读者不吝赐教,以便再版时改进。

主编 谭红专

2018 年 3 月 10 日于长沙

前言(第 2 版)

由卫生部教材办公室和人民卫生出版社重点推出的流行病学方法学专著《现代流行病学》第 1 版于 2001 年 6 月正式出版以来，以其理论性强、方法全面系统及良好的实用性受到广大流行病学工作者的青睐，大多数医学院校将其作为医学研究生的流行病学方法学教材，许多科研培训班和 CDC 骨干人员培训班也选用该书作为教材，反应良好。该书的出版凝聚了我国一大批流行病学专家的心血，同时也促进了我国流行病学理论和实际研究的发展。

正如第 1 版前言所叙，现代流行病学的重要特征之一就是研究方法的日新月异。自第 1 版出版以来，一方面，流行病学的理论与方法有了许多新的进展；另一方面，流行病学预防和控制疾病又面临许多新的形势，如疾病谱的变化，新的传染病的流行及突发公共卫生事件的威胁等。为了使本书更适应新形势的需要，在广大读者的热切期盼下，在人民卫生出版社的大力支持下，我们决定对本书进行修订和再版。

本版编写继承第一版的编写原则，以给我国的流行病学工作者和爱好者提供一本现代的、系统的流行病学方法的参考书为目标，瞄准现代流行病学方法的最新成果，以介绍最"现代"的流行病学理论、方法和技术为重点，同时尽量保持其系统性和完整性。本书的特点是方法系统、全面、适应，并紧跟时代潮流。由于本书是以介绍系统实用的流行病学方法为重点，因此它将成为流行病学教学和科研的重要参考书，医学研究生进行流行病学方法训练的合适教材，同时对在基础医学、临床医学、预防医学，甚至管理领域工作的非流行病学工作者亦有非常重要的参考价值。

本版在对各章内容进行全面修订和更新的基础上，对总体内容进行了调整和扩充，在原 4 篇 35 章的基础上，扩展为 4 篇 41 章。第一篇基本概念，仍设 5 章，介绍绪论、暴露、疾病频率测量、效应和关联的测量、病因及其推断；第二篇为流行病学研究方法，仍保持 12 章，但删除了"流行病学研究类型"，新增了"流行病学中的社会学定性研究方法"，该篇对各类方法的理论和原理作了较系统的阐述；第三篇为资料分析，扩充为 8 章，将原有的"多元回归分析方法简介"分为"多重线性回归"和"Logistic 回归"两章，并增加了"结构方程"，该篇系统介绍了经典的粗分析方法和各种现代的分析方法；第四篇为流行病学的应用，介绍了各种流行病学的最新分支。该篇由原 12 章扩充为 16 章，新增了"慢性非传染性疾病流行病学""精神卫生流行病学""循证卫生决策"和"突发公共卫生事件流行病学"，使该篇内容更加系统、全面和丰富，能更好地满足当今防病工作的需要。

参加本书编写和审稿的专家包括来自全国 26 所高校的 54 位老中青专家学者，他们的大力支持和辛勤劳动是本书再版的基础，他们对本书的出版做出了重要的贡献；特别是李立明、施侣元和乌正赉三位主审和中南大学的黄正南教授,极其认真地审阅了大部分稿件,并对该书的完善与提高提出了许多宝贵的意见;在策划和筹备过程中,许多流行病学工作者根据对第一版的使用体会,提出了很多重要的修改意见,对本书的完善和提高起了重要作用;在定稿会期间,新疆医科大学及公共卫生学院的领导和同志们为大会做了大量的奉献性工作;在出版过程中,人民卫生出版社副总编辑杜贤和教材办主任杨晋不仅在出版计划安排上给予了大力支持,而且亲临定稿会指导,要求将本书做成国内流行病学方法的精品图书向2008北京奥运会献礼,本书编辑王凤丽同志做了大量认真细致的编辑工作和精心安排;在此一并表示衷心的感谢!由于本书内容涉及面广而深,加之主编水平有限,时间仓促,不可避免地存在不少缺点和错误,请广大读者不吝赐教,以便再版时改进。谢谢!

主编　谭红专

2008 年 3 月 10 日于长沙

前言（第1版）

　　流行病学首先是一门应用学科,它以预防疾病和促进健康为己任,一代又一代的流行病学家在制服疾病和保障人民健康方面做出了卓越贡献。随着流行病学理论与方法的发展,它的应用领域不断扩大,从传染病扩大到所有疾病,再扩大到与健康相关的所有问题;从预防医学扩大到临床医学和基础医学,甚至向非医学领域——包括犯罪、灾害、管理及地理等领域扩展。随着流行病学方法被越来越多的非流行病学工作者所接受和应用,流行病学已不仅是一门应用学科,同时又是一门十分重要的方法学。

　　由于流行病学应用领域的不断扩大,促进了其理论与方法的迅速发展。特别是20世纪40年代,随着慢性非传染性疾病研究的深入开展,其中最具有代表性的是1948年Doll与Hill关于吸烟与肺癌关系的研究及1949年在美国Framingham进行的心血管疾病的危险因素的研究。这些研究被认为是现代流行病学新时期的开始。此后,流行病学的理论、方法和技术迅猛发展。

　　现代流行病学的重要特征之一就是研究方法的日新月异。为了给我国的流行病学工作者和爱好者提供一本现代的、系统的流行病学方法的参考书,本书瞄准现代流行病学方法的最新成果,以介绍最"现代"的流行病学理论、方法和技术为重点,同时尽量保持了其系统性和完整性。全书共分4篇35章。第一篇基本概念,共设5章,介绍病因及其推断、暴露、疾病频率及效应和关联的测量;第二篇为流行病学研究方法,共12章,对各类方法作了较系统的阐述;第三篇为资料分析,共6章,介绍了经典的粗分析方法和各种现代的分析方法;第四篇为流行病学的应用,共12章,介绍了各种流行病学的最新分支。

　　由于本书是以介绍最新的方法和技术为重点,因此它将成为流行病学教学和科研的重要参考书,同时对在基础医学、临床医学、预防医学,甚至管理领域工作的非流行病学工作者亦有重要的参考价值。

　　参加本书编写和审稿的有全国知名的老专家和具有专长的中青年学者,他们对本书的出版做出了重要的贡献;特别是乌正赉、施侣元、李立明三位主审,极其认真地审阅了大部分稿件,并对该书的完善与提高提出了许多宝贵的意见;在定稿会期间,东南大学及公共卫生学院的领导和同志们为会议做了大量的奉献性工作;参加与本书定稿会同期举行的"全国流行病学骨干师资培训班"和"第三届全国流行病学教学研讨会"的代表们对该书的出版表达了浓厚的兴趣和期盼,极大的支持与鼓励,并提出了许多建设性意见;在出版过程中,人民卫生出版社的领导给予了极大的支持,孙伟和孙雪冰同志做了大量认真细致的编辑工作和精心安排,在此一并表示衷心的感谢!

由于本书内容新、深和广,加之主编水平有限,时间仓促,所以不可避免地存在不少缺点和错误,请广大读者不吝赐教,以便再版时改进。谢谢!

主编　谭红专

2000 年 7 月 20 日于长沙

目　录

第一篇　基 本 原 理

第二篇　研　究　方　法

第三篇　资料分析

第四篇　流行病学应用

第一篇

基 本 原 理

第 一 章

绪 论

提要：流行病学是现代医学领域中一门十分重要的基础和应用学科。本章重点介绍该学科的发展简史、定义、基本原理、研究范围及研究领域的拓展；现代流行病学的学科性质、特点、成就及在方法学和实际应用等方面的发展趋势。

人类在与疾病做斗争中最早发展起来的是临床医学(clinical medicine)。临床医学是从个体水平去研究疾病的表现、诊断与治疗，对象主要是有临床症状的病人，目的是帮助病人早日痊愈。之后医学向微观和宏观两个方向发展，形成了基础医学(basic medicine)和预防医学(preventive medicine)。基础医学是从组织、细胞和分子水平去研究疾病发生的机理，而预防医学则是从群体水平研究环境与疾病及环境与健康的关系，目的是寻求预防疾病、促进健康的策略和措施。由于在人群水平上的宏观的观察性研究不需要太多的基础科学技术的支撑，因此，预防医学比基础医学发展得更早和更好。预防医学的核心是流行病学(epidemiology)，最早的流行病学家多数同时又是著名的临床医师，他们在疾病的诊断、治疗和流行控制遇到困难时自觉从群体水平寻求解决的办法，从而促进了流行病学的发展。流行病学学科形成时是预防医学的一门重要应用学科，然而随着学科的发展，目前流行病学已被认为是整个现代医学领域的一门十分重要的基础学科。它不但研究具体的防病策略和措施，而且能为医学假设的提出与检验提供重要的方法。

第一节 流行病学发展简史

一、学科的发展

1. 学科形成前期 流行病学是人们在不断地同疾病做斗争中发展起来的。中国最早在《史记》(2000 余年前)中已用"疫""大疫"等来表示疾病的流行。同期，希腊著名医师 Hippocrates(公元前 460—公元前 377 年)的著作《Air, water, and place》是全世界最早的关于自然环境与健康和疾病关系的系统表述，并最早用 epidemic 一词来表示疾病的流行。这是关于流行病学的最初描述。中国早在隋朝(581—618 年)就设有"疠人坊"以对麻风病人进行隔离；意大利于 15 世纪中叶规定外来船舶需在海港停留 40 天以检疫，现在"quarantine(检疫)"一词，就是来自意大利语"quaranta(表示'40')"；中国在宋真宗时(公元 1234 年)已用人痘来预防天花。此期对疾病的研究已有一些群体的观点和预防措施，但流行病学还缺乏系统的理论和分析方法,学科尚未形成。

2. 学科形成期　自 18 世纪末至 20 世纪初,流行病学逐渐形成了自己独立的学科体系。此期出现了许多堪称流行病学典范的工作。英国医师 Jenner 于 1796 年发明接种牛痘以预防天花。1837 年,英国医师 Budd 在他的家乡发生伤寒流行时,通过深入现场做细致的人群调查,明确提出"伤寒是由特殊的毒物在人体内繁殖而引起""毒物随粪便排出""通过消毒隔离措施可有效地控制流行"。而伤寒杆菌直至 1880 年才被发现。1844 年,维也纳年轻的产科医生 Semmelweis 面对大量产妇因产褥热而死亡的情景痛苦万分,他细心观察,通过群体调查对比分析后,否定了当时盛行的瘴毒学说,提出了产褥热是由于做尸检的医生因未洗净黏附在手上的尸毒而将其带入产妇体内所致。该成果比 List 的无菌术早 18 年,比 Pasteur 的消毒理论早 30 年。伦敦医师 Snow 对 1854 年伦敦的霍乱流行进行了详细的调查研究,他应用标点地图的方法研究了伦敦的霍乱病例分布,通过对比分析,论证了当年伦敦宽街霍乱流行与宽街水井的关系,提出霍乱病原存在于肠道,随粪便排出污染饮水,人喝被污染的水而感染发病。该结论比 Koch 从粪便中分离出霍乱弧菌(1883 年)早 29 年。这些是早年传染病流行病学研究的成功范例。

然而,这个时期的流行病学研究并不局限于传染病。1747 年,英国海军军医 Lind 对 12 名患坏血病的海员进行了分组的治疗试验,结果证实新鲜水果可预防坏血病。1778 年,Pott 根据扫烟囱工人阴囊癌发病率很高的现象证实了扫烟囱与阴囊癌发病的关系。1914—1917 年 Goldberger 在 3 所孤儿院、2 所疗养院和 1 所监狱进行了糙皮病的人群干预实验,发现糙皮病并非传染病,而是由于膳食中缺乏某种营养素所致。该结果较 Elvejhen 鉴定出糙皮病的病因是缺乏烟酸早 20 年。

流行病学虽然起源很早,但发展很慢,其主要原因是缺乏群体研究所必备的数量概念和研究方法。1662 年,伦敦医师 Graunt 等首次利用伦敦一个教区的死亡数据进行了研究,注意到急性和慢性疾病的死亡率在性别、城乡和季节分布等方面有差异;创制了第一张寿命表;提出了在死亡研究中用生存概率和死亡概率来代替绝对数和死亡比的方法;Graunt 在实践中还认识到了在流行病学研究中设立比较组的必要性。因此,他被认为是早期流行病学方法研究的先驱,其主要贡献在于将统计学引入流行病学领域。18 世纪,英国统计总监 Farr 用生命统计来研究种种公共卫生问题,他对"特异危险度""超额危险度""人年""生存概率"及"标化死亡率"等概念都有重要贡献。19 世纪末到 20 世纪初,英国 Galton 创立了相关系数,Pearson 提出了卡方分布,Chapin 明确了二代发病率的概念。这些方法学方面的不断创新,促进了流行病学的迅速发展,并取得了许多重要成绩。

在流行病学方法研究和流行病学实践取得巨大成就的推动下,1850 年,伦敦成立了世界上首个流行病学学会,标志着流行病学学科的形成。然而,学会的成立并没有导致流行病学的快速发展。从 19 世纪 60 年代开始,法国科学家巴斯德对微生物生理学的研究为现代微生物学奠定了基础,随后微生物学得到了快速发展。德国微生物学家 Koch 首先论证炭疽杆菌是炭疽病的病原苗,接着又发现结核病和霍乱的病原细菌,并提倡采用消毒和杀菌方法防止这些疾病的传播;他的学生们也陆续发现白喉、肺炎、破伤风、鼠疫等的病原细菌;他规定了鉴定病原细菌的方法和步骤,提出了著名的 Koch 法则;1860 年,英国外科医生 Lister 应用药物杀菌,并创立了无菌的外科手术操作方法。这一时期,医学以 Koch 法则为主导,在传染病控制方面取得了重大进步。而从群体水平研究疾病控制的流行病学受到了冷落。

3. 现代发展期　随着传染病逐步得到控制,到 20 世纪中叶,慢性病逐渐成了威胁人类健康和生命的主要疾病。Koch 法则对慢性病的研究无能为力,而以人群为对象的流行病学却迎来了春天。1948 年 Doll 与 Hill 关于吸烟与肺癌关系的研究及 1949 年在美国 Framingham 进行的心血管病危险因素的研究可认为是现代流行病学新时期的开始。

在方法学上,病例对照研究(case control study)方法在 20 世纪上半叶得到快速发展和广泛应用;40 年代末,Doll 和 Hill 关于吸烟与肺癌关系的研究发展了队列研究(cohort study);1951 年 Cornfield 提出了相对危险度和比值比的概念与计算方法;1959 年 Mantel 和 Haenszel 提出了著名的分层分析法;60 年代 Miettinen 等发展了配比、偏倚、混杂及效应修饰等概念与研究技术。这些成就构成了现代流行病学方法的基本框架。近年,各种新的研究设计类型、多因素分析技术、混杂控制方案、交互作用的分析,极大地丰富和完善了流行病学的方法学体系,促进了现代流行病学的发展。

方法和实践相互影响,相互促进。一方面是在疾病预防与控制方面取得了许多重要成绩,天花被消灭,许多重要的传染病被控制,以及吸烟、饮食、运动、环境污染、遗传基因、代谢等与肿瘤、心血管疾病等慢性非传染性疾病的关系部分得到阐明。另一方面是流行病学与其他学科交叉融合,新的分支学科不断涌现,如微观上与分子生物学、基因组学、蛋白质组学、代谢组学等交叉形成了分子流行病学(molecular epidemiology)、基因组流行病学(genomic epidemiology)和蛋白质组流行病学(proteomics epidemiology)等;宏观上与生态学、社会学及管理学等交叉形成了生态流行病学(eco-epidemiology)、社会行为流行病学(social-behavioral epidemiology)及管理流行病学(managerial epidemiology)等。同时,随着流行病学研究范围和应用领域的不断渗透,又出现了一大批以应用领域为特征的分支学科,如生殖流行病学、营养流行病学、环境流行病学、空间流行病学、药物流行病学、健康流行病学、犯罪流行病学(criminous epidemiology)及灾害流行病学(disaster epidemiology)等。此期的主要特点是研究范围由传染病扩展到一切疾病和健康状况,同时表现出向整个卫生领域甚至某些非卫生领域扩展的倾向,其研究方法更趋精细和系统。此期虽然称为流行病学的现代发展期,但从应用领域和研究方法的快速发展,可看出流行病学仍处于本学科的早期发展阶段。

二、我国流行病学的成就

我国近代流行病学的发展可认为是始于伍连德。他领导了东北 1910—1911 年和 1920—1921 年两次鼠疫大流行的防治工作,查清了鼠疫的传染源,在中国首次发现旱獭是鼠疫的主要储存宿主,并明确了存在经呼吸道传播的肺鼠疫。他不仅对鼠疫流行病学有巨大贡献,而且还是 20 世纪初我国霍乱防治工作的卓越领导者和组织者。由于出色的成绩,他不仅担任了中华医学会会长,而且在 1937 年成立的中华医学会公共卫生学会上当选为第一任会长。

中华人民共和国成立后,国家坚持预防为主的卫生工作方针,经过短短几年的努力,就基本控制或消灭了以血吸虫为首的五大寄生虫病。1964 年宣布中国大陆消灭了性病,之后又消灭了天花和古典型霍乱,控制了人间鼠疫,其他传染病的发病率和死亡率均大幅下降。我国流行病学的发展和卫生防病工作的成绩凝集了老一辈流行病学家的毕生精力和卓越成绩。新中国流行病学的先驱之一苏德隆教授在传染病和非传染病的防治方面均做出了重大贡献。首先他主持了全国的血吸虫病和霍乱的防治研究;1972 年,他通过调查证明了上海一起不明原因的皮炎系由桑毛虫引起;晚年他将研究重点转向肝癌,提出了著名的肝癌病因的饮水学说。同时,苏德隆教授为我国流行病学学科的发展和体系的建设做出了重要贡献。

另一位流行病学的先驱者是何观清教授,他早年在黑热病调查中发现中华白蛉是我国黑热病的传播媒介,通过现场实验否定了痢疾噬菌体对痢疾的预防作用,证明了由鼠脑组织培养的乙脑疫苗可引起严重的不良反应,之后他还领导了全国疾病监测网的建设。

20世纪70年代以后,随着我国实行改革开放,国际交流空前活跃,流行病学研究也得到了前所未有的发展。40年来,我国在消除脊髓灰质炎和控制其他传染病的基础上,对慢性病如肿瘤、高血压、冠心病、结核病、糖尿病及精神和神经系统疾病开展了大规模的人群调查,取得了可喜的成绩。在流行病学理论和方法上也逐渐缩短了与发达国家的差距。进入21世纪,我国现场流行病学及应急流行病学在机构和人才队伍建设方面有了很大的进步;通过网络直报建立的疾病监测系统(包括传染病,妇幼保健,药物不良反应等)覆盖全国;一批大型人群队列研究的建立,已经并将持续在疾病病因探索和控制方面结出硕果。

第二节 流行病学的定义与研究范围

流行病学是在人类与疾病做斗争的实践中逐渐发展起来的。由于在不同时期,人类面临的主要疾病和健康问题不同,学科的发展水平和人们认识问题的深度不同,流行病学的研究范围和主要目标在不断发展,其定义也在不断发展和完善。

一、传染病防治时期

在20世纪上半叶及以前,鼠疫、霍乱、天花、结核和一些严重的寄生虫病(如疟疾)严重威胁着人类的健康与生命。因此,预防和控制传染病流行成为当时医学的首要任务。这一时期关于流行病学的代表性定义有:

1927年,Frost定义"流行病学是关于传染病的人群现象和传染病的自然史的科学……"。

1931年,Stallybrass提出"流行病学是关于传染病的科学——它们的主要原因,传播蔓延以及预防的学科",该定义主要强调了传染病的预防问题。

在1936年,前苏联出版的《流行病学总论教程》中定义"流行病学是一门研究疾病流行的科学,它研究流行发生的原因、发展规律、扑灭条件并拟订与流行做斗争的措施"。该定义强调了研究流行的原因、扑灭流行及与流行做斗争的问题。这些定义均说明:在这一时期,流行病学研究以传染病为主,关于传染病流行病学已有了较系统的理论和研究目标。

二、从研究传染病扩展到研究所有疾病

自20世纪中叶开始,一方面某些传染病的发病率和死亡率不断下降;另一方面,随着环境污染加重、居民生活方式改变及人均寿命增加,心血管疾病及恶性肿瘤等非传染病的发病率上升,疾病和死亡谱发生了明显变化,许多国家的首位公共卫生问题已逐渐由传染病转向各种非传染病。在这种疾病谱转变的影响下,流行病学的定义也发生了相应的变化。1964年我国苏德隆教授定义流行病学为:"流行病学是医学中的一门学科,它研究疾病的分布、生态学及防治对策";1970年MacMahon的定义为:"流行病学是研究人群中疾病频率的分布及其决定因素的科学";1980年,Lilienfeld定义"流行病学是研究人群中疾病发生的表型及影响这些表型的因素的科学";同年,Last定义"流行病学是研究疾病在人群中的分布及其动态的科学"。这些定义不约而同地将流行病学的研究范围从传染病扩展到所有疾病。

三、从研究疾病扩大到研究疾病和健康

20 世纪 80 年代后,一方面随着医学模式由生物医学模式转向生物-心理-社会医学模式;另一方面由于社会和经济的发展,人们对健康提出了新的要求。于是,如何提高健康水平及延长寿命等问题提上了议事日程。在这种形势下,Last 于 1983 年在其所著的《流行病学词典》中就将流行病学定义为:"流行病学是研究人群中与健康有关的状态及事件的分布及其决定因素,以及应用这些研究结果以维持健康的科学"。国内乔树民于 1984 年在《中国医学百科全书·流行病学》中定义"流行病学是主要运用现场观察和现场实验的方法,研究人群中疾病和健康的动态分布及其影响因素,借以探索病因和流行规律,拟定并评价防治疾病、增进健康的对策和措施的科学"。随后,刘瑞璋在钱宇平主编的卫生专业用《流行病学》教材第 2 版(1986 年)中将流行病学定义为"是研究人群中疾病或健康状态的分布及其决定因素和预防疾病及保健对策的科学"。该定义后经连志浩在《流行病学》第 3 版(1994 年)、李立明在《流行病学》第 4~6 版(1999 年,2003 年,2007 年)中进一步完善,将流行病学定义为:"流行病学是研究人群中疾病与健康状况的分布及其影响因素,并研究防治疾病及促进健康的策略和措施的科学"。这些定义均将流行病学的研究范畴从疾病拓展为健康,即流行病学不但要研究临床疾病,而且要研究亚临床状态、疾病的自然史及如何健康长寿等问题。

四、从研究疾病与健康向研究其他人群事件拓展

从 20 世纪 80 年代后期开始,流行病学研究领域的扩展与研究方法的完善相互促进,这使流行病学进入到飞速发展时期。一方面,流行病学作为一门学科,其群体研究的特有方法越来越受到重视,并不断向其他领域渗透。在医学领域,流行病学方法不仅让流行病学工作者用来研究疾病和健康问题,也为医学其他学科专家所采纳和应用;更重要的是目前流行病学方法已突破纯医学的范畴,渗透到许多非医学领域,如自杀、车祸、犯罪、管理及安全生产等。由于流行病学研究方法的这种广泛渗透,涌现出了许多流行病学的分支学科,如健康、伤害、评价、行为、代谢、心理、药物、放射、遗传、长寿、管理及犯罪流行病学等。另一方面,流行病学研究领域的扩展和分支学科的蓬勃发展又不断对流行病学方法提出新的要求,并将促进流行病学方法的不断发展与完善。如在 80 年代后,病例对照研究出现了病例队列研究(case-cohort study)、累积病例对照研究(cumulative case-control study)、病例交叉研究(case crossover study)、两阶段抽样(two stage sample)及巢式病例对照研究(nested case-control study)等变体;在遗传流行病学中,发展了单纯病例研究(case-only study)、病例双亲对照研究(case-parental control studies)及患病亲属对研究(affected relative-pair method);在环境流行病学中,充分利用地理信息系统以改善环境暴露测量的精度,并发展了空间模式和时序性资料的分析方法;另外,捕获-标记-再捕获方法、Meta 分析方法及多元统计方法等也得到了发展和广泛应用。

在此形势下,经典的流行病学定义已经不能完整反映现代流行病学的任务和特征,为此,作者认为,现代流行病学可定义为:"流行病学是研究人群中的卫生相关事件或状态的分布及其影响因素,研究管理、决策与评价,以及研究如何预防疾病、促进健康、防止事故和提高效益的策略和措施的科学"。这里的事故包括自杀、车祸、犯罪和工伤等不良事件。

第三节　流行病学的基本原理与方法

一、流行病学的基本原理

流行病学的研究对象是人群,在其长期发展过程中,逐步形成了自己的基本原理和理论体系,在此指导下,学科得到快速发展。

1. 从分布找原因　流行病学认为,人群疾病或健康状况的分布不是随机的,而是受到多种因素的影响,这些因素就可能是病因或流行因素。从疾病的分布特征应能分析和找出这些因素的线索,进而采取措施来预防疾病和促进健康。

2. 传染病的传染过程与流行过程　传染过程是在个体层面研究传染病的发生,是病原体和宿主及其相关环境相互作用和相互斗争的过程,斗争的结果是感染或不感染,发病或不发病。流行过程是在群体层面研究传染病的发生,指的是传染源、传播途径和易感人群(被称为三个环节)相互联系的过程,其结果是疾病流行或不流行。这是研究和预防传染病的主要理论,也是早年流行病学的主要原理。

3. 疾病的生态学　即人的健康和疾病与其所处的生态环境密切相关,人与环境相互作用的结果决定了人的健康状况,因此,在寻找疾病的病因和危险因素时,应着眼于大的生态圈。

4. 流行病学的病因观　流行病学以概率论的观点,观察、分析和判断疾病的病因,认为"那些能使人群发病概率增加的因子就是病因"。这种概率论的病因观,在研究其他人群事件的原因时都是适应的。但这种概率性判断是以没有其他因素的影响为前提的,即流行病学十分重视的可比性。以概率论的病因观考察疾病的病因,绝大多数疾病的病因都是多因素的。

5. 疾病的自然史与三级预防战略　任何一种疾病都有其自然发生发展过程,也存在影响这种过程的关键节点和关键因素。流行病学预防疾病和促进健康的策略和措施(包括三级预防)都是建立在对这些节点和因素充分了解的基础上的。

综合考虑流行病学的这些基本原理,不难得出流行病学的几个重要特征(或观点),即人群的特征、概率论的特征和对比的特征。

二、流行病学方法

流行病学在其漫长的发展过程中,形成了系统的、独特的方法学体系,而且随着研究领域的不断扩展,其研究方法日新月异。

1. 传统的流行病学方法学体系　流行病学作为医学的一门重要基础学科,重要的是为医学研究提供方法学支持,传统的流行病学方法学体系包括:

(1)描述流行病学研究:主要包括历史或常规资料的收集和分析、病例调查、现况研究、纵向研究及生态学研究等,其主要用途是描述疾病或健康状态在人群中的分布及其特征,寻找疾病病因或危险因素线索。

(2)分析流行病学研究:包括队列研究、病例对照研究及其衍生类型,其主要用途是检验假设,包括病因假设及措施效果的评价等。

(3)实验流行病学研究:包括临床实验、现场实验及社区干预实验,其主要用途是进一步验证假设,包括关于临床疗效、病因及干预措施效果等假设。

(4)理论流行病学研究:即应用数学模型模拟疾病在人群中的发生和发展规律,临床病人的预后,主要用于预测及评估干预措施效果。

2. 现代流行病学的方法学发展　随着流行病学研究领域的扩展,社会学(社会学调查、社会网络分析等)、行为与心理学、经济学、管理学、环境及空间科学等方法引入到人群流行病学研究中,并得到了广泛应用。另外,一系列用于估计和控制偏倚的统计学模型用于流行病学的资料分析,极大地补充和完善了流行病学的研究方法。

3. 二次研究的发展和应用　二次研究是相对于原始研究而言的,是指对一系列的原始研究结果进行再次研究、综合和创新。目前常用的二次研究方法包括系统综述(systematic review)和 Meta 分析(Meta-analysis),其主要用途是为循证医学或为某一问题的快速评估提供综合证据。

第四节　现代流行病学的特点与发展趋势

由于应用领域的扩展和相关学科的发展,两者相互作用,促进了现代流行病学的发展,并铸就了本阶段学科的特点与发展趋势。

一、现代流行病学的特点

与传统流行病学比较,现代流行病学具有如下明显的特点。

1. 研究领域不断扩大　如前所述,从 20 世纪中叶开始,流行病学的研究领域已由传染病拓展到所有疾病;进入 80 年代,其研究领域已由疾病扩展到包括疾病、伤害、健康、行为、心理、疗效及代谢等在内的所有卫生事件;进入 90 年代,流行病学方法已在许多非卫生领域,如自杀、犯罪、行政管理、政策制订、卫生服务与成本效益的评价等方面得到了广泛应用,并将扩大到一切与人群相关问题的研究。

2. 学科间相互渗透、融合和分支学科不断增加　由于研究领域的扩大,其相关学科逐步增加。传统流行病学一般只涉及临床医学、预防医学及基础医学等医学学科;而现代流行病学除与上述各学科相关外,还与社会学、行为学、心理学、伤害学、管理学、卫生经济学、预测学、空间科学及环境科学等密切相关。这些学科间的相互渗透和融合,使流行病学的分支学科不断增加。

3. 现代技术加速学科发展　作为 21 世纪人类文明现代化的两大标志,信息技术和生物技术的发展为流行病学的发展插上了翅膀。近几十年来,计算机技术促进了流行病学多变量分析的发展和流行病学资料收集和处理方法的发展;大数据和高速互联网的建成使全球流行病学资源可以共享,流行病学信息(特别是疾病监测的信息)可以迅速传递,同时促进了循证医学的快速发展;生物技术的核心——分子生物学及各种组学(基因组学、蛋白质组学、代谢组学及微生物组学等)的发展促进了分子流行病学及各种组学流行病学的兴起,为揭开"黑匣子"之谜及实现精准预防创造了条件。

4. 传承与发展的有机结合　近几十年来,流行病学的概念、方法和应用领域迅速发展;但一些流行病学的基本特征和原则,如群体的特征、对比的特征、概率论与数理统计的特征;以及以现场为基础的原则,从分布找原因的原则及逻辑推理的原则等都是经久不变的。这种传承与发展,古老而又年轻的特点正是流行病学充满生机与活力的象征。由于人类对威胁自身健康的各种新老公共卫生问题的强烈反应,及对自身生存质量越来越周到细致的关心,促进了流行病学的实践与应用,使流行病学研究不断取得新的成就。

二、现代流行病学的发展趋势

由于概念的更新,现代流行病学的研究方法不断完善,研究领域不断扩大。一方面这将大大促进流行病学研究进展,许多疾病防治和健康促进的问题,甚至某些非卫生领域的群体事件的规律将得以阐明;另一方面,大量的流行病学实践将促进流行病学方法学体系的进一步完善与发展。

(一)流行病学方法的不断完善与发展

流行病学为了满足日益扩大的研究领域的需要以及人们对流行病学提出的更高要求,其方法必然迅速完善与发展。流行病学方法的发展将表现出下述具体特点:

1. 向微观发展,研究方法更加精细 随着分子生物学和各种组学技术的发展,分子流行病学及各种组学流行病学的方法逐渐成熟,该领域流行病学的基本任务是明确暴露与疾病关系的分子机制、分子诊断;基因遗传与表观遗传变异的人群分布特征及其与疾病之间的关联;基因-基因交互作用和基因-环境交互作用对于基因-疾病关联的影响;用基因信息来预测疾病的发生,疾病的临床后果和疾病对治疗的反应;代谢组学及微生物组学等特征与人群健康和疾病的关系等。这些精细的研究将促进精准预防和诊疗。面对海量的群体的微观信息,如何估计样本,如何统计分析,如何控制偏倚,是面临的挑战。流行病学方法在这些方面将进一步完善和发展。

2. 向宏观发展,研究方法社会学化 在研究社会心理因素、管理、决策及评价时,粗线条的定性化研究方法如观察法、访谈法、专家小组讨论等,经济学评价、非概率抽样、综合评价及数据分析的灰色理论模型等社会学研究方法,将发挥重要作用。然而这些宏观研究方法也面临如何更进一步科学化和精确化的问题。

3. 对暴露和结局的测量向定量发展 在对宿主和环境危险因素的研究与评价方面,现代流行病学对变量的测量将逐步由定性向定量发展,将从粗略的定性评价高危因素向精确的定量评价低危因素方向发展。这样的发展将要求有适当的统计学技术做支撑,如对时序性资料的有效分析,处理多因多果的复杂的因果关系的方法,多变量分析方法及适于小样本资料的精确分析方法等。

4. 偏倚的控制 偏倚的控制一直是流行病学研究成败的关键。随着流行病学研究领域的不断扩大,研究的问题越来越复杂,影响因素越来越多,混杂的控制将面临新的挑战,包括识别和处理。迎接这种挑战是现代流行病学方法发展的重要领域。

5. 病因的判断 病因研究是流行病学的重要任务。关于病因判断的标准,在生物学病因时代,采用的是 Koch 法则;到现代流行病学时期,先后提出了流行病学判断病因的 5 条、7 条及 9 条标准。在这些标准中,除了"先因后果"外,其他标准都是非必需的,而"先因后果"又不能成为病因判断的充分条件。因此,有关病因判断的标准是亟待完善的课题。

(二)现代流行病学的热点研究领域及其展望

人群健康问题的变化及新技术的不断发展,决定了未来流行病学的研究热点及发展趋势。

1. 传染病研究 流行病学对传染病的研究将重点关注 3 个方面:①在全球合作的框架内持续推动可消灭传染病的消灭进程,如消灭脊髓灰质炎、消除麻疹等,重点是监测及防治策略的探讨;②加强对现有传染病的研究,以降低这些疾病的发病率,如艾滋病、结核、病毒性肝炎、霍乱及流感等,重点是疫苗的研制、监测及防治策略的探讨;③加强对新发传染病的监测和研究。

2. 慢性非传染性疾病的研究　主要包括肿瘤、心血管疾病、精神神经和内分泌疾病等,这类疾病的主要问题是病因不明和防控措施乏力。因此,从遗传和环境多方面探讨这些疾病的病因将成为未来研究的热点。

3. 伤害的预防与控制　伤害造成的疾病负担在逐年增加,伤害的预防与控制将成为流行病学一个新的研究热点。

4. 生命历程流行病学　一方面,疾病胎源说、慢性病复杂病因与早期暴露的关系等,促使人们关注全生命历程的暴露和健康状况的关系;另一方面,大数据技术和基层公共卫生的发展,使得个体从怀孕、出生到成年老年各阶段的健康资料的收集与利用成为可能。需要与可能的结合,必将促进生命历程流行病学大发展,将阐明许多疾病的病因,达到对各阶段健康问题的预测与预防。

5. 分子及组学流行病学　随着分子及组学技术的发展,分子及组学流行病学必将得到快速发展,许多过去的"黑匣子"将被打开,其结果不仅是相关的疾病机制得以阐明,更重要的是将开发出更精准的防治措施。。

6. 环境及营养流行病学　环境因素,包括室内和室外环境,广义的环境也包括营养与食品等。这些因素对健康的影响复杂而广泛,而且属于可改变的因素。因此,对这些因素的研究将成为现代流行病学关注的热点。

7. 循证医学与循证公共卫生　自20世纪80年代循证浪潮兴起,循证的理念已渗透到预防、保健、管理和决策等各领域,这使各领域的决策更加科学化。

(谭红专 编,李立明　王建华 审)

参 考 文 献

[1] Rothman KJ, Greenland S, Lash TL. Modern Epidemiology[M]. 3rd ed. Philadelphia: Lippincott Williams & Wilkins, 2008.

[2] Sylvia WS, Jordan S. Biostatistics and Epidemiology A Primer for Health and Biomedical Professionals[M]. 4th ed. New York: Springer ScienceBusiness Media, 2015.

[3] Yu-Kang Tu, Darren C. Greenwood. Modern Methods for Epidemiology[M]. Dordrecht: Springer Science Business Media, 2012.

[4] 詹思延. 流行病学[M]. 8 版. 北京:人民卫生出版社,2017.

[5] 李立明. 流行病学[M]. 3 版. 北京:人民卫生出版社,2015.

[6] 施侣元. 流行病学词典[M]. 北京:科学出版社,2001.

第 二 章

暴露与结局的测量

提要: 本章介绍流行病学研究中的重要内容——暴露与结局的测量,准确的暴露与结局测量在流行病学病因推断中发挥着至关重要的作用,测量就是对暴露及结局进行定性及定量评估。本章主要从暴露概念、研究内容、暴露测量方法、结局测量等方面进行阐述。

第一节 概 述

一、基本概念

(一)暴露

凡是研究者所感兴趣的,可能影响疾病发生、人群健康状态的因素,统称为"暴露"(exposure)。暴露不仅包括那些使人群患病机会增加的因素,还包括使患病机会减少的因素,即保护因素。暴露即所要研究的因素。

流行病学研究中的"暴露"含义非常广泛,可包括研究对象的任何特征,或其接触的任何可能与其健康有关的因素。如:可能引起生理效应的因素、影响机体生长的饮食因素、能致病的因素或保护因素、与可疑病因和疾病或生理效应均有联系的另一些因素(混杂因素)、可修饰其他因素效应的因素、决定疾病结局的因素等。可见,"暴露"既包括个体特征、生活习惯,还包括人类赖以生存的各种微观与宏观环境,如宿主遗传、生理、人文特征、生活方式及习惯(吸烟、饮酒、饮食及体育锻炼等)、其他外界因素(射线、重金属、空气污染等环境因素)、社会经济因素等。社会经济状况不一定是直接影响疾病的因素,但可能是反映一些仍然无法测量的其他因素所引起效应的指标。暴露既可定性,亦可定量。

(二)暴露测量

"测量"就是采用具有可操作性的方法对事物或事件的一种分类方法,是对暴露的定性或定量评估。准确的暴露测量在流行病学病因推断中发挥着至关重要的作用。

由于部分变量可能无法测量或难以界定,这时,暴露测量的可能是某种间接指标。例如,通常以测量收入、教育水平、职业、居住地点等一些"经典指标"来满足"社会经济地位"这一抽象的概念。

二、暴露测量的目的及内容

(一)暴露测量的目的

暴露测量的目的是获得能满足研究目的所必需的测量值。在病因研究中,暴露测量包括研究假设规定测量的变量、已知或可疑的混杂变量、可能有修饰效应的变量。只有明确研究目的,才能选择适宜的暴露测量方法,否则就可能使关键暴露变量未测量,或测量不够细致,或由于暴露测量变量太多,忽略了真正重要变量的测量质量。

(二) 暴露测量的内容

暴露测量的要求是获得最真实的值,或使测量误差减至最小。为确定一个暴露变量的特征,必需全面记录暴露分类、暴露量(剂量)和暴露时间。

1. 暴露分类 应尽可能详细记录暴露的性质,如研究服药,要明确服什么药,成分是什么。注意区分暴露变量与可能的混杂变量,并从与疾病有联系的各种暴露中将特异性暴露区分出来,做出特异性因果推论。流行病学研究中的暴露有许多分类方法,常用的暴露分类主要有 3 种:①个体特征和环境因素;②主观和客观资料;③当前暴露和既往暴露。

2. 暴露剂量

(1)累积暴露剂量:是按剂量率与暴露时间乘积来估计的。剂量率是指单位时间的剂量,时间单位是根据暴露改变的时间长短而定,如小时、日、年。例如,总吸烟包数,常以"包-年数"表示。

(2)平均暴露或平均暴露率:将累积暴露除以总暴露时间即得。

(3)暴露剂量又可分为可获得剂量、摄入剂量、吸收剂量及活性剂量等。

1)可获得剂量:可获得剂量是指从外环境中测量的。例如,每毫升环境空气中平均石棉纤维数×单位时间的吸气量×累积暴露时间就是累积可获得剂量。

2)摄入剂量:摄入剂量是指进入机体内的剂量。同一可获得剂量,根据宿主时间-行为类型、进入宿主门户不同,摄入剂量不同。可获得剂量有多少被摄入取决于机体生理状态和行为。例如,静止时和活动时的呼吸量、实际摄入食物量等。

3)吸收剂量:按生物学观点,摄入剂量只能看作是吸收剂量的一个指标,除非暴露因素在机体接触表面可以产生直接效应,一般只有一部分摄入剂量被吸收。

4)活性剂量:吸收剂量虽是一种暴露剂量指标,但真正发挥作用的是在机体、器官、组织、细胞、分子特异作用部位的活性剂量或生物学有效剂量。活性剂量与吸收剂量的关系十分复杂,取决于暴露物质在机体内的运输、在机体不同部位的分布、活性与非活性形式的代谢,及其从机体的排泄情况。吸收剂量或活性剂量需采用生物学测量,例如,血液中酒精含量(吸收剂量)或肺细胞中苯并芘与 DNA 加合物的含量(活性剂量)。

3. 暴露时间 应尽可能详尽地描述每种暴露的时间,包括暴露开始时间,暴露结束时间,暴露期间内暴露的分布(定期暴露、连续暴露,或剂量率随时间改变)。

暴露时间的重要性在于:①暴露时间长短是决定总暴露量的关键因素。②多数疾病存在暴露临界时间窗口(critical time window),也称病因有关暴露期(etiologically relevant exposure period),该期间内发生的暴露可能与致病有关。分析暴露资料时,如把临界时间窗口以外的暴露也包括在内,会导致暴露分类错误,使观察到的暴露与疾病联系的可能性减小。③掌握临界时间窗口的位置及其与疾病发生时间的关系,可能有助于推论致病机制。通常,临界时间窗口开始和终止的时间并不确切知道,但按时间顺序收集有关暴露的详细情况,至少可分析首次暴露和最后暴露之间一段时间内疾病的危险性,或可分析更复杂的疾病危险性随暴露时间的变化。临界时间窗口通常是根据病例和对照的疾病确诊时间来确定的(例如,在病例诊断前 5~20 年),也可根据生理学时间(如年龄),或发生生理学改变的时间(如月经初潮或闭经时间)来确定。如果暴露性质随时间改变,应按日历年划定的暴露进行分析。例如,1925 年后雇用的英国威尔士炼镍工人肺癌和鼻窦癌危险性较之前雇用的工人大大降低,据信这是因为 1925 年后冶炼过程中的某些工艺发生了改变。

不同暴露期间的暴露方式可能也不同。如总暴露剂量相等,周期性、高强度的暴发性暴露的效应与低强度、连续性累积暴露的效应可能不同。

4. 暴露剂量和时间的表达　　不同时间的暴露测量后,如何表达暴露剂量与时间的关系、进而分析暴露与疾病的关系?常用 3 种表达方法,即峰值暴露、累积暴露和平均暴露。后两种方法已于前述,峰值暴露是指某个体经历的最高暴露(暴露率)水平,或一段持续时间(如一年)内的最高暴露水平,或最高暴露时间占总暴露时间的比例(如 10%)。这 3 种表达方法都可表示机体一生的,或一生中某段时间的暴露,如临界时间窗口的暴露。

短期暴露的表达较容易,无论峰值暴露、累积暴露和平均暴露,剂量效应关系大致保持恒定,因此,这 3 种表达方式可交替使用。长期暴露的表达不太容易,因为暴露形式复杂,存在常见的各种类型暴露及间断性暴露,故可采取多种表达方式联合应用。例如,美国一项甲醛工人队列研究,采用不同方法来表达甲醛暴露,包括①工龄;②暴露时间(小时/每天或小时/每周)长短;③从事最高的 8 小时加权平均暴露的职业时间(天/年);④峰值暴露;⑤累积暴露(总暴露年数);⑥平均暴露。和 8 小时加权平均暴露与平均暴露相关一样,工龄长短与暴露时间长短也呈高度相关。但平均暴露与工龄长短、暴露时间长短或峰值暴露无明显相关。8 小时加权平均暴露与其他几种暴露之间呈中度相关。这说明,暴露剂量的不同表达,会使暴露与疾病的联系出现较大的差异。假设个体平均暴露率无大变化,且假设整个暴露期间暴露率变化对暴露效应无大的影响,则暴露时间长短可作为累积暴露指标。但如果在一段时间内暴露率有较大变化,则用暴露时间长短作为累积暴露的指标可能导致严重的暴露分类错误。

累积暴露是概括个体总暴露经历的一种简单形式,它假设整个暴露期间的暴露率和暴露时间长短可等权相互交换使用。但这种假设有时可能有误,因为长期低水平暴露于某种化学物质,可引起脱毒,较高水平暴露化学物质会饱和或无效。这时,应分别分析暴露率和暴露时间与疾病结局之间的关系。某些致癌过程,平均暴露率和暴露时间的作用并不相等,暴露时间较暴露率的权重更大,例如,终生吸烟者的肺癌危险性是按其每天吸烟支数肺癌风险的平方、吸烟时间的四次方增加。

如累积暴露不能正确反映暴露率和暴露时间与致病效应之间的生物学关系,则应寻找暴露率和暴露时间的其他表达方法,包括对这两个变量分别进行分析。如果暴露时间分布很重要,可对某些暴露进行周期性测量,包括峰值暴露和低谷暴露,在分析时更有意义。例如,研究间断性日光暴露对恶性皮肤黑色素瘤的效应,"每周娱乐性室外暴露时间占总日光暴露时间的比例"就是一种间断性日光暴露的指标,假设多数人娱乐性日光暴露只限于周末和假日。

选择暴露的适宜表达方式,无论对探索暴露与疾病之间的因果联系,还是确定暴露的剂量-反应关系,都是必不可少的。暴露表达不当可能损失测量的有效信息。无论何时,如某种暴露表达不能很好反映暴露生物学效应与疾病的联系,可用几种不同的暴露表达方式来分析暴露的生物学效应,找出一种综合性暴露测量的适宜方法。

三、暴露与结局测量的变量类型

变量可按其测量的尺度分类,不同尺度的变量,其数据处理、分析方法各异。

1. 分类变量(categorical variable)　如性别、职业、血型等。

2. 等级变量(ordinal variable)　仅表示变量的等级顺序是否相等,并不表示各个等级之间的间隔是否相等。流行病学中常用的等级变量有社会经济地位、体力活动及病情的轻中重等一些较粗的暴露测量。

3. 连续型变量(continuous variable)　是指在特定区间内,任何数值都具有实际意义并可能出现的变量。如人群的身高、体重、血压、血糖等。但在数据分析阶段也可将其转换成等级变量。如在流行病学分析中常把营养素摄入量转化为低、中、高,或四五个等级百分位数(percentile)。有时等级变量更具有实际意义,可明确提示营养素摄入是否不足、正常或过剩。

4. 离散型变量(discrete variable)　其数值只能取整数或自然数。例如,研究对象在过去一年就诊次数,妇女妊娠次数,患慢性病数目等。在数据分析中,通常把离散变量作为连续变量,或转换成等级变量。

第二节　暴露测量内容

一、机体测量

(一) 外源性化合物的测量

1. 概述　在人类生活的外界环境中,可与机体接触后进入体内,并且有生物活性,导致一定生物学作用的化学物质,称为外源性化合物,又称外来化合物。外源性化合物种类繁多,比较重要的有:①农用化学物,如农药、化肥等;②工业化学品,如各种化学原料和产品;③糖精、食用色素、化学防腐剂等;④日用化学品,如化妆品、洗涤剂等;⑤环境污染物等。

2. 采样原则　采样的主要问题是采集部位、采样时间以及采集的样本量。这主要取决于所研究的外源性物质的吸收、分布、贮存、代谢和清除。因此,必须掌握外源性物质在机体内的分布、生物转化产物、早期生物效应以及这些过程的时间等相关知识。一般来说,外源性物质的分布不限于一种生物样本,但常集中于某一器官或组织作为其靶作用部位或贮存场所。

关于外源性化合物的代谢动力学知识还有两点应予注意:①这些知识并非是真实测量条件,但根据机体中观察到的物质含量可反推计算最初吸收剂量,以及暴露后间隔的时间。②动力学参数并非固定不变的生物学常数,其随年龄、既往暴露于同一物质情况、目前暴露于其他物质(可能通过酶的诱导或抑制改变代谢率)的情况而定。例如,暴露于酒精和烟草可诱导产生依赖于 P-450 的微粒体单胺氧化酶,它参与许多脂溶性外源性化合物的代谢。因此,如存在其他暴露,应根据外源性生物代谢的知识,收集这些暴露信息,仔细考虑所产生的结果,这对正确解释研究结果是必不可少的。

3. 外源性化合物的分析　外源性化合物的分析必须根据其在体内分布和动力学知识,例如,测量一氧化碳可评价一氧化碳暴露或氯甲烯(一种挥发性溶剂)暴露,可通过测量血液中的碳氧血红蛋白或呼出气中的一氧化碳来反映。

(二) 内源性化合物测量

1. 概述　内源性化合物,指机体已存在的和代谢过程中所形成的产物或中间产物。包括对机体正常功能有重要意义的物质,如营养素。根据营养素及其效应的测量可推测营养素摄入情况。其他内源性化合物测量更多是用于阐明疾病发生的过程、宿主因素在疾病发生中的作用。

2. 采样原则 抽样测量需知道其在组织内的分布及存在时间,它们受内环境稳定机制的影响。内源性化合物浓度取决于时间,随年龄和外界刺激而改变,例如,血浆降钙素随年龄下降;血浆甲状旁腺素随年龄增加;月经周期中一些主要激素水平会改变;血浆皮质激素、儿茶酚胺和雌三醇水平昼夜可有 30% ~ 50% 的变异。与膳食和内环境稳定机制有关的营养素水平也有昼夜变化和较大日间变化。

这些个体内的变异对内源性化合物作为外源性物质暴露的标志会有重要影响。从实际出发,取每个个体在一定时间内多次测量的平均值可提高暴露测量的精确性,减少相对危险性的低估程度。

(三)机体测量的用途和局限性

直接测量机体中的物质或其转化产物可进行暴露评价,其特点是:①客观,如采用仪器测量,与被观察者和观察者的主观感受无关。②个体化,可在与致病有关时间内,精确测量每个个体的暴露。③量化暴露。④特异,如可测量活性剂量或生物有效剂量、靶部位剂量等。

机体测量是否能在与致病有关的时间内进行测量,取决于疾病自然史、生物标志性质以及研究设计。生物测量时间、测量误差、短期生理变异等因素,稍有不慎都可造成暴露的分类错误、降低暴露测量的准确性。因此,必须通过与其他方法(如问卷调查、环境测量)进行比较,来评价生物测量的真实性和可靠性。

另外,其实际应用还取决于可行性和成本,两者都受到标本性质、标本采集、实际测量所需技术等因素的影响。其可行性还受不良效应、研究对象有无参与意愿等影响。在前瞻性队列研究中进行巢式病例对照研究,可大大减少测量样本数,以降低测量成本。

(四)机体测量的质量控制

质量控制应始于标本采集前,包括系统详细的检查、请教实验室测量专家、标本采集、贮存和分析过程、计划实施、结果核查等。

1. 标本采集 流行病学研究可利用专门收集的生物标本,也可利用为其他目的收集的材料。如果从临床诊治过程中获取标本,最好能有熟悉标本采集过程的流行病学研究人员在场(活检室或手术室),并对标本的采集、初步加工、贮存负责。采用统一步骤控制诸多因素,发现任何不合操作的行为应立即予以记录,提示标本可能受到影响,以便在资料分析时说明。

采血时应控制因素包括:①采集针、管、吸管、管塞、添加剂等污染问题,标本处理时周围环境污染,特别是测量血液中罕见、而环境常见物质,如微量元素。②添加剂:用于测量凝血和纤维蛋白溶解指标时,注意抗凝剂肝素、枸橼酸或 EDTA 钠盐对测量的影响。③收集管顺序:先处理无添加剂的管,然后处理加肝素的管,最后处理加螯合剂的管。④静脉穿刺时间:采血时间可影响暴露测量结果,如距离暴露的时间、月经周期的不同时间等都应控制,并记录在案。⑤采集标本时姿势:采集标本时姿势会对某些物质的血浆浓度产生影响,如总蛋白、铁、总胆固醇及各种成分的胆固醇的含量,立位时较卧位时高 5% ~ 15%,因直立体位时血浆容量会发生直立性减少(orthostatic reduction)。⑥止血带:止血几分钟可使血液多种成分含量发生改变,特别是蛋白质及与蛋白质结合的化合物。因此,绑止血带的时间应短。⑦溶血:为避免可见的或隐性的溶血,处理标本时操作应轻巧。溶血后许多化合物含量会发生改变。储存管内血样如未完全装满,运输时易发生溶血。⑧运输和贮存条件:测量的物质不同,最佳运输和贮存条件各异。最重要的是应注意避免标本与空气或光接触而引起氧化。正常情况下,静脉穿刺后 2 小时内,应将血细胞与血清或血浆分离。该段时间内标本可放置在室温下,但最好是放在 4℃ 以下。对某些物质,如维生素 C 的测量,必要时应在采集后马上处理,加入适宜的添加剂、离心、深冰冻。上述原则也适用于其他标本的采集、初步加工和贮存。

2. 实验室质量控制 流行病学家应熟悉实验室测量的质量控制步骤:①如实验室拒绝分析某个标本,应说明理由,如及时指出标本采集、初步加工、贮存或运输中的缺陷,可能还来得及纠正;②应了解标本从采集到分析间隔的时间,并尽量使其缩到最短;③应了解由于实验室过程造成的变异而致测量不精确或偏倚,并定期(每天)进行监测,使其保持在可接受范围内。测量不精确可导致个体暴露随机分类错误,但随机性的时间变化并不会使效应改变。测量偏倚使不同地点和时间的生物测量绝对值无法比较。

可根据标准品的重复标本测量结果,监测测量的不精确性,不应让分析人员知道重复标本的性质。如果参照品中含有已知浓度的被测物质,也可用于评价测量偏倚。流行病学家的职责是确保实验室人员在暴露的生物测量中严格执行质量控制规定,包括实验室内质控和实验室间质控。

最后,应确保实验室人员的自身安全,避免标本污染微生物而引起感染,特别是艾滋病病毒和肝炎病毒。

二、环境测量

环境因素包括大环境(土壤、空气、水等)、局部小环境(家庭、工作场所、娱乐场所等),以及个人环境中(食物、饮料、化妆品、药物等)的物理化学和生物因素。个体常常是在未察觉情况下暴露于这些因素,这种暴露难以回忆,只有通过环境测量的记录才可知道。有时,环境测量也可作为用问卷法测量暴露的一种补充。

环境测量方法繁简不一,简单的如请有经验的专家通过现场观察,估计工作场所空气中粉尘浓度,复杂的如在现场用各种仪器设备采集样本,然后在实验室进行分析。选择何种测量方法取决于采样环境、需测量物质的性质、有无适宜技术以及所需成本。

(一) 环境测量用途及其局限性

环境测量有两种方法,一是环境直接测量,包括区域环境监测和个体采样器测量;二是对环境暴露机体的生物监测,结果反映机体的环境暴露情况。环境测量最常见问题是无差异错误分类(non-differential misclassification)和暴露水平估计不准确。能进行环境测量的化学物种类十分有限。

用仪器和实验室方法测量外环境可提供客观、个体化、定量、特异和敏感的暴露评价。流行病学研究中这种暴露测量越来越普遍,越来越多的人认为这是暴露测量的首选方法,可重复,它比问卷法优越。环境测量的客观性取决于采样和测量过程。长时间的个体采样,可使暴露测量个体化。

环境测量误差的主要来源是在采集环境样本及实验分析时的抽样误差。如果分析测量不是自动化而需人工操作,那么在处理样品、读数、辨认需测量或计数的物体也会有主观性。

在选择仪器和实验测量环境暴露前,应仔细考虑测量方法的准确性。单纯追求测量的高敏感性会使被检测物的可检出浓度大大低于可能产生流行病学效应的浓度。实际工作中环境测量的用处取决于其所需成本及大规模应用的可行性。

（二）当前环境暴露的测量和抽样

1. 选择拟测量的暴露　以工作场所空气中污染物为例,第一步先将工作场所中存在的所有污染物列出一个清单,最好能查阅近一两年原材料采购记录。第二步是到工厂各个部门逐一进行检查,列出所有产品清单,包括中间产品和最终产品。然后从所列清单中确定需要测量的暴露变量。选择何种变量进行测量主要取决于研究目的,此外,还应考虑其他可能的混杂因子或效应修饰因子。

2. 环境采样方法　采样目的是评价个体暴露,因此,应采用一种以个体为主的采样策略。使用个体采样器的方法显然优于区域环境定点测量,它可以对个体所处的瞬时、不断改变的环境进行测量,并考虑了个体在环境中的位置、该处环境污染物浓度、机体生理状况以及个体在某种情况下可能改变暴露的行为,例如,躲避某地污染物突然增加、使用防护器具等。

3. 环境采样的对象选择　环境测量应是在与研究有关的整个暴露期内,对每个个体所处的环境都进行抽样,这样做有时很简单,有时比较复杂,需按研究对象和暴露时间进行抽样。主要有两种方法:一是随机选择研究对象,然后按其共同暴露水平分组;另一是事先按均衡暴露的假设分成不同的层("暴露区"),然后在层内随机抽样,通过环境暴露测量,估计各层研究对象的暴露情况。职业环境中的"暴露区"是根据生产工艺过程、工作任务、污染物来源以及消除污染物装置的不同来划分的。每个暴露区应符合4项标准:即工作相似、危害因素相似、环境相似及可区分性(即任何个体不能同时被划分到一个以上的区)。

4. 抽样范围(样本含量)　每个暴露区内的抽样范围是根据需测量数、每个样本采集时间、测量时间范围以及调查期间测量值的分布而定。研究对象是从每个暴露区所有成员中随机选择。抽选数取决于重复测量的可靠性。这些测量不仅受不同时间个体内变异的影响,而且也受一个地区内个体间变异的影响。研究对象数应根据测量环境平均浓度的精确性而定。

一项包括几天或几周的调查,测量区域的选择或区域内研究对象的选择,时间应是随机的。

采样计划取决于研究目的和研究设计类型。诱导期短的疾病,如环境暴露后很快产生生物效应,应力求在接近发生确定测量效应的期间采样。回顾性队列研究或队列内病例对照研究,最好能在病例发现的期间内,每隔一定时间重复采样。重复采样频率取决于诱导期长短及暴露的逐日、逐周或逐月变化,如诱导期非常短(如几小时)、暴露变化大、"暴露区"之间难以划分,只有通过经常采样才能获得有意义的测量。如暴露几乎不随时间变化或不同"暴露区"间的暴露水平差别不大且较稳定,单次暴露测量即可。诱导期长的队列研究,将暴露测量延长到一年左右是必要的,并在随访期内至少进行部分定期重复测量。

5. 分析问题　为确保整个测量过程统一,应严格注意质量控制。这就要求一切步骤严格按书面计划进行,每批分析中都必须有参照样本。在不同实验室进行检测还须有室内和室间的质控,以监测测量的准确性和精密性是否保持在一定范围内。

某些分析方法有许多主观性和分析疲劳(如光学显微镜的纤维计数)。环境测量误差与仪器设备、标本采集、处理和储存、分析方法以及质量控制有关。需注意的是,即使是同一介质(如空气或水)中的污染物,应根据被测量物质的浓度及是否同时有其他物质存在,采用不同的测量方法。

（三）既往暴露的测量和抽样

只有假设目前环境中污染物浓度与病因学上相应的既往的物质浓度高度相关，目前环境暴露测量才适用于横断面、病例对照及回顾性队列研究。但这种假设常与事实不符，因此，需寻找有关暴露测量的记录，将这些记录与目前暴露测量结果整合在一起，以"最佳估计"既往暴露。但这些记录常非理想，使用时宜谨慎。

1. 既往环境测量资料完整　如既往环境测量资料是按照一套现在判断标准可以接受的方法收集的"暴露区"或与其相似的"层"的测量资料，则这些资料应认为都是好的；否则使用这些资料应小心。确定测量资料的详细信息（抽样、测量方法）对判断资料的准确性和可能的误差有重要意义。

2. 既往环境测量资料不完整　由于既往只测量了某些"暴露区"，或按目前知识判断这种测量方法并非最佳，或这些测量资料只有一部分与所研究的暴露有关（如总粉尘浓度，而不是矿物纤维含量），这样，既往环境测量资料就不完整。利用不完整的既往环境测量可估计既往某个时点的每个"暴露区"的暴露水平。然后按通常的方法给每个个体都指定一个"暴露区"，如果是职业暴露，将职业史及其处于某个"暴露区"内情况相结合，估计暴露。同时，还要收集既往和目前的生产、污染控制情况及空气监测资料，应详细考虑每种工种在每个时间所承担的任务以及工程控制的效果、生产或工艺的改变；然后请工厂的工业卫生学家估计暴露。最后，将这些资料整合在一起，估计不同工种和时间的历史暴露水平。

3. 无既往环境测量资料　如无既往环境暴露资料，只能粗略估计个体既往环境暴露。在回顾性职业队列研究中，一种简单的估计办法是按研究对象第一次被雇用时间或按雇用后第一次暴露时间进行分类。这种按日历时间分类的方法可反映暴露水平的变化趋势，由于工业卫生和环境控制的改进使暴露逐渐减少，或环境中又增加新的暴露或工厂中因生产活动增加而使暴露呈上升趋势。根据所提供的影响暴露长期变化趋势的知识，划定不同暴露水平的日历时间。有时可根据既往的工艺和环境条件，进行小规模的生产工艺模拟实验，直接测量空气中有害物质的含量。

4. 将问卷调查获得的资料用数据转换表转换　如没有既往或目前实际环境测量资料，可通过研究外部资料来构建暴露情况，并根据与记录或问卷中所获得资料有联系的转换表进行转换，例如，职业流行病学中的工种-暴露矩阵（job-exposure matrix）和营养流行病学中的膳食成分表等。

三、群体测量

流行病学研究也可以人群组即群体为基本单位进行暴露的测量，即用代表人群组特征的量度来描述某些因素与疾病或健康的关系，例如年龄、时间、卫生服务的利用，或者食品、药物及其他产品的消耗等。流行病学可通过对群体暴露的测量研究提出与疾病的分布有关的病因假设，也可用于评价干预实验或现场实验的效果，还可用以估计某疾病的趋势以利于预防和控制疾病。生态学研究常采用群体测量的方法。

群体暴露测量的一种形式是组合测量（aggregated measure），它是将个体水平特征进行聚集测量，如人群的平均年龄或年龄中位数、女性的比例、吸烟率等。另外一种是将群体固有的内在特征作为群体水平的固有暴露（intrinsically population-integral measure），如城市规模、人口密度、实施法律法规或措施情况。这类暴露在群体内是均等的，个体间无差异。

群体暴露测量可通过从传统的问卷调查、体格检查、器械检查、标本采集和处理到新兴的各种组学及宏观环境测量等手段来实现。

第三节　暴露测量方法

理想的暴露测量方法应在权衡暴露测量的准确性与实用性的情况下,根据资源和实际可行性,采用最为准确的收集方法。

暴露测量方法取决于暴露分类。个体特征可通过查阅个体有关资料获得,也可通过体检或询问获得。环境暴露因素可以直接检测,亦可查阅相关记录获得。暴露还可分为目前暴露和既往暴露。测量既往暴露比测量目前暴露更困难。测量既往暴露常需有暴露记录,或靠人的记忆。常用的流行病学暴露测量方法包括问卷调查、查阅记录、日记法、现场观察、生物标志测量和环境测量等。

一、问卷调查

(一) 个别访谈

个别访谈可收集既往和目前暴露的信息,因多有漏报,故易发生回忆偏倚。但对社会认同(social desirable)的行为也可能虚报。将发生在研究时间外的暴露说成是研究时间内的暴露,这也称为夸大暴露(telescoping)。其优点在于可减少对问题含义的误解,能最大限度收集有用信息,收集的信息较自填问卷收集的信息更复杂、更详细、信息量更大;缺点是成本较高,特别是如果研究对象居住分散,难以要求调查员迅速完成大量访谈,且可能发生调查员偏倚,在询问饮食、吸烟、饮酒、运动、性行为时更是如此。

个别访谈包括面对面访谈和电话访谈。①面对面访谈:面对面问卷应答率较高,缺点是费钱、且可能容易发生调查员(访谈员)偏倚。在面对面问卷调查中,受访者往往倾向于少报告某些敏感问题或一般被大家认为不好的行为习惯,如性伙伴数、饮酒量等。与之相反,受访者往往倾向于过高估计或报告一些好的习惯,如参加体育锻炼次数、使用健康食品等。②电话访谈:与面对面访谈相比,除可节约成本外,其访谈环境较适合隐私,完成较快。但所用的问卷一般较面对面访谈简短,也难以列述多种可供选择的答案或其他相关材料。随着技术的进步,现有的计算机辅助电话访谈、微信访谈及各种访谈软件等都可用于访谈,并可使用较复杂的问卷设计。电话访谈的回忆常不很完全。且电话访谈常难以选择随机样本,没拥有电话的人都被排除,多有抽样偏倚,另外有些私家电话没在电话号码簿上公开,有时因需要询问每户所有成员的名单而遭到住户拒绝。

(二) 自填问卷

一般面对面访谈收集的信息,采用自填问卷的方法也应能收集。其优点是节省成本,省人力,对敏感性问题的回答较真实,可消除访谈者偏倚。在自填问卷中,敏感性和社会不认同性问题的应答较容易;但对开放性问题的回答较不完整,较易默认(较易同意问卷中的建议),在所提供的一系列答案中易选择两端(第一项或最后一项)的答案,而对态度问题易回避(选择"不知道"或"不答")。

自填问卷的应答率随研究对象不同而异,一般文化水平高者的应答率最高。如能通过网络用计算机进行自填问卷可避免某些局限性,具有面对面访谈和自填问卷两者的优点。

自填问卷比较适合简短的引人注目的题目、非开放式问题、没有复杂分支的问题、没有试探性的问题、不需严格按顺序回答的问题;适于在专业人员或其他受过教育者中开展;应使应答者有足够时间回答问题、查找记录或请教别人。

（三）替代应答

研究对象因某种原因（死亡、痴呆、年幼等）无法提供所需暴露信息时，常使用替代应答方法，尤其在病例对照研究中采用死亡病例作为研究对象时，唯一可供选择的是替代应答者，由替代应答者直接提供信息或由替代应答者根据所提供的记录（出生或死亡记录上的暴露资料）描述研究对象的有关信息。替代应答资料多数来自死者或重病者的至亲（next of kin）、儿童的家长（父母）或监护人（guardian），他们能提供的主要暴露信息为职业、饮食、疾病、吸烟、饮酒、用药史等。替代应答者提供的暴露信息易发生与本人提供信息同样的偏倚。

二、查阅记录

（一）记录的种类

所谓记录是指并非专门为流行病学研究目的而记录的资料。流行病学研究有用的资料包括住院和门诊病人的病历、药房记录、疾病登记、出生证明、死亡证明、环境记录等，包括记在纸上或储存在计算机中的资料。

利用记录时，部分或全部资料收集工作已完成，为了解资料的准确性，研究人员必须熟悉已有资料的记录过程，了解各种记录的局限性。例如，研究人员无法控制记录的信息，无法规定问题应如何提出、每一项的定义是什么、哪些项目应记录下来、记录的顺序等。记录通常是由许多记录员完成的，他们多没有受过统一培训。因此，记录也和访谈一样易发生多种误差，包括报告错误、信息录入错误等。门诊记录的治疗信息只是说明医生计划的治疗，药房记录不一定说明病人实际服用该药情况。

（二）利用记录的优点

研究成本相对较低，研究所需时间较少，记录的准确性高于个别访谈获得的资料，根据记录的既往暴露，有时可估计其后的暴露，记录可使暴露回忆偏倚或研究对象因缺乏暴露知识而导致的报告误差减至最小。例如，病例对照研究中用处方药物的药房记录，可克服因研究对象不知道药物名称、药物知识或不能回忆所服药物所造成的困难。

一般认为医学记录上的病情、X线诊断、药物处方信息较访谈获得的信息更准确。问卷获得的信息与医学记录的一致性较差或仅为中等。记录的诊断与病人自报的诊断一致性随病种和研究方法而异。利用记录的另一优点是应答率高，例如，出生证明、药房计算机记录可提供某个人群几乎完整的资料。

医学记录也会有误差。但目前评价记录资料可靠性和真实性的研究还很少。

（三）记录摘录的误差来源和质量控制

资料摘录前应设计一张清楚而易于使用的摘录表，制定详细的信息摘录方法，并对该方法进行预试验，信息摘录员应经过培训。

资料收集过程的质量控制包括对每位摘录员摘录的资料，抽一定比例进行重新摘录，找出不可靠的材料。定期举行工作人员会议，讨论摘录和编码问题。所有表格均应由一名编辑进行编辑加工。除了这些消除误差的一般措施外，特别应注意下述误差来源：如记录未完全覆盖所需测量的时段（如门诊病人记录只有就诊一段时间的内容），缺失暴露或协变量的信息，在记录中缺乏统一的信息顺序，同一记录内或不同记录间信息的不一致性或不确定性。另外，病人可能去多个诊所就诊、在多个药房取药，而研究人员可能未与所有医生和药房接触。病例和对照应根据他们记录中发病开始日期以及就诊时间长短匹配或分层，以减少由此造成的偏倚。最后,某些记录可能丢失而不再存在,或因其他原因缺乏某些信息。记录中常缺少研究人员感兴趣的信息,如病历中的药物处方、个人信息及危险因素等。还有一种倾向就是常忽略阴性结果,因回答阴性而未记录。

应注意的是,记录提供的只是主要暴露信息,许多潜在混杂因素信息可能没有记录,或记录不够详细,所以无法完全控制混杂变量的效应。

有时缺失的信息可能与所研究的疾病或暴露有关。选择适当的参照日期可减少病例和对照的暴露记录差异。

补充收集资料是解决资料缺失的一种办法。有些暴露信息可通过查阅记录获得,另一些暴露资料可通过与研究对象、医生和亲属的访谈获得。但操作时应谨慎,病例和对照之间缺失资料比例的差异可导致各组之间暴露测量差异,从而造成有差异的暴露测量错误分类。摘录记录时另一常见误差是摘录员遗漏。

记录信息的编码也可能存在问题。研究人员对记录中的每项资料都应确认,凡记录中未提到的就是没有暴露或作缺失资料处理。

三、日记

(一) 日记种类

这里的日记是指研究对象所保存的有关暴露情况的详细的前瞻性记录。这种方法曾被用于测量体力活动、性活动、饮酒以及其他常见暴露。日记也可用于测量膳食摄入(食物记录)。健康日记可用于记录症状、小的病痛、用药以及医疗情况。日记常为开放式的,但也可为封闭式的或部分封闭式的,例如,记录体力活动类型、频率。开放式日记所记录的暴露类型更准确,封闭式日记可减少编码工作量。

(二) 日记优缺点

日记是测量个体目前行为的高度准确的方法,它不依赖于记忆。特别是前瞻性记录可消除遗漏,易收集很快遗忘的事件。其优点是收集的暴露较问卷详细,及研究对象不需归纳自己的行为类型。

缺点是只能测量目前暴露,此外与其他方法相比,需要研究对象花费更多的时间和更高的技能。研究对象需有基本测量和记录的能力,为此需对研究对象进行培训。由于这些局限性,使其难以征集有代表性样本以获得较高应答率。另一缺点是信息加工过程太复杂,例如,饮食日记中的每项食品必须用数字编码,食物的可食部分必须标准化,需要有计算机程序及数据库将各种食品转换成营养素。因此编码过程较长,需要对研究对象进行培训,并对研究对象进行监测,所以该法的成本较高。在流行病学研究中,日记法使用十分有限,其主要用于比较问卷调查法和其他方法的真实性。

(三) 日记信息误差质量控制

一般,日记较问卷信息更准确,但仍有一定误差。为提高日记法测量暴露的真实性,可采用如下质量控制措施:编制研究使用手册、进行预试验、对资料收集进行监测。此外,还须考虑日记法特有的误差来源,并采取相应的控制措施。

1. 日记记录时间的选择 虽然日记只能直接测量几天或几周的暴露,但实际上常希望能反映研究对象更长时间的暴露。因此,某天的日记可十分准确地反映一天的暴露,但测量的真实性取决于一天记的日记是否能反映较长一段时间的真正暴露,例如前一年的暴露。日记应有足够长的时间说明每天、每周、每月或每季度之间的暴露变异。如果所记录的活动在不同季节之间、工作日和休息日之间有变化,则在不同时段都需要记录。

2. 反应性 保持记日记习惯可能使行为改变,这又称为反应性(reactivity),即在记日记过程中可能改变所测量的行为。持续记日记可使研究对象对其行为更敏感,从而使其行为向社会认同或健康自觉性方面转变。在培训研究对象时讨论反应性问题可减少上述误差。应告诉研究对象为了记录的科学性,评估其通常的行为是重要的。在现场直接观察中,因研究对象已适应观察者,反应性会随时间延长而消减。

3. 研究对象本人作为资料收集者所造成的误差 如利用日记来测量暴露,研究对象本身就是原始资料的收集者。由于欺骗(漏报一些社会不认同的行为)、缺乏对记录技术的了解、缺乏积极性,研究对象记录的信息可能不准确。这时应采用一些减小误差的质量控制方法,应对研究对象本人进行相应的培训,监测资料收集过程,检查研究对象送来的日记有无记录不清或遗漏处,长期记日记者应定期进行检查等。

4. 编码误差 开放性日记中,记录需要大量详细编码的信息,例如,开放性膳食日记涉及成千上万种与营养素有关的食物编码,需要专门的质量控制。对编码者进行培训和定期监测,编码者认真负责,熟知暴露相关知识,编码手册必要时应更新。

四、现场观察

研究者亲临现场进行直接观察,记录,有时甚至还需采样分析等。该法只适用于测量目前暴露和个体的一些特征,如农村饮用水源与厕所的距离、水井井壁的渗漏情况、眼睛虹膜颜色、头发颜色、食品加工操作过程等,或更客观地与一系列标准进行比较。

其优点是:①较客观;②适用于影响较小的行为;③可很详细地观察。缺点是:①只适用于目前的行为;②只适用于经常性行为;③只适用于一组高度选择性的对象;④观察者需经培训;⑤费时、成本高。

直接观察的偏倚来源包括抽样时间不当、事件太多而无法准确记录、观察者疲劳使记录离题。

五、生物标志测量

有 3 种类型:①在各种生物介质中(如血、尿、呼出气、脂肪组织、毛发、指甲和唾液等)测量所研究物质的含量;②测量所研究物质生物转化产物的含量;③测量人体暴露于所研究物质后产生的无损伤生物学效应。

六、环境测量

环境因素包括土壤、空气、水等大环境,家庭、工作场所、娱乐场所等局部环境,以及食物、饮料、化妆品、药物等个人环境中的物理、化学和生物因素。

个体往往是在没有察觉到的情况下暴露于这些因素。这种暴露难以回忆,只有通过环境测量记录才可知道。有时,环境测量也可作为问卷法测量暴露的一种补充。

第四节　结局的测量

流行病学研究中关注的结局主要包括疾病、健康及亚健康等。

一、疾病的诊断标准

疾病诊断是流行病学研究的基础。在制定诊断标准的时候,对治疗有区别、对预防有指导作用或者对疾病结局有判断作用的,才是最有意义的。疾病诊断的关键是有没有一个准确可靠的诊断方法及疾病的诊断有无可以信赖的金标准。

病理诊断是一个全面的精确的疾病诊断,是一种把临床肉眼检查、组织细胞检查以及免疫组织化学检查和原位分子杂交检查综合考虑,全面精确的一种疾病诊断方法,通常是疾病诊断的金标准。

由于有些疾病的起病过程很长,所以常需给疾病诊断加一个分期诊断。有些疾病由于还不知道病因,无法获得病理结果,则可选择大家公认的符合某几项或者更多的指标来综合判断做出诊断。

国际疾病分类(international classification of diseases,ICD),是世界卫生组织制定的国际统一的疾病分类方法,它根据疾病的病因、病理、临床表现和解剖位置等特性,将疾病分门别类,使其成为一个有序的组合,并用编码的方法来表示的系统。ICD 分类依据疾病的 4 个主要特征,即病因、部位、病理及临床表现(包括症状体征、分期、分型、性别、年龄、急慢性发病时间等)。每一特性构成了一个分类标准,形成一个分类轴心,因此 ICD 是一个多轴心的分类系统。

目前世界上应用最广泛的版本是 ICD-10,共分 3 卷:①疾病和有关健康问题的国际统计分类(共 22 章);②ICD-10 指导手册;③ICD-10 字母索引。WHO 于 2007 年启动了 ICD-11 的修订工作,目前处于持续修订中。

使用 ICD-10 时应注意的几点:①ICD-10 使用的英文 26 个字母没有用 U;在分类编码中注意 I 和 O 不要和阿拉伯数字 1 和 0 混淆。②双重编码,指星号及剑号编码,剑号表示病因,星号表示临床表现。③囊肿和息肉不是肿瘤性;高山病=高原病=高原适应不全,海拔3000 米以上称高原地区;剖腹产改为剖宫产;齿改称为牙;臼齿改磨牙;出牙称为萌牙。④瞬间死亡,指发病后几分钟内甚至几秒钟内的死亡;猝死,指 6 小时以内的死亡。⑤第 20 章疾病和死亡的外因不能作为主要编码,但可作为第 19 章(及其他章)的附加编码,来说明损伤、中毒的外因。⑥第 21 章影响健康状态和与保健机构接触的因素不能用于国际比较或作为主要死亡编码。

为推进疾病分类标准化、规范化,我国采用了 ICD-10,并结合我国实际情况对该标准进行了修订,即在 4 位 ICD-10 标准代码基础上拓展到 6 位代码,共对 22 542 个疾病进行了扩展,编制出版了中国的《疾病分类与代码》,以满足临床路径管理、按病种付费、医院评审、重点学科评审、传染病报告等需要。

二、健康的测量

(一)健康

世界卫生组织关于健康的定义:"健康是在身体上、精神上、社会适应上完全处于良好的状态,而不仅仅是没有疾病和衰弱的状态。"也就是说,它不仅涉及人的心理,而且涉及社会道德方面的问题,躯体健康、心理健康、社会适应良好和道德健康,这 4 方面构成健康的整体概念。

（二）健康测量

1. **躯体健康** 测量躯体健康的方法有：受限法，即个体在特定时间内完成某些正常活动身体受限情形；任务导向法，个体能够感受到的健康情形是如何影响其特定的躯体活动。常用的评定量表有基本日常生活活动（basic activities of daily living，BADL）评定方法及工具性生活活动能力（instrumental activities of daily living，IADL）评定方法。

2. **心理健康** 心理健康的测量常包括行为功能的失调、心理紧张症状的频率和强度、心理完好度和生活满意度等内容。评价方法主要是通过对人格测验、智商测验、情绪与情感的测量、神经心理测验、总体心理健康评价来完成。常用的量表有明尼苏达多相人格调查表（Minnesota multiphasic personality inventory，MMPI）、艾森克人格问卷（Eysenck personality questionnaire，EPQ）、智商测试（intelligence quotient test，IQ）、焦虑自评量表（self-rating anxiety scale，SAS）、汉密顿抑郁量表（Hamilton depression scale，HAMD）等。目前所使用的大多数量表是对心理异常现象的测量与评价，而心理健康的测量没有一个公认的标尺，存在一定的局限性。

3. **社会健康** 社会健康测量常包括社会资源和人际关系等内容。评价方法是通过人际关系、社会支持、社会适应、行为模式的测量以及群体社会健康评价来完成。常用的有社会反应量表（social responsiveness scale，SRS）、社会支持问卷（social support questionnaire，SSQ）、SAS 等。

4. **自测健康** 自测健康是个体对其自身的健康状况的主观评价和期望，这种测量基于自身的健康状况而不顾及他人的评价。其内容包括现实自测健康、未来自测健康、对痛苦的感觉等。健康的测量形式是采用问卷的形式，参照自身的、别人的或客观信息从极好到极差或从健康到不健康等几个尺度进行健康测量，自测健康能够反映个体有关神经、内分泌、免疫系统信息，而这些信息是其他类型的健康测量方法无法得到的，常用的量表有自测健康评定量表（self-rated health measurement scale，SRHMS）。

5. **生活质量** 生活质量测定内容目前尚无一个统一的标准，但主要应包括以下几个维度，即躯体状态、心理状态、社会关系、环境、独立程度、精神/宗教/个人信仰。测量方法有量表法、数量估计法、配对比较法、目测或图示类比法四种。另外，可将生活质量的测量分为两类，一类是测量所有人群的一般性量表，如疾病影响程度量表（sickness impact profile，SIP）、诺丁汉健康调查表（Nottingham health profile，NHP）、简明健康调查表（short-form 36 health survey scale，SF-36）等，可用于不同人群的比较，但不精确；另一类是测量某些特定疾病人群所用特异性量表，如糖尿病人生存质量测量量表（diabetes control and complications trial，DC-CT）、癌症病人的生存质量特定量表（the functional living index-cancer，FLIC）等。

（三）常用健康测量指标

1. **按照健康测量的对象分类** 分为直接指标和间接指标。直接指标是指可以直接测量个体或群体健康状况的健康指标，常用指标包括生长发育指标、营养状况指标、症状和功能指标、疾病指标、残疾指标、死亡指标、心理指标及行为指标；间接指标是指通过对人生活环境和人口学特征的测量间接反映健康状况的健康指标，常用指标包括反映人口学特征的指标（如性别构成、年龄构成、职业构成、文化构成等）、反映环境的指标（如国内生产总值、人均国内生产总值、识字率、人均收入、人均住房面积、安全饮水普及率、每千人口医生数、每千人口床位数等）。

2. **按照健康测量的内容分类** 可分为生理学指标、心理学指标和社会学指标。人的健康具有生理、心理和社会 3 方面的特征,因而反映健康状况的健康测量指标应包括生理学指标、心理学指标和社会学指标。这是与世界卫生组织所提出的多维健康概念相对应的。

3. 按照健康测量的方式分类 可分为客观指标和主观指标。客观指标是通过物理、实验室检查等手段获得的生理、生化等方面的指标,以及其他客观存在着的指标,就是通常所说的"硬指标"。它能够较客观地反映实际存在的可以测量到的健康现象或事物,但难以反映人们的主观感受和心理活动。主观指标是指通过自我报告的形式来反映人们在健康方面的主观感受、心理活动等指标,可弥补客观指标在健康测量中的不足,从某种意义上讲,主观健康指标更能够体现人的社会性。

4. 按照健康测量指标本身的性质分类 可分为指标和指数。指标是指对健康现象的具体测量,它能够从某一方面或侧面来反映健康状况。在评价健康状况时,常常多个指标结合起来进行评价。指数是指由多个指标通过某种方法或法则构成的综合指标或量表得分,它更能全面地反映健康现象。对于主观感受、观点、倾向、心理活动,通常只能用指数形式来测量。

5. 其他分类 健康测量指标还存在其他多种分类,如将健康指标分为结构指标和功能指标、个体指标和群体指标等。

三、亚健康的测量

(一)亚健康定义

亚健康即指非病非健康状态,它是一种临界状态。是不符合现代医学有关疾病的临床或亚临床诊断标准,处于一种机体结构退化和生理功能减退与心理失衡状态。通常把健康称作是第一种状态,患病称为第二种状态,这种既不属于健康状态又没达到疾病状态的中间状态,也称"第三状态""慢性疲劳综合征"等。世界卫生组织将机体无器质性病变,但是有一些功能改变的状态称为"第三状态",我国称为"亚健康状态"。可分类为身体亚健康、心理亚健康和社会交往亚健康。身心疲劳、胃肠不适、食欲不振等是常见的亚健康表现。

(二)亚健康的主要特征

亚健康的主要特征包括:①身心上不适应的感觉所反映出来的种种症状,如疲劳、虚弱、情绪改变等,其状况在相当时期内难以明确;②与年龄不相适应的组织结构或生理功能减退所致的各种虚弱表现;③微生态失衡状态;④某些疾病的病前生理病理学改变。

临床表现多种多样,躯体方面表现为疲乏无力、肌肉及关节酸痛、头昏头痛等;心理方面表现为情绪低落、心烦意乱、焦躁不安、记忆力下降、反应迟钝等;社会交往方面表现为不能较好地承担相应的社会角色,工作、学习困难等。

(三)亚健康评价方法

亚健康评价主要是指对疾病风险加以评估。因此除了辨病之外,还应找到风险因素,从而进行风险管理,改善人的健康状况。目前,关于亚健康的评价尚没有一套准确易行、适于临床的评价方法和明确、统一的诊断标准,其评价方法主要包括以下 5 种情况。

1. 量表问卷评估法 量表问卷评估法主要是通过设置阈值界定亚健康状态。其制定需要获得较为全面的数据、严密的科学统计和临床的反复论证,才能形成可操作性强的判别标准。目前主要采用国际公认且具备良好信效度的相关量表,包括症状自评量表(symptom checklist 90,SCL-90)、健康状况调查问卷(SF-36)、世界卫生组织生存质量简表(the World Health Organization quality of life-BREF,WHOQOL-BREF)、心理社会应激评定量表(psychosocial stress assessment scale,PSAS)、焦虑自评量表(SAS)、抑郁自评量表(self-rating depression scale,SDS)以及康奈尔医学指数(Cornell medical index,CMI)等。

此外,我国也有研究人员采用自行设计、经过信效度检测的亚健康疲劳量表、亚健康证候测评量表、亚健康体质量表等测量亚健康状态。例如,刘伟等采用"亚健康状态简易症状量表",毕建璐等制定"亚健康评定量表"等。

2. 症状组合法 目前采用较多的症状组合法是具有先验性质的专家意见法或 Delphi 法。其通过设定阳性条目的界值对亚健康进行评估,阳性项目数量达到相应标准,即可认定为亚健康状态。

3. 叙述法 叙述法是从年龄、持续时间、相关生理生化检查、主要临床表现等方面,对亚健康进行界定。其中最有代表性的是中华中医药学会亚健康分会于 2006 年颁布的《亚健康中医临床指南》。该指南认为:"如果存在目前医学上不能解释的症状表现,且持续 3 个月或以上者,可判定为亚健康。"《亚健康中医临床指南》确定的标准目前在国内有关中医药防治亚健康的研究中使用较为广泛。国内几个比较有代表性的亚健康研究课题组,如中国中医科学院、北京中医药大学、天津中医药大学、南方医科大学等,在相关的研究工作中多采取这种形式,其作用主要是通过文字描述排除疾病人群,但没有建立亚健康量化诊断的阈值。

4. 生理生化指标量化诊断法 生理生化指标量化诊断法主要通过检测如血液学、免疫功能、尿液、心电图、脑电图等相关指标界定亚健康。其不足之处体现在没有通过大样本数据采样确定亚健康人群微观指标检测值的参考区间。

5. 中医特色诊断法 中医学对于亚健康的诊断主要是采用传统的指甲诊、舌诊、面诊、音频诊、子午诊、经络诊、脏腑诊等。

亚健康的概念较为宽泛,临床表现具有非特异性、多维性和主观性等特征,实验室指标往往无异常,导致亚健康状态的判别方法、诊断标准成为目前研究中的难点。因此,对于亚健康状态的评价不能等同于常规对疾病的评价,不能仅以组织结构及量化生物学指标的正常与否为准,而应更类似于对健康的评价,需要涉及躯体、心理、社会适应性、主观感受等领域,是综合的、多维度的、多层次的,应从健康测量角度出发,构建亚健康理论框架。

第五节 暴露和结局测量的策略

一、暴露测量方法的选择

暴露测量方法的选择一般取决于实际可行性。影响暴露测量方法选择的因素包括:①研究类型;②根据研究目的规定收集的资料类型;③暴露资料的数量和详尽程度;④暴露对研究对象生命的影响;⑤研究对象对暴露信息的敏感性;⑥暴露频率;⑦暴露频率和暴露水平的时间变化;⑧有无暴露记录;⑨有无测量暴露的物理、化学方法;⑩暴露测量所需的资源。

(一)研究类型

前瞻性队列研究或随机化分组、有对照的临床试验通常需要记录目前暴露或目前和既往暴露;在随访开始后立即进行分析的研究中,既往暴露更重要。如暴露随时间变化很大,需要间隔不同的随访时间再次测量暴露。实际上,各种暴露测量方法对前瞻性队列研究都适用。

回顾性队列研究的暴露测量有赖于记录,常用于工作场所暴露后发生疾病危险性的研究,常用的暴露记录包括就业记录、工作环境测量记录。

病例对照研究要求测量既往暴露,至少是疾病发生前较长一段时间内的暴露,因此个别访谈、自填问卷、查阅记录都是较常用的方法。记载个人目前经历的日记、研究者直接观察、个体和环境的理化测量有时也可用于暴露测量,但必须假设目前的暴露能代表过去,否则可发生暴露的分类错误。

某些情况下,虽然研究假设的是目前暴露(如血压)与迅速产生的结局效应之间的关系,但通常也需测量既往暴露,故可选择适用于既往或目前暴露的任何测量方法。

(二)暴露资料的数量和详尽程度

如需要大量详尽的暴露资料,特别是需要了解既往暴露情况,个别访谈是唯一可采用的方法,并可通过查阅记录或理化测量补充。日记法也可提供非常详尽的资料,例如摄入食物的量。如只需少量不很详尽的暴露资料,自填问卷方法可满足要求,这比个别访谈节省成本,并可达到可接受的应答率。电话访谈只适于收集少至中量暴露资料。

(三)暴露对研究对象生命的影响

研究对象回忆对生命有重要影响的暴露(如大手术),较回忆影响小的暴露(如是否吃过胡萝卜)更准确。日记法对测量影响小的暴露是一种理想方法,但如用于测量既往暴露,需要假设不同时期的暴露稳定性。适当的理化测量方法,也适用于影响小的暴露测量,但同样需假设不同时期暴露的稳定性。有时,所查阅的记录中记载着暴露测量的影响因素,如职业环境中的电离辐射在就业记录中会有记载。

(四)暴露信息的敏感性

理论上,敏感的暴露资料最好采用客观方法测量,但实际上很少有这类方法。研究对象对暴露问题的应答率受其敏感性影响很大。

(五)暴露频率及暴露的时间变化

对研究对象影响小、频率低的暴露几乎无法测量,研究对象常无法回忆这种暴露,也不会保存这种既往暴露测量的记录。研究对象日记中记载的目前暴露对暴露稳定的个体可能有用。对研究对象影响深、经常性的暴露,易通过回忆方法、查阅记录、日记法、直接观察、环境理化方法进行测量。对研究对象影响大、频率低的暴露,最好用主观回忆方法或查阅记录方法测量。对研究对象影响小、频率高的暴露,最好通过日记法或客观方法(研究者直接观察、研究对象个体或环境理化方法)测量。

一般来说,客观测量方法应先于主观方法。如暴露随时间变化,测量方法应能反映出在与研究有关的一段时间内的真实情况,必要时可在不同时间进行多次测量,以减少或消除季节性以及个体内的测量变异。

(六)有无暴露记录和测量暴露的物理、化学方法

通过查阅记录或理化方法测量暴露常可作为对自报暴露资料的补充。有时,查阅记录可能是唯一实用和可行的暴露测量方法,例如,回顾性队列研究中,或根据某种特殊测量(如血清胆固醇)确定暴露,查阅记录和暴露的理化测量就是可行的选择。

(七)并用几种暴露测量方法

实际工作中,常将几种不同的暴露测量方法结合起来应用。特别是用于:①为验证目的;②将两种或以上不同测量方法结合成单一的、更准确的暴露测量;③用不同方法收集不同内容的暴露资料可能更合适,例如,个别访谈与自填问卷结合,既省钱、又省时,特别适于收集敏感性暴露资料。如某种暴露是一种生理变量(如血清胆固醇),而另一种暴露却需主观回忆,这时两种方法结合是必不可少的,例如,Framingham 心脏病研究中需要收集的资料

包括既往病史、家族史、个人习惯、体重改变史、用药史、身高、体重及其他人体测量指标(如血压、血糖和尿常规检查等),这些资料必须用多种方法测量才可完成。

二、生物标本库

生物样本库又称生物银行(biobank),是指标准化收集、处理、储存和应用健康和疾病生物体的生物大分子、细胞、组织和器官等样本,以及与这些生物样本相关的临床、病理、治疗、随访、知情同意等资料及其质量控制、信息管理与应用系统。暴露-疾病之间关系的流行病学研究可利用生物样本库开展工作。

(一)建立生物标本库的优点

①避免在疾病诊断后才进行暴露的生物测量;②可使生物测量数目减少到只有几百例病例和对照,而不需对源人群中成千上万的研究对象进行测量,提高了研究的可行性;③如将来有新的分析技术,可利用生物标本库中贮存的标本进行测量,使研究所需时间大大缩短。

(二)生物标本库的缺点

①成本较高,分析贮存的标本会遇到新鲜材料所没有的问题;②贮存标本分析能否与新鲜标本分析保持同样质量的结果,取决于贮存物质的生物复杂性。例如,保存温度、标本反复冻融、低温贮存标本融化过慢等均可使标本发生生物降解过程,严重损害生物结构。

(三)建立生物标本库应注意的问题

①任何冷藏系统应有备用装置,在主系统发生故障时,也能维持冷藏系统运转;②标本应分成几份贮存,这样在需要时很容易找到所需的一份标本,而不必反复融冻整个标本,使贮存温度发生改变;③应保留所有标本贮存条件的记录,包括冷冻速度、融化速度、贮存温度等,贮存温度因标本在冰箱中放置的位置而异;④含有不同物质、不同浓度的标本应分成多个等份,定期分析其中的各种成分含量,监测其含量随时间的改变。开始时可每3个月1次,以后可每年1次。

生物标本库贮存的标本可用于个体水平和群体水平的暴露测量。在群体水平,可将采自各个个体的标本混合在一起,对合并的标本进行测量,而不必对每个标本逐一测量,特别是测量许多不同成分时,如测量血液中的各种维生素含量。群体可按年龄、性别、居住地区划分,或在病例对照研究中按病例和对照划分。在个体水平,生物测量在巢式病例对照研究中的应用越来越多。

三、大数据资料的利用

大数据(big data,mega data),是指所涉及的资料量规模巨大到无法通过目前主流软件工具,在合理时间内达到截取、管理、处理并整理成为人类所能解读的信息。将各个小型数据集合并成大型数据集后进行分析,可得出许多额外的信息和数据关系性,从而发现规律、预测未来。这是大数据的核心能力。

与传统的数据相比,大数据具有"5V"特征,即数据量巨大(volume)、处理速度快(velocity)、数据类型繁多(variety)、价值密度低(value)和真实性(veracity),只要合理利用数据并对其进行正确、准确的分析,将会带来很高的价值回报(value)。

大数据的意义在于提供"大见解"。从不同来源收集分析信息,以揭示用其他方法发现不了的趋势。在利用大数据发掘价值的所有行业中,医学领域有可能实现最大的回报。高效利用大数据需做到以下几点：①医学数据的标准化和规范化：标准化是数据共享的前提，只有标准化的数据才能有效融合与整合，从而发挥大数据的价值。②打破数据孤岛：应避免数据只为少数人或单位使用，实现医学数据共享。③医学大数据的存储和管理：其存储方式不仅影响数据分析效率，也影响数据存储的成本。④实现医学大数据的高效利用：一定程度上依赖于大数据技术发展。⑤医学大数据的分析、整合与挖掘。⑥医学和信息科学的复合型人才培养等。

随着互联网的快速发展，医学数据电子化趋势越来越明显。流行病学研究所需的大数据来源包括物联网、云计算、互联网、网络日志、传感器网络、社会网络、社会数据、互联网文本和文件、互联网搜索索引等，无一不是数据来源或者承载的方式。

医学大数据广泛涉及人类健康相关的各个领域：公共卫生（疾病与死亡登记、公共卫生检测、电子健康档案等）、社会人口学（性别、年龄、婚姻状况、经济收入等）、人类遗传学与组学（基因组学、蛋白质组学、代谢组学等）、临床医疗（电子病历、医学影像、医疗设备检测等）、医药研发（临床试验、药物研发等）、医疗市场与费用（医疗服务费用、医疗保险、药店销售记录等）、个体行为与情绪（实时视频、个体行为、健身记录、体力活动记录等）、健康网络与媒体（健康网站、搜索引擎等）等。

医学大数据的应用：①公共卫生：分析疾病模式和追踪疾病暴发及传播方式途径，提高公共卫生监测和反应速度。更快更准确地研制靶向疫苗。②循证医学：结合和分析各种结构化和非结构化数据，电子病历，财务和运营数据，临床资料和基因组数据用以寻找与病症信息相匹配的治疗，预测疾病的高危患者或提供更多高效的医疗服务。③基因组分析：更有效和低成本的执行基因测序，使基因组分析成为正规医疗保健决策的必要信息并纳入病人病历记录。④设备/远程监控：从住院和家庭医疗装置采集和分析实时大容量的快速移动数据，用于安全监控和不良反应的预测。⑤病人的个人资料分析：全面分析病人个人信息（例如分割和预测模型）从中找到能从特定保健措施中获益的个人。

伴随着大数据时代的来临，数据挖掘（data mining，DM）应运而生。数据挖掘是指通过对大量有噪声的模糊数据，以及随机的实际应用数据的自动和半自动化分析和探索，来发现其中有意义的模式和规则。DM 的应用通常有两大类：预测和描述。预测任务主要是根据其他属性的值，预测特定属性的值，主要有分类和回归两种模式。描述任务的目标是概括数据中潜在联系的模式（相关、趋势、聚类、轨迹和异常），主要有关联分析、聚类分析、异常检测 3 种模式。在 DM 算法的理论基础上，一些重要的数据挖掘技术包括：关联规则法、聚类分析、链分析、决策树、人工神经网络、遗传算法、概率论、数理统计、粗糙集和模糊处理技术等。

需要注意的是，大数据本身有许多会导致统计推断偏差的局限性，如数据的充足性、准确性、完整性以及数据来源类型等问题。研究者必须解决样本量、选择偏倚、解释偏差、缺失值、数据依赖性等问题。

第六节 暴露测量中的伦理学问题

一、流行病学研究中的伦理学问题

随着医学发展和社会进步，人们在医学研究中越来越重视伦理学问题。伦理学是指导研究人员正确行为的规范和原则。任何涉及人体的研究必须符合伦理学原则。流行病学研究主要是以人群为研究对象而进行的一项医学实践活动,必然涉及研究对象的伦理问题。

流行病学研究,特别是暴露和结局的测量,可能会引起一些涉及研究对象权利的伦理学问题,主要表现为:①研究对象的自由参与研究;②流行病学研究中的"盲法"与研究对象的知情同意;③流行病学研究的真实性与保护研究对象的隐私和资料的保密;④对研究对象可能发生机体和心理损害的危险性。特别是当令其回忆其尴尬的事件或受压抑的事件时会使其感到十分羞辱或受到歧视。

"纽伦堡法典"(Nuremberg code)和"赫尔辛基宣言"(the declaration of Helsinki)的提出就是为了保护研究对象的权利,主要叙述任何研究必须征得研究对象的知情同意,保护机体不受机械损伤,任何时候个体都有退出研究的自由。纽伦堡法典还对研究质量做出规定。这些法典和宣言清楚表明,研究工作的合理性及其所采用方法的质量是判断研究是否合乎伦理学要求的依据。

二、流行病学研究中的伦理学实践

目前流行病学研究被广为接受和遵循的伦理学原则是源自 1979 年联合国人权宣言(the United Nations universal declaration of basic human rights)中的自由、不受伤害及隐私权利条款及纽伦堡法典(Nuremberg code directive for human experimentation)的 10 条准则。即:

1. 研究对象的自愿同意是绝对必需的。

2. 实验研究本身的研究结果应当是对社会有益的。

3. 在做人体实验前,应当有动物实验为研究基础,且有一定的疾病自然史知识。

4. 在实验设计中应避免对研究对象的一切不必要的机体与精神的损伤。

5. 如果事先知道实验会导致死亡或残疾性伤害,这样的实验研究就不应该进行。

6. 实验的风险程度不应该超过其实验研究试图解决问题的本身。

7. 实验研究开始前,研究者必须做好各种适当的准备以最大限度减少因实验研究导致的损伤、残疾及死亡的发生。

8. 实验研究只能由合格的实验人员进行。

9. 在实验的研究过程中,研究对象有权要求退出研究。

10. 在实验的任何阶段,如果研究人员根据自己的专业知识及技能,认为继续进行研究很可能会导致研究对象的伤害、残疾、死亡,那么实验应当及时停止。

流行病学家面临政府部门和研究资助机构提出的伦理学准则越来越多的考验,其中影响最大的是美国卫生和人类服务部为医学研究制定的准则。要求进行这类研究的机构成立自己的"伦理学审查委员会"(institutional review board,IRB),并按卫生和人类服务部制定的原则运作。由伦理学评审委员会根据伦理学原则,批准或拒绝批准使用人体的各项研究。

"赫尔辛基宣言"的一般原则特别注意到由国际机构或发达国家发起的在发展中国家进行的研究的伦理学问题。这些建议总结了伦理学方面的 8 条原则,分述如下。

1. 研究项目的书面计划　所有流行病学研究均应按书面计划进行,计划中尤应说明伦理学问题。

2. 伦理学委员会　所有涉及人体的流行病学研究计划必须经过由适当人员组成的本单位审查委员会(IRB)或伦理学委员会批准。

3. 研究人员的伦理学责任　在涉及人体的研究项目中,研究人员应确保有适当的安全措施,保护研究对象的权利,并保证其在研究的各个阶段能得到充分的实施。

4. 研究对象的知情同意书 在研究开始前应征得研究对象的同意,在获得他们同意前,应为他们提供一切必需的信息,并签署知情同意书。知情同意书至少应包括如下内容:①清楚地解释研究目的;②描述研究步骤,需要占用多少时间;③解释该研究对个人和社会的好处、可能发生的任何不适和危害;④描述如何匿名和保护隐私;⑤有权提出任何有关研究的问题,并要求给予解答;⑥自主决定是否参加,有权在研究的任何时候退出研究,并声明如他们拒绝参加,他们未来的利益不会受到影响和偏见。

某些流行病学研究,取得研究对象的书面同意并无必要,这既有后勤方面的问题,也有抽样问题,例如电话访谈。不要求研究对象出具书面同意,并不排斥研究人员向他们提供有关的信息,在研究计划书中仍应说明向他们提供哪些信息及提供信息的方法。

对于社区干预试验,欲获得社区每个研究对象的书面同意不可行,这种情况下,是否允许进行这类研究取决于负责的卫生当局,但应采取一切手段告诉社区群众有关研究的目的和性质、可能的危害、会有哪些不便,不同意的个人有权不参加。

对于儿童参加研究,需要强调的是,如果是同样可在成人进行的研究,就不应在儿童中进行。以儿童作为研究对象,必须同时获得儿童本人及其父母或其他法定监护人的同意书。研究涉及有精神问题的人员,更应特别注意获得同意书。

5. 如何接触个人资料 对许多流行病学研究来说,接触保密资料是必要的,与研究对象个体识别有关的医学或其他记录或生物标本,如符合下列条件,不需研究对象事先同意即可获取:①为达到研究目的,接触这些资料是必不可少的;②从后勤、经济等方面来说,获得同意书有困难,或偏离科学价值;③经记录或标本的保存人同意;④获得记录或标本分析的资料对达到研究目的来说是必不可少的;⑤资料受到保护,不向无关人员公开;⑥没有记录保存人的同意或没有再次经过伦理学评审,这些资料不得用于其他新的研究;⑦记录所有者或保存人不违反收集信息时所做的规定;⑧只有在对研究必要的情况下,才可按逐一可识别的形式公开信息;⑨从研究对象个人的危险性来说,研究单位和记录保存者认为公开暴露信息是值得的;⑩研究单位和记录保存者有权决定是否公开以个体识别形式的信息。

6. 个人资料的保密 流行病学研究中,对可识别的个人资料应当予以保护和保密,不致造成对研究对象的损害。

7. 接触研究对象记录应经过同意 只有经过记录保存人的同意,才能接触可识别研究对象的非公开记录,最常见的也许是接触某例患某病的患者,这种情况下,应获得当时负责照料病人、记录病史的医生同意,或医学监督或保存记录的医院等其他合法当局的同意。如果没有这种同意,就会被拒绝接触记录。

8. 研究结果的交流 流行病学研究中,为了研究对象的利益,研究人员有义务将发现的结果告知研究对象,向他们解释这些发现的意义,并向他们推荐适当的处理方法。

(邱洪斌 李兴洲 编,赵亚双 王 蓓 审)

参 考 文 献

[1] 李立明.大型人群队列研究调查适宜技术[M].北京:人民卫生出版社,2014.25-30.

[2] Viktor Mayer-Schönberger,大数据时代[M].杭州:浙江人民出版社,2013.

[3] Rothman KJ, Greenland S, Lash TL. Modern Epidemiology[M].3rd ed.Philadelphia:Lippincott Williams & Wilkins,2008.

[4] White E,Armstrong BK,Saracci R.Principles of exposure measurement in epidemiology:collecting,evaluating,

and improving measures of disease risk factors［M］.2nd ed.New York：Oxford University Press,2008.

［5］Lillienfeld DE,Stolley PD.Foundations of Epidemiology［M］.3rd ed.New York：Oxford University Press,1994.

［6］Schulte PA,Perera FP.Molecular Epidemiology-Principles and Pratices［M］.San Diego：Academic Press,1993.

［7］Armstrong BK,White E,Saracci R.Principles of Exposure Measurement in Epidemiology［M］.New York：Oxford University Press,1992.

［8］谢邦昌,王钒.医学大数据的现状、特点与对策.中国统计［J］.2016,9:14-16.

［9］赵晖,梁媛,薛飞飞,等.亚健康状态的评估、诊断现状与对策.上海中医药杂志［J］.2016,50(4):8-10.

［10］Feist A,Lee R,Osborne S,et al.Increased incidence of cutaneous squamous cell carcinoma in lung transplant recipients taking long-term voriconazole.J Heart Lung Transplant［J］.2012,31(11):1177-1181.

［11］Memon A,Godward S,Williams D,et al.Dental x-rays and the risk of thyroid cancer：a case-control study.Acta Oncol［J］.2010,49(4):447-453.

［12］Kriebel D,Checkoway H,Pearce N.Exposure and dose modelling in occupational epidemiology.Occup Environ Med［J］.2007,64(7):492-498.

第 三 章

疾病与健康测量

提要: 本章着重介绍了流行病学中最常用、最基本、最重要的疾病与健康测量指标,特别是描述疾病分布的发病和死亡的频率测量指标。主要内容包括基本概念、计算公式、用途及其应用时的注意事项,并就有关概念展开了深层次的讨论,如人时、封闭人群、开放人群、稳定状态等。本文还对近年来流行病学研究中出现的一些新的评价指标包括潜在减寿年数、伤残调整生命年、健康寿命年、健康期望寿命和质量调整生命年等做了重点介绍。

第一节 发病频率的指标

描述疾病在人群、地区和时间上的分布特征是流行病学研究工作的起点。其内容主要包括疾病、临床症状、体征及并发症等事件的发生(occurrence)和存在(prevalence)状况及其三间分布(为简便起见,以下描述均用疾病)。发病率又可分为累积发病率(即风险或危险度)和发病密度。

一、发病率

(一) 累积发病率

累积发病率既可以按观察时间累积,也可以按人口年龄累积。死亡率同样也可以按观察时间和观察对象的年龄分析累积死亡率。为避免重复,以下只叙述累积发病率。

1. 按观察时间累积的累积发病率

(1)累积发病率(cumulative rate):是当观察人口比较稳定时,用观察开始时的人口数作为分母,以整个观察期内发生的病人数作为分子,计算所得的即为该观察期的累积发病率。其计算公式为:

$$累积发病率 = (某特定时间的新病例数/观察开始时的暴露风险人数) \times K$$

$$K = 100\%, 1000‰, 或 10\,000/万 \cdots\cdots \qquad (式3-1)$$

累积发病率是某病在一定时间内新发生的病例数占该固定人群的比例,它是无病的人群经过一定时期暴露于某种因素后发病的平均概率。因此,其取值为0~1。其适用条件为样本量大,人口稳定,资料比较整齐。

风险又称为危险概率,是指不利事件发生的概率。累计发病率反映的是特定时间内的发病风险。应注意的是累积发病率的高低取决于特定期间(随访期)的长短。所以,在报道某病的累积发病率时,应同时说明累积时间的长短。

累积发病率可用于纵向观察疾病发病率及发病风险的动态变化,以及干预措施的效果评价。

(2)罹患率(attack rate):实质是在较小范围或短时间(≤1年)的累积发病率。观察时间可以以月、周、日(或一个流行期)为单位。其公式为:

$$罹患率 = \frac{观察期内的新病例数}{同期暴露风险人口数} \times K$$

$$K = 100\%, 1000\text{‰}, 或 10\ 000/万 \cdots\cdots \qquad (式 3-2)$$

其优点是使用比较灵活,能根据暴露程度精确地计算发病率。多用于局部地区疾病的暴发的描述,探讨流行或暴发因素时也经常使用。如食物中毒、传染病和职业中毒暴发等情况。

2. 按年龄累积的累积发病率 年龄累积发病率(cumulative rate)是指某一年龄以前发生某种疾病的累积概率的大小。累积发病率由各年龄发病率相加获得,多用百分率来表示。

$$累积发病率 = \left[\sum(年龄组发病专率 \times 年龄组距)\right] \times 100\% \qquad (式 3-3)$$

其基本原理是假设不同年龄别人口分母相同,将各个年龄别发病率相加。由于累积发病率是由各年龄组发病率构成的,因此,受人口构成的影响较小,两个累积发病率可直接比较。

(二)发病密度

发病密度(incidence density, ID)是某人群在单位观察时间内每人时的发病率(incidence rate),即一定时期内的平均发病率。当暴露风险人口不固定,观察队列是动态队列,研究对象进入队列时间可能先后不一;观察截止前可能由于竞争死亡、工作调动、迁移等原因退出,造成失访;此外,研究对象出现结局的时间不同等,变动较大,此时用观察人数为单位计算发病率不合理,应用人时数代替人数作为分母,用人时为单位计算出来的率带有瞬时频率的性质,称为发病密度,反映的是速率。发病密度计算公式为:

$$发病密度 = \frac{某人群在观察期内的发病数}{观察期内的观察对象人年数} \qquad (式 3-4)$$

发病密度分子仍是一个人群在观察期内新发生的病例数(D)。分母为人时数,是该人群的每一成员所提供的人时的总和。所谓人时(person-time, PT)是观察人数乘以随访时间的积,是将人与时间因素结合起来作为率的分母的单位,时间单位可用年、月、日、小时等,常用人年(person-years)(1个观察对象被观察满1年计为1人年)。人时的计算方法包括精确计算法、近似计算法、寿命表法,具体请参考相关本科教材。理论上发病密度的数值变化范围是从0到无穷大。

二、续发率

续发率(secondary attack rate, SAR)也称二代发病率或家庭二代发病率(secondary attack rate in families),是指在某些传染病最短潜伏期到最长潜伏期之间,易感接触者中二代病例所占的百分率。家庭(或某集体)中发生的第一个病例称为"原发病例",此后,在该病最短至最长潜伏期间出现的病例称为二代病例,也称续发病例,此即计算公式中的分子。分母为该集体中易感接触者的总人数,原发病例并不包括在分子和分母内。其计算公式如下:

$$续发率 = \frac{一个潜伏期内易感接触者中续发病例数}{易感接触者总数} \times 100\% \qquad (式 3-5)$$

续发率可用于比较传染病传染力的强弱,分析传染病流行因素,包括不同因素(如年龄、性别、家庭中儿童数、家庭人口数、经济条件等)对传染病传播的影响及评价卫生防疫措施的效果,如对免疫接种、隔离、消毒等措施的评价等。

三、应用发病频率指标时应注意的问题

(一)观察时间与人时

发病率是指在观察时间内某病新病例数与总人口数之比。一般情况下,观察时间以年为单位计算。如果人群某病暴发或流行时间很短,则观察时间包括疾病整个流行期,此时的发病率称为罹患率。此外,测量发病时,要考虑暴露的期限;在暴露于危险的整个人群中,每个人经历了不同的暴露时间,这样暴露时间的总和称为总人时。重要的是发病率中的分子应该是那些对发病率中的分母在时间上有贡献的人(在这段时间里发生了疾病)。同样,患病个体的归因时间应该计算入分母中。每个个体在分母中的归因时间称为"危险时间"(time at risk),也就是在这个时间上事件可能发生。在发病率中那些对分母的归因时间有贡献的人群称为"危险人群"(population at risk)。

(二)发病时间

因为分子是一定期间内的新发病人数,所以明确病例的发病时间(incidence time)对于分子数的确定至关重要。要计算疾病在人群中发生的频率,就要记录人群的数量及人群受疾病影响的比例,同时也应考虑疾病发生的时间或疾病发生所经历的一段时期。有些疾病如癌症和心脏病等,其准确发病时间是很难确定的,一般用初次诊断时间作为发病时间。

(三)风险人群

暴露风险人口是观察时间内该观察地区有可能发生某病的人口。从率的角度来说,发病率的分母应为暴露风险人口数,即为可能发生某病的总人数。也就是说暴露人口中不应包括正在患病的和已获得对该病免疫的人口(包括接种疫苗等获得的免疫等)。但事实上在一个特定地区的人群中,对患病情况、免疫情况并不十分清楚,发病率的计算通常以该地区的平均人口作为分母,即年中(7月1日)人口数或年初人口数加上年末人口数除以2。这种方法计算的分母,也就是采用估计法计算的人年数,其计算的发病率就是常规所计算的发病率,而且一般没有区分风险和率,但这种情况只适合于观察人群的观察时间一致的情况下。

需注意的是0岁组人口人数变动较大,随时有婴儿出生,而且与其他年龄组相比死亡率高,因此统计婴儿疾病的暴露风险人口时,不用年中人口数,而用当年活产婴儿数。

流行病学观察希望研究疾病的第一次发生或以后发生的次数,只计算观察人群中疾病发生的总数,就不能区分是第一次或是多次发病。既然一个个体可以多次发病,在计算率时分母中的时间就应累积起来。通常利用生物学差异区别初发和继发,然后分别测量它们。不同次序发生的事件用不同的"危险人群"(population at risk)来定义。初次发生疾病的危险人群是由以前从未发生这种疾病的个体组成的,对二次发病或疾病复发的危险人群只限定于那些已发生一次该种疾病的个体组成的人群。

(四)发病例数

发病率的分子是以某病新发生的新病例数,是指观察期内该地新发生某病的病例数。如一个人在观察期间内多次发生同一疾病则应分别计为几个新发病例。对于慢性病或发病时间难以确定的疾病可将初次确诊的日期作为发病日期来确定新发病例。

发病率可按性别、年龄、职业、民族、地区、婚姻状态、病因等特征分别计算,此即发病专

率。当对不同来源的发病率资料进行比较时,应注意人口构成的不同所引起的差异,须进行发病率的标化。

（五）封闭人群和开放人群

理论上,计算人时时应该区别封闭人群（closed populations）和开放人群（open populations）。封闭人群是指在观察期没有新成员进入,但有成员死亡（人口学中封闭人群的概念是允许有新出生人口、死亡人口,不允许人群移民或流动）。开放人群是在一段时期内有人员流动,有新成员进入、老成员的丢失或移民等。假设一个有 1000 人的封闭人群,每个人均会发生死亡,经过一段时间之后,原来的 1000 人会逐渐死去直到死完（图 3-1）。

随着这 1000 个个体死亡,曲线开始下降,人群死亡的危险也降低。从该封闭人群考虑,这 1000 人在起始时间的死亡是零。1000 人中每个个体的人时可以用曲线下的面积表示。每一个体死亡后,曲线即下降一些,这个个体对于分母中的人时数就不再有贡献。每一个个体的贡献等于从起始到结束时个体的时间长度。在这个例子中,全部人群死亡,个体的贡献也即终止。

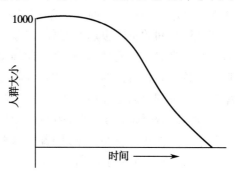

图 3-1 随时间变化的 1000 人口的人群大小
（Kenneth J. Rothman,2008）

假如将这 1000 个个体封闭人群的人时累加起来,其死亡率是（1000/75 000）×年$^{-1}$,因为这 1000 个人的人时为 75 000 人年。假如从起始随访计算这个封闭人群的平均死亡时间,应该是 75 000/1000 人 = 75 年。如果观察是从出生开始,则该平均死亡时间就是平均寿命。

开放人群不同于封闭人群,个体起始并不需同一时间。相反,危险人群可以有成员进入。一些人生来就在其中,一些人是移民而进入,因为人群有其年龄特征,个体进入可按年龄归入相应人群。同样的,个体也能退出所观察的人群,如死亡、退出特定年龄组、移民或患病。

（六）稳定状态

一个人群是稳定的,也就是说在任何一段时期内进入某人群的个体在年龄、性别、危险因素上与退出的个体人群相同,称为稳定群体或稳定状态。稳定状态是在开放人群而不是在封闭人群中发生的一种理想状态。实际上,一个稳定状态（steady state）不仅需要进入和移出的人群相同,而且出生和死亡的人数也要保持动态平衡。在稳定的人群中每个时间段都可以估计发病率,发病率由病例发生数与总人口和时间的乘积的比来描述。

因为率等同于观察地区的疾病发病密度,所以发病率可以用发病密度来描述。这种测量可称作人时率、危险率和疾病密度。

（七）应用

发病率可用来衡量某时期一个地区人群发生某种疾病风险大小,某疾病对人群健康影响的程度。发病率的变化,意味着病因因素的变化。因此发病率可用于纵向观察疾病与暴露因素的动态变化。比较不同特征人群某病的发病率可帮助提出病因假说,也可以通过分析干预措施前后发病率的变化评价干预的效果。发病率是疾病监测、前瞻性研究常用的指标。

第二节 患病频率的指标

一、患病率

(一) 患病率的定义及计算

患病率(prevalence)也称现患率,是某一特定时间内被观察总人口中某病新旧病例所占的比例。是用来衡量某一时点(或时期)人群中某种疾病存在多少的指标。

按观察时间的不同患病率可分为时点患病率和期间患病率两种。当观察时间为某一具体时点则称为时点患病率,较常用。期间患病率是指在特定观察期间内被观察人口中患某种疾病或具有某种属性的人所占的比例。时点患病率的时点一般不超过一个月。而期间患病率的时间范围可以是任何一段特定的时间,通常超过一个月,多为一年。

患病率的分子是特定时间内观察到的新旧病例数,它是在横断面调查中所获得的,其大小与观察时间长短有密切关系,因此对观察的期限应有明确要求。患病率的分母为同时期的人口数,计算期间患病率时通常用该地区的平均人口数作分母。

$$时点患病率 = \frac{某一时点特定人群中某病新旧病例数}{该时点的人口数} \times K \qquad (式3\text{-}6)$$

$$期间患病率 = \frac{某观察期间特定人群中某病的新旧病例数}{同期的平均人口数} \times K$$

$$K = 100\%, 1000\permil, 或 10\ 000/万\cdots\cdots \qquad (式3\text{-}7)$$

患病率与发病率计算时的主要不同是患病率不需要确定分子的发病时间,只需确定分子是否处于患病状态。

(二) 患病率与发病率和病程的关系

发病率是指在某一期间一定人群中发生的新病例;而患病率是指在某一时点(或期间)一定人群中存在的所有病例,而不管他们是否为新发病例还是旧病例。发病率反映人群发病的危险(概率),而患病率反映人群中某种病人存在的多少。

当某地某病的发病率和该病的病程在相当长时间内保持稳定时,同时假设人口稳定,也就是进入和离开某一人群的人数相等,保持平衡时;再假如某人口要么是暴露风险人口,要么是某病患者。如果某人群总人口数用 N 来表示,患病人数用 P 来表示,发病率用 I 来表示,平均病程用 $\overline{D}$ 来表示,那么,三者的关系可表示为:

$$\frac{P}{N-P} = I\overline{D}$$

也就是患病率、发病率和病程的关系为患病人数与未患病人数的比等于发病率和病程的乘积。

当患病率较低时, $\qquad \frac{P}{N-P} \approx \frac{P}{N} = 患病率 = I\overline{D} \qquad (式3\text{-}8)$

因此患病率取决于发病率和病程两个因素。患病率的变化可反映出发病率的变化或疾病结果的变化或两者兼有。由于治疗的改进,患者免于死亡但并未恢复,可导致患病率增加。例如,在开始证实胰岛素对糖尿病有效后,糖尿病的患病率增高,是因为胰岛素不能治愈糖尿病,但可控制病情,致使许多患者没有死亡而继续生存,因此患病率升高。患病率下降既可由于发病率下降,也可由于病人恢复快或死亡快,病程缩短所致。如果病程缩到很短,尽管发病率增高,但患病率仍可减低。患病率水平(所有病例)随着发病率(新病例)增高而增高,并随着疾病恢复的加速或死亡的加速而下降。详细的影响患病率升高、降低的原因请参见相关本科教材。

（三）应用

1. 患病率可以反映出人群对某一疾病的疾病负担程度　可为医疗设施规划,估计医院床位周转,卫生设施、人力、物力及卫生资源的需要量,医疗质量的评估和医疗费用的投入等提供科学的依据。

2. 利用患病资料也可监测控制慢性病的效果　在缺少计算发病率条件的情况下,可用其代替发病率来估计人群中疾病的严重性。另外定期地分析时点患病率,即系列的现况调查,对追踪疾病表型的时间变化很有用。但是,值得注意的是,不能用现况调查和患病率去做病因推断和估计疾病危险性的变化。有些疾病因为很难知道其准确的发病时间,患病率可能是其仅有的资料。通常把发病率和患病率统称为疾病率(morbidity rate),它是与死亡率相对而言的。

二、感染率

（一）定义

感染率(infection rate)是指调查时所检查的整个人群中某病现有感染者人数所占的比率。其性质与患病率相似。感染率的分子为感染者,分母为全部受检者。

$$感染率 = \frac{受检者中阳性人数}{受检人数} \times 100\% \qquad (式3-9)$$

在应用该指标时应注意检测的标志物表示的是现在还是过去感染。一般来讲表示现在感染的标志物为病原体、抗原或 IgM 等;表示过去感染的标志物为 IgG 等。但不同的疾病不尽相同,如乙型肝炎病毒现在感染的标志物为 HBsAg,抗-HBs 表明过去感染已经恢复或接种过乙型肝炎疫苗。HIV 感染检测到 IgG 则说明目前是 HIV 感染状态。

（二）应用

1. 感染率是评价人群健康状况常用的指标,常用于描述某些传染病或寄生虫病的感染情况、流行势态。包括对隐性感染、病原携带及轻型和不典型病例流行状况的调查及描述等,如乙型肝炎、乙型脑炎、脊髓灰质炎、结核、寄生虫病等。

2. 感染率也可为制定防治措施,以及评价防疫措施的效果提供依据,对某地区某传染病采取干预措施前后的感染率进行比较,可评价预防措施的效果。

第三节　死亡频率的指标

一、死亡率

（一）定义

死亡率(mortality rate)表示在一定期间内,一定人群中死于某病(或死于所有原因)的频率。死亡率是测量人群死亡危险最常用的指标。公式为:

$$死亡率 = \frac{某期间内（因某病）死亡总数}{同期平均人口数} \times K$$

$$K = 1000‰, 10\ 000/万, 或\ 100\ 000/10\ 万\ \cdots\cdots \tag{式 3-10}$$

死亡率的分子为死亡人数，分母为发生死亡事件的总人口数（通常为年中人口数）。常以年为单位，多用千分率、万分率、十万分率表示。

未经过调整的死于所有原因的死亡率也称粗死亡率（crude death rate）。粗死亡率反映一个人群总的死亡水平，是用来衡量人群因病伤死亡危险（机会）大小的指标。

死亡率也可按不同特征分别计算死亡专率，粗死亡率或某病死亡率均可按年龄、性别、职业、地区、种族等项目分类计算。

计算死亡率时注意分子、分母必须是同质范围的。进行不同地区死亡率比较时应注意，由于各地人口构成不同而致死亡率有差别，须用标化死亡率进行比较。

死亡率中还有超额死亡率和累积死亡率。流行性感冒等传染病发病率很不准确，病死率极低。为了测定其流行强度常使用其所引起疾病或并发症的超额死亡率。如计算流感引起的超额死亡率时需要根据历年肺炎月别死亡率算出每月的死亡率平均值，然后将流感流行期的月别肺炎死亡率与之相比较，计算流感的超额死亡率，便能清楚地显示出流感流行的强度。

（二）应用

1. 死亡率是一个相对稳定的指标。它不仅可用作衡量某一时期，一个地区人群死亡危险性大小，也可反映一个地区不同时期人群的健康状况和卫生保健工作的水平，为该地区卫生保健工作的需求和规划提供科学依据。

2. 某些病死率高的恶性肿瘤，其死亡率与发病率十分接近，其死亡率基本上可以代表发病率，而且死亡率准确性高于发病率，因此可用作病因探讨的指标。

3. 死亡专率可用于提供某病死亡在人群、时间、地区上的变化的信息。可用于探讨病因和评价防治措施效果。

二、病死率

（一）定义

病死率（case fatality）表示某病确诊后发生死亡的概率，是表示一定时期内（可为一个月、半年等），患某病的全部病人中因该病死亡者的比例。其公式为：

$$病死率 = \frac{某时期内因某病死亡人数}{同期患某病的病人数} \times 100\% \tag{式 3-11}$$

理论上应该是分母中的每个成员都已经发生明确的结局（痊愈、死亡等），然后计算其中发生死亡结局的病人所占的比例，但在实际中对于病程短的疾病可以做到每个成员都已经发生明确的结局后计算，而病程长的疾病很难做到。

如果某病处于稳定状态时，病死率也可用死亡率除以发病率推算得到。

病死率常用来说明疾病的严重程度、医院对某病的诊断能力和医疗水平。式中分母可因不同场合而异，如计算医院中某病住院病人的病死率，其分母为该病住院病人总数。

（二）应用

1. 病死率表示确诊的某疾病的死亡概率，因此它可表明疾病的严重程度。

2. 该指标也可反映诊治能力等医疗水平。

3. 病死率多用于急性传染病,较少用于慢性病。

一种疾病的病死率在不同流行状态下可因病原体、宿主和环境之间的平衡发生变化而变化。规模较大的医院因为医疗技术、医疗设备好,接受危重型病人比规模较小的医院要多,因而大医院有些疾病的病死率可能高于小医院。所以用病死率作为评价不同医院的医疗水平时,要注意可比性。

三、生存率

(一)定义

生存率(survival proportion)是指在接受某种治疗的病人,或患某病的人经若干年随访(通常为1、3、5年)后尚存活的概率。

$$生存率 = \frac{至少观察到时点(t_1)仍存活的病例数}{观察起点(t_0)上存活的病例数} \times 100\% \qquad (式3\text{-}12)$$

(二)应用

生存率可用于评价某些病程较长疾病(如肿瘤、心血管疾病、结核病等慢性病)的远期疗效。反映了疾病对生命的危害程度,是反映疾病严重程度和考核治疗措施效果的指标。

(三)生存比与平均发病时间的关系

用图3-2的小样本封闭人群例子来说明生存比与平均发病时间的关系,$t_0 \sim t_k$ 为不同的观察时点,$\triangle t_k$ 为不同观察时间点的时间间隔,$N_0 \sim N_k$ 为各观察时点的个体数。

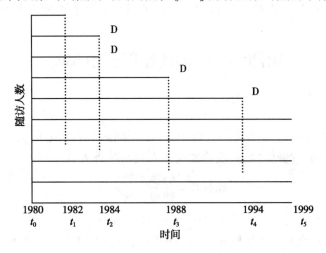

图3-2 随访19年时的小封闭人群

(Kenneth J. Rothman, 2008)

该封闭样本的总时间段内的总人时(暴露于危险中)用精确计算法计算,可表示为各个时点的观察人时之和。具体计算式为:

$$总观察人时 = N_1\Delta t_1 + \cdots + N_5\Delta t_5 = \sum_{k=1}^{5} N_K\Delta t_k$$

$$= 9\times2 + 8\times2 + 6\times4 + 5\times6 + 4\times5$$

$$= 18 + 16 + 24 + 30 + 20$$

$$= 108 \text{ 人年} \qquad (式3\text{-}13)$$

人群中成员贡献的平均时间是总的观察人时除以观察开始时的人数(N_0),其计算式为:

$$平均观察时间 = (1/N_0)\sum_{K=1}^{5} N_K \Delta t_K = \sum_{K=1}^{5}(N_K/N_0)\Delta t_K \qquad (式3-14)$$
$$= (1/9)\times108 = 12 \text{ 年}$$

可以看到 N_k/N_0 是在 t_k 时仍处于危险中的人群的比率,即从 t_0 到 t_k 的生存比。把比率 N_k/N_0 用 $S_{0,k}$ 表示(区别于亚时间段比率 S_k),则平均危险时间为:

$$\sum_{K=1}^{5} S_{0,K}\Delta t_K = (9/9)2 + (8/9)2 + (6/9)4 + (5/9)6 + (4/9)5 = 12 \text{ 年}$$

如果一直观察至全部人群出现结局为止(图3-2),如果结局为某疾病的发生,那么平均危险时间就等于平均的发病时间,平均发病时间为各观察点的生存比与不同观察点之间的观察期间的乘积的和(式3-14)。生存比也可以从亚时间段的发病率求得。

四、累积死亡率

与发病率类似,累积死亡率可以按观察时间累计,也可以按观察对象年龄累计。

1. 按观察时间累计的累积死亡率(cumulative mortality rate)　指在一定时间内的死亡人数占某确定人群的比。累积死亡率的计算公式与累积发病率相似,分子为特定观察期间内的死亡人数,分母为观察开始时的人口数。

2. 按年龄累计的累积死亡率　由某一年龄段中各年龄死亡专率相加获得,多用百分率来表示。通常用于说明在某一年龄以前或某一年龄段死于某病的累积概率的大小。常用于慢性病如恶性肿瘤死亡水平的描述,说明某一年龄(段)恶性肿瘤死亡水平。

第四节　生命质量的评价指标

一、病残率

病残率(disability rate)是指某一人群中,一定期间内每百(或千、万、十万)人中实际存在的病残人数,即指通过健康检查,确诊的病残人数与调查人数之比。

$$病残率 = \frac{病残人数}{调查人数}\times K$$

$$K = 100\%, \text{ 或 } 1000\text{‰} \cdots\cdots \qquad (式3-15)$$

病残率也可以看成是一种患病率。它可说明病残在人群中现存的频率,可对人群中严重危害健康的任何具体病残进行单项统计。是人群健康状况的评价指标之一。

二、潜在减寿年数

(一)概念

潜在减寿年数(potential years of life lost,PYLL)是指某病某年龄组人群死亡者的实际死亡年龄与期望寿命之差的总和,即死亡所造成的寿命损失。PYLL以期望寿命为基础,计算不同年龄死亡造成的潜在寿命损失年。PYLL计算是对每例死亡计算死亡年龄与期望寿命之差,再取总和。其计算公式:

$$PYLL = \sum_{i=1}^{e} a_i d_i \qquad (式3-16)$$

公式中:e:预期寿命(岁)

i:年龄组(通常计算其年龄组中值)

a_i:剩余年龄,$a_i = e - (i + 0.5)$,其意义为:当死亡发生于某年龄(组)时,至活满 e 岁还剩余的年龄。由于死亡年龄通常以上一个生日计算,所以尚应加上一个平均值 0.5 岁。

d_i:某年龄组的死亡人数

PYLL 是根据死亡年龄对期望寿命的影响提出的,如平均死亡年龄大时,对期望寿命影响较小;反之,当平均死亡年龄小时,对期望寿命的影响则较大。在考虑死亡数量的基础上,以期望寿命为基准,进一步衡量死亡造成的寿命损失,强调了早亡对健康的损害,定量地估计了疾病造成早死的程度。用潜在减寿年数来评价疾病对人群健康影响的程度,能消除死亡者年龄构成不同对预期寿命损失的影响,该指标可用来计算不同疾病或不同年龄组死者总的减寿年数。

(二)应用

1. PYLL 是人群疾病负担测量的一个直接指标,也是评价人群健康水平的一个重要指标。

2. 通过计算和比较各种不同原因所致的寿命减少年数,可反映出各种危险因素、死亡原因等对人群的危害程度。也可用于将某一地区(县)和另一标准地区(或省)相比较。如表 3-1 说明吸烟对美国 2000—2004 年不同性别主要疾病死亡的影响,吸烟引起的美国男女性死亡最多的均是缺血性心脏病,其次分别是肺癌、气管癌及支气管癌和其他心脏病,但从潜在减寿年数来看,损失第一位的均是肺癌、气管癌及支气管癌,男性第二位是缺血性心脏病,女性第二位是慢性阻塞性疾病。

表 3-1　美国 2000—2004 年由吸烟引起的不同性别、疾病别的年平均死亡人数及 PYLL

死因(ICD-10)	男性				女性			
	死亡数	顺位	PYLL	顺位	死亡数	顺位	PYLL	顺位
缺血性心脏病(I20-I25)	248 506	1	804 551	2	238 845	1	389 974	3
肺癌、气管癌及支气管癌(C33-C34)	90 025	2	1 118 359	1	66 874	4	770 655	1
其他心脏疾(I00-I09,I26-I51)	72 312	3	55 621	7	95 304	3	31 745	8
脑血管疾病(I60-I69))	61 616	4	127 280	4	97 681	2	140 894	4
慢性阻塞性疾病(J44)	49 774	5	421 727	3	52 328	5	462 973	2
肺炎、流感(J10-J18))	27 517	6	29 828	11	35 008	6	23 438	10
胰腺癌(C25)	14 845	7	50 201	8	15 481	7	53 334	5
食管癌(C15)	9707	8	108 847	5	2926	11	25 382	9
主动脉瘤(I71)	8861	9	70 512	6	5862	9	34 192	7
膀胱癌	8508	10	44 166	9	3951	10	13 245	11
支气管炎、肺气肿	8321	11	42 842	10	7941	8	40 844	6

(B Adhikari,2008)

3. 潜在减寿年数可用于筛选确定重点卫生问题或重点疾病,同时也适用于防治措施效果的评价和卫生政策的分析。

该研究方法的优点是计算简便、易于理解,结果直观。有人主张,PYLL 的计算应从 1 岁起,以防止婴儿死亡对其影响太大。该指标的主要缺陷在于对老年人死亡的计算时,超过平均期望寿命的老年人死亡对指标没有贡献,这与通常情况相悖,而且与社会对老年健康的重视和卫生资源对老年人的分配情况不相符合。

三、伤残调整生命年

(一) 概念

伤残调整生命年(disability-adjusted life year,DALY)是指从发病到死亡所损失的全部健康寿命年,包括因早死所致的寿命损失年(YLL)和疾病所致伤残引起的健康寿命损失年(YLD)两部分。

疾病可给人类健康带来包括早死与残疾(暂时失能与永久残疾)两方面的危害,这些危害均可减少人类的健康寿命。DALY 即是一个定量地计算因各种疾病造成的早死与残疾对健康寿命年损失的综合指标,对发病、失能、残疾和死亡进行综合分析。可以更科学、全面地指明该地区危害健康严重的疾病和主要卫生问题,是生命数量和生命质量以时间为单位的综合度量,是用于测量疾病负担的主要指标之一。

(二) DALY 计算公式

一个人损失 DALY 数量的一般公式如下:

$$DALY = \int_{x=a}^{x=a+L} DC_{xe}^{-\beta x} e^{-r(x-a)} dx \qquad (式 3-17)$$

公式中,x:年龄;

a:发病年龄;

L:残疾(失能)持续时间或早死损失的时间;

D:残疾(失能)权重(0~1);

$C_{xe}^{-\beta x}$:该指数函数可用于计算不同年龄的生存时间;

r:贴现率;

$e^{-r(x-a)}$:连续贴现函数;

β:年龄权重函数的参数。

根据短暂性失能或永久性残疾的不同严重程度,可将残疾及失能分成 6 类并赋予不同的权重值(表 3-2)。0 代表完全健康,1 代表死亡,权重值为 0~1。当发生疾病遗留短暂性或永久性残疾时,其剩余的期望寿命年应乘以残疾权重进行折算。

表 3-2 残疾分类及权重值

残疾水平		残疾权重值
1	在下列方面至少有一项活动受限:娱乐、教育、生育、就业	0.096
2	在下列方面有一项大部分活动受限:娱乐、教育、生育、就业	0.22
3	在下列方面有两项或两项以上活动受限:娱乐、教育、生育、就业	0.40
4	在下列所有方面大部分活动受限:娱乐、教育、生育、就业	0.60
5	日常生活如做饭、购物、从事家务,均需靠器具的帮助	0.81
6	日常生活如吃饭、个人卫生、大小便均需人帮助	0.92

(CL Murray,1994)

（三）应用

1. 应用 DALY 宏观地去认识疾病和控制疾病　DALY 可用来比较不同国家或同一国家不同地区的人群健康状况。如 2004 年全世界每千人的总 DALY 值为 237,但不同国家与地区间的差异较大。发达国家疾病负担较低,其中西太平洋地区 DALY 损失值为 152,欧洲为 171;而发展中国家疾病负担较高,其中非洲每千人总 DALY 为 511。同时可看出,疾病负担水平越高的地区其由传染因素所致的疾病负担所占的比重也越大。非洲地区的疾病负担中 71.09%（268/377）是由感染性疾病所致,而在欧洲国家感染性疾病所致的 DALY 仅占总 DALY 的 10.20%（15.4/151）,我国为 15.87%（31.9/201）。

DALY 也可用于跟踪全球或一个国家或某一个地区疾病负担的动态变化及监测其健康状况在一定期间的变化情况,还可对已有的措施计划进行初步的评价,测定医疗卫生干预措施的有效性。如我国 1990 年每千人口 DALY 为 178,2004 年为 153;1990 年我国疾病负担中慢性非传染性疾病和感染性疾病占的比例分别为 59.4% 和 26.6%,2010 年分别为 77.0% 和 10.1%。可见,1990—2010 年我国 DALY 中传染病所占的比例下降,而慢性非传染病所占的比例明显上升。另外,DALY 还可对已有的措施计划进行初步的评价,测定医疗卫生干预措施的有效性。

2. 对不同地区、不同对象（性别、年龄）、不同因素、不同疾病进行 DALY 分布的分析,可以帮助确定危害严重的主要病种、重点人群和高发地区,为确定防治及研究重点提供依据,如由表 3-3 可见全球及我国不同危险因素对 DALY 的损失。

表 3-3　全球及我国 1990 年和 2010 年不同危险因素致 DALYs（1000）损失情况

危险因素	全球 DALYs（1000）				中国 DALYs（1000）	
	2010 年（95%UI）	排序	1990 年（95%UI）	排序	2010 年（95%UI）	1990 年（95%UI）
高血压	173 556（155 939,189 025）	1	137 017（124 360,149 366）	4	37 940（33 309,42 707）	26 041（22 752,30 040）
吸烟（包括二手烟）	156 838（136 543,173 057）	2	151 766（136 367,169 522）	3	30 005（23 431-35 918）	28 322（22 504,35 727）
固体燃料污染	108 084（84 891,132 983）	3	170 693（139 087,199 504）	2	21 292（15 869,26 661）	42 767（35 924,48 879）
低水果摄入	104 095（81 833,124 169）	4	80 453（63 298,95 763）	7	29 478（23 464,34 689）	21 537（16 764,26 123）
酒精摄入	97 237（87 087,107 658）	5	73 715（66 090,82 089）	8	13 780（10 890,16 881）	13 023（10 502,15 741）
高 BMI 指数	93 609（77 107,110 600）	6	51 565（40 786,62 557）	11	12 256（8625,16 166）	4803（2984,6833）
空腹血糖水平过高	89 012（77 743,101 390）	7	56 358（48 720,65 030）	9	16 103（12 903,12 824）	9677（7570,11 979）
出生低体重儿	77 316（64 497,91 943）	8	197 741（169 224,238 276）	1	295（194,426）	6500（4307,9377）

续表

危险因素	全球 DALYs(1000)				中国 DALYs(1000)	
	2010 年 (95%UI)	排序	1990 年 (95%UI)	排序	2010 年 (95%UI)	1990 年 (95%UI)
环境颗粒物污染	76 163 (68 086,85 171)	9	81 699 (71 012,92 859)	6	25 227 (21 771,28 595)	24 258 (20 317,28 401)
缺乏运动	69 318 (58 646,80 182)	10	—		11 439 (9492,13 679)	—
铁缺乏	48 225 (33 769,67 592)	13	51 841 (37 477,71 202)	10	2609 (1712,3861)	4204 (2869,6062)
母乳喂养欠佳	47 537 (29 868,67 518)	14	110 261 (69 615,153 539)	5	1252 (488,2052)	11 113 (4498,17 488)

注:中国的数据是根据 Gonghuan Yang 发表的数据按全球的数据分类方法归纳的,因此没有排序

3. 进行成本效果分析 研究不同病种,不同干预措施挽回一个 DALY 所需的成本,以求采用最佳干预措施来防治重点疾病,使有限的资源产生更大效益。

4. 用于评价疾病负担的顺位 DALY 注重伤残对生命质量的影响,所以 DALY 的顺位与以前常用的死因顺位有很大区别。表 3-4 显示了 1992 年上海市前 10 位疾病负担原因与前 10 位死因的比较。由于 DALY 损失综合考虑了伤残和死亡两方面的因素,因而对一些死亡率较低,却严重影响人类生存质量的疾病,如精神疾患给予了较高的伤残权数,这符合现代生物-心理-社会医学模式的思想。同理,先天异常和一些由非致死性意外事故引起的中老年常见的肌肉骨髓系统疾病虽然对生存质量有很大的影响,在前 10 位疾病负担中分别排列第 10 位和第 6 位,却未出现在前 10 位的死因中。

表 3-4 1992 年上海市前 10 位疾病负担原因与前 10 位死因比较

顺位	前 10 位死亡原因		前 10 位疾病负担原因	
	病因	率(1/10 万)	病因	DALY/1000 人
1	循环系统疾病	221.57	精神疾患	30.52
2	恶性肿瘤	183.94	恶性肿瘤	22.11
3	慢性呼吸道疾病	152.40	循环系统疾病	17.79
4	意外事故	37.90	慢性呼吸道疾病	12.27
5	消化道疾病	27.05	意外事故	9.38
6	精神疾患	20.15	肌肉骨骼系统疾病	5.36
7	传染病寄生虫病	16.83	消化道疾病	4.93
8	糖尿病	12.89	传染病寄生虫病	3.90
9	蓄意事故	10.42	糖尿病	3.12
10	生殖泌尿系统疾病	9.57	先天异常	2.69

(夏毅等,2000)

　　不同年龄引起的死亡和残疾的相对生命价值是不同的,一个健康寿命现在的损失价值与将来的损失价值也不同。众所周知,青壮年参加工作和生产劳动对社会的贡献大于老人和儿童,所以其生命价值也高于老人和儿童,其寿命年的相对价值等于或大于1.0。生命价值从出生时的0开始,急剧上升,在25岁时达最高值,之后随年龄增加逐渐下降。小于10岁的儿童或大于50岁的老人其寿命相对价值均小于1.0(图3-3),DALY考虑了这种价值的差异,每个特定年龄因死亡而损失的伤残调整生命年也不同。如一个新生女婴死亡时损失32.5个DALY,30岁的成年妇女死亡损失29个DALY,而在60岁死亡时则损失12个DALY(图3-4)。通常男性较女性稍低。

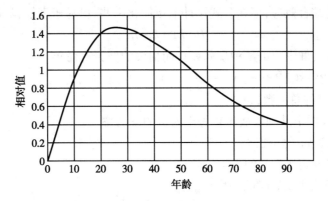

图3-3　一生中不同年龄时每一寿命年的相对价值
(World bank,1993)

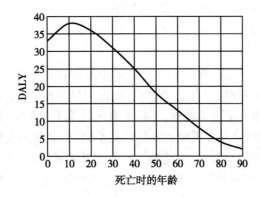

图3-4　不同年龄死亡时减少的DALY(女性)
(World bank,1993)

(四)局限性

　　虽然DALY可将疾病造成的早死和失能合并考虑来反映疾病对人群造成的负担,但该指标存在主观性,若DALY选择了最高的期望寿命(日本人的)作为出生期望寿命的估计值,势必夸大了其他国家疾病的负担,尤其是疾病引起的早死所致的健康寿命损失年。因此,在国家的水平上过高地估计了寿命损失年数。其次,公式中有关权重等参数的确定均具有主观性,难免与客观实际不完全一致。此外,DALY不能对疾病给人群造成的心理负担、社会负担、家庭负担予以充分评价,这些均是其不足之处。

四、健康寿命年

DALY 是合理、全面的评价疾病负担的指标。但是,DALY 最大的局限性是其对资料的要求比较高,其中失能的权重的确定要求 8 到 12 个国家和地区的不同专业的专家组成团,运用世界银行的六级或七级标准进行失能评估,从完全健康的 0 到死亡的 1,一些发展中国家无法实现。据此,1998 年 Hyder 等人提出了一个试图将疾病的致死效果及致失能效果结合在一起的新的测量疾病负担的指标——健康寿命年(health life years,HeaLY)。HeaLY 与 DALY 的设计思想基本上是一致的,以一种疾病发病为起点,其疾病自然史作为基本框架来评价患病和死亡的综合效应,但在公式设计上更简化一些,更易于理解,具体公式为:

$$HeaLY = L_1 + L_2 \qquad (式3-18)$$

公式中:L_1:该人群中因患某种疾病死亡而损失的健康寿命年

$$= P \times I \times CFR \times [E(A_0) - (A_f - A_0)]$$

P:人群的总人数;

I:该人群中某种疾病每年每千人口的发病率;

CFR:该病的病死率;

A_f:因该病死亡时的平均年龄;

A_0:因该病发病时的平均年龄;

$E(A_0)$:年龄为(A_0)时的期望寿命,采用标准期望寿命;

L_2:该人群中因患某种疾病失能而损失的健康寿命年: $= P \times I \times CDR \times D_e \times D_t$

CDR:患该病人群因该病失能的比例;

D_e:失能权重;

D_t:此病平均病程。

HeaLY 与 DALY 比较:首先,在 HeaLY 中在各个年龄存活一年的价值是等价的,如在 25 岁生存的一年和在 65 岁生存的一年是等价的,而在 DALY 中,对中青年的生命每存活一年较之对儿童及老年人存活一年更为重视,年轻人患病计算 DALY 时比计算 HeaLY 时赋的权重更大。其次,HeaLY 的计算是在某年的发病率的基础上,之后的失能和死亡情况的寿命损失依照疾病的自然史,而在 DALY 中,失能的计算形式基本相同,而死亡率考虑的是当年所有死亡的情况而不考虑发病何时开始。在实际应用中,可能会导致一些细小的差异(图 3-5)。

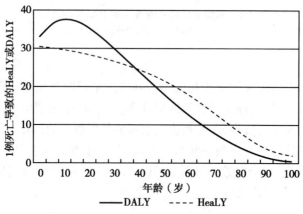

图 3-5 早逝所致 HeaLY 与 DALY 比较
(World bank,1993)

五、健康期望寿命

健康期望寿命最早是以美国学者 Sanders 于 1964 年提出有效生命年（effective life years）为雏形。1971 年 Sullivan 首次在报告中使用了无残疾期望寿命（disability-free life expectancy，DFLE），同时综合死亡率和患病率提出了健康期望寿命的计算方法，真正将死亡和健康结合到一起，并能通过直接计算来实现。1989 年一批学者组织了健康寿命（和残障过程）国际网络（international network on health expectancy and the disability process，REVES），对健康期望寿命研究的国际协调统一与交流合作起到了重要推动作用。

健康寿命涉及两方面内容：一是健康，二是寿命。寿命定义比较简单，即人死亡时的年龄。而健康的定义要复杂得多。依据对健康期望寿命终点的不同判定，健康期望寿命也有不同的定义、分类和指标群。

（一）分类

1. 依据国际疾病分类 主要为无疾病期望寿命，它以疾病的有无作为判定终点，疾病基于国际疾病分类（international classification of disease，ICD），这类指标从疾病存在与否的角度出发，分辨不同疾病对期望寿命损失的影响。

2. 依据国际残损、残疾和残障分类 以残损、残疾、残障（international classification of impairments，disability，and handicaps，ICIDH）等状态的有无作为判定终点，相应指标包括无残损、无残疾、无残障期望寿命等。ICIDH 现已被修改为 ICF，即国际功能、残疾和健康分类（international classification of functioning，disability and health）。与之类似的还包括以日常生活活动能力评价为基础的活动期望寿命等。这些指标从损伤/残障状况或疾病所致后果的角度来评价健康期望寿命，考虑到了伤残等非健康生存状态对生命质量的影响。

3. 健康状况自评 以人群对健康状况自我评价或可感知的健康体验为依据，对人群健康状况进行评定的指标被称为自评健康期望寿命，它包括正面和负面健康认知两类。

4. 健康状况权重调整 依据对不同健康状况的权重调整，将其换算为寿命表中等价于完全健康状态下的期望寿命，基于这种思想的指标被称为健康调整期望寿命（health-adjusted life expectancy，HALE）。HALE 指标以权重调整的方式考虑了各种非完全健康状态的影响，更适合生存质量的评价，对不同健康状况流行率和严重程度都较为敏感。

（二）指标群的划分

REVES 将健康期望寿命指标划分为两大指标群，即健康状态期望寿命指标群（health state expectancy，HSE）和健康调整期望寿命指标群（healthy-adjusted life expectancy，HALE）。HSE 包括基于 ICD 和 ICIDH 分类的指标和健康状况自评类指标，HALE 则被单独列为一类（表 3-5）。HSE 为两分类指标，是将期望寿命分解为两类"健康状态期望"，计算时不考虑不同健康状态的权重因素，结果为不同健康状态的实际生存年数；HALE 为权重型指标，通过对不同健康状态期望寿命的权重调整，计算结果等价于完全健康状态的理论转换生存年数。

（三）计算方法

计算 HALE 的方法很多，但目前 WHO 和欧盟等国家在对不同国家间进行疾病负担研究比较时，多依据 Sullivan 法。因此，本书只对该方法进行介绍，其他具体方法请参考相应文献。该方法是在寿命表的基础上，引入人群中各年龄段在某一特定时点上的伤残现患率 $PreV_x$ 和各种不同伤残状况的严重性权重 W_x，用 $PreV_x$ 和 W_x 对寿命表中的相关数据调整后，将寿命表上各年龄段的预期寿命分为相当于完全健康状态下的预期寿命 $DALE_x$ 和伤残状态下损失的预期寿命 DLE$_X$ 两部分。用 Sullivan 法调整后的寿命表形式见表 3-6。

表 3-5 健康期望寿命研究指标分类

指标分类	指标分类依据	代表性指标
健康状态期望寿命（HSE）	国际疾病分类（ICD）	无疾病期望寿命（disease-free life expectancy）
		无痴呆期望寿命（dementia-free life expectancy）
		无糖尿病期望寿命（diabetes-free life expectancy）
	国际残损、残疾和残障分类（ICIDH）	无残损期望寿命（impairment-free life expectancy）
		无残疾期望寿命（disability-free life expectancy）
		无残障期望寿命（handicap-free life expectancy）
		活动期望寿命（ALE）
	健康状况自评	自评健康期望寿命（free life expectancy in perceive health）
健康调整期望寿命（HALE）	健康状况权重调整	伤残调整期望寿命（DALE）

（胡广宇,2012）

表 3-6 Sullivan 法计算 HALE 示例

年龄组 $X\sim$	尚存人数 l_X	生存人年数 L_x	预期寿命 e_x	权重调整后伤残现患率 D_x	完全健康的情况下度过的人年数 YWD_x	DLE_x	$DALE_x$
0							
5							
10							
……							
85+							

表 3-6 中,前 4 列指标的数据来源于普通寿命表,其余各项指标的计算公式如下:

l_x:假设出生队列中活满 X 岁的人数

L_X:X 岁尚存者在今后 5 年内的生存人年数

$$D_x = \mathrm{Pre}V_x \cdot W_x \qquad \text{（式 3-19）}$$

$\mathrm{Pre}V_x$:人群中年龄在 X 到 X+5 岁间的伤残现患率

W_x:人群中年龄在 X 到 X+5 岁间的各种伤残严重性权重

$$YD_x = L_x \cdot D_x \qquad \text{（式 3-20）}$$

$$YWD_x = L_x \cdot (1-D_x) \qquad \text{（式 3-21）}$$

$$DALE_x = (\sum_{i=x}^{w} YWD_x)/l_x \qquad \text{（式 3-22）}$$

$$DLE_x = (\sum_{i=x}^{w} YD_x) = e_x - DALE_x \qquad \text{（式 3-23）}$$

伤残严重性权重：全球疾病负担研究团队通过人数交换法，获得了七个伤残等级、107种疾病的483种伤残后果的严重程度权重（表3-7）。

表3-7　22个指示症状及权重

伤残等级	指示症状
一	脸部瘢痕，体重、身高比小于两个 SD
二	腹泻，严重咽喉疼痛，严重贫血
三	胫骨骨折，不育，阴茎勃起障碍，风湿性关节炎，心绞痛
四	膝下截肢，耳聋
五	直肠阴道漏，轻度智力迟钝，唐氏综合征
六	神经抑郁症，失明，半身不遂
七	精神分裂，痴呆，严重心绞痛，四肢瘫痪

（Murray CD，2002）

Sullivan 法简单易行，只需获取健康状态资料就能很容易的计算健康期望寿命，在目前的健康期望寿命研究中被广泛使用。另外有些研究认为对于一个健康状况相对平稳的人群，当恢复率、死亡率、发病率成一定速度持续递减时，Sullivan 法可以很好地反映实际健康状况。但是它使用的是横断面资料，没有考虑健康状态之间的转换，因此一些学者认为其结果存在偏性。

（四）健康寿命指标的意义

健康可以长寿，但长寿不一定就健康。因此，单纯用人口平均寿命指标或用长寿指标来反映健康，是不合适的。需要既能测量生命的长度同时又能测量生命质量的指标，即健康预期寿命，该指标可以测量人体功能的完好状态，以及生命质量的状况，并能够客观地反映人口的健康状况和健康水平。WHO 在 1997 年世界健康报告中明确强调单纯寿命的增加而不是生命质量的提高是没有价值的。WHO 进一步强调其最终目的是提高人口的健康寿命，缩小国家或各组织间人口健康寿命的差距。为此，WHO 已经开始用健康寿命这一指标，而不是单纯用平均寿命的指标来反映各国人口的健康状况。

（五）应用

健康期望寿命对人群中非致死性疾病对健康的影响给予关注，可用于同一人口不同时间及不同人群间健康状况进行比较；定量衡量人群健康情况；评价分析卫生干预的效果，为确定提供卫生服务和卫生规划的重点提供信息；为卫生部门的重点研究和发展目标提供信息。

（六）局限性

1. 缺乏适宜的资料　健康期望寿命研究需要两类资料，一类是人群死亡资料，用于编制现时寿命表；另一类是人群健康状况资料，用于测量各种健康状态流行率。健康状态尚未被纳入一般发展中国家生命统计常规数据收集工作，而且尚无统一的人群健康状况测量标准。

2. 计算方法尚存分歧　现况调查资料和纵向调查资料是两类重要的研究资料来源。迄今为止，国内外多数健康期望寿命测算均基于现况调查资料，测算方法绝大多数沿用20世纪70年代提出的 Sullivan 法，反映的是人群不同健康状况的比例而非健康状况的真实水平,可能带来计算结果上的偏差。纵向调查资料所含信息远比现况调查资料更为丰富,且具有的动态性更具研究价值,基于此类数据的指标计算主要为多状态寿命表法,考虑了不同时点之间健康状态的变化这一现实情形,从方法学角度更为科学合理,计算结果更加精确,且可用于历史变化趋势研究。但纵向数据的获取往往不容易,且数据处理和计算过程烦琐复杂。

(七) DALY 与 HALE 的关系

在全球疾病负担研究中使用两类衡量健康状况的综合性指标,一类是健康预期(health expectancies)指标,包括 HALE 等;另一类是健康差距(health gaps)指标,包括 DALY 等。DALY 和 HALE 作为综合评价疾病和伤害的全球负担指标,可以为卫生研究提供重点,并且报告全球范围内人群健康变动趋势。两个指标均包括伤残早死信息和其他非致死性健康结局对人群健康的影响。DALYs 测量差距,测量人群实际健康水平和既定目标的差距;HALE 属于健康期望寿命指标,概括相当于"完全健康"的期望生存年数。作为综合指标,与其他指标比较 HALE 的优点:一是对非专业技术人员来说,"健康"期望寿命的概念相对好解释;二是期望生存年限,比健康差距类指标更容易理解。提高人群整体健康水平是 WHO 卫生系统五个目标之一,HALE 提供了对人群生存和死亡以及健康严重程度的综合评估信息,是反映整体健康水平较为敏感的指标。HALE 是用来监测健康分布和整体改善情况,而 DALYs 是用来定量反映健康差距程度,潜在识别对人群进行干预所获得的健康改善情况。

六、质量调整生命年

质量调整生命年(quality-adjusted life year,QALY)是一种健康状态和生命质量正向综合测量指标。其基本思想是把生存时间按生存质量高低分为不同阶段,将每阶段用生命评价方法得出各种功能状态或不健康状态的效用值(参考尺度 0~1.0,0 表示死亡,1 表示完全健康)作为不同的权重,便可计算各种状态下的生存年数的加权值,从而得到质量调整生命年。QALY 反映健康生存年,即它可反映在疾病状态下或干预后剩余(经过调整)的健康寿命年数。这一指标是 80 年代后期才发展并逐步完善起来的,是正向指标。计算公式为:

$$QALY = 生命年数 \times 生命质量权重 \qquad (式3-24)$$

如何计算生命质量权重是计算 QALY 的关键。如在健康状态的效用值(权重)为 0.5 的状态下生存 2 年便等于 1 个质量调整生命年。

该方法可用于卫生服务先后排序的标准的制定,也可通过计算某治疗能为病人增加多少个质量调整生命年而对治疗方法进行评价。

1 个 DALY 表示 1 个健康生命年的损失,这与 QALY 反映的质量调整生命年相反,DALY 是损失掉的,QALY 是尚保存的。QALY 只需把不健康的生存状态折算成健康生命年。

本章介绍了各种用于疾病和健康的测量指标,流行病学工作者要善于解释不同的测量指标所反映出来的不同意义,要对主要的测量指标所包含的要素有正确和透彻的了解,并准确应用。

(赵亚双 编,齐秀英 审)

参 考 文 献

[1] Charles HH,Julie EB.Epidemiology in Medicine[M].Philadelphia:Lippincott Williams & Wilkins,1987.

[2] Moyses S,Nieto FJ.Epidemiology Beyond the Basics[M].Gaithersburg:An Aspen Publication,2000.

［3］Bhopal RS.Concepts of Epidemiology an integrated introduction to the ideas,theories,principles and methods of epidemiology［M］.New York:Oxford UniversityPress,2002.

［4］Rothman KJ,Greenland S,Lash TL.Modern Epidemiology［M］.3rd ed.Philadelphia:Lippincott Williams & Wilkins,2008.

［5］Dona S,Lilienfeld DE.Lilienfeld's Foundations of Epidemiology［M］.4th ed.NewYork:OxfordUniversity Press.2015.

第四章

效应和关联的测量

提要：效应的测量和估计是流行病学研究的主要任务之一。为了做好效应的测量和估计，必须分清效应与关联。在很多情况下，不能直接观察和估计暴露的效应，只能以暴露与疾病之间的关联来估计效应。本章将着重对效应、关联，及其有关的一些基本概念进行解释。

第一节 基本概念

一、效应

在流行病学中，效应（effect）有两种含义，首先，任何一种疾病都是某种病因引起的效应，这里所指的效应是因果机制的终点，它可以用来区分病因产生的结局的类型。例如，HIV感染是吸毒时共用针具的一种效应，此处用效应这一词是因为HIV感染仅是共用针具的结局之一，而该暴露也可能导致乙型肝炎的感染。从流行病学的角度，效应可以是某种特定因素导致的人群疾病频率的变化。如果用发病率或比例来测量疾病频率，效应是由某一特异因子引起的发病率或比例的变化。例如，对于共用针具的吸毒人员而言，其效应是与非共用者相比，一年内HIV感染风险由0.001/万增加到0.01/万。应该注意的是，这并不意味着HIV感染是共用针具的唯一的效应，共用注射器也可能增加肝炎或其他疾病的危险。

在流行病学中，常将潜在的具有病因特点的因素称为暴露。暴露可以是一种行为（如共用针具）、一种处理或干预（如有关共用针具危害的健康教育项目）、具有某种特性（如基因型），或通常意义上所指的暴露（如注射污染的血液），甚至是某种疾病（如糖尿病作为一种病因）。

人群效应通常以发病率或发病比例来表示，但也可以发病时间或患病率为基础的其他测量方法，如基于存活时间或疾病复发时间的流行病学生存分析。效应的评价可分为绝对效应和相对效应。绝对效应是疾病发生测量值之差，而相对效应则是这些测量值之比。

二、关联

在流行病学中，关联（association）是指两个因素相关，即当一个因素的数值变化时，另一个因素的分布相应发生改变。如暴露与疾病之间两者存在密切的数量关系时为有关联。关联可分为统计关联和因果关联。狭义的统计学关联是指分类资料的相关，广义的关联等同于相关。根据概率论因果观,因果关联是有时间先后顺序的。暴露组发病率显著高于非暴露组的发病率,就是暴露条件(E)与疾病(D)有统计学关联。因此,统计学关联是判断因果关联的基础,而在确定因果关联之前,需要排除选择偏倚、测量偏倚和混杂偏倚这些系统误差的干扰。排除或控制了这些偏倚的干扰后,如果仍有统计学关联,说明存在真实的关联,此时可用因果判定标准进行综合评价,得出一定可信度的因果关联结论,包括判断有无因果关联或存在因果关联的可能性。

三、效应与关联的区别

对一个特定人群而言,一方面,效应强调的是暴露对个体或群体作用而产生的结果。而关联是暴露与疾病相关的一种现象,包括上述不同类型的关联。当关联为因果关联而产生的结果时即为效应。另一方面,效应是指同一人群(假设)在不同观察条件下的比较,通常真正的效应是具有反事实性的,当不可能对效应进行直接测量时,所开展的只是关联的测量。关联的测量涉及不同组间或人群间的比较,常用关联的测量来估计效应的测量。

第二节　效应的测量和估计

效应的测量是基于绝对或相对差异的比较。然而,比较某暴露和非暴露个体或人群的某病的危险率或危险度,并不能确定危险率或危险度之间的差异是否是由暴露引起。因为这些差异也可能由于暴露人群和非暴露人群其他因素不同而引起。尽管会尽量使暴露和非暴露人群除了暴露因素外的其他方面尽可能保持一致,但暴露与非暴露的毕竟是两个个体或人群,不可能完全一致。为了排除其他因素的影响,最理想的方法就是个体或一个群体自身的、而且是同一时间经历的比较。而这种比较实际是不可能的,因此效应的测量是"虚拟真实"定义(counterfactual definition)的。由于理想的参考情况是反事实的,即不可能达到的,因此需通过精良的研究设计尽可能地使其接近理想状态,如交叉设计。另外,由于效应的反事实现象,真正的效应测量无法实现,因此常用关联的测量来估计效应。

如上,效应是在不同的条件下参照一个可比的对照人群来定义的。定义要求能够清楚地描述一个人群的每一种状况。例如,考虑性别(男性或女性)对心脏病的效应,一般可以从字面上理解为,假设有一个男性队列的心脏病的发病率,那么将该男性队列替换为女性队列发病率会如何。这样的假设明显是荒谬的,所说明的性别效应是不明确的。为了得到一个合理、科学、准确的概念,性别效应必须用更为精确的机制性概念替换,诸如激素的作用、性别歧视作用等。由此可想象如果男性改变暴露(如激素治疗、变性手术等)的话,其效应有何改变?

效应估计(effect estimation)是预测在实际暴露不发生的条件下(反事实条件下),某一人群中疾病或死亡等发生改变的可能性。例如,在一个随访 10 年的吸烟队列中,观察到死亡率 $I_1 = 50/100\,000$ 人年;如果在随访开始时这些吸烟者戒烟,那么死亡率 I_0 能够低多少。在此观察到的是 I_1,并不能直接观察到 I_0,因此只能参考目标队列之外的其他资料来估计 I_0,且只能估计效应。

一、效应的测量指标

(一)绝对效应测量

绝对效应测量即差异测量,常用的指标有病因率差、病因危险度差和病因平均无病时间差。假设对一个队列人群随访一段时间,比如从 2000 年到 2015 年。可以想象,这个队列同时经历了两种情况,即暴露和非暴露,然后可以估计这两种情况下结局的发病率。这两种发病率代表了这个队列可能具有的两种不同结局。

1. 病因率差(cause rate difference) 也称为超额率(excess rate),是指队列成员在暴露和非暴露两种条件下,经过同一期间间隔后,表现出疾病或疾病的不同阶段(感兴趣的事件)的发生率的不同。如一个由吸烟者组成的队列,暴露于有关戒烟的一系列宣传教育活动(如发放有关戒烟的宣传册等),然后随访观察暴露队列和非暴露队列之间的肺癌发病率的差异,这两组间发病率的差异就称为有关戒烟的一系列宣传教育活动对发病率的绝对效应,即病因率差或超额率,如果该暴露能够降低肺癌的发病率,则超额率可为负值,说明该暴露具有保护作用。

2. 病因危险度差(causal risk difference) 将队列成员在暴露和非暴露两种条件下,经过同一期间间隔后发病比例的不同称之为暴露对发病比例的绝对效应,或病因危险度差,或超额危险度(excess risk)。如果暴露是保护因素,则超额危险度为负值。

3. 病因平均无病时间差(causal difference in average disease-free time) 队列成员在暴露和非暴露两种条件下,经过同一期间间隔后,平均无病时间(average disease free time)的差异。如吸烟的病因平均无肺癌生存年限差异。同样地,在治疗和未治疗两种情况下一段时期内肺癌病人的无复发生存时间的差值也是一种绝对测量。

用公式和符号来表述上述概念,假设在一个规定的时间范围内,一个固定队列开始研究时的样本量为 N,并且队列中的所有被观察对象开始时均未患该病但具有发病风险。进一步假设在整个研究期间内,如果每一研究对象都处于暴露状态,可产生 A_1 个病例,总暴露时间为 T_1;若研究对象均未处于暴露状态,将产生 A_0 个病例,处于危险状态的总时间是 T_0。则病因率差(causal rate difference)是:

$$\frac{A_1}{T_1} - \frac{A_0}{T_0} \qquad\qquad (式 4\text{-}1)$$

病因危险度差(causal risk difference)为:

$$\frac{A_1}{N} - \frac{A_0}{N} \qquad\qquad (式 4\text{-}2)$$

病因平均无病时间差(causal difference in average disease-free time)是:

$$\frac{T_1}{N} - \frac{T_0}{N} \qquad\qquad (式 4\text{-}3)$$

(二)相对效应测量

1. 相对效应测量的指标 流行病学的效应测量(effect measure)最常以比来测量。这类比率(或相对)测量包括病因率比、病因危险度比、病因无病时间比和病因比值比。其中率比和危险度比通常被称为相对危险度(relative risk)测量。

(1)病因率比(causal rate ratio):是指队列成员在暴露和非暴露两种条件下,经过同一期间间隔后,发病率的比。

$$\frac{A_1}{T_1} \bigg/ \frac{A_0}{T_0} = \frac{I_1}{I_0} \qquad\qquad (式 4\text{-}4)$$

这里 $I_j = \dfrac{A_j}{T_j}$，是在 j 条件下的发病率（j=1：暴露；j=0：非暴露）。

（2）病因危险度比（causal risk ratio）：是指队列成员在暴露和非暴露两种条件下，经过同一期间间隔后，发病风险的比。

$$\dfrac{A_1}{N} \Bigg/ \dfrac{A_0}{N} = \dfrac{A_1}{A_0} = \dfrac{R_1}{R_0} \qquad （式4\text{-}5）$$

这里 $R_j = \dfrac{A_j}{N}$，是在 j 条件下的平均危险度。

（3）病因无病时间比（causal ratio of disease-free time）：是指队列成员在暴露和非暴露两种条件下，经过同一期间间隔后，平均无病时间的比。

$$\dfrac{T_1}{N} \Bigg/ \dfrac{T_0}{N} = \dfrac{T_1}{T_0} \qquad （式4\text{-}6）$$

以上 3 种比率测量方法可用简单的方程相连：

$$\dfrac{R_1}{R_0} = \dfrac{R_1 N}{R_0 N} = \dfrac{A_1}{A_0} = \dfrac{I_1 T_1}{I_0 T_0} \qquad （式4\text{-}7）$$

此方程成立的前提是病例数等于疾病发病率乘以暴露时间。

（4）病因比值比（causal odds ratio）：该指标是根据发病率比计算的。设 $S_1 = 1-R_1$ 和 $S_0 = 1-R_0$，病因比值比为：

$$\dfrac{R_1}{S_1} \Bigg/ \dfrac{R_0}{S_0} = \dfrac{A_1}{(N-A_1)} \Bigg/ \dfrac{A_0}{(N-A_0)} \qquad （式4\text{-}8）$$

2. 相对超额测量

（1）超额病因率比：当相对危险度大于 1 时，此时平均效应可以表达为超额相对危险度，可用以下公式表示超额病因率比：

$$IR-1 = \dfrac{I_1}{I_0} - 1 = \dfrac{(I_1-I_0)}{I_0} \qquad （式4\text{-}9）$$

此处 $IR = \dfrac{I_1}{I_0}$ 是病因率比。

（2）超额病因危险度：与超额病因率比类似，超额病因危险度比是

$$RR-1 = \dfrac{R_1}{R_0} - 1 = \dfrac{(R_1-R_0)}{R_0} \qquad （式4\text{-}10）$$

此处 $RR = \dfrac{I_1}{I_0}$ 是病因危险度比，上述公式显示了超额相对危险度等于率差或危险度差除以非暴露组的率或危险度（I_0 或 R_0）因此有时也成为相对差或相对超额测量。

（3）归因分值：在上述公式中，$RR = \dfrac{R_1}{R_0}$ 代表病因危险度比。上述的这些测量都反映了总

的率或危险中由于暴露所致的超额率或危险的比例。因此,$(IR-1)/IR$ 可以称为率的分值,而$(RR-1)/RR$ 为危险分值。两者通常被统称为归因分数或归因分值(attributable fractions)。归因分值由几个不同但有关联的指标组成,这几个指标分别是超额分值(excess fraction),病因分值(etiologic excess)和率的分值(rate fraction)。如果归因分值的含义是指预防暴露(暴露在人群中消除)可能引起的潜在疾病发生减少的比例时,应用超额分值。因此,在决定规划、政策对疾病的影响或干预效果时用超额分值;如果归因分值的含义是病例中有多少病例是由暴露引起的(由于暴露或归因于暴露),此时使用病因分值。

另外还有一些测量指标也可以归类到归因分值。例如,率的分值和危险分值经常与病因分值混淆,而病因分值并不是一个率或危险的简单比例。

举例来说,A_0 代表无论暴露如何,研究对象均将在 t_1 时间内成为病例,暴露对发病时间无影响。A_1 代表无论暴露如何,研究对象均会在 t_1 时间内成为病例,暴露对发病时间有影响。A_2 代表在没有暴露的情况下,这些人在 t_1 时间内不会成为病例。

用公式来显示如下:

$$超额分值 = \frac{A_2}{A_0+A_1+A_2}$$ （式 4-11）

$$病因分值 = \frac{A_1+A_2}{A_0+A_1+A_2}$$ （式 4-12）

尽管效应的反事实研究方法在病因分析方面提供了广泛的统计学和哲学发展的基础,但没有考虑产生这一效应的机制。为了说明这一点,可借用充分病因的概念。假如将某一特殊疾病的所有充分病因分为两类,一类包括特异因子(暴露 E),另一类不包括,并且暴露是根本不可能预防的。如图 4-1 所示,C 和 C′代表致病因子的多种组合。这两类充分病因的每一类在理论上都是一个特异的发病机制。暴露或不暴露于所感兴趣的暴露因素 E,疾病都可能发生。根据病因机制中是否含有暴露可将其分为两类。如果含有暴露 E 的充分病因是第一个被完成的充分病因,那么可以说暴露 E 引起疾病。

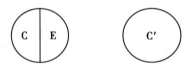

图 4-1　疾病的两类充分病因

最直接地衡量暴露效应的方法是估计由 E 引起的病例数量,但利用常规的发病资料很难对这个数量进行准确估计。因为观察到一个具有暴露的病例并不能揭示引发病例的机制,尤其是具有暴露的人所患疾病可以是通过不含暴露的机制而引起的。例如,一名吸烟者可能通过不包含吸烟在内的一些其他机制发生肺癌(如石棉或放射线)。对于这一类的肺癌病例而言,吸烟是伴随的,吸烟与癌症的发生无关。目前还没有方法能阐明哪些病例是由已知的暴露引起的,因为暴露的病例包括那些由暴露因素而导致的病例和通过不包括暴露因素的发病机制而导致的病例。

暴露人群的发病率或发病危险(图 4-1)反映了两类充分病因引起的发病率的总和,从总率中减去没有 E 的充分病因所致的发病率,即可获得包括 E 的充分病因所致的发病率。如果不能区别哪些病例与暴露有关,哪些无关的话,则没有 E 的充分病因所致的发病率很难获得。流行病学一般将 I_1 表示暴露人群的发病率,I_0 是非暴露人群的发病率,用率差 I_1-I_0 表示暴露作为一个病因成分而引起的疾病的发病率。但这种推理并不一定正确。

在一个封闭的队列中,暴露人群归因于暴露的发病比例完全等同于超额分值:

$$\frac{R_1 - R_0}{R_1} = \left.\left(\frac{A_1}{N} - \frac{A_0}{N}\right)\right/ \frac{A_1}{N} = \frac{A_1 - A_0}{A_1} \qquad (式 4\text{-}13)$$

RR 是病因危险度比,率的分值常常被错误地认为与病因分值或超额分值相等同。为了说明此项不同,我们令 T_1 和 T_0 代表观察期限内暴露和非暴露队列所经历的总的危险时间,则率的分值为:

$$\frac{I_1 - I_0}{I_1} = \left.\left(\frac{A_1}{T_1} - \frac{A_0}{T_0}\right)\right/ \frac{A_1}{T_1} \qquad (式 4\text{-}14)$$

假如暴露有作用,那么暴露所致的疾病将使处于发病危险中的暴露人群减少(这里疾病是不可逆转的),T_1 将小于 T_0,上一表达式则不可能等于超额分值 $\frac{A_1 - A_0}{A_1}$。如果暴露对总的危险经历时间影响较小,T_1 将接近于 T_0,这时,率的分值将近似于超额分值。

因此,为方便起见,将一组分值测量,包括病因分值、超额分值和率的分值,都称作归因分值。也常称之为归因危险度百分比(attributable risk percent,$AR\%$)或归因危险度(attributable risk,AR)。以公式表示:

$$AR = I_1 - I_0 \qquad (式 4\text{-}15)$$

$$AR\% = \frac{I_1 - I_0}{I_1} \quad 或 \quad AR\% = \frac{RR - 1}{RR} \qquad (式 4\text{-}16)$$

然而,这些测量多用于具有真正的致病作用的暴露,如果暴露的效应值为负值,则很难解释其中真正的预防作用。一个简单的处理方法是将上述公式中的暴露和非暴露的值互换,以 I_0 代替 I_1,R_0 替代 R_1,A_0 替代 A_1,及 T_0 替代 T_1。这种效应测量称为可预防分值(preventable fractions),其结果较易于解释。相对超额测量通常被用来测量暴露的净病因效应。一个用来处理保护因素的方法是将暴露与非暴露的测量值进行互换,在疫苗研究中,此测量值也称为疫苗效果(vaccine efficacy)。

(4)人群归因分值和作用分值人群归因危险度(population attributable risk,PAR)或人群归因分值(population attributable fraction,$PAR\%$):即与现实实际暴露情况相比,如果人群完全处于非暴露状态下,所能获得的发病率下降程度。

$$PAR = I_t - I_0 \qquad (式 4\text{-}17)$$

$$PAR\% = \frac{I_t - I_0}{I_t} \quad 或 \quad PAR\% = 1 - \frac{I_0}{I_t} \qquad (式 4\text{-}18)$$

I_t 为全人群某病的发病率,I_0 为非暴露组的发病率。

应该注意的是,这一概念是基于暴露的归因分值的特殊情况,它是观察暴露的发病率与人群中完全没有暴露或处理的反事实情况下的发病率相比较而言的。

更常用的概念是影响分值(impact fraction),它是观察暴露的发病率与在反事实情况下人群中部分去除暴露的发病率相比较而言的。这也是归因分值的一个特殊形式。

(5)相对效应测量指标间的关系:相对效应测量指标中,病因率比、病因危险度比和病因比值比这3个常用指标间存在一定的关系。假如在一个固定队列,随访时间长度为 Δt、发病比例(危险)为 R、率为 I、比为 $R/S(S=1-R)$,如果在该期间内处于危险状态的人口数变化很小,则:

$R \approx I^{\Delta t} \approx R/S$ (在这里 R 必须很小, $S=1-R \approx 1$)。

假如队列处于暴露和非暴露两种情况,而处于危险状态的人口变化很小,则下面近似公式成立:

$$\frac{R_1}{R_0} \approx \frac{I_1 \Delta t}{I_0 \Delta t} = \frac{I_1}{I_0} \approx \frac{\dfrac{R_1}{S_1}}{\dfrac{R_0}{S_0}} \qquad (式4-19)$$

也就是说,危险度比、率比和比值比在适当的情况下可以近似相等。 R_1 和 R_0 均比较小是保证 S_1 和 S_0 近似1的充分条件,只有在这种情况下,比值比才可以估计危险度比。若使率比接近危险度比,必须使 $\dfrac{R_1}{R_0} = \dfrac{I_1 T_1}{I_0 T_0} \approx \dfrac{I_1}{I_0}$,此方程成立的条件是暴露对处于危险状态下的人年的影响非常轻微(即 $T_1 \approx T_0$)。

当 $R_1 > R_0$ 时,可得出 $S_1 = 1-R_1 < 1-R_0 = S_0$,因此 $S_0/S_1 > 1$,而且

$$1 < R_1/R_0 < (R_1/R_0)(S_0/S_1) = (R_1/S_1)/(R_0/S_0) \qquad (式4-20)$$

同时出现 $T_1 < T_0$,继而 $T_1/T_0 < 1$,则下列等式成立:

$$1 < \frac{R_1}{R_0} = \frac{I_1 T_1}{I_0 T_0} < \frac{I_1}{I_0} \qquad (式4-21)$$

当 $R_1 < R_0$ 时,可得出 $S_1 > S_0$,因此 $S_0/S_1 < 1$

$$1 > \frac{R_1}{R_0} > \frac{R_1 / R_0}{S_1 / S_0} = \frac{R_1 / S_1}{R_0 / S_0} \qquad (式4-22)$$

同时可由 $T_1 > T_0$, $T_1/T_0 > 1$,则:

$$1 > \frac{R_1}{R_0} = \frac{I_1 T_1}{I_0 T_0} > \frac{I_1}{I_0} \qquad (式4-23)$$

因此,当暴露影响平均危险度时,通常可以推测危险度比较率比更接近于无效值,率比又较比值比更接近于无效值。所以,率比介于危险度比和比值比之间。

二、效应测量的理论基础

上述效应测量中用到的定义被称为反事实定义。之所以被称为反事实定义是因为至少定义中的两种情况之一是与事实相反的:队列可以是处理(暴露)的(对每位成员开展戒烟的宣传教育)或是非处理的(不开展戒烟的宣传教育);如果队列是处理的,则非处理的条件与事实相反,反之亦然。也可能两种状况均为与事实相反的,如若仅给部分队列成员开展戒烟的宣传教育,那么定义中的两种条件都与事实相反。

效应的反事实定义的一个重要特征是它涉及两种不同的状况:一种是指示状况(通常为暴露或处理),另一种为对照条件(非处理)。在以上的例子中,开展戒烟宣传教育的效应定

义是以未开展戒烟宣传教育为对照的。也可分不同处理剂量,如估计开展 4 次戒烟宣传教育的效应可以开展 1 次戒烟宣传教育为参考。

三、效应测量的注意事项

(一)相对效应测量与绝对效应测量的比较

以上所讲的发病率差、危险度差及患病率差等均被称为绝对效应测量,而相对效应测量是绝对效应测量与事件发生的基础测量值的比。

如果一个队列在非暴露状态下的发病率是 I_0,暴露状态下的发病率是 I_1,暴露对发病率的绝对效应则为 I_1-I_0。相对效应,又称相对超额率(relative excess rate)为:

$$\frac{I_1-I_0}{I_0}=\frac{I_1}{I_0}-1 \qquad (式 4\text{-}24)$$

对于危险度而言,相应的公式为:

$$\frac{R_1-R_0}{R_0}=\frac{R_1}{R_0}-1 \qquad (式 4\text{-}25)$$

因为相对效应测量依靠于非暴露状态下的发病率及绝对效应测量,因此,即使两个人群有相同的绝对效应,但可能会有很大不同的相对效应。反之,两个人群即使相对效应相同,绝对效应也可能会有很大的不同。

相对效应测量有两种成分:即发生事件的比率$\left(如\dfrac{I_1}{I_0}或\dfrac{R_1}{R_0}\right)$和常数(-1)。流行病学家通常忽略常数而仅仅参考测量的比例项。没有常数,测量将上移 1。当没有效应时,全部相对效应测量为 1-1=0,此时,测量的比例项为 1。当解释测量的指标为率比时,此项的上移是非常重要的。例如,一种暴露的率比是 3,第二种暴露的率比是 2,那么,第二种暴露的作用仅仅是第一种暴露的一半。

尽管流行病学家通常应用率比测量,也就是忽略了-1,但偶尔也不省略。例如,有人描述"暴露组的危险度高出 30%",这也就意味着 R_1 与 R_0 的比是 1.3,30% 是由 1.3 减去 1 所得。

因为相对效应涉及一种测量被另一种测量除,所以,这种测量是无限的。相对效应值的范围处于-1 到无穷大,如在测量中删除-1 的话,则范围从 0 到无穷大。

(二)效应修饰(异质性)

假若将队列分为两层或多层,如果这些层特异的效应测量值不同,可以认为层间的效应测量值是异质(heterogeneity)的;如果相同,则认为层间的效应测量值是同质的。

在考虑层间效应测量值是否同质时(有无效应修饰),需要注意的重要一点是,如果暴露对发生的事件有效应,则在各层间比值(率比)或差异测量(率差)最多只能有一个是一致的。例如,若有暴露,男性平均危险度是 0.50,女性平均危险度是 0.10;若没有暴露,男性平均危险度则是 0.20,女性平均危险度为 0.04。这时,对男性而言,暴露的病因危险度差为 0.50-0.20=0.30,是女性病因危险度差(0.10-0.04=0.06)的 5 倍;而男性病因危险度比 (0.50/0.20=2.5)等于女性病因危险度比(0.10/0.04=2.5)。如果将这个例子变换使得这些差值一致,也就是说,使男性的暴露危险度 0.50 变为 0.26,那么,男女的危险度差异将都是 0.06,但是男性危险度比值将是 0.26/0.20=1.3,比女性危险度比(2.5)小得多。有关效应修饰的详细描述见第 27 章。

（三）层别测量与整体测量的关系

对于病因危险度差和危险度比而言,整个队列的测量值必然位于层别测量值范围之间变化。但就比值比而言,整个队列的病因比值比(causal odds ratio)会比任何一层的病因比值比更接近于无效(null),这种奇怪的现象有时被认为是病因比值比的非趋于平均性(non-collapsibility)。

假设在一个队列中男女各占50%,如果有暴露存在,男性的平均危险度将是0.50,女性的平均危险度将是0.08;如果无暴露,男性的平均危险度将是0.20,而女性的平均危险度将是0.02。那么,男女病因比值比则分别是:

$$0.50/(1-0.50)/[0.20/(1-0.20)] = 4.0(男性)$$
$$0.08/(1-0.08)/[0.02/(1-0.02)] = 4.3(女性)$$

对于总的队列而言,如果有暴露存在,平均危险度将是男性和女性平均危险度的平均值,$0.5×(0.50)+0.5×(0.08) = 0.29$;同理,如果无暴露,则平均值为$0.5×(0.20)+0.5×(0.02) = 0.11$。因此,对于总的队列而言,病因比值比为:

$$[0.29/(1-0.29)]/[0.11/(1-0.11)] = 3.3$$

该病因比值比小于男性和女性的分层比值比,是因为整个队列的病因比值比不是层别比值比的加权均值。

与此同时,病因率比(causal rate ratio)也表现为非趋于平均性,即总队列的病因率比亦较层别病因率比更接近无效值。为了说明这一点,假设上述例子的危险期是从2000年1月1日至2000年12月31日,所有发病者均在1月1日发病,并且观察期限内均处于危险状态。那么男性和女性的病因率比则分别是4.0和4.3,而整个队列的病因率比是3.3。

上述现象的实际意义是:只有当所有层的结局事件的发生率均很低时,比值比和率比与危险度比是近似的。同时,总的危险度比也可以写成层别比的加权均值。此时,对病因率比和病因比值比的非趋于平均性就不必太关注。否则,当结局事件的发生率较高时,三者是有差别的,需引起注意。

第三节 关联的测量

一、关联的测量指标

（一）关联测量的概念

假设要比较两个不同人群的发病率,例如,以加拿大男性和女性癌症发病率之比作为测量指标,这个比较男性和女性两个亚人群发生率的指标并不是一种效应的测量,因为它比较的两个率来自不同的人群。在这种情况下,可以说此时的率比是一种关联的测量(measure of association),在上述的例子中,测量的是加拿大癌症发病与性别的关联。

再举一例,如为了比较社区内氟化水供应前和供应后第3年儿童龋齿发病率,如果采取氟化水供应前后的率差作为指标,此时的率差并不是效应的测量,因为它的两个率来源于不同的人群,一个是加氟前,另一个是加氟后。虽然氟化前后的儿童有相当程度甚至全部重叠,但因为比较的是不同时间阶段的经历,所以可以说这仍然是一种关联的测量。在这种情况下,这个率差仅是关联测量,即是测量氟化与社区内龋齿发病率间的关联。

因此,可以通过上述例子区分效应的测量和关联的测量,即效应测量比较的是同一人群的两种可能情况下的生命过程或状况的比较,此时最多只有其中的一种情况会发生(例如,禁止所有烟草的广告与仅禁止电视烟草广告)。另一种情况只是一种理论假设("抽象"概念),因为在逻辑上不可能同时观察到两种情况下人群的情况,因此不可能直接观察到效应的大小。反之,关联的测量比较的是两个不同人群的发生情况,或是同一人群在不同时间段内的情况。

(二)比值比

病例对照研究以现在患有某病的病人为病例,以未患该病但其他条件与病人具有可比性的人为对照,搜集既往各种可疑致病因素的暴露史,测量并比较两组对各种因素的暴露比例,从而探索和检验病因假说。病例对照研究中表示暴露与疾病之间关联强度的指标为比值比(odds ratio, OR),即病例组暴露比值(暴露发生的概率与不发生的概率之比)与对照组暴露比值的比。比值比与相对危险度的关系详见病例对照研究一章。

(三)患病率比

当危险人群和患病人群稳定,以及患病人群没有迁入和迁出时,粗患病比值(prevalence odds, PO)等于粗发病率 I 乘以平均病程 D。分别估计一个暴露人群和一个非暴露人群的患病比值,得到:

$$PO_1 = I_1 \overline{D}_1 \qquad PO_0 = I_0 \overline{D}_0 \qquad (式4-26)$$

这里 1 和 0 分别代表暴露和非暴露。如果平均病程 $\overline{D}_1$ 和 $\overline{D}_0$ 相等,可发现粗患病比值比(prevalence odds ratio, POR)等于粗发病率比(incidence ratio, IR):

$$POR = PO_1/PO_0 = I_1/I_0 = IR \qquad (式4-27)$$

但如果暴露影响死亡率的话,将间接地影响平均病程,因此 D_1 将不会等于 D_0,上式将不相等。

二、关联测量的注意事项

(一)混杂

由于在实际研究中,效应是不能测量到的,而关联是可以被观察到的,因此通常用关联测量来替代效应测量(有时使用调整后的关联替代效应测量)。研究人员也非常自然地对通过两个人群的比较估计得到的关联给予病因学的解释。接下来仔细分析一下如何对效应测量和关联测量之间进行推论转化。

希望测量的效应是氟化物在多大程度上能够影响龋齿发病率的改变。为测量这部分效应,必须比较氟化后的实际发病率与同期如果没有应用氟化物时的发病率。然而,后者并不能观察到,因为氟化物事实上引入了该地区,因此在同期非氟化的率是反事实的。因此,使用氟化前的率替换该反事实的率,此时,用关联测量(氟化前后的率差)替代了真正感兴趣的效应测量:即在同一个氟化后的时期内,应用和不应用氟化之间的病因率差。

如果氟化前龋齿的发生率与反事实发生率不同,那么氟化前龋齿的发生率不宜替代反事实发生率,此时关联测量也不能等同于所替代的效应测量。在这种情况下,可认为关联测量被混杂了(对期望得到的效应测量来说),或者说前后率差中存在混杂。另一方面,如果氟化前的率等于反事实条件下的率,关联测量就等于所期望的效应测量,即前后率差没有被混杂。

不仅率差可能被混杂,率比也可以被混杂。因为率比和率差比较的是同样的测量值,如果反事实的率或风险不等于其替代指标,率比和率差都将被混杂。上述概念也适用于比较的指标为平均风险、发病时间、比值或患病率。

（二）混杂因素

仍采用上述有关氟化的例子。如果在氟化开始后一年内,在社区的一些学校同时开展牙齿健康教育活动项目。若这些项目有效,那么项目的开展将导致龋齿发病率在某种程度上有所下降。这样,即使不实施氟化,龋齿的发病率也将会下降。换句话说,这些健康教育项目本身将会使氟化后的发病率低于氟化前的发病率。结果,关联的测量(即前后率差)一定比预期的效应测量(病因率差)要大。在这种情况下,这些健康教育项目混杂了关联测量,或者说,在关联测量之中健康教育项目的结果和氟化的结果混杂在一起了,这些项目是关联的混杂因素或关联被这些项目混杂了。

混杂因素即造成关联测量与反事实条件下获得的效应测量之间部分或全部差异的因素。在上述例子中,健康教育项目解释了为什么氟化前后关联过高估计了氟化作用,前后率差或率比既包括了健康项目的效应,同时也体现了氟化干预的效应。概括地说,一种能产生这种差异并导致混杂的因素,必须能够影响非暴露组的危险度和发病率,而不受暴露和疾病的影响。

很多流行病学方法都讨论如何避免和调整(控制)混杂。控制混杂最基本的方法是根据混杂因素进行分层分析。通过在特定水平的混杂因素之间进行比较,来排除混杂因素的影响。例如,可以在没有开展健康教育项目的学校进行氟化前后龋齿率的比较。

（三）区分因果关系与关联的简单模型

可以通过一个简单的基于队列的潜在结局模型来区分效应测量和关联测量,以及混杂和混杂因子的作用,从而加深对上述有关效应测量概念的理解。

表 4-1 中有两个队列:队列 1 和队列 0。假设队列 1 均暴露于感兴趣的因子,如戒烟干预材料的邮件,而队列 0 不暴露,没收到干预的邮件。在暴露和非暴露条件下,队列中的个体能够根据他们的结局进行分类。

类型 1:"注定"者,疾病的发生与暴露无关,无论是否暴露均发病。

类型 2:"病因"者,指在暴露状态下,也只在暴露状态下疾病才能发生。

类型 3:"预防"者,只有无暴露时,疾病才发生。

类型 4:"免疫"者,因为疾病在有或无暴露时均不发生,所以与暴露无关。

表 4-1　因果关系类型的基本模型和他们在两类不同队列中的分布

类型	结局[#]		特征说明	各型比例	
	暴露	非暴露		队列 1(暴露)	队列 0(非暴露)
1	1	1	注定	p_1	q_1
2	1	0	因果	p_2	q_2
3	0	1	预防	p_3	q_3
4	0	0	免疫	p_4	q_4

注:# 1:患病,0:非患病

对于队列 1,在暴露者中,仅有类型 1 和 2 两个人群发病,这时的发病比例是 p_1+p_2;然而在非暴露状态下,仅有类型 1 和类型 3 两个人群发病,这时的发病比例是 p_1+p_3。因此,队列 1 中由暴露引起的发病比例的绝对变化,或者称为病因危险度差是 $(p_1+p_2)-(p_1+p_3)=p_2-$

p_3，而相对变化，或称病因危险度比是$\dfrac{p_1+p_2}{p_1+p_3}$。同样，发病率比在暴露组为$\dfrac{p_1+p_2}{1-(p_1+p_2)}=\dfrac{p_1+p_2}{p_3+p_4}$，

而在非暴露组则是$\dfrac{p_1+p_3}{1-(p_1+p_3)}=\dfrac{p_1+p_3}{p_2+p_4}$；因此发病率比值（病因比值比）的相对变化是：

$$\dfrac{\dfrac{p_1+p_2}{p_3+p_4}}{\dfrac{p_1+p_3}{p_2+p_4}} \qquad\qquad （式4-28）$$

如果因果类型（类型2）和预防类型（类型3）的数目相同，即p_2和p_3相等，在这种特例中，病因危险度差$p_2-p_3=0$，病因危险度比和病因比值比等于1。这种病因效应的测量结果并不意味着暴露没有效应，而是因为病因和预防的作用效应相平衡。

无效应假设有时也被称为sharp无效假设，即$p_2=p_3=0$。sharp无效假设是通常意义上的无效假设（率差为0或率比为1）的特例。只有当能肯定效应的其中一个方向不存在（$p_2=0$或$p_3=0$），才可以说率差等于0或率比等于1即是无效应；否则可以说这些测量值等同于无净效应。换句话说，人群效应测量是净效应的测量：率差代表的仅仅是暴露产生的平均率的净改变。

因为在非暴露者中仅有类型1和类型3人群患病，因此，队列0中的发病比例为q_1+q_3，发病率比（病因比值比）是$\dfrac{q_1+q_3}{q_2+q_4}$。因此，两个队列的发病比例的差为$(p_1+p_2)-(q_1+q_3)$，它们的比值为$\dfrac{p_1+p_2}{q_1+q_3}$。发病率比值比为：

$$\dfrac{\dfrac{p_1+p_2}{p_3+p_4}}{\dfrac{q_1+q_3}{q_2+q_4}} \qquad\qquad （式4-29）$$

只有当$q_1+q_3=p_1+p_3$时，也就是说如果队列0的发病率比等于队列1在假设无暴露时的发病率比，这时关联的测量才与相应的因果关系的测量相等。如果$q_1+q_3\neq p_1+p_3$，那么q_1+q_3则不能被p_1+p_3所代替，关联的危险度差、危险度比和比值比都将由于q_1+q_3和p_1+p_3之间的差异而被混杂，此时，可以说在危险度的比较中存在混杂。

因此，混杂来自于期望的反事实测量值p_1+p_3与观察到的替代值q_1+q_3的差值。该差值来自于暴露组和非暴露组之间影响疾病风险的其他因素的差异，即混杂因素。如果可以充分考虑这些混杂因素（或与它们有关的其他因素）并进行分层，并在层内发现反事实测量值与替代值相等，则可以控制混杂。

（四）测量的标化

无论是效应还是关联的测量，如果比较人群之间的构成不同，则其发生率等测量指标（包括直接测量和相对测量指标）不能直接比较。用公式来表示，给定K类（或层）人时的标准分布$T_1,\cdots\cdots,T_k$和不同类（或层）的发病率$I_1,\cdots\cdots,I_k$，计算其标准化率为：

$$I_s=\dfrac{\sum\limits_{k=1}^{K}T_kI_k}{\sum\limits_{k=1}^{K}T_k} \qquad\qquad （式4-30）$$

这是以 T_k 为权重的 I_k 的平均值,如果 I_i^* 代表同一分类下的另一组率,那么下列公式则为这组的标准化率:

$$I_s^* = \frac{\sum_{k-1}^{k} T_k I_k^*}{\sum_{k-1}^{k} T_k}$$

（式4-31）

IRs＝Is/Is* 称为标准化率比,该比的特点是分子和分母的率使用相同的标准分布为权重进行加权。

假如 $I_1,\cdots\cdots,I_K$ 分别代表暴露或采取干预人群的层特异性观察或预测率,$T_1,\cdots\cdots,T_k$ 分别为该人群同层的观察人时,$I_1^*,\cdots\cdots,I_K^*$ 分别代表非暴露或非干预人群的层特异性观察或预测率,则 IRs＝Is/Is* 是比较不同暴露情况下将发生的总体率的比,是暴露作用于人群的效应。然而这一解释的假设为人时的相对分布不受暴露的影响。因为前面假设的人时实际是受暴露影响的,因此 $I_1^*,\cdots\cdots,I_k^*$ 分别代表反事实率而非实际率。

只有在少数特殊情况下,如各层别率比 I_k/I_k^* 保持一致,标准化率比与层别率比相同,则暴露对人时的效应就不会影响到标准化率比。但如果暴露对人时只有很小的作用,无论人时分布是否用作标准,标准化率比和实际效应之间的差异均较小。通常应注意的是,将标准化率比作为效应测量时,即使没有方法学问题,解释时也需特定的假设,即假设暴露不影响人时分布,或其他一些特殊情况如标准化率比在各类(层)间一致。标准化率差也是如此。

与标准化率相反,标准化危险度比和标准化危险度差的分母(或减数)不受率的变化或竞争风险影响,因此不需要特定的假设,即可解释为效应的测量。

（王伟炳 编,赵亚双 审）

参 考 文 献

［1］Rothman KJ, Greenland S, Lash TL. Modern Epidemiology［M］. 3rd ed. Philadelphia: Lippincott Williams & Wilkins, 2008.

［2］Leon G. Epidemiology［M］, 5th ed. Philadelphia: Elsevier Saunders, 2014.

［3］徐飚. 流行病学原理［M］. 上海: 复旦大学出版社, 2007.

第 五 章

病因与病因推断

提要：对疾病病因的研究，是开展一级预防、从根本上控制疾病的前提，也是流行病学研究的核心内容之一。病因与病因推断充分体现了流行病学理论与思想，同时是对流行病学方法的综合运用。本章首先简单阐述现代病因的概念、因果联系方式及主要的病因模型；进而介绍现代病因研究的基本思维过程和研究方法，重点阐述病因推断标准的应用与意义，并就大数据、大样本病因研究中可能存在的问题提出讨论；最后，利用病因研究的实例进一步说明病因研究及因果推断的全过程。

第一节　病因与病因模型

病因问题是一个哲学问题，属于认识论中因果关系的范畴。哲学中存在两种对立的因果观，即决定论和非决定论（概率论）。决定论的因果观认为因果的联系是一种"必然性"，即确定的病因必然导致确定的结果，例如高温（原因）必然会导致烫伤（结果）。概率论的因果观则认为因果联系是一种"或然性"，即确定的原因导致不确定的结果，例如跌倒（原因）可能导致骨折（结果），也可能不发生骨折。现代流行病学病因研究的主要特征则是非决定论的因果观。

一、病因概念

人类医学史中相当部分是探索各种疾病病因的发展史，在此过程中，人们对病因的认识随着科学的进步而不断发展和深入，历经了唯心主义病因观、朴素唯物主义病因观、生物学的单病因观和生态学的多病因观等发展时期。

（一）病因基本概念

病因（cause of disease），简言之就是引起疾病发生的原因，它与疾病之间应具有前因后果的时间顺序、统计学上的关联性以及结果随原因变化而变化的共变性。

狭义的病因主要指外界客观存在的可以直接作用于人体的有害因素（包括生物学的、物理的、化学的），或人体自身的心理或遗传缺陷，这些可以引起致病效应的因素又称为致病因素。

从流行病学观点来看，病因所指更为广泛，一切与疾病发生发展有关的因素均为病因。如针对传染性疾病，从导致传染病发生的致病微生物到影响微生物生长、繁殖、传播的自然因素、社会因素及宿主因素等，都属于病因范畴。这种广义的病因概念为开展疾病的预防控制提供了更多的可能,尤其适用于对慢性病的病因研究和预防控制。

现代流行病学的病因概念是20世纪80年代美国流行病学家Lillienfeld首先提出来的。他将病因定义为:那些能使人群发病概率升高的因素,就可以认为是病因,其中某个或多个因素不存在时,人群疾病频率就会下降。这一定义特别适合流行病学从群体水平上对疾病病因的研究。美国《现代流行病学》一书的作者Rothman认为,病因就是那些在疾病发生中起着核心作用的事件、特征和条件。美国哈佛大学流行病学教授MacMahon也认为,流行病学的实际目的是发现能够预防疾病的联系,从这个目的出发,因果关联可定义为:事件或特征类别之间的一种关联,改变某一类别(X)的频率或特征,就会引起另一类别(Y)的频率或特性的改变,这样X就是Y的原因。因此,流行病学的病因观符合概率论因果观。

(二)常见的病因类型

现代医学将病因分为宿主和环境两大方面。

1. 宿主病因

(1)先天性因素:包括基因、染色体、性别差异等。

(2)后天性因素:包括年龄、生长发育与营养状况、性格行为类型、心理特征、免疫水平、既往史等。

2. 环境病因

(1)生物学因素:包括病原体、感染动物、媒介昆虫、食入的植物等。

(2)化学因素:包括营养素、天然有毒动植物、化学药品、微量元素、重金属、水质、大气污染等。

(3)物理因素:包括气象、地理(位置、地形、地质)、电离辐射、噪声、振动等。

(4)社会学因素:包括人口(人口密度、居室、流动、都市化)、交通、战争、经济(收入、财产、景气)、家庭(构成、婚姻、成员沟通)、饮食习惯、嗜好兴趣(烟、酒、茶、运动等)、教育文化、医疗保健、职业(种类、场所、条件、福利、劳保设施)、政治、宗教、风俗习惯等。

(三)因果关系的多样性

1. 单因单果　即一种因素只引起一种疾病,一种疾病只由一种因素所引起,是一种特异性因果关联[表5-1(1)]。这是在微生物学发展的基础上人们对传染病病因的认识中形成的,如结核杆菌引起结核病,或结核病由结核杆菌所引起。其实这种联系方式很少见,即使是由结核杆菌所引起的结核病,其病因也并非单一,除了结核杆菌外,还存在宿主易感性等病因。

2. 单因多果　即一种因素可引起多种疾病,这种关联现象较为多见[表5-1(2)]。例如吸烟可引起肺癌、慢性支气管炎、缺血性心脏病,还与多种肿瘤的发生有关。此种因果关联揭示了病因的多效应性,并提示阻断或控制某个病因可以在一定程度上预防多个不同疾病。但并非是说这些疾病只单纯由这一种因素所引起。

3. 多因单果　即多种因素引起单一疾病,也是常见的关联现象[表5-1(3)]。例如高血压、高血脂、肥胖、糖尿病与吸烟等均可引起急性心肌梗死。此种因果关联揭示了疾病的多因性,也提示预防和控制某种疾病,可从多方面入手。其实这些因素,同样也可能导致其他疾病的产生。

4. 多因多果　指单因多果与多因单果并存所致的现象,即一因可致多病,一病可有多因,或者多个因素引起多种疾病[表5-1(4)]。例如高脂膳食、缺乏体力活动、吸烟和饮酒共同引起脑卒中、心肌梗死、大肠癌和乳腺癌。不同疾病的多个病因,可以是完全相同的,但更多是部分相同的。多因多果的关联现象使病因研究更为复杂,存在更多不确定性。

5. 直接/间接病因 即一些因素可直接引起疾病的发生,此为直接病因(direct cause);另一些因素则需要通过作用于一个或多个其他因素,再由后者直接引起疾病的发生,此为间接病因(indirect cause)[表 5-1(5)]。例如,静脉注射吸毒→共同使用注射器→注射器污染HIV→HIV 感染→艾滋病发生,其中,HIV 感染为直接病因,而它以前的因素均为间接病因。

直接病因离疾病结果较近,又称近因,多指较微观的致病机制因素;间接病因离疾病结果较远,又称远因,多指较宏观的流行病学上的危险因素。直接病因和间接病因的现象揭示了病因链的存在,医学各研究领域所涉及的病因可能只是病因链的某一环节(段),而不是全部,但病因链上任何环节的切断,都可能在一定程度上达到预防疾病的目的,这对于机制性近因尚不明了的疾病的预防控制尤为重要。

表 5-1 因果联接方式

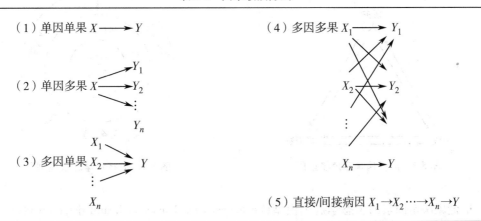

二、病因论与病因模型

病因论是指人们认识和研究病因的理论,常常通过各种病因模型的建立对病因及因果关系进行诠释。随着人们对病因认识的深入,病因模型也在不断地发展和完善。

(一)确定性病因模型

主要针对传染病的生物学单病因论,又称特异性病因论,即每一种疾病必定由某种特定的病原微生物引起,如流感是由流感病毒感染所引起。但它忽略了影响疾病发生的社会与环境因素。除传染病外,有关毒物引起中毒、一些超过机体耐受的物理因素(如高温、低温)所引起的伤害等,在一定程度上也符合确定性病因模型。

(二)生态学病因模型

相较于确定性的单病因论,生态学病因模型的特点是同时考虑与疾病发生相关的多个方面,包括致病因素、宿主机体以及环境因素。随着对病因认识的深入,生态学病因模型也从最初的流行病学三角模型发展为轮状模型以及健康决定因素的生态模型。

1. 流行病学三角(epidemiological triangle) 1982 年 John Gorden 在总结人们对传染病病因的认识中提出了流行病学三角模型。该模式认为传染病是由病原体、宿主和环境 3 大因素相互作用的结果,如图 5-1 所示,病原体、宿主及环境在一个等边三角形上,各占一角,三者间相互平衡、相互关联和相互制约,其中任一因素的变化都会影响其他因素,从而影响疾病的发生。该模型充分考虑到环境因素在疾病发生中的重要作用,有助于人们对疾病发生条件的进一步认识。但是将3种因素完全相同地看待,有失偏颇;同时,这种病因模式也不适用于多病因的慢性疾病。

2. 轮状模型(causation wheel model) 1985年Mansner和Kramer提出了病因的轮状模型。轮状模型将环境分为生物、理化和社会3个方面,具有一定遗传内核的宿主位于各环境的中心(图5-2)。该模型用新的方式描述宿主、致病因子和环境的关系,认为各部分并非对等关系,其重要性有主次之分,轮状模型各部分的相对大小可随不同的疾病而有所变化,以显示其作用的重要性。如在1型糖尿病中遗传核较大;对于麻疹,宿主(免疫状态)和生物环境(空气传播)部分较大;而对于地方病,则理化环境部分较大。轮状模型扩大了环境的概念,提示更多的环境致病因素,也更接近于病因之间以及病因与疾病之间的实际关系,虽然该模型并不完善,但为研究复杂的慢性疾病病因打开了新视角。

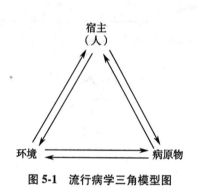

图 5-1 流行病学三角模型图

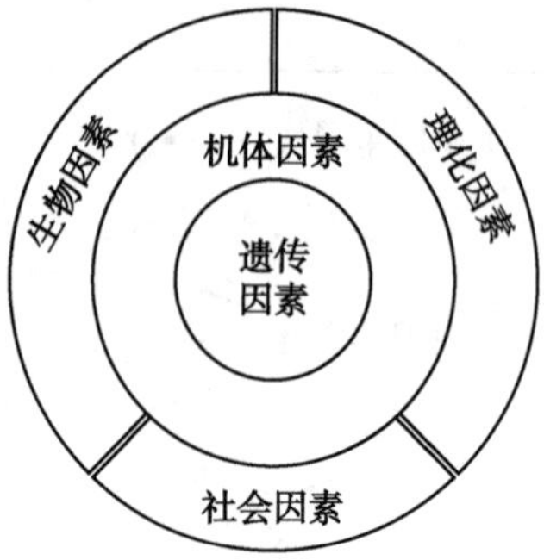

图 5-2 流行病学轮状模型图

3. 健康决定因素的生态学病因模型(ecological causal modelof health determinants) 1991年Dahlgren和Whitehead从社会的角度,提出了健康决定因素的生态病因模型(图5-3)。该模型仍是以具有一定年龄、性别和遗传因素的人体为中心,然后将其他病因归类,按照它们与疾病产生的远近关系分成不同的层次,每层又包含很多相关但不同的因素,并强调各种因素的相互作用对疾病以及健康的影响,一方面大大拓宽了病因的范围和领域,另一方面可由个体延伸至群体,各种因素相互影响、相互作用共同决定一个人群的健康水平。此外,生态病因模型还揭示了直接和间接病因的存在,也就是相对于疾病远近而言的近因与远因,这一点与疾病因素模型相似。

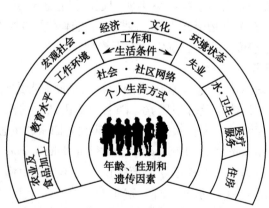

图 5-3 健康决定因素的生态学病因模型示意图

(摘自《流行病学》第3版第一卷,2015)

（三）疾病因素模型

疾病因素模型（disease factor model）在病因分类上可操作性强，具有较强的实践指导意义。其特点是将疾病的危险因素分为内外两个层次：外围的远因和致病机制的近因（图5-4）。外围的远因包括社会经济、生物学、环境、心理行为和卫生保健等5大类主要因素。内层的近因主要是指与发病直接相关的医学生物学因素，如致病基因、生理性缺陷或病理性改变。各种因素的作用可以是独立的，也可以是相互协同的或拮抗的。

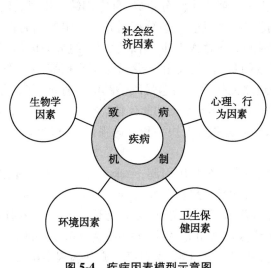

图 5-4　疾病因素模型示意图

（四）病因网络模型

根据生态学模型或疾病因素模型提供的框架可以寻找多方面的病因，这些致病因素相互之间可能存在十分复杂的联系。一系列有因果关系的事件，它们可以按照时间上的先后顺序连接起来构成一条病因链（chain of causes）。而不同的病因链上的因素之间也可能会存在因果联系，如果再将多个病因链上有因果关系的这些因素联系起来就可以形成复杂而完整的病因关系网络，MacMahon 把这种从病因到发病的联系的整体网状结构称为病因网络（web of causes）。该模型的特点是能够提供因果关系的完整路径（通径），更接近客观实际情况。例如结直肠癌发病可由炎症性肠疾病、结直肠息肉和腺瘤、肿瘤家族史以及饮食习惯和肥胖等因素所引起。这些因素同时又受社会经济学因素、遗传人口学因素、环境因素和人们的生活方式所影响，从而共同构成其发病的病因网络（图5-5）。

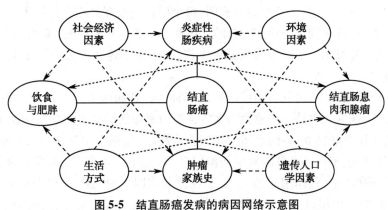

图 5-5　结直肠癌发病的病因网络示意图

（五）充分病因-组分病因模型

绝大多数疾病都是多种因素共同作用的结果,但各种因素对疾病发生的作用大小与主次不尽相同。分清主次和发现重要作用因素,有助于更有效地预防和控制疾病。利用充分病因-组分病因模型,可阐述和解释多种因素与结果间的复杂关系。

充分病因-组分病因模型(sufficient-component causal model)于1976年提出。该模型认为疾病的发生必须由一个充分病因(sufficient cause)所引起,也就是达到疾病发生的充分条件。一个充分病因可以由一个或多个组分组成,且它们缺一不可,任何一个组分病因(component cause)缺失,疾病就不会发生。但组分病因并不一定要同时存在,更多的情况可能是各组分病因按照一定的时间顺序逐次发生,当最后一个组分病因出现时,充分病因完成,则疾病发生。例如跌倒所致的骨折,某人由于头部外伤或疾病→平衡功能欠佳→未穿防滑鞋→行走于结冰路上→道路无扶手→突遇强风→跌倒→骨折,其充分病因由所提及的各组分病因构成(其中头部外伤或疾病与平衡功能欠佳为宿主生理因素,未穿防滑鞋和行走于结冰路上为宿主行为因素,结冰道路且无扶手和突遇强风为环境因素),缺少其中任一组分病因,则不会导致骨折发生。

一种疾病可由一个或多个充分病因引起,一个组分病因可出现在一个或多个充分病因中,在所有充分病因中都存在的组分病因又称为必要病因(necessary cause),因为没有此组分病因存在,任何一个充分病因都不能实现,疾病就不会发生。采用饼图可更清楚地说明组分病因、必要病因与充分病因及其相关关系。图5-6为某种疾病的3种充分病因示意图。每个充分病因均由5个组分病因组成,其中A在每一充分病因中出现,因此A是必要病因,其他的B、C、D、E、F、G、H、I、J均为非必需的组分病因。

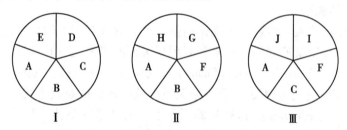

图5-6 某疾病三种充分病因作用示意图
(Rothman,1998)

认识和了解充分病因中的各组分病因对疾病的预防或控制作用具有重要意义。例如在充分病因Ⅰ中,有A、B、C、D、E 5个组分病因,每个因素都发挥其相应的作用且缺一不可,去除其中任一因素,均可起到预防疾病的目的。在制定疾病防控策略时,无须也不可能去除全部组分病因,重点针对哪一个组分病因开展工作,则取决于这些组分病因出现的频度、去除的难度以及成本。

在同一个充分病因中,组分病因彼此形成互补。各致病因素对疾病的作用方式可以是相互独立的,即疾病的发生是这些致病因素各自作用累加的结果。但更多情况下,致病因素对疾病发生的作用并非独立,各因素间的作用相互影响,呈现出交互作用(interaction),此时各因素的共同作用大于或小于各因素单独作用之和。如图5-6所示,因素D和因素G不存在于同一个充分病因中,其作用是独立的,但在充分病因Ⅰ中因素D和因素C的作用是交互的,病因间的交互作用以充分病因的共同参与为基础。有关交互作用的内容详见本书

第二十七章。

第二节　病因研究与因果推断

病因研究即探寻和验证病因的过程,包括病因假设的发现与提出、假设的验证以及因果关系的推断,综合应用流行病学的基本理论思想和各种方法,从描述流行病学到分析流行病学乃至实验流行病学研究,不同的方法对因果关系的论证强度不同。

一、病因研究的基本过程

(一)建立病因假设

通过描述性流行病学方法,如横断面研究、疾病监测资料、生态学研究等,可以得到某疾病(或健康状态)在人群中的分布特征。根据分布特征,可能会发现某一(或某些)因素与疾病之间的相关现象。根据相关现象,结合相应的临床案例研究、基础实验研究结果,运用Mill 法则,加上适当的归纳与推理,然后形成病因假设。

(二)验证病因假设

病因假设建立后,必须进行验证,然后才能进行因果推断。多数病因假设的验证都是基于反事实推理思维及方法而进行。反事实法(counterfactual method)的推理思维是对某件事进行否定而重新表征,以构建另一种可能的假设。例如某长期吸烟的老年男性发生了肺癌,如果能看到他不吸烟的状态下没有发生肺癌,那么就能清楚地判断吸烟是肺癌的原因,然而后一种反事实的结果却无法得知。因此,在研究中,只能构建两组非常相似的人群,在相似人群中暴露因素的存在状况不同,从而达到反事实推理的目的,即通过设立对照组来解决。所以只有在研究设计中有对照组设立的方法才能进行病因假设的验证,包括分析性流行病学的病例对照研究、队列研究和实验流行病学研究。

验证假设的最理想方法是实验性研究,但由于实施实验性研究比较困难或涉及伦理问题,往往难以进行。因此,实际工作中多采用分析性研究方法进行病因假设验证。分析性流行病学常先用病例对照研究,因其方便、易行,节约人力、物力,可同时调查和分析多个因素与某病的关系,且能很快得到研究结果,对于罕见病的研究特别适用。队列研究用时长,费用高,不易很快得到研究结果,但其验证假设的能力强,一项设计良好的队列研究往往可以获得出果关系的强有力证据。在实验性研究方法中,常常采用去因实验,即通过干预,将某种不利因素去除(如改变高脂饮食习惯)或增加某种有利因素(如给予强化营养食物),观察去除因素后对疾病产生的影响。

(三)因果推断

因果推断是指对流行病学研究中发现的某因素与某疾病之间的关联,做出是否为因果关系的推断。一般首先对两者之间的关系做出是否为真正相关的判断,如排除由各种偏倚所致的虚假联系及间接联系等。在确定两者之间的确存在关联性后,再以因果推断的标准予以衡量,综合分析符合标准的情况,最终得出某因素与某疾病之间是否为因果关系的结论。

二、建立病因假设的方法

前因后果的时间顺序、因与果的关联关系和共变性是因果关系的三个必要特征,因此也是建立病因假设、寻找因果关系的理论基础。

（一）假设演绎法

描述流行病学研究包括临床多病例观察、生态学研究和横断面研究等,这些研究之所以称为"描述"的,是因为它们主要陈述疾病的现象,一般不涉及疾病本质的因果关系,只能提供病因分析的初步线索,形成病因假设。假设是在为数不多的经验事实以及已有理论的基础上,通过逻辑推理或创造性想象等各种方法而形成的。形成假设后,用分析流行病学研究进行检验。对描述和分析流行病学研究起衔接作用的逻辑方法,就是假设演绎法。

假设演绎法(hypothesis deductive method)又称解释性归纳法或逆推理法,最早由 Hershel 提出,包括从一般到个别的演绎推理和从个别再到一般的归纳推理的两个过程。从假设演绎推导出具体的证据,然后用观察或实验检验这个证据,如果证据成立,则假设就可能成立。从一个假设可推出多个具体证据,经验证实的具体证据越多,或证实的条件越多种多样,则支持该假设的概率就越大。例如假设 H:乙型肝炎病毒(HBV)持续感染导致原发性肝癌;根据该假设 H,加上相关的背景知识为前提,可演绎推出若干具体经验证据:E_1(肝癌病例组的 HBV 感染率高于对照组)、E_2(HBV 感染组肝癌发生率高于非感染组)、E_3(控制 HBV 感染后,人群肝癌的发生率下降)。如果证据 E_1、E_2、E_3 成立,则假设 H 亦获得较高强度的支持。

假设与生物学合理性一致的程度大小,决定该假设的先验概率。如果假设的先验概率高,则假设获得的后验概率就会越大。根据假设推出的具体经验证据可分为两类:已知事实和未知事实。解释已知事实的为一般性检验(如横断面研究和病例对照研究),而预测未知事实的为严格检验(如队列研究和干预研究),两者的后验概率强度不同,即后者的论证强度高于前者。

（二）Mill 法则

19 世纪著名的哲学家 John Stuart Mill 在《逻辑系统》一书中提出了因果关系逻辑推断的五项法则,即求同法、求异法、同异共求法、剩余法和共变法,简称 Mill 法则(Mill's cannon)。这些法则依据因果关系的基本特征提出,同时也体现在验证病因假设的流行病学分析性研究与实验性研究的设计理念中,如病例对照研究重点调查比较病例与非病例间的暴露差异性,队列研究则重点随访比较不同暴露者间的疾病发生差异性,而调查分析不同暴露水平下关联强度的变化趋势则体现出共变性。

1. 求同法(method of agreement) 即从一致现象中获取病因假设。如果在不同情况下的某疾病病人中均观察到与某因素的联系,那么该因素则有可能是该病的病因。例如在原发性肝癌病例中发现大多数人具有乙肝病毒感染,因此提示,乙肝病毒感染可能是肝癌的原因。需要注意的是患同一种疾病的病人可能同时存在多种相同的因素,但这并不表示所有相同因素均为病因。

2. 求异法(method of difference) 即从差异现象中寻找病因假设。如果两组人群某种疾病的发病率不同,而某一(些)因素在这两组人群中的分布有明显差别,那么这一(些)因素即可能是该种疾病的病因。例如,研究发现饮水中碘含量较低的地区,地方性甲状腺肿的发病率较高,而在碘含量正常的地区则很少有该病发生,因而提示饮水中的碘含量与地方性甲状腺肿有关。

3. 同异共求法(joint methods of agreement and difference) 在病因研究中,当患病个体中均具有某一个共同因素,非患病个体中均没有该因素,即患病组与非患病组相比,最主要的区别就是该因素的有无,则该因素有可能是该病病因。同异共求法包含了两次求同(两个不同人群各自内部的求同)和一次求异(两个不同人群之间的求异),所获得的信息大于单一的求同或求异法,因此其结果更支持因果关系的存在。

4. 共变法(method of concomitant variation)　在其他条件不变的情况下,如果某一现象发生变化另一现象也随之发生相应的变化,此为共变。在病因研究中,如果某一因素的量变与某种疾病的发病率或死亡率变化有关,则这种因素有可能与该疾病的发生有关。例如肺癌的发病率与每天的吸烟量成正相关,提示吸烟可能是肺癌的致病因素。从共变现象中寻找病因假设,两个事件共变的现象与流行病学的剂量效应关系类似,当剂量效应关系存在时,因果关系存在的可能性更大。

5. 剩余法(method of residue)　又称排除法(method of exclusion),即通过对假设的排除而产生假设的方法。所研究疾病的病因假设有时可能有几个,此时可根据客观资料及相关知识逐一进行排除,剩余下来的最难排除者,作为该病病因假设的可能性最大。

(三)类比推理法

类比推理法(method of analogy),简称类推法,即从类比中提出病因假设。所研究的某种疾病,如果与病因已经清楚的某种疾病的分布特征相似,则可以推想两种疾病的病因可能相同。例如描述流行病学研究发现,非洲的 Burkitt 淋巴瘤的地区分布与黄热病相似,因而推测两者的病因有可能一致,Burkitt 淋巴瘤可能也是由埃及伊蚊所传播的病毒性疾病,后来研究表明该病与 EB 病毒有关。

三、因果推断

(一)统计学关联和因果关联

1. 统计学关联　某因素发生变动时某疾病的频率也随之发生变动,则称两者相关联。当这种关联性经过统计学检验排除了偶然性(随机误差)的干扰后,则认为存在统计学关联。统计学关联是进行因果推断的必要前提,只有当研究样本过少或过偏时,可能导致关联性没有统计学意义。但统计学上的关联性并不都是因果关联。

2. 虚假联系　指两事物间实际上不存在联系,而是由于研究过程中有意或无意的失误(包括选择偏倚、信息偏倚、混杂偏倚及其他原因)所造成的假象。例如,古书中说:"蛙鸣而燕至",实际两者并无联系,只是因为季节到了,两者都出现。又如某新药广告宣传该药可以促进儿童生长发育,服药方法为把药溶在一杯牛奶中送服,结果的确可以看到服药儿童的生长发育要比一般儿童好,但这个结果并不一定是该药的作用,而更可能是牛奶的作用。再如,在亚洲人群中常常能看到白发人比黑发人肿瘤患病率高,并且有统计学意义,但白发并非肿瘤的病因,这是因为多数人白发与肿瘤的发生均随年龄的增加而增加,年龄的混杂作用导致这一虚假联系的出现。

3. 因果联系　统计学联系究竟是否为真正的因果联系,需要排除由于选择偏倚、信息偏倚和混杂偏倚等系统误差的影响而导致的虚假联系,还需要分析直接联系或间接联系以及因素间的交互作用等,然后用因果推断标准进行综合评价,最终才能确定其因果关联的有无。图 5-7 为关联的种类及因果联系推断过程。

(二)因果推断的标准

因果关系的判断标准最早由 Henle 和 Koch 于 1884 年提出,主要用于判断传染病的致病微生物,即 Henle-Koch 四项标准:①在所有同类病人中都能发现该病原体;②在非该病患者(包括健康者和其他疾病患者)中不能检出该病原体;③该病原体能从患者中分离、培养,并

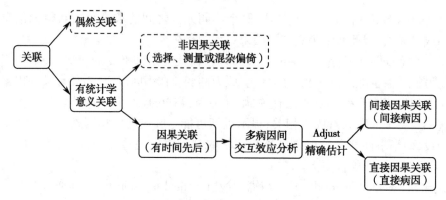

图 5-7 关联的种类及因果联系推断过程

能使实验动物发生同样疾病;④能从发病实验动物中分离到相同的微生物。但是,由于传染病的隐性感染、健康带菌现象以及新发传染病病原体尚不能分离培养等因素,使该标准在判断致病微生物上存在明显的局限性,同时也不适用于慢性非传染性病因的判断。

20 世纪中叶,人们开始关注慢性非传染性疾病病因的研究。Doll 和 Hill 在研究吸烟与肺癌的关系中,于 1962 年提出用流行病学研究结果判断病因的 5 条标准,随后,1965 年 Hill 又将此标准扩展为 9 条,简称 Hill 准则(Hill's criteria)。直至今天,Hill 准则中的主要条目仍广泛用作人群病因研究中因果关系的判断标准。

1. 关联的时间顺序(temporality of association) 研究因素的暴露应在疾病发生之前,前因后果的时间顺序是因果判断的必要条件。在病例对照研究或现况研究中,对一些慢性病来说,因素与疾病之间的时间顺序常常难以确定,如肥胖与糖尿病;而队列研究往往能提供前因后果的证据,此时仍需要注意研究对象在队列起始时疾病尚未发生,而且在暴露因素之后出现的疾病,其时间间隔应与该疾病发生的潜隐期相吻合,例如,致癌物质暴露到发生实体性肿瘤一般需要若干年,若某人入住新装修房屋数月后即发现肿瘤,如肺癌,此时则很难将肺癌的发生归因于装修建材所含致癌物质所致。

2. 关联强度(strength of association) 关联强度是用来评价因素和疾病之间关联高低的指标,也是因果判断的必备条件。主要的关联强度指标有相对危险度(*RR*)、比值比(*OR*)、标化死亡比(*SMR*)等。因素和疾病两者之间关联强度越大,则因果联系的可能性越大,即使存在偏倚所致的效应夸大或缩小,均难以从本质上改变这种强关联的大小和方向。

3. 关联的一致性(consistency of association) 也称关联的可重复性,不同人群、不同时间、不同地点、不同研究者使用类似的研究方法均可观察到类似的关联现象,重复的次数越多,一致性越高,因果关系存在的可能性越大。

4. 剂量-反应关系(dose-response relationship) 是指随着某暴露因素剂量的变化,研究疾病的频率(发病率、死亡率等)或联系强度亦相应变化。若研究因素与研究疾病间存在剂量反应关系,则因果联系的可能性较大。

5. 实验证据(experimental evidence) 即两事件之间的关联可得到实验流行病学或实验室研究的支持。如对某可疑因素进行干预后,研究疾病的发病率下降,可理解为去因实验中呈现出结果的可逆转性或终止效应。有实验证据存在,则因果联系的可能性增大。

6. 关联的合理性(plausibility of association) 即暴露因素与疾病两者间的联系言之有理,包括两个方面,一是对于关联的解释与现有理论知识不矛盾,符合疾病的自然史和生物学原理,例如,高脂血症与冠心病的因果关联,与冠状动脉粥样硬化的病理证据以及动物实验结果吻合;二是研究者或评价者从自身的知识背景出发,支持因果假设的把握度,即科学家团体的意见,例如吸烟与肺癌的因果关联,设想有致癌作用的化学物质随烟雾吸入并沉积在呼吸系统的组织和细胞上,引起癌变不是没有道理的。但这种合理性的判断受到当时科技发展水平以及评价者知识背景和能力的影响。若无证据表明两者之间关联的生物学合理性,则因果联系的可能性降低。

7. 关联的特异性(specificity of association)　特异性原本指某疾病只与某因素的暴露有关,或某因素只引起某种疾病。随着人们对疾病病因认识的不断深入,对该标准的应用有所扩展。如当多种因素均与一种疾病有关或当一种因素与多种疾病有关时,若某因素与某一疾病的联系强度最大,可认为该因素与该疾病之间联系的特异度较强。关联的特异性越强,则因果关系的可能性越大。

（三）因果推断时应注意的问题

1. 流行病学研究中的因果推断是一个很复杂的论证与推理过程,不是逻辑游戏,不能主观武断,不可以仅根据与某一项或某几项标准的符合情况就得出推断。在因果关系的判断中,满足的条件越多,则因果关系成立的可能性越大,误判的可能性越小。除了最重要的前因后果和联系强度必须具备外,并不一定要求满足其他的所有标准,同样当满足的条件较少时,也并不能因此排除因果联系。

2. 在因果关联的推论中,要认真考虑研究设计的科学性与合理性,以此判断研究结果的可靠性,当不同的研究结果出现矛盾时,尤其要考察其研究设计效能。一个较好的研究设计类型除了满足上述的时间顺序和可重复性,还能较好地控制各类偏倚的干扰,所获结论容易被后来的研究所再现。一般而言,在因果论证强度上,实验性研究大于观察性研究,有对照的研究大于无对照的研究,以个体为分析单位的研究大于以群组为分析单位(生态学)的研究。病因研究最好采用前瞻性队列研究,如果有去除病因的干预试验(终止效应的实验证据)则更好。

3. 流行病学研究中的因果关系有些是非常复杂的,对用于因果推论的研究证据,除在设计上尽可能科学、严谨,以保证每项研究的真实性和可靠性外,还应在资料的处理时尽可能应用多因素分析和因素间的交互作用分析,以正确识别和评估混杂与交互作用。

4. 流行病学对病因的定义有别于临床和基础学科。从预防控制疾病的角度出发,所探讨的疾病病因,并不需要详细区分组分病因和充分病因,也不需要等待致病机制的研究结果,就可以应用于疾病的预防与控制。如吸烟与肺癌的关系,虽然吸烟既不是肺癌的必要病因也不是充分病因,而且其致癌机制不甚明了,但根据流行病学观点,可以通过实施戒烟以降低肺癌的发病率或死亡率。

四、因果推断的发展与挑战

（一）因果推断过程中偏倚的识别与处理

以人群为研究对象的流行病学研究,其偏倚几乎无处不在,尤其是观察性研究。在因果推断的过程中,由于偏倚的存在,影响了研究的真实性,对关联与否以及关联强度的判断常常得出令人质疑的结果与结论,因此对各环节中可能存在的偏倚的识别与处理,显得极为重要。

相对于选择偏倚和信息偏倚而言,混杂偏倚的识别和处理更为困难且重要。混杂因素既可能导致虚假关联的出现,也可能歪曲暴露与疾病间的真实联系强度,甚至可能改变联系方向。因此,因果推断中的一个重要问题是识别混杂因素并进行调整,以减少影响因果效应的混杂偏倚。对混杂因素的识别,一方面依靠专业知识进行判断,另一方面可利用分层分析进行定量判别。对混杂偏倚常用的控制与处理方式是在研究设计时采用限制、匹配及随机化,在资料分析阶段采用分层分析、多因素分析以及标准化法。近年来,不少学者将贝叶斯统计思想和方法应用于因果推断中的混杂因素控制。

基因组时代,人们更广泛地探讨基因-基因、基因-环境之间的交互作用,并借助学科内外部整合产生新理念和(或)新方法来进行病因推断,以揭秘暴露-疾病间的"黑箱",其中孟德尔随机化方法已在流行病学病因推断中得到较多应用。孟德尔随机化(Mendelian randomization)是以孟德尔独立分配定律(即等位基因在配子形成时遵循随机分配)为基础进行流行病学研究设计和数据分析,以论证病因假说的一种方法。基因型决定中间表型差异在发病机制中起作用,该中间表型可直接作为待研究的环境暴露因素,或间接代表某暴露因素。例如:研究饮酒量引起冠心病(CHD)发病的风险,乙醛脱氢酶同工酶 ALDH2 的基因多态性决定该酶的活性及血中乙醛浓度,后者可影响饮酒行为和饮酒量,所以血乙醛浓度这一中间表型能够间接代表饮酒量。因此研究基因型(ALDH2 基因多态性)和疾病(CHD)的关联可以模拟环境暴露因素(饮酒量)和疾病(CHD)的关联,且不受出生后的环境、社会经济地位、行为因素等常见混杂因素的干扰,同时还能避免反向因果联系(即由果推因)对关联效应的歪曲,从而较准确的得出病因结论。

此外,正确的因果关系推断必须建立在对客观世界病因框架的整体认识上。如何利用有效的调查信息,科学地组织并呈现出现实世界中各种因果效应的复杂关系,是病因研究中需要解决的问题。有向无环图(directed acyclic graphs,DAGs)在解决复杂因果效应和控制混杂因素上可发挥重要作用,DAGs 以合乎逻辑的图形及其规则来揭示其所反映的概率关系,可以刻画出客观世界已明确的和待研究的定性的因果关系。有关内容详见本书第 17 章。

(二) 大数据背景下的关联性

在当今大数据时代,来自大数据的流行病学相关性给因果关系的研究带来了机遇,同时也提出了挑战。

大数据思维一个最突出的特点,就是从传统的因果思维转向相关思维,用关注相关性思维方式来思考问题和解决问题。数据足够大与多,加上深入挖掘与合理利用,可以让人们发现更多的规律性,对以前的不确定状态做出新的判断。大数据思维认为发现相关性的规律既重要也实用,并不是所有的相关性都必须证明为因果关系才能应用于决策中。这与传统的思维方式不太一样,甚至带有一点反科学的思维,因为科学要求实证,要求找到准确的因果关系,尤其是在疾病的预防中。值得注意的是,大数据时代所提出的转向相关性,并不是不要因果关系,因果关系是现代科学建立的基石,而科学研究则以探寻事物的因果关系为根本任务。在实践中,无论是获取因果关系还是用因果关系解释事物之间的联系,常常存在着很大的困难。大数据时代的到来,为相关关系的获取提供了极大的便利,虽然对一些领域的探索只止步于相关关系,而没有去探究其中的因果关系,但这些探索却能使我们更全面、更迅速地把握事物的本质。在高速信息化时代的背景下,对于疾病预防控制工作,为了得到即时信息,实时预测,通过快速的大数据分析技术,寻找到相关性信息,从而预测广义的流行病学病因,即相关因素或远因,可为疾病的防控决策提供更多可能和提前量。例如预警技术,可以通过症状及疾病相关行为的监测,提前进行疾病流行的预警及响应。

因此,在大数据时代,既要关注数据之间的相关关系,也要关注数据之间的因果关系。利用相关性分析可以找到事物之间的联系,利用因果关系分析可以深层次研究事物之间联系的原因。研究问题时可以先从相关性分析入手,然后再分析因果关系。

（三）分子流行病学研究中的弱关联

分子流行病学通过对暴露标志、效应标志及易感性标志的研究,打开了暴露与疾病间的"黑箱",揭示在健康到疾病全过程不同阶段的暴露-效应关系(即因果关系)以及易感性的特征和意义。核酸是重要的生物标志,与疾病相关联的基因、基因型别、基因突变点等众多,但多数呈现出的是弱相关。

在因果判断标准中,关联的强度是一项重要标准,联系强度越强,因果关联的可能性越大,但并不能否定联系强度较弱的关联性。如在肿瘤分子流行病学研究中,常常发现与疾病间存在弱关联的 SNPs,其 OR 值仅略大于 1,对其流行病学意义应科学正确地理解。此外,当流行病学研究中显示两事件间在统计学上存在有意义的弱关联时,可进一步全面检索相同目的的研究文献与资料,在质量评价和一致性检验的基础上进行汇总,即采用 Meta 分析等方法,通过增加研究样本量以及分析交互作用,在一定程度上减少偏倚,以实现证据强度的提高。

第三节　病因研究实例

宫颈癌是常见的妇科恶性肿瘤之一,其发病率在女性恶性肿瘤中位居第二,仅次于乳腺癌。20 世纪七八十年代,德国病毒学家 Harald Zur Hausen 首次提出人乳头瘤病毒(human papilloma virus,HPV)感染与宫颈癌密切相关的假设,此后国内外学者就 HPV 感染与宫颈癌的关系进行了大量的研究,发现 HPV 感染与宫颈癌之间因果关联的相对危险度(RR)或危险度比值比(OR)高达几十甚至几百,归因危险度百分比(ARP)达 95% 以上,是迄今为止所研究人类肿瘤致病因素中的最高归因分数。这些研究结果使人们对 HPV 和宫颈癌的关系基本达成共识,即 HPV 感染是宫颈癌发生的主要病因。

（一）病因假设的提出

早在 19 世纪 40 年代,一位意大利医生从死亡病例登记资料分析中发现,患宫颈癌的妇女大多数为已婚者,未婚者很少,而修女几乎不患此病,因此提出结婚与否与宫颈癌的发生有关。这一假设是在描述流行病学的基础上应用 Mill's 法则中求同与求异法提出的。该假设实际反映出宫颈癌的发生与性行为密切相关,因而人们怀疑是某些微生物感染因子参与作用。

进一步的流行病学调查与实验室检测结果不支持单纯疱疹病毒、巨细胞病毒、EB 病毒、衣原体等微生物与宫颈癌的相关性,1977 年 Laverty 在电镜下观察到宫颈癌活检组织中存在 HPV 颗粒,随后 Zur Hausen 提出 HPV 感染与宫颈癌密切相关的假设。

（二）病因假设的验证

1. 病例对照研究是检验病因假设的常用分析性流行病学方法,从 1985 年至 2001 年有 8 项来自世界各地关于 HPV 感染与宫颈癌危险性之间关系的病例对照研究文献报道,所有结果均显示 HPV 感染与宫颈癌呈强相关性(OR 值最低为 9.1,最高为 254),尤其是 HPV16 型和 18 型,提示 HPV 与宫颈癌可能具有病因关系。

2. 队列研究能够直接体现 HPV 感染与宫颈癌发生的时序性,验证病因假设的能力更强。从 1986 年至 1992 年有 3 项前瞻性队列研究和 4 项回顾性队列研究,研究结果同样显示 HPV 阳性对象较 HPV 阴性对象的发病危险性大(*RR* 值最低 3.64,最高 52.4),尤其是 HPV16、18 型阳性的对象。

3. Bosch 和 Manos 等 1995 年报道检测来自 22 个国家的 1008 份宫颈癌活检标本,93% 为 HPV DNA 阳性,且国家间无显著差异;1999 年 Manos 等又一次报道世界范围内宫颈癌的 HPV 检出率达 99.7%。这些研究表明 HPV 感染与宫颈癌的相关具有普遍意义。

4. 细胞学和分子生物学方面获得了 HPV 致癌的有力证据。HPV 感染的疾病分为潜伏感染期、亚临床感染期、临床症状期和 HPV 相关的肿瘤期。并非所有的 HPV 感染都会发展为肿瘤,其决定因素主要有 HPV 的型别(16 与 18 型是主要的高危型别),另外,横断面研究分析体内 HPV DNA 的含量水平与宫颈病变进展呈正相关。此外,首次感染的时间早、宿主的免疫功能失调、同时感染其他性传播病原体(如衣原体)等均可增加病变进展的危险性。

(三)病因推断

几乎所有流行病学及实验室的研究都呈示 HPV 与宫颈癌的相关,其相对危险度或危险度比值比为 3~250;实验动物和组织标本研究表明 HPV DNA 检测的含量与宫颈病变程度呈正相关;队列研究证实 HPV 感染与宫颈癌的发生有时序关系。综上,HPV 感染与宫颈癌的因果关系满足了病因推断标准中的关联的时序性、关联强度、一致性和可重复性、剂量反应关系、医学与生物学上的合理性以及特异性。

正是有了 HPV 感染与宫颈癌关系的确认,人类才成功研制了 HPV 疫苗,目前已有 HPV 预防性疫苗上市,投入使用。

(王 蓓 编,陈维清 唐金陵 审)

参 考 文 献

[1] Rothman KJ, Greenland S, Lash TL. Modern Epidemiology[M]. 3rd ed. Philadelphia: Lippincott Williams & Wilkins, 2008.

[2] 詹思延. 流行病学[M]. 第 8 版. 北京:人民卫生出版社,2017.

[3] 王建华. 流行病学[M]. 第 3 版. 北京:人民卫生出版社,2015.

[4] 李立明. 流行病学进展[M]. 北京:北京医科大学出版社,2002.

[5] 詹思延. 流行病学进展[M]. 北京:人民卫生出版社,2010.

[6] 秦雪英,陈大方,胡永华. 孟德尔随机化方法在流行病学病因推断中的应用[J]. 中华流行病学杂志,2006,27(7):630-633.

[7] 戴明锋,刘展. 大数据理解误区解读[J]. 中国卫生信息管理杂志,2015,12(1):61-64.

[8] 王天思. 大数据中的因果关系及其哲学内涵[J]. 中国社会科学,2016,(5):22-43.

[9] 向韧,戴文杰,熊元,等. 有向无环图在因果推断控制混杂因素中的应用[J]. 中华流行病学杂志,2016,37(7):1035-1038.

第二篇

研 究 方 法

第 六 章

流行病学研究设计

提要: 流行病学研究设计要着重考虑研究对象、处理因素和效应指标的安排,遵循随机、对照、重复和盲法的原则。在考虑流行病学研究设计时,需要明确研究目的,选择样本量足够、具有良好代表性的研究对象,选择合适的流行病学研究设计类型,暴露和结局变量要求客观、灵敏和特异。应用正确的统计学方法分析研究数据。注重研究质量控制,精准测量所有研究变量,正确采集生物样本并进行合理存储,确保研究数据安全。

一项考虑周密、全面、合理与可行的流行病学研究设计,能够很好地指导流行病学研究工作的有序实施,对获得真实可靠的研究证据具有重要意义。

第一节 流行病学研究设计概述

一、流行病学研究设计的基本要素

在流行病学研究设计中有 3 个基本要素需要认真考虑,即研究对象(study participants)、处理因素(treatment)和效应指标(effect)。流行病学的研究对象通常是具有不同人口统计学及临床特征的人群。处理因素是研究者施加(去除)于研究对象的某因素,该因素可以是一个因素也可以是多个因素。这些施加于研究对象的因素可以是预防制剂,例如某药物、某种生物制品,也可以是某疾病的早期筛检手段或是健康教育措施等;去除的因素通常是疾病的危险因素(risk factor),例如吸烟、饮酒、环境污染源的治理、居民区噪声强度的降低等。在实验流行病学中对实验组(干预组)采取的措施即是处理因素,这里需要强调的是应该对处理因素进行明确的定义,包括剂量或强度、干预或暴露时间、研究期间是否有变动等。在观察性研究中研究者没有对研究对象采取干预措施,这时就可以把研究中的暴露因素(exposure)看作是处理因素。效应指标是处理因素作用于研究对象后发生的变化,也是研究的结局变量,可以是生理、生化、病理学指标,也可以是分子生物学标志物或者是疾病的发生和死亡。考虑好这 3 个要素就可以很好地回答研究的问题(研究假设),即采用什么样的处理因素(干预措施或危险因素暴露)? 作用于什么样特征的研究人群? 出现什么样的效应指标改变或结局?

二、流行病学研究设计的基本原则

流行病学研究设计应遵循 4 项基本原则,即对照(control)、重复(repeatability)、随机

(random)和盲法(blindness)。下面将详细讨论这4项基本原则的意义和实施方法。

(一) 对照

1. 设立对照的意义 有比较才有鉴别,对照是比较的基础,设立对照的意义在于使被比较组(可以是实验组、干预组、病例组或暴露组等)和对照组在处理因素(研究因素或暴露因素)以外的其他因素(也称为非处理因素)方面基本保持一致,从而使研究因素的效应得以显现。其意义可用以下符号表达:

T(处理因素)$+S$(非处理因素)$=e$(实验效应)$+s$(非处理因素影响的结果)

$$
\begin{array}{lcccccc}
\text{实验组} & T & + & S_1 & \rightarrow & e & + & s_1 \\
& & & \| & & & & \| \\
\text{对照组} & O & + & S_2 & \rightarrow & o & + & s_2 \\
\hline
\text{处理因素的效应} & T & & & \rightarrow & & & e
\end{array}
$$

式中,T表示处理因素,e表示处理因素引起的效应指标的变化,S_1表示非处理因素,s_1表示非处理因素引起的效应指标变化。对照组没有处理因素(O),因此,不引起效应指标的变化,其效应值为零(表示为o)。如果对照设置合理,即$S_1=S_2$。那么两组由于非处理因素引起的效应指标变化也相等,即$s_1=s_2$。从而使处理因素的效应$T \rightarrow e$得以显露。对照组设立后,需要检验被比较组和对照组基线时(研究开始时)在主要人口统计学及临床特征上的可比性(即S_1是否等于S_2),从而评价对照设立的合理程度。

2. 设立对照的原则 要求除研究因素外,其他特征即非研究因素在比较的不同组别中分布均衡。非研究因素众多,例如研究对象的人口学特征、经济收入、社会地位、生活方式、个人嗜好、膳食模式、精神心理特征、遗传因素等。如果这些因素在实验组或对照组分布不均衡,就会干扰研究结果。通常通过比较容易测量到的研究对象特征,例如性别、年龄、受教育水平、婚姻状况、社会经济地位等在实验组(暴露组或干预组)和对照组的分布情况来评价对照的均衡、可比性,如果这些特征在实验组和对照组的分布没有统计学差异,就可以认为对照设立合理,具有较好的可比性。

3. 常见的对照形式 在流行病学研究中常见的对照种类有病例对照研究(case control study)中的非研究疾病对照、队列研究中的非暴露组对照和实验流行病学中的各种对照。病例对照研究中的对照要求其不罹患所研究的疾病或与研究因素相关的疾病,同时要求除研究因素外的其他特征要与病例或病例组相同或相近,如果是匹配设计,就需要按照匹配条件的要求设立对照。队列研究(cohort study)中的对照要求不暴露于研究因素并在人口学特征上与暴露组均衡可比,该非暴露对照也称为外对照。队列研究的对照还可以是一般人群对照、暴露组内部不同暴露等级组别之间的对照,也称为内对照。如果暴露组与多种类型的对照进行比较得出的结果一致,则增加了研究结论的可靠性。实验流行病学中的对照形式更为丰富,根据不同的研究性质,可以设立不施加任何处理因素的空白对照(blank control);给予与受试药物在外形、气味上完全一致但无任何治疗作用的安慰剂(placebo)对照;应用标准疗法、标准物质处理的标准对照(standard control);应用以前传统疗法的结果作比较的历史对照(historical control);同一研究对象干预前后比较的自身对照(self control)和前面提到的匹配对照(matched control)等。以上是分析及实验流行病学研究设计中的对照问题。除了生态学研究外,描述性研究在研究设计阶段通常不考虑设立对照问题,但在数据分析阶段可以按照研究对象的不同特征进行比较,描述疾病或健康状况的分布规律及分析研究对象不同特征(包括危险因素)与疾病的初步联系。

表6-1总结了不同流行病学研究设计类型中的对照形式及设立要求,有关对照的进一步讨论请参考本书不同研究方法章节的内容。

表6-1　不同流行病学研究设计类型中的对照形式及设立要求比较

研究设计类型	对照形式	设立要求
现况研究	按照研究对象不同人口统计学特征、时间及地区特征比较疾病的患病率	研究设计时不需要考虑如何设立对照
生态学研究	不同地区(生态比较研究)及时间(生态趋势研究)对照	不同地区或时间(月份、季节或年份等)的疾病频率作为对照
病例对照研究	未患所研究疾病者作为对照,可以是成组对照或匹配对照形式	暴露因素之外的因素要与病例组可比,尤其是人口统计学特征可比。如果是基于医院的病例对照研究,对照不可以患有与病例组具有共同病因基础的疾病
队列研究	非暴露组对照(外对照)、暴露组中不同暴露等级间互相对照(内对照)、总人群对照	除暴露因素外,人口学特征和其他非暴露因素应与暴露组可比
现场试验	根据研究课题不同,可以是空白对照、安慰剂对照、传统干预措施对照等	对照组与干预组完全可比,要求分组必须随机化
社区干预试验	根据研究课题不同,可以是空白对照、安慰剂对照、传统干预措施对照或不去除某因素对照等	与现场干预试验要求相同
临床试验	可以设立空白、安慰剂、传统治疗药物对照等	与现场干预试验要求相同

(二) 重复

重复是指在相同实验条件下进行多次研究或多次观察,以提高实验的可靠性(reliability),包括3种情形。

1. 整个实验的重复　如对同一调查对象在短时期内先后调查两次或者是不同的调查员分别对同一调查对象进行调查,比较两次调查结果是否一致,如为数值变量可计算组内相关系数(intraclass correlation coefficient,ICC),如结果为二分类变量可计算 kappa 值,这两个指标取值均为 0~1,取值越接近 1,说明两次调查结果的一致性越好;越接近 0,说明实验的重现性差。

2. 用多个受试对象进行重复　也就是要求具有足够的样本量,合理的样本量保障了研究结果的稳定性,可以使不同研究组别间的统计学差异显现出来;合理的样本量也可以减少盲目追求大样本量带来的研究资源浪费。

3. 同一受试对象的重复观察或测量　它保证了观察结果的精度。如血压的测量通常都重复测量 3 次,取 3 次的平均值。

重复最主要的作用是估计误差,只有在相同研究条件下对同一观测指标进行多次重复测定,才能计算出误差大小;重复的另一作用就是减小抽样误差,多次重复测定的均数或大样本率的误差较小,提高了研究的精确性(precision)。重复的原则在流行病学研究设计中体现为样本量的大小,可以通过样本量的估计,确保样本量足够,并通过随机化抽样获得具有代表性的研究样本。满足流行病学研究设计要求的样本量可以保证研究的流行病学和统计学功效,使得研究能够检测出不同比较组别间较小的统计学差异,并获得效应值变异较小的95%可信区间。

(三) 随机化

随机化就是每一个受试对象都有同等的机会被抽取或分配到不同的实验组和对照组,是保障大量不可控制的(包括已知的和未知的、可测量的与不可测量的)非处理因素在各组间分布均匀的一种统计学措施,也是对实验结果进行外推的重要前提,它贯穿于实验设计和实施的全过程中。在流行病学研究设计中通过对照的设立及随机化技术,就能够很好地做到各个相互比较组别的均衡可比性。

随机化体现在以下3个方面:

1. 抽样的随机　如果不能够将全部的研究对象纳入到研究中,就需要进行抽样。一旦面临这样的情况,就需要采用随机技术保障所有研究对象具有相同的机会成为研究样本中的成员。常用的随机化抽样方法有单纯随机抽样,系统抽样,分层抽样以及整群抽样,详见有关医学统计学专著或本书的相关章节。

2. 分组的随机　如果面临将研究对象分配到不同的研究组别中,就需要使每个研究对象被分配到各组的机会相等,这是达到组间均衡性的重要手段。

3. 实验顺序的随机　每个试验个体接受处理先后的机会均等,从而平衡试验顺序对效应指标的影响。

(四) 盲法应用

流行病学研究中的偏倚可以来自研究的参与者及研究过程的各方面和各个环节,通过随机化和设立对照消除和控制了很多影响研究结果的非处理因素,但是研究中来自研究对象和研究者的与疗效评价、检测结果判断、数据分析方面的不客观和不公正态度甚至心理因素也会引入很大的偏倚。那么研究者就需要进一步采取措施来消除这些偏倚,即让研究对象、研究观察者和数据的分析者部分或全部不知道研究的分组情况,这样就消除了他们因为个人主观倾向带来的偏倚,这样的方法就称为盲法。如果让研究对象不知道研究的分组情况,例如在某一生物制品的现场试验中实验组注射受试的生物制品,对照组注射安慰剂(假设是生理盐水),以消除研究对象带来的偏倚,这种方法称为单盲(single blindness)。如果想进一步消除研究者例如预防接种效果的评价者带来的偏倚,而让其不知道研究的分组情况就是双盲(double blindness)。研究中还有一类人员负责结果的评判和数据的分析,他们如果带有主观的对研究有利或不利的倾向性尤其是对于那些结果不明显的案例的处理,就有可能引入偏倚,影响其评价的客观性。所以,必要时也要对他们实行盲法,即为三盲(triple blindness)。

盲法应用的不同形式归纳于表6-2中。

三、流行病学研究的程序和步骤

流行病学研究通常遵循这样的研究程序,即首先应用描述性研究来产生和形成假设,经由分析性研究(包括病例对照研究和队列研究)检验假设,采用实验流行病学研究设计来验证假设,在此基础上进一步开展干预并建立疾病发病率或死亡率及其危险因素的长期监测系统。

表 6-2　盲法应用的形式

研究中牵涉的人员	盲法应用的形式		
	单盲	双盲	三盲
研究对象	×	×	×
研究的观察者	√	×	×
研究的评价/分析者	√	√	×
研究的设计者	√	√	√

注:"×"表示不知道试验的分组情况;"√"表示知道实验的分组情况

　　流行病学研究往往以观察为基础,以描述性研究为起点来呈现所研究疾病或健康状态及其可能的影响因素在不同时间、地区和人群的分布特征。虽然是描述性研究,但也可以应用分析性研究中的病例对照研究方法,分析暴露因素与疾病的关系,提出初步的关于暴露因素与疾病或健康状态关系的病因假设。由于描述性研究不能区分暴露和疾病的时间关系,两者在研究对象身上同时存在,不能得出因果联系,比较的对照不是研究时按照研究设计特别设立的,仅是数据分析时按照暴露有无分组而形成,因而提供的证据级别较低。接下来需要应用设立有特别对照、用于研究暴露因素与疾病关系的分析流行病学方法进行检验。首先运用病例对照研究进行初步检验,虽然这种方法设立了对照,从疾病的结局追溯疾病的病因(从果推因),但是联系的时间关系仍难以确定,尚需对该病因进行由因及果的纵向性研究,即应用队列研究来观察暴露于某因素与不暴露于某因素的人群中相应疾病的发生率,由此检验暴露因素与疾病发生的关系,进一步提高证据的级别。从因果推断的要求出发,要想确立疾病的病因,最好能提供实验证据,那么接下来就需要通过实验流行病学方法验证病因,提出更高级别的研究证据。通过这样由描述到分析再到实验的研究程序,逐步提高了研究证据的可靠性,就可根据研究结果提出疾病的干预策略和措施,将其转变成为公共卫生政策,应用到疾病的预防控制工作实践中,开展长期的干预工作,并在此基础上建立疾病发病率、死亡率及其危险因素暴露率的长期监测系统,研究其长期趋势、评价干预措施的效果并及时进行改进,最终达到控制以至消灭疾病的目的。这样的过程如图 6-1 所示。

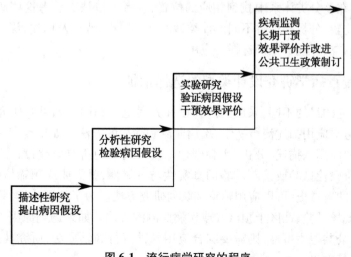

图 6-1　流行病学研究的程序

以上介绍了流行病学研究的程序,那么当确定要采用某一种流行病学研究设计后,通过哪些步骤来实施流行病学研究呢?流行病学研究应遵循的步骤和其他医学研究没有两样,也要通过选题、研究设计、研究实施、数据整理与统计学分析和研究报告或论文撰写这些环节来完成。

第二节 流行病学研究设计的类型

一、流行病学研究设计的分类

在实际工作中要正确选择流行病学研究设计,首先需要全面了解和掌握这些方法的种类及其基本原理。按照是否对研究对象施加干预措施,可以将流行病学研究设计分为两大类,即观察性研究(observational study)和实验性研究(experimental study)。观察性研究是在不施加干预措施的情况下,即在不改变研究对象目前的疾病状态及暴露特征的情况下,在人群中开展流行病学研究。根据是否设立有特别的对照和是否分析暴露与结局的关系,观察性研究又可分为描述性研究(descriptive study)和分析性研究(analytical study)。描述性研究没有设立特别的对照,目的是研究疾病或健康状况及其影响因素在不同时间、地区和人群的分布状态,典型的描述性研究包括现况研究和生态学研究(需要说明的是生态学研究通常是用来探索病因线索的)。如果在观察性研究设计中特别设立了对照组,通过比较来研究疾病的病因或危险因素,就称之为分析性研究,包括病例对照研究和队列研究。实验性研究根据研究目的、研究对象和干预措施施加的方式不同又分为现场试验、社区干预试验和临床试验。流行病学中还有一类研究方法为理论流行病学和流行病学方法学的研究,理论流行病学是应用数学的方法研究疾病的影响因素与疾病发生的关系,方法学的研究主要探讨流行病学研究的设计、实施和数据分析的方法。

还有一些流行病学研究设计是基于特殊的疾病预防控制实践发展起来的,例如个案病例报告(case reports)、病例系列(case series)报告(包括基于医院和基于人群的病例系列报告)、筛检及疾病监测或公共卫生监测,这些方法也是流行病学研究设计的重要组成部分,丰富与完善了流行病学理论与方法体系。

图 6-2 为不同流行病学研究设计类型的分类架构图,实际工作中的任何一种流行病学研究设计都能够在该分类体系中找到相应的位置,读者可以认真思考这些研究设计类型的分类标志,全面比较、分析和理解不同设计类型的基本原理、特征及用途,深入掌握流行病学研究设计的分类方法并能够正确选择与应用。

二、不同流行病学研究设计类型的选择指征

流行病学研究的目的不同,采用的研究设计方案也不相同。如果要研究疾病的分布特征,那么就需要考虑应用描述流行病学、疾病监测和筛检的方法。如果要探讨疾病的病因或危险因素,则需要应用从描述、分析、实验到理论流行病学的所有研究设计。如果是为了早期发现病人、评价筛检试验或诊断试验的真实性与可靠性,就需要应用筛检的原理与方法。如果是研究疾病的自然史,可以应用筛检和队列研究方法。为了验证病因、评价干预措施的效果,可以采用现场试验、社区干预试验或疾病监测的方法。如果遇到原因不明疾病的暴发疫情或其他突发公共卫生事件,则需要综合应用各种流行病学方法,研究其病因、制定预防控制措施并评价其效果。

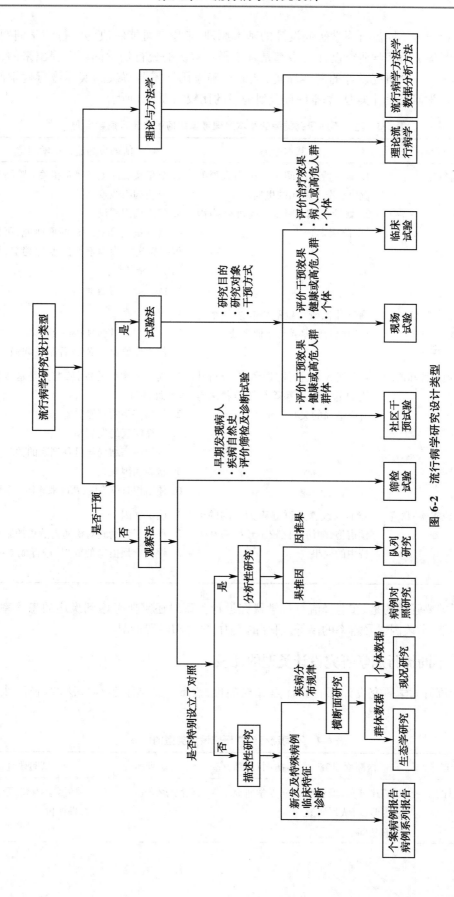

图 6-2 流行病学研究设计类型

也可以根据不同流行病学研究设计的基本原理,来思考可能解决的流行病学问题。因为每一个具体流行病学研究设计类型都是基于需要解决的流行病学问题而提出来的,读者要充分理解每一个研究设计的基本原理,从而正确应用于需要解决的实际流行病学问题。不同流行病学研究设计类型、基本原理及研究目的的比较如表6-3所示。

表6-3 基于不同研究类型的基本原理考虑如何解决流行病学问题

研究设计	基本原理	可能解决的流行病学问题
1. 横断面研究	1. 研究特定时间和地区内人群的健康状况及疾病的患病情况 2. 测量疾病负担,寻找可疑病因(危险因素)	1. 测量疾病的患病率及相关危险因素 2. 寻找病因线索 3. 建立病因假设 4. 通过重复开展的横断面研究,可以了解疾病或危险因素暴露变化趋势,评价防治措施效果 5. 队列研究的基础
2. 病例对照研究	测量并比较可疑病因在病例组与对照组间的差异与相似之处	1. 寻找关联 2. 建立/初步检验病因假设 3. 使用比值比(OR)来评估关联强度
3. 队列(回顾性和前瞻性)研究	对基线人群进行随访调查,分析基线的危险因素暴露与健康状况与研究结局的关联	1. 提供患病率的资料,尤其是基线调查阶段的资料 2. 研究疾病的自然史 3. 计算疾病的发病率 4. 寻找疾病结局与可疑病因的关联 5. 检验病因假设 6. 使用相对危险度(RR)来评估关联强度
4. 试验(或实验)研究	施加以改善人群健康为目的的干预措施,随访并比较干预措施在人群中的效果	1. 确定病因 2. 评价干预措施对疾病自然史的影响 3. 评价干预措施的效果,进行成本-效果分析

最后需要强调的是,在选择流行病学研究设计类型时还需要考虑到疾病的患病率和发病率的高低,危险因素暴露率的高低,研究的人力、物力和经费情况。

三、不同流行病学研究设计类型的比较

每种流行病学研究设计都有其优点和局限性,表6-4总结了各种方法的特征,供读者参考。

表6-4 不同流行病学研究设计类型的比较

特点	横断面研究	病例对照研究	队列研究	试验研究
1. 研究目的	描述分布,提出病因假设,队列研究的基础	病因学研究	病因学研究	病因学研究,干预效果评价

续表

特点	横断面研究	病例对照研究	队列研究	试验研究
2. 研究对象	全人群/代表人群	病例/对照	暴露/非暴露	自然人群、健康人群、病人或高危人群
3. 是否适用于罕见病研究	不适用	适用	不适用	研究其病因时不适用
4. 研究多种暴露	适用	适用	自然队列人群也可以研究多种暴露	不适用
5. 研究多种结局	适用	不适用	适用	适用
6. 疾病频率测量指标	患病率	不能获得疾病频率测量指标	发病率、死亡率	发病率、死亡率
7. 联系测量指标	*PR*、*POR*	*OR*	*RR*、*AR*	*RR*、*AR*、*NNT*
8. 因果关系	只能得到因果线索	非因果联系,但巢式设计可以获得因果联系	因果联系	因果联系
9. 选择偏倚	存在无应答偏倚	存在较多选择偏倚	易产生无应答偏倚	存在选择偏倚
10. 信息偏倚	较多存在信息偏倚	信息偏倚问题严重	较少存在信息偏倚	较少存在信息偏倚
11. 混杂偏倚	如果分析暴露因素与疾病关系,就会引入混杂偏倚	存在较多混杂偏倚	存在混杂偏倚	存在混杂偏倚
12. 研究证据级别	低	中	高	高
13. 使用频率	高	高	较低	较低
14. 难易程度	困难程度取决于研究本身,例如研究自然人群比有组织的团体人群更复杂	通常容易实施;如果是巢式设计则较困难	困难,需要复杂的随访研究;有短期分娩结局的孕妇队列研究除外	困难程度超过队列研究,该研究需要对目标人群进行干预,由此产生巨大的技术挑战及伦理学问题
15. 调查起止时间	通常在较短时间之内即可完成	通常在较短时间之内(不包括针对罕见疾病的研究)可以完成	通常需要长期(数十年)完成;回顾性队列研究可在短时间内获得研究结果	取决于不同的研究,可以在较短时间、几年或更长时间完成
16. 维护	横断面调查通常一次即可完成,需要二次调查或者有后续随访研究的设计则需维护	研究一次即可完成	对队列的长期维护非常重要且难以操作,尤其是针对自然人群的研究	通常与队列研究相似,但针对病人的临床试验,随访可在医疗系统中进行

续表

特点	横断面研究	病例对照研究	队列研究	试验研究
17. 成本	成本取决于研究设计本身,但通常低于相同样本量的队列研究及试验研究	与横断面研究成本类似,但由于其样本量通常较小,故整体成本较低	由于样本量大且需雇佣工作人员长期随访收集数据,成本较高	与队列研究类似,但试验研究需要进行干预管理,相关费用较高
18. 伦理学(知情同意、保密协议等)	研究设计需要符合伦理学要求	病例组及对照组均应符合伦理学要求	应符合伦理学要求,签署知情同意和保密协议;若需重复测量则存在其他潜在问题	由于试验研究的不确定性、是否有害,且要求研究对象知情同意,伦理学要求高
19. 主要贡献	了解疾病负担、提出病因假设	提出并检验病因假设;若对照组是基于代表性样本,则可提供危险因素资料	了解疾病负担(发病率),验证病因假说;研究疾病自然史;建立医学正常值	评价干预措施的有效性,间接探索疾病的病因及发病机制

第三节　流行病学研究设计的主要内容

研究设计是关于科学研究的具体内容、方法的设想和计划。它包括专业设计和统计设计两部分:专业设计是从各专业角度考虑研究的科学安排,包括选题、建立假说、确定研究对象、测量指标、技术方法等;统计设计是对资料收集、整理和分析全过程总的设想和安排,它从统计学的角度考虑设计的科学性和逻辑性,使研究结果具有真实性与可靠性。下面讨论流行病学研究设计中需要思考的一些关键问题。

一、明确研究目的

在流行病学研究设计时,首先需要明确研究目的,即本研究的假设是什么?要回答什么问题?最好把研究的目的定量化,一项研究中虽然可以解决一个以上的研究问题,但不宜过多,要重点突出。

二、研究对象的选择

(一)流行病学研究对象的总体要求

能否根据研究目的正确选择研究对象,直接关系到研究结果是否可以外推至其他人群,因此在设计中要对研究对象做出明确的规定。虽然不同的研究目的和流行病学研究类型不同,对研究对象的要求也不同,但都有其共同之处。通常考虑选择流动性小,居住地相对稳定的研究对象;而且当地交通方便,以便于研究的实施;研究对象生活和居住的社区内具有较好的医疗卫生设施,便于进行体格检查和实验室检测;研究对象在人口学和其他特征上对目标人群具有良好的代表性;研究对象具有较高的拟研究疾病的患病率或发病率、具有较高的拟研究危险因素的流行率,这样就易于选择到符合要求的研究对象并易于得到研究的结局变量;同时要求研究对象能够认真遵守研究的要求,配合研究工作,即要求研究对象具有良好的依从性(compliance)。

(二)研究对象的纳入和排除标准

当具体的研究目的和研究类型确定后,就需要对研究对象做出更明确和具体的要求,为了确保选择到符合设计要求的研究对象,不仅要制定详细的研究对象的纳入标准,还要有排除标准。纳入标准规定了研究对象应符合的共性条件,如果具备这些条件则可以作为研究对象;排除标准规定了在纳入标准基础上的不符合研究要求的特殊条件,如果具备这些特征则需要剔除,通过这样的程序即可保障选择到合适的研究对象。在确定纳入和排除标准时,首先要对研究对象的人口学特征做出明确的规定,然后规定其他特征或条件,例如疾病及其合并症、可能的禁忌证、危险因素的暴露情况、知情同意书(informed consent)的签署情况、研究对象的依从情况等。所有的标准都要采用国际通用或国内统一的、规范和标准化的方法,以便与他人的工作做比较。但要注意,被排除的对象愈多,结果推广的面愈窄,因此在设计时要综合考虑,慎重制定排除标准。

(三)知情同意书的签署

在进行研究前,研究对象必须对他们参加的研究所涉及的问题知情,并同意参加此项研究,签订知情同意书,知情同意书的内容主要包括:①说明研究目的、研究范围和预期的结果等;②描述潜在的可预知的危害以及可能的或预期的益处;③陈述如何保密;④指出研究对象可以自愿选择参与或不参与研究,并且任何时候均可退出研究等。知情同意体现了医学伦理学中的"尊重"及"有利和不伤害"原则,即研究对象有权了解该研究对健康的危害性及可获得的结果。

三、研究方法的选择

本章第二节中讨论了不同流行病学研究设计的选择指征,读者可以根据自己的研究目的,考虑如何选择不同的研究设计类型。在选择流行病学研究设计类型时还需要考虑到疾病的患病率和发病率的高低,危险因素暴露率的高低,研究的人力、物力和经费情况。

四、样本含量的估计

样本含量(sample size)估计反映了流行病学研究设计中"重复"的基本原则,是在保证研究结论具有一定可靠性的前提下所需要的最小观察单位数,常需在研究设计阶段对样本含量做出科学的估计。样本含量过小过大都有其弊端,样本量过大,虽然会降低抽样误差,但同时将增加实际工作的困难,导致人力、物力和时间上的浪费;另外,过大的样本量虽可得到统计学上的差异,但可能缺乏实际应用的意义。样本含量过小,抽样误差则会较大,获得的研究数据不稳定,用以推断总体的精密度较差;此外,样本含量越小,检验功效亦越低,会使应有的差别不能显现出来,出现"假阴性"结果。

样本含量的估算是一个比较复杂的问题,有3种估算方法:一种是经验法,即根据前人的研究结果总结的经验或者咨询同行专家而确定样本例数,该方法较为粗略;一种是查表法,即根据已知的条件查阅样本例数估计表来确定样本含量,但该方法易受列表的限制;还有一种是计算法,即根据确定的条件代入专用公式计算而确定样本含量,此种方法便于掌握,也最为常用。具体的样本含量估算方法参考本书各具体流行病学研究方法章节的内容。

五、研究变量的确定

流行病学研究中的变量可分为两大类,即暴露变量(自变量)和结局变量(因变量)。暴露变量是指影响疾病的发生或健康状况的分布的变量,是原因变量;而疾病或健康状况的状态是结局变量,是在暴露变量的作用下产生反应的变量。区别与明确研究的暴露变量和结局变量具有重要的流行病学与生物统计学意义,首先它有助于选择拟研究的变量,对调查问卷的设计具有指导作用。其次数据分析阶段可以指导正确选择数据分析方法及模型的建立。

在选择暴露变量和结局变量时,主要根据研究目的和具体的研究选题而定,与研究目的有关的变量要详尽,不可遗漏,不要包括无关的变量。同时要充分考虑到暴露变量和结局变量之间关系的生物学及逻辑学的合理性。然后要对每个变量的定义和测量方法做出明确的规定,采用标准的问卷、规范的定义、国际或国内统一的诊断标准。

(一)暴露变量的选择

常见的暴露变量包括研究对象的人口统计学特征、行为危险因素、营养/膳食因素、体力活动、精神/心理因素、家族/遗传因素、职业/环境特殊暴露因素、社会经济因素、生理、生化和分子生物学标志物等。

(二)结局变量的选择

不同研究课题和研究目的其结局变量不同,结局变量又可分为直接结局变量和间接结局变量,前者包括疾病的发生、死亡;后者是指病因和疾病发生之间的中间变量,例如,如果直接结局变量是冠心病的发生,那么血脂的各项测量指标、血压水平就是间接结局变量。直接结局变量提供的证据级别高,但通常需要随访较长时间才可获得。如果不易得到直接结局变量,也可以应用间接结局变量。

六、调查问卷的设计

调查问卷(questionnaire)是用于收集与记录研究变量的工具,将研究变量按照一定的逻辑顺序进行归纳与编码,给定可能的备选答案(封闭式问题)或留出记录答案的空间(开放式问题),即组成了调查问卷的基本结构。调查问卷设计好之后,应先进行预调查,根据预调查反馈的信息对调查问卷反复修订完善,必要时还需要对调查问卷的信度、效度、可接受性进行评价。还要注意在问卷调查时记录下开始时间及结束时间,作为评价问卷质量的指标之一。有关调查问卷的详细讨论请参看本书第七章。

七、研究工作的实施

(一)建立研究工作的组织机构,制定现场工作手册

大型的或多中心协作的流行病学研究需要建立管理课题的组织机构,通常设立研究指导委员会(steering committee),下设各现场中心(field center)、协作中心(coordinating center)、论文撰写与发表委员会（proposal and publication committee）等,负责解决课题设计、实施、数据分析和论文发表等事宜。同时需要制定现场工作手册,包括的主要内容为课题研究的背景、研究的组织机构、研究目的、研究设计、研究的实施步骤、调查方法及对调查问卷中各项目的解释等,该手册用于指导现场工作的开展。

(二) 现场的准备工作

在现场开始之前首先要对项目参加者进行责任分工,并根据分工不同进行规范培训,之后还要进行考核。其次要准备好现场需要携带的仪器设备和各种物品,需要指出的是要得到高质量的研究结果,测量工具和仪器的校准十分重要。经过上述准备工作之后就要进行预调查,并开展充分的宣传动员工作,告知研究对象开展本研究的意义,提高研究对象的依从性。

(三) 研究现场的管理

在保障研究质量的前提下,规划每天的合适工作量,将研究对象分为若干个小组,将不同的小组分配在不同的时间段内进行调查和测量,具体的时间间隔由各个小组的实际人数以及现场操作的速度来决定。在现场需要设立不同的功能分区,首先需要一个控制整个现场工作的前台,然后根据具体的研究课题可以设立临床检查室、人体测量室、问卷室、生物样本采集室等,并按照工作程序将其进行编号。研究对象需要首先来到前台,在这里进行登记、再次告知研究目的和意义、如何配合研究工作、签署知情同意书、领取各种测量表格和问卷。并告知研究对象在完成所有研究项目后,将调查问卷及各种测量表格交还前台。前台的工作人员要逐一仔细核查研究对象是否完成研究项目,如有遗漏,要及时补查。完成当天的调查工作后,还需要对当天的现场工作进行审查、总结,及时做好质量控制。

八、研究数据的统计学分析计划

(一) 流行病学数据的分析程序

在进行流行病学数据分析之前,首先需要根据数据的性质选择合理的数据分析程序,作为数据分析的指导。具体的分析程序见图6-3。

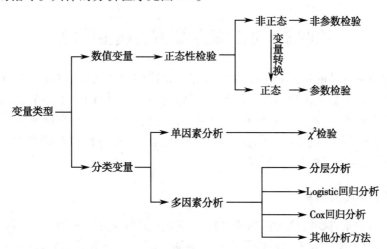

图 6-3 流行病学研究数据的分析程序

（二）根据研究设计类型选择统计学分析方法

1. 完全随机设计　在完全随机设计中,若是两组比较需要应用 t 检验或 χ^2 检验;多组比较需应用方差分析、行×列表 χ^2 检验或分级的病例对照研究数据的分析方法。

2. 配对(包括自身实验前后)设计　这种类型的研究设计需要按照配对的 t 检验、配对 χ^2 检验或匹配的病例对照研究方法进行数据分析。

3. 重复测量设计　这类设计方法是在给定一个处理因素后在不同的时间重复测量某一效应变量的改变情况。对于这种设计类型的数据需应用重复测量资料的方差分析(数值变量)或 Logit 模型(分类变量)进行分析。

4. 多因素设计　若在研究设计中有多个自变量,则可根据因变量的性质选择合适的多因素分析方法。如果因变量是数值变量,则可考虑应用多元回归分析方法、协方差分析方法。如果因变量是分类变量,则可选择 Logistic 回归分析方法、判别分析方法及聚类分析方法等。

（三）根据不同分组特征和变量的类型选择统计学分析方法

根据不同的分组特征和变量类型,表 6-5 归纳了常用的数据统计学分析方法,供读者参考。

表 6-5　不同分组特征和数据类型的数据分析方法选择

变量类型	两组间比较	两组以上比较	实验前后比较	重复测量	两变量间的相关分析
数值变量	t 检验	方差分析	配对 t 检验	重复测量的方差分析	Pearson 相关系数或 Spearman 秩相关系数
分类变量	χ^2 检验	χ^2 检验	配对 χ^2 检验	Logit 模型	列联系数
有序变量	Mann-Whitney 秩和检验	Kruskal-Wallis 分析	Wilcoxon 符号秩和检验		Spearman 秩相关系数
生存时间	生存分析				

第四节　流行病学研究的质量控制

流行病学研究设计的目的是为了提高研究的精确性与真实性,以达到准确的测量。研究质量的控制贯穿于研究设计、研究实施以及结果分析与总结的各个环节。在研究过程的各个环节产生误差或偏倚,均可影响研究的精确性与真实性。因此在研究方案中应根据已有知识,分析在每个环节可能产生的误差或偏倚的可能性,充分估计在研究中可能出现的各种问题,制定详细的质量控制对策与措施。

一、研究人员的培训

研究人员培训是首要需要考虑的质量控制环节。参与研究的所有成员都必须接受严格规范的培训,使每一位研究人员都能够全面了解研究的每一个组成部分、每一个环节和每一项数据的意义与要求。虽然在实际研究工作中每一个研究者会分工负责某一具体研究项目,但对总体研究目的与要求的深入理解具有重要意义。例如,对一项纳入研究对象为家系成员的遗传流行病学研究计划,研究者要在研究的各个环节将无遗传关联的非家系成员(例如收养关系的家庭成员等)排除在外。在全面培训的基础上,还需要按照研究任务的不同分工,对研究人员承担的具体工作任务进行进一步的深入培训,并进行严格的考核,经过考核合格后才能允许参与研究工作。

二、研究变量的精准测量

要严格监测研究对象的纳入程序符合研究设计要求,采用标准的、规范的研究方法、技术、标准的问卷,所有的仪器设备经过计量认证,实验条件符合要求,要有专人监控研究质量并做好记录,并且要应用具体的数据监测和评价研究的质量,确保研究过程的每一份生物样本、每一个研究变量和临床表型获得正确无误的采集及精准测量。例如要保证血压的测量数据真实可靠,就需要通过采取严格培训测压人员、要求测压环境符合条件、使用随机零点血压计、分析血压测量值尾数分布来监测读数偏好等措施控制测量血压的质量;空腹血标本的采集要确保空腹 8 小时以上,要清楚询问前一天晚上最后一次进餐的时间,确保第二天早上没有食用任何食物。还要注意不同研究现场的语言习惯或文化不同,也会影响研究变量的精准测量。例如当研究者询问农村现场的研究对象"你是否吃早餐了?",一些研究对象回答"没有!",但生物样本采集组将血标本离心后,发现血浆呈乳糜状,经再次询问研究对象时,研究者被告知"早上没有吃饭,只是喝了一碗鸡蛋茶(内含四个鸡蛋)。"有了这样的现场经验,就要以"你今天早上食用任何食物没有? 喝鸡蛋茶、牛奶、豆浆、糖水没有?"的方式进行询问。为了获取精准的年龄测量,不仅仅通过提供身份证确认,还有必要询问实际的出生日期是否和身份证件一致? 是公历或是农历? 问卷时间的长短也会影响研究变量测量的准确程度,因此需要记录问卷开始和结束时间,用于评估完成问卷的仔细程度与质量。在实验室检测中通过设计标准对照和平行样本,监控实验质量。不同的研究课题其具体的质量控制措施不同,这里不能一一介绍,研究者要根据实际的课题和现场情况,制定出严格可行的质量控制措施,提高研究质量和证据级别。

三、生物样本的采集与存储

前面讨论了一些有关精准采集空腹血标本的问题,但流行病学研究中的生物样本具有多样性和复杂性,有来自人体、动物及环境的样本,还有微生物学、化学、动植物等不同性质的样本,均需要严格按照要求进行采集,明确规定采集的时间、地点、部位、数量等,还需要严格按照相应的要求进行存储。大多数生物样本需要进行长期低温冷冻存贮,要确保生物样本的质量。对于微生物、生物学及化学样本,还需要确保生物安全性。

四、研究数据管理

研究设计时需要成立研究数据管理委员会,专门负责研究数据安全性及应用管理工作。获得的原始研究数据需要应用合适的数据管理软件进行双份录入,并进行认真比对,不一致的研究变量需要与原始研究数据进行核实。然后进行逻辑检查,发现异常值和缺失值,并通过与原始数据进行比对、重新询问研究对象或再次检测等方式,确保每一个研究变量的准确性。

还需要考虑在研究设计阶段采用唯一的识别方式将研究对象的不同数据库(例如问卷调查结果、实验室检测结果、临床调查结果等)链接起来,如果是队列研究,不仅需要将不同种类的数据库链接起来,还需要确保将基线及不同随访研究阶段的数据库链接起来。原始研究数据库清理、审核完成后,进行及时备份,任何人不可以更改该数据库。研究者如果需要利用研究数据,要向研究的设计者及数据安全与管理委员会提出申请,获得批准才可以根据申请使用的内容,由数据中心的专业人员从原始数据库中提取申请人所需数据,并提供给研究者使用。因此,在制订流行病学研究设计时,要注重数据管理的设计,这是过去的研究中容易忽视的环节,在目前的大数据时代,尤其要注重多中心参与、大样本量、长期随访的队列研究数据安全性维护。

第五节　流行病学研究的伦理学问题

1991 年国际医学科学组织理事会(the council for international organizations of medical sciences,CIOMS)发布的《流行病学研究中伦理学审查的国际标准(international guidelines for ethical review of epidemiological studies)》强调在流行病学研究中必须遵循以下基本伦理学原则:①尊重原则:要求研究者尊重研究对象的人格、自主选择权、隐私权,同时也包括参与者对该研究的目的以及可能带来的危害与收益的知情同意权。流行病学研究必须获得研究对象自愿签署的知情同意书,若本人不能提供,必须根据有关法律获得许可。任何流行病学研究都必须经伦理审查委员会批准或法律许可。②有利和不伤害原则:研究者必须合理地平衡潜在的利益和风险,给予参与者人道主义对待,不应对其造成机体、心理伤害或者增加额外负担。③公正原则:研究行为必须公平公正,不损害他人利益,不应存在不可缓解的潜在利益冲突等。此外,流行病学研究涉及的伦理问题还包括筛检的伦理,疾病监测的伦理,干预的伦理,基因信息安全,基因歧视和获取生物样本的知情同意等方面。在思考流行病学研究设计时,不可以忽视伦理学问题,要根据具体的研究课题,提交伦理学审查报告,在获得医学伦理学委员会的批准后才可以正式实施研究计划。

只有遵循基本伦理学原则和重视伦理学问题的流行病学研究设计,才具有实施的合理性与可行性,这样的流行病学研究结果也更加值得信任。

(张　明　胡东生 编,陈　坤　段广才 审)

参 考 文 献

[1] Rothman KJ,Greenland S,Lash TL. Modern Epidemiology[M].3rd ed. Philadelphia:Lippincott Williams & Wilkins,2008.

[2] 方积乾.卫生统计学[M].第 7 版.北京:人民卫生出版社,2012.

[3] Brownson RC,Petitti DB. Applied Epidemiology:Theory to practice[M].2nd ed. New York:Oxford University Press,2006.

[4] 王素萍.流行病学[M].第 3 版.北京:中国协和医科大学出版社,2017.

[5] Woodward M. Epidemiology:Study Design and Data Analysis[M].3rd ed. Dunbeath,Caithness,Scotland:Whittles Publishing,2013.

[6] Katz MH. Multivariable analysis:A practical guide for clinicians[M].3rd ed. Cambridge:Cambridge University Press,2011.

[7] 姜庆五.流行病学[M].北京:科学出版社,2003.

[8] Page RM,Cole GE,Timmreck TC. Basic epidemiological methods and biostatistics:A practical guidebook[M].Sudbury,MA:Jones and Bartlett Publishers,1995.

［9］詹思延.流行病学［M］.第 8 版.北京:人民卫生出版社,2017.

［10］Bhopal RS.Concepts of epidemiology:Intergrating ideas, theories, principles, and methods of epidemiology ［M］.3rd ed.New York:Oxford University Press,2016.

［11］International guidelines for ethical review of epidemiological studies［J］.Law Med Health Care,1991,19 (3-4):247.

第七章

流行病学中的现场调查技术

提要: 本章重点讲述了流行病学中现场调查的方法和技术,包括有关现场调查的问卷设计技术、抽样技术、现场快速检测技术和质量控制技术。同时介绍了疾病暴发的调查步骤及注意事项。

现场调查是流行病学收集信息资料的主要手段,在流行病学研究中发挥着重要作用。流行病学研究者应在研究设计阶段尽力选择或设计有效的资料收集和现场操作方法,同时注意影响资料收集有效性的因素,并加以控制。现场调查技术主要包括现场观察、问卷访谈及敏感问题随机应答技术等;现场调查中,环境和生物学标本的采集是十分必要的,特别是当疾病暴发时,应尽早采集有价值的标本,尽快检验,确定诊断。

第一节　现场调查方法与技术

一、现场调查问卷设计技巧

问卷是现场调查中用来收集资料的一种工具,在形式上是一份精心设计的问题表格,用来测量人们的行为、态度和社会特征。问卷设计质量的好坏,将直接影响调查资料的质量,进而影响到整个调查的成败。因此,问卷设计在现场调查中占有十分重要的地位。

(一) 现场调查问卷的类型和结构

1. 问卷的类型　根据填答方式不同,调查问卷分为自填式问卷和访问式问卷,自填式问卷由被调查者本人填写,访问式问卷由访问员根据被调查者的回答填写;根据结构不同,调查问卷又可分为封闭式问卷和开放式问卷,封闭式问卷既有问题又有备选答案,开放式问卷只有问题,没有备选答案。

2. 问卷的结构　一份完整的调查问卷一般由标题、封面信、填表说明、问题及答案组成,如果问卷的结果需进行计算机处理则还需加上计算机编码。

(1)标题:问卷的标题应概括说明调查的主题,使调查对象对所要回答的问题有所了解。标题不宜过长,应简单明了,引起调查对象的兴趣。

(2)封面信:封面信是致调查对象的一封短信,向调查对象介绍研究工作,恳求其支持并予以回复,是取得调查对象信任的一个重要内容。封面信通常放在调查表的最前面,简明扼要。在封面信中要说明几方面内容,包括:调查者的身份、调查的目的和意义、调查的大致内容,请求调查对象合作、匿名的保证、致谢等。

(3)填表说明:填表说明是用来指导被调查者填答问卷的各种解释和说明,包括如何填写问卷及如何回答问题、对问卷中某些问题的含义进一步解释、对某些特殊或复杂的填答形式进行举例等。通常在封面信的下面给出"填表说明",对填写的要求、方法、注意事项等做出一个总的说明。

(4)问题和答案:这是问卷的主题,也是问卷设计的主要内容。问卷的问题应涉及两方面内容,一是对调查对象基本情况的调查,如性别、年龄、民族、职业、文化程度、婚姻状况、收入等方面的信息,另一方面是对主题内容的调查,即调查者最关注的内容,同时也是调查的目的所在,它是问卷的主体部分。

(5)编码:为了将被调查者的回答转换成数字,以便输入计算机进行处理和定量分析,需要对答案进行编码。编码既可以在问卷设计的同时设计好,也可以在调查资料收集完成后再进行设计。

(6)调查者的签名:在调查表的最后,常需附上调查员的姓名、访问日期,如有必要还可附上受访者的姓名、单位或家庭住址、电话等,这些信息的获得也需征得调查对象的同意。这些信息可便于核查和随访调查,匿名调查则不宜有上述内容。

(二) 现场调查问卷设计的基本原则与步骤

1. 问卷设计的基本原则

(1)主题明确:根据主题,从实际出发拟题,问题目的明确、重点突出,没有可有可无的问题。

(2)结构合理、逻辑性强:问题的排列应有一定的逻辑顺序,符合应答者的思维逻辑。一般是先易后难、先简后繁、先具体后抽象。

(3)通俗易懂:问卷应使应答者一目了然,并愿意如实回答。问卷中语气要亲切,符合应答者的理解能力和认识能力,避免使用专业术语。对敏感性问题采取一定的技巧调查,使问卷具有合理性和可答性,避免主观性和暗示性,以免答案失真。

(4)长度适中:回答问卷的时间控制在 20 分钟左右,问卷中既不浪费一个问句,也不遗漏一个问句。

(5)便于资料的校验、整理和统计,节约成本。

2. 问卷设计的步骤　问卷设计共分为以下几个步骤:①明确研究目的;②建立问题库;③设计问卷初稿;④初稿试用和修改;⑤确定问卷。

3. 问卷设计的质量控制　问卷的质量主要取决于问卷设计人员的专业素质及其对调查目的、调查内容的了解程度,同时也与问卷设计的执行过程密切相关。因此,慎重地选择设计人员、严格地执行设计程序是控制问卷质量的关键。

(1)成立问卷设计小组:选择具有资质的设计人员是控制问卷设计质量的首要环节。由于单个人员的设计难免有局限性,因此可根据实际需要选择多个设计人员成立问卷设计小组,互相讨论,集思广益,最大程度避免设计缺陷,形成完善的问卷。

(2)准确界定调查问题:问卷中每个问题都应有一个明确的目的。在问卷设计前,可以先用简洁的方式列出所希望调查的每一个问题,明确为什么要提出这一问题、这一信息将用来做什么样的分析、如何编码和分析等。把相近的或相关的问题放在一起,由易到难排列。提问的内容及问句要尽可能简短,提出的问题调查对象有能力回答且乐于回答。要尽可能避免提及引起调查对象反感的问题,对于必须涉及的敏感性问题,可采用匿名回答或间接提问等方式。要注意提问的客观性,避免诱导调查对象做出具有倾向性的回答。同时,问题的表述要具体确切、通俗易懂。

(3)预调查及问卷修改:选择符合调查要求的一部分调查对象进行预调查,通常选取几十个样本单位进行试访问。问卷预调查是检查问卷存在的问题、提高问卷设计质量的一种行之有效的简便方法。已设计出的问卷在调查中可能会遇到设计人员没有想到的问题,进行预调查能及时发现问卷设计中存在的缺陷与不足,也能估计出完成一份问卷的时间长短,还可以测试问卷的信度与效度,设计人员可根据预调查的结果有针对性地对问卷进行补充和修改,之后即可经相关人员签字定稿,交付印刷。

(4)审核调查问卷:调查问卷拟定后,设计人员可从下述几个方面着手进行检查:①相关性:即检查问题是否符合调查目的,是否与主题相关,删除无关的问题;②完整性:即检查问题是否能全面地反映调查主题,如有遗漏,则予以适当补充;③逻辑性:即检查问题设计是否前后连贯,排列是否井然有序,若有不当,则予以调整;④准确性:即检查问题表达是否存在词不达意或模棱两可的情况,若存在,则予以修改;⑤规范性:即检查问卷格式是否规范,在版面设计上整体结构是否清晰,重点突出,简洁美观。

(三)现场调查问卷的内容

一份好的调查问卷不仅形式上整齐、美现,便于阅读和回答,内容上也应满足两方面要求:第一,确保问卷能完成调查任务与目的;第二,问题具体、表述清楚、重点突出、整体结构好。问题和答案是调查问卷的核心内容,因此,科学地设计问题和答案是获得可靠资料的重要环节。

1. 问题的设计　问题的设立可参考他人的研究成果和自己的研究经验,通过小组讨论或访谈,根据研究目的提出有关问题,然后整理、筛选。总的来说,应该只询问那些与研究问题或与假设相关的事物,不应该询问无关的问题。

(1)问题的设计要求包括:①问题必须围绕假设进行设计;②问题应具体、明确,不能抽象、笼统;③避免提复合性的问题;④问题必须适合调查对象的特点,尽量做到通俗易懂;⑤提问要避免带有倾向性和诱导性;⑥不要直接提具有敏感性或威胁性的问题。

(2)问题的主要类型及询问的方式:①根据提问的方式,可划分为直接性、间接性和假设性问题。直接性问题是指在问卷中能通过直接提问方式得到答案,这类问题通常询问个人的信息或意见,可获得明确的答案,如"您的年龄?";间接性问题指那些不宜直接询问的问题,通常是那些易产生顾虑、受访者不敢或不愿表达真实意见的问题,通过间接的提问方式,则可以获取所需的答案,如欲调查收入水平,直接询问工资比较敏感,可以间接询问生活质量、日常消费等问题;假设性问题是通过假设某一情景或现象而提出问题,如"假如您的收入是现在的两倍,您会购买房子还是汽车?"。②根据提问的形式,可划分为开放型和封闭型问题。开放型问题并不列出可能的答案,而是自由回答,调查对象可以充分自由地按自己的想法作答,如"您认为防治乙肝的关键问题在于?";封闭型问题是事先设计了各种可能的答案,受访者从中选出一个或几个适宜的答案即可,封闭型问题容易回答,且应答率较高。③根据提问的内容,可划分为特征型、行为型和态度型问题。特征型问题是用以测量调查对象的基本情况的问题,如性别、年龄、职业、收入、教育程度、居住条件等,此类问题可为分类统计和分析提供基础资料;行为型问题用以测量调查对象过去发生的或现在进行的某些行为和事件,行为型问题是了解所研究事件的现象和过程的重要工具,如"您是否吸烟?";态度型问题是用以测量调查对象对某一事物的看法、认识、意愿等主观因素的问题,由于态度问题往往涉及个人内心深处的东西,在调查中了解态度比了解事实困难得多,如"您认为每年参加健康检查是否有必要?"。

2. 问题答案的设计

(1)答案的设计要求包括:①答案的设计应符合实际情况;②答案的设计要具有穷尽性和互斥性;③答案只能按一个标准分类;④程度式答案应按一定顺序排列,前后须对称;⑤每个问题的答案设计应充分考虑问题的统计分析方法。

(2)答案的编写格式:①二项选择法:二项选择法是指问题的答案仅有两种可以选择,如"是/否""有/无"等,这两种答案是对立的;②多项选择法:多项选择法是封闭式问题中最常用的一种形式,包括单选和多选两种类型;③矩阵法:矩阵法是将同一类型的若干个问题集中在一起,共用一组答案,从而构成一个系列的表达方式;④序列法:序列法是指所选答案具有不同程度的差异并排序;⑤尺度法:尺度法是指将答案分成两个极端,线段的两个极端分别表示两个极端的态度,中间分成若干个等距离线段,要求回答者在适当位置上打"×",作为标记;⑥填入式:填入式是一种定量的开放式问题,需要调查对象提供定量的答案,直接将答案填入空格中;⑦关联式:关联式是将一系列相互衔接的问题放到一起,后面问题的回答依赖于前面问题的回答,关联式问题的使用能使调查对象跳过与他们无关的问题;⑧自由式:自由式是指将问题设计成开放性的问题,受访者可自由回答,多用于对一些不太清楚的问题做探索性的调查,也可对某些问题做深入调查;⑨顺位法:顺位法也叫排序法,是列出若干项目,由调查对象对其按某种特征进行排序;⑩比较法:比较法是将若干可比较的事物整理成两两对比的形式,要求受访者进行比较并做出肯定回答的方法,比较法适用于对质量和效用的评价。

3. 编码　编码是将调查资料的各种文字变为计算机能识别的阿拉伯数字或英文字母的过程,编码是资料整理的重要环节,为资料的进一步处理和分析提供方便。

(1)编码方式:编码包括预编码和后编码两种方式:预编码是在调查问卷设计时就对答案制定好编码,调查对象在回答问题时即提供了数字编码,节省人力,适用于封闭型问题,而对开放型问题无法预编码;后编码是在调查问卷回收及对答案进行评判以后才进行的编码,即根据答案的种类制定编码,后编码需阅读所有答案,耗费大量时间和经费。

(2)编码原则:编码的原则包括:①编码必须单一,每个编码只代表一种回答,不可重复代表不同的回答;②编码必须包括各种情况,每种回答应有自己的编码,并且是唯一的;③编码必须简单、符合逻辑,通常以选项的代码作为编码,有些问题本身即为数字,编码可取其本身;④对于无回答或拒绝回答的,应给予特殊的编码,一般常用 9.99 或 999。

(3)编码表格:在问卷设计时要考虑到编码的问题,在问卷上留出一些编码表格,将答案与相应的编码值排列成一份对照表。一般将表格留在相应问题的右边,一并对齐,便于调查者操作。注意预留编码格数应考虑问题回答可能出现的数字或最多的分类数,如年龄一般留两格。

4. 问卷调查中的量表　量表是在经验层次上对事实进行主观评价的具有结构强度顺序的测量工具,用于对主观性指标的调查。量表是一个指标群,是对变量的复合测量。量表的主要作用在于能通过间接的、定量的方式衡量那些难以直接观测和客观度量的人们的主观态度,特别是测量态度或观念的不同程度和差异。量表构造中往往遵循"一维性"的原则,每一个项目反映某一复杂事物诸多维度中的一个维度,各项间互不重叠包含。量表内的项目,可用名义尺度、顺序尺度或区间尺度。量表的种类很多,可按照各种不同标志加以划分。

根据不同的分类标准,量表可以分为不同的类型:根据态度答案数目,可以划分为平衡量表和不平衡量表,如果有利态度和不利态度的答案数目相等,则为平衡量表,否则为不平衡量表;根据不同的测量尺度,可以划分为类别量表、顺序量表、等距量表和等比量表。

(四)现场调查问卷的问题语言技巧

对问题的理解、回答取决于问题中语言的表述,设计时应加以注意。问题的语言要求表达简明、生动,概念准确,不要用似是而非的语言。具体设计中,应注意以下几点:①问题应清晰明确;②提问避免使用不确切的词语;③不使用双重否定的词和句子;④使抽象的、综合性的问题具体化为可以作定量、定性分析的问题组合;⑤选用温和、中性的语言,避免提及有刺激性、令人难堪、禁忌或敏感的问题;⑥提问不能有暗示性和诱导性;⑦避免提及有断定性的问题。

二、现场调查抽样技术

抽样调查是从全部研究对象中选取一部分观察单位或个体进行调查,并根据该部分单位的数据信息对全部研究对象做出推断的一种调查方法。抽样调查比普查涉及的观测单位少,节省人力、财力和时间,而且可以获得比较深入细致和准确的资料。

抽样调查的目的在于利用部分信息资料来反映总体的情况,因此,被抽取的部分观察单位或个体的代表性尤为重要。一项调查研究能否达到预期研究目的,要看这部分单位或个体是如何选择的,这是抽样调查中的关键问题。

(一)现场调查抽样原则

抽样的重要原则是使样本具有代表性,保证样本代表性的一个重要手段是随机化抽样。同时还需要注意:①抽样单位易于定义和识别;②抽样单位间相互独立。

(二)现场调查抽样方法

现场调查的抽样方法可分为两大类,一类称为随机抽样或概率抽样,因抽样过程严格遵循概率原则,即每个单位或个体被抽中的概率不是零且可以计算,采用此方法获得的样本具有较好的代表性。以概率抽样方法作调查研究时,能计算出抽样误差,并可用来推断总体。另一类称为非随机抽样或非概率抽样,该抽样中的每个单位或个体被抽中的概率无法计算,也不能保证每个单位都有机会被抽中,由于此时的抽样总体与目标总体不完全相同,因此不能用来推断目标总体的特征。尽管只有概率抽样才能对总体做出较精确的估计,但由于非概率抽样实施方便、节约财力,也不乏研究者使用,而且在某些探索性研究中,非概率抽样已能满足调查的需要。此外,当抽样总体不能明确定义或没有抽样框时,就需要使用非概率抽样方法。

1. 概率抽样 目前在流行病学调查中所使用的概率抽样方法有简单随机抽样、系统抽样、分层抽样、整群抽样、多阶段抽样和不等概率抽样。

(1)简单随机抽样:简单随机抽样(simple random sampling)又称单纯随机抽样,是指从总体 N 个单位中任意抽取 n 个单位作为样本,使每个样本被抽中的概率相等的一种抽样方式。简单随机抽样一般可采用掷骰子、抽签、查随机数表以及利用统计学软件等办法抽取样本。

(2)系统抽样:系统抽样(systematic sampling)也称为等距抽样或机械抽样,它是首先将总体中各单位按一定顺序排列并编号,根据样本容量确定抽样间隔,然后按每隔一定的间隔抽取一个单位的一种抽样方法。

（3）分层抽样：分层抽样（stratified sampling）又称为分类抽样或类型抽样，它是先将总体按某种特征分成若干"层"（strata），再从每一层内随机抽取一定数量的观察单位，合起来组成样本的一种抽样方法。

（4）整群抽样：整群抽样（cluster sampling）是首先将总体划分成若干个互不交叉、互不重复的群，然后随机抽取若干个群，被抽到的各群的全部观察单位组成样本的一种抽样方法。应用整群抽样时，要求各群有较好的代表性，即群内各单位的差异要大，群间差异要小。

（5）多阶段抽样：多阶段抽样（multi-stage sampling）也称为多级抽样，是指将抽样过程分成不同阶段，每个阶段使用的抽样方法往往不同，可以采用单纯随机抽样、系统抽样或其他抽样方法，即将各种抽样方法结合使用，在大型流行病学调查中常用。

（6）不等概率抽样：简单随机抽样过程中，总体中的每个单位都有相等的概率被抽取，属于等概率抽样，在分层抽样中，若各层的调查单位也是按简单随机抽样抽取，那么层内也是等概率抽样。如果所研究的指标在各总体单位间的差异不大，简单随机抽样便是有效的，反之，简单随机抽样的效果并不一定好。此时，常采用不等概率抽样（unequal probability sampling）。

概率比例规模抽样（probability proportional to size sampling, PPS sampling），又称与规模大小成比例的概率抽样，简称为 PPS 抽样，是不等概率抽样中常用的一种，是指在多阶段抽样，尤其是二阶段抽样中，初级抽样单位被抽中的概率取决于其初级抽样单位的规模大小，规模越大，被抽中的概率就越大，反之，被抽中的概率越小，即将总体按某种标准划分出规模不等的单位，按各单位规模大小分配不同的抽样比所进行的抽样。

PPS 抽样的具体做法是：首先确定初级抽样单位以及每个初级抽样单位中调查对象的具体数目，这个数目可以是估计的人数；然后确定抽取哪些初级抽样单位，如果初级抽样单位数比较少，可以全部抽取，如果初级抽样单位数太多，则可以随机抽取部分的抽样单位；最后在选取的初级抽样单位中选择具体的调查对象，如果将选取的初级抽样单位内的全部人员作为调查对象，称为二阶段整群抽样，如果只是在初级抽样单位中按人数的多少，来决定在每个抽样单位中抽取多少人，则为 PPS 抽样。

2. 几种常用概率抽样方法的设计效应 设计效应（design effect, deff），是抽样调查中的一个重要概念，也是描述抽样设计效率的一个重要参数。它是指采用较为复杂抽样设计（如整群抽样、分层抽样、多阶段抽样）估计量的方差与相同样本量下（不放回）简单随机抽样设计估计量的方差之比，用来反映复杂抽样设计的效率或相对精确程度。

对于目标估计量 θ，$V\hat{\theta}$ 表示采用复杂抽样设计的估计量方差，$V_{srs}\hat{\theta}$ 表示相同样本量下有放回简单随机抽样的估计量方差，从包含 N 个总体单位的总体中抽取 n 个单位作为样本，样本均值 $\bar{y} = \sum \dfrac{y_i}{n}$ 的方差表示为：

$$V_{srs}(\bar{y}) = \frac{1-f}{n}S^2 \qquad (式7\text{-}1)$$

其中，$f = n/N$ 为抽样比，$1-f$ 表示有限总体校正因子，$S^2 = \sum (Y_i - \bar{Y})^2 / (N-1)$ 为总体方差。

目标估计量 θ 的设计效应表达式为：

$$deff(\hat{\theta}) = \frac{\text{所考虑复杂抽样设计估计量的方差}}{\text{相同样本量下简单随机抽样设计估计量的方差}} = \frac{V(\hat{\theta})}{V_{srs}(\hat{\theta})} \quad \text{（式7-2）}$$

在抽样调查中，设计效应的作用有两个，一是比较不同抽样设计的效率，其次是利用简单随机抽样设计的样本量确定满足相同精度要求的复杂抽样设计所需的样本量。复杂抽样设计的样本量等于相同精度下简单随机抽样设计的样本量乘以复杂抽样设计的效应。deff通常采用经验法或历史数据法等估计。

总体上讲，deff愈大，说明该复杂抽样设计误差愈大，精度愈低，效率也愈低。若deff>1，表明该复杂抽样设计效率低于简单随机抽样；若deff<1，表明该复杂抽样设计的效率高于简单随机抽样。

一般而言，在抽取相等数量的次级单元的前提下，几种常用的随机抽样设计效能的比较是：比例分配分层随机抽样>简单随机抽样>整群抽样>二阶抽样。

3. 非概率抽样　非概率抽样（non-probability sampling）是一种非随机抽样方式，它不遵循随机化原则，而是依据研究者的意愿、判断或方便程度等条件来抽取调查对象，不考虑随机抽样中的等概率原则，往往会产生较大的抽样误差且无法估计，难以保证样本的代表性，一般不用来推断总体。因此，在大规模的现场调查中一般很少用非概率抽样，常常是在探索性研究或在研究初期采用。非概率抽样方法简便易行、花费小，能及时得到有用的资料，很多时候，组织较好的非概率抽样也能达到预期的研究目标。

非概率抽样方法主要包括立意抽样、偶遇抽样、配额抽样、雪球抽样和同伴推动抽样等。

（1）立意抽样：立意抽样（purposive sampling）又称目的抽样或判断抽样（judgmental sampling），是研究者根据研究目的和主观判断来选择其认为"有代表性的样本"的方法。当调查人员对自己的研究领域十分熟悉或者对调查总体比较了解时可采用这种抽样方法。

操作上，研究人员一般选择最能代表普遍情况的总体单位作为调查对象，也可以利用目标总体的全面统计资料，按照一定的分类标准，对各类总体单位进行主观地选取样本。如果研究目的是探讨某一现象产生的原因，有时也会选择"极端型"总体单位进行调查。常说的重点调查和典型调查就是目的抽样特例。

立意抽样由于样本的选取具有主观性，估计精度严重依赖于研究人员的自身素质，所以样本的代表性受到质疑，一般不轻易用于对总体进行数量方面的推断。但在样本量较小以及样本点不易分门别类选择时，立意抽样具有较大的优越性，因为此时随机抽样的优点受到限制。

立意抽样多应用于总体差异小而各部分的内部差异大时，以及在总体边界无法确定或研究者的时间、人力、物力有限等情况下采用。对于一些特殊人群的研究，如吸毒者、同性恋者、艾滋病病毒感染者以及流动人口等，也常常采用这种抽样方法。

（2）偶遇抽样：偶遇抽样（accidental sampling）又称方便抽样或便利抽样（convenience sampling），是调查者根据实际情况，以无目标、随意的方式来选取样本的一种抽样方法，可以是抽取偶然遇到的人或者选择那些最容易找到的人作为调查对象。例如，直接抽取到某医院进行健康体检的人调查某病的患病情况。

偶遇抽样与随机抽样的相似之处是排除了主观因素的影响，纯粹依靠客观机遇来抽取对象。偶遇抽样与随机抽样的不同点在于，没有保证总体中的每一个观察单位都具有同等的机会被抽中。那些最先被碰到的、最容易见到的、最方便找到的调查对象有比较大的机会被抽中。优点是抽样简单易行、省时、省力、节约费用，能够及时获得所需的信息资料；缺点是样本的代表性差,有很大的偶然性,一般不能依赖用偶遇抽样得到的样本来推论总体。

(3)配额抽样:配额抽样(quota sampling)又称定额抽样,它是先将目标人群按某种特征或属性分组,然后按照一定的数额或比例从每组中任意选择一定量的个体作为调查对象。该抽样方法与分层抽样的区别在于在层内不是依据随机化原则抽样,而是由研究者在配额内采用立意抽样或偶遇抽样的方法主观选定样本。

在操作上,研究者要尽可能的依据那些有可能影响研究变量的各种因素来对总体分层,如调查对象的年龄、性别、社会阶层等,并找出具有各种不同特征的成员在总体中所占的比例。然后依据这种划分以及各类成员的比例去选择调查对象,使样本中的成员在上述各种因素、各种特征方面的构成尽量接近总体特征。

配额抽样包括比例配额抽样和非比例配额抽样两种。前者在实际中常用,它从样本"代表性"(非实质意义上的代表)的要求考虑,样本容量在各控制特征上的分配比例与具有该特征的成员在总体中所占的比例相同,这样保证了样本与总体结构上的一致性。后者的限制少,只需满足原定每个特征上的最小总体单元数即可,而不需要考虑样本结构与总体结构的匹配,应用较少。

配额抽样的优点是,一般耗费较小,不需要抽样框架,可能短期内完成。但是由于各个类别中的选样过程中给予调查员过多的自由处置权,很难保证样本的代表性是否足够好,从而产生选择性偏倚。

(4)雪球抽样:雪球抽样(snowball sampling)又称滚雪球抽样(roll snowball sampling),就像在雪地上滚雪球,雪球越滚越大一样,即通过一些"种子"样本点以获取更多样本点的信息,样本量逐渐扩大。当无法了解总体情况时,可以从找到的少数调查对象入手,对其进行调查,向他们询问是否知道其他符合条件的人,再去找那些人并再询问他们知道的人,如此反复,直到达到所需的样本含量为止。

这种抽样方法的运用前提是总体各单元之间具有一定的联系,通常用于因稀少而难于发现研究对象的总体的研究。如男男性行为者、酗酒者、药物滥用者等,因为这些个体一般不愿意让人们了解他们,很难找到,但他们之间往往有一定的联系。

滚雪球抽样的特点是便于有针对性地抽选样本而不致"大海捞针",滚雪球抽样假定总体单元之间必须有一定的联系,并且愿意保持或至少不会反对向外人公开这种联系,否则将会失去如此抽样的前提。类似于系统抽样,滚雪球抽样对起始样本点的依赖程度很高,因此必须慎重地进行选择。但是,不同于系统抽样,滚雪球抽样的起始样本点不是随机选择的,多数情况下是可遇不可求的。

(5)同伴推动抽样:对于难以接近人群(例如静脉注射吸毒人群、男男性行为者、性工作者等),由于缺乏一种抽样框架,用传统的概率抽样法很难获取样本。而近年来出现的一种近似概率抽样方法,即同伴推动抽样(respondent driven sampling,RDS)则非常有效。

同伴推动抽样和传统的链式推举法类似,并在此基础上做了改进。传统的链式推举抽样需要从目标人群中随机选择参与者,而这在难以接近人群中是很难实现的。同伴推动抽样不需要随机选择最初的参与者,也不要求参与者提供他们介绍的同伴的个人信息,只要说服同伴加入研究就行了。抽样过程从寻找初始参与者(种子)开始,种子介绍他的同伴加入研究群体,被介绍的人又继续介绍别人,按这样的方式样本像滚雪球一样逐渐增大。经过4~5层抽样后,所得样本人群主要特征指标的构成趋于稳定,推举链再延长也不会改变这种构成,即达到了"平衡性"(equilibrium)。此时的样本组成与种子的特征无关。尽管种子是在目标人群中非随机选择的,但由此产生的偏倚在抽样过程中逐渐消失,最终样本构成趋于稳定。

RDS法与经典的滚雪球法相似,但有所改进。首先RDS改变了经典滚雪球法的单向激励成为双向激励,即招募者和被招募者均获得一定数额的物质奖励或现金,提高了招募的效率;其次RDS法要求调查对象由同伴招募而不是由同伴向调查员指证,减少了招募过程中拒绝参加的比例,同时保护了应答者的隐私。RDS法要求每个人只能推举一定数额的同伴(一般为3个,与雪球抽样不同,雪球抽样对此没有限制),同时统计每个推举人所认识同伴的数量,从而可以计算每个同伴被抽取的概率;每个人推举同伴数量的限制使推举链得以延长,使不同特征的同伴能被抽中,从而避免在人群特征上的相似性而造成的偏倚。作为一种近似概率抽样方法,RDS法抽样得到的结果可以对抽样的总体进行点值估计和区间估计。

RDS法的优点:调查对象由同伴征募而不是由同伴向调查员指证,因此减少了招募过程中拒绝参加的比例,提高了征募的效率。没必要随机选择种子,只要种子是目标群体中的成员,无论用何种方法选择都不会影响抽样结果,因此RDS能够由收集到的样本信息估计出近似的人群构成。RDS调查费用低、工作量较小、调查表简单,除需要调查的专业问题外,仅需要少量附加问题,有用于数据分析的专门的软件。

RDS法的不足之处:预抽样的人群在理论上必须足够大,可以从广泛的地区范围内获取样本,但是交通条件的不同可能造成抽样偏倚。调查人群之间必须存在已有的社会网络,假定参与者介绍的同伴是从他们认识的同伴中随机抽取的,组内成员间在社交和地域上的相似性将影响到参与者的抽取方式。没有考虑到测量误差,一直未对自我报告的社会网络的大小及构成的可靠性进行研究。较低的推举率,有些种子有可能一个研究对象也不推举。RDS抽样理论上是按几何级数增长的,实际上这是不可能的。

三、其他现场调查方法与技术

(一)捕获-标记-再捕获方法

捕获-标记-再捕获(capture-mark-recapture,CMR)方法是开展两次或两次以上独立的调查,对第一次调查时查出(捕获)患某种疾病或具有某种特征的人予以登记(标记),在第二次调查时统计已经在第一次调查时登记(标记)的人数,即"再捕获",通过统计学处理,估计人群中的患某病或具有某种特征的人数。

实例:为了估计2012年重庆市男男性行为者的人群规模,为艾滋病防治工作提供科学依据,从两个不同的途径收集2012年重庆市男男性行为者人数:①选用本地一家点击率最高的男男性行为网站进行网络问卷调查,调查人数作为第1次捕获数;②由重庆市疾控中心在同性恋酒吧、公共场所、网络等招募种子通过分类滚雪球抽样调查,调查人数作为第2次捕获数。当第2途径的数据收集之后,要检查有多少人是在第1途径已经收集到的,依此即可计算2012年重庆市男男性行为者人数。计算公式如下:

$$N=[(M+1)(n+1)/(m+1)]-1 \qquad (式7-3)$$

式中,N为2012年重庆市男男性行为人数;M为第一次捕获数,即标记数;n为第二次捕获数;m为第二次捕获中的有标记数。95%可信限区间为:

$$N\pm1.96\ Var(N) \qquad (式7-4)$$

其中,$Var(N)=[(M+1)(n+1)(M-m)(n-m)]/[(m+1)^2(m+2)]$

经调查得:$M=1676$,$n=553$,$m=54$,

$\qquad N=16891\ Var(N)=4439$

N 值的95%可信限为：$N \pm 1.96 Var(N) = (8191, 25591)$

（二）敏感问题应答技术

在流行病学现场调查中，时常会遇到一些不受调查对象欢迎或使其感到尴尬的敏感问题，如与吸毒、性行为、同性恋等有关的问题。对于敏感问题，若采用直接回答的方法，调查对象难免产生抵触情绪，不愿据实回答，导致数据失真，结果无效。为解决这个问题，随机应答技术应运而生。

随机应答技术（randomized response technique，RRT）最早由美国社会学家 Warner 在1965年提出，当时他设计了"两个相关联问题的模型"。1967年，Simmons 对模型进行改进，提出"无关联问题模型"。之后，一些学者又对模型进行了改进，相继提出了两个无关联问题模型、三个无关联问题模型、多重重复试验模型及数量信息模型。下面简单介绍其中的两个模型，即两个相关联问题模型与数量信息模型。

1. 两个相关联问题模型　设计以特定比例分布（P≠1/2）的两种问题的卡片，卡片1的问题为"我属于 A 情况"，卡片2的问题与卡片1相反，即"我不属于 A 情况"，受访者从若干卡片中随机抽取一个，并根据其抽到的卡片回答相应的问题"是"或者"否"，由于调查过程中调查者不在场，因此受访者回答的是哪个问题只有受访者本人知道，具有很好的保密性，保证受访者的回答更加真实。假设问题1所占的比例为 P，问题2所占的比例为 1−P，应答者中回答"是"的总比例为 r，那么对第一个问题回答"是"的比例 RA 可以由下式推算：

$$r = PRA + (1-P)(1-RA) \tag{式 7-5}$$

$$RA = [r-(1-P)]/(2P-1)(1>P>0.05) \tag{式 7-6}$$

实例：采用 Warner 法估计艾滋病病毒（HIV）感染者/艾滋病（AIDS）病人安全套使用情况。设置两个问题（问题1与问题2的比例为7：3），折成纸条放入盒子里混匀，由患者抽签回答。问题1是"最近一个月内每次性交均使用安全套"，问题2是"最近一个月内并非每次性交均使用安全套"。受访者根据抽到的问题，在纸条的"是"或"否"选项上打钩。

单阳家庭中，共有94人抽签应答，应答者中总共有52人回答"是"，回答"是"的总比例 $r = 52/94 = 55.3\%$，本例中的 $P = 0.7$；根据公式7-6算出应答者对第一个问题回答"是"的比例 $RA = (0.553-0.30)/(1.40-1) = 0.6325$；得出单阳家庭中最近1个月内每次性交均使用安全套的比例为63.25%。

2. 数量信息模型　设计一个由黑白两种颜色球按一定比例组成的随机装置，白球上标有数字0，1，2……k，每一种标有数字的白球按确定的比例设置，规定被调查者摸到黑球，据实际情况回答敏感问题；摸到白球，读出白球上标的数字即可，调查者不知道被调查者摸到球的颜色。此模型的符号规定如下：

N：样本含量

π_i：人群中具有 i 数字敏感问题的概率

B：黑球占总球数的比例

w_i：标有 i 字白球占总球数的比例

P_i：回答 i 字的人数占被调查人数的比例

$$P_i = \pi_i B + w_i$$

则：

$$\pi_i = (P_i - w_i)/B \tag{式 7-7}$$

$$Var(\pi_i) = (1/B)^2 P_i(1-P_i)/N \tag{式 7-8}$$

$$SE(\pi_i) = \sqrt{Var(\pi_i)} \qquad\qquad (式 7\text{-}9)$$

实例:欲调查男男同性恋者过去一个月肛交时避孕套使用情况,在一个袋子里装有 10 个小球,其中,6 个小球标有数字"0",其他 4 个小球分别标有数字"1""2""3""4",规定被调查者抽到标有数字"0"的小球据实回答问题(1:从来不使用;2:有时使用;3:每次都使用;4:无肛交行为),抽到其他数字者,则直接写下小球上的数字即可。结果,回答"1""2""3""4"的人数分别为 85、181、285、99,共计 650 人,相应的 π_i 和 $SE(\pi_i)$ 计算结果见表 7-1。

表 7-1 男男同性恋者过去一个月肛交时避孕套使用情况估计

使用频率	n	w_i	P_i	π_i	$Var(\pi_i)$	$SE(\pi_i)$	95% CI
从来不使用	85	0.1	0.1308	0.0513	0.0005	0.0220	(0.0081,0.0945)
有时使用	181	0.1	0.2785	0.2974	0.0009	0.0293	(0.2400,0.3549)
每次都使用	285	0.1	0.4385	0.5641	0.0011	0.0324	(0.5005,0.6277)
无肛交行为	99	0.1	0.1523	0.0872	0.0006	0.0235	(0.0411,0.1332)

(三) 3S 技术

流行病学的研究资料大多具有空间属性,如在传染病的发生与流行、地方病的分布及病因、医疗卫生资源的分布等的研究中,常常涉及诸如地理位置、景观特点、时间变化的信息,但针对此类时空数据,经典流行病学和统计学方法无法满足分析的需要,导致信息的丢失。近年发展的地理信息系统、遥感技术和全球定位系统统称为"3S 技术",可以实现对地面环境的综合分析和动态监测,在流行病学中,可用来研究和解决包括绘制疾病图谱、计算和评估点源和线源危险因素、进行疾病聚类分析和地理学相关研究等方面的实际问题。

1. 地理信息系统 地理信息系统(geographic information system,GIS)是以地理空间数据库为基础,在计算机软、硬件的支持下,对空间相关数据进行采集、存储、管理、操作、分析、模拟和显示,并采用地理模型分析方法,适时提供多种空间和动态的地理信息,为地理研究和地理决策服务而建立起来的计算机技术系统。GIS 能有效地管理流行病学资料中的空间相关数据,分析不同区域疾病的分布和变化规律,探索疾病的病因及影响因素,为疾病预警预报、控制计划的制定、控制效果的评价等提供科学的依据。

2. 遥感技术 遥感技术(remote sensing,RS)于 20 世纪 60 年代兴起,是指在高空和外层空间的各种平台上,运用各种传感器(如摄影仪、扫描仪和雷达等)获取地表的信息,通过数据的传输和处理,从而实现研究地面物体形状、大小、位置、性质及其环境的相互关系的一门现代化应用技术科学。利用遥感观测数据及时更新 GIS 中的数据,可以建立动态(或四维)的 GIS;另一方面,GIS 中的数据也可以辅助遥感图像的判译与分类。RS 技术能够客观提供地面地理、气象及环境数据,且具有安全、不受地理环境条件限制(特别是对人力无法到达地区)、覆盖面广、信息量丰富、可连续重复观察等优点,可以为流行病学研究提供前所未有的、充分及时的空间资料。

3. 全球定位系统 全球定位系统(global positioning system,GPS)诞生于 20 世纪 70 年代,通过人造卫星向使用者提供目标点的高精度定位及实时导航服务。GPS 定位精确度可达米级,在恶劣天气或复杂地形下均能工作,不受天气条件、地理位置的影响。因此,在研究疾病发生或其影响因素时,可借助 GPS 来收集空间位置信息,获取相关资料,辅助完成现场调查工作。

第二节 现场调查的标本采集与实验室快速检测技术

一、现场标本采集

（一）鼻咽拭子、含漱液或痰液采样

鼻咽拭子、含漱液或痰液采样是呼吸道传染病常用的采样方法。用咽拭子采样时，令受检者张口，棉拭子深入扁桃腺和咽后壁涂抹，避免接触口腔内其他部位的唾液，取出后放入灭菌空试管内，立即送检。若运输超过 2 小时，则必须在现场进行平板接种。鼻拭子采样时，可将棉拭子自前鼻孔进入，沿下鼻道底部向后缓缓伸入，到鼻腔咽后壁，将棉拭子停留片刻，待反射性咳嗽后，轻轻旋转一周，取出放无菌试管送检。采用含漱液采样时，病人先咳嗽数次，然后将 10ml 采样液倒入口内，仰头漱洗咽部约 1 分钟，吐回采样杯中，倒入无菌试管送检。痰液采样时，以清晨第一口痰为宜，咳痰前先以冷开水漱口，咳痰时应用力咳出肺部深处的痰，而不是咳出唾液（口水）或喉头分泌物，痰液量应尽量不少于 5ml，咳到检验瓶后，盖紧瓶盖，尽快送检。

（二）血液或脑脊液采样

血液标本的采集可分为皮肤（毛细血管）采血、静脉采血和动脉采血三种方式。毛细血管采血通过手指或耳垂采血，用于需血量少的检验，主要用于儿童；静脉血是最常用的血液标本，通过静脉穿刺采集；动脉血主要用于血气分析，通过动脉穿刺采集。脑脊液标本由临床医师以无菌操作穿刺抽取，将标本装入无菌试管，立即送检。

（三）尿液采样

最好先用清水或 0.1% 盐水清洗消毒尿道口及其局部，排尿 20~30ml 后，用灭菌器皿接中间部分送检。不能自主排尿者可用导尿管导尿，无菌导尿至灭菌容器内（大试管也可以）立即送检。如不能及时送检，可置冰箱内保存。

（四）粪便采样

采样方法有两种，一种取新鲜大便，取其黏液或脓血部分 2g，放无菌采样瓶内，当日送检。如需隔夜，必须将标本放入冰箱内保存，也可直接放入运送培养基试管内，一般可保存 72h。另一种是肛拭采样，尤其为疫点处理时常用的方法。可先将灭菌的棉拭子用培养液湿润后，擦取直肠黏膜表面粪便。不论用哪种方法采取粪便，均以服抗生药物前采样为宜，否则需在停药后两天才能取样，以免病原菌被药物抑制。

（五）皮肤采样

依据体格检查和临床病史诊断皮肤病，在诊断不明的情况下，需要采集皮疹或病变皮肤标本，一般可用棉签蘸取无菌生理盐水涂抹患处，后将采集的标本连同棉签一并放入 10ml 生理盐水采样管中，密封保存，及时送检。

（六）环境标本采样

1. 空气采样　①平板沉降法：适用于室内和或气流较稳定的场所，主要用于空气中细菌的检测。根据检出目的菌的特征，选用相应的平板培养基，在室内四角和中央处各放一个平板。同时打开平皿盖，暴露 15 分钟，盖好，置 37℃培养 24 小时。计算 5 个平板上平均菌落数。②惯性撞击采样法：可利用 LWC-1 型离心式空气微生物采样器。通电后，开始采样，

采样时间根据情况而定,一般在 0.5~8 分钟,流量为 40L/min。采样后,取出含有培养基的胶条,37℃培养 24 小时,计算菌落数。

2. 水样采样 ①污染区水样的采集:如可疑污染区内有水点、水库、河流等,可按"有小不采大,有静不采动"的原则采取表面水。每点采 100~500ml,用聚乙烯袋或洗净的瓶子盛装,要扎紧袋口或塞好瓶塞,不得使水外溢。如有采样箱,可用箱中的硝酸纤维膜滤器过滤采集水样,可达到集菌的目的。过滤的水可供检查毒素或病毒之用。②井水的采样:为检查井水是否污染,可从表面取水 100~500ml。可使用采水桶,将系有绳索的采水桶垂直接触水面使桶下沉时,井水冲开安装在桶底的单向活瓣进入桶内,水满后,猛力提起水桶,使活门受水压闭合,将可进入桶内的水提出。如连续使用采水桶时要点燃酒精灯或酒精棉烧灼消毒后再用。③自来水采样:为监视供水系统是否被污染,可从自来水采样检查。采样前先点燃酒精棉球,烧灼水龙头口。然后,将水龙头开放 5~10 分钟,再用 500ml 灭菌瓶接水。为中和自来水中的余氯,瓶中要预先加入 2ml 的 1%硫代硫酸钠。

3. 土壤采样 可在地面上按所需的深度挖一个坑,用灭菌刀除去土壤地面表层,以灭菌勺采取 200g 土壤,装入灭菌玻璃瓶内送检。

4. 食品采样 ①鱼类标本:用灭菌镊子先将鱼的腮盖骨掀起,用棉花拭子在腮上反复涂擦后,置于灭菌试管中,鱼肠或腮用灭菌剪刀剪碎、研碎后,按 1:5 或 1:10 比例加入灭菌生理盐水,放无菌试管送检;②贝壳类标本:先将贝类外壳用毛刷充分洗刷干净,用钝刀将贝壳打开,用灭菌镊子夹取壳内全部或胃肠道置于灭菌钵中研碎,加少量灭菌生理盐水,放在灭菌试管中送检;③半成品食品:容器要灭菌、有盖,用灭菌刀切取内部食品部分放在容器中,注意一件食品一个容器,分别盛装;④成品食品:采集成品食品必须用灭菌器具在无菌操作下进行,根据食品种类取样,如袋、罐、瓶装者应取完整的未开封的,样品是固体粉末,应边取边混合,液体食品则通过振摇混匀,一般采样 25g。

(七)昆虫采样

1. 蚤 密集的敌投蚤类,可用绒布或毛布覆盖后,从一边翻转,用镊子夹棉球贴取,并连同棉球放入加塞玻璃管中,加塞塞紧。室内游离蚤可用粘蚤纸粘捕。夜间在地上放一盛水浅盘,中间点一小油灯诱捕。鼠洞蚤可用掏蚤勺掏出洞土,捕捉随土出洞的蚤。啮齿动物的寄生蚤,动物死后很快游离,故应捕捉活动物,如鼠类可装在布袋内送化验室,检蚤前放密闭容器中用乙醚和鼠一同熏死。蚤死前自然脱落,或梳下死蚤,供当时检验,或保存于 1/20 万甲紫 2%盐水中,三天内检验。

2. 蜱 可用布旗轻拂草尖,或将约 1m² 的白布一边缝成筒状穿一横木,以绳系两端,平放在草上拖行,走一段距离,用镊子夹下附着的蜱,装入玻璃管中。寄生蜱多在家畜或野生动物的软组织,如尾根内面、腋下、颈下等。叮咬吸血时,口器下唇有倒齿固定在皮内不动,可用镊子夹虫体拔出采集。

3. 蚊 飞翔的蚊子可用捕虫网捕捉。无捕虫网时,可用涂有肥皂的脸盆粘捕。落着的蚊子可用吸蚊管或吸蚊器捕捉。

4. 蝇 用捕虫网或诱捕法捕捉。家蝇可用米汤、腐烂水果、糖浆等为诱饵,绿蝇和金蝇等可用烂肉、臭鱼等为诱饵。

(八)啮齿动物采样

将敌投或自毙小动物夹入布制鼠袋或塑料袋内。洞居啮齿类用捕鼠笼、钢轧或掘灌等方法捕捉,装鼠袋后送检。如个体大,不便后送的,条件许可时,也可剖取脾、肝、腿骨等送检。

二、现场标本的保存和运送

标本的保存和运送是保证检测质量的重要环节之一。由于采集的标本可能受到多种因素的影响,使检测结果产生或大或小的误差,因此,必须明确标本保存和运送过程中的注意事项:

1. 标本应收集在专门的密封容器中,针对不同标本,有密封瓶、密封管、密封盒等不同类型,标本的保存应尽量避光。

2. 由于标本在室温放置时间过长可能引起成分的改变,从而导致检测结果不准确,因此,标本在采集后应尽量做到立即送检,减少标本在室温下放置的时间。

3. 标本采集后如无法立即送检,可存放于 2~8℃冰箱中,但最多不能超过 3 天,长期贮存应在-20℃或以下温度冰箱中。

4. 对于要送往别处检测的标本,在运送过程中要用冰盒包装,运送至目的地后要及时送到-20℃冰箱保存。

5. 标本在运送过程中,要注意避免剧烈碰撞或摇动。

三、现场快速检测技术

现场快速检测是处理突发公共卫生事件的关键技术之一。检测结果对确定事件原因及制定患者救治方案具有重要的指导意义,在特定的情况下,也是人群疏散方案、环境污染处理方案制定的可靠依据,同时快速检测结果为现场样品采集和实验室检测提供了工作方向。

(一)感官检测法

感官检测法是通过眼、鼻、口、皮肤等人体感觉器官对样品颜色、性状、气味和表面情况等进行判定,来进行可疑样本甄别的方法,如通过形态鉴别毒蕈、通过气味鉴别有毒气体(如氰化物的苦杏仁味、硫化氢的臭鸡蛋味)等。感官检测法可对可疑样本进行初步判定,是其他鉴定检测的基础。

(二)试纸法

试纸法是把化学反应从试管里转移到试纸上进行,是利用迅速产生明显颜色变化的化学反应来定性或定量检测待测物质的方法。试纸的制作方法比较简单,一般是将试剂配成溶液,浸渍到纸基上,以适当的方法干燥。也有将试剂(要求有一定的稳定性,多为染料)分散和纸浆一道制成试纸。目前制作试纸普遍采用的干燥方法有自然晾干、冷风吹干、烘干以及真空干燥等。测定时试纸与被测物接触的方式主要有自然扩散、抽气通过(需有抽吸装置)、被测样品滴在纸片上或将纸片插入溶液中。被测物与试纸接触后,在试纸上发生化学反应,试纸的颜色发生变化。根据检测样品的不同,用试纸法测定样品的全部时间有的只需几秒,最长一般也只需几十分钟。试纸法测定样品,主要是通过与标准比色卡比较,进行目视定性或半定量分析,如采用试纸法快速检测果蔬中敌敌畏的含量、采用试纸法检测水质等。

(三)快速检测试剂盒

快速检测试剂盒能对人体体液、血液等反映人体健康状况的物质做出快速定性或定量的检测,满足现场调查快速检测的要求,为现场调查提供及时的证据。快速检测试剂盒的检测原理主要涉及聚合酶链式反应(polymerase chain reaction, PCR)、酶联免疫吸附试验(enzyme linked immunosorbent assay, ELISA)、金标免疫渗滤(dot immune gold filtration assay,

DIGFA)等。目前,市面上已有多种多样的快速检测试剂盒应用于现场调查的不同领域,如食品中病原微生物及抗生素检测、水质快速检测(余氯、氨氮类物质、pH 值等)、人体寄生虫抗体检测等。

(四)便携式仪器法

便携式仪器法是利用可疑样本的热学、光学、电化学、色谱学等特征测定可疑样本种类和浓度的方法。主要包括气体检测仪法、便携式气相色谱法、便携式气相色谱-质谱法等。有准确度高、灵敏度高、精密度高、线性范围宽、全程操作时间短的优点。

第三节　现场调查的质量控制

开展一次现场调查,如果不从调查的设计、实施等环节严格进行质量控制,就会影响调查结果的准确性。具体工作中,要根据各种偏差可能产生的来源,做好预防和控制工作,主要是在调查的准备、实施和资料整理阶段采取一定的质量控制手段,并可对质量控制的结果进行分析。

一、现场调查各环节的质量控制

(一)调查准备阶段的质量控制

1. 调查对象要有一定的代表性,最好选择调查地常住人口为调查对象。

2. 根据研究目的,设计专门的调查问卷。

3. 根据调查要求,选择适宜人员做调查员,调查开始前,要对所有调查员进行统一培训,包括调查的目的和意义、调查的原则和方法、调查项目的含义和填写方式、现场调查的工作纪律,以及职业道德教育等。

4. 组织预调查,对少数符合条件的调查对象进行预调查,以发现调查设计的不足与缺陷,及时修改完善。

(二)调查实施阶段的质量控制

1. 严格按照抽样方法的要求,确保抽样过程的随机化原则。

2. 要设法提高调查对象的应答率、依从性和受检率。

3. 尽量询问每个成员或家庭中能说明情况者,减少回答误差。

4. 正确选择测量工具和方法。

5. 调查最初的 2~3 天,要及时小结,讨论遇到的问题,统一标准,解决问题。

6. 做好资料的复查、复核工作,及时发现错、漏项,予以改正、补充。

7. 注意减少环境因素带来的影响。

(三)整理资料阶段的质量控制

1. 对调查表的内容再次审核(包括编码),发现有缺项与错项应要求所属地区相关负责人核查更正,如无法更正者,则将其作废。

2. 采取双人两次录入,完全一致的数据才能进入分析。

3. 采用计算机或统计软件进行逻辑检错。

4. 选择正确的统计分析方法,注意辨析混杂因素的影响。

(四)现场调查质量控制结果与分析

现场调查质量控制结果的好坏可从以下几个方面进行评价:

1. 调查对象的应答率、本人回答率。

2. 初审率、复审率均应为 100%。

3. 调查员培训质量考核:模拟调查时发现的差错率(或调查技术一致性)。

4. 抽样调查的符合率。

5. 计算机逻辑检错率。

6. 样本代表性分析:如以样本人群的性别、年龄、文化、职业等构成与该地总人口的性别、年龄、文化、职业等构成进行比较。

二、现场调查询问技巧

1. 向调查对象说明调查的目的和原因,保证内容保密,取得调查对象的信任。

2. 态度诚恳、和蔼可亲,争取一个好的开端,如果是集体行动,则每个人的言行、举止应保持一致。

3. 调查的问题若与调查对象的健康有关,要表现出关心和关爱的态度,并对对方提出的超出调查的问题,给以准确答复与解释,如果本人解释不了,不能搪塞,应让本队中知识面最广的人负责解释。

4. 调查的问题若与调查对象个人健康无关,则应表现出求教、预知的谦虚态度,尽量少发表自己的意见,尊重调查对象的自尊心。

5. 衣着、仪表、语气要适当,避免给人造成华而不实的第一印象。一切表现中性是所有人都能接受的。

6. 熟悉当地语言,便于沟通和理解。

7. 以试探的口吻提出问题,对方容易接受,使调查过程很快进入自如交谈,而用盘问的方式,易造成对方的反感。

8. 采取角色对换的方式提出问题,使对方尽快进入角色。

9. 如果是小组式采访或采访现场人员较多需要等候,则应先选择具有影响或情绪烦躁不安的人进行调查,而且尽量抓住关键问题进行深入细致的交谈,使其心服口服,争取他们的理解与支持,他们的言行对其他人的示范作用是不可估量的。

10. 如果是健康和一般性社会调查,调查组应有一名经验丰富的医生,在现场能够解决或回答一两个问题,则对调查的顺利进行有利。

第四节　疾病暴发的调查

一、概述

疾病暴发(outbreak)是指在某局部地区或集体单位中,短时间内突然发现异常多性质相同的病例,在采取有效控制措施后,病例迅速减少。针对暴发的流行病学调查称为暴发调查(outbreak survey)。疾病暴发的原因可能是通过共同的传染源或传播途径,或有共同的致病因素的暴露,大多数病人出现在该病的最长潜伏期内。暴发有传染病暴发(如细菌性食物中毒),也有非传染病暴发(如皮炎);有一次集中的暴发,也有连续蔓延的暴发。

暴发调查的目的包括:①确定暴发的性质;②查清暴发危害程度,即疾病三间分布;③查明病因和影响因素,如传染源和传播途径等;④确定高危人群,并予以有效的保护;⑤制定防控措施,控制疾病暴发和流行,并总结经验教训,避免此类事件再次发生。

二、调查步骤

疾病暴发的现场调查应贯彻快速行动的方针,建立正确的实施方案,尽快完成调查。在某些情况下,调查开始后不久,即可根据经验或常规知识先提出简单的预防控制措施。虽然疾病暴发的现场调查步骤可能因病、因时、因地而变化,但基本的方法和步骤是一致的。

(一)核实诊断,确证暴发存在

全面听取疫情汇报,迅速了解基本情况,根据卫生机构已有的疾病日、旬、月、年的发病记录以及新发病例数初步确认暴发。此时应注意排除以下假象:人口增加引起病例数增加;误诊、重复报告、新诊断程序敏感性增加、漏报减少、老病例误做新病例等,使得报告病例数增加;常年水平的季节波动;特别调查和减少漏报的努力,将可能使发病率高于通常报告发病率,导致所谓的"虚构流行"。

对病例结合临床、实验室和流行病学资料进行综合分析判断,做出诊断。此时可从三方面入手:①尽快从多个渠道收集信息,将不同来源的信息进行比较。②及时向发病单位的卫勤领导、医生和卫生员等详细了解有关情况。③经验丰富的公共卫生医师进行快速的现场访问,根据临床特征,结合实验室证据判断暴发信息的确凿性。

(二)组织和准备

严格周密的组织和准备工作将使现场调查有条不紊、事半功倍。现场调查的组织准备工作主要包括:①确定现场调查的范围,并划分成若干区域,各区成立专门的调查小组,同时确定重点调查区域;②根据实际情况,选择进行现场调查的人员,一般应包括流行病学专家、临床医生、微生物学家、环境卫生工作者、行政人员以及其他可能需要的相关人员;③确定领导团体,统一领导指令,各调查小组应在统一的领导下开展现场调查工作;④准备好一切必需物资,如交通工具、通信工具、救护装备、防护工具、生活用品及现场采样设备等,同时保证后勤供应;⑤提前与专业的实验室取得联系,求得实验室支持,以做好标本采集与检测工作。

(三)现场初步调查

现场调查是暴发调查的核心工作,在现场调查前,相关工作人员应做好充分的安全防护工作,尤其对传染病暴发的调查,以避免在对病人进行检查、尸体解剖或个案调查时感染病原体,不仅危害个人健康,还会影响现场调查工作的顺利进行。现场调查的步骤和内容主要包括以下几方面:

1. 病例发现 疾病暴发确认后,就需尽快制订疾病的诊断标准,只有诊断标准确立之后才能决定什么样的个体可被纳入病例范畴。因此,病例的定义是非常重要的,既要精确,又不至于过严。病例应分为"确诊""假定""疑似"不同等级,以及"原发"和"二代"不同水平。可以通过学校及工厂的缺席记录、医院的门诊和住院病人记录、实验检查记录、死亡记录等途径尽可能多地查出受影响者,并积极救治和隔离。

2. 标本采集和病原体检测 疾病的性质不同,现场调查需要采集的标本也不同。常用的有病人的血液、体液、尿液以及其他分泌物,必要时还要采集组织标本。若怀疑为同源感染,还应从节肢动物、水、食物、环境等可疑来源中采样。标本采集后的储存工作也很关键,应在低温、密闭、吸水性好的专门工具中储存,具有传染性的标本储存运输时应特别标明。采集的标本应尽快送至专门的实验室进行病原体检测。

3. 个案调查 针对传染病的个案调查又称个案疫源地调查,是指对单个病例及其家庭

(居所)和周围环境进行现场调查和有关处理措施,查明病例发生的原因和疫源地的情况,以便预防续发病例和控制疫情。通过个案调查,有利于发现可疑线索,提出最初的病因假设。

个案调查表应包括如下信息:①个人资料:姓名、年龄、性别、民族、住址、居住年限和职业等;②临床资料:发病、住院、痊愈或死亡的日期,诊断依据(疾病症状和体征、实验室检查结果),疾病目前的结局;③流行病学资料:既往史、接种史、接触史、可能暴露的日期、可能的传染源或传播途径等;④处理措施:临床治疗情况,预防处理情况等。

4. 探索传染源和传播途径 通过深入的卫生学调查,可以逐步探明暴发的传染源和传染途径。如明确发病时序,计算疾病的潜伏期,检测水源、食物等的污染情况,监测环境卫生状况,分析气候变化,观察传媒动物和宿主动物的种群、密度和带菌率变化,对比各种试验性控制措施的效果,进行动物实验等。在调查的同时,应根据调查结果及时修订或补充防控措施,同时注意保护好易感人群。

(四)资料分析

根据现场调查的资料,整理分析以下内容:①描述疾病过程,计算疾病症状、体征的频率,计算疾病轻重型的比例,计算后遗症发生率和病死率;②计算各种罹患率,描述三间分布,绘制发病曲线;③计算人群感染率,计算隐性感染和显性感染所占的比重,评价危险人群的免疫水平。综合调查分析结果,确定疾病的病原体、传染源、传播途径,制定有效的应对措施,尽快扑灭疫情。

(五)形成假说,进一步调查

根据初步调查结果,及时提出假设并检验假设。假设的提出除了从典型病例中找线索外,最重要的是在初步描述性研究(即对病例三间分布的描述)的基础上,仔细审核资料,结合临床、实验室和流行病学特征,提出可能的假设。常用的方法是流行病学病因研究中的Mill's准则,即①求同法;②求异法;③同异并用法;④共变化;⑤剩余法。假设应包括致病因子、传染源、传播途径及暴发原因等。由于暴发调查的特殊性,提出暴发原因的假设也应该是超常规的,可根据调查者的推测、少量的发现等随时提出假设。

检验假设一般采用病例对照研究,在某些情况下,亦可采用队列研究和实验性研究。有关暴发原因的假设应能解释本次发现的绝大多数病例的流行特征,比如应从病人的既往暴露史中找出假设的致病因子的暴露。最后阐明暴发原因、流行特点和规律,以完善防治措施。

(六)评价干预效果

根据调查结论提出相应控制措施,并可对早期的应急措施做调整或补充。对于控制措施的效果评价可用日发病率下降作为暴发得到逐步控制的指标。但要注意发病率的自然下降,包括流行高峰后下降、感染来源自然消除、大部分易感者已发病或大量隐性感染获得了免疫力等。实施措施后,经过一个最长潜伏期,若不再发生新病例可认为防疫措施正确。

(七)确认暴发终止

暴发终止的确认,因疾病类型不同而有不同的判断方法:

1. 人与人直接传播的疾病 传染源全部治愈,经一个最长潜伏期后,无新病例发生,即可宣告暴发终止。

2. 共同来源的疾病 污染源得到有效控制,病例不再增多,则认为暴发终止。

3. 节肢动物传播的疾病 经过昆虫媒介最长潜伏期和人类的最长潜伏期加和后,无病例发生,则暴发终止。

（八）总结报告

总结报告应成为暴发调查的重要一环。一项成功的暴发调查,总有值得特别注意的地方、成功的经验及值得借鉴之处,应及时总结并力争发表,使所有公共卫生人员都能受益。此外,暴发的调查报告还可为卫生行政当局制定卫生决策提供依据,有时还具有法律效力。因此,总结报告要认真、全面、准确、实事求是,有时需得到官方的允许方能公布。暴发调查报告一般包括下列内容:

1. 背景材料　地理位置、气候条件、人口统计学状况(人群构成)、社会经济状况、卫生服务组织情况、疾病监测系统、针对疾病流行的准备及平时的疾病患病率等。

2. 历史资料　以往当地或其他地区同种疾病的流行情况,本次暴发首例病例发现的经过。

3. 调查方法　病例的确定标准、流行病学调查中所用的调查表、调查队伍、调查方法(个案调查、描述性调查、回顾性调查等)、实验标本的采集及所用的实验室技术。

4. 资料分析　①临床资料:包括症状和体征的发生频率、病程、诊断与鉴别诊断、预后等;②流行病学资料:包括疾病发生的方式、三间分布、显性感染与隐性感染的比例、传染来源、传播途径及影响传播的因素等;③实验室资料:包括可疑病原因子的分离、血清学实验结果及实验结果的意义。并且应对资料进行合理的解释,包括暴发的综合描述、病因假设的形成与检验。

5. 控制措施　控制暴发的策略与方法,控制措施的效果评价,包括对费用效益及费用效果的评价,预防类似事件发生的建议措施等。

三、暴发调查应注意的问题

1. 暴发调查自始至终必须同步进行暴发控制,暴发控制才是现场行动的真正目的。

2. 暴发调查既应运用法律武器,获得法律支持,又应接受法律的制约和限制。法律赋予了流行病工作者调查疾病暴发的权利和公众合作的义务,另外,我国对重大疾病和传染病疫情的公布有严格规定,未经同意,不得向媒体提供。

3. 暴发调查应讲究工作方法,争取各个部门的协作,获得群众的支持,消除有关人员的顾虑,稳定公众的情绪,方能保证调查工作顺利进行。

4. 在暴发调查进行过程中,还应不断向上级卫生行政和业务部门汇报疫情。

5. 不时地解答群众的疑虑,消除群众的误解。

（刘雅文　谷雨璐 编,么鸿雁 审）

参 考 文 献

[1] 郭秀花.医学现场调查技术与统计分析[M].北京:人民卫生出版社,2009.

[2] 风笑天.社会学研究方法[M].第 2 版.北京:中国人民大学出版社,2005.

[3] 杜子芳.抽样技术及其应用[M].北京:清华大学出版社,2005.

[4] 仇成轩,施侣元.捕获-再捕获方法及其在流行病学中的应用[J].中华预防医学杂志,1998,32(1):54-55.

[5] 吴艾琳,张维,吴国辉,等.应用捕获-再捕获法和除数法对重庆市 MSM 人群规模进行估计[J].预防医学情报杂志,2014,30(5):353-355.

[6] 范龙兴,宁保安,刘颖.3S 技术在疾病监控中的应用研究进展[J].解放军预防医学杂志,2017,35(3):276-279.

［7］Warner SL.Randomized response：a survey technique for eliminating evasive answer bias［J］.J Am Stat Assoc，1965，60（309）：63-69.

［8］杨淑敏，何燕，李小芳，等.随机应答技术在艾滋病随访工作中的应用［J］.中国艾滋病性病，2016，22（2）：92-94.

［9］Geng GZ，Gao G，Ruan YH，et al.Behavioral Risk Profile of Men Who Have Sex with Men in Beijing，China：Results from a Cross-sectional Survey with Randomized Response Techniques［J］.Chin Med J（Engl），2016，129（5）：523-529.

［10］周睿璐，付大友，郭雪琰，等.试纸法快速检测果蔬中敌敌畏含量的研究［J］.应用化工，2017，46（1）：106-108；112.

［11］王胜智，张平，谢思桃.试纸法及其在水质检测领域的应用研究［J］.给水排水，2008，44（S2）：216-220.

第 八 章

流行病学中的定性研究方法

提要：本章详细介绍了定性研究定义、定性研究中的观察法、深度访谈法和焦点小组访谈法，阐述了每种方法的起源、流行病学应用和具体实施步骤过程；同时详细介绍了资料整理、分析方法以及可使用的软件工具。资料收集、整理和分析过程均安排了部分案例展示，使定性研究开展过程更易理解。

为了获得人们在特定社会环境中的心理、行为和情感及其与疾病和健康事件发生的关系等方面的信息，越来越多的流行病学研究借鉴定性研究的理论和方法，使用定性研究和定量研究相结合的方法进行疾病和健康相关研究。本章将详细介绍流行病学研究中定性研究方法的特点、应用以及具体实施过程

第一节　定性研究概述

一、定性研究的定义

定性研究（qualitative study），是一种与定量研究（quantitative study）相对应的研究方法，又译为"质性研究"或"质的研究"。定性研究于 19 世纪末 20 世纪初发源于社会学、心理学、民族志等领域，经过 100 多年的发展，目前定性研究在世界范围内得到人们越来越多的关注和使用，应用领域已延伸到教育学、社会工作、传播学、历史学、医学、市场研究等多个学科。

虽然定性研究已被广泛地接受和认同，但目前社会科学界对"定性研究"尚无明确、公认的定义。迄今为止，不同的定性研究学者基于不同的立场和角度对定性研究进行了不同的诠释。邓津和林肯（2000 年）对定性研究的定义为：

"定性研究是一种将观察者置于现实世界中的特定境况下的活动。它由一系列解释性的材料收集实践活动所组成，目的是更清晰地认识世界。这些实践活动将现实世界转变成一系列的陈述，包括实地笔记、访问、谈话、照片、记录和备忘录。定性研究包含着一种解释性的、自然主义的理解世界的方式。这意味着定性研究者是在事物的自然情境中来研究它们，并试图理解和解释人们对现象所赋予的意义。"

从上述定义中我们可以看出，定性研究具有以下特质：

（1）研究开展的环境为事物的自然背景而非人工控制的环境。

（2）研究者本人是重要的研究工具,研究者本人的素质对研究的实施十分重要。

（3）研究者要与研究对象建立良好的关系,在长期的观察和与研究对象的互动中获得研究资料。

（4）研究的过程是演进的,研究的焦点在资料的收集过程中逐渐形成和清晰,而不是在研究开始就设定等待研究者回答的问题或等待研究结果验证的假说。

（5）研究中收集的资料是文字、图像、录音等软性资料,采用归纳推理的方法分析资料,研究结构以文字陈述的形式而不是数据形式呈现。

（6）研究目标以描述和解释为主,而不是验证假设和预测。

二、定性研究与定量研究的区别

定性研究和定量研究最本质的区别是各自基于不同的认识论和方法论。定量研究的理论基础是实证主义哲学,而定性研究的理论基础则包括建构主义、后实证主义、解释学、现象学等各种理论流派,虽然这些理论流派之间的观点有不同之处,但都与实证主义有着本质的区别。实证主义认为现实事物是客观存在的,不受研究者的主观因素影响,事物的量化维度可以用来考察事物的本质;事物内部和事物之间必然存在着逻辑因果关系,具有可重复性;强调"价值中立"的原则,强调对社会现象进行整体的探究,而不是对其中一些孤立的变量进行调查。而建构主义、解释学等哲学流派则认为:社会世界由无数的"象征符号"构成,这些符号充满了由个人的经验或主观意识所赋予的意义,随个人理解的不同而不同;人的行为和自然客体的行为有着根本的区别,社会世界不存在如自然界那样的因果必然性与规律性;认同"价值介入",认为严格的"价值中立"不仅做不到,而且还有害。

其次两者的研究重点不同。从流行病学的角度讲,定量研究的重点是得到发生某种事件的数量指标,用统计分析的手段探讨各种因素与疾病和健康的联系,研究的重点是了解事物的结果。定性研究重点是阐述事物的特点及其发生和发展的规律,注重原因导致结果的中间过程,了解事件发生过程中的细节。例如在商业性工作者艾滋病行为干预研究中,使用定量研究方法可测量接受干预情况与安全套使用情况之间的统计学关联,达到评价干预效果的目的。而使用定性研究方法则可以通过对商业性工作者的访谈和观察,了解她们对干预措施的具体感受:反感还是接受;为什么反感;为什么接受。

除以上两方面的显著区别,定性研究与定量研究还有诸多不同之处,详细的比较见表8-1。

表8-1　定性研究与定量研究的比较

项目	定性研究	定量研究
方法论	后实证主义;建构主义、自然主义、现象学、解释学;批判理论;后结构主义	实证主义
假设	事实是社会构建的;变量是复杂的、相互影响且很难测量的	社会事实是客观存在的;变量能被识别且关系能被测量
研究目标	识别并解释现象、行为、信仰和动机	验证假设、因果解释、变量间的关系、预测
研究模式	开放的、弹性的、循环的	结构化的、固定的步骤
研究资料	叙述的资料:访谈记录、笔记、录音、录像、照片等	量化的资料:可量化的编码、计数、测量、可操作的变量、统计数据

续表

项目	定性研究	定量研究
样本	小型的、非概率抽样	大型的、概率抽样
研究环境	非控制的环境	控制的环境
研究技术或方法	观察、深度访谈、焦点小组访谈等	实验、问卷调查、结构化的访谈与观察
与研究对象关系	建立良好关系、强调平等、信任、深入接触和互动	短期关系、保持距离、不介入
研究工具	录音笔、拍摄与录影设备、研究者本人常是唯一研究工具	标准化的资料收集工具:测量问卷、量表、计算机、测量仪器
资料分析方法	归纳法;持续贯穿于研究过程	演绎法;完成收集资料之后分析
研究结果的呈现	文字;充满细节的描写	数据;将资料简化为数字
研究结果的推论	得到特定情境下的结论;研究结果不可推论到其他个案	得到普遍的结论;研究结果可以推论到其他个案

三、流行病学中的定性研究方法

(一)定性研究的分类

定性研究有多种资料收集方法,流行病学研究中运用较多的包括观察法、深度访谈、焦点小组访谈、地图法等。本章将详细介绍前三种方法。

1. 观察法(observation)　又称为实地观察法,是研究者有目的、有计划地对当前正在发生的,处于自然状态下的社会现象的自觉认识活动。研究者直接在研究对象社会生活的现场去收集相关信息,是收集非语言行为资料的主要途径。参与观察适用于全面深入地描述某一特定群体的文化现象,特别是针对无语言文字沟通的调查对象以及不愿接受访谈的调查对象。流行病研究中主要用于了解知之甚少的健康相关现象(同性恋、吸毒等)。

2. 深度访谈法(in-depth interview)　是一种开放或者半开放、直接的、一对一的访谈方法,Mimichiello 等人将其定义为:"深度访谈是研究者与信息提供者之间有目的的会话,会话的焦点是信息提供者用自己的话表达的对自己、生活、经验的感受。"深度访谈特别适用于对敏感问题、尖锐问题和隐秘问题的研究,在流行病学研究中,常用于心理卫生、慢性病、社会边缘人群的健康和疾病问题等方面的研究。

3. 焦点小组访谈　焦点小组访谈(focus group interview)是一组参与者在主持人的引导下,针对特定话题进行的互动讨论,又称为焦点小组讨论(focus group discussion)。该方法可了解来自不同社会和文化背景的人们的理解和经历,特别适合于健康问题的探索性研究。

(二)定性研究的作用

1. 产生研究假设的工具　定性研究通过在微观层面对疾病或健康现象进行深入细致的调查研究,可以掌握研究对象的第一手资料。定性研究探索性的研究方式有利于产生新想法,提出研究假设,为进一步的研究提供研究思路和方向。

2. 定量研究的先导　定性研究可以深入了解研究对象情感、思想、行为等各方面的情况,在进行定量研究前实施,可以为定量研究的研究设计提供必要的信息。例如调查问卷通常是从研究者的视角设计的,内容不一定适合当地文化或研究对象,有些表述可能是调查对象不感兴趣或反感的,还有一些敏感问题可能是研究对象不愿意透露的,用定性研究方法可以及时发现这些问题。一些概念也可以通过定性研究寻找适当的当地语言来描述。例如，通过一项在四川省某地的定性研究发现男男性行为者一般将发生同性性行为称为"出来耍"，这就为定量调查问卷设计至少是调查时的用语提供了依据。

3. 帮助理解定量研究的结果　定性研究能够对定量研究的结果进行补充，使研究者对所研究的问题有较为客观、全面的解释，例如可以帮助了解影响研究对象态度变化的因素。同时定性研究可以帮助了解非预期结果的原因，例如定量研究结果显示人的知识态度与其行为不一致，这时可以用定性研究查找原因：是由于报告行为与实际行为不一致所致，还是人们未按照所具备的知识和态度发生相应的行为。

定量研究显示的因果关系，有时可能掩盖真正的原因，定性研究可以揭露这种虚假联系。例如，许多定量研究均发现，"母乳不足"是导致母亲在婴儿3个月内停止哺乳的最主要原因；但定性研究却发现，母亲报告的所谓"母乳不足"，其实是由正常的乳房生理变化或婴儿行为变化引发的误解，或者基于多种社会心理原因而找的借口。

4. 作为快速评价技术　当时间和财力不足时，在小范围内使用多种定性研究手段收集资料，可以为进一步的研究提供大量的信息。例如，在秘鲁和尼日利亚进行的一项控制儿童腹泻的干预试验，分别仅由两个人，在6周内，用定性方法收集有关儿童喂养知识、行为、地区文化等大量的资料，为采取可行的干预措施提供依据，均取得了成功。

5. 收集原始资料的一种方法　定性研究主要是以开放式的问题或访谈提纲的形式来收集资料。所收集到的资料较为全面，通过适当的整理和分析可以客观、准确地反映被研究者的情感、思想、行为等方面的问题，是一种较好的，有时甚至是唯一可用的资料收集方法。

第二节　观　察　法

一、观察法的分类

根据研究者在观察中所处的位置或扮演的角色，可将观察法分为参与观察（participant observation）和非参与观察（non-participant observation）。所谓非参与观察，又被称为局外观察，即研究者以旁观者的身份观察研究对象，完全不参与其活动，尽量不对群体或环境产生影响。而在参与观察研究中，研究者要深入到研究对象的日常生活中，在与他们直接的接触和互动中进行观察，获取第一手资料。在定性研究中参与观察使用更为广泛。

除按照参与和非参与来分类外，观察法依据其他分类原则还可分为公开型观察和隐蔽型观察、结构化观察和非结构化观察、动态观察与静态观察等。本节中仅讨论参与观察法和非参与观察法。

二、参与观察法

（一）参与观察的起源和应用

1. 起源　参与观察法起源于人类学研究，是人类学的主要研究方法。最早使用"参与观察"一词的学者是Lindemann，他在1924年提出将社会科学研究中的研究者分为客观的观察者和参与观察者两个类型。最早运用参与观察法进行研究的学者是英国人类学家Bronislaw Malinowski，他于1915—1917年在新几内亚附近的特罗布里恩群岛，与土著居民一起生活，讲当地土语，观察土著人的生活，他的研究确立了参与观察法在学术研究上的地位。

2. 应用 医学人类学家通过参与观察法理解在世界各地的人们的健康和疾病现象。在公共卫生领域,当需要了解自己知之甚少的社会现象(比如同性性行为、吸毒、性交易等)时,参与观察是很好的选择。例如在一项关于商业性行为的研究中,研究者通过假扮顾客,观察和了解场所的规模、性工作者数量、性工作者在性交易中的地位以及性交易的过程等。

(二)参与观察的实施

1. 得到许可 获准进入研究现场的途径有很多,要因人而异,因地制宜。一般都要经有关部门的允许或受其委托,如无这种正式的关系,则通常是靠熟人关系。为了获准进入研究现场可采取一些策略,如协作搞研究,为当地解决某些困难等等;还有一种逐步扩大研究领域的策略,即开始只申请短期的或只在某一分支部门进行的观察,随着研究的进展再提出扩大研究范围或延长时间的要求,这时就相对容易获得批准了。对于一些禁止外人进入的社区和群体,常常是采用隐瞒身份完全参与的方式,但在选择这一方式前要慎重考虑,并注意职业道德问题。

2. 建立和维持融洽关系 研究计划的顺利实施需要取得研究对象的广泛支持和认同。为与研究对象建立和维持融洽关系,应遵循以下策略:①研究者应尊重当地的风俗习惯,保持谦虚、谨慎的态度,使研究对象认为你不会妨碍他们的生活;②适时地用最恰当的方式阐述你的研究计划,尽可能详细、坦诚地回答研究对象关于研究的疑问,使研究对象觉得自己是重要的,受尊重的;③取得上级机构和领导人的支持,使当地人认识到研究的重要性,但有时这会导致研究对象认为研究者是"上级"而难以获得真实资料,因此研究者应处理好在研究现场的社会等级关系,并明确自己在其中的姿态和定位,最好是低姿态,采用"学生""中立"角色;④取得当地关键人物的支持,使他们认识到你的研究也与他们的某些利益一致。

3. 现场观察

(1)准备工作:准备工作包括确定观察的问题、制定观察计划、设计观察提纲和后勤物资准备工作等。观察计划一般应包括如下几个方面:观察的内容、对象和范围、观察的地点、观察的时间和次数、拟用的方式和手段等。观察提纲要提供的是观察活动的大致框架和方向,要求有一定的开放性和变通性。后勤准备方面,应先了解现场的基本情况,如风俗习惯、地方语言、气候、地理特点等,根据了解的结果准备足够的研究及生活用品,包括文具纸张、可能需要的录音、录像设备、笔记本电脑等。特别应注意的是,研究人员在进入观察现场之前应根据观察地点的具体情况来决定衣着和外观,让自己尽可能融入环境之中。

(2)实施观察:虽然参与观察强调详细和对细节的关注,但并不需要将所有的细节、所有的人以及所有的行为都仔细观察,研究者需要结合研究目的决定观察的主要内容,包括观察的地点、主要人群以及主要关注的行为。具体的观察内容参考如下:

1)研究现场的环境:在观察最初始阶段,研究者需要适应环境、认识环境,环境是这一阶段中最重要的观察对象。对"研究环境"的观察,大的方面包括当地自然环境、城市建设情况、语言、气候、宗教、政治气氛等,细节的方面包括某个与研究相关场所的空间的装饰和布局、内部陈设、在场的主要人物、人们怎样互动等。

2)研究对象:对研究对象的观察首先是他们的行动和互动,观察人们的年龄、性别、社会阶层和民族,判断他们是谁,他们在做什么(或不做什么)、说什么以及如何说;他们在与谁互动,和不同人的互动方式。研究对象的穿着、发式、装饰品等非语言交流信息也是重要的观察内容。观察研究对象的举止和肢体语言,从而获取有关行为规范的信息,例如村主任选举会议时,研究人员可观察人们如何就座、问候、举止和视线接触等非语言规范。总之研究人员要根据研究目的对研究对象进行细致观察,从而识别研究对象特有的"差异性细节",包括特有的着装风格、语言风格、个性特征、行为方式、健康状况、经济条件等,这些差异性的细节将为下一步的深入研究提供话题和切入点。

3)事件:研究现场发生的事件是另一个重点,要区分日常事件和特殊事件的差别,而且观察什么样的事件和研究目的密切相关,并不是所有事件都需要观察。通常"事件"有以下3个特点:"不止一个人参与""有历史渊源有历史影响""不断被重复"。葬礼、婚礼、节日庆典、特殊的仪式都属于观察事件的范围。

从观察的方式来讲,在观察的初期,观察者通常采用比较开放的方式,用一种开放的心态对研究现场进行感受性的、整体的观察,尽可能全面地把握研究现场的复杂性,并在此基础上发展出更加具体的研究问题和"观察方向"。随后逐渐将观察焦点集中于那些对研究问题而言十分重要的过程和问题上,着重观察对象的行为细节,深入了解产生这些行为的原因。通常,随着研究的推进,研究者需要找到一些"关键信息者",即那些比其他人更能清楚地表达和提供更多信息的人。例如在一项性行为对艾滋病感染风险的影响研究过程中,研究者发现有几个人对该问题特别感兴趣,并对有关性风险的问题消息灵通,他们愿意分享其所知并带研究人员去会见相关人士,访问相关地方,这些人就是关键信息者。与一个关键信息者建立长时间的个人关系,有助于确保更有效地获得丰富的信息。

4. 记录　记录在参与观察中占有十分重要的地位,是观察中必不可少的步骤。参与观察是非结构型的观察,要求尽可能准确地将观察到的细节都记录下来。记录的基本原则是:及时、详细、精确、具体。参与观察的记录应注意以下要点:

(1)及时记录:条件允许的情况下,在观察的同时做记录;可在观察过程中不间断地做记录,也可在观察间隙做简单记录事后再补充完善;熟悉所处的社交环境后,可找一个能兼顾观察和记录的地点。

(2)尽量清楚和详细:详细的调研记录中可能记载了当时看似不重要的内容,但在数据分析中这些内容的重要性会逐渐显现。详细的调研记录通常包括:观察地点的环境、活动、声音,甚至气味;研究人员在现场的位置,以便解释观察角度;绘制观察地点的草图;统计人数,描述人物的特征,包括年龄、性别和衣着;记录人物的行动、互动和对话;描述研究人员观察到的实景。

(3)精确:记录细节时要力求精确而避免评价。记录观察对象的言论时要尽量使用其原话,包括使用当地特有的词汇,应避免用研究者翻译或者理解的方式记录,少用概括性语言。每次的调研记录都应有确切的观察日期、时间和地点,特别是对事件的观察,每个重要节点在什么时候,每个程序多长时间都应记录准确。检查笔记,寻找并替换掉传递评价映像的形容词,如"精彩的""平凡的""友好的",用更精确的词语来替代。

(4)具体:描述应尽量具体,确保你的笔记在一年之后对重要时刻、人物、情境和事件还能形象地再现出来。将观察概括为简单的、抽象的陈述比较省事,但不利于后期分析,具体的描述可以提供更多信息。例如描述某个女性"她看起来和普通的中年妇女没有两样",不如下面的描述生动具体:"她大概40～50岁年纪,穿蓝色波点套头雪纺衫和黑色过膝打底裤,皮肤有点黑,没有化妆,戴了1对金耳环"。

(5)将"观察"和"诠释"区分开来:记录的重点是描述实际发生了什么,而非诠释所发生的事,因为这是将研究人员的主观判断强加于观察内容之上,而这些判断可能是错误的或自以为是的。研究人员对观察内容的思考和诠释可以另外记录在调研日志里,包括自己的直觉想法、感触、个人观点等都可以在调研日志里记录。通过这种方式研究人员将实际观察的内容和观察时的主观想法与反应区分开来。

(6)使用速记方式记笔记:创造一套自己的速记方法来记录观察要点,例如,在某医院进行研究时,"医生"用"D"(doctor)代替,"护士"用"N"(nurse)代替等。这样可以在短时间内记录尽可能多的信息。

(三)参与观察的特点

1. 参与观察法的优点

(1)首先,参与观察的研究者花费大量时间在研究现场,最大限度地融入到研究对象的生活中,它能提供最直观、最深入、最丰富的第一手资料,这是其他定性研究方法所不能及的。

(2)其次,参与观察可熟悉研究所在地区的文化背景,利于以本土语言形成敏感问题,进行进一步的质性研究;可通过观察发现研究对象的各种差异化细节,为进一步的访谈提供话题和切入点。

(3)最后,与其他研究方法相比,研究者将自己的看法和观点强加于研究对象的可能性较小,能最大程度获得研究群体的真实图像。而采用调查研究的方法,无论是结构式访谈或是自填问卷,都要求研究者事先拟定一组调查问题,这就有可能使研究者把自己关于研究现象或行为的观点和想法强加给研究对象,从而造成对研究现象的曲解。

2. 参与观察法的局限 参与观察要花费大量时间在现场观察,对时间和资金有限的研究者来说很难做到。参与观察研究质量很大程度上依赖于观察者本人的素质,包括其敏感性、洞察力和解释技巧等。由于观察的主观性和情感性较强,因此研究结果受观察者价值观和感情因素的影响。另外,参与观察者有时很难获得允许进入需要研究的现场。

三、非参与观察法

(一)非参与观察的应用

非参与观察法与参与观察的本质区别在于,观察者与被观察者之间有无互动。如果研究者想要了解某地的丧葬习俗、宗教行为,研究者可以采用参与观察法,需要与研究对象建立融洽关系;而如果研究目的是了解残疾人士如何使用公共交通设施,则可以不用和研究对象建立融洽关系,采用非参与观察法来进行研究。由于缺乏互动,因此非参与观察法不能观察较为私密的场所,主要适用于对公共场所的观察,例如在卫生服务与项目评价中,可应用非参与观察法来描述社区特点、卫生机构及设施、卫生人员的服务态度等。又如在艾滋病高危人群的干预项目中,在某个街头暗娼聚集交易场所(公园、广场、街心花园等)进行非参与观察,了解暗娼特点及数量、顾客特点及数量、交易方式等。

由于非参与观察是以外部视角对研究现场进行观察,因此对资料的分析和诠释不能反映研究对象的主观视角,因此为提高通过观察所获得资料的效力,一般建议非参与观察法要和其他的研究方法结合使用,互为补充。

(二)非参与观察实施要点

研究对象感觉到被观察后,有可能改变他们的行为方式,因此最理想的非参与观察是观察者隐藏起来观察,使被观察者意识不到研究者在场并在观察他们,但这会带来伦理方面的问题,而且很难实现。一般非参与观察需要借用一个实用性的角色,以便能待在研究现场同时又可进行观察。所观察的场所越是公开,越是复杂,观察者越容易扮演一个不引人注意且不会影响研究场所的角色;而所观察的场所越是简单明了,越是私密,研究者想待在研究场所而不成为其成员就越加困难。例如,在一项对医疗服务不满意原因的观察研究中,在一个繁忙拥挤的医院门诊大厅,可能没有人会注意到观察者;而在一个相对简单的住院部,观察者则很可能暴露身份,从而影响被观察者的行为。因此为了保证观察到的行为最高限度保真,观察者通常可假扮为一个在医院的实习生,然后对医疗服务行为进行观察。长时间的观察常常更真实,因为习惯了观察者的存在后,人们更容易回到自然的状态中。

进行非参与观察时,可准备一张需观察事物的清单或表格,有助于观察者集中注意力,且不遗漏观察要点。在隐蔽身份的情况下进行的非参与观察不可能频繁记录,因为观察者的记录行为可能暴露身份,因此观察者可以在清单或表格上简单记录,每次观察结束后根据记忆补充记录。在研究现场外观察时,如有可能,可使用望远镜、录音机、照相机、摄影机和各种测量仪器,提高观察的客观性、准确性,还可设计一张观察内容的表格,边观察边记录。

第三节　深度访谈法

一、深度访谈法的起源和应用

(一) 起源

深度访谈法是访谈法的一种,这里首先对访谈法做简单介绍。第一个运用访谈法的学者是 Charles Booth,1886 年他在对伦敦居民经济和社会状况的研究中使用了个人访谈的方法。访谈法发展到今天,作为一种资料收集方法,已经成为一种系统调查的普遍方式。无论是定性研究者还是定量研究者,都倾向于将访谈法作为收集资料的基本方法。访谈法有许多不同的类型,根据不同的分类方法,可分为结构式访谈、半结构式访谈和非结构式访谈(又称为封闭式访谈、半开放式访谈和开放式访谈)、正式访谈与非正式访谈、个人访谈和集体访谈、直接访谈和间接访谈等。直接访谈指面对面访谈,间接访谈包括邮件访谈、电话访谈以及视频访谈等。

深度访谈是一种开放的或者半开放的访谈方法,一般是面对面、一对一的,最早起源于参与观察活动中的非正式访谈,在 Bronislaw Malinowski 的工作笔记中可以看到参与观察中的许多资料都来自于非正式的访谈。深度访谈目前已经成为一种独立的定性研究资料收集方法,且越来越显示出其优越性和重要性。

(二) 应用

深度访谈主要用来了解人们对特定主题的个人体验,包括以下方面:参与者的信仰和观点、感触和情绪、特定行为的动机、人生经历以及参与者赋予自身经历的意义;敏感性话题的深入信息以及人们的生活背景。深度访谈特别适用于对敏感问题、尖锐问题和隐秘问题的研究。

在医学领域,深度访谈常用于心理卫生、慢性病、社会边缘人群的健康和疾病问题等方面的研究。例如北京心理危机研究与干预中心李献云等开展的运用"深入访谈探究自杀未遂者及其亲友对自杀未遂发生原因"的研究,总结出自杀未遂行为发生最主要原因是本人的人际矛盾(其中以夫妻矛盾最为突出),其次是精神心理问题。

二、深度访谈的准备工作

（一）招募研究对象

定性研究依据信息饱和原则来确定样本量大小，即如果信息达饱和，就不再增加新样本。由于定性研究样本重质而不重量，所以研究样本不必太大，总体来看，一般少于 20 人。招募研究对象的方法主要有以下几种。

1. 滚雪球抽样（snowball sampling）　是先从几个适合的调查对象开始，然后通过他们得到更多的调查对象，一步步扩大样本范围。在流行病学研究中，该方法特别适用于发掘那些生活方式或行为偏离社会规范，害怕在公众中暴露的隐藏人群，如吸毒者、同性性行为者、性工作者等。但由于样本间联系紧密，因此滚雪球抽样往往产生同质性样本。

2. 分层目的抽样（stratified purposive sampling）　该方法是先将研究对象按照一定的标准分为不同的亚群，然后在各亚群进行目的性抽样。例如，一项关于四川省西昌市女性性工作者的访谈，访谈对象要包括高档会所、中低档场所甚至街边的性工作者。

3. 极端个案抽样（extreme case sampling）　即选择那些研究现象中非常极端的、不寻常的或有特点的案例作为样本，目的是发掘丰富、详尽的资料。例如，一项关于生殖健康服务提供者有效性的研究，分别选择了当地两个评价最高的诊所和两个口碑不佳的诊所作为样本，通过观察各个诊所的服务、访谈顾客，找出那些有利于服务优化的因素及阻碍服务提供的因素。

4. 最大变异抽样（maximum variation sampling）　该抽样方法旨在选择具有很大变异性的样本。例如，将很快康复的病人与需要很长时间康复的病人进行比较，以获得康复过程中的一些重要信息。

5. 同质性群体抽样（homogeneous group sampling）　该抽样方法旨在缩小变异性、扩大同质性，以尽可能深入并且详尽地进行描述。焦点小组访谈的参与者通常按此方法进行抽样。

6. 方便抽样（convenience sampling）　该方法是指研究样本很难获得，或者受研究经费限制的情况下，抽样只能随研究者的方便进行。例如对职业暴露导致 HIV 感染的研究，数量少，只能遇到 1 个这样的患者。这种方法的特点是廉价、简易和快速，常会导致系统偏倚，产生同质样本。

（二）访谈前沟通

在正式访谈前与受访者的沟通包括解释研究目的、确定访谈时间和地点、取得使用录音设备允许等，是双方建立融洽关系的第一步。

首先采访者应诚恳地告知受访者访谈的目的、意义和重要性，表示自己对受访者的故事感兴趣，强调对方是自己想了解领域的"专家"，希望从受访者那里获得对这个领域的理解。采访者还应强调访谈内容的保密性，打消受访者对隐私泄露的担忧。

访谈的时间和地点应根据受访者的方便来安排。尽量选择在受访者时间充裕的情况下进行，以免访谈由于受访者时间不足而中断。选择访谈地点的原则是能让受访者感到轻松自在、畅所欲言。一般深度访谈应选择安静、相对封闭的场所，避免第三者的打扰；大多数受访者一般都会选择在自己家中接受访谈。

除时间、地点外，访谈前还应与受访者就访谈的次数、时长进行沟通。一般一个充分的深度访谈资料收集过程应该包括一次以上的访谈，每次时间一般在 1~2 个小时，不宜超过 2

个小时。另外,还可以对是否使用录音设备进行协商,如果受访者允许,最好在访谈中使用录音设备,这样可以免除采访者在访谈时记笔记的负担,从而使采访者有更多的精力提问、倾听和观察,也可以事后对记录进行补充与核对。取得录音许可后,采访者应确保录音设备可以正常运转,且电量、存储空间足够。

(三)设计访谈提纲

访谈前的最重要的准备工作是根据研究目的拟定一个简要的访谈提纲,从而保证所有的相关问题都被讨论。一般访谈提纲里面包括开场问题、关键问题和结束问题。"开场问题"通常是一些与研究主题相关的但更为宽泛的简单问题,目的在于促进采访者和受访者建立融洽关系。"关键问题"是访谈提纲的核心,是关于研究主题的必要问题,通常是较为敏感、私密的话题,目的在于采集关键信息;"结束问题"是较为宽泛的简单问题,可以问受访者对未来的规划或者是研究有关的简单问题,目的是在结束采访前拉开采访者与受访者的距离,逐渐淡出访谈。

在访谈提纲每个问题下面,一般还会列出这个问题的"主题试探",即采访者希望从受访者的回答中获取哪些信息。在受访者回答问题没有主动提起这些信息时,它能提醒采访者询问相关话题。下面是一个关于对 HIV 感染者社会支持研究的深入访谈提纲范例。

案例 8.1

开场问题

1. 询问年龄、籍贯、文化程度、职业等简单问题。

2. 你现在和谁住在一起?

试探:夫妻、父母、朋友、亲戚;有无子女、是否独居

3. 描述一下你的家庭。

试探:家庭成员、家庭气氛、成员互助

4. 你平常与谁交谈最密切?

试探:最信任的人、有无参加互助组织

5. 你觉得你最幸福的是哪段时光?

试探:原生家庭氛围、童年是否快乐、婚姻是否幸福

6. 描述一下你近一周来的主要活动。

试探:是否上班、有无朋友、夫妻关系、娱乐活动、社会活动、公益活动

7. 目前有哪些人知道你被感染?

试探:夫妻、父母、朋友;是否接纳

关键问题

1. 确认感染后,得到了哪些帮助?

试探:哪些人提供帮助? 哪些组织? 金钱帮助、心理支持、关心

2. 在支持你的人当中,你最感谢谁?

试探:什么人、什么样的支持最重要?

3. 你能描述一下感染 HIV 前后生活的主要变化吗?

试探:HIV 对工作、学习、婚姻的影响;歧视;隐姓埋名? 离开熟悉的环境?

4. 你能描述一下最痛苦的时候是什么状态吗?

试探:谁在给予支持和帮助? 如何渡过难关? 支持的人具体怎么做的

5. 你能讲一下你确认自己被感染的过程吗?

试探:艾滋病知识来源、感染途径、检测机构、发现过程、得知结果的心情

6. 得知感染后,你做了些什么?

试探:反复检测?自暴自弃?如何告知家人

7. 假如你没有被感染,而且是一个卫生官员,你打算怎样帮助哪些艾滋病感染者?

试探:对目前的政策支持是否满意,希望得到什么样的帮助

8. 如果你是一个健康的普通人,当你得知你最好的朋友是一个艾滋病感染者时,你认为最恰当的处置方式是什么?

试探:有无来自好朋友的歧视伤害、是否有告知和倾诉意愿

结束问题

1. 畅想一下十年后你可能在做什么?

试探:对未来的信心、对社会支持的信心

2. 如果有机会回到过去,你要对 10 岁、20 岁和 30 岁的自己说些什么?

试探:感染原因、患者对自己命运的归因、导致患者接触感染途径的前因

3. 未来有什么打算吗?

试探:回馈社会、治疗的信心

值得注意的是,访谈提纲的问题有先后顺序,但是仅作为提醒采访者需要被提及的题目,实际访谈时未必要按照这个顺序来发问;采访者应该根据受访者的回应来决定提问顺序,此外研究者在每一个访谈中也不需要以同样的顺序或方式提出相同的问题。

三、深度访谈的实施

(一)建立融洽关系

与受访者初次见面时,采访者应当用一些时间来熟悉受访者,而不是直奔主题。以闲聊开始双方的互动会更自在,闲聊的话题不必与研究相关,如本地的新闻、天气、双方的共同话题(家庭、小孩、找工作)都可以,喝茶或咖啡等活动也有利于营造双方的融洽关系。用研究当地语言进行访谈,将有利于建立融洽关系;若不会说当地语言,仅用几个当地有特色的词汇也能拉近双方距离。介绍自己的时候切忌暗示自己的专家地位,应强调自己只是对研究问题感兴趣的研究人员,受访者的经验对研究很重要,希望在访谈中尽可能多了解这些内容。

在访谈中,座位安排也会影响融洽关系的进展。在采访者与受访者中间摆放一张桌子,可能会拉开双方的距离,表明这是较为正式的场合;若采访者与受访者座位高低不一致,会影响眼神接触交流。采访者和受访者的座位成 90°,有时效果非常好,因为双方不用面对面,受访者不会感到危险,同时研究人员能保持与受访者的视线接触,用眼神鼓励受访者畅所欲言。

若在受访者家中进行访谈,按照当地习俗送些礼物也是拉近双方关系的好方法,比如在中国某些地区,若不带礼物空手上门会被认为是不懂礼数,缺乏对主人的尊重。

(二)访谈技巧

1. 把握访谈节奏 深度访谈虽然没有固定的模式,但就访谈的进程而言,仍有一定的规律可循。一般最开始是一些容易回答的问题,有利于建立融洽的谈话氛围;等融洽关系稳固后逐渐过渡到敏感和私密的关键问题;最后问一些简单的结束问题帮助受访者走出情绪。具体有以下几个阶段:

（1）鼓励交谈：访谈开始的最初几分钟，受访者并不确定自己能够提供采访者需要的信息。采访者应通过简单、轻松的问题让受访者打消这种疑虑，使他们对自己的所知感到肯定，并对有人愿意听感到高兴。有的受访者会说"我的经历很普通，你可能不会感兴趣"或"你可能认为我疯了"，这些陈述都是受访者用来避免尴尬的表面形式，这时采访者应给予积极的、鼓励性的反馈，例如"我一点也不认为你的经历普通。"

（2）表明理解：随着访谈的进行，这时采访者可以通过表示理解和认同受访者的观点，营造融洽的氛围，从而促进访谈更加开放和深入。

（3）得到事实和基本的描述：一旦建立了伙伴关系，并且对话流畅起来，就开始进入访谈的核心阶段。可以通过让参与者告诉一个事件或描述一个与研究题目有关的典型遭遇来鼓励其进行较长的回答，其后紧跟简单、直接的问题，这一阶段集中于描述性的问题。

（4）询问难题：将最难的问题留到采访者感到对话的伙伴关系达到轻松和相互信任时才提出，例如一些隐私和敏感问题。采访者可以通过以下方式降低问题难度：再次重申访谈是保密的；用简短的评论来告知问题的敏感性，例如"我知道这是一个很难讨论的话题，我非常感谢你能与我一起探讨"；或者用受访者熟悉的语言来表达。

（5）降低情绪水平：当受访者讨论了敏感问题后，也许会因暴露感到不自在。受访者需要帮助他们恢复隐私的感觉，可再一次强调访谈的保密性。降低了对话的不安情绪后，采访者可询问受访者是否还有什么问题或对之前的回答是否有要补充的信息。

（6）结束访谈：结束访谈，并真诚地表示感谢。

2. 提问

（1）问题类型：访谈过程中提出的问题可分为开放型和封闭型两大类。开放式问题通常带有"什么""怎样""哪些"等字样，受访者回答这类问题时，没有固定答案，也没有对错之分，每个人都可以根据自己的看法和经历做出不一样的回答，例如：

"通常您与顾客发生性行为时不使用安全套的原因是什么？"

"失业的这段时间，家人给了你哪些支持？"

封闭型问题指的是那些对受访者的回答方式和内容均有严格限制的问题，受访者只能简单回答"是"或"否"，"会"或"不会"，没有机会展开话题内容，影响访谈资料的丰富性，也不利于互动的展开，例如：

"你喜欢现在的生活吗？"

"你会不会考虑顾客的意见？"

在深入访谈研究中，应该多用开放式问题，以便受访者能充分表达自己的想法，这样可以收集到更加详尽、更多细节的资料；当采访者发现访谈表达有明显缺失或者需要再证实信息时，可以使用封闭型问题来追问，例如"自从大学毕业您就一直在成都生活，是吗？"。

应采用无偏向的方式发问，避免引导受访者。例如"你不知道怎样避孕吧？""你知道避孕套可以预防性病吧？"。这些提问方式，会给受访者强烈的暗示，影响其回应的真实性。

知识测验问题应该少问，且尽量不要以知识测验问题开始访谈，因为如果受访者不能回答，会感到难堪，甚至会对访谈产生抵触性情绪。

（2）提问方式：采访者要将抽象的科学问题转化为口语化的访谈问题。首先，问题中最好不要出现专业词汇和官方用语，比如"基层医疗卫生服务建设"可转化为"建设社康中心"；其次，问题的遣词用语应采用当地人的惯用语，让受访者容易理解，例如四川地区一些男男性行为者称出来发生同性性行为是"出来耍"，称男人嫖娼为"出去晃"，通过参与观察、关键信息人或非正式访谈可以获得这些与研究相关的口语词汇。

避免过于开放和概念化的提问。比如"请问您对当前的基层医疗工作的态度是什么?""您对当前的基层医疗服务有什么感觉",这恐怕让受访者一时不知从何答起;这时如果询问"您觉得发展好社区健康服务中心会对你的生活有哪些影响?",受访者就很容易回答了。

3. 回应和追问 在一个成功访谈中,受访者说的话远比采访者多,采访者要不断激励受访者分享他们的想法和经历。采访者可以通过回应和追问来鼓励受访者讲述更多。采访者对受访者的回应方式有多种,通常包括:激励、重复以及自我暴露等。

"激励"是采访者发出表示鼓励的声音如"嗯哼""我明白""很有意思""继续""然后呢"等,表示已经听见受访者所说的话,希望对方继续说下去,也可以用如点头、微笑、视线接触、身体前倾等肢体语言激励受访者继续讲述。"重复"是指采访者将受访者所说的话换个方式重复一遍,目的是引导对方继续就该事情的具体细节进行陈述,比如"所以你的意思是……,对吗?"。"自我暴露"是指采访者对受访者所谈的内容就自己的有关经历做出回应,如"我自己也曾遇到过类似的经历"。"自我暴露"可以使受访者了解采访者曾经有过与自己一样的经历和感受,因此相信采访者具有理解自己的能力,同时可以起到"去权威"的作用,使对方感到采访者与自己一样是个普通人。

采访者应该注意避免一些不恰当的回应方式,例如评价型回应和论说型回应。前者指采访者对受访者的谈话内容进行价值上的判断,隐含有"好"与"坏"、"对"与"错"的评价,例如受访者可能会说:"避孕套是避孕用的,防病作用不大",此时采访者不宜立即否定受访者,因为这会妨碍受访者自由地表达自己的观点和看法。论说型回应是指采访者用社会科学中一些现成的理论或者采访者个人的经验对受访者所说的内容做出回应,这种回应也会给访谈的进行以及访谈的关系带来不良的影响。

追问实质上是对提问的引申和补充。当受访者讲述不够详细和具体时,采访者可以巧妙地引导他们讲得更多、更详细,比如"能说详细点吗?""可以解释下为什么吗?"。当受访者意思表达前后矛盾、含混不清时,可以用追问来明确,例如"我不确定我是不是理解了你的意思?""你能给我举个例子吗?"。采访者还可以鼓励受访者去完成特定主题的思考"你觉得这件事的原因是什么?"。追问时应尊重受访者,以适时适度、不伤害对方感情为原则,以免影响整个访谈过程。

4. 倾听 首先采访者应该表现出积极倾听的态度,将自己全部的注意力都放到受访者的身上,给予对方最大的、无条件的、真诚的关注,采访者通过自己的目光、神情、肢体语言等向对方传递鼓励、支持和尊重性的信息。在采访者积极主动的关注下,受访者会觉得自己的话十分重要,乐于真诚地与采访者合作。在访谈过程中,采访者不应轻易打断受访者的谈话。如果采访者听到了自己希望继续追问的问题,不应立即打断对方,而应该等待时机,等对方谈话告一段落时再进行追问。

5. 注意非言语信息 在访谈过程中,人的仪表、举止、神态、周围环境等非语言因素也能表达一定的信息。仔细观察这些信息可以获得更多线索,且有利于调节和控制访谈进程。

(1)采访者可以从受访者的外表形象来获得其职业、教养、内在素质等方面的信息。

(2)访谈环境所蕴含的信息不容忽视。如在受访者家中进行访谈,那么采访者不但可以从受访者的家居用具、器物、摆设和氛围中了解其职业和经济情况,还可以从中感受到主人的教养、兴趣、爱好和性格特征。

(3)观察受访者的肢体语言和细微反应,捕捉对方的思想、感情信息。例如当受访者努力回答一个问题或不能立即回答时,其面部表情通常显示出困惑或疑问,这时采访者应该及时换一种提问方式。当受访者不停看表或表情慵懒时,可能意味着他对访谈已经厌倦,采访者应及时终止访谈或引向轻松的话题。

（三）记录

访谈的目的是为了得到资料。在访谈调查中,资料是由采访者记录下来的,而做好访谈记录需要注意以下问题:

1. 记录内容　访谈记录的内容不仅包括调查对象的谈话,还应包括调查对象的非语言交流及谈话的时间、地点、环境等。

2. 记录工具　一般访谈时如果访谈对象不反对,最好使用录音设备,反之则采用笔录方式。

3. 补记　不能或不宜当场记录的访谈,要进行事后补记,补记时特别要注意实事求是,尽量记录受访者原话而少做概括,以免掺入主观成分。

深度访谈录音资料的整理将在资料分析部分进一步讨论。

四、深度访谈的优缺点

（一）深度访谈的优点

1. 由于深度访谈是采访者与受访者面对面、一对一的交流,因此访谈双方很少受到外界干扰,对采访者来说,可以更加自如地引导谈话,且便于提出一些相对更隐私的问题;对受访者来说,更有可能回答敏感话题,如性体验或强烈的情绪反应。因此深度访谈更能获得深度的理解和经历的细节,这是参与观察或焦点小组访谈等方法不能获得的。

2. 深入访谈一次只专注于一个主题,且是一对一的开放式访谈,有利于针对研究问题收集全方位的彻底的资料。

3. 深度访谈是一种开放式的访谈,研究者具有相当大的自主性,例如收集哪些资料、如何与受访者建立联系,如何做访谈等,可充分发挥采访者主动性、创造性。

4. 深度访谈还可以通过采访者的观察,获得受访者的穿着、仪态、动作、表情等非语言信息。

（二）深度访谈的局限

1. 深度访谈对采访者的素质要求较高,要求采访者有熟练的访谈技巧,否则不能获得详细、真实及完整的资料。

2. 深入访谈的质量依赖于采访者的访谈技巧,同时也受其价值观和情感的影响,有时难以保证完全客观。

3. 深度访谈需要花费大量的时间和精力,有时需要大量资金。

第四节　焦点小组访谈

一、焦点小组访谈的起源与应用

1926 年社会学家 Bogardus 出版的《城市男孩和他的问题》,报告中第一次出现团体访谈这一方法,这一研究被视为焦点小组访谈研究方法的萌芽。焦点小组访谈真正的发明人是 Merton,二战期间他用该方法来检测人们对战时宣传的反应和士兵训练材料的影响。同一时期,Lazasfeld 将该方法引入到市场研究。1950—1980 年,焦点小组访谈在市场研究领域逐渐被接受。

20 世纪 80 年代初,通过对避孕的知识、态度、实践的调查,焦点小组访谈被引进到医学界。随着艾滋病的流行,焦点小组访谈被研究者用来克服其关于同性恋知识的局限性。随着焦点小组访谈在医学界的应用以及营销专家一系列的相关著作的出版,焦点小组访谈在 20 世纪 90 年代逐渐成为收集定性资料的重要方法。如今,焦点小组访谈在教育、医学、市场研究等各个领域均得到了广泛应用。

在流行病学研究中,当研究者需要了解来自不同社会和文化背景的人们的理解和经历,或对研究对象的信息了解微乎其微时,焦点小组访谈是非常有用的研究工具,特别适合于健康问题的探索性研究。例如,在艾滋病的早期研究中,由于对同性恋和双性恋高危人群知之甚少,Joseph 等人曾采用焦点小组访谈作为研究的第一步,为下一步的研究提供素材。焦点小组访谈还适合于一些"敏感"问题和敏感人群,部分学者的研究证明焦点小组访谈可以用于研究敏感问题,例如艾滋病、性和暴力等,因为人们在与有相同经历或观点的人一起讨论时,可能会感到更加放松。

二、焦点小组访谈的准备工作

(一)制定访谈提纲

访谈提纲通常包含了研究主题和亚主题,通常由一组标准的开放式问题组成。问题的数目一般为 8~12 个,不宜过多;问题一般应由浅到深排列,先讨论一般问题,后讨论敏感问题;所讨论的内容应集中在一个较狭窄的范围内,以便讨论能够深入进行。讨论提纲可以用于提示主持人,所以它不仅仅是问题清单,还包括对主持人的各种建议,如介绍部分的要点、要阐明的伦理问题以及提示某些必要问题。讨论提纲应当结构清晰,问题顺序符合逻辑,不过实际讨论未必会遵照这种顺序。

与深入访谈的问题设计相同,焦点小组访谈中的问题也应当简单清楚易于理解,避免专业术语和官方语言,避免多重问题,措辞口语化等。焦点小组访谈的问题设计的特别之处在于问题要能促进讨论、避免隐私问题、题目较少,这是由于焦点小组访谈要面向多个成员,且旨在促进成员讨论。下面提供了一个关于产后焦虑情绪焦点小组访谈讨论提纲范例(简版):

案例 8.2

开场

自我介绍、项目介绍、介绍如何开展讨论、匿名性说明、征求录音意见

主题 1 产后焦虑情绪体验

1. 我们今天讨论的重点是产后焦虑情绪。大家先说说自己产后是否有感到焦虑的情况?

2. 看来大家产后多多少少都有一点焦虑的情绪,大家能具体说说焦虑时的具体感受吗?

主题 2 产后焦虑原因

3. 在产后,通常什么样的情况会让你感到焦虑?

4. 大家认为导致产后焦虑的原因有哪些?

主题 3 产后焦虑的控制

5. 从什么时候开始,焦虑的情绪开始缓解?现在的情绪如何?

6. 通常感到焦虑的时候,大家如何缓解自己的焦虑情绪?

主题 4　产后情绪管理服务

7. 目前政府机构提供的产后情绪管理服务有哪些优点和缺点? 非政府机构提供的产后情绪管理服务有哪些优点和缺点?

8. 大家认为政府机构应该提供哪些产后情绪管理服务?

（二）招募参加人员

1. 小组规模　通常一个焦点小组以 8~10 人为宜,如果小组人数太少,参与者难以产生兴趣并积极参与讨论,导致互动较少,失去了焦点小组访谈的意义。如果人数太多则难以管理控制,一些参与者将不得不等很长时间才有机会发言,最终轮到他们讲话时,很可能已经没有兴趣了。

2. 小组数目　需要多少个小组才足够进行一个完整的研究呢? 小组数可依据信息饱和原则来决定,当增加额外的小组访谈已不能提供新的信息时,就达到了饱和,也就是结束研究的时候。大多数焦点小组访谈中,小组以 5~8 个为宜,这也是为了保持学术性和经济性的平衡。

3. 成员性质　关于成员的性质,一直存在争议的话题是小组参与者应该是朋友还是陌生人呢? 许多学者主张由陌生人参与焦点小组访谈,这样有利于对话自由进行不受约束,尤其在讨论敏感的文化主题时,可以通过匿名方式提高收集信息的质量。但有些学者持反对意见,例如 Khan 和 Manderson 指出,熟人而非陌生人才是访谈无拘无束进行的关键,例如妇女们不愿意在陌生人面前公开讨论,而更愿意与熟人交流;性工作者不愿意在陌生人面前暴露身份,而在共事的同事面前却不存在这个问题。调查者应根据研究的性质和当地的习惯来做决定。

为了分享经历,便于讨论,参与讨论的人员之间应具有"同质性",即小组成员间应具有与待研究问题相关的相同背景和兴趣,如同一职业、具有某一相同经历等。如果研究涉及多个明显不同质的目标人群,则应根据目标人群特征组织多个专题小组,以便比较分析不同特征人群对讨论问题的反应。

（三）主持人和记录员

开展焦点小组讨论一般至少需要 1 名主持人和 1~2 名记录员。主持人是讨论的组织者,对收集丰富而有效的信息有重大影响,其作用是引导讨论、鼓励参与者自由发言、相互交流、营造气氛,调动每个参与者的积极性,并把握讨论方向使讨论围绕主题。好的主持人必须具备一定的组织才能和交际技巧,善于观察和倾听,善于启发和鼓励,有耐性和灵活性,并且熟悉将要讨论的题目和研究领域。主持人在访谈期间应尊重参与者、对参与者的应答不做是非判断。记录人员不参加提问和讨论,主要任务是做好讨论记录。

（四）其他准备工作

1. 确定时间地点　时间和地点的选择同样遵循以参与者方便为主的原则。访谈时间应定在多数参与人员时间充裕的时候。焦点小组访谈的时长一般以 1~2 小时为宜,时间太短讨论易流于表面,时间太长则会导致参与者的厌倦情绪。

访谈的地点应选择交通便利的地方,应有舒适和放松的氛围,如宾馆会议室或社区活动中心等,最好不要设在官方场所。确定场所后应对现场空间进行布置。讨论成员就座形式以圆桌式较为理想,便于成员之间互动讨论,不分地位等级,应避免课堂式和一字排开等就座方式。

2. 奖励措施　为了鼓励参与者,可以提供一些奖励。提供报酬是经常使用的方式,有时也可提供免费产品、免费交通、免费住宿等,也可以提供一些小礼物作为纪念品。在讨论将结束时,可提供饮料和茶点,这样可以使参与者感到放松,也给研究者一个进一步讨论问题的机会。

三、焦点小组访谈的实施

(一)收集背景资料

在正式访谈开始前,可以收集每个成员的背景资料,这些信息应是简洁并直接与研究问题相关的,例如一些社会人口统计学变量,包括年龄、性别、文化程度、职业、婚姻状况等。还可根据研究目的增加一些其他变量,例如一个关于控烟的研究中,可以收集参与者的首次吸烟年龄、烟龄、每日吸烟量等信息,以帮助研究者分析参与者的发言。

另外,讨论开始前,可以给每个参与者佩戴编号,或者在座位前编号,以便记录参与者发言,以及参与者间相互称呼。

(二)开场介绍

讨论正式开始前,无论研究者与小组参与者是否曾经私下沟通,研究者都需要在所有参与者在场的情况下,将研究内容、访谈规则和要求进行统一介绍。主持人开场介绍为讨论奠定了基调,应该以家常和友善的态度来介绍情况,让参与者感觉放松,并开始培养小组之间的融洽关系。开场介绍的主要内容包括以下几个方面:

1. 对参加讨论人员表示欢迎和感谢。

2. 介绍自己和记录人员、辅助人员等,强调自己的任务是促进大家讨论,并不是专家。

3. 解释研究目的和重要意义、参与的重要性以及成员的选择方式等。

4. 强调小组访谈流程和组员讨论原则,希望大家积极发言,但一次只能一个人发言;强调希望听到大家对这些问题的看法和观点,以及详细的描述和案例。

5. 要着重强调小组访谈的目的是听到不同的声音和观点,参与者在访谈中的观点没有对错之分,因此不需要违心地赞同别人的观点。

6. 告知参与者访谈数据的使用方式和保密原则,涉及敏感话题的讨论要特别强调保密性,目的是使参加者消除顾虑,积极投入讨论。

7. 若需现场录音或录像,应向参加者解释清楚并征得同意。

8. 最后,可请参与人员互相自我介绍,营造轻松、融洽的讨论氛围。

(三)展开讨论

1. 建立和促进互动讨论氛围　Morgan 指出"焦点小组的特点在于通过小组互动的方式来生成数据和观点,如果组员之间缺乏互动,数据就难以获取"。可见,焦点小组访谈不是在同一时间访谈更多的人,期望参与者轮流回答同一个问题,而是希望参与者针对问题进行互动讨论,从而展现不同的观点和背后的原因。因此成员间的互动,是焦点小组访谈区别于其他访谈方法的本质特征。

焦点小组有效互动时,每位参与者的发言都可能引发其他人讨论,从而让研究人员更深入地了解主题,收集到更加丰富的数据。无论讨论最终参与者们的观点是否趋于一致,参与者的对话过程会展示各自不同的观点,这样研究人员采集的信息可以体现出不同视角下参与者观点的微妙差异,这是其他访谈形式无法做到的。有时互动讨论会形成新的、未预料的主题和观点。根据 Monique 等人的观点和笔者的经验,总结建立和促进互动讨论氛围的方法如下：

（1）口语化主持风格：为营造轻松的讨论氛围，主持人最好使用口语化语言进行提问，避免专业术语。

（2）非定向主持方式：即主持人抛出一个问题，参与者分别发表看法，并引导其他参与者对其他人的看法进行讨论，这样的主持风格有利于建立讨论氛围。而定向主持方式，即主持人依次向参与者发问，主持人的发言占主导，氛围变得枯燥，无法形成自发的讨论。

（3）去权威化：一些参与者会声称自己是讨论主题的专家，并且他们的意见就等同于事实。不管这些参与者是否是真正的专家，他们都会使小组中产生等级结构，让其他成员觉得自己的发言不重要，从而使讨论互动性减弱。主持人应当强调小组中的每一个参与者都是专家，所以才被邀请参与小组讨论，这样就可以让那些自称专家的人去权威化。

（4）鼓励沉默者：有些参与者在讨论中保持沉默，或者发言简短，主持人可以强调他们的观点很重要，鼓励他们发言，例如："苏先生，我们也想知道你的看法，您能给我们谈谈吗？"有时，所有参与者都处在沉默中，这时主持人应该换种方式提问，并强调大家发言的重要性。

（5）遏制过于积极的发言：有些参与者发言非常积极，他们发言时间很长，往往垄断了讨论的话语权。主持人在他们阐述完观点之后，可以通过肢体语言表示对他们的关注降低，如减少视线接触、用肩膀对着他们或者低头看讨论提纲。主持人还可以直接引导他人发言，例如转头向其他人："其他人有没有不同的意见？"一段时间后，这种方法可以起到平衡各成员发言时间的作用。

2. 引导深入讨论　访谈过程中，为从参与者的回应中获得更多细节，主持人可以使用技巧引导参与者进行深入讨论。除了使用针对个人的引导技巧外，小组访谈中还要使用一些针对小组的引导技巧。

（1）沉默：主持人在一位参与者说完后可以不立即接话，而是沉默几秒钟，使其能继续阐述观点或者促使其他人发言。

（2）语言引导：通过强调某位参与者提出的观点，寻求进一步的信息，促使其他人讨论，例如："这位先生分享了一段有意思的经历，其他人有没有类似的经验？"当大家就某个问题达成一致或存在分歧时，请全组人分别解释原因，例如："看来大家对小病应该先去哪里就诊有不同意见，能否解释一下原因？"通过询问不同观点，实现观点的多元化，例如："有没有人的意见或体验不同""刚才见你摇头，你是否有不同意见？"

（3）活动：组织简短的小组活动以激发讨论，活动和相关的讨论要预留足够的时间。例如请参与人员挑选自己近一周来吃过的食物样品，从而进一步引导参与人员讨论自己的饮食结构是否合理。

（4）案例：巧妙使用案例也可起到引导深入讨论的作用。案例可以是真实的也可以是虚拟的，可以是一段视频，一幅画，或者是主持人口述的一个故事或一个场景，这些都与讨论主题相关的。观看完或听完案例之后，请参与者对案例中的场景和人物做出自己的评价或者提出自己的建议。

（四）结束讨论

在讨论结束的时候，主持人可以请每一位参与人员简单地总结一下自己的看法，或补充自己想说而没有机会说的话。另外，研究者还应向参加人员再一次强调保密性原则，并对他们的参与再次表示感谢。

四、焦点小组访谈的优缺点

（一）焦点小组访谈的优点

1. 焦点小组访谈最明显的优势在于强调小组内的互动以产生信息，参与者相互间可比较各自的观点和经验；有争议的话题容易激发参与者不同的反应。

2. 通过小组内的互动讨论，可产生"即兴反应"，有助于参与者去讨论平时感到不舒适或者恐惧的话题。因为当参与者发现他们有类似的经历和观点时，他们就会轻松地交谈。

3. 小组内的互动讨论，也能鼓励那些沉默寡言的参与者积极发言，聆听他人的经历有利于刺激他们说出自己的观点或者帮助他们想起自己已经忘却的经历。

4. 焦点小组访谈对于了解人类复杂的行为及其动机很有帮助，能够探索较为宽广的议题，引导出新的研究假设。

5. 可在短时间内从参与者中得到较为丰富的信息，花费较深度访谈少。

（二）焦点小组访谈的局限

1. 容易产生一种"团体压力"，一些参与者可能会附和其他人的意见，而一些强势的参与者可能会表达更多的意见，导致访谈的信息不全面。

2. 一些参与者可能不愿意在人前谈论自己的隐私，而更愿意私下讨论，因此焦点小组访谈不适宜讨论对参与者来说非常敏感、隐私的话题。

3. 尽管焦点小组访谈能够获得较深层次的信息，但与个人深度访谈相比，它不能探索个人复杂的信念与习惯，不能详细地探究个人行为的细节。

4. 焦点小组访谈是由主持人主导的，因此主持人的个人兴趣可能左右访谈结果，导致研究结果出现偏倚；主持人的访谈技巧对数据质量影响较大。

第五节　定性资料的整理和分析

定性资料的数据分析实质上是研究人员立足于数据，揭示参与者的独特观点，了解其行为所存在的社会或文化意义，对他们的行动或信仰加以解释，并建构理论的过程。定性资料数据分析有多种方法，包括话语分析、内容分析、主题分析、传记或叙事分析等。本章介绍基于扎根理论的分析方法，基本分析步骤包括：资料整理、资料编码、分类与概念化、建构理论。

一、资料整理

资料整理的工作内容包括：将笔记和录音转录为电子文档、为每位受访者资料建档、为每份资料编号并建立编号系统以及匿名处理等。一般在资料开始收集的阶段就应开始资料的初步整理和分析工作，及时整理和分析可以帮助研究者对已收集的资料获得一个比较系统的把握，并为下一步的资料收集提供方向和聚焦的依据，从而使资料收集更具方向性和目的性，提高研究的效率。

转录是将一份深度访谈或焦点小组访谈录音或录像资料转变为书面记录，用于数据分析。研究的目的会影响到转录的关注焦点，例如，如果要进行"语言和对话的分析"，研究人员会关注对话的性质和结构，因此转录中要包括停顿的长度、声调、口音、重读音等；如果采用扎根理论的分析方法，那么说话的内容才是重点，因此转录的关键在于逐字再现访谈的对话，如果言谈方式有助于诠释话语的意义，研究人员也应转录在文本中。研究人员还可以根据研究目的，自行决定是否需要包含其他方面的细节;也要考虑如何处理俚语、口音或错误的用词等。

访谈和讨论都要转录成文字,参与者和访谈者所说话要逐字转录下来,记录参与者的措辞、短语和表达方式,使研究人员能挖掘其文化意义。这些措辞体现了参与者对讨论主题的侧重和情绪,这些丰富的细节对定性研究而言很有价值。访谈时一般说出的不是完整的句子,但这并不影响分析,没有必要在转录时就将句子整理通顺,但后期要引用参与者的说法时,可以根据上下文意思补充完整。转录时,每段话前面都要标明发言者,特别要将采访者与参与者区别开来。转录完成后,研究人员还应检查每份转录记录的准确性和完整性,可以一边听录音片段,一边检查对应的文本,看是否有错漏和不准确的地方。将所有资料转录为文字资料后,应该建立一套文件命名体系,对所有文字资料进行命名、归档,确保研究人员能快速找到某次访谈或观察的文件。

二、编码

编码的过程实质上是从整理好的定性文字资料中寻找有意义的片段,并用一个名词或短语表明这个片段隐含的意义,通俗讲就是用一个词语概括某一段话的主题。这个名词或者短语就是代码,代码是数据中的议题、主题、想法、意见等。编码是定性数据分析的核心工作内容之一。

(一) 提出代码

根据产生方式的不同,代码可以分为两种:一种是"演绎性代码",一种是"归纳性代码"。演绎性代码是由研究人员提出的,源自于研究人员在研究设计期间的设想,例如研究人员根据科研文献的概念或理论来设计访谈提纲的主题,这些主题即可以作为代码。归纳性代码是源自于数据,研究人员在阅读资料之后,发现有意义的主题,才能提出归纳性代码。归纳性代码反映了对参与者本人很重要的话题,可能与研究人员的设想有差异,因此非常有价值。如果研究分析中只有演绎性代码是不合适的,这表明"数据没有说话",缺失了参与者们自己提出的独特主题。确定归纳性代码的过程是让数据为自己说话,是定性数据分析的核心,体现了扎根理论研究途径的原则。

1. 确定演绎性代码　演绎性代码可来自于访谈主题、文献以及研究者的经验,例如对一项对老年人慢性疼痛的心理因素研究中,设计了疼痛的原因、对疼痛的认知、对疼痛的处理等访谈主题,这些主题即可作为演绎性代码。根据研究者经验及文献,慢性疼痛可导致抑郁和焦虑,那么"焦虑"和"抑郁"可以作为演绎性代码。

2. 确定归纳性代码　在对资料进行编码之前,研究者应该通读资料,获得对资料的整体映像,比如讨论的主题、反复出现的词语等。通过多次阅读资料,研究者自然可以在资料中探寻到有意义的部分。在阅读的过程中,要避免将演绎性代码强加在资料上,这样就会导致演绎性代码为主导,而资料没有自己说话。可以采用边阅读边注释的方法发现代码,可以在打印出来的文本上注释,也可用文本分析软件的备注功能做注释。

在较早的阅读中,研究人员比较容易识别某些明显的代码,例如参与者说:"选择去大医院看病,主要是觉得大医院的医生医术更好",那么"医术"可作为代码;如果参与者说:"大医院等待时间太长了",那么"诊疗时长"可作为代码。一些更为细致和更为隐晦的代码,需要研究人员多次阅读数据后才能确定。

在多次阅读之后,可以发现一些反复出现的词语或者主题,也可以作为代码。在数据中,参与者反复用不同方式强调某个主题,或者不同参与者都提到同一主题,往往意味着这是数据中的一个代码。例如研究数据中反复出现"害怕",包括"害怕别人知道""害怕发病""害怕感染家人",那么"害怕"就可作为一个代码。

进一步的分析性阅读可以帮助识别隐含的代码,这时需要进行一定的逻辑分析。例如,研究人员第一次读到"住在乡下不方便,救护车都开不进去"时,可能会将"不方便"作为编码,但仔细分析阅读,这句话实际上暗指乡下看病不方便,医疗资源匮乏,因此可将"医疗资源匮乏"作为一个编码。

(二)形成编码列表

当演绎性代码和归纳性代码都被识别之后,研究者就形成了自己的编码系统,这时候研究者需要将每个代码进行命名并进行定义,形成一个编码列表。这个编码列表包括序号、代码名称、代码简称、定义以及文档中的实例等。将代码简化便于在电子文档中进行编码或者使用分析软件进行编码,有些分析软件只能使用英文编码,例如"安全套使用"可简写为"CU",即 condom use 的英文首字母,总之你可以采用自己熟悉的方式为代码找一个简称。代码列表是动态变化的,随着编码工作的深入,有些编码可能会删掉,有新的代码加入,有些代码合并成一个代码等。所以及时更新代码列表,可以避免出现编码的混乱,也可以帮助研究者从已有的代码中发现代码间的联系和规律,为下一步的分析做准备。

(三)对资料进行编码

建立编码列表之后,就要对所有资料进行逐页编码,研究人员阅读材料,思考数据中讨论了哪些代码,然后用这些代码对这部分文本进行标注。相当于对资料的有意义单位都贴上一个标签,以便后续的分析使用。传统的编码过程采用"糨糊加剪刀"模式,研究者在纸质资料上编码,然后将相关编码部分减下来,分门别类装在档案袋中,以便下一步比对分析。随着计算机技术的发展,使用软件进行编码能节约大量时间。案例8.3展示了一项对新型毒品使用者研究资料进行编码的例子。

案例 8.3 编码案例

原始资料	编码
I:请您能描述一下您第一次吃这个(新型毒品)的情景。	
D1:我那段时间没有工作,整天无所事事,挺孤独的感觉。有一天就和一个朋友跟一大帮陌生人去包间耍,他们都说这个东西好,我也好奇,想看看到底怎么好,就吃了。	无所事事、孤独感 同伴诱导 猎奇心理
D2:那段时间在闹离婚,心情不好,在包间里耍,有人问我,我就买了。吃了以后,感觉人特别精神, 那天打麻将就思路特别清晰,后来就吃了这个了。	婚姻受挫 生理刺激 赌博需要
I:有尝试过戒掉吗?	
D1:去老家住了 3 个月,我都以为戒掉了。但一回到这个环境,好像就总也忘不掉那个感觉,有心瘾。后来坚持了半个月,还是又吃上了。	环境影响 心瘾
D1:戒不掉吧?圈子的风气就这样。 圈子里的人都在吃,你不吃,根本没人搭理你。	消极应对、圈子风气 同伴压力

三、分类与概念化

对原始资料进行编码和登录后,研究者需对资料进行归类和深入分析。"分类"指的是,将编码相似或者有关联的代码合在一起,将它们归为一个有意义的类别。例如,在一项对新型毒品使用者的研究中,研究者初步识别了多个代码,经过比对这些代码,将"同伴诱导""同伴压力""圈子风气"归为"同伴影响"类;将"疾病严重性认知""疾病易感性认知""毒品危害认知""毒品认知"归为"风险认知"类等。

概念化数据是将分析提升到抽象层面,将资料进一步浓缩,找到资料中的主题和故事线,找到不同编码类别之间的关联,进而提出概念性框架。例如上面的例子中"同伴影响"和"群体心理"都属于社交需要,因此共同从属于"社交网络"的概念,"社交网络"又与"风险意识""行为意志""行为情境""行为驱动"等几个概念产生关联。

分类和概念化是不断简化和抽象数据的过程,这个过程需要研究者结合研究目标和实际数据,不断阅读、不断思考。可以采用绘图、矩阵的方式进行概念化分析。图 8-1 以一项对新型毒品使用者研究资料展示了编码分类和概念化的过程。

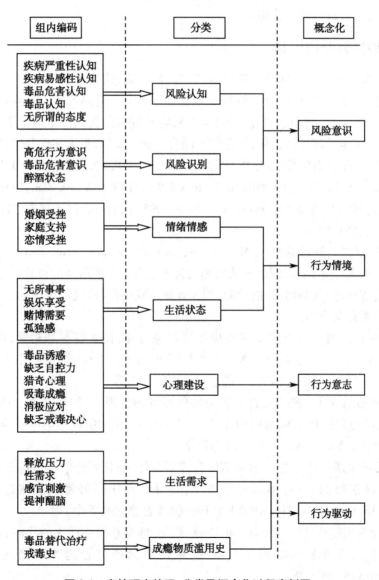

图 8-1 定性研究编码、分类及概念化过程案例图

四、建构理论

经过分类和概念化分析后,得到了描述性的成果,最后还要将这些描述性的成果组合起来,针对研究主题提出归纳性的理论。编码、分类和概念化的工作实质都是描述资料,而理论建构则让定性分析超越了描述,进入解释的领域。理论建构是对数据更高层次的抽象和概念化,Richards 形容"止于描述的分析"如同描述了犯罪现场,却没有破案。理论建构就像是将犯罪现场的证据一环扣一环地联系起来,解释罪行如何发生、为何发生和是否会再度发生。

理论建构以概念化的类别为基础,一般来说,按部就班完成编码、分类和概念化工作后,再理清概念化类别之间的相互关联,就可以逐渐形成对研究现象的归纳性解释,并建构理论。除此以外还可以采用识别显著原因、比较解释、异常数据解释、反面案例解释、推导解释、借用解释等方法进行理论建构。

五、定性资料分析工具

定性资料整理和分析的部分工作可以依靠软件完成,软件可以使定性研究的资料分析工作变得更精确、更快捷、更完全。但是大多数定性研究学者都提醒,不要指望软件可以像定量研究的 SPSS 那样,自动给研究者计算结果,定性资料分析软件本质上更像文字处理软件,它们可以使文本处理更加方便,但它们不能自行撰写文本,更不能代替研究者进行思考。

目前国外较为常用的定性分析软件有 Nud*ist、Atlas/ti、MAXQDA、Ethnograph、Folio VIEWS、ask-Sam、Nvivo 等,其中 Atlas/ti、Folio VIEWS、MAXQDA、ask-Sam、Nvivo 等部分软件支持中文。韦茨曼和迈尔斯(weitzman and miles,1995)识别出能用于帮助定性资料分析的5种不同类型的软件程序:

1. 文本检索器 这类软件有 Metamorph、SonarpProfessional、The Text Collector 和 Word Cruncher,其专长是搜索词汇、词组或感兴趣的各式组合之示例所在的位置,可搜索一个或数个档案。有些程序还有内容分析的功能,例如计算出现的次数、展示出该词汇所在的上下文以及建立词汇清单与索引。

2. 文本库管理器 可以将文字整理得更加系统化,便于搜寻和检索,例如,ask-Sam、Folio VIEWS、MAX、Orbis 与 ZyINDEX。基本上,它们的搜寻与检索功能,可以运用于以下各式的组合:字汇、词组、编码好的文段、备忘录或其他文件等。

3. 编码和检索程序 是为定性研究而特殊设计的代表,它们将文本分成模块(词、句、段落),编码这些模块,检索被编码的模块。ATLAS/ti、HyperQual、Kwalitan、WinMAX、Nud*ist、QUALPRO、The Ethnograph 等都是这类程序。

4. 基于编码的理论构建器 含有编码和检索功能,而且允许使用者探索编码之间的连接;发展出更高层级的范畴;形成命题或主张;有些程序还可测试这些命题是否适用。AQUAD、ATLAS/ti、Nud*ist、HyperRESEARCH、QCA 都是这类程序。

5. 概念化的网络构建器 可以根据资料、概念(通常是较高层次的代码)以及研究者认为其间的关系构建并显示编码的关系图,从而帮助研究者建立与测试理论。例如:ATLAS/ti、MECA、SemNet 等。

(旷翠萍 栾荣生 编,汪 宁 审)

参 考 文 献

[1] Monique H,Inge H,Ajay B.Qualitative Research Methods[M].Thousand Oaks：Sage Publications，2011.

[2] Gorrine G.Becoming Qualitative Researchers：An Introduction[M].4th ed.Boston：Pearson Education，2011.

[3] Denzin NK, Lincoln YS.Handbook of qualitative research[M].2nd ed.Thousand Oaks：Sage Publications,2000.

[4] Bogdan RC,Biklen SK.Qualitative Research for Education：An introduction to Theories and Methods[M].4th ed.New York：Pearson Education group,2003.

[5] John WC.Research design：qualitative，quantitative，and mixed methods approaches[M].2nd ed.Thousand Oaks：Sage Publications，2003.

[6] Lisa M.Given.The SAGE encyclopedia of qualitative research methods(volumes 1&2)[M].Thousand Oaks：Sage Publications，2008

[7] Patton MQ.Qualitative evaluation and research methods[M].3rd ed.Londen：Sage Publications,2002.

[8] Matthew BM, Huberman AM.Qualitative data analysis[M].2nd ed.Thousand Oaks：Sage Publications，1994.

[9] 陈向明.质的研究方法与社会科学研究[M].北京：教育科学出版社,2000.

[10] 胡幼惠.质性研究：理论、方法及本土女性研究实例[M].台北：台北巨流图书公司,1996.

[11] 丁岩妍.传播学定性研究方法[M].北京：中国广播影视出版社,2015.

[12] 袁方.社会研究方法教程[M].北京：北京大学出版社,1997.

[13] 李晓凤,佘双好.质性研究方法[M].武汉：武汉出版社,2006.

[14] 诺曼·K·邓津,依冯娜·S·林肯.定性研究（第一卷）：方法论基础[M].风笑天等译.重庆：重庆出版社,2007.

[15] 诺曼·K·邓津,依冯娜·S·林肯.定性研究（第三卷）：经验资料收集与分析的方法[M].风笑天等译.重庆：重庆出版社,2007.

[16] 伍威·弗里克.质性研究导引[M].孙进译.重庆：重庆出版社,2011.

[17] 普拉尼·利亚姆怕特唐,道格拉斯·艾子.质性研究方法：健康及相关专业研究指南[M].邓显兰等译.重庆：重庆出版社,2009.

[18] 范明林,吴军.质性研究[M].上海.格致出版社,2009.

[19] 普里西拉·R·尤林,伊丽莎白·T·洛宾森,伊丽莎白·E·托利,等.质性研究方法：性与生殖健康应用研究之现场指南[M].昆明健康与发展研究所、国家人口计生委科研所社会医学研究中心译.北京：中国人口出版社,2005.

[20] 艾尔·巴比.社会研究方法[M].邱泽奇译.北京：华夏出版社,2005.

[21] 张孔来,刘民.定性研究方法在流行病学研究中的应用[J].中华流行病学杂志,2000,21(5)：72-74.

第 九 章

描述性研究

提要:描述性研究是流行病学研究的基础,主要是对疾病的地区、时间和人群特征进行描述,为疾病的病因研究提供线索。本章首先介绍了描述性研究的概念与特征、基本方法和类型以及应用,接着详述了描述性研究的设计与实施,最后对描述性研究的优缺点展开了讨论。

第一节 概 述

一、描述性研究的概念与特征

描述性研究(descriptive study)属于观察法,主要是对疾病的群体特征进行系统、精确的测量和描述。它是最基本、最常用的一类流行病学研究方法,也称为描述流行病学(descriptive epidemiology)。

描述性研究不同于分析性研究,关心的是疾病在人群中的数量和分布特征,并通过比较不同特征人群疾病分布的差异提供病因线索或形成病因假设,而后者关心的是什么原因造成疾病在不同特征人群中分布的差异。描述性研究设计时既不需要设立对照组也无研究假设,而分析性研究在设计时一般都设有对照组和研究假设,通过对不同人群特征与疾病的联系分析验证病因假设。描述性研究所收集的资料相对比较简单、广泛,而分析性研究收集的资料往往较为细致、深入,且针对性也较强。当然,两者不可断然分开,描述性研究的资料处理有时也需要比较分析,进行分析性研究。

二、描述性研究的基本方法

描述性研究的基本方法就是通过在特定人群中收集社会人口学特征资料、疾病和健康状况相关的资料,然后按照地区、时间、人群特征计算疾病和健康状况的频率指标,如发病率、患病率、死亡率等,即描述疾病或健康状况的地区特征、时间特征和人群特征。描述性研究示意图见图 9-1。

三、描述性研究的类型

以研究执行的时间可分为横断面研究和纵向研究,以研究的基本单位可区分为个体为研究单位和群体为研究单位,后者称为生态学研究。

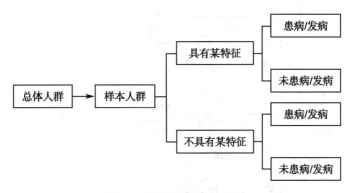

图 9-1　描述性研究示意图

（一）病例报告

病例报告（case reports）是描述性研究中最基本的一种形式,属于定性研究的范畴。病例报告通过对临床上某种罕见病的单个病例或少数（通常是 5 个以下）病例的病情、诊断及治疗中发生的特殊情况和经验教训等进行详细描述,提出特殊之处的可能解释,为研究者提供分析和决策的线索,并引导研究者去研究某种疾病或现象。

（二）病例系列分析

病例系列分析（case series analysis）是对临床实践中积累的大量工作经验进行总结,属于回顾性研究的范畴。病例系列分析通过对一组（可以是几例、几十例、几百例或几千例等）相同或相似病例的临床特征进行整理、统计、分析,描述共同特征或问题,以寻找或发现相同病例之间的共同点和发现以往工作中存在的问题,并提出见解和得出结论,为进一步研究提供线索、重点和方向。

（三）个案调查

个案调查（case investigation）又称病例调查或病家调查,是所有流行病学调查研究的基础。个案调查是指对个别发生病例的接触史、病例的家属及周围人群的发病或健康状况以及可能与发病有关的环境因素进行调查,其调查对象一般为传染病病人,但也可以是非传染病病人或病因未明疾病病人,具体病种根据工作需要而定。个案调查是医疗卫生及疾病预防控制部门日常处理疾病报告登记工作的组成部分,调查内容由当地卫生部门具体规定。通过报告、登记和个案调查,可以得到有关疾病发病的第一手资料,既可为地区疾病预防控制提供分析基础,也可为探索病因提供线索。

（四）横断面研究

横断面研究（cross-sectional study）是按照事先设计的要求在某一人群中收集特定时间内疾病的存在情况和相关因素的资料,以描述疾病或健康状况在不同特征人群中的分布,以及观察某些因素与疾病之间的关联。从时间上来说这项研究工作是在特定时间内进行的,即在某一时点或在短暂时间内完成的,是通过完成某特定时间该人群健康经历的一个"快照",提供某病的患病频率和相关特征的信息。它所用的指标主要是患病率,故又称患病率调查（prevalence survey）。又由于所收集的有关因素与疾病或健康状况的资料既不是过去暴露史,又不是随访调查所获得的结果,而是调查当时所获得的资料,故称它为现况研究（prevalence study）。进行横断面研究时,疾病或健康状况与某些因素或特征是在调查中同时得到的,不知孰先孰后,即因与果是并存的,因此在病因分析时不能得出有关因果关系的结论,只能提示因素与疾病之间是否存在关联,为病因研究提出初步线索或研究假设。横断面研究示意图见图 9-2。

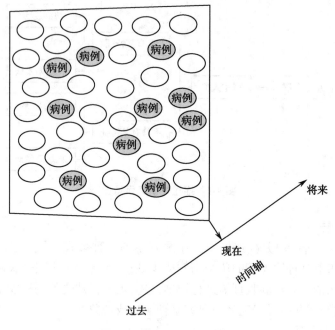

图 9-2 横断面研究示意图

（五）纵向研究

纵向研究（longitudinal study）也称随访研究（follow-up study），是描述性研究中常用的研究方法之一。与横断面研究在一个时点上人群中疾病、健康状况或某种事件的存在情况不同，纵向研究是研究疾病、健康状况或某种卫生事件在一个人群中随着时间的推移的动态变化情况。通常是在研究以往曾发生的某疾病或某事件（如临床检查的阳性结果等）后，再对其进行追踪观察，以探讨疾病或事件在人群的动态变化。从方法学上讲，纵向研究属于前瞻性研究，但与传统的队列研究不同，后者在研究开始时研究对象往往是未患病者，根据所研究的暴露因素不同将研究对象分为暴露组和对照组，或者不同暴露水平的组别，并进行追踪观察，探明不同暴露对某病发病的影响。而纵向研究是对某个人群中的个体进行连续观察，观察某病或健康状况随时间推移的动态变化情况。纵向研究示意图见图 9-3。

（六）生态学研究

生态学研究（ecological study）是在群体水平上研究因素与疾病之间的关系，即以群体为观察、分析单位，通过描述不同人群中某因素的暴露情况与疾病的频率，分析该因素与疾病的关系。生态学研究着重于群体比较而不是针对个体，无法得知个体暴露与效应间的关系，但可以确切反映群体的平均水平。群体可以是学校中的班级、工厂、城市、县或国家。疾病测量指标可以是发病率、死亡率等。暴露可以有不同的来源，例如某市各种酒类消耗数据可从该市酒类税款单中得到，社会经济状况信息可以从人口普查资料中获得，环境数据（气温、空气质量等）可以从地方或区域有关部门获得。

在生态学研究中，研究对象单位可根据具体情况而定，可以是不同行政区或地理区域的全部人群，也可以是由其中不同年龄、性别、种族、职业、宗教和社会经济地位的人群所组成。确定研究人群时必须考虑到能否收集到有关研究人群疾病的发病率、死亡率及有关暴露的资料。

生态学研究主要有生态比较研究（ecological comparison study）和生态趋势研究

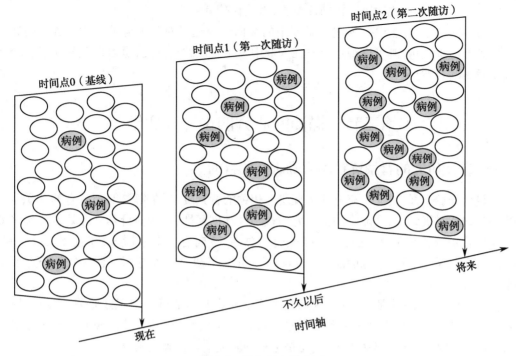

图 9-3 纵向研究示意图

(ecological trend study)两种方法。前者是通过比较不同人群中某疾病或健康状态与某因素的关系,从而找到值得进一步深入研究的病因线索。后者是连续观察人群中某种暴露的平均水平的改变与某疾病或健康状态的发生率或死亡率的变化情况,通过比较分析它们的变化趋势是否一致,来探索暴露与疾病的联系。

四、描述性研究的应用

1. 描述疾病或者某种健康状况的分布及发生发展的规律 主要应用调查获得的或现有资料从人群、时间、地区分布三个方面加以描述,有助于阐明疾病或健康事件在不同人群、不同时间、不同地区的分布特征,或者是疾病或健康状况随着时间推移的变化情况。该类研究对于疾病危险因素的发现、高危人群的检出、控制疾病流行措施的提出、卫生政策和医疗卫生计划的制订等均有重要意义。

2. 提出病因学假设 任何现象的出现或事件的发生都是有原因的,疾病或健康状况在不同人群、不同时间、不同地区分布的差异也是如此,因此通过比较疾病或健康状况分布的差异,可以提出疾病的病因假设,为探讨病因提供线索。横断面调查中,疾病和因素是同时调查的,故不能确定疾病与因素之间的时间先后关系。

3. 了解疾病的变动趋势和评价疾病的防治效果 纵向研究或间隔一定时间对同一人群重复进行横断面研究可以了解某病及其相关因素的变动趋势。例如自 1958 年开始,每隔大约 10 年在全国范围内进行的高血压抽样调查,结果表明我国 15 岁以上居民高血压患病率呈明显递增趋势。在实施疾病的防治或干预措施前后各进行一次横断面研究,可依据患病率、生理生化指标的变动情况评价措施的防治效果。例如近年来我国实施的慢性病社区综合防治规划,经"社区诊断"掌握社区人群疾病与健康状况的基线资料,而后采取多种社区干预措施,一段时间后再次进行横断面调查,考核评价其效果。

4. 研究疾病的自然史　描述性研究中的纵向研究通过对某人群某疾病或健康问题进行连续动态追踪随访,既可以观察疾病在人群中发生发展的自然史,也可以观察疾病在个体的发生发展的自然史。

第二节　描述性研究的设计与实施

一、掌握研究的背景资料和明确研究的目的

在设计开始阶段,首先要充分地掌握研究相关的背景资料,了解该问题现有的知识水平和国内外研究进展情况,才能阐明该研究的科学性和创新性,才能估价其社会效益和经济效益。掌握背景资料有 3 种途径:①自己经验的总结;②向有关专家请教;③查阅文献资料。这项工作不仅是制订计划时的工作,而且应当贯穿于研究的全过程,是一个十分重要的环节。

然后,就应明确该项研究目的,例如是摸清疾病在某地的分布情况还是发生发展情况,为社区诊断和制定卫生保健决策和服务规划提供参考资料,还是为某疾病的防制确定高危人群,还是探索病因或提出病因假设,还是考核预防或治疗措施的效果。

二、确定研究类型

描述性研究主要有病例报告、病例系列分析、个案调查、横断面研究、纵向研究和生态学研究 6 种类型,在研究中选择哪一种设计,主要取决于研究目的和各研究设计所能回答的科学问题,其次还要考虑开展该项研究所具备的客观条件,例如人力、物力、财力、日常资料的系统性和完整性以及合作单位所能提供的支持和帮助等。例如,如果是想摸清某疾病某时间在某地区的分布特征,选择横断面研究设计;如果是想探明某疾病在地区今后的发生发展趋势,选择纵向研究设计;如果是探讨空气中的 PM2.5 浓度对儿童呼吸功能的影响,由于无法获得每个儿童暴露 PM2.5 水平,只能通过空气污染监测获得不同地区空气中 PM2.5 的浓度作为儿童的暴露水平(但这并不能反映实际暴露水平),这时可选择生态学研究设计。

三、确定目标人群与调查样本量

(一)确定目标人群

目标人群(target population)是根据研究目的所确定的同质的研究对象的全体,即总体(population)。确切地讲,是性质相同的所有观察单位的集合。例如研究某地某年正常成人的血压值,则目标人群是该年的正常成人,观察单位是每个人,变量是血压,变量值是测得的血压值。它的同质基础是同一地区、同一年份、同为正常成人。这里的总体只包括有限个观察单位,称为有限总体。如果对总体中每个观察单位进行调查来推断总体的性质称为普查(census)。如果从总体中抽取一定数量的观察单位构成样本,对抽中的样本进行调查来推断总体,称为抽样调查。所以在实际工作中常常是从其样本的信息来推断总体的情况,即进行抽样调查。

(二)确定调查样本量

任何一项调查研究必须考虑到样本大小问题。样本过大或过小都是不恰当的。调查对

象过多,有时反而不易达到精密、迅速,甚至造成不必要的浪费。而样本太少,抽样误差大,代表性差,又不易得出有统计学意义的结果。

估计样本大小主要取决于下述 3 个因素:①容许误差(δ):是指样本均数(率)与总体均数(率)间的误差,也就是调查结果要达到的精确度。可从专业的角度,根据需要和可能,由调查者确定 δ 的大小。容许误差愈小,需要调查的样本量就愈大。②总体的变异程度(s):通常是未知的,可根据既往文献或小规模预调查估计。s 越大,需要的样本量就越大;反之,则样本可以小些。③确定显著性检验水平,通常采用 $\alpha = 0.05$ 或 $\alpha = 0.01$。α 越小,所需的样本量越大。

医学研究中统计资料一般分为计量资料和计数资料两大类,不同的统计资料进行样本大小估计时要用不同的公式。下列几种确定样本大小的办法供参考:

1. 凭经验 视具体问题而异。例如一般认为确定正常值范围最好在 100 例以上。肿瘤死亡率调查通常要 10 万人口以上。一般说来,计量资料样本含量可少些,计数资料应多些。

2. 凭公式估算 按以下公式计算。

计量资料
$$n = \frac{4s^2}{\delta^2} \qquad\qquad (式9\text{-}1)$$

计数资料
$$n = \frac{u_\alpha^2 \pi(1-\pi)}{\delta^2} \qquad\qquad (式9\text{-}2)$$

式中 π 为总体率,当 $\delta = 0.1\pi$ 时,$n = 400 \times \dfrac{1-\pi}{\pi}$

式中 n 为样本含量,δ 为容许误差,即样本均数(或率)与总体均数(或率)之差,是调查设计者根据实际情况规定的,δ 的单位与 s 或 π 一致,一般以 0.1 计算,在计数资料估计公式中,一般 $\delta = 0.1\pi$;常数 4(即 n 足够大时,$u_{0.05}^2 = 1.96^2$ 的约数),是使样本均数(或率)与总体均数(或率)的相差在容许误差 δ 之内,若相差大于 δ,将发现其相差有显著性。S 为总体标准差(s)的估计值,π 为总体率(P)的估计值,可根据预调查来定。若同时有几个 P 做参考,P 应取其小者,以使 n 估计值不致偏低。

例 9-1:某疾病预防控制中心拟调查了解当地成人白细胞数量是否偏低,若用抽样调查,样本含量至少应有多少人?

据文献,正常成人白细胞数的标准差约 1000 个/mm³,若规定容许误差为 100 个/ mm³,代入公式

$$n = \frac{4s^2}{\delta^2} = \frac{4 \times 1000^2}{100^2} = 400(人)$$

例 9-2:某疾病预防控制中心为了制订驱蛔虫计划,编制经费、药品预算,需要抽样估计当地儿童蛔虫感染率。据该地以往经验,儿童蛔虫感染率一般不高于 30%,若规定容许误差为 3%,则样本含量至少应为多少人?

$$n = \frac{u_\alpha^2 \pi(1-\pi)}{\delta^2} = \frac{1.96^2 \times 0.3 \times (1-0.3)}{0.03^2} = 933(人)$$

以上公式适合于呈二项分布性质的资料,阳性率不太小或不太大时应用,适用于 $n \times p > 5$ 的情况,如果 $n \times p \leqslant 5$ 则适合采用 Poisson 分布的办法估算样本量。

3. 查表 当阳性率不太小(>10%)时,可直接查表 9-1 确定样本大小。如例 9-2 中儿童蛔虫感染率一般不高于 30%(即 $P = 0.3$),现采用抽样调查,当容许误差分别为 0.2P,

0.15P,0.1P 时,查表得出需抽样调查的人数分别为 233 人、415 人和 930 人(计算结果为 233 人、420 人和 933 人)。

表 9-1　不同预期阳性率与容许误差时的样本大小

预期阳性率（P）	容许误差			预期阳性率（P）	容许误差		
	0.1P	0.15P	0.2P		0.1P	0.15P	0.2P
0.05	7600	3282	1900	0.25	1200	533	300
0.075	4933	2193	1328	0.30	930	415	233
0.10	3600	1602	900	0.35	743	330	186
0.15	2264	1009	566	0.40	600	267	150
0.20	1600	712	400				

但在调查肿瘤时,因为肿瘤的发病率往往是以每万、每十万人口计的。在一个面不大而自然环境比较均匀的地区内,这类资料的分布呈 Poisson 分布。因此,在抽样调查肿瘤或其他发病率很低的疾病时,样本大小可参考 Poisson 分布期望值可信限表(表 9-2)。

例 9-3:某地的肝癌发病率经参考邻地情况估计为 20/10 万,问应抽样调查多少人? 如果这个地区有 10 万人口,则一年内全部人口中期望病例数有 20 例。如果只能对其中 1 万人口(随机选的)观察一年,则期望例数为 2 例。但如以 1 万人口为样本的话,参考 Poisson 可信限表(表 9-2)即知期望值为 2 的 90% 可信限下限为 0.355,上限为 6.30。这里的下限值尚不满 1 人。如果观察一年后,没有发现 1 例,仍不能说期望值不为 2,但调查工作失去了实际意义。

为了保证在观察期内有病例出现,必须使 90% 可信限的下限大于 1,这是确定这类资料样本大小的一个基本原则。从可信限表可以看出,当期望值为 4 时,90% 可信限下限为 1.37,即有 90% 的机会,可见到病例出现。当发病率为 20/10 万,出现期望数 4 例时,需要观察 20 000 人年,即在本区 10 万人口中随机抽取 2 万人为样本观察一年。如果本区人口仅有 1 万人,则全面观察 2 年,以满足 2 万人年。

表 9-2　Poisson 分布期望值的可信限简表

期望病例数	95%可信区间		90%可信区间	
	下限	上限	下限	上限
0	0.000	3.69	0.000	3.00
1	0.025	5.57	0.051	4.74
2	0.242	7.22	0.355	6.30
3	0.619	8.77	0.818	7.75
4	1.09	10.24	1.37	9.15
5	1.62	11.67	1.97	10.51
6	2.20	13.06	2.61	11.84
7	2.81	14.42	3.29	13.15
8	3.45	15.76	3.93	14.43
9	4.12	17.08	4.70	15.71
10	4.30	18.29	5.43	16.96

四、调查对象的抽取

在实际调查工作中,如要揭示疾病的分布特征,可以从总体中抽取部分观察单位构成样本,测量某项指标,由此来推断总体的性质。如在对某地区成年人血压的研究中,可从该地某年的正常成人中,随机抽取一定数量人群组成样本,分别测定其血压值,计算样本均数,用来估计该地该年正常成人血压的总体均数。这种方法称为抽样调查(sampling survey)。抽样调查具有省时间、省人力、省物力和由于调查范围小使工作易于做得细致的优点。但是抽样调查存在以下缺点:①抽样调查的设计、实施与资料分析比较复杂;②重复或遗漏不易被发现;③对于变异过大的材料和需要普查普治的情况则不适合用抽样调查;④对于患病率太低的疾病也不适合抽样调查,因为抽样比例大于 75% 时,则不如进行普查。常用的抽样方法可分为随机抽样(random sampling)和非随机抽样(non-random sampling)。有关抽样方法的详细内容见本书的第七章。

五、资料收集

在开展描述性研究中,收集资料的方法一经确定,就不要变更,在整个过程中必须一致,以避免研究资料的不同质性。在资料收集过程中,保证暴露(特征)的定义和测量方法以及疾病的诊断标准明确和统一,要注意采用国际国内公认的方法和标准。在正式调查开始之前,应对调查员进行严格培训,使其具有科学严谨的工作态度,掌握正确的调查方法,以保证资料的收集方法和标准统一,避免测量偏差的产生。

资料收集的内容包括:①调查对象的社会人口学特征或一般情况:如年龄、性别、职业、文化程度、经济收入、婚姻状况等;②健康相关行为:如吸烟、饮酒、体力活动、饮食习惯、自我保健行为等;③环境资料,生活环境、工作环境的一些信息数据;④家庭疾病史、个人健康情况与疾病史。

资料收集的方法:①通过实验室测定,如血糖、血脂水平的测定,HBsAg 是否阳性的检测,尿液中重金属水平的检测等。②直接用调查表询问研究对象,让其回答或回忆暴露或疾病的情况,这种方法用得较为普遍,如吸烟、饮酒等情况的调查常用此法。③利用日常资料,例如医疗记录、疾病报告登记、死亡报告登记、疾病监测、健康保健体检、环境污染监测、职业危害因素监测等。

生态学研究设计是以群体为单位收集资料。例如,若以全县为基本观察和分析单位,可以从各县的统计资料中得到有关人口学和社会经济方面的资料。如不同人群的年龄、性别构成,家庭平均收入,成年人受教育情况,人口密度,各民族人口所占的比例,城乡人口的比例,各种职业人口的比例,烟、酒的人均消费情况以及环境情况等资料;从卫生当局可以收集到不同年龄组各种疾病的发病率、死亡率、疫苗接种情况,动物传染源和媒介昆虫消长的资料。在做生态趋势研究时,应收集有关疾病时间趋势的资料。

有关描述性研究中的常见偏倚与控制详见第十六章,主要为选择偏倚(选择性偏倚、无应答偏倚和幸存者偏倚)和信息偏倚(调查对象所引起的偏倚、调查人员偏倚和测量偏倚)。

六、资料统计分析

资料统计分析开始前,首先检查与核对原始资料的准确性与完整性,填补缺漏,删去重复,纠正错误;然后再对疾病或健康状态按已明确规定好的标准,将全部调查对象分组归类;

最后开展疾病的三间分布描述、疾病在不同组间分布差异的比较和特征与疾病间的关联性分析。

1. 疾病三间分布描述 按照地区、时间、人群特征计算疾病和健康状况的频率指标,如发病率、患病率、死亡率等,即描述疾病或健康状况的地区特征、时间特征和人群特征。在地区上按不同的地区和环境,如国家、地区、城乡、经纬度、海拔高度、地形等分组;在时间上可采用人为的单位按年、季、月、旬、周、日、时等分组;人群可按年龄、性别、职业、文化程度、经济状况、民族、种族、居住条件、生活习惯与嗜好等来分组。

2. 组间比较分析 描述性研究的资料可以根据调查对象的某些性质进行分组比较,如根据调查对象是否暴露于某因素分为暴露和非暴露,或根据是否患病(或发病)分为患病(发病)和非患病(非发病),见表9-3。运用卫生统计学方法计算出疾病在不同特征人群分布的差异是否有统计学意义。需要注意的是,由于所分析的各人群的年龄、性别等的构成存在差异,直接用粗率做比较不妥,常需进行人口标化(加权分析),对组间的标化率进行比较,看差异是否有统计学意义,据此发现病因线索和提出病因假设。

表 9-3 描述性研究的资料整理表

分组	患病(或发病)	未患病(或未发病)	合计
有某特征	a	b	$a+b$
无某特征	c	d	$c+d$
合计	$a+c$	$b+d$	$a+b+c+d$

3. 关联性分析 在以个体为研究单位时,可对调查对象的某种特征与疾病之间的关联强度进行分析。在进行生态学研究时,观察不同人群组的疾病频率与有关暴露之间的联系。在横断面研究中,可计算现患比(prevalence ratio,PR)或现患优势比(prevalence odds ratio,POR)反映暴露与患病之间的关联强度,前者是暴露人群的患病率与非暴露人群患病率之比,后者是病例人群与非病例人群之间暴露率的比值。在纵向研究中,可计算相对危险度(relative risk,RR)、归因危险度(attributable risk,AR)等指标反映暴露与患病之间的关联强度,详见队列研究章。此外,还可以根据暴露水平的高低进行分级比较和趋势性 χ^2 检验,进行剂量反应关系分析。

第三节 描述性研究的优点与局限性

一、横断面研究的优点与局限性

(一)优点

横断面研究是描述疾病或健康状况的分布,寻找病因或危险因素线索的最常用和最简单的方法。

(二)缺点

1. 进行横断面研究时,疾病或健康状况与某些因素或特征是在调查中同时得到的,不知孰先孰后,因此难以确定先因后果的时相关系。

2. 横断面研究得到的是某个时点是否患病,故不能获得发病率资料,除非在同一稳定的群体中连续进行同样的横断面研究。

二、纵向研究的优点与局限性

（一）优点

1. 数据的收集更完整、更准确。

2. 可对研究对象暴露于危险因素随着年龄增长而发生的变化加以研究,也可以对研究对象经历或未经历的环境进行研究。

3. 可以对控制和预防疾病的措施进行考核,评价其效果。

4. 和横断面研究不同,纵向研究收集多次调查数据,因此它可分析动态变化趋势。

5. 由于研究时间较长,纵向研究可考虑季节性、周期性或其他影响数据的变化。

6. 可以追踪和研究年龄因素的影响。

（二）局限性

1. 随着时间的推移,由于调查对象死亡、退出研究、搬离研究地区或搬迁未通知研究员等,可导致各种失访。

2. 研究所需的费用、人力、时间投入比较高。

3. 跟踪研究对象、设计跟踪形式、建立测试过程等都给研究者带来一定的难度。

4. 要保证测量和重复测量的质量、真实性和可靠性比较困难。

三、生态学研究的优点与局限性

（一）生态学研究的优点

1. 生态学研究常可应用常规资料或现成资料(如数据库)进行研究,因而省时间、省人力、物力,可以很快得到结果。

2. 生态学研究可为病因未明疾病提供病因线索,以供深入研究,这是生态学研究最显著的优点。

3. 在个体暴露剂量无法测量的情况下,生态学研究是唯一可供选择的研究方法。如空气污染与肺癌的关系,由于个体的暴露目前尚无有效的方法测量,故一般只能采用生态学研究方法。

4. 对于研究因素在一个人群中暴露变异范围小,则在一个人群中很难测量其与疾病的关系,这种情况下,则更适合采用多组比较的生态学研究,如饮食结构与若干癌症的关系研究等。

5. 生态学研究适合于对人群干预措施的评价。在某些情况下,如不是直接控制危险因素,而是通过综合方式(如健康教育与健康促进等)减少人群对危险因素的暴露,对此干预措施的评价只需在人群水平上进行,则生态学研究更为适合。

（二）生态学研究的局限性

生态学研究只是粗线条的描述性研究。生态学上某疾病与某因素分布的一致性,可能是该疾病与该因素间真正有联系,但也可能毫无联系。当生态学上的联系与事实并不相符时称为"生态学谬误"(ecological fallacy)或"生态学偏倚"(ecological bias)。这就是生态学研究的局限性所造成的。主要有下列几种情况:

1. 缺乏暴露与疾病联合分布的资料　这是指研究者只知道每个研究人群内的暴露数和非暴露数,患病数和非患病数,但不知道在暴露者中有多少发生了疾病或非暴露者中有多少发生了疾病。也就是说,生态学研究不能在特定的个体中将暴露与疾病联系起来。例如,有人研究了 1950—1954 年和 1965—1969 年宫颈癌死亡的减少与每年进行巴氏涂片筛检的妇女的百分比的相关情况。结果发现,筛检妇女百分比越高,宫颈癌死亡减少越大,两者之间有很强的统计学意义的正相关。因而认为,筛检规划可能导致宫颈癌死亡率减少。很显然,只根据该资料不可能决定经过筛检的妇女的死亡危险是否确实下降,因此不能检验该假设。

2. 缺乏控制可疑混杂因素的能力 生态学研究是利用群体的暴露资料和疾病资料评价两者之间的关系,因此不能将潜在混杂因素的影响分离出来。

3. 相关资料中的暴露水平只是近似值或平均水平,而不是个体的真实暴露情况,因此不能精确评价暴露与疾病的关系,甚至还可能在疾病和暴露之间蒙上了更复杂的联系。例如,有人研究了 19 个国家酒精消耗与冠心病(CHD)死亡之间的相关。结果为明显的负相关,酒精消耗越多,CHD 死亡越低。实际上,分析性研究表明,酒精消耗与 CHD 死亡之间不是一个简单的负的联系,而是一个"J"形曲线。重度饮酒者 CHD 死亡危险最大,中等量饮酒者致死性 CHD 的危险比重度饮酒者和不饮酒者均低。相关性研究则很难看出这种非线性关系。

（张彩霞　陈维清 编,齐秀英 审）

参 考 文 献

[1] Szklo M, Nieto FJ.Epidemiology-Beyond the Basics[M].Massachusetts：Jones and Bartlett Publishers,2004.

[2] Robert HF,Thomas AS.Epidemiology for Public Health Practice[M].3rd ed.Massachusetts：Jones and Bartlett Publishers, 2004.

[3] Rothman KJ, Greenland S, Lash TL. Modern Epidemiology[M].3rd ed.Philadelphia：Lippincott Williams & Wilkins, 2008.

[4] Raj B.Concepts of Epidemiology[M].Oxford：Oxford University Press, 2002.

[5] Wolfgang A, Iris P.Handbook of Epidemiology[M].Verlag Berlin Heidelberg：Springer, 2014.

[6] 詹思延.流行病学[M],第 8 版,北京:人民卫生出版社,2017.

[7] 李立明.流行病学[M],第 3 版,北京:人民卫生出版社,2014.

[8] 杜子芳.抽样技术及其应用[M], 北京:清华大学出版社,2005.

第 十 章

分析性研究

提要： 队列研究和病例对照研究均属于分析流行病学研究方法，是探讨和检验病因假说的重要工具。队列研究是从因求果的，即通过随访观察暴露和不暴露于某因素的人群在特定时间内结局发生率的差异来判定暴露因素与结局的关联；而病例对照研究是从果求因的，即通过回顾性比较病例和对照对某因素暴露率的差异来判定暴露与结局的关联。本章主要介绍队列研究和病例对照研究的基本原理、特点、研究设计与实施要点、资料分析方法、研究功效、常见偏倚以及优点和局限性。

第一节 队列研究

一、概述

（一）基本概念

队列研究（cohort study）是通过将研究人群按是否暴露于某因素或暴露程度分组，追踪观察在特定时间内各组与暴露因素相关的结局并比较其差异，从而判定暴露因素与结局之间有无因果关联及关联程度的一种观察性研究方法。

这里的队列（cohort）是指被研究者纳入并随访观察一定时间的具有某种共同因素、特征或状态（统称为暴露，exposure）的一组人群。在一个队列研究中，通常包括两个队列，一个被称为暴露队列或暴露组，另一个被称为非暴露队列或对照组。也可以包括不同暴露类型或者暴露水平的两组以上的队列。

队列分为固定队列（fixed cohort）和动态队列（dynamic cohort）。前者是指研究对象都在固定时间或一个短时期之内进入队列，在之后的随访过程中，没有非结局事件导致的退出，也不再接纳新的成员；后者是指在队列人群确定后的随访期间内，原有对象可以因其他原因退出，新的观察对象可以随时加入。两种队列结局频率的计算方法不同。

队列研究的基本原理是在某一特定人群中，根据目前或过去某个时期是否暴露于某个待研究的因素将研究对象分为暴露组和非暴露组，或按不同的暴露水平将研究对象分成不同的暴露亚组，如低度暴露组、中度暴露组和高度暴露组，随访观察各组人群待研究结局（如疾病、死亡或其他健康事件）的发生情况，比较各组的结局发生率，从而判定暴露因素与结局的关系。如果暴露组与非暴露组之间某结局发生率的差异有统计学意义，结局指标的其他重要影响因素在两组间分布是均衡的，研究中又不存在明显的偏倚，则可推测暴露与结局之间存在关联,再进一步估计暴露与结局之间关联的强度。

（二）特点

队列研究是基于观察人群自然暴露于可疑因素后相关结局出现的情况,暴露不是研究者人为给予的,故本质是观察性研究,而不是实验性研究。队列研究要求所有研究对象在进入队列时没有出现待研究的结局,但在随访期间可能发生该结局,前瞻性随访观察并比较暴露组和非暴露组结局出现的情况,在病因推断上合乎先因后果的逻辑推理顺序,因此能确证暴露与结局的因果联系。出生队列研究(birth cohort study)是比较不同时期出生者在不同年龄时的疾病发生或死亡情况,不是本章意义上的队列研究。

（三）研究目的

检验病因假设是队列研究的主要目的和用途。一次队列研究可以只检验一种暴露与一种结局之间的因果关联(如吸烟与肺癌),也可同时检验一种暴露与多种结局之间的关联(如可同时检验吸烟与肺癌、心脏病、慢性支气管炎等多种疾病的关联),还可以通过人群的"自然实验"(natural experiment),如随访观察大量摄入蔬菜水果的人群结肠癌的发生是否较少,或自行戒烟的人群肺癌的发生是否减少,可以评价这些因素预防疾病的效果。队列研究也可以研究不同的治疗及护理措施等因素对疾病预后的影响,以及药物上市后使用效果与副作用的监测与评估。另外,队列研究不但可了解队列成员个体疾病的自然史,而且可全面了解疾病在人群中的发生发展直至转归的全过程,全面揭示疾病的自然史,为制定预防规划和措施提供依据。

（四）研究类型

队列研究可分为前瞻性队列研究、历史性队列研究和双向性队列研究 3 种类型

1. 前瞻性队列研究(prospective cohort study) 是队列研究的基本形式,即在研究开始时,根据每个研究对象的暴露情况对研究对象进行分组,此时研究结局还没有出现,需要随访观察一段时间,收集每个研究对象研究结局的发生情况。这种类型队列研究的最大优点是研究者可以通过问卷调查、仪器检查或生物样本的检测来直接获取暴露、结局以及可能的混杂因素的资料,偏倚较小,结果可信;但是,如果出现结局的潜伏期长、结局发生率低,则需要随访观察的时间长,所需观察的样本大,花费较大,又容易增加研究对象的流失,影响其可行性。

2. 历史性队列研究(historical cohort study) 也称回顾性队列研究(retrospective cohort study),是根据研究开始时研究者已掌握的有关研究对象在过去某个时点暴露状况的历史资料进行分组,研究的结局在研究开始时已经发生,不需要前瞻性观察。这种队列研究仅在具备详细、准确的历史资料的条件下才适用,多用于具有特殊暴露的职业人群的职业病研究。省时、省力、出结果快是其突出优点,适用于长诱导期和长潜伏期疾病的研究。但是,这种类型的研究依赖于历史记录,而这些记录可能有缺失或记录有误,可能会发生选择偏倚和信息偏倚。另外,记录中也常常缺乏影响暴露与结局关系的混杂因素的资料,难以控制混杂因素的干扰。因此,历史资料的完整性和真实性将直接影响这种研究的可行性和研究结果的真实性。

3. 双向性队列研究(ambispective cohort study) 是将前瞻性队列研究与历史性队列研究结合起来的一种设计模式。历史性队列研究常常因为追踪的历史太短,结局还没有充分显现,需要继续前瞻性观察,即在历史性队列研究的基础上继续进行前瞻性队列研究。

二、研究设计与实施

（一）确定研究因素

暴露因素的确定直接关系到队列研究的成败,故一定要有足够的科学依据,通常是在描述性研究提供的病因线索和病例对照研究初步检验病因假设的基础上确定暴露因素。可以通过查阅文献或请教有关专家,同时结合自己的研究目的、财力、人力和对研究结果的精确度要求等因素,综合考虑后对暴露因素进行定义。一般要从定性和定量两个角度考虑,也可以将暴露水平分等级。可以根据暴露经历的最大强度、一段时期的平均强度或累积暴露剂量(如暴露强度与暴露持续时间的乘积)来确定暴露水平,或将暴露强度与暴露持续时间当作两个暴露变量,作为累积暴露剂量的补充。其他如开始暴露的年龄等信息也应收集。如果暴露随时间而变化,那么需要考虑每个研究对象在研究队列定义的每个暴露组中经历的时间,这样会使结果分析更复杂。

除了要确定研究的暴露因素外,还应同时收集研究对象的人口学特征和各种可疑的混杂因素,以便分析资料时排除混杂偏倚对结果的影响。

（二）确定研究结局

研究结局也称结局变量(outcome variable),是指随访观察中预期出现的结果,也就是研究者所希望追踪观察的事件。可以是发病或死亡,也可以是痊愈或好转;可以是生理方面的改变,也可以是心理的变化;可以是定性的,也可以是定量的。应结合研究目的、时间、财力和人力等因素,全面、具体、客观地确定研究结局,并尽可能准确地判断结局发生的时间。长时间的观察往往以结局事件(如发病或死亡等)为主要结局,短期效应则以实验室或仪器检查指标的改变作为主要结局。应明确规定统一的结局变量判定标准,并在研究的全过程中严格遵守该标准。

在队列研究中除确定主要研究结局外,可以同时收集可能与暴露有关的多种结局,分析一因多果的关系,提高研究的效率。

（三）确定研究人群

依据不同的研究目的,队列研究既可以在医院进行,又可以在人群现场进行。在考虑研究现场代表性的基础上,队列研究应选择人口稳定、便于随访、预期研究结局发生率较高、有较好组织管理体系以及政府重视、群众理解和支持的地区人群作为研究现场。最好是文化教育水平较高、医疗卫生条件较好、交通较便利的场所。

在队列研究中,暴露组和非暴露组人群都必须是在研究开始时没有出现研究结局(如疾病),但有可能出现该结局的人群。根据研究目的和研究条件的不同,研究人群的选择有不同的方法。

1. 暴露人群的选择　　暴露人群也称为暴露队列,是指具有某可疑因素的人群,一般有以下4种选择方式。

(1)职业人群:如果要研究某种可疑的职业暴露因素与疾病或健康的关系,必须选择相关职业人群作为暴露人群,如选择染料厂工人研究联苯胺致膀胱癌的作用,选择石棉作业工人研究石棉与肺癌的关系等。通常职业人群暴露水平较高,发病率也比较高,有关暴露与疾病的历史记录较为全面、真实和可靠,故常采用历史性队列研究或双向性队列研究方法。

(2)特殊暴露人群:指由于某种原因对某因素有较高暴露水平的人群。这可能是研究某些罕见暴露的唯一选择,如选择原子弹爆炸的受害者或核事故中的高暴露人群研究放射线暴露与白血病的关系,也常采用历史性队列研究或双向性队列研究方法。

(3)一般人群:即某行政区域或地理区域范围内的全体人群,选择其中暴露于研究因素者作为暴露组。这类研究人群的代表性好,研究结果更具有普遍意义,并且,在这个人群内部就包含非暴露组。当所研究的暴露因素(如吸烟、饮酒)比较常见时,即可在一般人群中选择暴露组。

(4)有组织的人群团体:即某些社会团体成员、部队成员、参加人寿保险或医疗保险的人员等。该类人群可看作是一般人群的特殊形式,其优势是组织系统较完善,更便于收集随访资料,而且暴露组和对照组有相似的经历,可比性较好。

2. 对照人群的选择 选择对照组的基本要求是尽可能保证与暴露组具有可比性,即对照人群除未暴露或低水平暴露于所研究因素外,其他各种可能影响研究结局的因素或特征都应尽可能地与暴露组相同。有下列四种选择对照人群的方式。

(1)内对照(internal control):如果在一般人群或有组织的人群团体中选择暴露组,则以该人群中没有暴露因素者作为对照组,或者,如果研究的暴露普遍存在,且高水平暴露可增加疾病危险性,则以低水平暴露者作为对照组,此即内对照。因为暴露组和对照组来自同一个人群总体,可比性好,还可以从总体上了解研究对象的发病率。

(2)外对照(external control):当选择职业人群或特殊暴露人群作为暴露组时,往往不能从这些人群中选出足够数量的具有可比性的对照,需要在该人群之外寻找对照组,这样选择的对照称为外对照。因为外对照与暴露组不是来自同一人群,所以需注意两组的可比性。

(3)总人口对照(total population control):在采用职业人群或特殊暴露人群作为暴露组时,可以该地区全人口的发病或死亡率作为对照。应用这种对照时要注意可比性。这不是严格意义上的对照,只有在能保证总人口中只有少部分暴露于研究因素时,该方法才是合理的;另外,职业人群的健康状况通常优于一般人群,存在健康工人效应(health worker effect),如果不考虑这个因素,直接将职业人群发病或死亡率与一般人群进行比较是不恰当的。在实际应用时,常常不以暴露组和总人口的发病率或死亡率直接作比较,而是用暴露组的发病或死亡人数与用总人口发病率或死亡率算出的期望发病或死亡人数计算标化比。

(4)多重对照(multiple controls):即用上述两种或两种以上形式的人群同时作为对照,这样可以减少只用一种对照所带来的偏倚,增强结果的可靠性和判断病因的依据,但设立多重对照会增加研究的工作量,也要注意暴露组与不同对照组之间的可比性。

虽然暴露人群和对照人群的选取存在上述多种形式,在实际研究中大致上可归为两类:即基于暴露构建的队列研究(exposure-based cohort studies)和基于普通人群构建的队列研究(population-based cohort studies)。前者,暴露人群选取方式为职业人群或特殊暴露人群,对照为外对照或总人口对照。而后者,暴露人群选取方式为一般人群或有组织的人群,对照为内对照。在基于普通人群构建的大样本队列研究中,可同时研究多个暴露因素与多个结局的关联;研究对象的代表性和研究结果的外推性好;因同时研究多个暴露因素,研究对象的暴露状态不是固定不变的,可以进行盲法观察,避免观察偏倚。

在队列研究中,配比也是控制混杂的一种方法。假如性别是可能的混杂因素,选择非暴露组时要求男、女比例应与暴露组相同,从而排除性别可能带来的混杂作用。配比主要是防止暴露与配比因素之间的联系,从而可防止对粗危险差和危险比的混杂,提高研究的真实性,也可提高研究的效率。但是,由于配比的花费过大,配比队列研究并不常用。并且,配比仅在最初入选的研究对象中防止了暴露与配比因素之间的联系,在随访过程中研究对象的情况可能发生变化,故在实际观察到的人群或人时中,暴露与配比因素仍可能发生联系。

(四) 样本量的估计

结局指标可分为连续性变量(如血脂的变化)和分类变量(如结局事件发生与否),结局指标的类型是决定样本量的最重要的影响因素。采用不同类型的结局指标,样本量的估计方法不同。

队列研究通常是通过比较暴露组与对照组结局事件发生率的差异来判断暴露与结局的关系。当两组人数相同的情况下,可按照公式10-1计算出每组所需的样本量。SAS、Stata 和 PASS 等统计软件都可以计算样本量。

$$n = \frac{\left(Z_\alpha \sqrt{2\overline{p}\,\overline{q}} + Z_\beta \sqrt{p_0 q_0 + p_1 q_1}\right)^2}{(p_1 - p_0)^2} \qquad (式\ 10\text{-}1)$$

式中 p_1 与 p_0 分别代表暴露组与对照组的估计结局发生率,可通过查阅相关文献或预调查获得,$\overline{p}$ 为两组结局发生率的平均值,$q = 1 - p$;研究者可根据实际情况确定统计学要求的显著性水平(α)和研究的把握度($1-\beta$),查表获得 α 与 β 对应的标准正态分布临界值,即 Z_α 和 Z_β。

如果不能获得估计的暴露人群结局发生率 p_1,可设法取得其相对危险度(RR)的值,由式 $p_1 = RR \times p_0$ 可求得 p_1。RR 越接近 1,代表两组率的差异越小,所需的样本量越大。在没有 p_1 和 RR 资料时,可以根据专业知识来人为设定 RR 达到某个阈值时才有病因学意义。

如果结局指标为连续性变量,要求两组样本相等时,可按照公式10-2计算出每组所需的样本量。

$$n = 2 \times \left[\frac{(Z_\alpha + Z_\beta) \cdot S}{\delta}\right]^2 \qquad (式\ 10\text{-}2)$$

式中 S 为暴露组与对照组总体标准差的估计值,一般假设其相等;δ 为预期两组变化均数的差值,Z_α 和 Z_β 的意义同前。标准差越大,所需的样本量越大;暴露组与对照组结局指标随访前后变化值在两组的差异越小,所需的样本量越大。

一般来说,对于持续暴露因素而言,随访时间越长,与暴露相关的结局事件发生率越高,或者连续性变量出现变化的可能性也越大,这样所需的样本量也就越小。另外,在随访期较长的队列研究中,研究对象的失访几乎是难免的,在计算样本量时,需要预先估计一下失访率,适当扩大样本量,防止在研究的最后阶段因失访导致样本量不足而影响结果的分析。

(五) 资料的收集与随访

1. 基线资料的收集 队列研究在研究对象选定之后,必须详细收集每个研究对象在研究开始时的基线资料,包括:①人口学资料(年龄、性别、职业、文化、婚姻等)以及可能的混杂因素信息,以便分析暴露与研究结局关系时排除它们的影响,也可判断研究对象的代表性;②暴露因素信息:详细调查现在的或既往累积的暴露情况,包括有无暴露、暴露的类型、频率、剂量、最早暴露的时间、最高暴露剂量、累积暴露剂量等,可作为判定暴露组与非暴露组的依据;③结局指标信息:以便进行病因研究时排除已患有所研究疾病的人员。如果以患病率极低的疾病作为观察结局,因患病者极少,即使不排除他们,对研究结果影响也很小,因此,基线调查时可以不做结局的检查。然而,对于连续性结局指标,则必须测量其基线情况,作为观察前后变化的基础。获取基线资料的方式一般有下列 4 种:①直接对研究对象或其他能够提供信息的人进行调查;②查阅医院、工厂、单位及个人健康记录或档案;③对研究对象进行相关的体格检查、实验室检查和特殊项目检查;④查阅环境调查或监测数据等。

2. 随访 即通过定期的访问或检查获取研究对象预期结局事件发生的情况或观察结局指标的变化,同时收集有关暴露和混杂因素变化的资料。随访的方法、内容、时间以及由谁来随访等均直接关系到研究的质量,需要事先周密计划,严格实施。

(1)随访内容:一般与基线调查内容一致,但随访收集资料的重点是结局变量。有关暴露和主要混杂因素的情况也要随访,以便及时了解其变化,分析时充分考虑其影响。

(2)随访对象与方法:所有完成了基线调查的合格对象均为随访对象。如果有多次随访,即使中途出现一次或以上失访,在随后的随访时,也应尽可能访问到,以便减少失访率。收集随访信息的方法应尽可能与基线调查相同,对暴露组和对照组应采取相同的随访方法,且调查方法、检测工具、调查人员等在整个随访过程中应尽量保持不变。如可能,尽量采用盲法随访,即随访人员在不知道研究对象的分组状态下进行随访调查。

(3)观察终点和观察终止时间:观察终点(end-point of observation)指研究对象出现了预期的研究结局。如果研究对象出现了预期的研究结局,即达到了观察终点,就不再对该研究对象继续随访,否则应继续坚持随访到整个研究工作完成,可以做出结论的时间。由于人口流动等原因,有一些研究对象没有达到观察终点就失去联系,无法获得研究结局的信息,则视为失访,这在历时较长的队列研究中难以避免。如果研究对象在到达观察终点之前死于意外或其他疾病,也应视为一种失访。对于失访者,应尽可能了解失访的原因,并在分析时比较失访者与继续观察者基线重要特征的差异,以便判断是否出现失访偏倚。

暴露导致结局的产生有最短潜伏期和最长潜伏期。对于一次性暴露因素,队列研究的观察终止时间不能短于最短潜伏期,过短则观察不到有效的结局事件;但也不宜超过最长潜伏期,超过该时间后,没有因暴露导致的结局产生,继续观察不仅是浪费,同时其他因素导致的目标结局反而对研究造成干扰。而对于持续性或非一次性暴露因素导致的结局,超过最短潜伏期后的观察时间才是有效观察时间。这类研究因没有最长潜伏期的限制,可以根据结局事件达到预期的发生率所需的时间来确定观察终止的时间。

(4)随访期和随访间隔:随访期长短取决于两个因素:①疾病的潜伏期:对潜伏期短的急性病,随访期较短,对潜伏期长的慢性病,随访时间则长;②暴露与疾病的联系强度:暴露导致的发病率或死亡率越大,作用越强,随访期越短,反之,随访期越长。对于随访期比较短的队列研究,在终止观察时一次搜集资料即可。但大部分队列研究的随访期比较长,需多次随访,其随访间隔与随访次数应视研究结局出现的速度、研究的人力、物力等条件而定。一般慢性病的随访间隔期可定为1~3年。在同一研究中,随访间隔也可以随发病情况的变化而改变。随访间隔过短,浪费人力物力,也给研究对象带来不必要的麻烦甚至伤害;间隔过长则容易失访,并且观察不到中间的变化。

(5)随访者:原则上随访者应为基线调查者,以便增加随访和基线调查的可比性。长时间随访做不到相同的调查者时,应严格控制不同随访者导致的批间差异。更重要的是,同一随访者应随访相同比例的暴露组和对照组,或者是在不知道研究对象暴露状态下进行盲法随访,以便公正地评估暴露组和对照组。因此,研究设计和实施时应尽可能避开知道暴露状况者来随访,或者在研究开始与随访时不确定暴露状态,以减少偏性随访带来的观察者偏倚。

(六)质量控制

队列研究耗时、耗力,花费大,加强实施过程特别是资料收集过程中的质量控制是保证研究质量的关键环节。在调查前、调查过程中和调查后均要制定严格的质量控制措施。常用的质量控制措施包括以下几个方面：

1. 调查员的选择　诚实可靠、不带有主观偏性是调查员应具备的基本品质。此外，调查员必须具备调查或测量相应指标所需的专业知识和技能。

2. 制定调查手册　由于队列研究所涉及的调查员多，跨时长，调查员的不规范调查与操作是引入误差的重要原因。因此，在正式调查前，必须制定详细的调查手册，列出全部操作程序、注意事项及调查问卷的完整说明等。

3. 调查员培训　正式调查或检测前必须按调查手册所述方案对所有调查员进行严格的培训，使其掌握统一的调查和随访方法和技术，考核合格后才能参与正式调查。调查中避免随意更改调查方案或自行解读调查内容，并要求调查员及时校正检测工具或仪器。

4. 监督与检查　为保证调查质量，要对调查过程和调查结果进行监督。常规的监督措施包括调查员与测量员自己及时对数据完整性与逻辑性进行检查和极端值的重测；设立监督员复查，并将监督结果及时反馈给调查员；定期与不定期考核调查员，淘汰不合格的调查员；设立质控样本，长时间监控测量质量的时间变化趋势等。

三、资料整理及分析

队列研究资料的整理与分析思路：先对资料做描述性统计，即确定研究对象的暴露状态与暴露人数或人时数，确定结局事件发生人数及失访情况等，描述研究对象的人口学特征，分析两组的可比性及资料的可靠性；然后再进行推断性分析，即计算并比较两组或多组结局发生率的差异，分析暴露的效应，即暴露与结局是否有关联及其关联强度。

（一）资料的整理

与其他研究相同，队列研究在资料分析前，应对原始资料进行审查，了解资料的正确性与完整性，对有明显错误的数据、极端值或缺失值进行重测、修正、剔除或采用合适的统计方法进行填补。在此基础上，队列研究中还需要对暴露、结局和混杂变量进行必要的资料整理。

1. 暴露资料的整理　如果在队列研究开始时研究对象的暴露状态已经确定，且在随访过程中不再改变，在资料分析中只需要按开始的暴露分组分析就可以了。但是，研究对象的暴露状态在随访期间常常是处于变化之中，随访时间越长，基线时的暴露状态越不能代表随访期间的暴露状态，例如，在基线调查时按吸烟状况确定暴露后，吸烟者在纳入研究后可能会戒烟，而非暴露组中也可能出现新的吸烟者，如果依然按照基线时的暴露状态分组分析就会出现错误分类的问题，容易低估暴露与结局的关联强度。因此，在观察结束时需要对不同时期每个个体的暴露经历进行分类，重新确认暴露状态和暴露水平。

如果暴露状态是变动的，可以采用以下方式处理。

（1）剔除暴露发生变化的研究对象：这种方式适合于发生暴露状态变动者的比例很小的队列研究。其优点是分析的人群保持了稳定暴露与非暴露状态，避免了错误分类偏倚。但当发生暴露状态变动者的比例较大时，这样做不仅大大减少了样本量，降低统计效率，也会引入因剔除研究对象导致的选择偏倚。

（2）计算平均暴露水平：适合于随访间隔较均匀，不同时期的暴露水平相对较稳定的队列研究。将基线至目标结局出现前或观察终止时间前的多次暴露测量结果取算术平均值或几何平均值，然后根据平均值来分组。这种处理可以平衡暴露的变化，减少错误分类。这种处理的前提是假定暴露是均匀分布的,如果暴露在观察期不是均匀分布,则应综合考虑暴露剂量与暴露频率,或补充分析这两个暴露变量组分。

(3)计算累积暴露剂量:这种方式适合于暴露需要累积到一定的剂量才引起结局的研究。累积暴露剂量通常是以每个暴露水平与该水平暴露时间乘积的总和来表示。根据累积暴露剂量分组的优点是考虑了暴露总量,缺点与计算平均暴露剂量类似,即:暴露经历的累积或许是暴露强度和时间的一个复杂函数。

具体采用哪种处理暴露的方式,需要结合专业知识和所研究的暴露因素和研究假设来判断。另外,有些暴露的效应或许有一段相当长的诱导期。这种情况下,某特定时间的暴露状况可能仅与发生在诱导期之后结局风险的增加或减少有关。因此,应当在确定队列和随访期时考虑从暴露开始累积到足以触发结局发生过程某一环节的时间。

2. 观察人数和人时的整理　以观察人数还是人时作为分母计算结局发生率主要依据研究队列的实际情况和研究假设。如果研究人群的人数较多,人口比较稳定(即固定队列),研究对象的暴露状态在研究开始时已经确定,且在随访过程中不再改变,此种情况下,按基线时暴露组和非暴露组的人数作为分母计算结局发生率即可。但是对观察时间比较长的队列研究,很难做到研究人口的稳定。如果观察的人口不稳定,观察对象进入研究的时间先后不一以及各种原因造成研究对象在不同时间失访等造成每个研究对象被观察的时间不一样,导致不同时期研究对象的人数不同(动态队列),那么,以基线时的人数为分母计算发病(死亡)率是不合理的。另外,暴露可随时间而变化,或暴露的效应仅发生在一定的诱导期之后,或者暴露效应危险的时间可能会延续到停止暴露之后,因此,研究者需要考虑每个研究对象在研究队列定义的每个暴露组和非暴露组中经历的时间,需要以暴露组和非暴露组的观察人时(person time)即观察人数与观察时间的乘积为分母计算结局发生率。确定观察人时的过程比较烦琐,应该注意合理处理以下情况:

(1)暴露者非暴露人时的处理:根据研究假设,如果暴露者的暴露时间不符合有暴露效应危险的时间定义(例如暴露者在开始暴露后至最短诱导期结束之前的时间段),可以采用以下两种方法对这段时间进行处理:一种方法是把暴露者与暴露效应无关的所有时间都作为非暴露时间,并且将这些时间和相应的病例划分到非暴露组。这是建立在对暴露效应和诱导期阈值正确推测的基础上,否则可能会导致对暴露效应的低估。另一种方法是,根据研究假设从研究中忽略掉暴露者处于非暴露效应危险中的时间经历,非暴露组率的计算只限制在真正非暴露组的病例和人时范围内,这样就可以避免对暴露效应的低估。然而,这种方法的代价是损失了一部分可能的非暴露病例和非暴露人时,从而降低了非暴露组估计率的精确度。特别是,在一些研究中真正非暴露组的病例可能太少以至于不能产生一个稳定的比较,这种情况下暴露者的早期暴露经历(即非暴露效应危险时间)就非常有价值,不能丢弃。通常可以通过权衡由于排除暴露人群的非暴露效应危险时间经历而导致的精确度减少程度和将暴露人群的这段时间按非暴露人群的经历来处理而可能产生的偏倚程度来选择最好的处理方法。另外,如果暴露停止了,但认为暴露效应仍在继续,那么将暴露个体暴露停止后这段时间的暴露经历划入非暴露组也会出现类似的问题。

(2)"无死亡"人时(immortal person-time)的处理:如果目标人群中的个体进入队列的标准之一取决于存活,例如将职业队列确定为在某工厂工作至少5年的工人。该纳入标准使得研究队列中无一名工人在工作的前5年内死亡或离开该工厂,而那些可能处于较高暴露水平或对暴露效应更敏感,并且由于这些暴露效应在工作的前5年死亡或较早离开该工厂的工人不能满足纳入标准而被排除。所以,在分析这个职业队列的死亡率时应当排除每名工人工作的前五年,这段时间被称为"无死亡"人时,否则会导致死亡率的低估。即使研究不是着重分析死亡率,也应从所计算率的分母中除去这段时间,因为包括它会使估计的率偏小,并使效应估计发生偏倚。

3. 结局指标的整理　理论上待研究的结局只有发生在暴露开始后的最短潜伏期与最长潜伏期之间才可能是暴露产生的结局。在整理资料时,要将暴露组和对照组在最短潜伏期内发生的结局事件剔除,同时由它们产生的观察人数或人时数也应排除。但是,对于慢性病,从接触暴露到临床检出疾病的最短潜伏期往往不容易确定,可根据具体情况,排除接触暴露后较短时间内产生的病例。另外,大多数研究的暴露并非一次性暴露,加之,以慢性病发病为结局时,暴露因素的最长潜伏期也很难确定。因此,在队列研究中,一般较少考虑最长潜伏期,通常按照研究假设,将在有暴露效应危险时间内发生的结局进行整理。

结局事件发生的时间是确定研究对象对各组贡献的人时量大小的一个重要因素,因此,应尽可能地明确定义并准确判断结局事件发生的时间。对于某些事件如死亡,因为死亡时间明确,该项工作就很简单。而对于另外一些情况,如血清指标的变化、发病时间,虽然理论上能以相当准确的方式来确定事件发生的时间,但实际上对该时间的测量是困难的。同样,失访时间也难以定义和确定。可以以现有资料为基础,并且有一个书面方案来划分研究对象。例如,可以把血清转化时间确定为血清抗体最后一次阴性和第一次阳性之间的中点;不能明确发病时间的疾病,如癌症或心血管疾病,常将诊断时间作为发病时间;失访时间可以定为最后一次成功随访和第一次未能随访到研究对象之间的中点。

(二)资料的分析

1. 率的计算　多数队列研究是以与暴露有关的某事件发生(如发病或死亡)为结局指标,可计算暴露组和非暴露组结局事件发生率。队列研究的资料一般整理成表 10-1 的形式。

表 10-1　队列研究资料归纳整理表

组别	发病	未发病	合计	发病率
暴露组	a	b	$a+b=n_1$	a/n_1
非暴露组	c	d	$c+d=n_0$	c/n_0
合计	$a+c=m_1$	$b+d=m_0$	$a+b+c+d=N$	

依据队列类型,选择相应计算率的方法。

(1)累积发病(或死亡)率(cumulative incidence/mortality rate):对于固定队列,可以整个观察期内的发病(或死亡)人数除以观察开始时的人口数计算累积发病(或死亡)率。同一观察对象即使多次发病,也仅计算为 1 例,不重复计算,其取值范围为 0~1。因为观察时间越长,发病(或死亡)人数越多,所以,报告累积发病(或死亡)率时必须说明累积时间的长短,否则,其流行病学意义不明确。

(2)发病(或死亡)密度(incidence/mortality density):由于观察时间越长出现结局事件的概率越高,将观察时间悬殊的对象同等对待按人数来计算发病(或死亡)率是不合理的,因此,对于动态队列,可用观察人时作分母来计算发病(或死亡)率,称为发病(或死亡)密度,它带有瞬时频率性质,表示在一定时间内发病(或死亡)的速率,取值范围为 0~∞。最常用的人时单位是人年(person year),故发病(或死亡)密度也被称为人年发病(或死亡)率。许多疾病在观察期间内的不同时段发病速率是不同的,可以分别计算不同随访期的发病(或死亡)密度。否则,由于失访损失的人时数往往是观察后期的,如果观察后期的风险高于初始阶段,对于失访率高的人群,整个观察期的发病(或死亡)密度存在低估的可能性。

(3)标化发病(或死亡)比(standardized morbidity/mortality ratio, SMR):当研究对象数量较少,结局事件发生率比较低时,无论观察时间长短,都不宜直接计算率。此时可以全人口的发病(或死亡)率作为标准,计算出该观察人群的预期发病(或死亡)人数,然后,将实际观察的发病(或死亡)数与预期数相比,得到标化发病(死亡)比,其流行病学意义与后面将要介绍的关联强度(效应)指标类似,即标化比大于 1 时暴露为危险因素,小于 1 时为保护因素,等于 1 时暴露与结局无关联。这一指标在职业病流行病学研究中常用。

2. 连续性结局指标分析方法　如果队列研究是以实验室或仪器检查指标的改变作为短期效应的结局,可以对连续性结局指标做如下转换,并对暴露组与非暴露组均值进行比较。

(1)前后改变值:为最后一次测量值与基线测量值之差,适合于只有一次随访资料的处理。对于多次随访资料则忽略了中间随访数据,降低了资料的利用率。

(2)前后改变值的百分比:即(前后改变值/基线值)× 100%。与改变值相比,校正了基线值的差异。

(3)变化的斜率:只有前后两次测量的研究,斜率为前后改变值/观察时间。随访期有多次测量时,可用改变值与测量时间进行回归分析,所得的回归系数即为变化的斜率。也可以用不同时点的改变值百分比来做回归分析,计算斜率。其意义为单位时间内的绝对或相对变化幅度。该指标校正了观察时间,适合于线性变化资料的转换。

(4)曲线下面积:以观察时间为横坐标,各时点的结局指标测量值为纵坐标,计算测量值连线与横坐标下面的面积。该指标适合于非线性变化的资料分析。

3. 统计学显著性检验　当队列研究样本量较大,结局事件发生率 p 和 $1-p$ 都不太小,如 np 和 $n(1-p)$ 均大于 5 时,样本率的频数分布近似正态分布,可用 Z 检验法来检验暴露组与对照组之间率的差异,也可以利用四格表资料的 χ^2 检验。如果结局事件发生率比较低,样本又较小时,可用直接概率法、二项分布检验或 Poisson 分布检验。对 SMR 的检验,实际是对所得结果值偏离 1 的检验,可用 χ^2 检验。对暴露组与非暴露组均值进行比较,可采用两组均数的 t 检验或多组均数的 F 检验。详细方法可参阅有关书籍。

4. 关联强度的估计　若暴露组与对照组发病率或死亡率的差异有统计学意义,可进一步估计暴露与疾病之间的联系强度,即评价暴露的效应。常用的效应测量指标如下:

(1)相对危险度(relative risk, RR):是反映暴露与发病(死亡)关联强度的最常用的指标,也叫率比(rate ratio, RR)或危险度比(risk ratio, RR),是暴露组和非暴露组的发病(或死亡)率之比,表示暴露组发病或死亡的危险是非暴露组的多少倍。

$$RR = \frac{I_1}{I_0} = \frac{a/n_1}{c/n_0}$$

(式 10-3)

$RR=1$ 表示两组的发病率或死亡率没有差别;$RR>1$ 表示暴露可增加发病或死亡的危险性,暴露因素是疾病的危险因素;$RR<1$ 表示暴露可减少发病或死亡的危险性,暴露因素是保护因素。RR 值离 1 越远,表明暴露的效应越大,即暴露与结局关联的强度越大。

由样本资料计算出的 RR 是一个点估计值,常采用 Woolf 法计算 RR 的 95% 可信区间

(confidence interval, CI),估计其总体范围,计算公式为:

$$\ln RR \text{ 的 } 95\%CI = \ln RR \pm 1.96\sqrt{Var(\ln RR)} \qquad (\text{式 } 10\text{-}4)$$

$$Var(\ln RR) = \frac{1}{a} + \frac{1}{b} + \frac{1}{c} + \frac{1}{d} \qquad (\text{式 } 10\text{-}5)$$

取 $\ln RR$ 的 $95\%CI$ 的反对数值即为 RR 的 $95\%CI$。

RR 的 $95\%CI$ 不包括 1 时,说明暴露与疾病的关联有统计学意义。

(2)归因危险度(attributable risk, AR):又叫特异危险度、率差(rate difference, RD)和超额危险度(excess risk),是暴露组发病(或死亡)率与对照组发病(或死亡)率之差的绝对值,说明暴露组发病(或死亡)危险特异地归因于暴露因素的程度,即由于暴露因素的存在使暴露人群发病(或死亡)率增加或减少的程度。

$$AR = I_1 - I_0 = \frac{a}{n_1} - \frac{c}{n_0} \qquad (\text{式 } 10\text{-}6)$$

同样,归因危险度也是一个样本的点估计值,可以计算 AR 的 $95\%CI$。

$$AR \text{ 的 } 95\%CI = AR \pm 1.96\sqrt{\frac{a}{n_1^2} + \frac{c}{n_0^2}} \qquad (\text{式 } 10\text{-}7)$$

RR 和 AR 都说明暴露的生物学效应,即暴露的致病作用有多大,但其意义却不同。RR 说明暴露对于个体增加发病危险的倍数,具有病因学的意义;而 AR 是对人群来说,暴露所增加的疾病发生率,亦即消除该暴露因素,所能减少的疾病发生率,它在疾病预防和公共卫生学上的意义更大。

(3)归因危险度百分比(attributable risk percent, ARP, $AR\%$):又称为病因分值(etiologic fraction, EF),是指暴露人群中归因于暴露的那部分发病(或死亡)率占全部发病(或死亡)率的百分比。$AR\%$ 主要与 RR 的高低有关。

$$AR\% = \frac{I_1 - I_0}{I_1} \times 100\% \qquad (\text{式 } 10\text{-}8)$$

或

$$AR\% = \frac{RR - 1}{RR} \times 100\% \qquad (\text{式 } 10\text{-}9)$$

(4)人群归因危险度(population attributable risk, PAR):是指总人群发病(或死亡)率中归因于暴露的部分。PAR 的计算式如下:

$$PAR = I_t - I_0 \qquad (\text{式 } 10\text{-}10)$$

其中,I_t 代表全人群的发病(或死亡)率。

(5)人群归因危险度百分比(population attributable risk percent, $PARP$, $PAR\%$):也称人群病因分值(population etiologic fraction, PEF),是指总人群发病(或死亡)率中归因于暴露的部分占总人群全部发病(或死亡)率的百分比。其计算式如下:

$$PAR\% = \frac{I_t - I_0}{I_t} \times 100\% \qquad (\text{式 } 10\text{-}11)$$

或

$$PAR\% = \frac{P_e(RR - 1)}{P_e(RR - 1) + 1} \times 100\% \qquad (\text{式 } 10\text{-}12)$$

公式 10-12 中 P_e 表示人群中具有某种暴露因素者的比例,从该式可以看出 $PAR\%$ 既与反映暴露致病作用的 RR 有关,又与人群中暴露者的比例有关,它说明暴露对全人群的危害程度。

5. 剂量-反应关系(dose-response relationship)分析 如果队列研究的暴露因素是计量资料(如每日吸烟量),则可以按照实际暴露情况将研究对象分为不同暴露水平的亚组,分别计算不同暴露水平亚组的发病(或死亡)率;然后,以非暴露组或最低暴露水平组为对照,分别计算各暴露水平亚组的 RR 和 AR。如果暴露的剂量越大,RR 和 AR 越大,则暴露与效应之间存在剂量反应关系,说明该暴露作为病因的可能性就越大。必要时,应对率的变化作趋势性检验。例如肺癌死亡率、RR 和 AR 均随每日吸烟量的升高而增大,存在剂量反应关系,说明吸烟很可能是肺癌死亡的原因。

6. 分层分析和多因素分析 单因素分析方法已远远不能适应现代流行病学病因研究对统计分析提出的要求。在实际研究中,多个变量之间往往存在关联,在收集资料时也难以对多个因素的不同水平进行有效控制。虽然可以进行分层分析,但需要很大的样本量。在这种情况下,可以拟合多因素统计模型进行分析,常用的多因素分析模型有 Logistic 回归模型、Cox 回归模型和广义线性模型等。多因素分析可以克服分层分析中的缺点,对于控制混杂因素的作用有明显的优越性,还可以探索各研究因素之间的交互作用。详细分析方法,请参阅本书相关章节。

四、研究功效

研究功效(power)又称把握度,即 $1-\beta$,亦即当无效假设($H_0:RR=1$)不成立时,研究有多大的把握拒绝无效假设而支持备择假设($H_A:RR\neq1$)。在研究设计时,把握度应不低于 0.8。把握度越大,要求的样本量越大。在队列研究中,把握度可以理解为如果暴露组与非暴露组结局事件的发生率 p_1 和 p_0 确有差异,在检验水准为 α 的条件下,能够发现其差异的概率。通常当研究的效应没有统计学意义时,需要判断是确实没有差别,还是由于样本量不足所致。此时,需要估计研究的功效。如果功效太低,则提示可能是样本太小。队列研究的功效决定于样本量大小、暴露组与非暴露组结局事件的发生率 p_1 和 p_0 以及显著性水平 α,可用公式 10-13 估计:

$$Z_\beta = \frac{Z_\alpha\sqrt{\bar{p}\bar{q}\left(\frac{1}{n_1}+\frac{1}{n_0}\right)} - (p_1-p_0)}{\sqrt{\frac{p_1q_1}{n_1}+\frac{p_0q_0}{n_0}}}$$ (式 10-13)

查 Z 值表可获得 β 值,研究功效 $= 1-\beta$。

例如,研究吸入某种灰尘与支气管炎的关系。已知一般人群支气管炎的发病率 $p_0=15\%$,吸入某种灰尘人群的发病率 $p_1=25\%$,显著性水平定为 $\alpha=0.05$(单侧检验),暴露组 150 例,对照组 139 例,估计该研究的研究功效。

$$\bar{p} = \frac{n_1p_1+n_0p_0}{n_1+n_0} = \frac{150\times0.25+139\times0.15}{150+139} = 0.202$$

已知:$p_1=25\%$,$p_0=15\%$,$Z_\alpha=1.645$,代入公式 10-13,得到 $Z_\beta=-0.4764$

查 Z 值表获得 $\beta=0.6844$,因此该研究的功效 $=1-0.6844=0.3156=31.56\%$,表明:在现有条件下,发现吸入该种灰尘与支气管炎有关联的概率仅为 31.56%,提示该研究成功的希望不大。

五、偏倚及其控制

与其他各种流行病学研究方法一样,队列研究在设计、实施和资料分析等各个环节都可能产生偏倚,包括选择偏倚、信息偏倚和混杂偏倚。为保证研究结果的真实性,获得正确的结论,需要在各阶段采取措施,预防和控制偏倚的发生。

1. 选择偏倚 队列研究中选择偏倚常发生于最初选定参加研究的对象中有人拒绝参加,或研究对象由志愿者组成,或在进行历史性队列研究时,有些人的档案丢失或记录不全等情况。另外,如果抽样方法不正确,或者执行不严格,则将导致严重的选择偏倚。由于队列研究的随访时间长,失访往往是难以避免的。如果暴露组和对照组的失访率较低且相近,各组中失访者和未失访者的基本特征和结局发生率相似,则可以认为通过该研究获得的各组发病率可以反映该研究人群的实际情况,失访对研究结果影响不大;否则,暴露与结局之间的关系可能因失访而被歪曲,这种情况称为失访偏倚(lost to follow-up bias),它是队列研究中最常见的选择偏倚。

选择偏倚一旦产生,往往很难消除,因此应采取预防为主的方针,严格按规定的标准选择便于随访的人群;研究对象一旦选定,必须尽可能克服困难,坚持对每个研究对象随访到整个研究结束。一项队列研究的失访率最好不超过 10%,否则,应慎重解释结果和推论,即在资料分析时,对失访者和已完成随访者的基线特征进行比较,并从各种途径尽可能了解失访者最后的结局,与已完成随访者的最后观察结果做比较,以推测失访可能对研究结果产生的影响,做出恰如其分的结论。

2. 信息偏倚 队列研究中的信息偏倚常是由于使用的仪器不精确、询问技巧不佳、检验技术不熟练、对暴露组和对照组成员随访方法不一致、诊断标准不明确或不统一等造成暴露错分、疾病错分以及暴露与疾病的联合错分所致。

选择精确稳定的测量方法、调准仪器、严格实验操作规程、同等地对待暴露组和对照组成员或采取盲法随访、提高临床诊断技术、明确各项标准并严格执行是防止信息偏倚的重要措施。此外,还应认真做好调查员培训,提高询问调查技巧,统一标准,并要求调查员有一定的责任心。

3. 混杂偏倚 在队列研究中,如果暴露组和对照组在一些影响研究结果的主要特征(如性别、年龄等)上不一致,就会产生混杂偏倚。

在研究设计阶段可通过对研究对象的条件作某种限制,以便获得同质的研究样本,或者采用匹配的办法选择对照,以保证暴露组和对照组在一些重要变量上的可比性;在资料分析阶段可采用标准化率分析、分层分析和多变量分析等方法来控制混杂偏倚。

六、优点和局限性

(一)优点

1. 由于研究对象暴露资料的收集在结局发生之前,并且都是由研究者亲自观察得到,历史性队列研究也是来自历史记录,所以资料可靠。

2. 可以直接获得暴露组和对照组的发病(或死亡)率,直接估计 RR 和 AR 等反映暴露与疾病关联强度的指标。

3. 由于暴露在前,疾病发生在后,因果时间顺序明确,加之偏倚较少,故检验病因假说的能力较强,可证实因果联系。

4. 随访观察过程有助于了解人群疾病的自然史。

5. 能对一种暴露因素所致的多种疾病同时进行观察,分析一种暴露与多种疾病的关系。

（二）局限性

1. 前瞻性研究耗费的人力、物力、财力和时间较多,不易实施。

2. 不适于发病率很低的疾病的病因研究。

3. 由于随访时间较长,容易产生失访偏倚。

4. 在随访过程中,未知变量引入人群,或人群中已知变量的变化等,都可使结局受到影响,使分析复杂化。

第二节 病例对照研究

一、概述

（一）基本概念

病例对照研究(case control study)是以当前已经确诊的患有某特定疾病的一组病人作为病例组,以不患有该病但具有可比性的一组个体作为对照组,通过询问、实验室检查或复查病史,搜集研究对象既往对各种可能的危险因素的暴露史,比较病例组与对照组各因素暴露比例的差异是否具有统计学意义,如果病例组的暴露比例高于对照组,说明该暴露可能会增加疾病发生的危险,反之,病例组的暴露比例低于对照组,则该暴露可能会降低疾病发生的危险。然后评估各种偏倚对研究结果的影响,并借助病因推断技术,判断某个或某些暴露因素是否为疾病的危险因素,从而达到探索和检验病因假说的目的。该方法是一种由果及因的分析性研究方法,是在疾病发生之后去追溯假定的病因因素的方法,可在一定程度上检验病因假说。

（二）特点

1. 研究对象的暴露情况是自然存在而非人为控制的,故属于观察性研究。

2. 研究对象按是否具有研究的结局分成病例组与对照组。

3. 是在结局(疾病或事件)发生之后追溯可能原因的方法,即由"果"溯"因"。

4. 不能观察到由因到果的发展过程,故因果联系的论证强度不及队列研究。

（三）研究目的

1. 用于疾病病因或危险因素的研究 特别适合于研究某些潜伏期长以及罕见的疾病。可以广泛探索病因或危险因素,也可检验某个或某几个病因假说。

2. 用于健康相关事件影响因素的研究 如进行意外伤害、老年人生活质量、长寿、肥胖与超重等相关因素研究。

3. 用于疾病预后因素的研究 即以同一疾病的不同结局,如死亡与痊愈或并发症的有无,分为"病例组"和"对照组",做回顾性调查,追溯产生某种结局的有关因素,指导临床实践。

4. 用于临床疗效影响因素的研究 将发生和未发生某种临床疗效者分别作为病例组和对照组,可以分析不同疗效的影响因素。

（四）研究类型

病例对照研究有多种分类方法。实际工作中通常根据选择对照是否有某些限制可将病例对照研究分为非匹配病例对照研究和匹配病例对照研究两种基本类型。

1. 非匹配病例对照研究 又称为成组病例对照研究,即在设计所规定的病例和对照源人群中,分别抽取一定数量的研究对象进行组间比较,对照的选择除了要求没患所研究的疾病,对源人群有代表性外,没有其他任何限制与规定。

2. 匹配病例对照研究 即要求选择的对照在某些因素或特征上与病例保持一致,目的是使匹配因素在病例组与对照组之间保持均衡,从而排除这些因素对结果的干扰。这种方法可提高研究效率,但也增加了选择对照的难度。匹配分为频数匹配(frequency matching)和个体匹配(individual matching)。前者是指匹配因素在对照组中的分布与在病例组中的分布一致,其实际可行性较差,只有在病例组收集完成后才能开始收集对照,这样做不符合病例对照研究中对照收集的原则。后者是以病例和对照的个体为单位进行匹配,1∶1 匹配又称配对(pair matching),1∶2、1∶3……1∶r 匹配时,直接称为匹配。

随着流行病学研究的发展,又产生了多种改进的、非上述传统意义的病例对照研究的衍生类型,请详见本书第十三章。

二、研究设计与实施

(一)确定研究对象

所有的流行病学研究都应该建立在一个特定的源人群(source population)的基础之上,病例对照研究也不例外。源人群也叫作研究人群(study population)或基础人群(base population),是指研究对象所来自并且代表的人群,也是研究结果适用的人群。理论上讲,病例对照研究应该基于一定危险期间内的某个特定源人群。病例来自在特定危险期间内源人群中所有发生研究结局的人,对照要在该源人群中没有发生研究结局的人中随机抽样。

1. 病例的选择 病例应符合统一、明确的疾病诊断标准,尽可能使用金标准,例如癌症病例,尽可能应用病理诊断。实际上病例并不一定代表所有该病病人,病例的定义可以是研究者希望的任何定义。研究者可以选择感兴趣的任何类型的病例,如老年病例、女性病例、重症病例、轻型病例、某城市的病例、某工厂工人中的病例等。根据病例的定义就可以确定病例的源人群,对照应当从该人群中抽取。

病例的来源主要有两种:一类是从某一地区某一时期内某种疾病病人中选择病例,可以利用疾病监测资料或居民健康档案选择合格的病例或从现况调查资料中获得,也可以选自人群队列中发生的某种疾病的病人。病例组可以是源人群中的全部病人,也可以是从全部病人中随机抽取的一个样本,但后者要保证抽样过程是独立于待研究的暴露,即在有暴露的病人和没有暴露的病人中抽样比例相同。这种从人群中选择病例的结果推及到该人群的可信程度较高,但调查工作比较困难,且耗费人力物力较多。另一类是从医院选择病例,即从一所或几所医院甚至某个地理区域内全部医院的住院或门诊确诊的病例中选择一个时期内符合要求的连续病例。医院来源的病例可节省费用,合作性好,资料容易得到,而且信息较完整、准确,但是,不同医院或诊所由于地理位置、转诊模式和在特定专业领域的声誉等不同,服务于不同的人群、不同的疾病,所以必须要强调医院病人所对应的源人群是指一旦发生了"目标疾病",就会来此就诊的人。如果不能精确定义源人群,则很难甚至不可能完成对照人群的无偏选择。

病例的类型一般包括新发病例(incident case)、现患病例(prevalent case)和死亡病例(death case)。新发病例包括不同病情和预后的病人,代表性好;患病的时间较短,对暴露的回忆较可靠,不受各种预后因素的影响;且病历资料容易获得。其缺点在于收集病例需要的时间长,费用高,尤其是对罕见疾病。收集现患病例需要的时间较短,但因患病时间相对较长,患者对暴露史的回忆易发生偏差,难以区分暴露与疾病的时间顺序,而且容易将由于患病而改变了的暴露特征当作疾病的危险因素。选择死亡病例进行研究,费用低,出结果快,得出的信息对进一步深入研究有一定的帮助,但暴露信息的准确性较差。所以通常认为,如果条件许可应尽可能选择新发病例。

2. 对照的选择 源人群的定义决定了选取对照的人群。选择对照的基本原则包括两个:一是对照应选自产生病例的源人群,即对照组应该是特定危险期间源人群中没有发生研究结局者的一个随机样本。如果很难确定源人群而无法随机抽样时,可以采用邻居对照、配偶对照、同胞对照等,但应该能提供说明产生对照的人群和产生病例的人群具有相同的暴露分布特征的证据。二是选择对照的过程应当独立于暴露状态,即源人群中的暴露者与非暴露者被抽作对照的概率相同,此时对照组中的暴露分布就可以无偏地估计源人群中的暴露分布,否则会引入选择偏倚。

选择对照的方法包括非匹配和匹配两种。采取匹配(matching)的方法选择对照,匹配变量必须是已知的混杂因素,或有充分的理由怀疑为混杂因素,否则不应匹配。匹配使病例组和对照组的该因素一致,使两组具有可比性(comparability),提高分析阶段控制混杂的统计学效能。如果混杂变量在病例组的分布特殊,或混杂因素为不可测量变量或有很多分类值,不能被逻辑分组,如邻居、同胞、日期、住院房间号等,如果不采用配比设计,对照组和病例组中的混杂变量的分布差异很大,在分析中控制混杂因子的效率低。匹配的变量应当一致到什么程度,取决于变量的性质、实际可行性与必要性。离散变量可以完全匹配,连续变量往往划分为若干类或组,再按组匹配。然而,在一个研究中,选择的匹配因素越多,选择合格的对照就越困难,并且容易出现匹配过度(overmatching),一方面可导致有些病例找不到合适的配比对照,不得不舍弃掉;另一方面,匹配对照的暴露特征更接近病例组而非源人群,这种选择偏倚会使效应估计趋于无效值。此外,一定不能将研究者感兴趣的研究变量作为匹配因素,因为一旦病例与对照按照这些因素匹配,就使得病例与对照在这些变量方面一致,也就不能再分析这些因素与疾病的关系了。仅与暴露有关而与疾病无关的变量不能匹配,否则会损害研究的统计学效率;暴露和疾病病因链中的中间环节也不应作为匹配因素,否则会影响关联估计的效度,使结果偏向无效值。关于病例与对照的比例,要根据研究的具体情况而定。一般情况下,总样本量一定时,如果病例和对照的来源都较充足,病例与对照之比为1:1时的统计学效率最高。但如果所研究的是罕见病或所能获得的合格病例数很少,为了达到较满意的研究功效,可以增加匹配的对照数,即采用1:r匹配。随着r值的增加,效率逐渐增加,但增加的幅度越来越小,而工作量却显著增大,尤其超过1:4时。因此,实际应用时要权衡利弊选择匹配的比例。

对照的主要来源及其优缺点如下:

(1)人群对照:如果病例组是某一地区某一时期内某种疾病的所有病例或其一个有代表性的样本,对照组可以直接从该人群中随机抽取,此即人群对照,这样的研究叫作以人群为基础的病例对照研究。这样选取对照能较好地代表源人群中的暴露情况,没有选择偏倚,但实施难度大,费用高,所选对照不易配合。

(2)邻居对照:如果不能清楚地确定源人群,可以选择与病例居住在同一栋居民楼或其他相同地理区域中的一个或多个邻居作为匹配对照。邻居匹配可能是以人群为基础抽取对照的一种方便的替代方法。邻居对照有助于控制社会经济地位的混杂作用,但拒访比例较高,花费较高,如果暴露与居住地高度相关,采用邻居对照可能使两组在暴露方面过于相似,而出现匹配过度。

(3)亲属或朋友对照:与邻居对照一样,用于个体匹配设计,即选择病例的配偶、同胞、亲戚、同学或同事等作为对照。有助于排除某些环境或遗传因素对结果的影响。

(4)医院或诊所对照:在以医院或诊所为基础的病例对照研究中,常常不能明确源人群。这种情况下,应当考虑抽取与病例来自于相同医院或诊所的其他疾病病人作为对照。如果病例组为新病例的话,那么对照也应该选择其他疾病的新病人。其优点为对照易于选取,比较合作,且可利用档案资料,因此实际工作中经常采用这种对照。但是,这种对照的暴露分布常常不同于病例的源人群。为避免这种选择偏倚,应除外任何已知或可疑与暴露有关的疾病,然而,这种排除标准是针对此次就诊的疾病而非疾病史。例如,研究吸烟与白血病之间的关联,当使用医院对照时,因心血管疾病、呼吸系统疾病等与吸烟有关的病种入院的病人不能作为对照;但是,对于有心血管疾病或呼吸系统疾病史、但本次因为外伤入院者,可作为合格的对照。另外,研究者很少能保证一种暴露与某种疾病的住院无关,故对照最好是只选择有证据表明与暴露无关的疾病病人,且由多种疾病的病人组成,以避免因过多地代表某一类病人,而该病种恰与所研究疾病具有共同的危险因素,从而影响研究结果的真实性。

应该注意的是,不同来源的对照可解决的问题不同,在下结论时一定要综合考虑。在实际工作中,可以选择多个对照,以弥补各自的不足,但需要付出更多的劳动,并且多组对照结果数据的分析更为复杂。更重要的是,如果组间结果没有差异,只能说明两个对照组具有相同的净偏倚;如果有差异只能说明至少有一个对照是存在偏性的,但却不能告诉孰好孰坏。因此,最好的策略通常是在研究设计阶段从多种备选方案中确定一个最佳的对照组。

(二) 确定样本量

1. 影响样本量的因素　病例对照研究的样本含量与下列 4 个条件有关:①研究因素在源人群(或对照组)中的估计暴露率(p_0);②研究因素与疾病关联强度的估计值,即比值比 OR;③希望达到的统计学检验假设的显著性水平,即第 I 类错误概率(α);④希望达到的统计学检验假设的效能或称把握度($1-\beta$),β 为第 II 类错误概率。

非匹配和不同匹配方式的样本量计算方法不同,如果采取匹配设计,估计样本量时还要考虑病例和对照的比例。样本量可利用公式计算,也有现成的表可查。

2. 非匹配病例对照研究样本量估计　非匹配病例对照研究的病例组样本含量(n)可按下式计算,一般对照组人数应等于或多于病例组人数。

$$n = \frac{\left[Z_\alpha\sqrt{2\bar{p}(1-\bar{p})} + Z_\beta\sqrt{p_1(1-p_1)+p_0(1-p_0)}\right]^2}{(p_1-p_0)^2}$$ （式 10-14）

其中,Z_α、Z_β 分别为 α 与 β 对应的标准正态分布临界值,可查表得出;p_1 和 p_0 分别为病例组和对照组的暴露率;$\bar{p}=(p_1+p_0)/2$。p_1 可根据 p_0 与 OR 推算,即:

$$p_1 = (OR \times p_0)/(1-p_0+OR \times p_0)$$ （式 10-15）

3. 个体匹配病例对照研究样本量估计　个体匹配病例对照研究因对照数目不同,计算公式也有所不同。

(1)1:1 配对病例对照研究样本量估计:常采用 Schlesselman 推荐的计算公式,先计算病例与对照暴露状态不一致的对子数(m):

$$m = \frac{\left[Z_\alpha/2 + Z_\beta \sqrt{P(1-P)} \right]^2}{(P-0.5)^2} \qquad （式 10-16）$$

式中，
$$P = OR/(1+OR) \approx RR/(1+RR) \qquad （式 10-17）$$

再按下式计算需要调查的总对子数（M）：

$$M = \frac{m}{p_0(1-p_1) + p_1(1-p_0)} \qquad （式 10-18）$$

p_0、p_1 分别代表源人群中对照组和病例组的估计暴露率。

如公式 10-15：
$$p_1 = (OR \times p_0)/(1 - p_0 + OR \times p_0)$$

（2）1：r 匹配病例对照研究样本量估计：可用以下公式计算病例数与对照数不等时病例对照研究所需的病例数（n），对照数为 $r \times n$。

$$n = \left[Z_\alpha \sqrt{(1+1/r)\bar{p}(1-\bar{p})} + Z_\beta \sqrt{p_1(1-p_1)/r + p_0(1-p_0)} \right]^2/(p_1-p_0)^2$$

$$（式 10-19）$$

如公式 10-15：
$$p_1 = (OR \times p_0)/(1 - p_0 + OR \times p_0)$$

$$\bar{p} = (p_1 + rp_0)/(1+r) \qquad （式 10-20）$$

综上，样本含量估计是有条件的，而这些条件并非一成不变。虽然数学公式可以辅助样本量的确定，但是，所计算的样本含量并非绝对精确的数值，最终的样本量还要考虑实际工作中各种其他可能影响样本量的因素。另外，实际研究中往往需要同时探索几个因素与所研究疾病的关系，而每个因素都有其各自的 OR 及 p_0，因此，需要根据每个因素的参数估算所需样本量，然后选择最大的样本量，以便使所有的因素都能获得较高的检验效率。当然，样本量越大，结果的精确度越好，但是样本量过大，常会影响调查工作的质量，增加负担和费用，实际工作中应当权衡利弊。

（三）资料收集和质量控制

研究假设和研究人群不同，收集信息的方法有所不同。暴露因素多种多样，应根据研究目的，通过查阅文献资料，确定研究因素（或暴露），并且尽可能采取国际或国内统一的标准对每项研究因素暴露与否或暴露水平做出明确而具体的规定，如规定吸烟者为每天吸烟至少一支而且持续一年以上者，否则即视为不吸烟。可以从暴露的剂量和暴露持续时间评价暴露水平。暴露持续时间长和（或）暴露的剂量大，发生某疾病的危险会增高，因此累积的总暴露情况很重要，最好由适宜的变量加以评价。对于隐匿期长的发病过程，暴露的时间非常重要，例如，在肿瘤研究中，近期的暴露可能与肿瘤无关，因为现在发现的肿瘤可能是在很多年之前就已经产生了，因此，要明确规定测量在疾病发生之前哪个时间窗的暴露情况。近年来，越来越重视生物学标志物的使用，但要注意所使用的暴露相关生物标志物在研究历史暴露时的局限性，如能否准确地反映待研究的暴露及在疾病进展中所处的阶段。另外，除了收集与病因假设有关的暴露因素外，还需包括可能的混杂因素的信息，以便在资料分析时排除其对结果的干扰。

病例对照研究中，信息的收集主要靠询问调查对象并填写问卷；有时需辅以查阅档案，如疾病、死亡登记资料和医疗档案（门诊病历、住院病历）等；有时需要现场观察和实际测量某些指标，如体格检查或环境因素的测量、血液或其他生物标本的实验室检查等。应根据研究目的和实际情况，恰当选择资料收集方法。病例组和对照组应该同步确定、同步进行信息收集。如果病例组的诊断远远早于对照组的确定，则很难建立一个与病例发生同时间的源人群。

收集的资料是否准确和可靠关系到研究结果和结论的真实性,因此,无论采用哪种方法收集资料,都应实行质量控制,如对调查员进行培训,对调查工作做好监督和检查,尽量减少调查和测量偏倚,以保证调查质量。然而,在流行病学研究中变量测量的误差不可避免,尤其是在回顾性收集信息时。如果可以通过既往历史记录获得真实的暴露信息,哪怕仅限于部分研究对象,也可以据此评价自我报告暴露信息和真实暴露信息的关系,并在资料分析时去除由于测量误差所导致的偏倚。

流行病学研究强调比较的不同组别之间信息应该具有相似的质量,即要求病例和对照收集信息的方式、资料来源、暴露测量时间和标准应一致,资料的准确性要可比,以便减少偏倚。这个信息准确性可比原则就是强调要尽量减少有差异错误分类,使误差的分布在两组中一样,或者说产生误差的原因在两组相同,且不受疾病状态和其他变量的影响。如果病例和对照信息的准确性可比,偏倚更容易预测,通常导致观察的比值比趋向1,即向"无效"值偏倚。然而,现代流行病学却认为不应强行要求信息的可比性,否则造成的影响可能像使用非可比信息的影响一样不可预测。例如,利用病例代理回答者的研究,使用对照的代理回答者可能比直接访视对照产生的偏倚更大。

三、资料整理与分析

病例对照研究资料分析的中心内容是比较病例与对照中暴露的比例,并由此估计暴露与疾病之间是否有关联及其关联强度;也可进一步分析暴露与疾病的剂量反应关系等;可通过分层分析、多因素分析控制混杂因素对研究结果的影响。

(一)资料的整理

首先要对所收集的原始资料进行全面检查与核实,确保资料尽可能完整和准确,然后,对原始资料进行分组、归纳或编码后输入计算机,建立数据库。目前大多采用双录入的方法和录入后进行逻辑查错。在此基础上进一步分析暴露与疾病的关联及其关联强度。

(二)资料的分析

1. 描述性统计　即对研究对象的一般特征,如年龄、性别、职业、居住地及病例的临床分型等的分布频率进行描述,并进行均衡性检验,即比较病例组与对照组某些基本特征的可比性。如果两组在某些基本特征方面的差异有统计学意义,则在推断性分析时应控制其对研究结果的干扰。

2. 推断性分析　即通过比较病例组与对照组对某些研究因素暴露率的差异,分析暴露与疾病有无关联,如果暴露与疾病有关联,则进一步分析关联的强度。

(1)非匹配资料的分析:病例对照研究中,对每一个暴露因素的资料均可整理成如下四格表(即 2×2 表)形式(表 10-2)。

表 10-2　非匹配病例对照研究资料归纳表

暴露因素	病例组	对照组	合计
有	a	b	$a+b=m_1$
无	c	d	$c+d=m_0$
合计	$a+c=n_1$	$b+d=n_0$	$N=a+b+c+d$

1）暴露与疾病关联性分析：即检验病例组某因素的暴露率$\left(\dfrac{a}{a+c}\right)$与对照组暴露率

$\left(\dfrac{b}{b+d}\right)$之间的差异是否具有统计学意义。如果两组某因素暴露率的差异有统计学意义，说明该暴露与疾病存在统计学关联。两组暴露率差异的统计学检验可用四格表的χ^2检验（方法略）。

2）关联强度分析：病例对照研究中由于没有暴露组和非暴露组的总观察人数，不能计算发病率，因此不能直接计算反映暴露与疾病关联强度的指标RR，但可用比值比（odds ratio，OR）来估计RR。比值比又称比数比、优势比，为病例组与对照组两组暴露比值之比。所谓比值或比数（odds）是指某事件发生的可能性与不发生的可能性之比。病例组的暴露比值为病例组中暴露的概率和无暴露的概率之比，即$\text{odds}_{病例}=\dfrac{a}{a+c}\Big/\dfrac{c}{a+c}$；同理，对照组的暴露比值

为$\text{odds}_{对照}=\dfrac{b}{b+d}\Big/\dfrac{d}{b+d}$。

因此，比值比 $$OR=\left(\dfrac{a}{a+c}\Big/\dfrac{c}{a+c}\right)\Big/\left(\dfrac{b}{b+d}\Big/\dfrac{d}{b+d}\right)=\dfrac{ad}{bc} \qquad (\text{式 }10\text{-}21)$$

OR恰好是四格表（表10-2）中两条对角线上的四个数字的交叉乘积ad与bc之比，故OR又称为交叉乘积比（cross product ratio）。OR的含义与RR相同，均指暴露者疾病的危险性是非暴露者的多少倍。$OR>1$说明暴露与疾病呈"正"关联，即暴露可增加疾病的危险性，暴露因素是疾病的危险因素；$OR<1$说明暴露与疾病呈"负"关联，即暴露可降低疾病的危险性，暴露因素是保护因素；$OR=1$，则表明暴露因素与疾病之间无统计学联系。

由表10-2和公式10-21可见，OR既可以看作是病例组中暴露者与非暴露者的比值（a/c）除以对照组中暴露者与非暴露者的比值（b/d），即暴露与非暴露比值比；也可以看作是暴露者中病例与对照的比值（a/b）除以非暴露者中病例与对照的比值（c/d），即病例与对照比值比。尽管每种解释都能给出相同的结果，但将OR看作病例与对照比值比，更能显示出病例对照研究与队列研究的本质联系。

如前所述，队列研究是在特定时间段内对特定人群按暴露不同进行分组和随访，通过比较暴露人群和非暴露人群发病率（I_1和I_0）的差异来判断暴露与疾病的关系。暴露人群t时间阶段里某疾病的发病率$I_1=A_1/T_1$，非暴露人群发病率$I_0=A_0/T_0$，A_1和A_0分别为t时间里暴露人群和非暴露人群中发生疾病的人数，T_1和T_0分别为暴露人群和非暴露人群中有发病危险的人数。在队列研究中，要测量暴露人群和非暴露人群发病率（I_1和I_0）的分子和分母，因而需要知道两个队列的人口数（T_1和T_0）并进行随访。而病例对照研究是依据研究结局进行抽样调查，即选择同时间段、同人群中所有发生待研究疾病的病例作为病例组，另外随机抽取部分未患病者组成对照组。好的病例对照研究的关键特征是研究应该基于一个特定的源人群和危险期间，即病例应当与假设的同一人群队列研究中暴露人群和非暴露人群的病例（A_1和A_0）一样，抽取的对照应该能够可靠地估计暴露人群和非暴露人群发病率的分母T_1和T_0。假设从暴露人群和非暴露人群中抽取对照的比例分别为r_1和r_0，则从暴露人群和非暴露人群中抽取的对照数（C_1和C_0）分别为$C_1=r_1\cdot T_1$和$C_0=r_0\cdot T_0$，即

$$\dfrac{A_1/C_1}{A_0/C_0}=\dfrac{A_1/(r_1\cdot T_1)}{A_0/(r_0\cdot T_0)} \qquad (\text{式 }10\text{-}22)$$

除了随机误差之外，抽取对照的过程不应受暴露状态的影响，即暴露在对照中的分布与

在队列研究产生病例的源人群中的分布是一样的,此时,从暴露人群和非暴露人群中抽取对照的比例应该相同,即 $r_1 = r_0 = r$,则

$$\frac{A_1/C_I}{A_0/C_0} = \frac{A_1/(r \cdot T_1)}{A_0/(r \cdot T_0)} = \frac{A_1/T_1}{A_0/T_0}$$ （式 10-23）

公式 10-23 中的 $(A_1 、 A_0)$ 和 $(C_1 、 C_0)$ 分别相当于表 10-2 中的 $(a 、 c)$ 和 $(b 、 d)$,因此, $\frac{A_1/C_1}{A_0/C_0}$ 就相当于 $\left(\frac{a/b}{c/d}\right)$,即 OR。可见,只要病例对照研究中对照的抽样是独立于暴露的, OR 就等于源人群中的发病率比 $\left(\frac{A_1/T_1}{A_0/T_0}\right)$,即 OR 等于 RR。这样,利用病例对照研究设计,只根据 $(C_1 + C_0)$,而非整个人群的 $(T_1 + T_0)$,就可以进行暴露和疾病关联强度 RR 的估计,且不必假设所研究的疾病是罕见病,这也是病例对照研究概念上的发展。因此,现代概念认为病例对照研究本质上是队列研究,是一种更有效的队列研究形式。如果研究的结局是罕见事件,则研究效力更加显著。然而,如果从暴露人群和非暴露人群中抽取对照的比例不同,则根据病例对照研究的 OR 估计 RR 时将有偏倚。

3)计算 OR 的 95% 可信区间:上面的 OR 值是用一次病例对照研究资料(样本)计算的点估计值,由于存在抽样误差,应按一定概率(称为可信度)来估计总体人群或源人群的 OR 范围,即 OR 的可信区间。常用的计算 OR 可信区间的方法有两种:

①Miettinen 法:主要利用病例组和对照组暴露率比较的 χ^2 值来估计 OR 的 95% 可信区间,其估算采用以下公式:

$$OR \text{ 的 95\%} CI = OR^{(1 \pm 1.96/\sqrt{\chi^2})}$$ （式 10-24）

式中一般用不作连续性校正的 χ^2 值,也可用 χ^2_{MH}。

②Woolf 法:即自然对数转换法,是建立在方差基础上的。采用下列公式,首先计算 OR 自然对数的可信区间,然后取其反自然对数,即得到 OR 的可信区间。

$$\ln OR \text{ 的 95\%} CI = \ln OR \pm 1.96 \times \sqrt{Var(\ln OR)}$$ （式 10-25）

$$Var(\ln OR) = \frac{1}{a} + \frac{1}{b} + \frac{1}{c} + \frac{1}{d}$$ （式 10-26）

$Var(\ln OR)$ 为 $\ln OR$ 的方差,如果四格表中某一个格子的数值为 0,可在每格的数值上各加 0.5,再求出它的倒数之和。

$$OR \text{ 的 95\%} CI = \exp\left[\ln OR \pm 1.96\sqrt{Var(\ln OR)}\right]$$ （式 10-27）

上述两种方法计算结果基本一致,Miettinen 法较 Woolf 法计算的可信区间范围窄,且计算方法简单,故较常用。

OR 可信区间除了用于估计总体 OR 的范围外,也可以判断暴露因素与疾病间有无关联。如果 OR 的 95%CI 不包括 1,则可认为暴露与疾病有关联(暴露是疾病的危险因素或保护因素);如果 OR 的 95%CI 包括 1,说明暴露与疾病无关联。

4)估计归因危险度百分比($AR\%$)和人群归因危险度百分比($PAR\%$):如前所述,只要病例对照研究中对照的抽样是独立于暴露的, OR 就等于 RR,故可用 OR 来代替 RR 估计 $AR\%$,其计算公式可写成:

$$AR\% = \frac{OR-1}{OR} \times 100\%$$ （式 10-28）

如果对照组的暴露率可以代表病例源人群的状况,则可用对照组的暴露率代表人群暴露率 P_e,则:

$$PAR\% = \frac{P_e(OR-1)}{P_e(OR-1)+1} \times 100\% \qquad (式 10\text{-}29)$$

(2)1:1 配对资料的分析:根据每一个病例与其对照构成的每个对子的暴露情况,可将 1:1 配对病例对照研究资料整理成表 10-3 的形式。注意表内的数字 a、b、c、d 是病例与对照的对子数。

表 10-3　1:1 配对病例对照研究资料归纳表

对照	病例		合计
	有暴露史	无暴露史	
有暴露史	a	b	$a+b$
无暴露史	c	d	$c+d$
合计	$a+c$	$b+d$	$N=a+b+c+d$

1)暴露与疾病关联分析:可用 McNemar χ^2 检验,公式如下:

$$\chi^2 = \frac{(b-c)^2}{(b+c)} \qquad (式 10\text{-}30)$$

此公式适用于较大样本。当 $(b+c)<40$ 时,用以下连续性校正公式计算校正的 χ^2 值。

$$校正\,\chi^2 = \frac{(|b-c|-1)^2}{b+c} \qquad (式 10\text{-}31)$$

2)计算 OR:用以下公式计算。

$$OR = \frac{c}{b}\,(b \neq 0) \qquad (式 10\text{-}32)$$

3)计算 OR 的 $95\%CI$:仍用 Miettinen 法,即:

OR 的 $95\%CI = OR^{(1\pm 1.96/\sqrt{\chi^2})}$,式中一般用不校正的 χ^2 值。

3. 剂量反应关系的分析　前述分析方法都是建立在暴露因素为二分类变量(有或无)的情况,但有时暴露可以分成多个水平(例如低、中、高),此时可分析暴露与疾病的剂量反应关系,以增加因果关系推断的依据。

(1)将分级暴露资料整理归纳成行×列表(表 10-4)形式。

表 10-4　病例对照研究分级资料整理表

组别	暴露分级						合计
	x_0	x_1	x_2	x_3	……	x_i	
病例组	$a_0(c)$	a_1	a_2	a_3	……	a_i	n_1
对照组	$b_0(d)$	b_1	b_2	b_3	……	b_i	n_0
合计	m_0	m_1	m_2	m_3	……	m_i	N

可见,表 10-4 中的 a_0 和 b_0 分别相当于表 10-2 中的 c 和 d。

(2)病例组和对照组暴露水平分布的检验:采用行×列表 χ^2 检验(方法略)。

(3)计算各暴露水平的 OR 值:通常以不暴露或最低水平的暴露为参照,其余暴露水平分别与参照进行比较,计算各暴露水平的 OR 值,即 $OR_i = \dfrac{a_i b_0}{b_i a_0}$。

(4)剂量反应关系判断:通过 χ^2 趋势检验(方法略)来判明 OR_i 与暴露水平之间是否存在剂量反应关系。

4. 分层分析和多因素　分析病例对照研究中的混杂因素可以用匹配设计加以控制。匹配在提高了研究效率的同时,也提高了检验无效假说的统计学功效,增加了 OR 的精确性(可信区间变窄),但却不能保证效度(validity),只有恰当分层(或针对数据采用恰当的模型),才能保证研究效度。分层分析是把病例组和对照组按不同特征(一般为可疑的混杂因素)分为不同层次,再分别在每一层内分析暴露与疾病的关联强度,从而可以在一定程度上控制混杂因素对研究结果的影响(详见本书第二十六章)。当混杂因素很多时,分层较多,每层内研究样本可能会很少,不能满足统计分析的需要,故分层分析应用上受到一定限制。此时,可以采用多因素分析方法同时控制多个混杂因素。多因素分析的方法很多,如多元线性回归分析、逐步回归分析、主成分分析及因子分析、Logistic 回归分析、Cox 回归分析等(详见本书相关章节),其中 Logistic 回归模型在病例对照研究的多因素分析中最为常用。非匹配和匹配病例对照研究资料分别采用非条件和条件 Logistic 回归模型进行分析,可以同时分析多个因素与疾病间的关系以及各个因素之间的交互作用,并能实现对混杂因素的控制。计算机技术的发展使得复杂的多因素分析操作成为可能,并且变得越来越快捷、简单、可靠,提高了研究的质量和效率,但是同时要警惕滥用或误用的问题。

四、研究功效

病例对照研究的研究功效即把握度,可以解释为拒绝无效假设(H_0:病例组与对照组暴露率相同)的能力,亦即当无效假设不成立时,该假设被拒绝的概率。

1. 非匹配病例对照研究的功效　假定人群中暴露于所研究危险因素的比例 $p_0 = 0.30$,统计学双侧检验的显著性水平 $\alpha = 0.05$,如果采用非匹配病例对照研究,病例和对照各 50 例,则该研究有多大的功效发现 $OR = 2$ 的关联。

首先,计算 Z_β 值:

$$Z_\beta = \sqrt{\dfrac{n(p_1 - p_0)^2}{2\bar{p}(1 - \bar{p})}} - Z_\alpha \qquad (式 10\text{-}33)$$

其中,p_1 的计算公式与计算样本量时的公式 10-15 相同。

本例中,$p_0 = 0.30$,$OR = 2$,$n = 50$,$\alpha = 0.05$(双侧检验),$Z_\alpha = 1.96$,则:

$$p_1 = \dfrac{OR \times p_0}{1 - p_0 + OR \times p_0} = \dfrac{2 \times 0.3}{1 - 0.3 + 2 \times 0.3} = 0.4615$$

$$\bar{p} = \dfrac{p_0 + p_1}{2} = \dfrac{0.3 + 0.4615}{2} = 0.3808$$

$$Z_\beta = \sqrt{\dfrac{50 \times (0.4615 - 0.3)^2}{2 \times 0.3808 \times (1 - 0.3808)}} - 1.96 = -0.297 \approx -0.30$$

查正态分布表,当 $Z_\beta = -0.30$ 时,$\beta = 0.62$,功效 $= 1 - \beta = 38\%$。

结论:如果该研究选用病例和对照各 50 例,在给定的条件下,该研究能检出 $OR = 2$ 的概率为 38%,如果 OR 确实等于 2,则该研究成功的希望不大,因为 38% 的功效太低。一般认为一项研究的功效应在 80% 以上。

以上计算方法没有考虑控制混杂因素和评价交互作用的情况,因此所计算的研究功效只是一个粗略的估计,计算的结果可供设计阶段参考。

2. 1 : 1 配对病例对照研究的功效 对于一项已完成的 1 : 1 配对病例对照研究,已经获得了病例和对照暴露状况不一致对子数 m,先用下式计算 Z_β:

$$Z_\beta = \frac{\left(P - \dfrac{1}{2}\right)\sqrt{m} - \dfrac{Z_\alpha}{2}}{\sqrt{P(1-P)}} \qquad \text{(式 10-34)}$$

式中,$P = OR/(1 + OR)$。

再依据计算得到的 Z_β,查正态分布表,得到 β,功效 $= 1 - \beta$。

五、偏倚及其控制

病例对照研究是一种回顾性的观察性研究,比较容易产生偏倚,常见的偏倚有选择偏倚、信息偏倚和混杂偏倚。这些偏倚应尽量通过严谨的设计和细致的分析加以识别和控制。

1. 选择偏倚 在病例对照研究中,对照组作为源人群的一个样本,如果不能反映源人群的暴露情况,就会产生选择偏倚。病例对照研究中常见的选择偏倚包括以医院为基础的病例对照研究中常见的入院率偏倚(admission rate bias)也叫伯克森偏倚(Berkson's bias),选择存活病例,特别是病程较长的现患病例时出现的现患病例—新发病例偏倚(prevalence-incidence bias)也称奈曼偏倚(Neyman bias),以及检出症候偏倚(detection signal bias)也称暴露偏倚(unmasking bias)等(详见本书第十六章)。此外,在病例对照研究中,如果是否同意参加研究在一定程度上取决于研究对象的疾病状态和/或暴露经历,尤其是如果研究对象知道暴露和疾病之间存在关系时,就可能发生自我选择偏倚。

除了在研究设计阶段通过恰当地选择研究对象来避免选择偏倚外,有时还可以在资料分析阶段加以控制,即确定与研究对象选择相关的因素,并将其作为混杂因素加以控制。如果一项病例对照研究确实存在选择偏倚,也不必全盘否定其研究结果,至少应该尽力评价选择偏倚可能的方向和强度。

2. 信息偏倚 又称观察偏倚或测量偏倚,是在收集整理信息过程中由于测量暴露与结局的方法有缺陷造成的系统误差。由于病例对照研究主要是调查研究对象既往的暴露情况,因此,回忆偏倚(recall bias)是病例对照研究中最常见的一种信息偏倚。如果暴露信息的错分概率在病例组和对照组相等,为无差异错分(non-differential misclassification),常常(但并不总是)使得 OR 的估计偏向无效值 1.0。因此,无差异错分倾向于产生假阴性的结果。如果研究者在研究中得到阴性的关联结果时尤其应该注意。而当回忆的准确性受到疾病状态的影响,即病例组和对照组中暴露的错分概率不同,就会发生差异错分(differential misclassification),会使观察的效应估计偏离或接近无效值。回忆偏倚的产生与调查距离事件发生的时间间隔长短、事件的重要性、被调查者的构成以及询问技术有关。选择新发病例作为调查对象可减少回忆偏倚的发生。若有可能获得有关暴露的历史记录(医疗记录),哪怕只有一部分研究对象可以获得此数据,也非常有必要据此来评价研究对象回忆的准确性,继而评价由于暴露错分所造成的潜在偏倚的程度,并对效应估计结果进行校正。

如果病例与对照的调查环境与条件不同,或者调查者对病例与对照采取不同的询问方式,或者暴露测量方法、采用的仪器设备或试剂不统一、不准确等均可产生调查偏倚(investigation bias)。做好调查员的培训,统一对病例和对照的提问方式和调查技术,尽可能使用量化或等级化的客观指标,由同一调查员调查病例和对照,调查环境尽量一致,可减少调查偏倚。

3. 混杂偏倚 当病例组和对照组中待研究因素暴露以外的其他危险因素的分布存在差异,使得两组不可比的情况下,就会发生混杂偏倚(confounding bias)。这里的其他危险因素被称为混杂因素(confounding factor),但从暴露到疾病的中间环节或疾病的某种症状不应该作为混杂因素。在研究设计阶段可以将研究对象限定在潜在混杂因素的较小的取值范围内,例如将人群限定在 35~54 岁的男性,作为控制混杂偏倚的方法,但这样会严重限制潜在研究对象的人数,影响研究结果的外推;也可按照潜在混杂因素进行研究对象的匹配来控制匹配因素的混杂作用。在资料分析阶段,当要控制的混杂因素较少时,可采用分层分析;当混杂因素在 3 个以上时,分层过多会使许多层中例数不足,这样的层不能提供信息,造成信息的浪费,不适合进行分层分析,可以选择多因素分析方法同时对多个混杂因素加以控制。通常一个很强的关联不太可能是由混杂作用引起的,反之,弱的关联则有可能是由于混杂因素的信息未收集、不准确,或未被控制而引起。

综上,选择偏倚源自从源人群中选择研究对象的过程,信息偏倚是针对那些参加研究的对象,而混杂是指源人群中亚组之间不具有可比性。与选择偏倚不同,混杂偏倚是源人群中所固有的,因此即使源人群中每个人都参加研究也仍然存在混杂偏倚。在评价某特定研究的结果是否由于上述偏倚所引起的,重要的是估计它们的方向和强度以及判断它们是否可以解释观察到的关联,而不在于研究这些偏倚是否发生(通常都存在)。

六、优点和局限性

(一)优点

如前所述,病例对照研究可被认为是一种更有效的队列研究形式,通过源人群的一个样本来提供对队列研究中人群分布的快速、有效、经济的估计。该方法主要优点如下:

1. 病例对照研究可以研究一种疾病与多种暴露之间的关系,特别适合于探索性病因研究。这更多地依赖于暴露资料的可获得性,而不是研究方法本身。

2. 病例对照研究尤其适用于罕见病和诱导期长的疾病,有时往往是罕见病病因研究的唯一选择。

3. 相对于队列研究,病例对照研究更节省人力、物力、财力和时间,并且较易于组织实施。

(二)局限性

1. 病例对照研究不适用于研究极端罕见的暴露,此时需要特殊暴露队列的队列研究。

2. 如果选择对照的方法不恰当,容易受到选择偏倚的影响。

3. 如果暴露信息来自研究对象的回忆,可能会出现回忆偏倚。但是如果暴露信息取自于历史记录,病例对照研究中也将不发生回忆偏倚。

4. 病例对照研究是一种由果及因的研究方法,不能很好的确定暴露和疾病的时间顺序。

5. 不能直接测定疾病发病率,因此不能直接计算关联强度的指标(尤其是 RR、AR),只能用 OR 估计 RR 的大小。

(齐秀英 编,叶冬青 审)

参 考 文 献

［1］沈红兵,齐秀英.流行病学[M].第 9 版.北京:人民卫生出版社,2018.

［2］李立明,王建华.流行病学[M].第 3 版.北京:人民卫生出版社, 2015.

［3］詹思延.流行病学[M].第 8 版.北京:人民卫生出版社,2017.

［4］Lilienfeld AM.Foundation of Epidemiology[M].2nd ed.New York:Oxford University Press, 1980.

［5］Kelsey JL,Whittemore AS,Evans AS,et al.Methods in Observational Epidemiology[M].2nd ed.New York:Oxford University Press, 1996.

［6］MacMahon B,Trichopoulos D.Epidemiology Principles and Methods[M].2nd ed.Boston:Little, Brown and Company,1996.

［7］Rothman KJ.Epidemiology:An Introduction[M].New York:Oxford University Press, 2002.

［8］Greenberg RS, Daniels SR, Flanders WD, et al.Medical Epidemiology[M].4th ed.New York:Lange Medical Books/McGraw-Hill Medical Publishing Division, 2005.

第十一章

随机对照试验

提要: 随机对照试验是最严谨的流行病学研究设计,是评估医学干预效果的金标准。本章介绍了随机对照试验的起源、发展、定义、原理、方法及设计的变异,并比较了观察和实验研究的特征和区别。各种研究类型都可以用来评估疗效,只是适用的阶段不同。早期探索适合用简单快速的研究类型,进一步论证需要更严谨的研究,确认疗效需要随机对照试验。值得注意的是,预期的疗效越小,需要的设计就越严谨,需要的样本量也越大。疗效特别显著时,无对照的研究就足以确认其存在。大型随机对照试验只是用来确认微小疗效的治疗,不可过于强调其必要性。

第一节 概 述

一、定义

随机对照试验(randomized controlled trial, RCT)是一种常用的流行病学研究设计,是在人群中进行的、前瞻性的、对医学干预措施效果的测试。它首先把研究对象随机分配到不同的比较组,每组施加不同的干预措施,然后通过适当时间的随访观察,比较组间重要临床结局发生频率的差别,以定量估计不同措施的作用或效果的差别。除对照和随机分组外,随机对照试验通常还会采用分组隐匿、安慰剂、盲法、提高依从性和随访率、使用维持原随机分组分析等控制偏倚的措施。随机对照试验是目前在人群中最后验证医学干预措施效果存在与否最严谨、最可靠的科学方法。

病因和疾病的关系,以及治疗和转归的关系,都属于哲学上的因果关系。在研究因果关系的问题上,病例对照研究和队列研究只能观察自然或研究对象自己选择形成的暴露对健康的影响,暴露与无暴露,以及暴露的多少,非研究者可以干预。其结果是,由于暴露的背景因素不同而形成的比较组之间不存在必然的可比性,组间不可比造成的混杂是观察性研究的天然缺陷。

与前述两种研究相比,随机对照试验的最大特点是,研究者用特定的方式,即随机的方式,将研究对象分成两组或多组,随机分组形成的比较组之间的背景因素可达到均衡分布,彼此几乎完全可比,完美解决了队列研究和病例对照研究中的混杂问题。在流行病学研究设计的科学性上,随机对照试验是队列研究之上的一次跳跃性提高。随机对照试验是最严谨的流行病学研究设计类型,是评估医学干预效果最严谨的研究类型。

虽然在研究因果关系方面,随机对照试验的科学性高于队列研究,但是由于伦理的限制,随机对照试验不能用来研究疾病的危险因素,也就是说,研究者不能按照自己的意愿,给研究对象施加对健康可能有害的因素,如可疑的危险因素。因此,随机对照试验只能用来检验对健康有益的因素或措施(如可能有益的治疗、预防措施)对人体的作用。

这些可以人为施加的对健康有益的因素和措施,就是医学用来改善人们健康的干预措施。评估医学干预措施效果的重要性显而易见,因为医学资源有限,很多干预措施都有一定的不良作用,使用无效的措施不但浪费资源,还会给病人带来不必要的伤害。评估医学措施的效果是医学研究的重要任务之一。

二、发展简史

医生对受治病人的观察,也许是人们验证干预措施效果最原始、最朴素、最简便的方法。然而,现代生物医学实验研究的两个主要特征是采用对照和对实验条件的严格控制,后者以保证试验组和对照组间在整个研究过程中的可比性。比如,在动物实验中,可以采用同窝的动物作为对照,可以严格控制用药途径、剂量和时间,以及限制和统一动物的生活环境和条件,保证比较组间的可比性。然而,由于伦理等因素的限制,这些措施在人群研究中是不可行的。因此,验证治疗效果的科学方法的发展,主要集中在对照组必要性的认识和如何获得可比的对照组两个方面。

最早记载的对照研究可以追溯到 18 世纪中叶。1747 年,英国医生 Lind 将 12 名坏血病患者分为 6 组,每组 2 人,分别给予不同的膳食治疗,发现橙汁和柠檬汁有利于坏血病病人的康复。虽然 Lind 已经意识到组间病人可比性的问题,并采取了配对的方式来减少组间病人转归因素的差异,但是他的分组方式本质上是人为安排的,分组因素可能与疾病的转归因素相关,因而组间病人转归的区别不能肯定地归因于治疗方法的差别。

1662 年,Van Helmont 医生怀疑当时盛行的放血疗法的临床价值,向同行提出了一个大胆的挑战,建议找几百个发热或胸膜炎的病人作为研究对象。为了公平比较,他建议用抽签的方式将病人分为两组,一组病人用非放血的方法治疗,另一组接受放血治疗,然后看哪组病人的转归更好。虽然他的挑战并没有付诸实践,但他提出的抽签分组以达到公平比较的思想,对研究方法的进步有着重要的启示。

抽签也曾用来解决临床研究中对病人公正的问题。有时研究所比较的治疗的益处相差很大,如比较一个可能很有效的药物与无作用的安慰剂。若让病人自己选择接受哪种治疗,显然不合适,可能很少人会选择安慰剂。若由研究者来决定,分到安慰剂组的病人会觉得对他们不公平,而退出研究。为了解决这个问题,研究者曾采用抽签的方式决定病人的分组,多数病人可能不会接受人为不公平的分配,但往往会接受"命运"的裁决。当然,也可以用掷骰子和抛硬币分组的方法,以达到公平分组的目的。

在这些为了"公平公正"的分组方式背后,蕴藏着一个重要的科学原理:抽签分组可以达到比较组之间各种影响疾病转归因素的完全可比,使得比较组间任何转归上的差别可以真正归结于组间治疗的不同。直到 20 世纪中叶,科学家才从理论上论证了抽签分组对实现组间可比性的作用,从而奠定了 20 世纪医学研究最重要的科学研究方法-随机对照试验-的核心理论基础。1948 年《英国医学杂志》刊登的"链霉素治疗肺结核的随机对照试验"是随机对照试验最早的范例之一,它确立了对照、随机分组、分组隐匿、盲法等随机对照试验的基本原则。

通过几百年的努力,20 世纪中叶,医学确立了评估和比较不同干预措施效果最科学的方法,这就是随机对照试验。

三、实例

早期随机对照试验的范例是 1948 年英国医学研究总局进行的链霉素治疗肺结核的试验。其主要目的是确定链霉素治疗肺结核的效果。

该试验对 107 例急性进展性双侧肺结核新发病例进行了研究。符合入选标准的病人,55 人被随机分入治疗组,52 人分入对照组。治疗组病人接受链霉素治疗和卧床休息,对照组只卧床休息。随机分组的方法是基于随机数字表产生随机分组序列,并通过密闭信封的应用,使得医生和病人无法预先得知随机分组的方案。信封上只有医院名称和一个编号。当病人符合入选标准的时候,随机分组中心将通过医生随机拿给病人一个信封,打开信封,信封中的卡片将决定病人分配到链霉素或卧床休息组,这一信息将同时反馈到随机分组中心登记备案。试验开始前,链霉素组病人不知道将接受的是特殊的治疗,卧床休息组病例也不知道他们在住院期间将会是一个特殊研究的对照组病人,通常他们和链霉素组病例不住同一个病房。链霉素组病例每天接受 4 次,每隔 6h 一次共计 2g 的链霉素注射治疗,未发现由于毒副作用需要中止治疗的病例。

6 个月后,结果发现,7%的链霉素组病例和 27%的卧床组病例死亡。影像学显示,51%的链霉素组病例和 8%的卧床组病例病情有明显改善。18%的链霉素组病例和 25%的卧床组病例略有改善。链霉素组病例临床症状的改善也比卧床组病例明显。8 例链霉素组病例和 2 例卧床组病例结核杆菌试验结果呈阴性。

四、基本框架

图 11-1 和图 11-2 描述了随机对照试验的基本框架和每个研究阶段的工作目的、内容和方法。

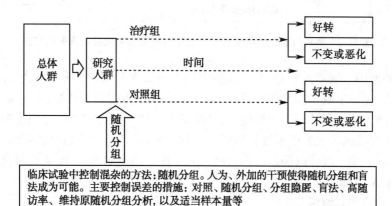

图 11-1　随机对照试验的基本框架

五、基本名词和概念

(一) 干预措施

狭义的医学干预措施(intervention)多指临床上的治疗措施。广义的干预措施系指一切

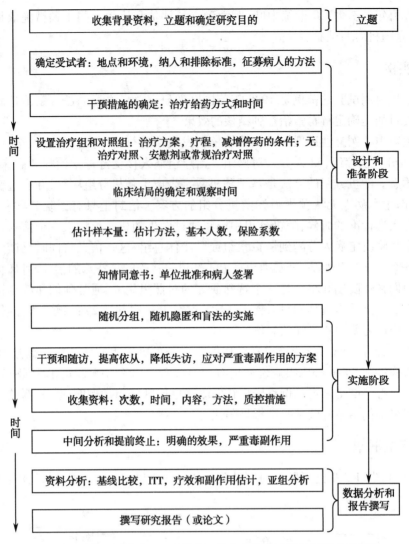

图 11-2　随机对照试验不同阶段的工作内容和各阶段控制误差的措施

可以人为施加的用来改善人们健康的措施和活动,可以是针对个人的,如治疗,也可以是针对一个人群的,如卫生政策。常用的医学干预措施包括:药物和非药物治疗(如外科手术)、卫生政策、预防策略、医学筛检、诊断检查、医疗卫生管理、健康教育、医疗卫生服务融资方式等。由于随机对照试验主要用来评估临床治疗的效果,尤其是药物治疗,因此在没有特别指明时,本文中的干预一般将以药物治疗为例。为了便于阐述和讨论,本文有时会把干预措施简单地叫作干预、措施或治疗。

（二）干预组和对照组

最简单最常见的对照试验是有两个平行比较组的试验。本章将统一把接受被评估的干预的一组叫干预组(intervention group),给予对照干预(如安慰治疗、无干预或另一种干预)的一组叫对照组(control group)。

（三）结局与干预的作用

干预的作用(effect)一般指干预对结局(outcome)影响的能力,它包括有益作用和不良作用两个方面。当对照组干预为安慰剂或无治疗时,干预组和对照组之间某临床结局的差别反映干预作用的大小。一项治疗可能会影响多种结局,如降血压药会影响血压、眩晕、冠心病、脑卒中、死亡等临床结局,且对不同结局产生不同的作用,因此结局的选择是评估干预作用的关键之一。

(四) 效力和效果

干预的效力(efficacy)是干预措施在理想条件下所能达到的治疗作用的大小,是干预措施的最大期望效果。所谓理想的条件,主要由诊断的准确性、病人的依从性、以及医生的技能等因素决定。尤其对药物性治疗来说,效力是一个药物自身的生物学特征。

干预的效果(effectiveness)是在实际医疗卫生条件下干预措施所能达到的治疗作用的大小。干预效果有时又称临床效果或临床疗效,或简称为效果或疗效。因此,医疗条件越好,即诊断的准确性、病人的依从性以及医生的技能越高,就越能实现一个干预措施的最大潜力,疗效也就越大。反之,疗效就越小。

因此,效果是效力和医疗卫生服务条件和水平的综合结果,不是一项干预的普遍的生物学特征,它的大小往往随地区和人群的不同而不同。也就是说,一项干预措施在实际应用时的作用的大小,主要由效力和外在的医疗卫生条件两个因素决定。

(五) 安全性和不良作用

安全与危险成反比。一项干预措施的不良作用(adverse reaction)越大,其安全性(safety)就越低。不良作用一般由副作用(side effect)引起,其大小表现在受治人群中不良反应事件发生频率的高低。一项干预措施产生不良反应的危险就是不良反应产生的概率。与疗效的估计一样,干预组和对照组之间不良反应事件频率的差别,才能显示干预措施不良作用的大小。

(六) 干预的益害比

任何医学干预措施,不管是否有效,都或多或少有一定的不良作用,即使没有明显的不良作用,实施时也需要耗费(人力、物力和财力)资源。一项有价值的干预措施必须益处大于害处,医疗卫生服务才不至于做无用功。在评估干预措施效果时,不但要了解干预的有益作用,还要知道其不良作用,才能权衡其益害比例,做出全面正确的评价。

按照疗效和不良作用的对比(benefit-harm ratio),可把医学干预措施分为 3 类:益处大于害处,害处大于益处,益害比相当。即使是益大于害的干预措施,其益害比也会随着服务条件和水平的降低而降低,甚至会由益大于害变成害大于益。

第二节 随机对照试验设计的原理和原则

随机对照试验之所以区别于其他流行病学研究方法,在于它独特的控制偏倚的措施。下面将逐一讨论每种措施的原理、原则和方法。

一、对照的原理

(一) 影响疾病转归的因素

长期以来,病人接受治疗后病情的好转一直被视为显示治疗有效的最直接最有力的证据,然而大量研究发现,受治病人病情的好转不等于治疗一定有效,它可能完全是治疗特异作用以外的非特异因素导致的,即与治疗无任何关系,因为没有接受任何治疗的病人也有可能好转甚至痊愈。除治疗的特异作用外,影响治疗后疾病转归的因素有很多,主要包括疾病自然转归的作用(受年龄、性别和病情等因素的影响)、回归中位作用、治疗的非特异安慰作用(图 11-3)。

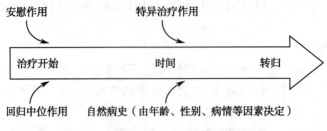

图 11-3 影响受治病人病情变化的因素

1. 疾病自然转归的作用 影响疾病转归(prognosis of disease)的一个重要因素是疾病发生、发展和转归的自然趋势,又称疾病的自然史(natural history of disease),它与致病因素、病人个体状况以及周围环境等有密切关系,有相当一部分患者在与疾病的斗争中会自然好转和痊愈。例如急性丙型肝炎患者中约 30%病情会自发好转,80%的急性腰痛患者在 3 个月内症状会明显减轻。再以感冒为例,即使没有任何治疗,大部分病人会在 2 周左右痊愈,如果某新药能使 90%的感冒病人在两周内痊愈,并不能说明此药在缩短病程上具有任何价值。

2. 回归均数作用 回归均数(regression to the mean)作用十分常见,体内任何随时间波动的指标如血压、体温、血糖、血清胆固醇等都受到它的影响。比如,一个人的长期平均或真实血压并不高,如果测量的那一刻他的血压刚好处于较高的水平,被误诊为高血压,这样的"高血压"病人,即使不接受任何治疗,几个月后再测量时,血压会倾向于"回归"到平时的正常水平,表现出血压降低的假象,这种现象就是回归中位作用的结果(图 11-4),这主要由测量指标本身的自然变化以及测量随机误差引起。例如,在初次筛查血清胆固醇含量后,回归中位作用可以解释 17 个月后胆固醇下降的 50%。

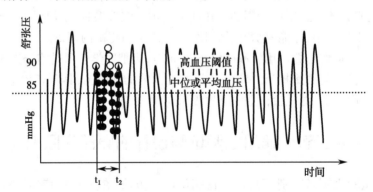

图 11-4 一个人的舒张压随时间围绕其中位血压波动的情况
注:如果一个人的舒张压在时间点 t_1 波动到高于 90mmHg,被误诊为高血压,那么在 t_1 到 t_2 期间的任何时间点再测量血压时,即使没有任何降压治疗,他的血压低于 90mmHg 的机会将远远大于高于 90mmHg,显示出血压下降的假象。这就是回归中位作用引起的血压下降

3. 治疗的非特异性安慰剂作用 很多干预措施对病情都有一种非特异的安慰作用(placebo effect),安慰作用的产生与很多因素有关,比如病人和医生对治疗的信心和期望、医生在治疗过程中的态度、治疗环境、疾病特征等。安慰作用一般来说主要有改善病情的良性作用,但在某些情况下,比如患者对治疗持怀疑和悲观态度时,也会对疾病预后产生不良影

响。安慰作用与治疗的实质无关。无特异治疗作用的"假"治疗或安慰治疗,比如,由淀粉制作的在大小、形状、颜色甚至味道等方面都与真实药片相同的安慰剂,会产生与真实治疗同样大小的安慰作用。安慰作用的大小因情况不同变化很大,有时其作用的显著程度令人吃惊。例如,在接受假的磨牙治疗后,64%的面肌功能失调性病人疼痛会完全或几乎完全缓解;腰背痛的病人在接受假的电刺激仪治疗后,疼痛程度、频率以及功能评分均可改善20%～40%。安慰作用主要发生在主观性比较强的结局上,如疼痛、眩晕、失眠、瘙痒、乏力等,对多数客观测量指标影响较小,如影像和病理等器质性结局。

（二）对照组的必要性

由此可见,治疗的特异作用、非特异安慰作用、疾病自然转归作用以及回归中位作用,交织在一起,共同影响疾病的转归。在一组受治病人中,无法将这些因素的作用彼此区分开。为了确定治疗特异作用的存在和大小,只有通过对照的方法,设立相对于治疗组的无治疗对照组,使两组非特异作用大小相当,相互抵消,那么组间临床结局之差将真实反映治疗特异作用的大小(图11-5)。对照是准确测量治疗作用的基础。

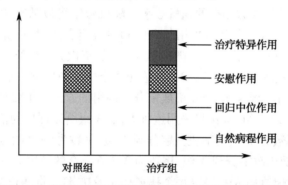

图 11-5　治疗组和安慰对照组的差别反映治疗特异作用的大小

（三）对照的含义和要求

随机对照试验中的对照(control)可有两层含义:一是指施加于不同比较群组的干预措施间的对比或比较;二是为此目的而形成的可比的比较群组,即对照组。可比的对照组是比较的基础,是所有临床试验都必须遵循的科学原则,而不同组干预措施的对比则完全取决于具体的研究目的,因研究目的不同而不同。

通常情况下,试验会用一种干预措施(也可以是安慰治疗或无治疗)作为比较的标准或参照,接受该措施的研究对象则被称为对照组。理想的对照群组必须与干预组完全可比,也就是说除评估的干预措施外,在研究的自始至终,所有可能影响有关临床结局或疾病转归的因素在各比较组间可比或没有差别,从而在各组都不施加干预措施时,组间临床结局不存在差别;只有这样,在组间施加不同干预时,组间临床结局的差别才能归因于不同干预措施效果的差别。

二、随机分组的原理和方法

（一）随机分组的原理

影响转归的因素在组间可比是准确估计和比较干预效果大小的前提。要获得组间的可比性,分组的程序必须与任何已知和未知的可能影响病人转归的因素无关,这种分组方式就是常说的随机分组。随机分组是在人群研究中获得组间可比性最可靠的方法,是随机对照试验重要的科学基础之一。

随机分组(random allocation 或 randomization)意味着所有的受试者具有相同的(或一定的)概率被分配到试验组或对照组,分组不受研究者、治疗者和受试者好恶的影响。随机分组可以用抽签、掷硬币、抛骰子等方法,更科学、更可靠的是使用随机数字(random number)进行分组。

尽管随机分组看上去非常简单,还是经常会被误解和误用。比如,按照出生日期、病案号码或受试者参与试验的时间的单双数,交替将病人分配到不同研究组的方法,它们经常被用作随机分组的方法,但是都无法使受试者有相同的机会进入不同的研究组。因此,这些方法不是严格意义上的随机分组,属于假随机分组(pseudo-randomization)或类随机分组(quasi-randomization)。

(二) 简单随机分组举例

假如要把 20 个病人随机分为 A、B 两组,并希望两组各得 10 人(因为两组人数相等时统计效率更高)。具体的做法是,按照病人的入选顺序(序号见表 11-1),利用随机数字,参照以下步骤进行:

1. 取得与需分配的病人数相等的随机数字　随机数字可以从有关书籍中得到,也可以用计算器和计算机程序获得,尤其是采用复杂的随机分组方法时,计算机有其独特的优点。假如我们通过计算机获得了以下 20 个随机数字,它们依次是 61、28、98、94、61、47、03、10、67、80、84、41、26、88、84、59、69、14、77、32。并依照这个顺序使用这些数字。

2. 将随机数字分组　将这 20 个随机数字分成两组的方式有很多种,最简单的方法是将奇数分入 A 组,偶数分入 B 组,本例将采用这种方法,A 组给以评估的治疗,B 组给以安慰剂对照。当然,也可将尾数为 0~4 的随机数字分到 A 组,尾数为 5~9 的数字分到 B 组;也可将尾数为 0、1、4、5、8 的随机数字分到 A 组,尾数为 2、3、6、7、9 的数字分到 B 组。

3. 将随机数字分配给病人并决定每个病人的治疗方案　将随机数字分配给每个病人时,必须按照预先制定好的随机数字的排列顺序,依次分给病人,然后按照随机数字对应的治疗方案,将病人分组,随机数字分配的过程至此完成。表 11-1 的最下两行是分组的结果,比如,编号为 1 号的 60 岁的满族女性病人,随机数字为 61,分到 A 组,将接受评估的治疗。又如,编号 11 号的 58 岁的汉族男性病人,随机数字为 84,分到 B 组,将接受安慰剂治疗,具体分组结果见表 11-1。

表 11-1　20 例病人的随机分组情况

病人编号	1	2	3	4	5	6	7	8	9	10	11	12	13	14	15	16	17	18	19	20
性别	女	女	男	女	女	女	男	男	男	男	男	女	女	女	女	女	女	男	女	女
年龄	60	64	37	57	41	31	60	64	58	16	58	63	23	37	20	33	39	40	49	42
民族	满	汉	汉	汉	汉	汉	汉	汉	满	汉	汉	汉	汉	汉	汉	汉	汉	汉	汉	汉
随机数字	61	28	98	94	61	47	03	10	67	80	84	41	26	88	84	59	69	14	77	32
分组	A	B	B	B	A	A	A	B	A	B	B	A	B	B	B	A	A	B	A	B

(三) 随机分组可以获得比较组间所有转归因素的可比

随机分组的主要目的是获得所有可能影响转归的因素在比较组间的可比性(comparability）。随机分组完全独立于任何疾病转归因素，也不受任何人为因素的影响，因此随机分组能够真正实现比较组的可比，从而减少了任何其他选择性或随意分组可能引起的偏倚。由于这类偏倚是由于不恰当的选择性分组造成的，往往称作选择偏倚。从另一个角度看，这个偏倚是由于组间的不可比造成的，更确切地应该叫作混杂偏倚。

在观察性流行病学研究中，如队列研究，比较组间暴露的不同往往是研究对象人为选择的结果。比如，吸烟与否是一个人为的选择，男性更容易有吸烟的习惯，因此在研究吸烟与肺癌的关系时，必须采取一系列复杂的措施，控制除吸烟外其他可能影响癌症发病的因素在吸烟者和不吸烟者之间的不同造成的混杂，这些因素包括年龄、性别、职业等。控制混杂首先需要知道可能的混杂因素有哪些，然后通过特殊的研究设计方法（如配对和限制），来控制部分混杂因素，更切实有效的方法是收集混杂因素的资料，在分析资料时通过统计分析进行调整。由于预先知道和收集所有可能的混杂因素是不可能的，因此即使设计和分析都很严谨的观察性研究，也不能使所有的混杂因素都完全得到控制。

在比较不同治疗措施效果的干预研究中，由于研究对象还没有接受所比较的治疗，干预需由研究者施加，研究者有可能通过一定的分组方法，使比较组可比，避免观察性研究中由于选择性暴露引起的混杂。随机分组正是利用了干预研究的这个特征所采取的控制混杂的有效措施。随机分组的一个重要特点是简单有效，它根本不需要知道可能影响转归的因素有多少、是什么，更不需要收集相关资料和进行统计调整。由于随机分组对疾病转归因素的平衡是无选择性的，因此可以无选择地平衡比较组间所有已知和未知的因素，这样获得的比较组在所有已知和未知的因素方面都是可比的。因此，不同于队列研究，随机分组获得的组间可比性是完美无缺的，因而对混杂的控制是全面、彻底的。

（四）分组隐匿的原理和必要性

上述随机分组方法存在着一个致命的缺陷。当审核病人入选条件的研究人员知道下一个（随机数字所对应的）病人治疗方案时，研究者可能会根据下一个病人的特征和自己对不同治疗方案的好恶，人为地决定入选或排除该病人；病人也会因此人为地决定是否参与研究。这样的分组会受疾病转归因素的直接影响，与非随机的分组方式无异，甚至更槽糕，不能实现随机分组的根本目的，无法起到控制选择偏倚的作用。

为了防止征募病人的研究人员和病人在分组前知道随机分组的方案，一种防止随机分组方案提前解密的方法叫随机分组治疗方案的隐匿，或简称分组隐匿（allocation concealment），采用分组隐匿的随机分组叫隐匿随机分组（concealed random allocation）。没有分组隐匿的随机分组，是有缺陷的，不能起到预防选择偏倚的作用。研究表明，与采用隐匿分组的随机临床试验比较，没有采用隐匿分组的随机对照试验会高估疗效达 40%。

随机分组联合分组隐匿，才是真正意义上的随机分组，否则，随机分组将和随意分组没有任何区别。分组隐匿不同于盲法，前者在分组完成时结束，后者则在分组完成时开始，盲法不能用于所有的随机对照试验，如比较外科手术与药物治疗的临床试验，但是任何随机对照试验都必须使用分组隐匿。当然，在使用安慰剂对照的随机对照试验里，分组隐匿和盲法将成为不可分割的两个环节。

因此，进行随机分组时，必需特别注意以下 4 个原则：①随机数字的分配必须在确定纳入病人后才能进行；②随机分配方案必需隐匿；③病人随机数字的分配必需一次完成，一旦确定绝对不能更换；④病人的分组时间应尽可能接近其治疗开始的时间。

（五）小样本时随机分组可能出现的问题

根据表 11-1 可以计算出上述简单随机分组的例子中随机分组后两组的人数和可比性。从表 11-2 可以看出,出乎意料的是,A 组有 11 人,B 组只有 9 人,两组人数不但不等,更重要的是,A 组 22% 为男性,而 B 组 45% 为男性,两组差别很大,平均年龄和民族构成在两组也不一致,没有实现随机分组欲达到组间可比和人数相等的初衷。其实这样的结果并不令人惊讶,完全是由于样本量太小所致,当样本量足够大时,这两个问题会同时迎刃而解。例如,一项比较不同药物治疗心肌梗死效果的 6010 人的大规模随机对照试验,随机分组后,两组在人数、年龄、性别、体重、心肌梗死史、吸烟史和平均收缩压等方面几乎完全一样(表 11-3)。

表 11-2 一个 20 人随机分组的例子中随机分组后两组的比较

组别	每组人数	男性人数（%）	平均年龄（岁）	汉族人数（%）
A	9	2（22%）	48.2	7（78%）
B	11	5（45%）	41.6	11（100%）

表 11-3 一项 6010 人的临床试验对照组和实验组的比较

人数及影响疾病转归的因素	试验组	对照组
人数	3004	3006
平均年龄（岁）（标准差）	61.8（11.5）	61.9（11.7）
男性（%）	71.8	72.9
平均体重（公斤）（标准差）	76.5（13.3）	76.7（13.4）
吸烟者（%）	67.3	66.3
心肌梗死史（%）	14.5	14.7
平均收缩压（mmHg）（标准差）	135.8（23.1）	134.7（23.4）

以上例子说明了随机对照试验中一个往往被忽略的重要特征:样本量不但与研究的把握度(power)有关,同时也是保证组间可比的重要因素,只有样本量足够大的研究,随机分组才能真正有效地起到控制组间不可比所引起的混杂作用。

随机分组具有以下几个特点:

（1）分到哪一组完全由随机数字决定。

（2）分组隐匿是随机分组不可缺少的组成部分。

（3）每人在分组前有同等或特定的机会被分到任何一组。

（4）随机分组无选择地平衡所有可能的混杂因子。

（5）样本越大,组间可比性越好。

（6）无须知道混杂因子,无须收集资料,无须做统计调整。

（六）复杂的随机分组方法

当样本量比较小时,简单随机分组可能不能有效地保证组间可比和组间人数相当,但是小样本的临床试验又经常遇到,这时可以考虑采用更复杂的随机分组方法。这类分组方法大致可以分为两类,一类是保证组间人数相等或相当的分组方法,如固定终末比例随机分组

（random allocation rule）、重抽式随机分组（replacement randomization）、区组随机分组（blocked randomization）、固定偏比例随机分组（biased coin randomization）和变动偏比例随机分组（urn randomization）。另一类是保证已知影响疾病转归因素组间可比的方法，如分层区组分组法（random permuted blocks within strata）和最小差异法（minimization）。关于复杂随机分组方法的原理和方法，请参考有关临床试验的专著。

（七）应该避免的非随机分组方法

非随机分组不能达到比较组间的可比性，在临床试验中应尽量避免。比如，研究者按照病人的病情，将重型病人分到 A 药组，将轻型病人分到 B 药组，即使两个药物的疗效无任何区别，也会得出 B 药优于 A 药的错误结论。明显的非随机分组的方法还包括按性别、年龄、有无合并症、付款能力和病人意愿等的分组方式。

还有一类貌似合理的分组方法，常见的有按照病人的出生日期、就诊时间、住院日期、住院编号和婴儿出生时间等交叉分组。这些似乎和病人未来转归无关的事件，可能存在着某种关联。比如研究发现，夜间、周末和假期出生的婴儿围产期死亡危险高于其他时间出生的婴儿。又如，在工作时间和夜晚就诊病人的病情一般比周末和白天就诊的病人更重一些。另外，根据病人特征决定分组，医生和病人都会预先知道下一个病人将会接受的干预，从而引入人为因素对分组的干扰（见分组隐匿部分），造成比较组之间事实上的不可比。广义地讲，当影响疾病转归的因素可能影响或决定分组的结果时，都不可能真正保证组间的可比性。

三、盲法和安慰剂对照的原理

随机分组只保证了研究开始时组间的可比性，但是研究过程中可能会发生一些事件，如退出、失访和组间治疗替换等，这些事件的发生往往不是随机的，可能与治疗组别有关，从而会破坏组间的可比性，当这些事件同时又与临床结局相关时，偏倚便会产生。

例如，病人可能会不满自己被分配到无治疗组，从别处寻求额外的治疗，或者完全退出研究；病人也可能会因为治疗组明显的副作用或安慰剂组病情无改善而退出研究；医生可能会因为同情安慰剂组的病人，给予他们更多精神上的关怀，从而在该组引入更多的安慰作用；资料收集者可能会因为知道治疗的分组情况，有意无意地对治疗组病人的询问和检查做得更仔细，甚至有意地引入测量上的误差。

盲法（blinding 或 masking）会在一定程度上帮助降低这些事件在组间发生的不均衡性，从而维持组间可比。盲法是一种蒙蔽治疗分组的措施，就是在治疗和追踪随访期间，保密每一个研究对象的治疗分组，使参与研究的人员（包括研究对象、医生、资料收集人员和统计分析人员）不知道分组情况。使用盲法时需注意以下几个方面：①盲法在使用主观结局（如疼痛）时尤其重要，应尽可能使用；②应尽可能"蒙蔽"所有参与研究的人员；③与无治疗比较时，需使用安慰剂对照；④比较两种不同药物时也应该使用盲法；⑤即使是不完美的盲法，也应尽可能使用，如安慰针灸；⑥有时盲法是不可行的，如比较外科和药物治疗。

安慰剂对照特指给予对照组的无效的安慰治疗。安慰治疗除不具有特异治疗作用之外，其他各方面都应尽可能与治疗一致。比如，安慰剂药片在大小、形状、颜色甚至味道等方面都与真实药片相同，但可能是由无任何治疗作用的淀粉制作的。安慰剂一方面可以达到蒙蔽试验参与人员，实现盲法的目的；另一方面可以产生安慰作用，在估计疗效时，排除治疗的安慰作用。研究表明，无双盲的试验有可能夸大 17% 的疗效。虽然安慰对照试验有其特殊的用途,由于伦理的原因,安慰对照试验正逐渐减少,并由采用现行有效治疗措施作为对照的临床试验所替代。

四、提高依从性和随访率的重要性

依从性(compliance)指研究对象按照研究方案对治疗的要求进行治疗的程度。依从性是实现治疗效果的前提,病人没有吃药,就无法从治疗中获益,研究就无法显示治疗的效果。依从性降低通常会造成低估治疗的真实效果。在评估药物效果的试验中依从性的高低十分重要。可以试想,当依从性为零时,即治疗组和无治疗组在治疗上的差别将等于零,两组在疾病转归方面的差别将也会等于零,显示药物无效。更糟糕的情况是,治疗组病人都放弃了治疗,而安慰剂组病人都接受了其他有效的治疗,导致安慰剂比治疗更好的错误结论。

病人失访会造成研究对象转归资料的缺失。失访(loss to follow-up)首先会造成样本量的流失,降低研究的统计把握度。失访的原因多种多样,研究对象可能移居他地,可能不愿继续参与研究,可能在资料收集前已经去世,或由于其他任何原因而失去了联系,造成这些病人结局资料的缺乏。其实,丢失已经收集到的资料的后果与失访无异,区别在于与研究对象没有完全失去联系,丢失的资料有机会补上。这一点应特别引起注意。任何有结局资料的研究对象都不属于失访,任何结局资料缺失的病人都属于失访。

有些病人自始至终根本没有接受治疗(不依从的一种),在估计疗效时剔除这些病人似乎是合理的。失访对象由于缺乏结局资料,分析资料时人们可能觉得不得不剔除这些研究对象。然而,由于不依从和失访事件不可能是随机发生的,剔除这些研究对象势必造成各组余下病人的不可比,从而破坏了随机对照试验最重要的组间可比性原则。如果这些事件与转归有关,就形成了典型的混杂条件,从而造成效果估计的偏倚。解决这些问题的根本方法是做好病人的筛选、依从和随访工作,最大限度地降低这些事件发生的机会。

五、维持原随机分组分析的原理

然而,无论研究者尽多大努力,失访和不依从等事件仍会发生,如果这些事件发生的比例不大,可以在统计分析时采用维持原随机分组分析(intention to treat analysis,ITT)的方法,以减少这些事件导致的组间不可比而引起的偏倚。在进行维持原随机分组分析时,应遵循以下3个原则:①不能剔除任何随机分组分配的病人;②不能更换任何随机分配的病人的组别;③结局资料缺失时,尤其是使用安慰剂对照时,应做该病人治疗失败的假设。

维持原随机分组分析又叫意向分析,即随机分配所决定的治疗意向,其主要目的是,保持随机分组获得的组间可比性。由于上述第3个分析原则,维持原随机分组分析一般会低估治疗的效果。一般来讲,与高估的效果相比,低估的效果更利于医学决策。当效果低估时,实际效果一定更大,干预措施是否可取尚可考量。然而,当效果高估时,实际效果一定比观察的小,或者根本无效,甚至有害,这时,等于对疗效没有确定的把握,将很难决策。当ITT分析展示治疗无效时,也可剔除不依从和失访的病人进行分析,这种分析可以看成是ITT分析的补充,试图检查治疗在依从性高时是否可能有效,但其结果不能排除偏倚的可能性,往往需要未来试验的验证。

第三节 随机对照试验的立题及其相关的设计

一、流行病学研究设计的一般原则

任何流行病学研究都不可能获得绝对意义的真实结果。研究设计的目的之一是减少误差,缩小观察值与真实值之间的距离,使观察值尽可能接近真实。流行病学研究中的误差可分为两大类:偏倚(包括混杂)和抽样误差。

控制偏倚的主要方法是严格遵循流行病学设计的一般原则以及一种研究类型的特殊原则。流行病学研究控制偏倚的一般原则包括:样本的代表性、对照、精确的数据收集方法、组间可比的数据收集程序、足够的观察时间、控制混杂等。随机对照试验的特殊原则包括:前瞻性平行对照、随机分组、分组隐匿、盲法、降低失访、维持原随机分组分析等措施。降低抽样误差的主要方法是增加样本量,其他措施包括选择研究事件发生率高的人群和增加观察时间等。

然而,一个严谨的科学研究回答的可能是一个没有任何实际价值的问题。因此一个随机对照试验结果的意义和价值不但取决于研究的科学质量高低(即误差的大小),同时还取决于研究的立题以及与立题有关内容的设计。与立题有关内容的设计主要包括 4 个方面:病人的定义和招募、治疗的设置、对照的选择,以及临床结局的确定。

减少误差只是保证研究科学性的考量。任何科学研究都存在人力、物力、财力和时间方面的限制,同时还受伦理考量的制约,必须在保证研究科学性和可行性的同时,最大限度地保护研究对象的利益,减少对他们的伤害。就是说,任何流行病学研究的设计都不是科学上最完美的,是对影响研究设计科学性、可行性和伦理性 3 个因素综合考量和平衡的结果,任何只顾一个方面的研究设计都是不现实的。

科学性指研究的方法学质量,即对偏倚控制的程度。可行性指在现有人力物力财力的条件下,实施和完成研究的可能性。比如,受可行性的限制,很少有大型临床试验的观察超过 10 年。伦理性指研究过程中对病人健康和利益保护的程度。比如存在明显有效的治疗时,使用安慰对照是不符合伦理原则的,应使用现有最好的治疗作为对照。

二、确定研究问题和研究目的

随机对照试验主要用于评估医学干预措施的作用,即回答一个干预措施是否有效、是否益处大于害处的问题。与无治疗相比,辛伐他汀(simvastatin)是否可以在血脂中度偏高的心血管病高危男性人群中降低心血管病的 5 年发病和死亡的危险,就是一个典型的随机对照试验的研究问题。这类研究问题一般含有 5 个主要内容:疾病和病人(patient)、研究的干预(intervention)、比较的干预(comparison)、临床结局(outcome),以及医疗环境和条件(setting)。英文将这 5 个内容简称为 PICOS,随机对照试验立题的实质就是对这 5 个方面详细准确的考量、界定和陈述。

医学的干预措施是多样的,不仅仅是药物治疗,还包括其他治疗措施(如外科手术)、诊断、服务管理模式、卫生政策,以及医疗卫生系统等。研究目的主要有两种,一是对干预措施本身的有效性和安全性进行评估,二是与其他同类措施进行比较,决定它们的相对价值。不同 PICOS 组合构成了不同的研究目的,以化学治疗的药物为例,随机对照试验的研究目的大致可分为以下几种：①评估效果不明或可疑的药物；②研究一个药物的剂量效应关系；③比较不同给药方式效果的差别；④评估老药新用的效果；⑤比较不同药物的相对效果；⑥研究药物间的交互作用；⑦确定药物在特定病人或环境下的效果；⑧重复和验证过去重要的研究。

确定研究目的和制订研究方案时，必须充分分析和权衡科学性、可行性、伦理性。以研究某药物是否可以预防肝癌的发病危险为例，这样的研究往往需要长期追踪观察成千上万的健康人。从科学性上讲，每个人选的病人必须经过彻底的检查，如通过询问病史和使用各种血液、生化、影像学和组织活检等检查，以排除现患肝癌的可能性，但这样的检查费用很高，往往是不可行的。只排除医生明确诊断的肝癌，就是出于可行性原因做出的让步，但并不会明显降低研究的科学性。另外，为了排除1例肝癌，使成千上万的人遭受肝组织活检的伤害，也不符合伦理原则。

另外，从科学性上讲，这样的预防性研究最好追踪观察到每一个研究对象都死亡为止，但由于人力、物力和财力的限制，对研究对象进行终生观察几乎是不可能的，因此随访时间可能只限于5～10年。在随访过程中，研究对象可能患了肝癌而失访，任何放松追踪随访的做法都会降低研究的科学性。对所有研究对象进行彻底严格的检查，包括使用昂贵的影像学检查和肝组织活检，是不可行的，然而对怀疑患有肝癌的研究对象，必须进行彻底严格的检查，以确定肝癌诊断的准确性，任何简单的做法都会造成误诊，降低研究的科学性，是不可取的。

三、研究对象的确定

参与随机对照试验并接受干预措施的人称为研究对象、受试者或研究人群。研究对象通常是患有某种疾病的病人，但也可以是无相关疾病的"健康人"，比如，心血管病初级预防的研究对象必须是无心血管病的人群。研究者必须对研究的疾病有严格的定义，并具有明确的诊断标准和可靠的诊断方法。

研究对象由研究目的决定，从研究目的的角度，可以把研究对象分为以下几种：①从该治疗中可能获益最大且受害最小的人群，也是最易检出疗效的人群；②研究者特别关心的人群，如儿童、老年人和女性等；③治疗效果不明确或可疑的人群。

其他决定研究人群选择的因素包括：①不良反应可能出现的大小；②是否有不适合该治疗的指征；③对治疗的依从性的好坏；④退出和失访的可能性的大小；⑤研究可能检出疗效的大小，即统计的把握度；⑥其他可能影响研究质量的因素，如是否能准确理解和回答问卷的问题。以上第1、2条是出于对病人安全的伦理方面的考虑，第3、4和6条是出于降低偏倚和增加科学性的考虑，第5条属于可行性方面的考虑。

研究对象的纳入范围由入选标准和排除标准来界定和限制，入选标准界定了研究者希望该干预措施或该研究的结果未来使用的病人范围。用来制订入选和剔除标准的因素包括：①疾病的严重程度；②有无并发症和伴发症；③病人的年龄性别、居住区域；④病程长短和既往治疗史。

对研究对象的界定也是对入选病人范围宽窄的界定，需要平衡科学性、可行性和伦理性3个方面的因素。从科学角度讲，入选的病人范围越窄越好，因为同一治疗在不同人群的效果可能不同，将具有不同效果的人群混为一谈，势必在使用药物时不能确定最合适的人群，导致错误地治疗不需治疗的病人。因此，疗效明显不同的人群，必须用独立的临床试验或同一试验的亚组分析分别进行研究。但是,当入选病人的标准太窄时,会大大降低适合进入研究的总人数,从而使研究难以在短期内完成,其研究结果也只能外推到一个很小的人群。因此,任何临床试验中研究对象入选范围的界定都是对科学性和可行性审慎平衡的结果。

四、干预措施的确定和设置

随机对照试验中干预措施由研究目的决定。研究者首先必须考量的是应该研究什么干预措施,具体细节请参考本章"确定研究问题和研究目的"。

在干预措施确定后,研究者应针对干预的实施细节,做具体详尽的限定和描述,如药物的给药途径、给药时间、剂量和用药时间、停药时间、严重不良反应出现时的处理原则,以及其他注意事项。同一治疗在不同用药条件下,效果和副作用的对比可能不同,研究中用药安排是未来实际用药的重要参考,因此,设定用药条件时应特别注意。

五、对照组干预措施的设置

(一)对照组干预措施设置的一般原则

对照组干预措施的设置由研究目的而定。临床试验中常见的对干预组和对照组干预措施的设置及其相应的研究目的如下:

(1)评估治疗的效力或效果:相应的对照为无治疗对照和安慰剂对照。

(2)研究剂量效应关系-确定最佳剂量:相应的对照组为同一药物的不同剂量。

(3)研究不同给药方式,确定最佳给药方式:相应的对照组为同一药物的不同给药方式。

(4)在先有常规治疗基础上,新治疗可带来的额外益处:一组用常规治疗加新治疗,一组用常规治疗加安慰治疗。

(5)确定两个治疗是否效果相当:两药互为对照。

(6)确定两个治疗效果的优劣:两药互为对照。

(7)研究治疗间的交互作用:需要特殊的交互设计的对照(见本章第七节七)。

(8)研究治疗与其他同变量之间的交互作用:比较同一干预措施在不同人群、地区或医疗环境下的效果(见本章第三节五)。

下面就不同研究目的时对照组干预设置的原理做具体介绍。

(二)估计治疗的绝对作用

这里的绝对作用特指与没有任何治疗相比时一项干预措施的效果,即不与任何有效治疗比较时的效果。因此对照组的治疗可以是无任何治疗或安慰治疗。

1. 无治疗对照 在对照组不接受任何治疗时,治疗组和对照组转归上的差异反映了治疗措施的绝对作用。然而,这一作用不仅包括治疗的特异作用,还有治疗的非特异安慰作用。由于采用无治疗对照时,无法排除治疗是否只具有安慰作用,无法将治疗的特异作用和安慰作用区分开来,解释结果时需注意。

2. 安慰对照 由于安慰治疗与评估的治疗外观上相像,会在病人中产生与治疗相同的安慰作用,在比较组都存在安慰作用时,组间比较时安慰作用就会相互抵消,从而排除了疗效估计时安慰作用引起的误差。同时,安慰对照还是蒙蔽试验参与人员、实现盲法的重要措施。

(三)研究剂量效应关系和确定最佳给药方式

在以此为研究目的的临床试验里,各研究组给予同一药物的不同剂量,或同一药物的不同给药方式,用于研究剂量效应关系,确定最佳剂量或是最佳给药方式。

研究药物剂量效应关系时,通过组间的差别,或是没有差别,或是随着剂量增加疗效的趋势,进行研究和分析,不仅可以明确药物使用的初始剂量,还可以确定可能引起明显不良作用的最低剂量。值得注意的是,在缺乏无治疗或安慰治疗做对照时,如果剂量效应关系不存在,则无法判断药物是否真正有效,如果有剂量效应关系,则无法判断最低有效的剂量。因此,采用不同剂量做对照时,最好同时设立安慰剂对照。

（四）是否应增加新的治疗

出于伦理学的考量,越来越少的随机对照试验仍采用安慰剂作为对照。那么如果希望证明一个新的治疗有效,就有两种常用的做法:一种是在现行常规治疗(或最优治疗)基础上加上新的治疗,与常规治疗比较,这样测得的疗效可能不完全等于上述的绝对作用,一般会小于绝对作用;另一种是直接与常规治疗或最优治疗比较,详情见下。

（五）比较不同治疗的效果

此类研究旨在比较已知有效的药物之间效果的差别。当然,药物间的比较不仅局限于疗效,还可以包括安全性、副作用、经济效益等,通过不同治疗优缺点的比较,协助对不同治疗的选择。

选用不同治疗作为对照时,有两种可能,一是研究和对照组的治疗效果大小可能相当,二是对照组治疗作用不同于(包括优于、不劣于或劣于)对照组治疗。前者就是常说的等效试验(equivalence trial),后者为优效试验(superiority trial)。所谓等效并不意味着两者效果完全相等,只是差异在一个相对较小的范围之内,其效果的差别无实际临床意义。"不等效"指两个治疗在疗效上的差异足够大,临床使用上需要区别对待。等效试验往往需要比较大的样本量。

（六）研究不同治疗间的交互作用

为了提高疗效或减轻毒副反应,常会将不同药物或治疗联合使用。如果联合治疗的效果仅仅是原各治疗效果的简单叠加,则显示治疗间无交互作用。如果联合治疗的效果大于或小于原治疗效果的和,则治疗间存在交互作用,前一种交互作用相互加强了彼此的效果,有临床应用价值,后一种交互作用减弱了彼此的效果,临床上应该避免。析因设计可以用来研究不同治疗间的交互作用(参见本章第七节七)。

（七）研究同一治疗在不同病人或环境下效果的差别

同一种治疗在不同人群的效果可能会不同,有的可能对治疗反应很好,有的会很差,有的还会出现强烈的不良反应。病情、年龄、性别、种族等因素都可能影响病人对治疗的反应。另外,不同治疗环境下,同一治疗的效果也可能会不同。

本质上,同一治疗的效果随人群和环境的不同而不同的现象也属于交互作用。然而,不同于治疗间的交互作用,人群和环境特征无法用随机的方式来决定,因此无法用真正随机试验的方法回答这样的问题。实际的做法是,同一试验里的亚组分析(见本章第五节五)可以研究人群特征对治疗效果的影响。但治疗与医疗环境的交互作用,只能通过比较不同医疗环境下治疗效果的大小来判断,如果有差别,说明治疗在不同人群中的效果不同。系统综述里类似的亚组分析也是对交互作用的探索。

由于不同人群和医疗环境的形成不是随机的,不同的研究之间不可比的因素有很多,不同随机对照试验的比较不是建立在随机分组基础上的。因此,这样的比较与队列研究里的分层分析一样,属于观察性比较,存在观察性研究中普遍存在的混杂问题。

六、结局的确定和测量

结局特指干预可能影响或改变的事件、指标或变量,如痊愈和死亡,它们是随机对照试验用来估计效果必须收集的资料。一项干预措施的实施可能影响的结局是多种的,有些是与疾病和健康直接相关的结局,如生存时间和生活质量;有些是干预产生的间接效果,如病人的满意程度、资源的消耗、以及资源分配的公平性。

在研究干预措施效果时,人们往往会错误地认为一种干预措施只影响一种临床结局,因此在设计临床试验时只考虑了该项结局。然而,实际情况很少如此,一个疾病有多种可能的结局,一种干预措施可能会影响一种、多种或所有相关的结局,干预的实施还会产生间接的效应。表11-4列出了一些常见的临床结局。如果只考虑某一种结局,忽略其他方面的作用,可能会导致偏颇甚至错误的结论,从而导致不恰当的决策。

表 11-4　疾病的结局和干预的作用

疾病未治疗时的结局	疾病经有效治疗时的结局
死亡	死亡危险降低
残疾	机体功能改善
病情恶化,并发症危险增加	病情好转,并发症危险减少
对病情的担忧	心情好转

举例说明:血压和心脑血管病事件是不同的临床结局,如果一种药物只能降低血压,不能降低心脑血管病发病和死亡危险,该药预防心脑血管病的用途将很有限。又如,心脑血管病死亡和所有原因的死亡是不同的临床结局,如果一种药物可以降低心脑血管病死亡危险,同时又增加其他原因的死亡,从而增加了总死亡危险,该药的有益作用可能小于其有害作用。因此,如果只考虑心脑血管病死亡的结果,就会导致错误的结论。

临床结局有些是分类变量,如痊愈、好转、恶化和死亡;有些是连续变量,如血压、血糖、生活质量和生存时间。不同的人对临床结局重要性的认识也不同,如帕金森综合征治疗时,病人认为生活质量最重要;医生认为病情的改善最重要;而决策者可能更关心治疗所导致的资源分配的公平性。有些结局是单一指标,如血压;有些是综合指标,如生活质量。

临床试验可能使用的结局有很多不同的特征和属性,在确定使用什么结局时,可以从以下几个方面进行分析和考量:

(1)相关性:如血压是抗高血压药的相关指标,血脂则不是。

(2)特异性:如心血管病是抗高血压药的特异指标,全死因死亡则不是。

(3)重要性:如对抗高血压药来说,心血管病事件比血压更重要。

(4)好处和害处:如抗高血压药降低血压是益处,而引起头晕则是害处,必须兼顾重要的益处和害处的指标。

(5)综合性:如死亡为单一指标,生命质量为综合指标,中风康复治疗时,综合指标可能优于单一功能指标。

(6)病人相关性:如癌症治疗中病人可能认为生活质量比生存时间更重要。

(7)准确性:如有些仪器测量的客观变量优于病人自己报告的主观变量。

(8)时间性:对任何结局的测量必须有明确的时间范围,比如,3个月内几乎无法看出降血压治疗预防心血管病事件的作用。

(9)统计特征:如血压是连续变量,死亡为二分类变量。

(10)敏感性:越容易测量出干预效果的指标敏感性就越高。

一项临床试验不可能测量所有相关的结局,结局的确定和测量是研究成功的关键之一。哪种结局更重要,这取决于看问题的角度,目前认为病人认为重要的结局必须给予充分的重视。研究者必须对干预措施各种可能的结局进行分析,确定并测量相关、重要、敏感的结局。另外,结局指标的选择还必须兼顾可行性和伦理性的要求。

七、试验的医疗环境和条件

研究中的医疗环境和条件决定服务的质量。理想的服务环境包括一流的医生、一流的器械、一流的基础设施等,它们是保障诊断准确和治疗正确的前提。如果诊断不准确,纳入了很多不该治疗的人,总体疗效不可能好;如果外科医生经验不足,手术不可能很成功,等等。相对于理想医疗环境的是更广泛存在的现实医疗环境。一般来讲,一个治疗的效果在理想环境下会高于现实医疗环境,在现实环境下估计的疗效更可能在实际病人中得到实现。如果治疗在理想环境下有效,在现实环境里则可能有效,也可能无效。相反,治疗在理想环境下无效,在现实环境下一定也不会有效。

第四节　追踪随访和资料收集

一、追踪随访

随访就是在一定时间范围内对研究对象的追踪观察。随机对照试验的随访主要目的包括:①提高病人对治疗的依从性;②减少病人的退出和失访;③收集有关资料;④发现和处理治疗的不良反应。

随访时间的长短需要兼顾科学性和可行性的原则。例如,研究抗高血压药物的降压效果,观察半年就可能看到药物的效果。相反,如果要观察该药物降低心血管病死亡的危险,随访时间可能需要几年甚至更长。这是科学性上的考虑。然而,从严格科学意义上讲,这样的研究应该观察到每一个病人死亡为止,但又因太长而不可行。

一般情况下,临床试验应该在预先计划的终止时间结束。但是,如果中期分析发现试验组和对照组结局事件发生的频率已出现显著的差别,可以考虑提前结束试验。试验中出现严重的毒副作用,也是提前终止试验的一个常见原因。相反,在研究计划的随访时间结束时,两组比较提示治疗可能优于对照,但又不足以做出肯定的结论,这时可以考虑适当地延长随访时间。总之,观察时间的长短与临床结局有密切关系,观察时间必须允许足够的临床结局出现。如果没有特殊情况,大多数研究应该按照计划结束,提前终止和推迟研究的决定都应慎重。

(一)提高依从性

不依从(non-compliance)的形式有多种,主要包括用药不足(包括用药剂量和时间的不足),完全没有用药,组间治疗相互调换,外加其他治疗等。它们对疗效估计造成的偏倚也不等,以用药不足为最小。不依从的原因是多样的,包括出现严重的副作用、病情明显好转或痊愈、治疗无效或者效果不明显、病情恶化以及不愿接受不公平的分组等。

临床试验中常见的提高依从性的措施如下：

(1)制订研究方案之前，应进行预试验，了解病人的依从性，以制订切实可行的治疗方案。治疗方案要力求简单方便、切合实际。还可以将服药习惯的养成与日常生活行为结合起来，提高方便性，不易遗忘。

(2)随访间隔要合适，太长则中间缺乏督促，太短则可能引起病人厌烦和不合作。

(3)在入选病人时，可以排除那些可能不会遵照医嘱的病人。

(4)病人进入试验后，对病人详细说明治疗的方案、研究的意义，以及遵循医嘱对研究的重要性，使病人尽量主动合作和配合。医生的口头交代十分重要，同时还需给每个病人派发详细的书面说明，随后，护士和药剂师还应不断鼓励和提醒病人遵循医嘱用药。

(5)在试验过程中，定期随访，了解治疗情况、疗效和毒副反应，并根据情况对治疗方案进行必要的调整。对依从的检查，可以让病人将剩余的药物带到检查地点，也可以收集生物学样本进行检查，及时发现和解决问题。

提高和改善服务水平、条件、态度，以及就医的方便程度，提高社会和家庭的关怀和支持，也是提高依从性值得注意的环节。

(二) 降低失访

失访(loss to follow-up)是临床试验随机分组后研究者需面临的一个比较棘手的问题。研究对象入选临床试验后，在一个较长的随访期内，总会有移居外地、外出、死于其他疾病或意外死亡，以及拒绝继续参加试验等种种原因而未能收集到结局资料。失访可能也与以下因素有关:结局的测量,结局事件发生的概率(常见或是罕见)，随访期时间的长短。举例说明，如果可以在孕妇产后第一天在医院进行结局测量，那么失访率可能是零。严格来讲，结局资料缺失可以由失访和退出两种事件引起，失访是研究者和研究对象失去了联系，退出是联系还在但病人不愿继续合作，但它们对研究的影响是一样的，都造成结局资料的缺失。除非特别指出，本文讨论失访时包括退出。值得特别指出的是，人失联，但结局数据齐全，不算失访;反之，人可以联系，但结局数据不可得，还是失访。

失访在临床试验中是难免的，研究者应当充分认识失访给研究带来的后果，采取措施最大限度地降低失访的发生。例如，当发现有些病人失访的可能性很大，如很可能在短期内移民国外，则不应纳入研究。

临床试验中常见的降低失访的措施如下:

(1)专人专职负责随访的管理和跟进。

(2)如果受试者未能按时接受随访,进一步电话采访或家访。

(3)随机分组前,尽可能排除那些不愿意接受随访的研究对象。

(4)随机分组前,及时排除那些迁移性比较大的研究对象。

(5)收集受试者及其朋友、家人、工作单位的电话、地址和电子信箱。

(6)收集受试者医疗保险号码或公费医疗单位的通信信息。

(7)设立多个随访点,以方便受试者的随访,节省受试者随访所花费的时间。

(8)简化研究程序,合理有效地安排随访,促进受试者的随访。

(9)减少问卷中问题的数量,以提高受试者回答的耐性。

(10)为研究对象提供优质免费的医疗服务。

(11)为研究对象提供必要的交通费。

（12）通过多种途径收集资料。

失访率多高才是可以接受的？没有绝对明确的答案。有学者认为，失访率低于5%，偏倚的影响不会太严重。如果失访率大于20%，将会严重影响研究的有效性和真实性，有些杂志会拒绝发表失访率超过20%的临床试验研究。也有学者建议，失访率不应该超过结局事件的发生率。

除了总体失访率外，还应注意不同组间失访情况的比较，比如失访率，尤其是组间失访病人的可比性，比如不同组间失访的原因是否不同。当失访与干预措施的有效性、毒性、副作用有关时，可能会引入较严重的偏倚。

二、资料收集

随机对照试验一般需要收集以下4个方面的资料：基线资料、有关治疗依从性的资料、用于估计干预效果的资料，以及用于评估干预的不良作用的资料。

（一）基线资料

基线资料（baseline data）指研究对象在进入研究时（即干预开始前）的特征，一般是在选择和征募研究对象时收集的。主要包括一般的人口特征和可能影响主要临床结局的特征，前者如年龄、性别、种族等，后者如健康状况、病史和治疗史、疾病严重程度、合并症等。病人的一般特征也可能和效果大小有关。

基线资料有以下4个用途：①描述研究对象的特征，以便结果可以外推至同类病人；②比较对照组间的可比性；③在组间可比性差时，用来控制混杂因素；④用于进行亚组分析，探讨交互作用。

（二）有关治疗依从性的资料

以药物治疗为例，依从性是相对既定的治疗方案而言的。与研究制订的治疗细节相比，以下几个方面的差别可反映依从性的好坏：①用药的途径；②用药的剂量；③每天的用药时间；④用药的总天数；⑤同时使用的其他治疗。

（三）有关干预效果的结局资料

有关干预效果的结局就是用来估计治疗效果和副作用的变量，是干预措施实施一段时间后测量的生理生化指标或发生的临床事件，前者如血压，后者如痊愈。该类结局是所有临床试验资料收集中最基本的变量，也是应该花大力气做好的工作。试验组和对照组在这些临床结局上的差异，提示干预措施的效果。尽管是衡量益处的变量，它们既可以是好的结局，如痊愈，也可以是坏的结局，如病情恶化。治疗的效果或好处体现在治疗组和无治疗组在这些指标方面的差别，如果治疗有效，对于好的结局，治疗组应该高于对照组；对于坏的结局，治疗组应该低于对照组。

（四）有关不良作用的结局资料

有关不良作用的结局是用来评估治疗不良作用的变量，也是临床试验必须收集的数据。一般情况下，该类结局多属于坏的结局，轻者如头晕、恶心、呕吐、食欲不振和皮疹，重者如致病、致残和死亡。如果治疗有某种不良作用，在坏的结局方面，治疗组应该高于对照组。当然，好的结局也可以用来研究不良作用，比如治愈，一种药物可能会治愈一种疾病，但同时也可能影响另一种疾病的恢复和痊愈，这种作用也属于不良作用。

值得指出的是，一个临床试验的样本量可能足以检出治疗的好处，但可能不足以检出所有的不良作用，尤其是慢性不常见的不良作用。研究慢性少见的不良作用，有时只能依靠观察性研究,如前瞻性和病例对照研究。

第五节 统计分析和疗效估计

一、随机对照试验统计分析的作用和一般原则

统计学在临床试验中的作用主要包括估计样本量、产生用于随机分组的随机数字,评估组间可比性(即比较组间基线资料)、估计效果的大小及其真值的可信区间。统计学还可以用于进行亚组分析、控制混杂因子、估计交互作用以及结果没有统计学显著意义时分析研究的把握度等。特殊的试验设计,如析因试验、交叉试验和序贯试验,都有自己特殊的统计分析方法。另外,随机对照试验的报告首先要求对研究对象在整个研究中的出入情况(流程)进行必要的描述(图11-6)。本节就基本的统计分析作简单介绍。

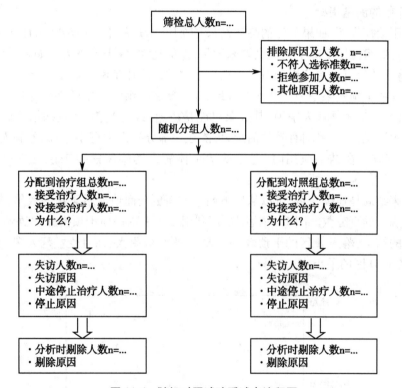

图 11-6 随机对照试验受试者流程图

二、基线资料描述和组间可比性分析

描述基线资料指对研究对象特征的描述,这些特征如年龄、性别、种族、病情等,研究对象的特征是判断研究结果可以外推的人群的依据。因此,基线资料的描述是随机对照试验结果分析的第一步。

组间可比性分析就是比较组间研究对象各种特征的相似程度,这里比较的特征与基线描述时用的变量一般是一样的,但基线比较的重点在于检查随机分组的成功程度,分析混杂存在的可能性及其大小,为控制混杂提供依据。随机分组对任何变量的平衡是无选择的,任

何变量的比较都可以反映随机分组成功的程度。但是只有影响相关临床结局因素的组间比较,才具有控制混杂的意义。

在进行基线比较时,一般都会进行适当的统计学检验,并提供相关的 P 值。但是,严格意义上讲,这些检验是毫无意义的,甚至是误导性的,因为仅仅由于机会的原因,就可能出现组间显著性的差异。更重要的是,组间存在显著性差异并不意味着该因素一定会引起混杂,混杂的出现还取决于该因素与临床结局的关系。相反,组间没有显著性差异的变量,一样可能引起混杂。另外,在分析混杂时,还必须牢记还有很多混杂因子没有包括在分析之内,分布的不均衡可能使一些因素偏向于治疗组,而另一些偏向于对照组,但是当混杂因子数目足够大时,这些因素总和的分布在组间应该是可比的。

三、治疗效果的估计

干预效果的大小是用治疗组和对照组在临床结局方面的差异来测量的。

(一)疗效的测量指标

以降血压治疗为例,如果关注的临床结局是血压,治疗效果可由治疗组血压下降的平均值和安慰剂对照组血压下降平均值之差来度量,差值越大,效果就越大。如果关注的临床结局是死亡,治疗效果可由治疗组和对照组死亡率之差或之比来测量。

这样估计的干预效果是一个平均的效果,即干预在一组病人中的平均作用。然而,一个平均有效的治疗,对个体病人来说,其效果可能是痊愈,或是改善,或是病情无改变,或是病情恶化。换句话说,一个平均有效的治疗,可能在一部分病人中有用,一部分病人中无用,一部分病人中有害。在结果应用时,对于诊治个体病人的临床医生来说,这一点必须引起注意。

如果临床结局是连续变量,可以从以下两个方面更全面地显示干预的效果:平均受益的大小和受益病人的百分数。图 11-7 说明如何利用二者表示一项干预措施的效果。图中 x 代表不同干预的结果,落入 A 区的干预效果最大,即平均效果大,而且受益病人多;落入 B 和 C 区的次之;落入 D 区的最小。

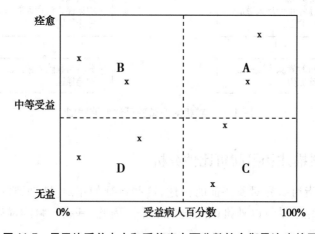

图 11-7 用平均受益大小和受益病人百分数综合衡量治疗效果

如果结局是二分类变量,可以用表 11-5 的格式描述研究的主要资料,并用两组临床事件发生率的差别定量测定治疗效果的大小。两组之差可以用绝对差值和相对差值来表示。

用绝对差值表达的效果叫绝对效果,用相对差值表达的效果叫相对效果。常用的绝对效果有危险度差(risk difference,RD)和需治人数(number needed to treat,NNT)。需治人数是危险度差的倒数,意思是欲使一人得益所需要治疗的总人数。常用的相对效果指标包括相对危险度(relative risk,RR)、比值比(odds ratio,OR)和相对危险降低(relative risk reduction,RRR)。

表 11-5　使用二分类变量作为结局的临床试验效果估计举例

	试验组	对照组
有某临床结局的人数	a	b
无某临床结局的人数	c	d
总人数	$n_1 = a+c$	$n_2 = b+d$
临床结局的发生率	$p_1 = a/n_1$	$p_2 = a/n_2$
疗效值	$RR = p_1/p_2$ $RRR = (p_1-p_2)/p_2$ $OR = ad/bc = [p_1/(1-p_1)]/[p_2/(1-p_2)]$ $RD = p_1-p_2$ $NNT = 1/RD$	

举例说明。如果在一项抗高血压药物预防心脑血管疾病的随机对照试验里,试验组冠心病发病率为 10%,对照组冠心病的发病率是 20%,那么,

$$RR = \frac{10\%}{20\%} = 0.50$$

$$RRR = \frac{10\%-20\%}{20\%} \times 100\% = -50\%$$

$$OR = \frac{10\%/(100\%-10\%)}{20\%/(100\%-20\%)} = 0.44$$

$$RD = 10\%-20\% = -10\%$$

$$NNT = 1/0.10 = 10$$

(二)相对指标和绝对指标的优缺点

在随机对照试验的研究报告里,用相对指标的机会远远大于绝对指标。这是因为,与绝对指标相比,相对指标具有统计学的优点,如标准误估计准确,并容易用多元回归的方式控制混杂因子。更重要的是,相对效果往往不因人群和治疗环境的不同而不同,就是说相对效果的大小可以外推到不同人群和治疗条件,对结果的推广和应用,十分可取。基于同样的原因,绝大部分 Meta 分析和系统综述也会采用相对效果指标来合并不同临床试验的结果。

相对效果指标的缺陷是结果应用时可能会导致错误的临床和卫生决策。举例说明,假设 A 药的 RRR 为 40%,B 药的 RRR 为 10%,A 药的相对效果是 B 药的 4 倍。再假设,虽然两个药物是用来治疗不同的疾病,但最重要的结局都是死亡。然而,完全有可能治疗 1000 个病人时,A 药只能预防 4 例死亡,而 B 药可以预防 20 例死亡,如果治疗每个病人的费用相同,B 药的绝对经济效益是 A 药的 5 倍(表 11-6)。如果简单地按照相对效果进行决策,可能

会选择 A 药而不是 B 药。

表 11-6　哪个药物更有效

A 药：$RRR = 40\%$	
无治疗时疾病导致的死亡率	1.0%
服药后死亡率降低到	0.6%
治疗 1000 病人预防死亡人数	4
B 药：$RRR = 10\%$	
无治疗时疾病导致的死亡率	20%
服药后死亡率降低到	18%
治疗 1000 病人预防死亡人数	20

因此,在利用临床试验结果进行医学实践时,必须根据自己病人的具体情况,估计在没有治疗时相关临床结局可能发生的概率,并依此将相对效果转换成绝对效果,然后进行决策。

（三）维持原随机分组分析

维持原随机分组分析（analysis as randomized）又叫意向分析（intention to treat analysis, ITT）,即按照随机分组决定的治疗意向（即治疗分配）进行分析。ITT 对失访、退出和互换事件的处理,必须遵循以下两个原则,以维持随机分组获得的组间可比性:所有被随机分组的病人都必须纳入分析,不能剔除一个病人;而且每一个病人的组别不能更换,必须保留在随机分组的组别。此外,还需对失访病人的结局进行假设,一般假设两组治疗都是无效的。图 11-8 展示了一个研究中病人的流向以及维持原随机分组分析时两组分子和分母的确定方法。在该研究中,干预是尼古丁替代疗法,对照组是安慰剂,结局是戒烟,研究目的是评估尼古丁替代疗法是否可以帮助吸烟者戒烟。因为没有剔除任何随机分组分配的病人,因此每组计算戒烟率的分母与随机分配的人数完全相等。更换组别病人中的戒烟者加到了原随机分组组别的分子。假设失访病人中治疗无效,即失访者中间没有任何人戒烟,因此失访者对分子没有任何影响。

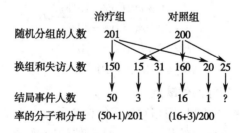

图 11-8　确定 ITT 分析的分母和分子

（四）疗效的区间估计

人们往往错误地认为,疗效的点估计就是一项治疗的真实效果。其实,任何一项研究都不可能得到一项治疗的真实效果,而且每个研究的结果也不会相同,观察到的结果和真实值之间的差别,随样本量的增加而减少。举例说明,如果某产科 4 个新生儿 3 个是女的,并不说明婴儿男女的真实比例一定是 1：3,在另一个产科的 4 个新生儿可能是 2 男 2 女,或是 3 男 1 女,或 4 个都是男孩或女孩。但是,如果 1000 个新生儿中有 550 个为男婴,会倾向于相信男女婴儿的真实比例很接近 55：45。样本量的增加,给了我们更大的信心,相信观察到的结果更接近真实值。

那么,在一项研究中如何才能知道真实值呢? 一种常用的方法是利用样本的资料,计算出真实值可能存在的区间,这个区间叫可信区间(confidence interval, CI)。可信区间的一般计算公式为:

$$CI = X \pm z_\alpha \times SE \qquad (式 11\text{-}1)$$

其中 X 是疗效的点估计值。SE 是相应疗效点估计的抽样误差或标准误。z_α 是一个由可信度决定的数值,当可信度为 90%、95% 和 99% 时,z_α 的值分别为 1.63、1.96 和 2.58。关于各种疗效指标抽样误差的计算,请参考有关统计学教科书。

通常用的可信区间是 95% 可信区间。比如,一项临床试验发现某药物降低舒张压平均值的 95% 可信区间为 9~11mmHg。也就是说,我们有 95% 的把握认为,平均血压降低的真实值介于 9~11mmHg。如果我们想更有把握地确定真值在哪里,必须用一个范围更宽的区间,如 99% 可信区间。从上面的例子可以算出,99% 的可信区间为 8.7~11.3mmHg,即我们有 99% 的把握血压降低的真值介于 8.7~11.3mmHg。

可信区间越窄,观察的结果就越靠近真实值。可信区间的宽窄与样本量成反比,样本量越大,可信区间就越窄,观察值就越靠近真实值。可信区间的一个重要方面是它的可信度,就是有多大把握或信心真实值会在这个区间之内。当样本量不变时,希望的把握度越高,可信区间就必须给的越宽。可信区间有如下特点和应用:

(1)样本量越大,可信区间越窄。

(2)要求可信度越高,可信区间越宽。

(3)给定可信度时,可信区间越窄,研究结果离真实值越近。

(4)如果可信区间的两端都显示治疗优于安慰剂对照,现有证据足以说明治疗有效。

(5)如果可信区间的一端显示治疗优于安慰对照,另一端显示治疗劣于安慰对照,则说明样本量可能太小,现有证据不足以证明治疗是否有效。

(6)如果可信区间的两端都显示安慰对照优于治疗,现有证据足以说明该治疗有害。

图 11-9 展示了可信区间的解释和应用。不同可信区间代表不同治疗真实效果可能存在的区间。治疗 A 的真实效果可能包括"有效、无效和有害"3 种可能,因此不能做出结论。治疗 B 是有效的,但是如果其真实效果在可信区间的最左端,该治疗可能没有实际临床价值。治疗 C 和 D 都是有效的,即使其真实效果在可信区间的最左端,其大小仍有临床应用的价值。治疗 D 和治疗 C 的可信区间有重叠,不能做出哪个更好或更坏的结论。治疗 E 是有害的。

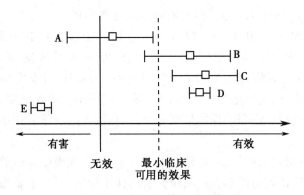

图 11-9　可信区间的解释和应用

（五）亚组分析

在分析临床试验数据时,研究者往往会针对不同病人或不同治疗环境,分别估计并比较其效果,试图确定治疗在哪些情况下可能更有效,这种比较不同亚组效果的分析叫作亚组分析(subgroup analysis)。比如,把一个随机对照试验的研究对象分为男性和女性两组,分别计算治疗在男性和女性中的疗效,即在男性和女性中分别估计治疗组和对照组临床结局的差别,由于这样的分组是根据每个研究对象的特征进行的,因此又叫基于个体资料的亚组分析。在本质上,临床试验中的亚组分析与队列研究中的分层分析是一样的,都可以用来寻找因素间的交互作用,但是随机对照试验不需要用分层分析来控制混杂。

亚组分析的重要性不言而喻。但是,对交互作用的分析需基于足够的理由,其结果解释必须慎重。尤其是当总体结果为阴性时,任何亚组间的区别都值得怀疑。慎重的原因有二,一是组间的比较不是建立在随机的基础之上的,可能存在混杂偏倚;二是组间差别的出现可能完全是机会造成的,真正的区别并不存在。因此,在进行亚组分析和结果诠释时,应注意以下几点:

(1)是否有先前的证据显示欲分析的因素亚组间效果可能不同?

(2)即使样本量很大,亚组分析的数目也不能过多。

(3)分析亚组间效果的区别是否由分组因素以外的因素引起?

(4)检查亚组间差异是否具有统计学显著意义?

(5)分析亚组间效果差异的大小是否具有实际临床意义?

第六节　样本量的大小和估计

任何随机对照试验都是某种意义的抽样研究,即只能研究总体的一个部分。在抽样研究里,即使样本十分具有代表性,由于随机误差的存在,研究显示的结果总不会与真实值完全相等。换言之,即使完全没有偏倚,任何临床试验所观察到的疗效都是走了样的真实疗效。样本观察值与真实值之间的平均距离,即样本结果围绕真实值的分散程度,由抽样误差(即统计的标准误)的大小决定,抽样误差越大,观察值与真值的平均距离就越远。

减少抽样误差的主要手段是增大样本量。样本量过小,不能检测出一个临床上有用的治疗效果,或者所提供的可信区间太宽,以至于不能有效地帮助决策者制订相关的防治方案。举例说明,如果平均舒张压降低值的95%可信区间介于9mmHg和11mmHg之间,无论真值为9、10或是11mmHg,临床决定可能是一样的。但如果95%可信区间介于1mmHg和19mmHg之间,决策者将难以据此做出明智的决定:如果真值是1mmHg,这样的药可能没有实际意义,如果真值是19mmHg,这样药存在降压太多的危险。

相反,样本量过大,所提供的关于疗效的信息远远超过实际的需要,是对研究资源的浪费。比如,通过加大样本量,把降血压效果的95%可信区间缩窄到9.99mmHg和10.01mmHg。对于临床实践,这么窄的可信区间与9~11mmHg没有实质的区别。

总之,样本量太小,研究结果精度太低,无实际应用价值;样本量太大,研究结果会变得不必要的精确,浪费资源。适当的样本量就是:可以提供实际决策有用的信息同时又不浪费资源的研究对象的数量。

简单地认为样本量越大越好,一味地追求大样本,把大规模临床试验作为评估一切干预措施的金标准,是一种错误的理解。一项研究所需样本量的大小,主要取决于干预措施效果的大小:

（1）如果一种疾病的病死率为 100%，那么成功治愈几例病人，已足以说明治疗的效果，如青霉素治疗骨髓炎。

（2）如果一种治疗可以降低 5% 的死亡率，则需要上万人的研究，如评估降血脂药降低心脑血管危险的临床试验。

（3）如果治疗效果远远大于 5%，几百人的研究可能就够了，如评估尼古丁替代疗法戒烟效果的临床试验。

认为一项无效的治疗，只要样本量足够大，也能获得 $P<0.05$ 的结果，是错误的。当两组差别等于零时，无论样本量多大，任何检验的统计值也等于零，P 值将一定大于 0.05。

增加样本含量减少抽样误差的方法主要有两种：一种是增加单一临床试验的样本含量，如采用多中心、大规模的临床试验；另一种是使用 Meta 分析的方法，把多个小样本临床试验的结果整合起来。

下面举例说明一项只有两个平行比较组的使用二分类结局变量的临床试验的样本量的估计方法。假设主要结局事件在治疗组和对照组发生的概率分别为 p_1 和 p_2。关于 p_1 和 p_2 的估计，可参考既往有关的队列研究或随机对照试验。假设两组人数相等，则每组需要人数（n）可由以下公式计算：

$$n = \frac{(z_\beta + z_{\alpha/2})^2}{2 \times (\arcsin\sqrt{p_1} - \arcsin\sqrt{p_2})^2} \qquad （式 11-2）$$

该公式中 α 为统计学检验的 I 类错误，β 为统计学检验的 II 类错误，即 1-把握度，通常 α 取值等于或小于 0.05，β 取值等于或小于 0.20。假设 $p_1 = 0.05$，$p_2 = 0.20$，$\beta = 0.05$，$\alpha = 0.05$，则 $z_\beta = 1.65$，双侧检验的 $z_\alpha = 1.96$（单侧检验时用 1.65），每组需要的人数为 115。

本公式的优点是可使用的事件概率的范围较宽。一般情况下也可以使用队列研究一章建议的估计样本量的公式。疗效大小、把握度、样本量和可信区间 3 者之间存在以下关系：

（1）预期的效果越小，研究所需的样本量越大。

（2）研究的样本量越大，检出干预效果的把握度就越大。

（3）研究的样本量越大，效果的可信区间则越窄。

（4）如果把握度计算正确，而且干预效果如预期的大小，可信区间的两端都会落在显示治疗有效的一侧。

第七节　随机对照试验设计的变异

以上讲述的随机对照试验是一种最常见的平行对照的试验，也是设计上科学性最高的试验设计。在实践中，由于可行性、伦理性，以及研究目的的特点，临床试验研究的设计不是千篇一律的，而是多种多样千变万化的。值得注意的是，在偏倚控制方面，大部分研究设计的变异，都是一种让步，会或多或少降低研究的科学性和方法学质量。下面将根据治疗测试的分期和其他特征，逐一介绍常见的试验设计的变异以及它们的用途。

一、临床试验的分期

在测试药物效果过程中，将不同评估阶段的研究称作 I 期、II 期、III 期和 IV 期试验（phase I，II，III，IV trial），不同临床试验研究目的的侧重也不同。

I 期试验是一个药物从动物研究转向人群研究的第一步。主要用来研究新药的临床药理、代谢和毒理,及其安全性。研究对象常常是无相关疾病的健康志愿者,研究的样本量一般很小,无须对照组。

在Ⅰ期试验获得该药安全的证据后,方可进行Ⅱ期试验。Ⅱ期试验重点是初步了解新药的疗效和副作用,并初步建立剂量反应关系。Ⅱ期试验需要相关的病人作为研究对象,常使用短期可见效的中间结局,样本量往往不大,如几十人,对照的设置可能不是随机分配的。Ⅱ期试验也会继续关注常见毒副作用。

如果Ⅱ期试验证据显示新药可能有效且无重大毒副作用,方可进行Ⅲ期试验。Ⅲ期试验是在人群中对药物效果进行最严格的测试,也是本章讨论的主要内容,一个Ⅲ期试验必须尽可能地遵循本章前面已经讨论的随机对照试验的一般科学原则。Ⅲ期试验同时也监测不太常见的毒副作用。

Ⅳ期试验又称药物上市后监测(post-marketing surveillance),通过比较大批使用过和未使用过某药的人群,监测药物上市后可能出现的罕见、慢性、严重的副作用。Ⅲ期试验的样本量和观察时间的确定主要是根据治疗效果的大小,可以可靠地估计效果的大小,但多不足以检出罕见的慢性副作用。Ⅳ期试验类似观察性的队列研究,但是当研究极为罕见的副作用时,唯一切实可行的是病例对照研究。比如,Herbst氏1969年报告的只有8例15~22岁年轻女性阴道腺癌的病例对照研究,就是一个经典实例。

二、大型随机对照试验

大型随机对照试验(large randomized trial,mega randomized trial)与一般意义的试验研究的主要区别是样本量的大小。确认比较小的具有临床价值的效果,如抗高血压药可以将中风危险从4%降低到2%,需要几千甚至上万人5~10年的观察。阿司匹林预防冠心病的研究也是如此。由于样本量大,又希望尽快完成,大型试验经常需要很多单位(甚至来自很多不同国家)的合作,方能在短时期内完成。由于涉及多个研究地区、单位或中心,大型试验一般都是"多中心大规模试验"。由于样本量大,涉及研究单位和人员多,费用大而且操作复杂,多中心大规模试验在设计和实施方面与一般试验存在很多不同(表11-7)。

表11-7 一般临床试验与大规模临床试验的主要区别

特征	一般临床试验	大规模临床试验
研究目的	多属于效力研究,即估计治疗在理想条件下的效果	多属于效果研究,即估计治疗在常规治疗条件下的效果
样本量大小	几十或几百人	每组可以多达几万人
研究组织者数目	一般少于10人	非常多,有时可多达几百人
参与研究单位数	多只有一个单位	多国家、多城市、多中心
病人入选条件	多只限于一类病人	可以入选各种不同类型的具有同一疾病的病人
治疗的安排	严格限制各比较组可能接受的其他治疗;用最好的医生、以最优的方式提供治疗	除研究的措施外,对各比较组可能接受的其他治疗不设特别限制,在实际治疗水平和条件下提供治疗

续表

特征	一般临床试验	大规模临床试验
随访的频度	随访频繁,强度高	常规治疗时的随访频度
病人依从性	采取特别措施提高依从性,病人依从性高	只提供常规治疗时采取的提高依从性的措施,病人依从性可能低
结果的诠释	若显示有效,实际中可能无效,应用时需慎重;若显示无效,肯定无效	若显示有效,实际中一定有效;若显示无效,在理想治疗条件下可能会有效

　　大型试验的某些特点可能也正是它们的弱点。例如,对其他治疗不加以限制,可能会掩盖所评估的治疗的真实效果。但有些学者认为,宽松的病人入选条件,正好反映或模拟了实际治疗环境,这样估计的效果更贴切地反映了实际应用中的效果。再如,包括各种各样的病人,有可能会将萝卜白菜混为一谈,忽略了重要的交互作用。当然,研究交互作用,需要亚组分析,势必需要比较大的研究样本。

　　大型试验只适合用来评估疗效不是很大的干预措施,效果很明显的干预不需要大规模试验,设计更严谨的中小型试验更可取。大规模试验也常用于比较两个效果相当的治疗,即等效试验(equivalence trial)。简单地把大规模多中心试验视为评估医学干预措施的金标准,是对试验设计原理的一种常见的误解。

　　另外,值得注意的是,临床研究和临床实践都不可过于强调大型随机对照实验的重要性,因为大型试验只适合用于证明比较小的效果或差别。比如,立竿见影的白内障手术,无对照的几个病例试验就足以证实。因此,过于强调大型试验就等于过于强调微小效果的干预措施,是对统计学意义和临床意义的混淆,也会导致简单的对样本量和大型研究的追捧,而不是对临床意义和创新性的追逐。

三、单人重复交叉试验

　　最小的试验研究是只有一个人的试验,就是"单人多次重复交叉对照试验"(n of 1 trial,或简称单人试验)。单人试验是只有一个病人的、以自身作为对照的、多次交替使用不同治疗的试验研究,每一个时段的治疗可以采取随机的方式决定,对照治疗可以是安慰剂,也可以是别的治疗。单人试验主要适用于病情比较稳定的或不可治愈的慢性病,或是经常发作的疾病,比如抑郁症。抑郁症的病情虽然随时间波动很大,影响病情波动的因素很多,但是在短时间内不会痊愈,停止治疗后病情会回到治疗前的状况。

　　单人试验也可以使用盲法。药房工作人员将交替给病人药物或安慰剂治疗,必要时,这样的交替治疗可以达 10 次之多。并使医生和病人均不知道病人在交替用药,达到双盲的目的。医生与病人会不断探讨病情和治疗,由第三者收集资料评估结果。收集资料和评估结果时,研究者也不应知道治疗的交替情况。

　　单人试验可以用于药效的早期测试。但除非疗效十分明显,一般不能用来确认效果的存在,更多的适用于测试一个病人对一个已知有效的治疗是否会产生反应,帮助排除一些无反应的病人,增加疗效,减少副作用。单人试验还可以用于检出发生不良反应的病人,或用来调查药物和不良反应的关系。在下列情况下,可以考虑使用单人试验:治疗效果在不同病人中差别很大,治疗十分昂贵,病人需要长期治疗(如抗血压药物,这里单人试验用的是替代结局,如血压,而不是心血管疾病发生事件),治疗可能存在严重或持久的副作用。

四、序贯试验

序贯试验(sequential trial)与一般试验研究的主要区别是样本量不确定。就是说,在开始研究时对受试者的数量不作任何规定,而是随着研究对象的增加,不断检查比较组间的差别,直到组间出现一定的区别时或无明显区别时,停止研究。停止研究的条件必须预先确定,并严格执行。采取序贯试验设计,主要是为了减少不必要的研究对象,以节省资源。主要存在问题是,由于不断地进行中间分析(intermittent analysis),组间的差别可能由于机会而产生,导致假阳性的错误结论。

五、整群试验

一般的随机对照试验是以一个人为随机分组单位,整群试验的单位不是一个一个的病人,而是包含很多人数不等的群组(group, cluster),如家庭、居委会、医院、工厂、村庄、社区,以及行政区(市县镇)。与一个人为随机分组单位的试验比较,整群试验的统计效率比较低,组间可比性差,样本大小主要由群组的数目决定,而不是群组中所具有的个体总数决定,因此需要研究的总人数也比较大。

然而,在评估医学措施时,整群试验有它特殊的地位和作用,主要用于评估以下两类措施:

1. 只能针对整个人群施加的措施　如卫生政策、行政和社会措施、管理模式、环境污染控制措施,以及通过食品、食盐、自来水施加的干预措施等。

2. 在个体病人之间会发生"污染"的干预措施　所谓污染,就是无干预的对照组一定程度上获得了治疗的干预。比如在学校进行健康教育,理论上讲,教育措施可以直接施加给每个个人,然而研究者却无法保证分配到无干预对照组的个体都不会从干预组的个体得到相关的信息。又如,医学筛查,可以将个人分配到筛查和无筛查组,然而,研究者却无法保证无筛查组不会从其他医生那里得到同样的筛查服务。

大型整群随机对照试验已广泛地应用于评估医学筛检的效果。

六、交叉试验

大部分随机对照试验都属于平行设计,在平行设计的试验中,每组的研究对象自始至终只接受一种干预措施。在试验不同阶段,如果每组的研究对象交替接受对方的干预措施,则称为交叉试验(cross-over trial),交叉可以是一次,更多是多次重复交叉。一个病人在不同时间,交替地扮演治疗组和对照组的角色,每一段都是一个平行试验,很多时段平行试验的结果的累积,就大大增加了研究的样本量。如果每个时段的治疗是随机分配的,交叉试验就等于多个单人试验的总和。交叉试验多用于对药物效果的初步评估。

交叉试验主要存在两个问题:一是时间效应(period effect),二是滞留效应(carry over effect)。比较同一组病人在不同时段接受不同治疗的效果时,即使治疗没有任何作用,病人在不同时段的情况可能也是不一样的,先后是不可比的,差别可能不是治疗的区别引起的,这是时间效应引起的问题。当治疗有效时,前一段治疗的作用可能会延迟到接受另一治疗的时段,这样,同一组病人不同时段还是不可比的,这是延迟效应引起的问题。时间效应和延迟效应可能会造成治疗组和对照组间的不可比,形成了交叉试验的致命缺陷。

七、研究交互作用的试验

析因试验(factorial trial)可以用于研究药物间的交互作用。最简单的两种药物的析因设计叫作 2×2 析因试验,这样的试验需要四个比较组,即 A 药、B 药、A 药和 B 药联合用药(AB 组)、既无 A 也无 B 的对照组(U 组)。比较组的形成应该通过随机分配获得。

与 U 比较,可以获得 3 个率差,分别是 RD_A、RD_B 和 RD_{AB}。RD_A 代表 A 药的单独作用,RD_B 和代表 B 药的单独作用,RD_{AB} 代表 A 和 B 联合用药的作用。如果 $RD_{AB} = RD_A + RD_B$,说明 A 药和 B 药间无交互作用;如果 $RD_{AB} > RD_A + RD_B$,说明两药有相互加强的作用;如果 $RD_{AB} < RD_A + RD_B$,说明两药有相互削弱的作用。

八、开放性试验

盲法是试验中降低偏倚的一个重要措施,开放性试验(open trial)就是完全没有使用盲法的随机对照试验。很多研究无法对医生和病人使用盲法,比如比较手术和药物治疗的效果的试验研究。但是,在这样的研究里,还是可以采取对资料收集者的盲法。当然,与使用安慰对照时对资料收集者的盲法相比,这样的盲法属于有缺陷的盲法,因为治疗的分配很容易破译。但是,当干预效果十分明显时,或者干预的安慰作用比较小时,或者结局的测量人为误差很小时,由于没有盲法而引起的误差相对会比较小。开放性试验多用于药效的初期评估或者对十分明显的疗效的确认。

九、非随机分组的试验

非随机分组的试验就是没有使用随机分组的对照试验。如前所述,在评估干预措施时,由于研究对象尚未接受干预,研究者有可能将研究对象人为地分组,随机分组只是很多人为分组的方式之一,不是所有干预研究都采用了随机分组的方法。比如,当人为地选择一个人群,施加一定的干预,然后与没有施加干预的人群进行比较,以验证干预的效果。在科学的严谨性上,在控制混杂和偏倚的问题上,这样的试验研究与观察性队列研究无任何区别,因为比较的人群在很多其他因素上可能是不可比的。本章第二节二提到的貌似随机分组的方式存在同样的问题。

尽管如此,非随机分组的对照试验仍然具有其特殊的用途。首先,对于干预效果极其明显的措施,如疖痈的引流和骨折的正骨术,非随机的、甚至是无对照的研究也足以证明其效果。第二,医学干预措施是多样的,从单一的药物到医学筛查到卫生政策到医疗卫生体系,其宏观性和复杂性不断增加,用随机对照试验评估其效果的困难也随之增加(图 11-10)。因此,最常见的随机对照试验是药物的疗效研究,然而用随机对照试验比较不同卫生政策的优劣,几乎是不可能的。对于宏观的复杂的干预措施效果的评估,往往只能借助于非随机分组的对照试验。

十、无平行对照组的试验

在无对照的试验里,研究者对一组病人施加某种治疗,然后比较治疗前后的状况,从而对治疗效果或副作用进行判断。除非疗效十分明显(如白内障手术),否则无对照组的试验很难对疗效是否存在做出明确的判断。无对照组的试验主要用于初期对药物剂型副作用的评估。

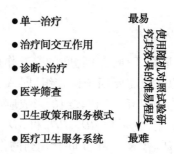

图 11-10　医学干预措施的种类以及使用随机对照试验评估其效果的可行性

第八节　随机对照试验中的质量控制

随机对照试验质量控制的重要原则是:尽可能地遵循随机对照试验设计的一般性原则。然而,无论试验研究方案设计做得如何周到,在复杂的研究过程中,仍会出现违背研究方案的各种问题,采取有效的进一步的质量控制措施,是试验研究质量的保障之一。

在此问题上,有必要再次强调减少和处理以下几类研究对象的重要性:已经入选的不合格的研究对象、自动退出研究的病人、根本没有接受治疗或交换组间治疗的病人,以及临床结局资料缺失的病人。随机分组后,剔除任何病人都可能会破坏组间可比性,因此处理这些问题时应遵循以下 4 个原则:

(1)采取措施减少随机分组后这类事件发生的频率。

(2)对于不合格病人的判断和剔除,必须与治疗和结局无关,即裁决者在不知道治疗分组和转归的条件下进行分析和判断。

(3)采用盲法,减少这些事件的发生与治疗的分配和转归的关系。

(4)采用维持原随机分组分析。

另外,还需注意符合入选标准的病人参加试验的比例。一般来讲,研究应当包括所有符合标准的病人。如需 200 位病人,则前 200 位符合标准的病人都应参加试验。如果有许多符合标准的病人没有参加试验,则有理由怀疑其对所研究病例的代表性。在报告结果时,应当说明符合要求的病人参加了试验的比例有多少。对于符合要求但未参加试验的病人应当保存其记录,说明未参加试验的原因,以供判断选择偏倚的大小。

关于随机对照试验中资料收集相关的质量控制问题,可以参考流行病学研究质量控制的有关内容。比如,问卷设计、资料收集方法和程序的标化、测量仪器的标化、资料收集人员的培训、预实验,以及资料输入和核查。

第九节　随机对照试验中的伦理问题

伦理是一种用来区分人类活动道德观念对与错的道德规范。在医疗卫生研究中,伦理学的考虑主要体现在对研究对象权益、安全和健康的保障,具体措施包括知情同意、资料保密、减少病人伤害和保障研究对象权益的措施等。所谓知情同意,系指研究对象对研究目的、程序、步骤以及对他们权益、安全和健康的可能的影响,有一个较为全面的了解,并自己同意参与研究。广义地讲,研究设计的科学性也是伦理要求的一部分,因为任何在人身上的研究都可能给研究对象带来或多或少的不便和伤害,而且消耗资源,任何不能获得可靠知识的低质量的研究都是不符合伦理原则的。

伦理有个人和群体(或社会)两个层面,即首要考虑个体利益的伦理和首要考虑群体利益的伦理,有时两者是矛盾的。比如,任何在人身上的研究都可能给研究对象带来或多或少的不便和伤害,从保护个人利益上讲,任何试验研究都是不符合伦理原则的。但是,为了人群和社会的整体利益,为了未来更多的病人的利益,进行科学研究是必要的,部分个人的一时的损失是值得的。所以,一项好的试验研究必须兼顾集体和个体利益,寻找合理的平衡点,使得科学研究既得以进行,又充分保护研究对象的权益。

伦理学的要求对随机对照试验的设计也有特殊的实践意义:①各比较组施加的干预措施应该没有明显的优劣之差;②各比较组都应给予常规或现有最好的治疗作为基础治疗;③当发现组间干预措施的益害比出现明显差异时,应及时终止研究,然后给每一个参与研究的病人提供那个有效的治疗。另外,临床上使用疗效不明的干预是不符合伦理的,因此从伦理学意义上讲,在疗效不明时,拒绝或延迟对效果的评估也与伦理原则相背。

国际共识会议(international conference on harmonization,ICH)提出的《临床研究规范》(good clinical practice,GCP)是目前国际上普遍使用的临床试验伦理准则,目的是确保研究者以崇高的道德准则和严格的科学标准进行临床研究,获得准确可靠的研究结果。该规范以1964年的赫尔辛基宣言为基础,明确提出生物医学研究必须维护病人的健康和权益,1996年经国际共识会议修订,于1997年获各主要成员国(包括美国、加拿大、欧洲共同体国家和日本等)所采纳,目前已经为世界各国的临床研究者所接受。2002年修订的规范明确提出,在具有有效治疗的情况下,使用安慰剂对照不符合伦理原则,应以现有最好的治疗做对照。

第十节 随机对照试验与流行病学实验研究

在流行病学里,实验系指研究者对研究对象人为地施加干预并进而观察干预作用的一类研究。与随机对照试验一样,所有在人群中的实验研究(experimental study)的主要目的都是评估医学干预措施的效果。一般把评估预防措施的实验研究叫作现场试验(field trial),把评估临床治疗措施的实验叫作临床试验(clinical trial),以突出预防和治疗干预的区别。公共卫生干预经常不是针对个体的,而是针对群体,如社区、工厂、学校等,针对群体的干预实验叫作社区试验(community trial)。在设计上,社区试验与前面谈到的整群试验是等同的。

传统流行病学认为,区别实验和观察的根本属性是干预,因此认为对干预效果评估的研究都是实验研究。的确,一般意义的实验研究就是那些探究干预可引起的变化的研究,进而根据有关变化对起初的研究假设进行推论。如此一来,什么是干预就是一个必须认真推敲的问题。

比如,如果研究者把受试者面神经割断,发现会引起面部瘫痪(研究1)。研究者就此可以推断面神经和面部表情有关。我们权且把"研究者割断受试者面神经"叫作干预,在这个例子里的确是研究者施加的干预(虽然现实中是不可能发生的)。那么,如果一个人的面神经因枪伤被切断,研究者还是可以观察到面瘫,推断两者的关系(研究2)。这个由非研究者施加的干预具有研究者施加的干预同等的科学推理的功效,没有理由不把它也叫作实验。

同理,一个人自己割断了自己的面神经,研究者也可以就此观察到面神经和面瘫的关系,也等同于实验研究(研究3)。以此类推,一人自己选择吸烟,得了肺癌,还算不算实验?

如果不算,这个研究和前面3个研究有什么本质区别以至于它不再是实验研究?如果吸烟和肺癌的关系与切断面神经和面部瘫痪的关系一样,可以发生的快速且特异,似乎没有理由不把吸烟和肺癌的研究也算作实验。如果算做实验,观察性的队列研究和实验性的随机对照试验的边界就开始消失了。

但是,流行病学在比较观察与实验时,的确赋予了实验更高的科学价值。在探索强因果关系时,如面神经损伤和面瘫的关系,干预本身就足以实现这个价值。但是,在探索弱因果关系时,如吸烟和肺癌的关系,这个科学价值不是干预本身就可以实现的,而是需要通过控制施加干预的条件和方法,以保证比较组之间自始至终的可比性。在随机对照试验里,主要体现在随机分组和盲法。因此,国际流行病学界普遍认为,在人群研究中,只有随机对照试验才是真正的实验。非随机分组形成的干预研究,不是真正的实验研究,抑或可以叫作类实验,但是其科学性与队列研究没有本质的区别。

流行病学研究的归类应该有助于选择研究设计类型以及判断研究结果的真实性。然而,目前对实验和观察的区别,以及试验研究的归类并不能很好地达到这些目的。从字面上看,临床试验、现场试验和社区试验的主要区别似乎是干预地点,而且现场和社区没有明确的区别。但是,分类属性的本质却是干预特征:临床试验和现场试验区分的是治疗和预防,现场试验与社区试验的区别是个体干预和群体干预,临床试验与社区试验的区别则包括"治疗和预防"以及"个体和群体"两个属性。而且,分类性质是干预特征,但分类名称则反映是地点,很容易引起混淆。另外,这个分类并不包括所有可能的实验研究的类型。如果用"地点""治疗和预防"和"个体和群体"3个属性进行分类,总共应该有8种组合,即8种实验研究的类型。虽然不存在个体干预的整群研究,但该分类里显然排除了临床上的个体预防措施以及现场里的个体治疗措施等实际存在的研究类型。由于干预研究还可以在很多其他方面(如偏倚控制措施和其他PICOS方面)存在重要区别,可划分的种类远远多于3种(详见本章第七节)。

也许,在评估干预措施疗效的问题上,把研究分为实验和观察的传统做法太简单化了,采取更细的划分方式才能更好地体现不同研究结论的可信性的高低。国际上通用的最简单的方法是按照研究设计类型对研究质量,由高到低进行如下分级,即随机对照试验 >非随机对照试验>无平行对照的单组试验 >无平行对照的单人试验,而且基于个体的随机对照试验优于基于整体的随机对照试验。由于公共卫生措施多是针对群体的,最好也只能采取整群随机分组的试验方法(如对筛检效果的评估),而多数情况下决策只能依靠平行社区比较或同一社区干预前后比较的研究模式。

随机对照试验是科学上最严谨的流行病学研究设计,是评估医学干预效果最可靠的研究类型。随机对照试验诞生于20世纪中叶,已成为评估医学干预效果的金标准。随机对照试验在科学严谨性上优于队列研究,核心是随机分组所形成的可比性,在一开始就从根本上消除了混杂因素,盲法可进一步减少研究开始后可能发生的组间不可比的事件(如测量、依从和随访),使随机对照试验所估计的效果更加准确,并可以探测到更小的效果的存在。由于很少医学干预像白内障手术和出血包扎那样立竿见影般有效,对绝大多数医学干预措施效果的验证都需使用随机对照试验。当疗效很小时,甚至需要很大型的随机对照试验。在强调随机对照试验的重要性同时,还需强调各种研究设计都可以用来评估疗效,不同测试阶段使用的研究设计是不同的。哪种设计就足以证明效果的存在,取决于效果的大小。治疗效果的大小与证明其存在的研究设计的严谨性成反比:效果越小,需要的设计就越严谨,同时需要的样本量也越大。因此,尤其不可过于强调大型随机对照试验作为一种研究设计及其展示的结果的重要性,否则会导致对只有微小疗效的治疗的过度使用,以及对大型研究的追逐而不是对原创性的重视。

(唐金陵 江 宇 编,栾荣生 审)

参 考 文 献

[1] Hill AB.The clinical trial[J].N Engl J Med, 1952, 247(4):113-119.

[2] Hill AB.Observation and experiment[J].N Engl J Med, 1953, 248(24):995-1001.

[3] Pocock SJ.Clinical trials: a practical approach[M].New York:John Wiley& Sons, 1983.

[4] Last JM.Experimental epidemiology.In: Last JM.A dictionary of epidemiology[M].4th ed.New York: Oxford University Press, 2001:66.

[5] 唐金陵,杨祖耀.观察与实验, 效力与效果[J].中华流行病学杂志, 2014, 35(3):221-227.

[6] Sedgwick P.What are the four phases of clinical research trials? [J] BMJ, 2014, 348:g3727.

[7] Day SJ, Graham DF.Sample size and power for comparing two or more treatment groups in clinical trials[J]. BMJ, 1989, 299(6700):663-665.

[8] Peto R, Collins R, Gray R.Large-scale randomized evidence: large, simple trials and overviews of trials[J].J Clin Epidemiol, 1995, 48(1):23-40.

[9] Yusuf S, Collins R, Peto R.Why do we need some large, simple randomized trials? [J].Stat Med, 1984, 3 (4):409-422.

[10] Glasziou P, Chalmers I, Rawlins M, et al.When are randomised trials unnecessary? Picking signal from noise[J].BMJ, 2007, 334(7589):349-351.

第十二章

理论流行病学

提要： 本章概要地介绍了理论流行病学的概念、方法、特点和几个有代表性的重要的流行病学数学模型；阐述了理论流行病学的应用现状、研究新进展及其应用前景。目的在于使流行病学工作者认识流行病学数学模型的理论上的重要性和实践中的可操作性。

第一节 概　　述

一、定义

理论流行病学（theoretical epidemiology）又称流行病学数学模型（mathematical model of epidemiology），它是在了解某疾病流行过程、认识其流行规律基础上，研究疾病流行的主要因素及其相互作用对疾病发生、发展和流行的影响，并用不同字母、符号代表有关病因、环境和机体等各因素，通过数学表达式定量地阐述疾病流行过程的本质特征，模拟（simulate）流行过程，并以实际流行过程的相关资料对模型的参数进行估计、检验、调整及修正，得到拟合优度良好的表达式，从而在理论上探讨疾病流行的发生机制和评价预防措施的防制效果，把现实复杂疾病流行过程转化为理想状态下的抽象研究。

二、发展简史

流行病学理论的发展，可人为地分为 3 个时期：

初期，理论流行病学以确定性模型（deterministic models）为主，采用简单的数学模式。最早是 Hamer WH（1906 年）和 Ross（1911 年）提出的感染性疾病两因素决定性模型和针对疟疾传播的多因素预测模型。Mckendrick AG（1926 年）则将随机理论引入新发病例频数分布的描述中。Reed LJ 和 Frost WH（1928 年）首次提出了确定性模型（deterministic models）。

中期，Mckendrick AG 和 Kermack（1940 年）的"阈理论"及 Muench（1950 年）的"催化模型在流行病学中的应用"，成为该阶段的标志性成果。Barthett 和 MacDonald 等（1950 年）将随机过程引入已有的数学模型，使流行病学数学模型开始划分为决定性和随机性两大类。其决定性模型占据着主导地位。

近期，随着信息化的进程，理论流行病学得到了迅猛发展，一些方法、理论得到了应用，如南非 HIV 感染的预测模型，已被实际的发病趋势验证（即艾滋病会逆转 21 世纪撒哈拉以南的非洲地区的人口增长）；牛群中牛海绵状脑炎的流行预测（各种克雅病的流行规模和持续时间）；英国家畜口蹄疫流行预测，在实际防控工作中对修订控制策略与措施起到了关键性作用。广义线性思想和随机过程理论相结合的多状态模型（multi-state models）、时间序列模型（time series models）、高维时空动态趋势模型、MARKOV 模型等在疾病的预测中应用都得到了发展。随着非线性理论在方法学上的发展，一些学者又应用了混沌理论（chaos theory）、协同论（synergetic）、灰色模型（grey models）、卫星遥感技术、地理信息系统及人工神经网络（artificial neural network）理论等对疾病进行了较为系统的研究，使其更具有模拟性、动态性和可应用性；在应用领域上突破了传染病、寄生虫病等疾病的研究，成功地应用在慢性疾病、遗传性疾病的机制及预测中。计算机技术的应用和信息化的建设，使接近现实的仿真模型成为可能，突发的、重大传染性疾病与慢性疾病的流行因素、发病机制、流行过程都将越来越多的应用理论流行病学来研究。

三、基本特点

理论流行病学研究有如下特点：

1. 属于理论性研究　借助于某些字母来代表对研究疾病发生、流行有重要影响的因素，用数学符号通过表达式将其对疾病的影响表现出来。

2. 研究对象标准化　研究对象是假定在某种理想状态下存在的彼此无差异的相对独立个体。

3. 研究状态理想化　研究因素、研究对象和研究空间均在理想的状态下。具有相对的独立性、不受干扰性。

4. 研究资料的完整性　理论流行病学研究是比较研究对象发病的理论期望值与实际人群的观察值之间的符合程度，因此，需要有完整的实际人群的发病资料（现场资料或历史资料），包括发病时间、诊断、治疗及预防措施。

5. 研究结果对事件发展的预测性　理论流行病学研究是为了预测疾病发生、发展趋势，探讨对疾病影响的本质因素及内在规律。研究结果代表疾病在未来的变化趋势，因此，具有对疾病将来发生的预测性。

理论流行病学研究的上述特点，使其可应用在研究疾病发生、传播、流行的全过程中，人为地模拟各种危险状态、假想各种条件的出现并科学预测、估计其生物危害效应，从而为疾病预防策略与措施的制定提供科学依据。

第二节　流行病学数学模型的建立

一、基本步骤

要建立某病的流行病学数学模型，首先要明确建立模型的目的，必须要了解所要研究疾病的发生、传播及流行过程的可能相关机制和理论，掌握与流行有关的因素及其彼此之间的关系。建立一个流行病学数学模型，需要描述疾病的性质、种类、传播方式及人群群体状态等，通常要经过以下 3 步（图 12-1）：

1. 构建初级模型　基于所研究疾病的特征，利用相关的知识、方法和技术手段以及所掌握的人群流行病学资料，设定模型结构、确定其中的主要影响因素，构建初级模型。这是建模的出发点和基础。如对传染病研究中的病人数、易感者数、免疫者数等。数学模型不是对疾病全面的描述,而是对其发生、发展、流行过程本质特征的表述,因此模型的基本结构只包含了与疾病流行有重要影响的相关因素,次要因素可忽略或不予考虑。

2. 假定模型参数及构建数学表达式　根据确定研究对象的理论状态及各状态间的转化关系,确定模型的各参数。该参数可根据以往流行过程中的数据,或基于研究经验进行估计。在此基础上,据实际流行病学的发病资料、疾病的相关理论及研究者的经验,可确定上述模型中的结构及各参数间的相互关系,构建出有一定流行病学意义的数学表达式。

3. 拟合、反馈、修正参数及表达式　根据疾病实际发生、传播、流行的现场或历史资料,按上述初级模型模拟疾病结局,反馈拟合,修改模型结构或改变参数估计值,使拟合优度最佳。

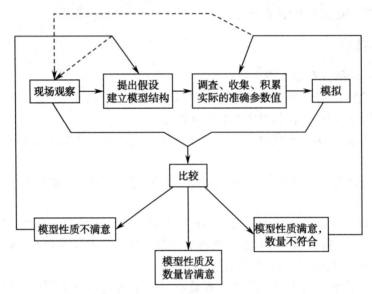

图 12-1　流行病学数学模型构建过程概图(沈福民,2001)

二、经典流行病学数学模型 Reed-Frost 模型的建立

以 Reed LJ 和 Frost WH 建立的确定型模型为例,说明流行病学数学模型建立及对研究疾病流行病学特征的描述。基于对所研究疾病相关知识的了解和认识,他们的建模假设:某些经空气飞沫传播的急性呼吸道传染病如麻疹、水痘,传染期短,点源传染,潜伏期恒定;因此如果在一个与外界基本隔绝的有众多易感者的封闭集体中,有一例病例出现,这个集体中将会连续按批(代)出现新病例。每批发生的新病例数,在假定的条件下,按二项分布拟合,其分布可依据上一批易感者及感染者的数量以及该集体中各个体间的有效接触率的大小估算出来。进行理论分析时,可用确定性方法,或在教学中使用随机方法。

(一) Reed-Frost 模型的假设条件

1. 研究的对象是一个与外界完全隔绝的封闭的理想状态下的人群。

2. 研究的疾病是某些经空气传播的急性呼吸道传染病,具有传染期短,潜伏期恒定,只能人传人,与其他生物媒介无关,且续发病例以明显的批(代)出现。

3. 固定的有效接触率　该人群中每个病例在单位时间内与其他易感个体相互交往发生有效接触的概率恒定,且对于人群中任一研究对象发生某一事件的机会都是均等的。

4. 研究的结局事件 任何一个易感者与一个传染期内的感染者发生有效接触后,就会获得感染,经过该病的潜伏期后成为新的感染者,并具有同样感染其他易感者的能力,一经感染,病后可获得免疫,转为不易感者。

5. 上述各条件在疾病整个流行过程中保持恒定不变。

(二) Reed-Frost 模型流行病学状态及状态转移流程(图 12-2)

$S_{(t)}$ 是第 t 代的易感者数;$S_{(t+1)}$ 是第(t+1)代的易感者数。

$C_{(t)}$ 是第 t 代的病例及传染者数;$C_{(t+1)}$ 是第(t+1)代的病例数。

$I_{(t)}$ 是第 t 代的免疫者数;$I_{(t+1)}$ 是第(t+1)代的免疫者数。

$S_{(t)}$ 易感者接触病例(传染源)之后,在(t+1)代成为病例 $C_{(t+1)}$,而后者又在下一代(t+2)成为无传染性的免疫者 $I_{(t+2)}$。

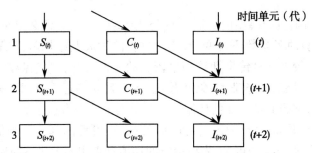

图 12-2 Reed-Frost 模型的流行病学状态及状态转移流程图(沈福民,1996 修改)

(三) 模型的数学表达式及其参数

1. 确定型 Reed-Frost 模型的数学表达式及其参数

$$C_{(t+1)} = P_0 \cdot C_t \cdot S_t \tag{式 12-1}$$

是指下一代将发生的病例数为有效接触率 P_0 与 t 代的病例数和 t 代的易感者人数的乘积。其中 P_0 与易感者的分布密度、交往频度、接触方式、气候因素、卫生状况等因素有关,是诸因素综合影响后的估计概率。公式 12-1 也可改写为:

$$C_{(t+1)} = S_t(1-q^{C_t}) \tag{式 12-2}$$

是指下一代将发生的病例数为 t 代的易感者与当时有效接触率$(1-q^{C_t})$的乘积。由于人群中传染者与易感者的有效接触率不一定均匀发生,因此,将有效接触率理解为 $1-q$,q 为单位时间内未发生有效接触的概率$(q=1-p)$,则 t+1 代的有效接触率等于 $1-q^{C_t}$,以后各代以此类推。

2. 随机型 Reed-Frost 模型的数学表达式及其参数

$$\frac{St!}{r!\,(St-r)!}(1-q^{C_t})^r(q^{C_t})^{(S_t-r)} \tag{式 12-3}$$

表示当时的易感者全部未受到感染至全部受到感染的各种情况概率,每种情况发生的概率可不同,但各种情况的概率之和为 1。式中 r 是 S_t 到 0 之间的任意整数值。

例 12-1 在 5 个易感者的群体中发生了一个病例,假定 $p=0.2$,$C_{(t+1)}$ 代病人数是 0、1、2、3、4 的概率分别是:

$$0\ 例:\frac{4!}{0!\,(4-0)!}(1-0.8^1)^0(0.8^1)^{(4-0)} = 1×1×0.8^4 = 0.4096$$

$$1 \text{例}: \frac{4!}{1! \ (4-1)!}(1-0.8^1)^1(0.8^1)^{(4-1)} = 4 \times 0.2 \times 0.8^3 = 0.4096$$

$$2 \text{例}: \frac{4!}{2! \ (4-2)!}(1-0.8^1)^2(0.8^1)^{(4-2)} = 6 \times 0.2^2 \times 0.8^2 = 0.1536$$

$$3 \text{例}: \frac{4!}{3! \ (4-3)!}(1-0.8^1)^3(0.8^1)^{(4-3)} = 4 \times 0.2^3 \times 0.8^1 = 0.0256$$

$$4 \text{例}: \frac{4!}{4! \ (4-4)!}(1-0.8^1)^4(0.8^1)^{(4-4)} = 1 \times 0.2^4 \times 1 = 0.0016$$

由此可类推上述各种情况下再发生 $C_{(t+2)}$、$C_{(t+3)}$ ……的各种概率,再按概率运算法则相连,直至易感者耗尽,流行结束,这就是马尔柯夫过程的特性,以此探求流行规模和趋势。

3. 确定型模型与随机型模型的异同　从公式 12-1 或公式 12-2 可见,当模型的初值一经确定,每代病例计算时各参数不再变动,流行过程的发展及结局就已确定,故称为确定型模型。它适用于规模较大并且传染期接触率较高的人群,此时确定型模型可用随机型模型近似估计,即 S+I+R(易感者、感染者、免疫者)很大并且 p 趋近于 0 时。确定型模型对下一代可能出现病例数的预测值是个点估计值。由于事实上传染力这个流行过程中最敏感的参数是众多因素的综合,并非恒定不变。因此基于确定型模型的理论预测值与实际值的拟合优度有时欠佳。从公式 12-3 中可见,先按给定的初值计算出 t+1 代不同病例数的概率,再选择概率较大事件作为新的初值(不止一个),然后计算新一代的不同病例数的概率,即参数变动,以可变的参数计算新一代病例数的概率区间,这种模型称为随机型模型。它包容了传染力的可变性,适合于更广泛的情况,是模型发展的新趋向。随机型模型对于新一代可能出现的病例数给出的是概率区间估计,计算相对复杂、烦琐,但借助于计算机模拟已变得方便快捷。

三、参数估计与拟合实例

参数估计的过程实际上是模型拟合过程的重要部分。参数估计方法很多,都是用模型计算的数据去拟合实际疾病流行的资料。模型中的参数值是根据以往对疾病认识、经验、参考文献及实际现场资料相结合而人为假定的,一般可以拟定几个,然后分别代入模型计算理论流行曲线,比较各参数设定值获得的曲线与疾病实际流行曲线的拟合度,取拟合优度最佳者,确定为模型参数的估计值。拟合优度评价可选用最小 χ^2 值法、列线图法及最大似然法等。

实例概况

例 12-2　1950 年上海市某全托托儿所发生水痘流行,通过精确的调查、观察,获得如下数据:

水痘流行期间儿童总数 N＝196 人。

过去患过水痘而此次未感染者:40 人。

查不出过去水痘病史,本次未曾感染者:60 人。

查不出过去水痘病史,本次流行中感染水痘者:96 人。

全部流行期间:79 天

流行过程中病例成批(代)出现,每代相隔 15 天左右。各代的发病时间及病例分布如图

12-3,各代例数如表 12-1。

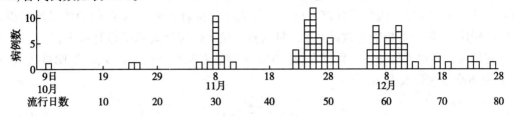

图 12-3 流行过程中各代的时间及病例分布(苏德隆,1981)

表 12-1 某托儿所水痘流行过程中各代病例数

代数(t)	每代高峰日期	高峰间隔时间	每代病例数	累积病例数
1	10 月 9 日		1	1
2	10 月 24 日	15 天	2	3
3	11 月 8 日	15 天	14	17
4	11 月 25 日	17 天	38	55
5	12 月 8 日	14 天	34	89
其后尚有零星出现的病例数(共 7 例)			7	96

(苏德隆,1981)

该托儿所所处条件及所发生的疾病均符合确定型 Reed-Frost 模型所要求的条件。

1. 初步拟合 拟合时先根据第 2 代病例的数量,假定此集体中的有效接触率(参数 p)。一般先假定几个数值用以比较。本例先以 $p = 0.01$、0.02 和 0.03 这 3 个值进行探索。相应地 q 就等于 0.99、0.98 和 0.97。利用公式 12-2 进行演算。由于实例仅流行 5 代,因此在比较理论数与实际观察数的差别时均取前 5 代的数值比较。理论数与观察数的卡方值用 $\sum \frac{(O-T)^2}{T}$ 计算,各代病例数与观察数的比较结果见表 12-2。

表 12-2 $p = 0.01 \sim 0.03$ 时水痘流行过程各代病例数理论值与实际观察数比较

观察数据		各代病例数					χ^2	P
		1	2	14	38	34		
	0.01	1	2	3	4	6	362.28	<0.005
有效接触率 $p =$	0.02	1	3	9	24	46	14.78	<0.005
	0.03	1	5	21	61	57	22.13	<0.005

从表 12-2 可见,不论 $p = 0.01$、0.02 或 0.03,理论值与观察值差别的卡方值都很大,P 均小于 0.005;也即用这些假定的 p 值计算的结果都与实际情况不符。这 3 个 p 值中卡方值最小的是 $p = 0.02$,因此再深入一步多加一位小数、甚至用 4 位小数进行拟合,理论数与实际例数的差别的卡方值有所减小,但差别仍有统计学上的显著意义。即使用了 4 位小数 $p = 0.0231$ 来模拟,卡方值仍为 10.83,说明这种拟合结果,拟合优度差,仍需改进。只有拟合结果所得差别在统计学上无显著意义,才可认为模型适用。

2. 修正后再拟合　随着流行过程的推进,人群中有免疫者的比例不断上升,这些免疫者并未从人群中移出。因此尽管该人群中人与人相互接触的情况不变,但免疫者增多能起到屏障作用,实际上会影响有效接触率。针对这一情况应对公式 12-2 进行修正。

假如该人群中平均每 2 名免疫者能保护 1 名易感者使免于发生有效接触,则可将 Reed-Frost 模型修正为公式 12-4。

$$C_{t+1} = (S_t - \frac{\sum_0^t I}{2})(1-q^{C_t}) \qquad (式 12-4)$$

$(S_t - \frac{\sum_0^t I}{2})$ 意味着除去受免疫者保护的易感者外,还剩下的可能发生有效接触的易感者人数。而累积至 t 时的免疫者总数除以 2,即半数免疫者,这里指可能受免疫者保护的易感者人数。按此假设,2/3 的易感者受过感染而成为免疫者时,$(S_t - \frac{\sum_0^t I}{2})$ 将等于零,下一代的病例数也将等于零,也即成批的病例将不再可能出现。即易感者与总人群的比值达到或低于 1/3 时,理论上流行将不再发生。从疾病流行的原理上来看,也符合目前对疾病的认识,本例流行结束时易感者为原有的 38$^+$%,仅稍高于理论值。

利用修正后的公式 12-4,以有效接触率 $p=0.027$、0.028 等进行拟合。当以有效接触率 $p=0.0279$ 拟合时,结果见表 12-3,拟合优度颇佳。因此认为该托儿所的水痘流行规律符合公式 12-4。

表 12-3　用公式 12-4,以 $p=0.0279$ 拟合的理论例数与实际例数比较

观察例数	各代病例数					$\chi^2 = 3.857, df = 3$
	1	2	14	38	34	
理论例数	1	4	14	37	46	$0.50 > P > 0.25$

如果该托儿所各方面的条件均较好,可能每增加 1 名免疫者即可保护 1 名易感者。也可将公式 12-2 修正为公式 12-5。

$$C_{t+1} = (S_t - \sum_0^t I)(1-q^{C_t}) \qquad (式 12-5)$$

这里意味着当易感者半数转化为免疫者时,$S_t - \sum_0^t I$ 将等于 0 或出现负值,规模续发病例流行理论上应停止。本例 156 例易感者在流行结束时尚有 60 人未患水痘,剩余的易感者略少。由式 12-5,$1-q^{C_t} = 1-(1-p)^{\frac{1}{p}(-pC_t)}$ 与 pC_t 是等价无穷小,所以产生公式 12-6,其中,有效接触率 $p=K/(N-1)$,N 为观察人群人口总数,K 为人群中有效接触的人数。公式 12-6 为:

$$C_{t+1} = \frac{K}{N-1} C_t (S_t - \sum_0^t I) \qquad (式 12-6)$$

以 $K=5.0$ 或有效接触率 $p = \frac{K}{155} = 0.03226$ 代入公式 12-6 进行拟合,算得各代病例数分别为 1、4、14、34、30。理论例数与观察例数值相比较,$\chi^2 = 1.97, df = 3, 0.5 < P < 0.75$;拟合优度颇佳,模型可被接受。

当然还可以再提出其他修正方案,重复上述过程即可。

第三节　常见模型简介

一、催化模型

传染性疾病在人群中的流行过程是传染源与人群中易感者发生有效接触,使易感者发展成多个新的传染源,此后再转变为免疫者的过程。有效接触率、易感者在总人群中的比例决定易感者转变为感染者的速度和数量;免疫力持续时间与病程决定了免疫者群体返回易感者群体的能力和速率。病后持久的免疫力,易感者转变为免疫者是单向的、不可逆的;否则,这种转变是双向的、可逆的。上述两种情况的流行过程有较大的差别。流行病学应用化学中的催化理论来研究、模拟这类疾病的流行过程。

(一) 催化模型适用条件

它是一种确定性模型,其假设条件为:①研究的人群为一个封闭人群,无迁移、死亡和出生的问题;②研究对象是所研究疾病的易感者;③在疾病流行过程相当长的时间内,该人群的感染力是恒定、不变的,并可用单位时间内有效接触率来表示其大小;④研究疾病有可检测的效应指征,如感染率、抗体阳性率等。

(二) 催化模型的类型

1. 单向催化模型(simple catalytic model)　适用于描述病后产生持久的免疫力,易感者转变为感染者是单向的、不可逆疾病的流行过程。原理:设人群中易感者为1,在任何时间 t,有 y 部分变成感染者,还剩有 $(1-y)$ 部分的易感者,这些易感者仍在以有效接触率为 r 的感染力作用下变成感染者。易感者变成感染者的速度应为:$dy/dt = r(1-y)$。线性方程解为:$y = 1 + Ce^{-rt}$,式中 y 为感染者所占比例,C 为常数,e 为自然数,r 为有效接触率,t 为时间。当 t 为 0,$y = 0$ 时,可知其解为 $C = -1$,故当 t 为 0,$y = 0$ 时,其特解为 $y = 1 - e^{-rt}$。

2. 双向催化模型(reversible catalytic model)　适用于描述病后产生短暂免疫力,易感者与免疫者的转变为双向的疾病流行过程。原理:设人群中易感者在任何时间 t,以有效接触率 r 变为感染者 y,同时,原来的免疫者又以速率 λ 逆转为易感者。通式:$y = r/(r+\lambda) + Ce^{-(r+\lambda)t}$,式中 C 为一常数。当 t 为 0,$y = 0$ 时,其特解为:$y = r/(r+\lambda)(1 - e^{-(r+\lambda)t})$

3. 两极催化模型(two-stage catalytic model)　适用于描述病后产生持久免疫力,易感者转变为感染者、感染者又部分转变为免疫者的动态疾病流行过程。原理:设人群中易感者在任何时间 t,以有效接触率 r 变为"感染者"x,其感染指征为阳性,同时,原来的被感染者又以速率 λ 失去感染指征,这部分人定为 z,他们虽然失去感染指征,但因已获得免疫力而不再受感染,故"经常维持显性感染者"为 $y = x - z$。通式:$y = [r/(\lambda - r)]e^{-rt} + Ce^{-\lambda t}$。当 t 为 0,$y = 0$ 时,其特解为:$y = [r/(\lambda - r)](e^{-rt} - e^{-\lambda t})$。

(三) 催化模型及参数的意义

1. 催化模型的假设　催化模型在大多数情况下假定传染力是恒定的,常用于描述不同时段患病的函数关系。近来有研究报道了允许传染力变动的催化模型。在上述单向催化模型中,理论上易感者转变成感染者数量受恒定的传染力和易感者的数量两因素影响,而实际疾病在流行中还受下代感染者数量的影响。此时,易感者变成感染者的速度应为:

$n(dy/dt) = r \, n(1-y)y$　　又因为　$y(t) + (1 - y(t)) = 1$　　　n 为封闭人群人口数

设初始时刻(t=0)病人的比例为 y_0,则有:

$$\begin{cases} dy/dt = ry(1-y) \\ y(0) = y_0 \end{cases}$$ （式 12-7）

上式是一个 Logistic 模型。它的解为：

$$y(t) = 1/[1+(1/y_0-1)e^{rt}]$$ （式 12-8）

由公式 12-7 和公式 12-8 可知，首先，当 $y=1/2$ 时，dy/dt 达到最大值$(dy/dt)_m$，这个时刻为 $t_m = r^{-1}\ln(1/y_0-1)$，此时，感染者数量增加最快，预示着该传染病流行高峰的到来。

模型的另外一种 Logistic 形式：$d(Y/n)/dt = r(Y/n)(1-Y/n)$，即 $dY/dt = rY - rY^2/n$，其中 Y 为 t 时刻的感染者总数。设 $k=r/n$，因此 $dY/dt = rY - kY^2$。利用微分方程特解的极限形式，即 t 趋近于无穷大时，r、k 和 n 满足一个等式 $n=r/k$，n 为最终感染的人数，感染人数的多少与 r 呈正比，与 k 呈反比。有效接触率越高，最终感染人数越多；k 越大，最终感染人数越少。所以 $k=r/n$ 可作为预防控制指数，以评价预防控制效果。若 $t=t_0$，$Y=Y_0$，则微分方程的特解为：$Y = 1/(k/r + (1/Y_0 - k/r)e^{-rt})$。

2. 催化模型的实例应用拟合及参数意义

例 12-3 以 2003 年我国发生的传染性非典型肺炎(severe acute respiratory syndromes, SARS) 为例，通过用上述扩展的催化模型拟合，探讨该病的流行特征和流行规律，并以某些参数的改变来反映该病在不同状态下的流行趋势和可能对人类和社会造成的危害。

根据北京、山西、广东、河北及天津 5 省市的 SARS 发病数据，以发病数为因变量，以时间为自变量，r 为传播率，k 为 r 与封闭人群总数 n 的比值，由于实际上不知道封闭人群总数 n，所以可以基于公式 $n=r/k$ 利用回归得到的 r 和 k 反向推断封闭人口总数 n。利用 Logistic 模型公式进行非线性回归分析得到模型参数(表 12-4) 和各省的累计发病预测值(表 12-5)。

表 12-4 **Logistic** 回归对 5 省市 SARS 疫情的参数估计值及决定系数

省/市	Y_0	k	r	决定系数 R^2
北京市	25.70444	0.000063202	0.16152	0.99908
山西省	38.42088	0.000313971	0.14784	0.99471
广东省	317.17450	0.000026915	0.04337	0.99300
河北省	5.42037	0.001110314	0.24027	0.99746
天津市	5.82676	0.001383845	0.25162	0.99692

模型中 k 为预防效果指数，反映对传染病的控制程度，直接影响 SARS 的流行特征，发病持续时间、发病高峰出现时间及累计发病人数。以北京发病为例，令 $r=0.16152$ 并选取不同的 k 值，分别为 0.00001、0.0000632 和 0.001 时绘制发病曲线(图 12-4)。当 $k=0.00001$ 时，发病高峰峰值高，持续时间长，发病人数多，说明预防效果差，预防措施不力。当 $k=0.001$ 时，发病高峰峰值低，持续时间短，发病人数少，说明预防效果好，预防措施得力。$k=0.0000632$ 是本次发病的真实情况。

表 12-5　5 省市 2003 年 4 月 21 日至 5 月 18 日 SARS 累计发病人数的实际值、预测值及误差

日期	北京市 累计发病人数	预测值	误差	山西省 累计发病人数	预测值	误差	广东省 累计发病人数	预测值	误差	河北省 累计发病人数	预测值	误差	天津市 累计发病人数	预测值	误差
4 月 21 日	588	601.78	−13.78	141	132.04	8.96	1330	1347.17	−17.17	0	6.85	−6.85	5	7.43	−2.43
4 月 22 日	693	676.94	16.06	157	146.53	10.47	1344	1356.6	−12.6	6	8.63	−2.63	7	9.44	−2.44
4 月 23 日	774	757.95	16.05	162	161.85	0.15	1359	1365.76	−6.76	6	10.86	−4.86	8	11.96	−3.96
……	……	……	……	……	……	……	……	……	……	……	……	……	……	……	……
5 月 17 日	2420	2434.76	−14.76	443	446.36	−3.36	1514	1515.07	−1.07	202	204.29	−2.29	176	175.87	0.13
5 月 18 日	2434	2452.06	−18.06	445	449.58	−4.58	1514	1518.91	−4.91	210	206.76	3.24	176	177.16	−1.16

（数据来源：世界卫生组织官方网站和原卫生部网站）

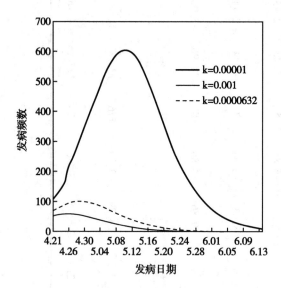

图 12-4　不同 k 值对 SARS 流行特征的影响

在上述研究中,当 $t \to \infty$ 时,$y \to 1$,理论上所有人被传染,全变为感染者,这显然与实际情况不符。其原因是模型中没有考虑到感染者即病人可以治愈,而且是在人群中的易感者只能转变成感染者,而感染者不会再变成健康易感者的假设下建模的。为了修正上述结果必须重新考虑模型的假设,下面 S-I-R 模型(S 表示易感者,I 表示感染者,R 表示免疫者)就考虑到了易感者、感染者与免疫者之间的转换过程及相互关系。

二、流行病学阈模型

流行病学阈模型(epidemiological threshold model)又称为 Kermack-Mckendrick 模型。其基本思想是:设 S-I-R 模型表示传染病在人群中的传播过程,其有效接触率为 β,恢复率为 γ,则每一名感染者处于传染状态的传染期为 $1/\gamma$ 天;那么一名传染源在他的全传染期感染周围易感者的人数为 $\beta \times 1/\gamma = \beta/\gamma$(假定其周围人皆为易感者)。$\beta/\gamma$ 也可理解为传染性接触数,并以 ρ 表示之。如果 $\rho < 1$,这表明该传染源不能在流行过程中产生一名新的感染者来替代其自身以维持流行的进程,那么流行将自然终熄。只有当 $\rho > 1$ 时,流行将维持,因而 ρ 即称之为发生和维持流行的阈值,这就是 Kermack-Mckendrick 阈定理。

(一)流行病学阈模型适用条件

1. 研究的疾病在人群中是以易感者(S)—感染者(I)—免疫者(R)的方式传播。

2. 研究的人群是一个封闭人群,总人群数 $N = S_{(t)} + I_{(t)} + R_{(t)}$。疾病流行初始时 $S_{(0)}$ 个易感者,$I_{(0)}$ 个感染者,免疫者为 0。

3. 单位时间一个传染源能够感染易感者的人数占易感者总人数的比例为 β,称为感染的有效接触率。

4. 易感人数的变化率与当时的易感人数和感染人数的乘积成正比。

5. 单位时间内病后免疫者人数与当时的感染者人数成正比,比例系数为 γ,称为恢复率,则每一感染者处于传染状态的传染期为 $1/\gamma$。

（二）流行病学阈模型的表达式

$$
\begin{cases}
\dfrac{dS_{(t)}}{dt} = -\beta SI \\[2mm]
\dfrac{dI_{(t)}}{dt} = \beta S_{(t)}I_{(t)} - \gamma I_{(t)} \\[2mm]
\dfrac{dR_{(t)}}{dt} = \gamma I_{(t)} \\[2mm]
N = S_{(t)} + I_{(t)} + R_{(t)}
\end{cases}
$$

以上模型又称 Kermack-Mckendrick 方程；通过求解可得出：

1. 当 $S_{(0)} > \beta/\gamma$ 时，疾病流行才能开始或继续，而当 $S(t) = \gamma/\beta$ 时，$I(t)$ 达到最大。

2. 初始 $I_{(0)}$ 一般较小，$S_{(0)}$ 固定为 N，若此时增大恢复率 γ（如早期发现、早期诊断、早期治疗等措施），同时降低有效接触率 β（如早期隔离、疫点消毒、药物预防、应急接种等措施），则可控制流行，因为 $S_{(0)} < \gamma/\beta$，$dI_{(0)}/dt < 0$，即流行开始时感染人数便趋向减少，其后 $S_{(t)} \leqslant S_{(0)}$，因而 dI/dt 总小于零，流行就不会发生。γ/β 是决定流行进展方向的关键，是流行发生或被控制的阈值，故得名为阈模型。

（三）流行病学阈模型应用实例

假设某人群总数为单位 1，t=0 时刻易感者所占的比例 $S_{(0)} = 0.90$，$\beta = 1.5$，$\gamma = 0.5$，欲控制某病的流行，在最初 t=0 时，对易感者人群应急免疫接种的覆盖率估计：假如该疫苗的保护率为 0.80（以 μ 表示），则为达到预防流行发生的阈值接种率为：$VT = \{S_{(0)} - 1 \times \beta/\gamma\}/\mu\beta/\gamma = \{0.9 - 1 \times 1.5/0.5\}/0.80 \times 1.5/0.5 = 0.708$。说明，欲要预防某人群中该病的流行，在易感者人群中应急接种覆盖率至少达到 70.8% 才能保护易感者，疾病不会流行。

三、人工神经网络模型

（一）BP 人工神经网络

人工神经网络模型中，最常见的为误差反向传播（back-propagation，BP）人工神经网络模型，是利用非线性可微分函数进行权值训练的多层网络。它包含了人工神经网络理论中最为精华的部分，由于其结构简单、可塑性强，故在函数逼近、模式识别、信息分类及数据压缩等领域得到了广泛的应用。特别是由于它的数学意义明确，学习算法步骤分明，使得应用前景更加广泛。

BP 人工神经网络由输入层、隐含层、输出层组成，每层有若干个节点（神经元），每个节点通过连接权重接受来自其他节点的信息，然后通过输入输出转换函数输出信息，其结构见图 12-5。

BP 算法的学习过程由正向传播和反向传播两个过程组成，在正向传播过程中，输入信息由输入层经隐含层传向输出层，若输出层得不到期望的输出，则转入反向传播，将误差信号沿原来的连接通路返回，修改各层节点间的连接权重值，如此反复调整网络参数，使误差函数达到极小为止。

例 12-4 选取某市 1984 年至 2003 年的肾综合征出血热（hemorrhagic fever with renal syndrome，HFRS）年发病率（1/10 万）的监测数据，将影响因素鼠密度、鼠带毒率及气象因素，

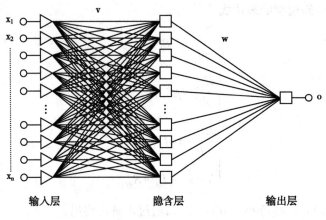

v

w

x_1

x_2

x_n

o

输入层　　　　　　隐含层　　　　　输出层

图 12-5　单隐层 BP 人工神经网络结构图

每年的平均气温(℃)、气湿(%)、降水量(mm)和日照(hr)等纳入模型。使用软件 STATIS-TICA Neural Network 建立 BP 人工神经网络预测模型。

1. 隐含层数及节点数的确定　BP 网络的结构设计主要分为两部分,一是确定网络的隐含层数,另一则是确定每一层上的节点数。对于隐含层数的选择问题,理论上早已证明:具有至少一个 S 型隐含层加上一个线性输出层的网络,能够逼近任何有理函数。但是网络结构复杂容易导致过度拟合。故在使用时,为使网络结构简单化,常选择含有一个隐含层的人工神经网络模型。网络的输入、输出节点数是由实际问题来确定的。根据本研究疾病的特征,利用上述 6 个指标作为人工神经网络的输入变量,把 1984—2003 年某地肾综合征出血热发病率作为人工神经网络的输出变量。网络隐含层节点数的选取到目前为止尚无完整理论指导。以往人们对于此问题解决采用不同的方法。一般根据输入神经元个数来确定初始隐含层节点数,取输入神经元个数以 2 为底的对数,如果拟合结果欠佳就再增加节点的个数。隐含层节点数多,网络结构复杂,网络的训练误差小;但如果网络的隐含层节点数过多,网络虽然对已知样本的训练误差小,但对未知样本的估计误差却增加,也容易出现过度拟合。STATISTICA Neural Network 软件的 Intelligent Problem Solver 模块具有自动选择最佳隐含层节点数的功能,本研究选择最佳隐含层节点数为 6,此时网络具有较好的泛化能力。BP 人工神经网络的功能函数要求处处可微且收敛,目前的研究多用 S 型函数,故本研究也用它作为网络的功能函数。

2. 数据的处理　将 2002 年和 2003 年的样本作为测试样本,在 1984—2001 年的样本中随机选取 3 个样本作为检验样本,剩下的作为训练样本。其中训练样本和检验样本用于网络训练,修改权值,测试样本用于估计模型泛化(即外推)能力。由于隐含层采用的是 S 型函数,所以输入和输出的数据都被处理在 0~1 的范围,故也称为数据的归一化。本研究将数据按 $x' = x / x_{max}$ 进行归一化后分析。

3. 网络的训练　网络训练步数,即迭代次数,反复调整权重直到训练误差逐步下降至最小时,其输出值与实际值符合率最高,此时训练结束。本研究迭代次数选择为 1000。通常学习比率的范围在 0.01~0.8,如果学习比率选择的很小, 网络的学习速度不但很慢,而且很容易使网络陷入局部最小点;而学习比率选择的太大,又容易使网络出现振荡,使误差始终不能达到极小值。因此,本研究选择文献中使用较多的学习比率 0.1。冲量系数使学习过程中误差的修正比较平滑,减小了学习过程的振荡趋势,从而改善了网络的收敛性。冲量系数理论上应该选择 0~1,一般情况下应该大于学习比率,本研究选择默认值 0.3。在训练开始时自动给定一个随机值作为连接权重初始值,并随着网络训练不断改变,直到停止训练为止。在出现过度拟合时,操作者可以随时调整连接权重来防止过度拟合的发生。

判断建立的模型是否已有效逼近样本所蕴含的规律,直接指标是:继续训练时,训练样本的误差减小而检验样本的误差开始增加,这时应停止训练。在必要时终止训练可以防止过度拟合,从而提高网络的外推能力。

4. 精度检验 为了检验模型的预测能力,可以采用误差绝对值、平均误差率及非线性相关系数 R_{NL} 3 个指标检验其预测效果。

平均误差率=平均误差绝对值/实际值的均值

非线性相关系数:
$$R_{NL} = 1 - \sqrt{\frac{\sum(y_i - \hat{y}_i)^2}{\sum y_i^2}}$$

其中 y_i 是实际值,$\hat{y}_i$ 是预测值。

BP 人工神经网络模型对肾综合征出血热发病率预测结果见表 12-6。

表 12-6 1984—2003 年各年 HFRS 实际发病率、BP 人工神经网络模型的预测值及其误差

年份	实际发病率(%)	BP 人工神经网络预测值	误差绝对值
1984	11.46	11.32	0.14
1985	10.04	10.00	0.04
1986	10.78	10.20	0.58
1987	9.72	9.81	0.09
1988	8.59	8.63	0.04
1989	3.41	3.37	0.04
1990	1.31	1.05	0.26
1991	1.19	1.35	0.16
1992	0.80	0.68	0.12
1993	1.22	1.21	0.01
1994	1.80	1.66	0.14
1995	2.63	2.62	0.01
1996	3.20	4.33	1.13
1997	2.53	1.39	1.14
1998	3.60	3.99	0.39
1999	4.65	4.39	0.26
2000	3.92	5.07	1.15
2001	3.96	3.76	0.20
2002	6.41	8.14	1.73
2003	6.38	6.31	0.07

对于 BP 人工神经网络,其平均误差率为 7.89%,非线性相关系数为 0.896,拟合结果基本令人满意。

(二) NAR 神经网络模型

非线性自回归(nonlinear autoregressive,NAR)神经网络作为一种动态神经网络,具有较好的动态性和抗干扰能力,可以用来逼近任意的非线性动态系统。NAR 神经网络是一种有记忆功能的神经网络,一个典型的 NAR 神经网络主要由输入层、隐含层和输出层及输入和输出的延时构成。当前网络的输出取决于当前的输入和过去的输出。NAR 神经网络模型方程可以表示为:$y(t) = f[y(t-1), \cdots\cdots, y(t-d)]$,其中,$y(t)$ 是神经网络的输出,d 表示的是延时阶数,f 表示用神经网络实现的非线性函数。为了避免神经网络过度拟合,拟合集中的样本随机分成训练样本、检验样本和测试样本。通过反复尝试确定延时阶数和隐含层神经元个数。

例 12-5 全国 2004 年 1 月至 2014 年 12 月 HFRS 的月报告发病数分布图见图 12-6(数据来自国家卫生和计划生育委员会网站每个月发布的法定报告传染病疫情报告)。以 2004年 1 月至 2013 年 12 月 HFRS 月发病数作为拟合集建立模型,2014 年 1 月至 2014 年 12 月HFRS 一年的月发病数作为预测集检验模型的预测效果。

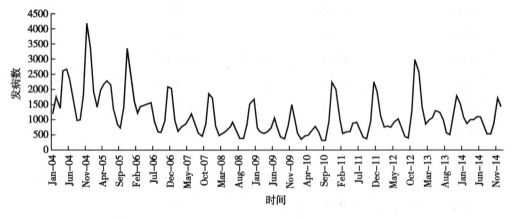

图 12-6 2004—2014 年全国 HFRS 的月报告发病数分布图

拟合集中的样本随机分成训练样本(80%)、检验样本(10%)和测试样本(10%)。采用Levenberg-Marquardt 算法进行训练。在标准的 NAR 神经网络结构中神经网络的输出被反馈到输入端。由于本研究在神经网络训练中期望的输出是已知的,因此在训练阶段使用开环(open-loop)模式(一般情况下开环是单步预测,而闭环是多步预测),此模式下将期望输出直接反馈到输入端。这样做有两点好处:第一,可以使 NAR 神经网络预测结果更加准确;第二,将 NAR 神经网络变为单纯的前向神经网络,这样就可以直接使用静态神经网络的建模函数。训练完成后使用 closeloop 函数将开环模式直接改为闭环模式(close-loop)进行时间序列的多步预测。经过反复尝试,当隐含层神经元个数为 16,延时阶数为 12 时模型效果较为理想。NAR 神经网络训练误差自相关图显示,误差在 lag 为 0 时最大,其他情况下均未超过置信区间,说明所建立的模型是合适的。NAR 神经网络拟合效果误差图显示拟合误差在个别拐点处略大,总体来看拟合误差可以接受。拟合值与实际值的相关系数为 0.956,比较理想。NAR 神经网络的实现使用 MATLAB R2014b 软件中的神经网络工具箱中的时间序列建模工具。使用平均绝对误差(MAE)、均方误差平方根(RMSE)以及平均绝对误差百分比(MAPE)3 个指标对 NAR 神经网络的拟合及预测效果进行评价。

NAR 神经网络的拟合集的平均绝对误差为 119.436、均方误差平方根为 186.671、平均绝对误差百分比为 11.8%;预测集的平均绝对误差为 119.733、均方误差平方根为 151.329、平均绝对误差百分比为 11.4%,拟合及预测效果基本令人满意。

第四节 流行病学数学模型研究新进展与应用前景

一、新方法在流行病学数学模型中的应用

(一)混沌理论

混沌理论(chaos theory)是系统从有序突然变为无序状态而表现出"混沌"现象的一种演化理论,用以探讨动态系统中无法用单一的数据关系,而必须用整体、连续的数据关系才能加以解释及预测之行为。是对确定性系统中出现的内在"随机过程"的形成途径、机制进行研讨的一种兼具质性思考与量化分析的方法。

作为一个科学理论,混沌理论具有以下 3 个核心概念:

1. 对初始条件的敏感性混沌系统对初始条件是非常敏感的,初始条件的轻微变化都可能导致不成比例的巨大后果。

2. 分形 分形是指系统在不同标度下具有自相似的性质,分形的两个普通特征为:第一,它们自始至终都是不规则的;第二,在不同的尺度上,不规则程度却是一个常量。

3. 奇异吸引子 吸引子是系统被吸引并最终固定于某一状态的性态。奇异吸引子使系统偏离收敛性吸引子的区域而导向不同的性态,它通过诱发系统的活力,使其变为非预设模式,从而创造了不可预测性。

混沌理论的提出是 20 世纪的三大科学革命之一。作为与量子力学、相对论相齐名的一个重大科学理论,混沌理论已被广泛应用于各领域,包括在流行病学中的应用。在传统流行病学上,多因素随机模型已广泛应用。然而这类模型的一个主要特点是受那些不能被自变量解释的随机变异影响,这类模型较难得出真正切合实际的结论,因为把握变异的各种来源几乎是不可能的。这些未入选方程的各种变量或者是由于因素尚未确定,或者是由于已知假设的因素与研究变量之间缺乏协变性。混沌理论的引入,很好地解决了这一问题。混沌理论认为疾病过程是由少数原因引起,是决定论的和非线性的(与随机性和线性相对),并且对初始条件敏感,这些特征正是混沌理论的主要组成部分。这里指的决定论是一切将来及一切能回忆的过去都由现在决定,将来与过去是现在的唯一的、一对一的函数。混沌学方法与目前盛行的多因素方法是截然不同的。混沌理论给疾病的因果规律带来了一种全新的认识,混沌流行病学对于指导制定防疫政策、计划免疫方针等都将产生深远的影响。可以通过软件 MATLAB 来实现混沌理论方面的计算。

(二)基于个体的时空仿真模型

虽然可以使用数理模型在宏观上对疾病的流行周期进行研究并得出令人比较满意的结果,但无法对真实的生活场景和微观景象进行模拟。建立基于个体的时空仿真模型是研究疾病传播的一种新的方法,目前该方法已被广泛用于复杂系统分析及模拟。基于个体的时空仿真模型主要通过构建由多智能体系统(multi-agent system,MAS)和地理环境空间数据库

组成的仿真模型,研究智能体(agent)在地理环境中的相互作用,掌握疾病的时空传播规律。MAS 是一种模拟的框架,其核心是对单个智能体的行为进行模拟,系统的实现借助计算机编程。一个智能体指的是一个系统内的任何参与者、任何能产生影响自身和其他智能体事件的实体。对于传染过程的模拟,主要通过使用智能体之间动态随机接触以确定病原体的传播,其接触行为则采用动态随机接触模型。如果把一个人看作网络中的某一个节点,而把人与人的联系看作 2 个节点之间的线,这就相当于模拟了一个小环境范围内的接触网。将个体行为模型与 MAS 相结合以模拟疾病的传播,已经成为国外相关研究领域的前沿方向。国内已有学者把该方法用于模拟甲型 H1N1 流感的街道社区传播,并取得较好效果。基于多智能体的众多仿真模拟软件中相对有影响力的有美国西北大学网络学习和计算机建模中心的 NetLogo、美国麻省理工学院多媒体实验室的 StarLogo 和芝加哥大学社会科学计算实验室开发研制的 Repast 等。

(三) 复杂网络模型

复杂网络(complex networks)理论研究可以简单概括为以下 4 个方面的内容:通过实证方法测定网络结构的统计性质;构建相应的网络模型来展现这些统计性质;在已知网络结构属性及其形成规则的基础上,预测网络中的行为规范;在预测网络行为规范的基础上探讨网络控制策略。其中,前两方面是基础,而后两方面则是应用。

复杂网络理论在流行病学领域主要应用于研究传染病的传播机制,并对传播过程进行动态的描述和预测,以更好地预防和控制传染病的发生。复杂网络理论在流行病学中应用的优势作用体现在以下 4 个方面:更新传统的传染病传播阈值理论;强调传染源初始节点位置对传播的影响;体现局部免疫控制策略优势;进行疾病传播和预防控制模拟仿真。复杂网络理论在应用于传染病预防控制的过程中,具有其自身的优势,但也存在明显的局限性。局限性主要表现为其研究前提是针对具体的人群,所构建模型的外推性需要进一步证实。另外,复杂网络理论在传染病控制方面的应用主要局限于人与人之间的直接接触传播疾病,对于其他类型的传染病则不是很适用。

复杂网络根据其拓扑结构分成:完全随机网络、完全规则网络、小世界网络和无标度网络。从 20 世纪末复杂网络理论兴起以来,人们发现大多数的复杂网络都呈现出小世界和无标度的特性。小世界网络(small-world network)是 Watts 和 Strogatz 于 1998 年提出的基于人类社会网络的网络模型。小世界网络模型介于随机网络和规则网络之间,具有较短的平均路径长度和较高的聚类系数。小世界网络模型对于传染病免疫预防策略采用局域控制方法具有重要的启发意义,通过免疫被感染节点一定路径范围内的节点,可以很好控制疾病传播,达到控制代价和提高效果之间的一种最优平衡。1999 年,A-L. Barabasi 和 R. Albert 等提出了一个叫作"无标度网络(scale-free networks)"的模型,从此复杂网络的研究进入一个新的阶段。A-L. Barabasi 等人开展了一项描绘万维网的研究,他们原以为可以发现一个随机网络的钟形分布图,但最终他们却意外地发现,万维网主要是由少数的高连通性的页面串联起来的。其中,80%以上页面的连接数目都不到 4 个;而极少数节点,其占节点总数还不到万分之一,却和 1000 个以上的节点相连接。随机网络具有的大多数节点连接数相同的性质消失了,他们把这种网络叫作"无标度网络"。无标度网络有稳健性和脆弱性的双重特性,这源于其存在集散节点。无标度网络特征对于分析传染病动态传播过程具有更高参考价值,其优先连接特性表明传染病传播过程中人群连接度较高的节点更易传播疾病,找出节点度高的个体,采取相应防控措施,减少传染病的传播范围和强度。

在复杂网络分析中,常用的软件包括 Ucinet 网络分析集成软件、NetworkX、Gephi 等。Ucinet 网络分析集成软件包括一维与二维数据分析的 NetDraw,还有正在发展应用的三维展示分析软件 Mage 等,同时集成了 Pajek 用于大型网络分析的 Free 应用软件程序。利用 Ucinet 软件可以读取文本文件、KrackPlot、Pajek、Negopy、VNA 等格式的文件。

(四) 元胞自动机

众所周知,与传染病相关的数据互相之间交织成网络并呈现出复杂的动力学特性,因此网络动力学模型正被广泛使用。在这些网络动力学模型中,元胞自动机(celular automata, CA)成为复杂系统和网络研究的有力工具,它是一种空间、时间、状态完全离散的非线性动力系统模型。20 世纪 40 年代末期,Von Neumann 从逻辑数学的角度出发模拟生物体自我繁殖系统时,将递归和自动机概念有机结合构成了元胞自动机模型。最早的模型是具有 29 个状态,以 5 个元胞为邻居的可自我复制的离散动力学系统。以此作为参照,剑桥大学的 Conway 在 1968 年开始用不同的二维元胞自动机规则进行实验,并于 1970 年归纳出被称为"生命游戏"的多种简单规则来展示元胞自动机的多种复杂行为,从此进入了元胞自动机应用于实践的新时代。由于当时计算机能力的限制,直到 20 世纪 80 年代才由 Wolfmanta 进行系统研究后将其动力学行为划分为平稳型、周期型、混沌型和复杂型 4 大类。元胞自动机可在 MATLAB 软件中通过编写程序模拟实现。

(五) 可拓理论

物元分析(matter element analysis)是广东工业大学物元分析研究室的蔡文教授于 1983 年首创的。目前,从国内到国外,正为世人所知,它具有很强的生命力。物元分析已经在宏观决策方面取得了可喜的应用成效,在价值工程、新产品构思、经济管理、决策分析、人工智能等方面显示了重要的应用前景。

物元分析中的可拓理论(extension theory)是研究事物拓展的可能性和开拓创新的规律与方法,并用以解决矛盾问题,有别于生物学、机械学和电工学等纵向学科,是与数学、系统论、信息论和控制论等相类似的横断学科。可拓理论以物元作为认识和分析事物的基本逻辑单元。给定事物的名称 N,它关于特征 C 的量值为 V,以有序三元组 R=(N,C,V)作为描述事物的基本单元,简称物元。可拓理论具有预测功能强、信息容量大及符合率高的特点。已有研究利用物元分析理论的可拓理论对流行性脑脊髓膜炎(流脑)发病率进行预测,该研究中考虑某省流脑疾病的年发病率 r 时,考察与此关系密切的因子:D 表示该省当年 1 月份流脑发病率(1/100 000),P 表示该省上年 10 月份和 12 月份流脑发病率之和(1/100 000),F 表示该省上年 12 月份的降雨量(mm),则流脑年发病率物元为:

$$R = \begin{bmatrix} N, D, X_D \\ P, X_P \\ F, X_F \end{bmatrix}$$

该方法根据影响流脑发病率各因子数据的分类情况,确定经典域,根据经典域再确定节域,随后确定待评物元关于各经典域的关联度。在对所给多指标数据样本进行统计和分类的基础上,确定各指标的权重;根据关联度的大小,确定流脑发病率的范围。预测结果的符合率优于模糊综合评判方法。该理论也应用于对肾综合征出血热的预测、诊断等各方面,同时也为医院管理及干部考评等综合评价提供了一种定量的、更为有效的科学方法。在实际应用中,目前还没有软件能直接实现可拓理论,可以通过手工计算来求得最后的解。

二、流行病学数学模型研究的应用前景

数学模型是理论流行病学的主要研究手段。模型是在已知流行过程理论基础上建立起来的;但反过来,在建立模型过程中,由于包含以实际检验理论的全部过程,因此模型又帮助对流行过程理论的认识更完备、更深入,从而发展了疾病流行过程理论,使其具有重要的理论及实践价值。

1. 模型可定量地研究各种因素对疾病流行的影响　用已建立的模型配合一系列不同情况下的实际流行资料,从而获得不同条件下某主要参数(如 P)的估计值。如不同地区人口的年龄构成、文化水平、生活习惯不同或时间、季节不同,某传染性疾病的流行规模、流行面貌、流行强度以及年龄分布等也不同,可用催化模型拟合实际资料的办法估计不同时期、不同地点或干预措施前后传染力的不同。

2. 设计和评价控制疾病流行的方案　在疾病数学模型建立后,可用目标人群的一些基本数据模拟出某病在该目标人群中的自然传播和流行过程,然后将不同控制措施输入模型,观察各种可能出现的结果。模型的最大优点是模拟疾病暴发等各种流行过程,将不可能在人群中使用的不确定措施对疾病自然流行过程的影响结果展现在计算机的荧屏上。

3. 研究疾病流行的动力学特点　模型的建立过程就是以实际资料检验理论正确性和准确性的过程。可以用已建立的模型配合不同情况下的实际流行资料,观察不同地区、时间、各种人口年龄构成以及文化水平、社会经济地位等各异的群体中,某病的流行规模、流行速度和强度、流行转归等特点。还可以改变模型中各种参数,如易感者比例、潜伏期和传染期的长短、传染力的大小,有效接触率的多少等,从而获得不同参数下的各种流行动力学过程。

4. 模拟疾病流行过程用于教学、培训　利用数学模型可在远离疾病流行现场的环境中,再现各种疾病在人群中的流行过程,生动地阐明重要的流行因素在传播机制及流行动力学中的作用,并通过改变重要的参数值来观察这些因素在流行过程中的效应;也可以在严格定量意义上正确而有预见性地判断各项可选措施的预防效果,并对之做出科学全面的评价;还能够对某病的各种病因假设进行模拟评价,并利用现场资料作拟合检验及验证。

随着流行病学资料的日益丰富和完善,生物统计学和数学方法的不断更新,计算机技术迅速发展,21 世纪的理论流行病学将成为帮助人们认识各种疾病流行过程的一种重要方法和手段,并将在流行病学教学与疾病防制实践中发挥重要作用。

(周宝森 编,付朝伟 审)

参 考 文 献

[1] 李立明.流行病学[M].第 5 版.北京:人民卫生出版社,2003.132-145.

[2] 俞顺章.流行病学简明教程[M].上海:上海医科大学出版社,1999.102-113.

[3] 沈福民.流行病学原理与方法[M].上海:复旦大学出版社,2001.307-325.

[4] 李立明.流行病学[M].第 4 版.北京:人民卫生出版社,2000.111-119.

[5] 连志浩.流行病学[M].第 3 版.北京:人民卫生出版社,1994.122-132.

[6] 钱宇平.流行病学[M].第 2 版.北京:人民卫生出版社,1981.132-143.

[7] 曾光.现代流行病学方法与应用[M].北京:北京医科大学中国协和医科大学联合出版社,1994.202-215.

[8] 黄德生,关鹏,周宝森.Logistic 回归模型拟合 SARS 发病及流行特征[J].中国公共卫生,2003,19(6):T1-T2.

［9］周宝森,关鹏,蒋东华,等.综合预防指数 k 对 SARS 流行趋势的影响[J].中国医科大学学报,2003,32(4):309-310.

［10］吴泽明,吴伟,王萍,等.应用 BP 人工神经网络模型预测肾综合征出血热发病率.中国媒介生物学及控制杂志[J],2006,17(3):223-226.

［11］徐德忠,张治英.地理信息系统和遥感技术与流行病学.中华流行病学杂志[J],2003,24(4):251-252.

［12］王琰,方自平.高维混沌在疾病流行过程研究中的应用.高校应用数学学报,2000,15:333-338.

［13］蔡文.物元模型及其应用[M].北京:科学技术出版社,1994.271-273.

［14］周法莲,郭秀花.可拓综合评判在流脑发病率预测中的应用[J].数理医药学杂志,1998,11:84-85.

［15］吴伟,安淑一,郭军巧,等.非线性白回归神经网络在肾综合征出血热流行趋势预测中的应用[J].中华流行病学杂志,2015,36(12):1394-1396.

［16］肖洪,田怀玉,赵睐,等.应用仿真模型模拟甲型 H1N1 流感的街道社区传播[J].中华流行病学杂志,2010,31(6):696-699.

［17］黄淑琼,魏晟,岳丽,等.复杂网络模型在传染病预防控制中的应用[J].中华流行病学杂志,2009,30(4):402-406.

［18］余雷,薛惠锋,李刚.传染病传播模型研究[J].计算机仿真,2007,24(4):57-60.

［19］毕雪,苏弘博,郭佳慧,等.元胞自动机及其在传染病防控领域中的应用[J].实用预防医学,2015,22(6):766-768.

第十三章

流行病学研究的衍生类型

提要:近年来,在传统流行病学研究设计的基础上,发展或衍生出了很多改进的、非传统意义的研究设计类型,这些方法或突破了传统设计的限制,或提高了研究效率,或可用于研究新的医学问题。本章将重点介绍十种流行病学研究衍生类型(巢式病例对照研究、病例-队列研究、两阶段抽样、单纯病例研究、病例-交叉研究、病例-时间-对照研究、自对照病例系列研究、暴露-交叉研究、病例-镜像研究、N-of-1 试验),阐释其基本原理、设计要点、主要特点,并结合实例加以说明,以帮助读者更好地掌握和应用这些方法,最大限度地利用资源,提高研究效率。

流行病学的研究领域和研究内容在不断扩展,流行病学在方法学方面的研究进展也很快,在传统研究设计的基础上,发展或衍生出了很多改进的、非传统意义的研究设计类型,为流行病学研究提供了新的思路和方法。

第一节 巢式病例对照研究

随着流行病学研究的发展,特别是检测费用较高的分子生物学技术的纳入,要求流行病学研究方法进行相应的改进,以达到方法较简便、偏倚较少、节约高效的目的。1973 年由美国流行病学家 Mantel 提出的巢式病例对照研究即是其中之一。该方法可以综合利用队列研究与病例对照研究的优点,并可避免病例对照研究中诸多偏倚的影响。

一、巢式病例对照研究的设计原理

巢式病例对照研究(nested case-control studies),也叫作双向病例对照研究(ambi-directional case-control studies),是基于队列研究的病例对照研究。其研究对象是在队列研究的基础上确定的,以队列中随访发现的全部病例作为病例组,再根据病例发病时间,在研究队列的非病例中随机匹配一个或多个对照,组成对照组。对纳入病例组和对照组的研究对象的相关资料及生物标本进行检测,最后按病例对照研究(主要是匹配病例对照研究)的分析方法进行统计分析和推论,以判断暴露与疾病之间的关联强度。

二、巢式病例对照研究的设计要点

1. 确定研究队列 其选择原则同队列研究类似,通常选择一个较稳定的发病率较高的人群。注意:人群进入队列时都没有发生所要研究的疾病。

2. 样本量估计 需要综合考虑研究队列的发病率、预计随访时间、待研究暴露的暴露率,以及预先设定的统计学指标(α、β、power 等);另外可以参考病例对照研究确定的样本量,如果病例数不足可延长随访期。

3. 基线调查 收集队列内每个成员的相关信息,并采集生物标本。

4. 确定病例组和对照组 将随访发现的全部新病例构成病例组,并按一定的匹配条件和比例从同队列中选取未发病者作为对照。匹配条件通常包括性别、年龄、基线调查时间等。匹配比例依据病例的多少以及其他参数,通常每个病例匹配 1~4 个对照。

5. 对照的抽样方法 从队列成员中选择对照通常有以下两种方法:

(1)累积抽样(cumulative sampling):是指从随访结束时仍未发病者中选择对照。传统的病例对照研究都是采用此方法,即从一个特定的危险阶段结束时的非病例中选择对照。但是现在的观点认为,累积抽样只有在处理某些疾病的急性暴发时意义较大。例如,一次集体就餐后发生腹泻暴发,开展病例对照研究时可能所有病例都已经发生,研究者只能从流行结束时仍未发病者中选择对照。除此以外,其他情况下都建议采用密度抽样。

(2)密度抽样(density sampling):是指根据队列成员对发病率分母贡献的人时进行随机抽样,在抽样时既要考虑研究个体的人数,还要考虑这些个体处于发病风险的时间,也就是说队列中每个成员被选为对照的概率应当与其对发病率分母贡献的人时成比例。例如一个处于发病风险 5 年的人,比处于发病风险 1 年的人有 5 倍的概率被选为对照。一种常用的密度抽样方法是危险集抽样(risk-set sampling),具体做法是将某病例发病时其他所有未发病者组成一个危险集,然后用随机抽样或配比的方法在该危险集中为该病例选取 1 名或多名对照。巢式病例对照研究的对照选择即采用密度抽样方法。

6. 生物样本的检测 对病例和对照的相关生物样本进行盲法检测,而未被纳入巢式病例对照研究的其他队列成员无须进行样本检测。

7. 数据分析方法 由于病例和对照多采用个体匹配,所以需要采用匹配设计的资料分析方法,如 McNemar's 检验、条件 Logistic 回归等,计算 OR 值,以探索暴露因素及生物标志物与疾病之间的关联。

三、巢式病例对照研究的应用实例

采用前瞻性队列研究探索杀虫剂(DDT)暴露与乳腺癌之间的关系,对 89 949 名女性进行为期 8 年的随访,研究开始时收集研究对象的基线信息,并采集血样,通过测定血中 DDT 水平来评价 DDT 暴露情况,研究结果见表 13-1。

表 13-1 DDT 暴露与乳腺癌关系的前瞻性队列研究及巢式病例对照研究

DDT 暴露	队列研究			巢式病例对照研究		
	乳腺癌	非乳腺癌	合计	乳腺癌	非乳腺癌	合计
有	360	13 276	13 636	360	432	792
无	1079	75 234	76 313	1079	2446	3525
合计	1439	88 510	89 949	1439	2878	4317

$$RR = \frac{360/13636}{1079/76313} = 1.87$$

$$OR_{非条件Logistic回归} = 1.89$$

$$OR_{条件Logistic回归} = 1.90$$

　　如果对全部队列成员进行血样测定,可以得到整个队列人群的暴露分布,结合随访结局,即可计算 DDT 暴露与女性乳腺癌之间的关联强度的指标——相对危险度 RR,为 1.87(表 13-1)。假定检测一个血样需要 20 元,则整个人群需要近 180 万元(20 元×89 949 人 = 1 798 980元)。由于本例中结局发生率较低,仅 1.6%,而队列中的大多数成员(98.4%)未发病,因此巨大的花费主要是用在了对未发病者的血样检测上。

　　这种情况下,巢式病例对照研究将是一种更经济有效的替代方法,因为该方法无需对所有未发病者进行标本检测。例如在本例中,将随访期间发生的全部乳腺癌患者作为病例组(1439 例);采用密度抽样法从每名乳腺癌病例发生时的未发病者中按照一定的匹配条件(如年龄相似,居住地相近等)选择 2 名对照,组成 1∶2 匹配对照组(2878 例),然后测定病例组和对照组(而非全队列人群)血样中的 DDT 水平,以估计产生病例的源人群的暴露分布,并计算关联强度指标——比值比(OR),采用频数匹配(非条件 Logistic 回归)和个体匹配法(条件 Logistic 回归)得到的 OR 分别为 1.89 和 1.90,这与队列研究得到的 RR 值非常接近,而花费却比队列研究节约很多,仅为 20 元×(1439 人+2878 人) = 86 340 元。

　　从本例可以看出巢式病例对照研究是在队列研究的背景下实施的病例对照研究。当研究疾病发病率较低,且欲研究的暴露因素检测昂贵或复杂时(如生化分析或基因检测),获得全体成员的详细信息将花费巨大,此时采用巢式病例对照研究更为经济。

　　Rothman 指出所有的病例对照研究均应"巢自"一个队列,该队列代表产生病例的源人群。病例对照研究的抽样策略是从该源人群中抽取一个样本,用以估计源人群的暴露分布。因此可以说,病例对照研究是队列研究的更有效的设计形式。将任何病例对照研究都看作巢式的,这将有助于更好地理解病例对照研究设计、更恰当地选择病例和对照组。

四、巢式病例对照研究的特点

　　1. 降低成本,又不影响研究效度　当研究要对生物学标本进行昂贵的实验室分析时,队列中每一个对象的资料都可以收集并保存起来,但只分析进入巢式病例对照的病例和对照的资料,省力省钱,且结果与由整个队列人群估计的结果类似。

　　2. 对照组的选择常采用密度抽样方法,这是不同于传统病例对照研究和病例-队列研究的显著特征之一。

　　3. 暴露信息的收集先于疾病的发生,选择偏倚和信息偏倚小,尤其可以避免回忆偏倚。

　　4. 病例与对照来自同一队列,可比性好。另外要注意:在选择对照时,同一个体可多次成为对照,并且未来也可能成为病例。

第二节　病例-队列研究

　　在流行病学研究中常常会遇到这样的情况:在一个大样本队列中,随访一段时间后只能得到少量病人,其他大多数对象只能得到截尾(censored)观察结果,这时如果要获得所有对象的协变量资料作统计分析,则需花费大量的资源。巢式病例对照研究虽然是一个经济的设计,但是如果想在一个队列中研究多种疾病,就要选取多个对照组,甚为费事,且按照个体匹配的方法选取的对照对全队列的代表性可能不强。因此 Prentice RL 在 1986 年提出了一种设计——病例-队列研究(case-cohort studies),该设计仅收集全部研究对象(全队列)中的一个随机样本(子队列,subcohort)和所有发病者(不论是否在子队列内)的协变量资料进行分析,可以解决对照的代表性和研究多个疾病需要重复选取对照的麻烦,因此极具研究效率。

一、病例-队列研究的设计原理

病例-队列研究又称病例参比式研究(case-base reference studies)。研究开始时,根据研究目的确定一个合适的人群作为病例-队列研究的全队列,在全队列中按一定比例随机抽样(单纯随机、分层随机、分层整群随机等),选出一个有代表性的样本(子队列)作为对照组,对全队列进行随访,在随访观察结束时,以全队列中出现的所研究疾病的全部病例作为病例组,与上述对照组进行比较,以判断暴露与疾病之间的关联强度。

二、病例-队列研究的设计要点

1. 子队列的选择　病例-队列研究中对照的选择,是从研究开始的全部队列成员(即在随访开始时处于发病危险的人)中随机选择一个样本,即子队列,因此基线时的每个队列成员都有同等的机会被抽作对照,而无须考虑每个个体贡献给该队列的人时数。选择子队列的目的是为了估计源人群的暴露率,因此应该保证子队列的抽样应独立于暴露状态。

2. 样本量估计　全队列的样本量一般用病例组所需人数除以该病发病率来估算。子队列(即对照组)的样本量要根据疾病的发病率和研究要求来确定,如果要求对照组中非病例的数量与全队列中的病例总数相等,那么子队列的人数至少为:病例总数÷(1-该病发病率)。例如某研究需要的病例数为 400 例,疾病的人群发病率为 5%,在所有病例均被纳入的情况下,需要的全队列样本量为 400÷5% = 8000 例,相应的子队列样本量为 400÷(1-5%)= 421 例,因为在子队列中会有 5% 因发病而被剔除,剩余的 95% 能成为合格对照,按此方法计算才能保证子队列中的合格对照数和全队列中的病例数相等,均为 400 例。

3. 确定观察期限　对全队列跟踪随访一段时间,随访的时间需根据所研究疾病的病程、自然史而定。

4. 收集信息　提取新发病例和子队列的暴露因素及其他协变量的信息(收集于基线),并对有关生物标本进行检测。

5. 数据分析方法　在病例-队列研究中,由于无法获得全队列中暴露组与非暴露组的发病率,故无法直接计算 RR 值,只能用其他方法估计 RR,方法如下:

(1)以 OR 值估计 RR 值:根据病例组和子队列中的暴露情况,可以采用传统病例对照研究的数据分析方法,计算 OR 值。

例如欲研究血脂异常和缺血性心脏病之间的关联,在一个 1 万人的源人群中,抽取所有人的血样备用。从源人群中随机抽取 400 人组成对照组,检测其血样发现血脂异常 40 例,正常 360 例。对 1 万人的源人群进行随访,随访结束时,200 人发生缺血性心脏病,检测血样发现血脂异常者 80 例,正常者 120 例。由 200 名新发心脏病病人和 400 名对照就构成了一项病例-队列研究,得到相应的 OR 为 6。如果假定源人群的暴露分布同对照组相同,则应该有 1000 名暴露,9000 名非暴露。据此计算源人群中暴露组和非暴露组的累积发病率,分别为 80/1000 和 120/9000,相应的累积发病率比为 6,同病例-队列研究得到的 OR 完全相同。

从上述假想例子中可以看到,病例-队列研究中选择对照组的目的是为了估计源人群的暴露率。另外还发现,采用该设计可以大大降低费用,本例中仅需测定 600 人(而非 1 万人)

的血脂水平就可以得到累积发病率比的良好估计值。

（2）以 *HR* 值估计 *RR* 值：对于病例-队列研究的数据，更为常用的数据分析方法是采用 Cox 比例风险模型并结合加权技术，通过计算风险比（hazard ratio, *HR*）来估计 *RR* 值。该方法尤其适用于大样本队列中发病者较少而截尾观察结果占大多数的情况，可以充分利用截尾数据，并可以对多个潜在混杂因素进行控制。但是该方法相对较为复杂，一般需要借助统计软件来完成，如 SAS,SPSS,S-plus,R 等。

三、病例-队列研究的应用实例

Kamangar F 等在中国林县采用病例-队列设计，用一个随机选择的对照组分别对食道鳞癌、胃贲门腺癌、胃非贲门腺癌与幽门螺杆菌感染的关联性进行分析。该研究队列为林县当地的健康成年人，年龄在 40~69 岁，共 29 584 例。于 1985 年春季对全部队列成员进行基线信息的收集，并采集 10ml 血样。从整个队列中随机抽取 1050 人组成对照组（即子队列）。随后由当地卫生机构每月提供肿瘤发病和死亡数据，截至 2001 年 5 月，整个队列中共确诊食道鳞癌 1958 例、胃贲门腺癌 1089 例、胃非贲门腺癌 363 例，从中随机选择部分患者，并排除信息不完整者，最终由 335 例食道鳞癌、582 例胃贲门腺癌和 343 例胃非贲门腺癌患者构成 3 个病例组。对照组为基线时随机抽取的子队列，从中剔除发生 3 类肿瘤者后，最终纳入分析的对照人数为 992 例。

采用酶联免疫吸附实验方法对上述 3 个病例组和 1 个对照组的血样进行幽门螺杆菌相应抗原抗体的检测，结果在食道鳞癌、胃贲门腺癌和胃非贲门腺癌患者中的幽门螺杆菌阳性率分别为 76%、81% 和 80%，对照组为 73%。采用 Cox 比例风险模型计算风险比（HR），并对可能的混杂因素进行调整，得到幽门螺杆菌阳性与食道鳞癌、胃贲门腺癌和胃非贲门腺癌的风险比（调整后）分别为 1.17（0.88~1.57）、1.64（1.26~2.14）和 1.60（1.15~2.21），说明幽门螺杆菌感染会增加胃贲门腺癌和胃非贲门腺癌的风险，分别是无感染者的发病风险的 1.64 倍和 1.60 倍。

四、病例-队列研究的特点

1. 病例-队列研究是病例对照研究和队列研究相结合的另一种形式，其源人群是一个队列。这是它和巢式病例对照研究的相似之处。

2. 该方法的显著特征之一是对照随机选自整个基线队列。对照选取方法简单，不必考虑结局和暴露人时，且对照的代表性较好。对照是在病例发生之前就已经选定；而巢式病例对照研究选择对照是在病例发生之后进行的。

3. 可以利用一个队列实施一系列研究，这是病例-队列设计的优点之一。该设计可以将在随访中发现的各种疾病的病人组成不同的病例组，来和同一个对照进行比较，用于多种疾病的病因研究，这也是病例-队列设计区别于巢式病例对照研究的特点之一，后者是在每一个病例发生的那一时刻从未发病者中选取对照（危险集抽样），通常采取匹配的方法，因此该对照组只能与一特定的病例组相对应，而不能服务于多个病例组。

4. 适用于大样本队列中发病者较少而截尾观察结果占大多数的情况，可用 Cox 模型进行多因素分析。

5. 适用于欲研究的暴露因素检测昂贵或复杂时（如生化分析或基因检测），此时采用病例-队列研究更为经济。

6. 由于事先抽中的对照组成员可能发生所研究的疾病，因此在同样的统计功效（power）下，病例-队列研究比同样病例数的传统病例对照研究需要选择更多的对照数。当然，如果疾病是罕见的，病例-队列研究需要的额外对照数将很少。

第三节　两阶段抽样

和队列研究难以研究罕见疾病一样，病例对照研究亦无法研究罕见的暴露。当疾病和暴露均罕见时，无论是哪种研究均需要非常大的样本才能保证足够的统计效力，要获得所有样本中的各种协变量信息势必浪费很多资源，此时解决该问题的方法是采用两阶段抽样。该设计分别由 Walker 和 White 于 1982 年独立提出。

一、两阶段抽样的设计原理

两阶段抽样（two-stage sampling），也叫作两阶段设计（two-stage design），是病例对照研究的另一种变体形式。在该设计中的第一个阶段，研究对象（病例和/或对照）包含个体数很多（可能是源人群中的每一个人），每个个体提供有限的暴露和结局信息；然后，从全部研究对象中抽取一个子样本，以收集重要且昂贵的协变量信息（如其他研究变量、潜在混杂变量、效应修饰因子等）。

两阶段抽样适用于以下两种情况：一是获得暴露信息相对省钱（例如电话访问），而得到协变量信息花费较高时（比如面访、实验室检测）；二是已经收集了全人群的暴露信息（职业队列的工作史），但是还需要协变量信息时（如吸烟史、基因型）。近年来，很多学者已将两阶段抽样设计作为标准病例对照研究的一个经济有效的替代方法。

二、两阶段抽样的设计要点

1. 子样本的抽样方法　从全部研究对象中如何合理抽取子样本，是决定结果真实性的重要环节。常用的抽样方法包括基于结局抽样、基于暴露抽样、完全随机抽样以及平衡抽样。其中效能最高的方法是由 Cain 和 Breslow 提出的平衡抽样方法（balanced approach），该抽样方法是指在暴露-结局构成的四格表的四个格子中分别随机抽取一个子样本。

2. 数据分析方法　这类研究需要特殊的分析方法以充分利用两阶段抽样所收集的信息。两阶段设计资料中全部研究对象的暴露和结局状况是已知的，因此可以基于全部研究对象计算粗效应估计值，但有关混杂因子和效应修饰因子的协变量资料只能从子样本中获得。在子样本中可以采用 Logistic 回归分析得到 OR 值，但是在计算 OR 值时，需要考虑第二阶段的抽样比例，并对第二阶段的 OR 及其方差进行校正，具体的校正公式参见 Cain 和 Breslow 的研究。

三、两阶段抽样的应用实例

2009 年，Oudin 等采用两阶段抽样方法调查了瑞典南部斯堪尼亚某地区缺血性脑卒中和居民室外 NOx 之间的关系。第一阶段的病例是 2001—2005 年在瑞典脑卒中注册系统中注册的首次发生缺血性脑卒中的当地居民（4904 例），对照是所有出生于 1923—1965 年且 2002 年在当地居住的居民（556 912 例）；第二阶段选用第一阶段中协变量（吸烟水平、是否患糖尿病、高血压药物史）信息完整的病例作为该阶段病例（4375 例）；对照是从一个公共卫生调查中抽取的 4716 个对象,并从中获得前述的协变量信息。每个居民暴露于室外 NOx 的平均浓度通过地理信息系统和排放数据库获得。

采用 Logistic 回归进行数据分析,结果显示,与 NOx 平均浓度<10μg/m³ 相比,NOx 每增加 20~30μg/m³,发生缺血性脑卒中的 *OR* 值为 0.95(95%CI:0.86~1.06),即未发现 NOx 和缺血性脑卒中之间存在统计学关联。

四、两阶段抽样的特点

1. 和传统单阶段病例对照研究相比,两阶段设计的优点是既经济又能获得协变量信息。尤其是在有大数据支持的情况下,采用该设计可以保证研究对象以人群为基础,样本量充足,且研究跨度可以很长。

2. 通过分层分析可以充分利用两阶段收集的信息,这是两阶段设计的另外一个优点。两阶段设计(尤其是采用平衡抽样方法)可以保证分层后暴露-疾病四格表的每个格子中的例数均衡。采用单阶段病例对照设计研究罕见疾病时,分层后很容易出现某个格子病例数非常少的情况,这会导致效应估计值的可信区间很宽,而两阶段设计可以很好地克服这一缺点。

3. 两阶段抽样设计的局限性 效应值估计过程相当复杂,需要专门的软件辅助完成,如 R 软件"osDesign"包中 tpsSim 和 tpsPower 两个函数。

需要注意的是,该设计方法与当前广泛应用于全基因组关联分析(GWAS)的两阶段设计原理不同,后者目的在于将第一阶段中选出有意义的 SNPs 在第二阶段进一步分析,其选择对照和病例的方式与传统的病例对照研究相同,实质是进行了两次独立的病例和对照抽样过程,而本节中的两阶段设计中第二阶段的对照选自第一阶段已纳入的对照。因此为了区别两者,有学者建议将本节中的两阶段设计叫作两阶段病例对照设计(two-stage case-control design)。

第四节 单纯病例研究

近年来随着遗传生物学技术的发展,人们日益关注遗传因素在疾病发病中的作用,以及遗传和环境的交互作用。但是有时候从无疾病的对照中获取某种生物标本在医学伦理上颇为困难。于是 Piegorsch 等人于 1994 年提出了一种无须对照人群的研究方法——单纯病例研究(case-only studies),该设计通过一组病人中遗传因素和环境因素的 4 种不同组合的例数,来评价基因与环境危险因素之间的交互作用。

一、单纯病例研究的设计原理

单纯病例研究也叫作病例-病例研究(case-case studies),是以一组患有待研究疾病的病人作为研究对象,收集研究对象的环境暴露资料,并应用分子生物学技术检测某一特定位点的基因型,以具有某一基因型的病例作为类病例组,以无该基因型的病例作为类对照组(当基因型别较多时也可以分成多组),比较环境危险因素在两组(或多组)之间的差异,采用标准粗分析或非条件 Logistic 回归模型等方法估计环境暴露和基因型在疾病发生中的相乘模型交互作用,如果结果具有统计学意义,则说明该基因与环境危险因素在疾病的发生中具有交互作用。

　　单纯病例研究主要用于估计遗传和环境因素之间的交互作用,也可用来估计基因与基因之间的交互作用,并可对混杂因素进行调整,但是该方法不能研究基因或环境因素的单独作用。

　　单纯病例研究的适用条件包括:

　　1. 所研究疾病为罕见病　通常要求研究疾病的疾病率不超过5%,且基因外显率(即基因的主效应作用)不宜过大,此时可用 OR 来估计 RR。如果所研究疾病的疾病率相对较高时,单纯病例研究的结果容易导致偏倚。

　　2. 基因型与环境暴露应相互独立　在正常人群中基因型与环境暴露应相互独立,否则会增加第一类错误的概率,即导致假阳性。例如某些代谢调控基因可能会影响到一些环境危险因素的暴露状态,如乙醛脱氢酶相关基因缺陷者饮酒后容易发生面部潮红反应,这些人会趋向于减少饮酒量和饮酒次数,此时该基因和饮酒这个环境暴露之间就不互相独立。但在通常情况下该前提条件是合理的,至少其成立的概率要高于两个环境暴露因素之间相互独立的概率,这也是为什么单纯病例研究通常不用于研究环境暴露因素之间的交互作用。

二、单纯病例研究的设计要点

　　1. 研究对象　研究对象为患有待研究疾病的患者,选择研究对象的原则和要求类似于传统病例对照研究,以来自于一般人群中的新发病例为首选,因其结果的外推性较好。

　　2. 信息收集　收集研究对象的环境暴露信息,并进行相关生物学样本的测定,以确定相关遗传信息,如某易感基因的多态性等。

　　3. 分析方法　以具有某一基因型的患者作为类病例组,以无该基因型的患者作为类对照组,以环境危险因素作为暴露,按照传统成组病例对照研究中成组资料的分析方法计算 OR 值,但要注意,该 OR 值的含义并不是环境或遗传因素对于疾病的发生有作用,而是代表遗传和环境的交互作用。

　　在传统病例对照研究中,相乘模型交互作用是基于以下公式:

$$OR_{GE}/OR_{00} = (OR_G/OR_{00})(OR_E/OR_{00})$$

　　其中,OR_{00} 为既无环境暴露、又无遗传突变的参照组的 OR 值,其值为1,OR_{GE} 是遗传突变和环境暴露同时存在时相应的 OR 值,OR_G 和 OR_E 分别为仅具有遗传突变和仅具有环境暴露时相应的 OR 值。如果遗传和环境之间存在正向相乘模型交互作用,则 $OR_{GE}/OR_{00} > (OR_G/OR_{00})(OR_E/OR_{00})$,即 $\dfrac{OR_{GE}}{OR_G \times OR_E} > 1$;如果存在负向相乘模型交互作用,则 $\dfrac{OR_{GE}}{OR_G \times OR_E} < 1$,如果不存在相乘模型交互作用,则 $\dfrac{OR_{GE}}{OR_G \times OR_E} = 1$。Hwang 等研究证实在遗传因素和环境因素相互独立的情况下,由单纯病例研究得到的 OR 值等于由传统病例对照研究得到的 $\dfrac{OR_{GE}}{OR_G \times OR_E}$。

　　因此在单纯病例研究中,如果 $OR>1$,说明遗传和环境因素之间存在正相乘模型交互作用,两者对于疾病的发生具有协同作用;如果 $OR<1$,说明遗传和环境因素之间存在负相乘模型交互作用,两者对于疾病的发生具有拮抗作用;如果 $OR=1$,说明遗传和环境因素之间不存在相乘模型交互作用,两者对于疾病的发生作用独立。

三、单纯病例研究的应用实例

Porta 等采用单纯病例研究方法探索咖啡饮用与 K-ras 基因突变在胰腺癌发生中的作用。研究者于 1992—1995 年对西班牙 5 所医院新确诊的胰腺癌患者进行调查,收集患者的基本信息、咖啡饮用情况及其他资料,采集癌肿部位组织,扩增 DNA 并检测 K-ras 基因突变。比较有基因突变者和无基因突变者的咖啡饮用情况,计算 OR 值。由表 13-2 可知,有 K-ras 基因突变的胰腺癌患者中饮用咖啡的比例高于无该基因突变的胰腺癌患者,OR 值为 3.71,提示在胰腺癌患者中咖啡饮用与 K-ras 突变相关,两者对于疾病的发生具有协同作用;且 K-ras 突变者中咖啡饮用频度更高,提示两者之间的正向协同作用增强,存在剂量-效应关系。

表 13-2　胰腺癌患者中 K-ras 基因突变与咖啡饮用的关系

规律咖啡饮用	K-ras 突变	K-ras 未突变	年龄调整 OR(95%可信区间)
否	10	8	1.00
是	73*	16	3.71(1.26~10.93)
饮用频度(杯/周)			
<2	10	8	1.00
2~7	22	6	2.93(0.80~10.71)
8~14	22	5	3.62(0.93~14.06)
15~	27	5	4.45(1.16~17.11)

注:* 在 73 例中,2 例未提供咖啡饮用频度信息

在上例中环境暴露即咖啡饮用是按照二分类(有或无)及多分类进行处理,如果环境暴露因素为连续性变量,可直接以连续型变量形式代入 Logistic 回归模型估计交互作用,或将其转化为多分类变量,再按表 13-2 中方式进行分析。

四、单纯病例研究的特点

1. 该方法区别于传统病例对照研究最显著的特点是仅需要患者人群,进行自身对照,无须平行对照组,这就避免了与对照选择相关的选择偏倚和混杂偏倚。

2. 估计交互作用的精确度更高,可信区间更窄。这是因为单独使用病例时检验统计量的方差要小于传统病例对照研究的方差,从而提高了检验效能。

3. 获得同样的检验效能所需的样本例数更少。传统的病例对照研究为评价交互作用,往往需要很大的样本量,尤其是当所研究的疾病发病率很低时,更是如此。而同等检验效能下,单纯病例研究所需要的样本量要小很多。

4. 该研究方法除了用于估计遗传与环境之间的交互作用外,还可用于估计基因与基因之间的交互作用,此时应保证这两个基因不连锁。当所研究的基因在染色体上靠得非常近时,连锁不平衡的可能性就大,建议用其他方法。

5. 单纯病例研究的局限性　①只能评价因素之间的交互作用,而不能评价各自的主效应。为弥补此不足,许多研究常常将单纯病例研究和病例对照研究结合起来,既能评价各自的主效应,又能较精确地评价交互作用,以提高研究效率。②只能评价相乘模型交互作用,

而不能评价相加模型交互作用。

第五节　病例-交叉研究

1991 年美国的 Maclure 提出了病例-交叉研究（case-crossover studies），该方法是一种可用于研究短暂暴露对急性罕见疾病瞬间效应的流行病学方法。目前，该方法已广泛应用于体力活动与心肌梗死、使用手机与交通事故、大气污染与哮喘及心血管疾病的关系以及药物流行病学等多个领域的研究中。

一、病例-交叉研究的设计原理

病例-交叉研究是以发生了待研究结局（某疾病或事件）的个体作为研究对象，比较同一研究对象在结局发生时（或前）某特定时间段内（危险期）的暴露情况与未发生该结局的某段时间（对照期）的暴露情况，从而估计暴露与结局的关联。如果暴露与该结局有关，那么在危险期的暴露频率应当高于对照期的暴露频率。

病例-交叉研究是以病例自身作参照，将研究对象在疾病（或事件）发生前短时期内的暴露与既往对同一因素的暴露进行比较。因此在该设计中比较的是同一个个体在不同时间段（即危险期和对照期）的暴露状态。

病例-交叉研究中的交叉思想来自于实验流行病学研究中的经典交叉设计，经典交叉设计中所有的实验对象均接受两种不同的干预措施，每个个体作为自身对照以控制个体差异的影响，干预措施应该具有干预效应发生迅速并且不持续的特点，以防止两种干预措施的效应发生混合；同理病例-交叉研究中研究对象经历不同的时期，即危险期和对照期，通过比较个体在不同时期的暴露情况得出暴露与结局的关联，暴露因素也应具备发生迅速，且效应不持续的特点。

该设计适用于估计某种暴露因子对在随后的效应期内发生某种急性疾病（或事件）的短时效应。其适用条件包括：

首先，暴露是断续性的，不是连续恒定的。例如，眼的颜色或血型不能用病例-交叉设计来研究，因为这些暴露是恒定的，不会随时间改变，进行不同时点的暴露状况的比较无意义。

其次，暴露不应该有时间变化趋势，这是病例交叉设计必须满足的前提条件之一。例如研究空气污染与健康的关系，如果由于某项社会宏观干预措施的开展，空气污染在整个研究期间呈改善的趋势，则可能会引入偏倚，即暴露-时间趋势偏倚（time trend bias），选择结局事件发生前作为对照期，可能会造成效应的低估，而选择结局事件发生之后作为对照期，可能会造成效应的高估。

再次，暴露的诱导期和效应期都必须短暂，不存在延期效应（carryover effect），否则最近疾病发作可能是由遥远的过去的暴露造成。

最后，研究的结局较为罕见，且为急性事件，如哮喘发作、心肌梗死、交通事故等。

可采用此设计的一个经典例子是有关性行为和心肌梗死关系的研究。因为性行为是断续的，而且性行为引起心肌梗死危险的增加仅限于性行为之后一个较短的时间内。除性行为之外，研究心肌梗死与饮用咖啡、饮酒、一氧化碳暴露、药物暴露和强的体力活动等的关系，也都可以采用此设计。另外此方法还可用于研究交通事故伤害与饮酒、系安全带、打电话等因素的关系。

二、病例-交叉研究的设计要点

1. 危险期的确定 危险期(risk period)也称为暴露效应期,即该暴露因素对结局发挥效应的时间段,该时期的长短应根据危险因素的特点来确定,例如研究酒后驾驶与交通事故的关系,危险期可设定为本次事故之前6小时之内,而研究驾驶时吸烟或使用手机与交通事故的关系,其危险期就要短一些,如5分钟,因为吸烟或使用手机影响驾驶的持续时间要短于饮酒。

2. 对照期的确定 与传统病例对照研究类似,对照期(control period)的选择是关乎病例-交叉研究成败的关键。对照期是指未发生结局的参照时间段,该期可以选择在结局事件发生之前,或发生之后;可以选择一个时间段,或多个时间段。根据如何选择对照期,相应形成了许多病例-交叉设计的变体。不同变体适用的资料类型、研究暴露的特征、可能存在的偏倚等方面有所不同。常见的选择对照期的方式包括:

(1)限制性单向对照设计(restricted unidirectional design):对照期为事件发生之前或之后的某个时间段,则相应称为单向回顾性对照(unidirectional retrospective design)或单向前瞻性对照(unidirectional prospective design),其中前者更为常见。例如在交通事故的研究中,将饮酒的对照期设为事故前最近一次驾驶结束前的6小时内,吸烟或使用手机的对照期是事故前最近一次驾驶结束前的5分钟内,这就是单向回顾性对照。限制性单向对照的不足是容易发生暴露-时间趋势偏倚,尤其是在研究空气污染时,不建议采用此对照方法。

(2)双向对称性对照设计(symmetric bidirectional design):"双向"是指同时选定事件发生之前和之后的多个时间段作为对照;"对称"是指事件前和事件后对照期与危险期的间隔相同。例如在一项寒潮天气对居民哮喘发作影响的研究中,选择哮喘发作前和发生后第14天作为对照,即为双向对称性对照。此对照设计有助于控制暴露-时间趋势偏倚,但是当结局事件的发生会影响患者的后续暴露时,不适宜采用此对照方法(例如脑卒中发生以后,患者后续药物的使用会发生改变)。

(3)时间分层对照设计(time-stratified design):相当于按时间匹配的病例对照研究,是将时间进行分层,使危险期和对照期处于同一年中的同一个月中的同一个星期几,而且在同一个时间层内,几个对照期是随机分布的。例如危险期为2017年7月17日(星期一),则2017年7月的其他几个星期一被作为对照期。该设计可以同时控制季节性与"周内效应"(day-of-the-week effect)等混杂因素的影响,消除暴露-时间趋势偏倚,得到参数的无偏估计。

Mittleman指出,时间分层对照设计比单向对照设计或双向对称性对照设计更能克服多种偏倚,从而保证统计分析的无偏估计,因此时间分层对照是病例交叉设计中一种最优的对照选择策略。另外Janes等不推荐在研究中同时选用多种对照方式,因为多个对照类型得出的结论可能不一致,较难解释,并有可能会引入模型选择偏倚(model selection bias)。

3. 数据分析方法 病例-交叉研究可以看作是个体匹配病例对照研究的一个特例,故可以根据对照期的个数,相应采取1:1配对(一个对照期)或1:M配比(多个对照期)的数据分析方法。增加对照期的个数可以提高研究效能,但会降低对于混杂偏倚的控制。因此同其他研究设计一样,病例交叉设计要在偏倚和效能之间寻求平衡。

分析匹配资料的最经典的方法是条件Logistic回归,但其并不能控制时间序列数据的自相关,过离散等问题,对此可以利用Poisson回归、条件Poisson回归等新方法来控制这些问题。

三、病例-交叉研究的应用实例

袁萍等人采用病例-交叉研究探索了道路交通事故的影响因素,研究对象为发生交通事故后接受处理的四轮机动车驾驶员,共 400 例,在交通事故发生后 4 天之内对其进行调查。比较了同一研究对象在危险期(在交通事故发生前一段时间)与对照期(未发生事件的某段时间)各种行为因素的暴露情况(危险期和对照期的规定详见表 13-3)。经条件 Logistic 回归分析,不按交通标志行驶等因素与交通事故的发生有关。

表 13-3　道路交通事故影响因素的病例-交叉研究中各变量危险期和对照期的定义

变量	危险期	对照期
驾驶时吸烟	车祸发生前 5 分钟	车祸前最近一次同种路段行驶的最初 5 分钟
使用手机	同上	同上
不按交通标志行驶	同上	同上
酒后驾驶	车祸发生前 6 小时	车祸前最近一次驾驶前 6 小时内
服用感冒药	车祸发生前 2 小时	车祸前最近一次驾驶前 2 小时内
饮用咖啡	同上	同上
饮浓茶	同上	同上
……	……	……

由本例可见,病例交叉设计以自身为参照,可以很好地控制在研究时间段内稳定的混杂因子(如驾驶技能、遗传因素或车辆安全性等),其控制混杂的能力要好于其他研究设计,甚至好于随机对照试验,其对于遗传因素的控制也要好于双生子研究。

四、病例-交叉研究的特点

1. 不需要对照组　病例-交叉研究不需要对照组,从而避免了对照组选择偏倚。这也是该设计的最大优点之一。

2. 可以很好地控制混杂偏倚　这是病例-交叉研究的另一优点。该设计从本质上是一种自身匹配的病例对照研究,不存在不同研究对象之间的混杂,可自动地对个体的所有特征进行配比(例如性别和出生日期),同一个体在不同时点上的可比性较好,甚至对于一些难以匹配的混杂因素(如社会经济状况)或未知的混杂因素,即使在不收集相关信息的情况下,也可以实现对其良好控制。

注意,根据混杂因素是否会随时间发生改变,分为非时间依赖的混杂因素(time-independent confounders)和时间依赖的混杂因素(time-dependent confounders)。前者恒定,不随时间发生改变,如性别、遗传、经济地位等;后者是指因素会随时间呈现某种规律变化,如季节、气象条件等。病例-交叉设计对于前者的控制效果更好,而对于后者的控制,需要慎重选择对照期,如采取时间分层对照选择策略,选择与危险期相同季节或相同周几的对照期。

3. 可能存在信息偏倚　如果暴露信息是病例发病后通过回忆来收集,那么有可能其对于危险期内的暴露因素回忆准确,而对于对照期的暴露因素存在低估,从而导致关联强度的高估。如果暴露信息来自于病历档案、气象信息、职业接触等完整历史资料的话,则可以避免回忆偏倚。

第六节 病例-时间-对照研究

病例-交叉研究的适用条件之一是暴露不具有时间变化趋势,如果研究的时间跨度不大,该条件较容易满足;但是如果研究时间跨度较大,如研究某药物的长期使用等慢性暴露,暴露可能会因其他因素的变化而发生变化(例如医疗措施的改变、病人对药物的依赖增加、对药物好处认识的加深等原因,导致药物使用的自然增加),尤其是在限制性单向对照设计时,对照期不能真实地反映当时的实际暴露水平,这样,暴露的变化趋势会混合到由病例-交叉研究所得到的 OR 值中,此偏倚即为暴露-时间趋势偏倚。另外,在非实验性药物流行病学研究中,评价某种药物的疗效时,由于药物的使用往往受病情严重程度的影响,而后者又常与研究结局(如疗效、药物不良反应)密切相关,因此病情严重程度是潜在的混杂因素,如果不考虑该因素,就可能会导致一种特定的混杂偏倚,称为适应证混杂(confounding by the indication),它会对非实验性研究产生重要影响。为解决上述两个问题(暴露-时间趋势偏倚和适应证混杂),Suissa 于 1995 年对病例-交叉研究进行了改进,提出了一种新的研究设计——病例-时间-对照研究(case-time-control studies)。

一、病例-时间-对照研究的设计原理

病例-时间-对照研究是传统病例对照研究与病例-交叉研究的结合,在该设计中,需要一个独立的对照组(遵循经典病例对照研究的对照选择方法),来测定暴露的时间趋势,并以此对病例-交叉研究中的效应估计值(OR)进行调整,以控制暴露-时间趋势偏倚,得到无偏的效应估计值。

该设计的适用条件包括:

1. 暴露是断续性的,且各次暴露的强度会随时间呈规律变化,例如冬季发生的寒潮为间隔发生,且随着时间推进寒潮的程度和范围加剧。

2. 暴露所产生的效应具有起效快,且效应短暂的特点,该条件同病例-交叉研究。

3. 在用此设计进行药物流行病学研究时要求疾病病情较稳定。

二、病例-时间-对照研究的设计要点

1. 研究对象的选择　按照病例对照研究的基本原则,选择病例组和对照组,然后对每个个体在不同时间点进行两次或多次暴露的测量(即危险期和对照期)。

2. 暴露频率比较的目的　比较同一个个体不同时间点上的暴露效应,如果病例组中危险期的暴露频率高于对照期的暴露频率,则说明暴露可能会增加结局的风险,由于是自身比较,故可控制疾病严重程度造成的适应证混杂;另设对照组的目的是为了排除与药物暴露水平改变相关的其他因素(如医疗措施的改变,对药物好处的认识加深,对使用该药物信心的增加,适应证的扩大,病人对药物依赖的增加,市场的推广等)可能产生的混杂作用。病例-时间-对照设计为解决适应证混杂偏倚和暴露-时间趋势偏倚提供了一种有效方法,即使在无法获得上述潜在混杂因素的情况下,也可以得到药物的净效应。

3. 病例组中暴露率的比较　在病例组中,比较危险期和对照期的暴露频率,要采取配

对卡方检验和经典病例对照研究中个体匹配资料的关联强度——比值比(OR)的计算方法,其 OR 的意义也相同。

4. 对照组中暴露率的比较　同理在对照组中计算暴露比值比,对照组在危险期和对照期的暴露频率可用于估计暴露的时间趋势。如果 $OR=1$,说明暴露在两期无变化,暴露不存在时间变化趋势,则通过病例组得到的 OR 可以真实地反映关联;如果 $OR \neq 1$,说明暴露会随时间变化,这种变化趋势必须在病例-时间-对照研究中加以控制,即需要对病例组得到的 OR 进行调整,计算公式如下:

$$\text{Adjusted } OR = \exp(\ln(OR_{\text{case}}) - \ln(OR_{\text{control}}))$$

$$\text{Se}_{(\ln(OR_{\text{case}}) - \ln(OR_{\text{control}}))} = \sqrt{\text{se}_{\text{case}}^2 + \text{se}_{\text{control}}^2}$$

三、病例-时间-对照研究的应用实例

Weeke 等人在丹麦开展了抗抑郁药物与急性心脏骤停关系的病例-时间-对照研究。研究对象为 2001—2007 年丹麦全国心脏骤停登记和急救中心数据中确定的发生院外心脏骤停的全部病人(年龄在 10 岁以上),共 19 110 人,其中 2913 人(15.2%)在发病时正服用抗抑郁药物。为避免药物暴露-时间趋势偏倚,设定一个未发生心脏骤停的对照组,来自丹麦的整个人群,并且按照年龄和性别与病人进行 1:4 匹配。

用药信息:抗抑郁药物的使用信息来自国家处方登记系统,在发生心脏骤停之前 0~30 天内称为危险期,对照期有两个,分别为 90~120 天和 60~90 天。收集危险期和对照期的抗抑郁药物使用情况。

统计学分析:采用条件 Logistic 回归分析估计抗抑郁药和院外心脏骤停的风险之间的关系。

结果发现曾使用任何一种抗抑郁药物与心脏骤停显著相关,OR 及其95%可信区间为 1.23(1.06~1.43),其中西酞普兰($OR=1.29$,$95\%CI$:1.02~1.63)和去甲替林($OR=5.14$,$95\%CI$:2.17~12.2)与心脏骤停的关联最为密切。本研究也说明药物处方数据库的存在为上市后药物的研究提供了独一无二的机会,尤其是当数据库中关于潜在混杂因素的信息有限时,病例交叉设计和病例-时间-对照设计将是一个很好的选择。

四、病例-时间-对照研究的特点

1. 通过自身对照,可以在无须收集潜在混杂因素信息的情况下,控制稳定的混杂因子,如遗传因素、总体健康状况、社会经济状况、居住环境、职业暴露等。

2. 可以在一定程度上控制适应证混杂。在观察性药物流行病学研究中,适应证混杂是主要的偏倚之一,目前任何一种非实验设计都难以完全控制该偏倚。

3. 对照组的引入可以较好地控制暴露-时间趋势偏倚,这弥补了病例交叉设计的不足。但是如果选择的对照组不恰当,其暴露时间趋势并不能反映病例组的暴露时间趋势,则可能会导致新的偏倚,且花费更多时间和精力。为解决此问题,Wang 等人于 2011 年提出了病例-病例-时间-对照研究(case-case-time-control studies)。该设计不使用外部对照,而是在患者数据库中,依据在某个特定时点是否发生了研究结局,将数据库中全部的病例分为"当前病例"(在特定时点已经发生了所研究结局事件的个体)和"未来病例"(在该时点尚未发生但后来发生了结局事件的个体),"未来病例"和"当前病例"的"当前期"和"对照期"是相互匹配的。以"未来病例"作为"当前病例"的对照,从而既控制暴露-时间趋势偏倚,又避免了

外部对照可能产生的选择偏倚。以"未来病例"作对照,这是病例-病例-时间-对照设计优于病例-时间-对照设计的最大优势所在。

4. 可以在一定程度上控制回忆偏倚,如果病例组和对照组在两个时间段回忆准确性方面的差异相同,通过对照组信息对病例组结果进行调整则可以减少回忆偏倚。

第七节　自身对照病例系列研究

在疫苗副作用的研究中,由于疫苗不良反应事件发生率较低且持续时间较为短暂,传统的观察性研究和实验性研究均具有一定的局限性,如样本量不足限制了实验性研究对疫苗副反应的观察与评价;观察性研究又可能存在研究对象的代表性不好(医院为基础的病例对照研究)、需要的样本量大(队列研究)等问题。为解决这些问题,Farrington 于 1995 年提出了自身对照病例系列设计(self-controlled case series design, SCCS),该设计可用于评价疫苗相关副反应,以及更广泛地评价短暂暴露与急性结局之间的关联。

一、自身对照病例系列研究的设计原理

自身对照病例系列设计是以源人群中在某个特定的观察期内发生了一次或多次研究结局的个体组成病例系列,回顾性地收集既往的暴露情况,并将特定的观察期分为危险期(risk period)和对照期(control period),比较危险期和对照期的结局发生率,从而判断暴露与结局的关联。其中危险期为每次暴露发生时和(或)暴露之后的一段时间,此时人们处于更高的结局风险之中,对照期为危险期以外的其他所有时间段,此时人们被认为处于基线风险之中,如果危险期的结局发生率高于对照期,则提示该暴露可能会增加结局的发生风险。SCCS被认为是开展上市后药物流行病学研究的有效工具。

该设计的适用条件包括:

1. 既可用于无再发的罕见事件,又可用于有再发的罕见事件,对于后者,应保证多次结局事件之间相互独立,否则,只能选择第一次事件作为结局。

2. 结局事件的发生不会影响随后的暴露概率,例如结局事件为死亡就不适合采用此研究方法,因为其不再具有暴露的可能性。如果结局事件导致暴露概率降低,则会造成关联的高估,反之会造成关联的低估。

3. 观察期的长度选择应该独立于结局事件的发生,否则也会导致偏倚,且偏倚的方向不确定。一个极端的例子就是结局事件为死亡,或结局事件在短时间内显著增加死亡的风险,此时实际观察期就会因为死亡的发生而被迫缩短,即观察期的长度受到死亡发生时间的影响。

二、自身对照病例系列研究的设计要点

1. 研究对象的选择　该设计中的研究对象是发生了某结局事件的个体,由他们构成病例系列,而无须选择未发生结局事件的对照人群。在选择研究对象时,要注意其代表性,例如在研究短暂暴露(如疫苗和其他药物)时,个体被选中的概率应该独立于暴露状态。为实现此目的,可以将某时间段内的所有符合入选标准者全部纳入,或是在研究对象纳入过程完成后再提取暴露信息,以保证研究对象的纳入过程不受暴露状态的影响。

2. 观察期的选择　观察期是指每个个体被观察的时间跨度,记录这段时间内个体的暴

露状态和结局事件。观察期的时间长短要根据研究目的和实际可行性综合确定,单位可以是年或月。例如在儿童乙肝疫苗接种的副反应研究中,因为儿童会在 0~3 岁多次接种乙肝疫苗,故可以将观察期定为 0~3 岁。

3. 危险期和对照期的确定　危险期(risk period)的确定很重要,如果危险期与对照期划分不恰当会引入偏倚。确定危险期需要基于已有的医学知识、既往研究结果、生物学上的合理性以及科研假设,一般要求在研究设计时就预先确定。在定义危险期时,还需要考虑该暴露至效应产生之间是否具有一个无危险的滞后期(lag period),例如从疫苗接种到出现危险之间的时间,如果有滞后期的话,这段时间应该被纳入到对照期中。在数据分析时,可以将一个危险期分为不重叠的多个区间,以探索在整个观察期内暴露效应最强的时间段。

4. 数据分析方法　计算每个危险期发病率与对照期发病率的比,即相对发生率(relative incidence,RI),也叫作发病率比(incidence rate ratio,IRR)。计算危险期或对照期的发病率的分母为该期的总时间,即人时数,分子为该期结局事件的发生次数。如果要评价其他变量的效应修饰作用,可以采用分层分析或者在模型中加入交互作用项,例如评价年龄区间效应(age interval effect),则可以按照各个年龄段分别计算发病率比,以判断各年龄段的暴露效应是否不同;如果怀疑还有其他分类变量(例如季节)会改变暴露效应的话,可以直接在模型中加入交互作用项。多变量分析通常采用条件 Poisson 回归。

三、自身对照病例系列研究的应用实例

Naleway 等人基于美国疫苗安全数据链(vaccine safety datalink,VSD),采用自身对照病例系列研究探索了儿童接种疫苗与免疫介导的溶血性贫血之间的关系。该数据库中共含 450 万儿童,1991 年 1 月~2000 年 12 月期间(观察期)该人群中明确诊断的新发免疫介导溶血性贫血的儿童(年龄在 30 天到 17 周岁之间)共 55 例。

每个儿童的观察起点为 1991 年 1 月 1 日,或出生日,或纳入该数据库的日期,终点为 2000 年 12 月 31 日。将观察期分为危险期和对照期,危险期是以疫苗接种日开始算起之后的 42 天,危险期以外的其他时间作为对照期。本研究不存在滞后期,因为疫苗接种后是通过急性超敏反应而产生快速的溶血危险,故疫苗接种日即为危险期的起点。分析中剔除那些未接种过疫苗的溶血性贫血患儿,因为他们不具有相应的危险期。计算危险期和对照期的人时发病率,并采用条件 Poisson 回归计算发病率比。

结果发现免疫介导的溶血性贫血与百白破疫苗关联的 IRR 为 0.65(95% CI:0.19~2.24),与乙肝疫苗关联的 IRR 为 1.73(95% CI:0.59~5.01),与任何一种疫苗使用的 IRR 为 1.04(95% CI:0.46~2.32),提示免疫介导的溶血性贫血与疫苗接种无显著性关联。

四、自身对照病例系列研究的特点

1. 属于回顾性队列研究的衍生形式,其优点是只需收集病例(发生了结局事件者)的暴露史等信息,其样本量显著小于队列研究,因而适用于发生率低的结局事件(如疫苗接种严重不良事件)的因果关联评估;在暴露不是非常罕见时,此设计的效率几乎等同于全人群的队列研究。

2. 由于以自身作为对照,可以很好地控制那些稳定的混杂因素(遗传易感性和某些环境因素),那些随时间改变的变量也可以作为混杂因素纳入模型,因而具有较高的检验效能,且具有高效、经济的特性,也避免了与对照选择相关的偏倚。

3. 通过按年龄分层,该方法可以评价年龄的效应修饰作用。例如在儿童接种疫苗与免疫介导的溶血性贫血的实例中,按年龄进行分层,可以判断疫苗引发溶血性贫血的效应是否与年龄有关,即年龄是否起到效应修饰因子的作用。

4. 与传统队列研究不同,由于该方法是以发生了某特定结局的个体作为研究对象,所以通常无法评价一种暴露与多个结局之间的关联,但是可用于评价多种暴露对于同一结局的作用,例如在上例中同时分析了多种疫苗与免疫介导的溶血性贫血之间的关系。

5. 能有效地控制适应证偏倚(indication bias)。例如有学者分别采用队列研究和自身对照病例系列研究对同一个人群数据进行分析,以探索儿童中流感疫苗与哮喘恶化的关联,队列研究共随访 70 753 人,得到相对危险度为 3.29(2.55~4.15),经哮喘病情调整后相对危险度降至 1.39(1.08~1.77),而采用自身对照病例系列研究(哮喘儿童共 2075 例)得到的相对危险度为 0.98(0.76~1.27)。造成两种研究方法结果差异的原因是队列研究受到适应证偏倚的影响,即哮喘病情严重的患儿往往更倾向于接种流感疫苗,从而导致关联的高估,而自身对照病例系列研究采取自对照方法,控制了病情严重程度对结果的干扰。

6. 自身对照病例系列研究的局限性 ①要求结局事件不影响后续的暴露;②不适用于结局为死亡的情况;③研究对象仅为病人,所以不能直接计算发病率,只能估计相对危险度的大小;④应用较局限,主要用于药物流行病学研究,但是目前该方法也有了一些方法学方面的新发展,以提高其应用范围,如采用前瞻性设计用于上市后药品的监测,又如适用条件从短危险期扩展到长危险期等。

第八节 暴露-交叉研究

暴露-交叉研究(exposure-crossover studies)由 Redelmeier 于 2013 年提出。该设计可用来探索某暴露是否会改变某种可重复发生的结局事件的发生危险。

一、暴露-交叉研究的设计原理

暴露-交叉研究的研究对象为具有待研究的暴露的个体,其研究起点为暴露发生开始,研究方向为双向,即比较暴露发生之前(基线期)和暴露发生之后(诱导后期)结局事件的发生率,从而判断暴露和结局事件有无关联及关联程度大小。如果诱导后期的结局事件发生率明显不同于基线期,则说明暴露和结局事件有关联。

暴露-交叉研究和病例-交叉研究类似的地方在于,两者均以自身为对照,无须平行对照。不同之处在于暴露-交叉研究的研究对象为具有某种暴露的人,比较各个时间的结局发生率;病例-交叉研究的研究对象为发生某结局的人,比较各个时点的暴露率。因此暴露-交叉研究与病例-交叉研究的关系类似于队列研究和病例对照研究的关系,即前者是由"因"及"果",后者是由"果"推"因"。

暴露-交叉研究的适用条件包括:

1. 要求结局事件是可重复发生的,如疾病复发、病情恶化或突发事件(交通事故)等,因此不适用于终末结局(如死亡)。

2. 暴露通常为短暂的急性暴露,暴露可以是一种医疗干预、药物或其他干预措施,例如探索单克隆抗体疗法减轻 Crohn 病的病情恶化,冠状动脉手术预防重复发作的心绞痛,行为疗法预防老年人重复发生的跌倒等。

3. 对于暴露和结局均应有明确的发生时间记录。

二、暴露-交叉研究的设计要点

1. 时间零点的确定 时间零点(time-zero)是指每个个体发生暴露的时间点。

2. 随访 从时间零点开始,向前和向后进行追踪,也就是分别前瞻性和回顾性地进行信息收集。这是它不同于队列研究和病例对照研究的一个特点,队列研究是从暴露开始仅进行前瞻性的追踪,而病例对照研究是从病例开始进行回顾性的追踪。

3. 时间的分割 将每个个体暴露前后的整个时间跨度分割成连续的等间隔的时间段,一种方法是将一年分成12个月,但是这种做法可能会造成不精确,因为每个月的天数不同;另一种方法是将一年分成13段,每段均含有28天,且可以保证在每一段中含有相同的工作日和周末日。时间分割的方法要依据研究的问题,样本量、事件发生频率以及其他因素。通常,在每个时间段中结局事件足够多的前提下,时间分割越精细,研究精度越高。

4. 时间的分段 将每个个体暴露前后的整个时间跨度又分为3段:诱导期(induction interval)是指发生暴露以及暴露之前较短暂的时间段;基线期(baseline interval)是指诱导期之前的时间段,以反映在无暴露情况下结局的平均水平;诱导后期(subsequent interval)是在诱导期之后的时间段,以反映暴露发生之后结局的发生情况。

5. 统计学分析 主要有两种数据分析思路,一是将整个人群看作一个整体,采用类似时间序列的分析方法,通常要借助图形展示时间变化趋势;二是以个体作为分析单位,采用重复测量分析方法。无论是哪种方法,都是基于诱导后期和基线期结局差异的比较,通常不包含诱导期,因为在诱导期个体发生的某些变化(例如健康状况、社会压力事件等)可能会促成暴露的发生(就医、交通事故等),因此剔除诱导期,有助于避免适应证混杂、向均数回归等偏倚的影响。但是如果诱导期的这些变化也是研究的兴趣所在,可以利用一些高级统计分析方法来探索诱导期的作用,如采用广义估计方程(generalized estimating equations,GEEs)。另外诱导期的长度需要根据专业知识来确定,或者在分析时采用敏感性分析进行探索。例如在下例中 Redelmeier 将诱导期定为发生交通事故以及之前的1年。

三、暴露-交叉研究的研究实例

Redelmeier 以研究交通事故和随后再次发生交通事故风险之间的关系为例说明了暴露-交叉研究的实施步骤。既往研究结论不一致,因为交通肇事者并不是全人群的一个随机样本,而是具有更高的事故倾向,这会增加后续发生交通事故的风险;反过来交通事故又可能会影响其健康状况或导致车辆受损,从而减少其驾车行为及随后的事故风险。

本研究第一步选择加拿大安大略省2005年4月1日至2010年3月31日发生交通事故的司机作为研究对象,时间零点为交通事故的发生日;第二步将每位研究对象的5年观察期分为两部分,交通事故前4年和后1年,并把每年分成13段×28d;第三步确定时间间隔,即把发生交通事故以及之前1年(13段)作为诱导期;交通事故前2~4年(39段)作为基线期;交通事故后1年(13段)作为诱导后期;最后一步通过比较3年基线期和1年诱导后期交通事故发生率以得出结论。研究共纳入394 090个研究对象。平均每段(28d)发生交通事故143次。3年基线期共发生了5729次交通事故(年事故率为4.85‰)。诱导后期(发生首次交通事故后一年以内)共发生了2118次交通事故(年事故率为5.37‰)。结果提示交通事故会增加随后再次发生交通事故的风险。

四、暴露-交叉研究的特点

1. 从本质上讲,暴露-交叉研究是一种前后比较方法,或中断的时间序列设计(interrupted time series design)。该方法可以比较暴露前后的发病差异,而且暴露前的时间又可以细分为基线期和诱导期。

2. 暴露-交叉研究能将整个观察期分成更精细的时间段,提高了控制时间混杂(temporal confounder)、暴露趋势偏倚(exposure trend bias)的统计学效能。精细的时间段划分使结果的图形表述成为可能。

3. 可同时调查一种暴露和多种结局事件的关系;还有助于评价某一种暴露的持久性。

4. 通过自身匹配可以控制个体内的混杂,尤其是一些不易测量的固有特征(如遗传、个性等),也避免了对照选择不当所造成的选择偏倚。

5. 暴露-交叉研究的局限性 ①由于需要足够长的观察期来获得稳定的基线期和诱导后期资料,而实际情况是长时间的资料不易获得,导致其实用性不强。②存在一些方法上的不确定性:如缺乏明确的时间分割和分段标准;难以确定合适的样本量和把握度;规定每个患者相同的观察期,可能导致一些研究对象因观察期不够长而被剔除,损失了部分样本量。③存在偏倚:由于暴露不是随机的,可能存在混杂偏倚;研究对象均为存活者,因此可能存在幸存者偏倚。

第九节 病例-镜像研究

在环境流行病学研究中,当待研究的暴露是一个环境源(environmental source)时,该暴露因素以外的其他环境因素(如社会经济地位、交通状况、大气污染等)可能产生混杂作用,如果采用传统的病例对照研究,无法避免这些偏倚,而配对设计又很难找到合适的对照,或可能导致匹配过度。为解决此问题,Zaffanella 于 1998 年提出可以通过一个假想实验为每个病例建立一个假想的镜像对照,由此衍生出了病例-镜像研究(case-specular studies)。

一、病例-镜像研究的设计原理

病例-镜像研究属单纯病例研究范畴,选择患有目标疾病的一组病人作为病例组,根据病例的位置,按照对称的原则,以某对称轴(例如街道、河流)获得一个虚拟的镜像位置,并以此位置作为镜像对照,由于病例和镜像对照在空间上一致,可以认为环境混杂因素(如社会经济地位、交通状况、大气污染等)的分布一致,故可以排除这些混杂因素的干扰,而病例和镜像对照的待研究暴露可能不同,通过比较两者的暴露差异来分析暴露和疾病的关系。

病例-镜像研究的显著特征之一是对照为虚拟的镜像投射,例如在为某病例的居所选择对照时,并不需要选择真实存在的房屋及其住户作为对照。选择镜像对照的目的是因为其暴露水平可以被看作是和"病例"相匹配的"对照"的暴露。

实施病例-镜像研究需基于以下假设:①病例和镜像的位置不受暴露因素的位置的影响。②潜在的混杂因素在对称轴两侧不存在系统差异。③病例和镜像的暴露测量方法相同。④研究结局为罕见疾病。

二、病例-镜像研究的设计要点

1. 镜像对照的选择方法　病例-镜像研究中镜像对照的选取是其关键环节,通常有两种确定镜像对照的方法(图 13-1)。

(1)方法一:选定某对称轴,然后将病例所在的住房位置投射到对称轴的另一侧,以获得一个虚拟的镜像对照。如图 13-1 所示,以街道的中线为对称轴,将病例所在的住房位置投影到街道另一侧得到虚拟的镜像对照,故病例到街道中线的距离(L_A)等于镜像到街道中线的距离(L_B)。病例和镜像到暴露源的距离分别为 L_1 和 L_1'。

(2)方法二:是假定镜像对照与病例的住房位于同一位置,按照某对称轴获得与病例的暴露源对称的镜像对照的暴露源。如图 13-1 所示,病例和镜像位置重叠,以街道的中线为对称轴,将暴露源(供电线)的位置投影到街道另一侧,故暴露源到街道中线的距离(L_C)等于镜像暴露源到街道中线的距离(L_D)。病例和镜像共同所在的位置到暴露源和镜像暴露源的距离分别为 L_2 和 L_2'。

通常情况下两种方法测得的暴露结果一致,即 $L_1 = L_2$,且 $L_1' = L_2'$。因为第一种方法较为简单直观,故更常用,第二种方法应用较少,仅当采用第一种方法获得的镜像位置恰好位于公园等公共场所时,才会以第二种方法作为替代。

2. 数据分析方法　采用配比病例对照研究的资料分析方法,如条件 Logistic 回归分析。

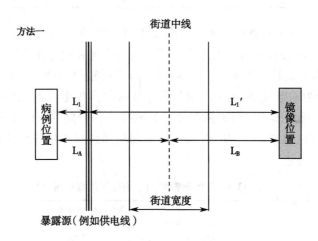

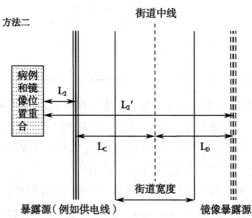

图 13-1　病例-镜像研究中建立镜像位置的方法示意图

三、病例-镜像研究的应用实例

Zaffanella 等在 1998 年采用病例-镜像研究探讨了儿童白血病与供电线所产生的电磁暴露之间的关联。供电线产生电磁场的强弱用电线代码(wire code)来反映,该指标在时间上稳定,能较好地反映电磁暴露水平。该指标由供电线类型及其与住房的距离综合而成,供电线分为 1~3 类,数字越大,产生的电磁辐射越强,例如 1 类供电线为输电线路,或一级粗配电线,其辐射要强于 2 类电线(即一级细配电线)。本例中电线代码共分为 3 种:极高电流设备(VHCC)、高电流设备(OHCC)和低电流设备(LCC)(表 13-4)。

表 13-4　电线编码方法

电线代码	分类方法
VHCC	1 类供电线,距离<15m
	2 类供电线,距离<7.5m
OHCC	1 类供电线,距离 15~39.5m
	2 类供电线,距离 7.5~19.5m
	3 类供电线,距离<15m
LCC	其他

该研究的病例为发生白血病的儿童,对照是以街道中线为轴,与病例住房对称处的虚拟镜像住房(此时并不需要真实的对照儿童),测量病例住房和镜像住房与供电线的距离,然后依据表 13-4 确定病例及其镜像相应的电线代码,即电磁辐射的强弱。例如某白血病儿童的住房周围的供电线为输电线路,病例住房和镜像住房距离供电线的距离分别 6.9m 和 29m,根据表 13-4 就可以确定病例住房和镜像住房的电线代码分别为 VHCC 和 OHCC,两者构成一个对子,采用此方法共收集了 294 对病例住房和镜像住房的供电线暴露情况。结果见表 13-5。

表 13-5　病例和镜像的电磁辐射暴露情况

病例的暴露情况	镜像的暴露情况		
	VHCC	OHCC	LCC
VHCC	4	64	8
OHCC	32	19	28
LCC	2	14	123

采用条件 Logistic 回归进行数据分析,计算风险比(HR)及其 95%可信区间,结果显示,与 LCC 组相比,OHCC 与儿童白血病关联的 HR 为 2.00,95%可信区间为 1.10~3.62,而 VHCC 与儿童白血病关联的 HR 为 4.00,95%可信区间为 2.01~7.97,提示居住环境中的高电流和极高电流设备可能是该地区儿童罹患白血病的危险因素。

随后,Larjavaara 等人于 2011 年采用该设计进行了手机使用与神经胶质瘤的关联研究,旨在评价神经胶质瘤是否在手机辐射最强的部位发生。另外该方法也扩展到女性乳腺癌、医院伤害事件等的相关因素的研究中。

四、病例-镜像研究的特点

1. 控制环境混杂因素的能力强　病例-镜像研究可以看作是一种特殊的 1∶1 匹配的病例对照研究设计,有助于控制社会经济条件等周围居住环境所导致的混杂。

2. 避免了与对照选择相关的选择偏倚　病例-镜像研究属单纯病例研究范畴,其显著特征之一是不需要真实的无病个体作为对照,而是按照一定的原则根据病例虚拟出镜像对照。因此省去了真实对照的选择,实施起来更加经济,且避免了选择偏倚。

3. 统计学效力较高　该设计的统计学效力与具有相同病例数的病例对照研究类似。

4. 病例-镜像研究的局限性　①病例和镜像高度匹配导致研究精度下降。如果一个病例和它的镜像暴露状态相同,那么这个对子对统计分析没有贡献,这种暴露状态一致的对子所占比例越大,结果精度越低,即可信区间范围越宽。②由于未使用真实的无病对照,因此在测量病例和镜像的暴露时无法实现盲法。③该设计只能用来研究一个危险因素与研究结局之间的关联,而不能同传统病例对照研究那样同时探索多种危险因素的效应。

第十节　N-of-1 试验

在临床实践中,随机对照试验是研究药物有效性和安全性的最佳设计方案,但是其结果往往仅反映药物的人群平均效应,由于个体差异的存在,群体证据不一定适合个体化的患者。例如治疗结直肠癌的药物西妥昔单抗是否有效,取决于肿瘤组织中的 KRAS 蛋白是否存在某个特定突变,存在该突变时疗效不佳。因此有学者提出个体医学(individual medicine)的概念,即从个体角度评价和确定合理的治疗方案,此时 N-of-1 试验就是一个有用的选择。

N-of-1 试验(N-of-1 trials)最早应用于教育学、心理学领域,1953 年由 Hogben 和 Sim 将其引入临床医学界,但是直至 30 年后,该方法才逐渐得到医学界的重视和应用。

一、N-of-1 试验的设计原理

N-of-1 试验也叫作单个病例试验(single-patient trials),或单样本随机对照试验,是将随机对照试验的原理应用于单一病例所进行的试验。Sackett(1991 年)指出其设计原理是以单个病人作为研究对象,接受一系列的配对的治疗或干预。每一个配对中包含一个实验疗法和一个安慰剂(或其他对照疗法),且治疗的顺序是随机确定的,并尽可能地采用双盲法(医生和患者均盲)。通过观察患者对干预措施的反应,来评价不同干预的优劣。该设计的目的是为单个患者选择最佳治疗方案。

该设计可以看作是对单个病人实施的多交叉实验,即交替使用两种干预措施(用 A 和 B 表示),例如某病人接受的治疗为 ABAB,其含义是该病人共有 4 个治疗期,依次接受的治疗为 A、B、A、B。其中 A 和 B 构成一次交叉或循环,本例中共含两个循环。在此设计中,往往有药物的多次退出和加入(多次交叉),因此又有人将该设计称为"退出-加入"设计("withdrawal-reversal" designs)。

N-of-1 试验的适用条件包括:

1. 慢性病,病情稳定,且进展缓慢(因为急性病通常没有足够时间完成多次交叉,所以不适用)。

2. 临床结局易测量,且可以进行连续或经常性的监测。例如患者的症状(慢性阻塞性肺疾病患者活动时的气短)、健康或生活质量的指标(纤维性肌炎患者的疲劳、疼痛、晨僵和睡眠障碍),又如一些易测量的实验室检测指标(如血压、血脂;自身免疫性疾病的血液沉降率;青光眼患者的眼压等)。

3. 药物或干预的起效快且作用时间较短暂(即洗脱快,延期效应短)。

4. 研究对象自身对于备选治疗方案的疗效存在不确定性(该不确定性可能是因为缺乏大人群的证据、已有证据存在争议或针对该个体的证据不足)。

二、N-of-1 试验的设计要点

1. 干预措施的随机化　由于 N-of-1 试验只含一个研究对象,他需要接受两种或多种干预措施,因此随机化是指干预措施的实施顺序是随机的,其目的是避免疗效受到时间相关混杂因素的影响。例如对于一个病情趋于恶化的患者,采用两种治疗药物(A 药和 B 药),给药顺序为 ABAB,由于在两次交叉中 B 药均在 A 药之后使用,该患者本身病情的恶化趋势将削弱 B 药的实际疗效,干扰两药疗效的比较,因此 ABAB 给药顺序平衡性较差。

N-of-1 试验中干预措施的随机化主要有两种方法:

(1)随机设计(randomization design)是指完全遵循随机原则来确定每个循环中的治疗顺序,例如第一个循环中的第一个治疗期随机分配给予 A 治疗,则第二个治疗期就给予 B 治疗;在下一个循环中仍采取上述随机方法。对于一个含有两次循环 4 个治疗期的试验,采用随机设计将有 50% 的概率得到平衡性较差的排序,如 ABAB 或 BABA,另外 50% 的概率得到平衡顺序,如 ABBA 或 BAAB。

(2)抗平衡设计(counterbalanced design)是采用系统性的方式进行 AB 和 BA 的分配,即第二个循环中的顺序取决于第一个循环中的顺序,且两者顺序相反(呈对抗性)。例如第一个循环通过随机设计确定的顺序为 AB,则第二个循环为 BA。该方法可以更有效控制潜在混杂因素,减少线性时间趋势混杂。抗平衡设计又分为单次抗平衡设计(singly counterbalanced design)和双次抗平衡设计(double counterbalanced design)。前者例如 AB-BAABBA,即循环 1 和循环 2 顺序相反,循环 3 和循环 4 是前面的重复,该方法可以很好地控制时间线性混杂,但是仍可能受到非线性混杂的影响;后者例如 ABBABAAB,即循环 1 和循环 2 顺序相反,循环 3 和循环 4 又和前面的顺序相反,该设计可以同时控制线性和非线性混杂因素。

2. 循环次数的确定　仅含一个循环是最简单的形式,即每个个体仅接受一次 A 和一次 B,例如先 A 后 B,或先 B 后 A,该方法简单,但是不能很好地控制系统误差(尤其是时间-治疗交互作用)和随机误差(因为没有足够多的重复次数)。因此往往需要足够的重复,也就是多次循环。重复对于 N-of-1 试验的作用等同于样本量对于传统随机对照试验的作用。循环次数和每个治疗期的长度取决于研究结局、干预的特征以及统计学效能。增加循环次数有助于提高统计效能,控制混杂效应(如实验过程中患者生活方式的改变,膳食调整和增加运动等)。

3. 洗脱期的设定　N-of-1 试验要求干预措施的效应短暂,否则延迟的效应会与后一个药物的效果重叠,即延期效应(carryover effect)。为此需要设置洗脱期(washout period),洗脱期是不同药物有效作用阶段之间的间隔期,目的是消除前一个治疗的效应,以控制延期效应所产生的偏倚。但是设定洗脱期又可能面临伦理学问题,尤其是当患者已经从前面的治疗中获得了明显益处的情况下。出于实际的考虑,最保险的方法是保证整个治疗期足够长,远长于每种治疗措施的半衰期的平均值,并增加研究结局的测量频率(例如每天一测),此时可以不设洗脱期。除了使用生理洗脱期外,另一种替代方法是采用分析洗脱期,即在统计学分析阶段考虑延期效应的影响,并进行相应校正。

4. 盲法的使用　传统随机对照试验中通常采取盲法,因为研究目的是要确定人群中的治疗效果,需要将治疗的生物学效应和非特异性效应(安慰剂效应)区别开,此时盲法就显得尤为重要。而 N-of-1 试验的目的是确定治疗的总效应(包括特异的治疗效应和非特异的安慰剂效应),这时盲法的意义要弱于传统随机对照试验。尽管如此,学者们还是倾向于尽量采用盲法。

5. 数据分析方法　数据分析的目的是为了比较两种治疗的结局差异,并控制延期效应和混杂因素的影响。分析方法类似于传统的以人群为基础的交叉设计临床试验,但是又有不同。N-of-1 试验的数据收集频率更高,每个个体将收集到更多的信息,因此资料分析方法更接近时间系列分析,具体分析方法从简单的直观观察到常规统计方法(配对 t 检验和 Wilcoxon 检验)到复杂的时间-系列分析(如重复测量方差分析、序列相关分析、自相关分析等)。要注意:同一个个体身上不同时点的测量结果是高度相关的,如果采用 t 检验来比较两个特定干预后的结局指标,可能会导致错误的结论。

如果开展了多个同主题的 N-of-1 试验,还可以借助 Meta 分析将多个研究的结果进行汇总,其分析方法也在逐渐发展,如 Bayesian 固定效应模型、多水平 Bayesian 随机效应模型、网络 Meta 分析(network meta-analysis)等。此类 Meta 分析可以探索干预的人群效应,还有助于探索对某特定干预有效的人群的特征,以及用于分析延期效应和混杂偏倚。

三、N-of-1 试验的应用实例

Yelland 等人采用系列双盲随机 N-of-1 试验评估了两种骨关节炎药物(对乙酰氨基酚缓释片与塞来考昔)在治疗骨关节炎相关症状方面的差异。治疗共含三个循环(总计 12 周),在每个循环中,两种药物各服用两周,给药顺序采用随机设计来确定。研究对象和医生均不知道服药的顺序,直到研究结束。主要结局指标包括疼痛,僵硬度和功能限制评分和不良反应等。

研究对象的入选标准是有多个部位出现骨关节炎,疼痛至少一个月以上,且疼痛严重到足以考虑长期使用塞来考昔。共招募了 59 名患者,有 41 名完成了试验,其中 33 例在总体症状缓解方面两药之间无差异,8 名报告有差异,7 名患者报告了塞来考昔治疗效果更好,1 例报告乙酰氨基酚缓释片更好。

值得注意的是,N-of-1 试验与交叉试验不同,上述 41 例患者可以看作是 41 个队列,每一例患者都相当于一个完整的试验,41 个独立的研究数据要想汇总需要借助 Meta 分析。研究者即采用 Bayesian 分层随机效应模型(hierarchical Bayesian random effects models)对 41 个 N-of-1 试验的结果进行了 Meta 分析,结果发现塞来考昔在疼痛、僵硬度和功能限制 3 方面评分的均数(标准误)低于乙酰氨基酚缓释片,即塞来考昔的疗效更好。

四、N-of-1 试验的特点

1. 研究对象特别　每一个病例都相当于一个完整的试验,即样本量为 1 的队列。很显然,该方法的外推性(外部效度)较差,研究结果外推到整个人群时应该慎重。因此有学者认

为该方法不能看作是一个科学的实验。但是通过 Meta 分析,可以将研究目的、效应指标类似的 N-of-1 试验结果进行综合,以得出更普遍的结论,增强结论的外推性;同时也能减少伦理学的争议。

2. 其本质为单个病人的多阶段交叉试验设计 该设计的很多原理和设计要点与交叉试验类似,如洗脱期的设定、延期效应的控制等。

3. 可用于个体最佳干预措施的选择 该设计为临床实践中个体最佳干预措施的选择提供了一种合理有效的方法,可以评价病人-治疗之间的交互作用,另外设定多个配对治疗时间段,还可以评价治疗-时间交互作用(即两种治疗的相对效果随时间发生改变)。

4. 容易被患者接受 应用最少的样本量(1 个病人),在短时间内做出治疗决策,由于试验易行,容易被病人所接受。另外无线移动设备的普及使得个体的高频次结局测定成为可能。

5. N-of-1 试验的局限性 ①病情的自然变化,环境、气候、心理因素等因素的变化,可使基线不一、影响同一循环中前后的可比性;②由于样本量的问题,导致犯 Ⅱ 型错误的可能性增大。所以,开展 N-of-1 试验时,需要全面考虑上述因素的利弊,开展对患者最有利的研究。

以上介绍的这些流行病学研究设计的衍生类型各具特点和优势,在具体运用的时候,需要注意它们的适用条件和局限性。如单纯病例设计只能分析环境和基因相乘模式的交互作用,而不能评估环境和基因各自的主效应,此时,将单纯病例设计和病例对照研究结合起来,则既能评价各自的主效应,又能较精确地评价交互作用。灵活地选择设计类型,尽可能将多种设计相结合,从多角度分析,才能最大限度地利用资料,提高研究效率。

(朱 红 编,谭红专 审)

参 考 文 献

[1] 李立明,王建华.流行病学(第一卷)[M].第 3 版.北京:人民卫生出版社, 2015.

[2] Wolfgang A, Iris P. Handbook of Epidemiology[M]. 2nd ed. New York:Springer Science + Business Media, 2014.

[3] Rothman KJ, Greenland S, Lash TL. Modern Epidemiology[M]. 3rd ed. Philadelphia:Lippincott Williams & Wilkins, 2008.

[4] 张斐斐,刘志东,张彩霞,等.病例对照研究设计进展[J].中华流行病学杂志,2016,37(4):578-580.

[5] 袁萍,文进,邓振华,等.道路交通伤害的病例交叉研究[J].中华流行病学杂志,2005,26(8):600-603.

[6] Kamangar F, Qiao YL, Blaser MJ, et al. Helicobacter pylori and oesophageal and gastric cancers in a prospective study in China[J].British Journal of Cancer, 2007, 96(1): 172-176.

[7] Porta M, Malats N, Guarner L, et al. Association between coffee drinking and K-ras mutations in exocrine pancreatic cancer.PANKRAS Ⅱ Study Group[J].J Epidemiol Community Health, 1999,53(11):702-709.

[8] Weeke P, Jensen A, Folke F, et al. Antidepressant Use and Risk of Out-of-Hospital Cardiac Arrest:A Nationwide Case-Time-Control Study[J].Clin Pharmacol Ther, 2012,92(1):72-79.

[9] Naleway AL, Belongia EA, Donahue JG, et al. Risk of immune hemolytic anemia in children following immunization[J].Vaccine, 2009,27(52):7394-7397.

[10] Redelmeier DA.The exposure-crossover design is a new method for studying sustained changes in recurrent events[J].J Clin Epidemiol, 2013,66(9):955-963.

[11] Zaffanella LE, Savitz DA, Greenland S, et al.The residential case-specular method to study wire codes, magnetic fields, and disease[J].Epidemiology, 1998, 9(1):16-20.

[12] Yelland MJ, Nikles CJ, McNairn N, et al.Celecoxib compared with sustained-release paracetamol for osteo-arthritis: a series of n-of-1 trials[J].Rheumatology (Oxford), 2007,46(1):135-140.

[13] Cain KC,Breslow NE.Logistic regression analysis and efficient design for two-stage studies[J].Am J Epidemiol,1988, 128(6):1198-1206.

第十四章

筛　检

提要：通过筛检发现人群中高危个体及临床前期病人，并在此基础上减少他们的发病是一级和二级预防的重要措施。本章将重点讲述筛检的定义、用途和意义、应用筛检的原则、筛检评价的方法和常用指标以及人群筛检效果的评价和筛检的偏倚等。

第一节　概　述

一、概念

筛检(screening)是指应用快速、简便的试验、检查或其他方法，将健康人群中那些可能有病或缺陷、但是表面健康的个体，同那些可能无病者鉴别开来，对筛检阳性或可疑阳性的人进一步确诊，并对确诊者给予一定的治疗。这种测试或者调查可以是实验室检验，也可以是物理学检查，还可以是问卷、常规体格检查等。筛检不是诊断，只是一个初步检查，目的是早期发现可疑病人。对筛检出来的可疑病人，应采用相关疾病的"金标准"(gold standard)进行确诊。筛检、诊断与治疗 3 者的关系可用图 14-1 表示。

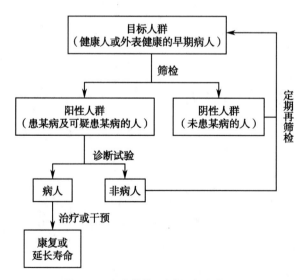

图 14-1　疾病筛检、诊断、治疗流程图

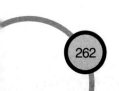

根据筛检对象的范围将筛检分为整群筛检(mass screening)和选择筛检(selective screening)。前者是在疾病患(发)病率很高的情况下,对一定范围内的某一人群进行普遍的检查,对象是该人群的整体,又称普查。如对宣威地区人群进行肺癌的筛查。选择筛检是对某一人群中的高危人群重点进行检查,如对接触石棉的工人,进行肺癌、喉癌和卵巢癌以及间皮瘤的筛查。

根据筛检采用方法的数量将筛检分为单项筛检(single screening)和多项筛检(multiple screening)。单项筛检是用一种筛检方法检查某一种疾病,如行下唇腺组织学检查筛查干燥综合征;多项筛检是指同时使用多项筛检方法检查同一种疾病,如同时进行胸透、痰中结核杆菌、查血沉等联合筛检可疑肺结核患者,然后再进一步作明确诊断。

依照筛检的目的分为治疗性筛检(therapeutic screening)和预防性筛检(preventive screening)。对35岁以上的妇女作宫颈上皮细胞涂片筛检宫颈癌属于治疗性的筛检;而孕妇产前进行HIV筛检则属于预防性筛检。

根据筛检的组织方式分为主动性筛检(active screening)和机会性筛检(opportunistic screening)。前者是采用"主动出击",通过有组织的宣传介绍,动员群众参与到该筛检项目中来。如河南省林州市肿瘤医院开展的食管癌筛查项目,鼓励群众参与到其中来属于主动性筛检;机会性筛检属于一种被动性的筛检,是将日常性的医疗服务和目标疾病的筛检结合起来,在患者就医的过程中,对具有高危因素的人群进行筛检。如对在门诊发现的,接触职业粉尘、化学物质的就诊者进行慢性阻塞性肺病等呼吸系统疾病的筛查。

一项筛检同时应具备以下几个特征:①简单性:指易于学习、易操作,即便是非专业人员经过适当的培训后也可操作;②廉价性:成本-效益是评价筛检的一个重要标准;③快速性:指很快就能得到筛检的结果;④安全性:筛检应该对受试者是有益处的至少是无害的;⑤可接受性:易被受筛检对象及医务人员接受。筛检最基本的条件是:适当的筛检方法、确诊方法和有效地治疗手段。

二、筛检的用途与意义

筛检的主要用途有如下几点:

1. 及早发现那些处于临床初期或临床前期的病人,然后进一步确诊,以达到早期治疗,提高病人的治愈率和存活率的目的。例如对妇女进行宫颈癌筛查,使大部分癌前病变在很容易治疗的阶段就被发现了,从而可以降低全球宫颈癌的死亡率。

2. 发现某些疾病的高危个体,开展流行病学监测,从病因学的角度采取措施,以减少疾病的发生,降低疾病的发病率,达到一级预防的目的。如筛检高血压用来预防脑卒中;筛检高胆固醇血症预防冠心病等。

3. 筛检还可把提高医疗保健工作的质量以及效率结合起来,用来分配有限的卫生资源。如在孕妇中开展筛检,将评分危险性高的产妇安排在医疗设备和措施较好的县市级医院分娩,危险性低的产妇留在当地乡村卫生院(室)分娩。

4. 筛检还可以用来提供人群的患病率资料,研究疾病的分布以及自然史,揭露疾病的"冰山现象"等。

三、应用筛检的原则

筛检是预防和控制疾病的措施,其主要目的是在健康人群中早期发现潜在的病人,进一步实施早期诊断和早期治疗。然而,无论是医学实践还是科学研究,筛检对社会和受试者的影响均具有不确定性,都有可能面临一定程度的风险。因此,在实施一项筛检时,必须遵循以下原则:

1. 筛检的疾病应该是后果严重、是当地现阶段的重大公共卫生问题。它指的是疾病的患病率水平较高,且能够对人群健康和生命造成严重危害。

2. 对所筛检疾病或状态的自然史有比较清楚地了解,有足够长的可识别临床前期(detectable preclinical phase,DPCP)和可识别的临床前期标志(detectable preclinical marker)以满足筛检,且这种标志有比较高的流行率。

3. 用于筛检的试验应具有快速、简便、经济、安全、真实可靠的特点,应易于让检查者和被检查者接受。筛检涉及面广、工作量大,在检测的对象中,查出的可疑患者只是少数,大多数是无病的健康人。因此,大规模的筛检应更多地考虑可行性,用价廉、简便、对人体无害和无痛苦的检测方法。

4. 对筛检阳性者进一步确诊,并能提供有效的治疗方法或可行的干预手段,即研究证明早期治疗优于晚期治疗,且对病人的治疗标准要有统一的规定。

5. 整个筛检项目经过高质量的随机对照试验证明实施的筛检项目可以有效地降低死亡率和病死率,筛检所带来的收益应该远远超过临床检查和治疗引起的躯体和精神损害,与其他医疗卫生服务项目相比较,该筛检项目的成本效益合理,在临床、社会和伦理等方面,群众、医务工作者以及相关的执行人员可以接受这项筛检项目。

6. 筛检计划应该是一个连续的过程,并不是检查完就结束,还应该进行定期的随访和检查。

第二节 筛检的评价

一、评价指标

对筛检进行评价,主要是评价其所用试验方法的科学性、可行性和实用性。理想的筛检应该是科学性、可行性和实用性的完美结合,即应同时符合简便、易行、经济、安全、有效和真实可靠的标准。在实际应用中,应在保证可行性和有应用价值的前提下,尽可能选择科学性高的试验方法。对筛检的具体评价,一般从真实性、可靠性和预测值3个方面进行。即将某种筛检试验结果与"金标准"检测结果相比较,其比较通常用四格表加以说明(表14-1)。

表 14-1 筛检评价

筛检	金标准		合计
	患者	非患者	
阳性	真阳性 A	假阳性 B	R_1
阴性	假阴性 C	真阴性 D	R_2
合计	C_1	C_2	N

(一)真实性

真实性(validity)也称准确性(accuracy),是指筛检的结果与金标准得到的结果的符合程度,又称之效度。评价指标主要有灵敏度、特异度等相关指标。

1. 灵敏度与假阴性率 灵敏度(sensitivity)是指筛检将实际有病的人正确判断为病人的百分率。灵敏度也称敏感度或真阳性率(true positive rate)。它反映了筛检所发现病人的能力。

$$灵敏度 = \frac{A}{A+C} \times 100\% \qquad (式14-1)$$

假阴性率(false negative rate)是筛检将实际有病的人错误判断为非病人的百分率。假阴性率也称漏诊率。它反映的是筛检漏诊病人的情况。

$$假阴性率 = \frac{C}{A+C} \times 100\% \qquad (式14-2)$$

灵敏度和假阴性率之间为互补关系,灵敏度=1-假阴性率。即灵敏度越高,假阴性率越低,反之亦然。

2. 特异度和假阳性率 特异度(specificity)是筛检将实际无病的人正确判断为非病人的百分率。特异度也称真阴性率(true negative rate)。它反映了筛检确定非病人的能力。

$$特异度 = \frac{D}{B+D} \times 100\% \qquad (式14-3)$$

假阳性率(false positive rate)是筛检将实际无病的人错误判断为病人的百分率。假阳性率也称误诊率。它反映的是筛检误诊病人的情况。

$$假阳性率 = \frac{B}{B+D} \times 100\% \qquad (式14-4)$$

特异度和假阳性率之间为互补的关系,特异度=1-假阳性率。即特异度越高,假阳性率越低,反之亦然。

3. 似然比 似然比(likelihood ratio,LR)属于同时反映灵敏度和特异度的复合指标。该指标全面地反映了筛检的诊断价值,非常稳定。它的计算只涉及灵敏度和特异度。

阳性似然比(positive likelihood ratio,+LR)是筛检中真阳性率与假阳性率的比值,即正确判定病人的概率是错判病人概率的倍数,它反映筛检阳性判断正确的概率程度,其值越大则该筛检的价值越高。

$$阳性似然比(+LR) = \frac{A/(A+C)}{B/(B+D)} = \frac{真阳性率}{假阳性率} \qquad (式14-5)$$

阴性似然比(negative likelihood ratio,-LR)是筛检中假阴性率与真阴性率的比值,即错判非病人的概率是正确判定非病人概率的倍数,它反映筛检阴性判断错误的概率程度,比值越小,试验结果阴性时为真阴性的可能性越大。

$$阴性似然比(-LR) = \frac{C/(A+C)}{D/(B+D)} = \frac{假阴性率}{真阴性率} \qquad (式14-6)$$

4. 诊断指数(diagnostic index,DI) 即灵敏度与特异度之和,其值越大,筛检的效能越好。一般认为 DI 小于 170% 的筛检,效能较差,不宜采用。

$$诊断指数(DI) = \frac{A}{A+C} + \frac{D}{B+D} \qquad (式14-7)$$

5. 正确指数(Youden's index,γ) 是筛检中灵敏度和特度之和减去基数(1 或 100%),表示筛检发现真正的患者和非患者的总的能力。正确指数也称 Youden's 指数。正确指数的范围为 0~1。指数越大,其真实性越好。

$$\text{Youden's 指数}(\gamma) = \frac{A}{A+C} + \frac{D}{B+D} - 1 = \text{灵敏度} + \text{特异度} - 1 \qquad (\text{式 14-8})$$

例 14-1　评价 SCORE 法对骨质疏松患者的诊断价值,对 282 例可疑病人进行筛选,相关数据整理见表 14-2,并对该项筛检的真实性进行评价。

表 14-2　SCORE 法和"金标准"T 值在诊断骨质疏松症患者的比较

SCORE 法	"金标准"T 值		合计
	病人	非病人	
病　人	112	148	260
非病人	4	18	22
合　计	116	166	282

$$\text{灵敏度} = \frac{112}{116} \times 100\% = 96.55\%$$

$$\text{特异度} = \frac{18}{166} \times 100\% = 10.84\%$$

$$\text{假阴性率} = \frac{4}{116} \times 100\% = 3.45\%$$

$$\text{假阳性率} = \frac{148}{166} \times 100\% = 89.16\%$$

$$\text{阳性似然比} + LR = \frac{112/116}{148/166} = 1.08$$

$$\text{阴性似然比} - LR = \frac{4/116}{18/166} = 0.32$$

$$\text{诊断指数 DI} = 96.55\% + 10.84\% = 107.39\%$$

$$\text{Youden's 指数} = 96.55\% + 10.84\% - 100\% = 7.39\%$$

(二) 可靠性

可靠性(reliability)也称精确度(precision)或可重复性(repeatability),是指在相同条件下,用同一种检测方法重复检测同一批或同一位受试者,各次结果之间的一致程度。结果的一致程度越高,表明筛检所用检测方法的稳定程度越好,可靠性越高。评价筛检可靠性的常用指标如下:

1. 符合率(consistency rate/agreement)　亦称一致率,是筛检试验判定的结果与标准诊断的结果相同的人数占受检人数的比例。

$$\text{符合率} = \frac{A+D}{A+B+C+D} \times 100\% \qquad (\text{式 14-9})$$

对总一致性进行技术调整得到调整一致性(adjusted agreement)。

$$\text{调整一致性} = \frac{1}{4}\left(\frac{A}{A+B} + \frac{A}{A+C} + \frac{D}{C+D} + \frac{D}{B+D}\right) \times 100\% \qquad (\text{式 14-10})$$

2. Kappa 指数　该指数比较稳定,不易受发病率的影响,考虑了机遇因素对一致性的影响。Kappa 指数 K 的取值范围为 $-1 \sim 1$, $K = -1$ 时两结果完全不一致; $K = 0$ 时表明观察一致性完全由机遇造成;$0<K<1$ 时表明观察一致性大于机遇一致性;$K=1$ 时表明两次结果完全一致。一般认为 Kappa 值在 $0.40\sim0.75$ 为中高度一致,$\geqslant0.75$ 为一致性极好,$\leqslant0.40$ 时为一致性差。

Kappa 指数的计算公式:

$$\text{Kappa} = \frac{N(A+D)-(R_1C_1+R_2C_2)}{N^2-(R_1C_1+R_2C_2)}$$ (式 14-11)

在实际的应用中,影响筛检可靠性的主要因素包括:

(1)试验误差:它是由于试验环境、仪器设备、试剂质量等实验条件造成的误差。如仪器设备老化,电压不稳定,试剂批号或存放时间不一致,温度、湿度不同等都能引起重复试验的检测结果不一致。因此,对各次试验的环境、仪器、试剂等要有严格的规定。

(2)测量误差:包括两个方面,一是不同的观察者检测同一批样品时,常因观察者之间技术水平、操作能力和工作态度的差异,使检测结果不一致;二是同一个观察者在不同时间检测同一批样品时,由于技术不精或情绪波动等自身不稳定因素,也会使检测结果出现误差。要减少或消除这两方面的误差,应在开展筛检之前注意试验方法的使用,严格培训观察者,要求操作规范、方法熟悉,使检查步骤标准化。

(3)个体变异:由于受试者自身的生物学变异,造成用同一试验方法重复检测同一受试者时检测结果不一致。如人的血压值在一天当中会随着时间、情绪和生理状态的变化发生波动,血糖值也会因餐后时间不同高低不一,在不同时间多次测量同一个人的血压或血糖,结果会有较大差别。许多生理、生化和免疫学的测量指标都有这种变化。因此,各次检测的时间、部位等观察条件一定要统一。

(三)预测值

预测值(predictive value,PV)也称预告值或诊断价值,是应用筛检的结果来估计受检者患病和不患病可能性大小的指标。根据筛检的阳性与阴性结果进行的估计分别称为阳性预测值和阴性预测值。

1. 阳性预测值(positive predictive value) 是筛检检出的全部阳性例数中真正的患病者所占的比例。它反映了筛检结果阳性时,阳性者真正患病的概率有多大。

$$\text{阳性预测值} = \frac{A}{A+B}\times100\%$$ (式 14-12)

2. 阴性预测值(negative predictive value) 是筛检检出的全部阴性例数中真正的非病人所占的比例。它反映了筛检结果阴性时,阴性者真正不患病的概率有多大。

$$\text{阴性预测值} = \frac{D}{C+D}\times100\%$$ (式 14-13)

根据例 14-1 可计算得该筛检人群目标疾病的预测值:

$$\text{阳性预测值} = \frac{112}{260}\times100\% = 43.08\%$$

$$\text{阴性预测值} = \frac{18}{22}\times100\% = 81.82\%$$

总的来说,在人群患病率一定的情况下,筛检的灵敏度越高,则阴性预测值越高;筛检的特异度越高,阳性预测值越高。此外,预测值还与受检人群目标疾病患病率(P)的高低密切相关。阳性预测值、阴性预测值与患病率、灵敏度和特异度的关系可用以下公式表示:

$$阳性预测值 = \frac{灵敏度 \times 患病率}{灵敏度 \times 患病率 + (1-患病率)(1-特异度)} \qquad (式14-14)$$

$$阴性预测值 = \frac{特异度 \times (1-患病率)}{特异度 \times (1-患病率) + 患病率(1-灵敏度)} \qquad (式14-15)$$

当灵敏度与特异度一定,疾病患病率降低时,阳性预测值降低,阴性预测值提高;当患病率不变,降低灵敏度,特异度将提高,此时阴性预测值将降低,阳性预测值升高。

(四)筛检评价指标的统计推断

对筛检的评价,一般都是采用抽样的方法来进行研究的。应用四格表计算出来的评价指标均为样本指标,存在抽样误差是难以避免的。因此,对计算出来的评价指标要进行可信区间估计,有关公式见表14-3;要对两个或两个以上的筛检方法进行比较需要做假设检验,有关公式见表14-4。

表 14-3　筛检评价指标的区间估计

样本指标	样本标准误	可信区间
灵敏度(Sen)	$S_{Sen} = \sqrt{ac/(a+c)^3}$	$Sen \pm U_\alpha S_{sen}$
特异度(Spe)	$S_{Spe} = \sqrt{bd/(b+d)^3}$	$Spe \pm U_\alpha S_{spe}$
阳性预测值(PV+)	$S_{PV+} = \sqrt{ab/(a+b)^3}$	$PV+ \pm U_\alpha S_{PV+}$
阴性预测值(PV−)	$S_{PV-} = \sqrt{cd/(c+d)^3}$	$PV- \pm U_\alpha S_{PV-}$
粗一致率(CA)	$S_{CA} = \sqrt{(a+d)(b+c)/N^3}$	$CA \pm U_\alpha S_{CA}$
Youden 指数(γ)	$S_\gamma = \sqrt{\dfrac{ac}{(a+c)^3} + \dfrac{bd}{(b+d)^3}}$	$\gamma \pm U_\alpha S_\gamma$

表 14-4　筛检评价指标的假设检验

适用情况	无效假设 H_0	计算公式	标准误
两个试验一致率比较	两总体一致率相等	$U = \dfrac{CA_1 - CA_2}{S_{CA}}$	$S_{CA} = \sqrt{S_{CA_1}^2 + S_{CA_2}^2}$
两个试验 Youden's 指数比较	两总体 γ 相等	$U = \dfrac{r_1 - r_2}{S_{(r_1-r_2)}}$	$S_{(\gamma1-\gamma2)} = \sqrt{S_{r_1}^2 + S_{r_2}^2}$

二、筛检评价的程序

一项检测方法必须通过科学的评价才能确定是否能用于人群筛检。其具体评价过程为:先确定适宜的"金标准",随后用它筛选适量的目标疾病患者和非患者,然后用待评价的筛检再对他们检验一次,最后将结果与金标准的结果进行比较,并用一系列的指标来评价筛检对该病的诊断价值。

(一)确定"金标准"

"金标准"是指目前公认的最可靠、最准确、最好的诊断疾病的方法,也称标准诊断方法。

常用的金标准有组织病理学检查(活检、尸检)、手术发现、影像诊断(CT、核磁共振、彩色 B 超)、微生物培养以及长期随访所得的结论。"金标准"一般应是特异诊断,可以正确区分"有病"和"无病"。如果没有特异诊断时,也可用医学专家共同制定的公认的综合诊断作为金标准。显然,如果金标准选择不当或缺乏好的金标准,就不能正确区分研究对象是否有病,将会影响对筛检的正确评价。

(二) 确定筛检的临界点

筛检的指标选定之后,就应该确定一个判定正常与异常、阴性与阳性的临界点以区分病人和非病人。理想的试验是灵敏度和特异度都为 100%,即病人和非病人的检测值之间没有重叠,但实际上大多数医学检查的正常值和异常值在分布上有重叠。

如何确定筛检阳性结果的截断值(cut-off point)或临界点,与筛检的非病人和病人的观察值的分布有关。如图 14-2(a)所示,病人和非病人的测量值呈两个独立的、互不相交的分布曲线。此时可将截断值选在病人中的最小值,筛检的灵敏度和特异度均可达到 100%。

图 14-2(b)所示病人和非病人的测量在同一条分布曲线上。同(a)一样,临界点选在病人中的最小值,筛检的灵敏度和特异度均可达到 100%。

在实际生活中,通常所遇到的情况如图 14-2(c)所示,病人和非病人的检测值常围绕各自的均数形成两条分布曲线,两条曲线交点下有一重叠部分。H 为病人最低值,X 为正常人的最高值,在两者之间形成一个重叠区域,既有病人,又有非病人。无论临界点定在两条分布曲线的何处,都会出现假阳性和假阴性。如果将临界点右移,特异度增高而灵敏度降低,假阴性率(漏诊率)增加;反之,将临界点左移,特异度降低而灵敏度增高,假阳性率(误诊率)增加。

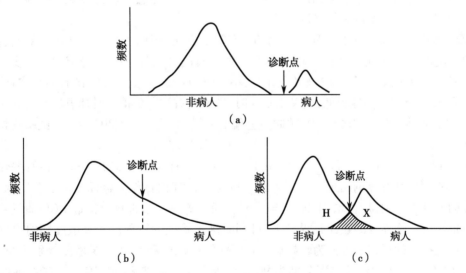

图 14-2 病人与非病人观察值分布类型(曾光,2002)

例如,在糖尿病的筛检方案中,A 医生将餐后血糖水平定为 160mg/100ml,而 B 医生将餐后血糖试验水平定为 140mg/100ml,由上图可见:将餐后血糖水平指标由 140mg/100ml 增加到 160mg/100ml 时,诊断点向右移动,与 A 医生的诊断相比,B 医生筛检病人的特异度增高,灵敏度降低,即 B 医生诊断病人的假阴性提高(漏诊率增高),假阳性下降(误诊率减少)。

显然,对同一种疾病应用不同的临界点进行诊断会得到不同的结果。因此,要结合临床实际选择符合专业要求、假阳性率(误诊率)和假阴性率(漏诊率)能达到最小的最佳临界点。一般常从以下几个方面考虑:

1. 如果疾病的预后较差,漏诊病人可能带来严重的后果,且目前又有可靠地治疗方法,则临界点往左移动,以提高灵敏度,尽可能多地发现可疑病人,但会导致假阳性的增多。增多的假阳性者可在进一步的诊断试验确诊中被排除。

2. 如疾病的预后不严重,且现有的诊疗手段不理想,临界点可右移,提高特异度,尽可能地将非患者鉴别出来,减少假阳性率。而增加的假阴性者则可在今后的再次筛检中被发现。

3. 如果假阳性者作进一步检查的费用太高,为了节省经费,也可以考虑将临界点向右移。

4. 如果灵敏度和特异度同等重要,可将临界点选在病人与非病人的分布曲线交界处。

除了上述考虑外,确定临界点的常用方法有:

1. 正态分布法 适用于呈正态分布、样本量较大的资料。一般用均数加(减)2倍标准差作为临界点。

2. 百分位数法 适用于呈偏态分布、样本含量较小的资料。通常以95百分位数或99百分位数的数值作为临界点。

3. ROC曲线法 受试者工作特征曲线(receiver operator characteristic curve,简称ROC曲线),是确定临界点较为理想的一种方法。它是用真阳性率和假阳性率作图得出的曲线,可反映灵敏度和特异度的关系。ROC曲线的横轴表示假阳性率(即1-特异度),纵轴表示真阳性率(即灵敏度),连接各点绘制而成的曲线。曲线上的任意一点代表某项筛检的特定阳性标准值相对应的灵敏度和特异度。

ROC曲线是评价筛检的一种全面、准确、有效的方法,还用于对同一种疾病的两种以上的试验方法的真实性优劣进行比较。除了直观比较的方法外,还可计算ROC曲线下的面积。曲线下的面积反映了诊断试验价值的大小,面积越大,越接近1.0,诊断的真实性越好;越接近0.5,诊断的真实性越低;当等于0.5时,则不具有诊断价值。具体方法是将各个试验的ROC曲线绘制在同一坐标系中,越向左上偏的曲线,曲线下的面积越大,该试验筛检的能力越强。

如图14-3为应用甲胎蛋白(AFP)、α-L-岩藻糖苷酶(AFU)、CA199和γ谷氨酰转移酶(GGT)筛检原发性肝癌的结果。以手术或行肝穿刺病理检查作为金标准。如图所示,随着灵敏度的上升,1-特异度值增加,即特异度下降,反之亦然。通常将最接近ROC曲线左上角那一点定为最佳临界点。在此临界点上,可同时满足筛检的特异度和灵敏度相对最优。如图以各检验指标的正常参考值为临界点,AFP、AFU、CA199和GGT的灵敏度分别为90.0%、82.5%、57.5%和87.5%;特异度分别为96.2%、96.2%、98.7%和87.5%。各指标曲线下面积分别为0.973、0.966、0.754和0.948,说明筛检原发性肝癌血清学指标的筛检能力由大到小依次是AFP、AFU、GGT、CA199。

(三)选择研究对象

研究对象应包括两组:一组是用金标准确定为有某病的病例组,另一组是用金标准证实为无该病的可疑患者作为对照组。病例组应包括各种病例,如症状典型和非典型的,病程早、中、晚期的,病情轻、中、重型的,有并发症和无并发症的,年龄不同层次的,经过治疗和未

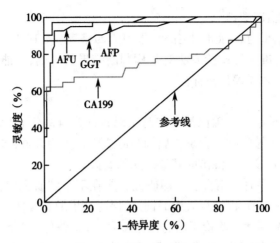

图 14-3 原发性肝癌诊断的 ROC 曲线（袁明生，2011）

治疗过的等，以便能反映该病的全部特征。对照组应选择确实无本病，同时应包括患有易与本病相混淆疾病的病例，这样的对照才具有临床鉴别诊断价值。

（四）确定筛检的样本量

与筛检研究样本量有关的因素有：①待评价筛检的灵敏度；②待评价筛检的特异度；③显著性检验水平 α；④容许误差 δ。当灵敏度和特异度均接近 50% 时，可用近似公式：

$$n = \left(\frac{Z_\alpha}{\delta}\right)^2 (1-P)P \qquad\qquad (式 14-16)$$

公式中 n 为所需的样本含量。Z_α 为正态分布中累积概率等于 $\alpha/2$ 时的 Z 值，如 $Z_{0.05/2} = 1.96$ 或 $Z_{0.01/2} = 2.58$。δ 为容许误差，一般定在 $0.05 \sim 0.10$。P 为待评价的筛检方法的灵敏度或特异度，通常用灵敏度估计病例组所需要的样本量，特异度估计对照组需要的样本量。

当筛检的灵敏度或者特异度小于 20% 或者大于 80% 时，样本率的分布呈偏态，需要对率进行平方根反正弦转换，并用公式 14-17 计算样本量。

$$n = \left[\frac{57.3 \times Z_\alpha}{\sin^{-1}(\delta/\sqrt{P(1-P)})}\right]^2 \qquad\qquad (式 14-17)$$

例如，待评价的筛检的估计灵敏度为 80%，估计的特异度为 60%，计算病例组和对照组所需要的样本量。

假设 $\alpha = 0.05$，$\delta = 0.08$，则有：

$$n_1 = (1.96/0.08)^2 \times (1-0.8) \times 0.8 = 96.04 \approx 96$$
$$n_2 = (1.96/0.08)^2 \times (1-0.6) \times 0.6 = 144.06 \approx 144$$

所以，如若评价该项筛检时，病例组所需样本量为 96 例，对照组所需样本量为 144 例。

（五）同步盲法测试

经金标准确定的病例组与对照组两组中的受试者同时接受新的筛检方法的测定，将测定结果与金标准判定的结果进行比较，计算新筛检与金标准符合和差异程度的统计学指标，再根据这些指标对筛检进行评价。在试验操作的全过程和判定试验结果时，采用盲法是保证试验结果真实可靠的关键所在，即观察者不能预先知道何为金标准确定的病例或对照，以免发生人为偏差，过高估计筛检与金标准的符合程度。

（六）筛检评价的资料整理

将新筛检的测定结果与金标准判定的结果列成四格表（表 14-1），通过该四格表可以清楚地看出新筛检与金标准两种试验方法对某病判断结果的异同，并能利用四格表中的数据很方便地推算出筛检的各项评价指标。

（七）质量控制

1. 正确选择研究对象　为确保筛检的对象对目标人群的代表性，选择研究对象时，应遵循随机化的原则，有足够的样本含量。病例组应能代表患病人群，包括该病的各种临床类型，对照组应包括易于和该病相混淆的其他疾病的病人。

2. 在判断筛检的结果时使用盲法　即研究者应在不了解研究对象被"金标准"测量的情况下进行筛检结果的判断，以减少人为的偏差，保证结果的真实性。

3. 控制其他的影响因素　筛检所用的仪器型号、试验条件、试验步骤、试剂质量等要统一、标准化。筛检所涉及的方法需反复测试，观察指标要客观特异，判断结果的标准要明确具体，参与调查的研究者应经过严格统一的训练，尽可能地将造成误差的可能性降到最低限度。

（八）伦理学问题

不论是医疗实践还是医学研究，筛检对受试者的影响均具有不确定性，受试者可能面临一定程度的风险。因此在实施时，必须遵守尊重个人意愿、有益无害、公正公平等一般伦理学原则。

筛检的宗旨是给受试者带来好处，但作为计划的受试者，有权利对将要参与的计划所涉及的问题"知情"。医务人员有义务和责任向受检者提供足够的信息，包括参与这项计划的利益与风险，使他们理解提供的信息，据此做出理性的选择，决定是否同意参加。

有益无害原则在筛检实施的标准中有明确的体现。如筛检必须安全、可靠，无创伤性、易于被群众接受，不会给被检查者带来身体和精神上的伤害。对筛检阳性者，有进一步的诊断治疗方法，不会给他们带来不必要的心理负担、对健康产生负面影响。再者，筛检获得的是受试者个人的健康资料，因此个人的隐私权应受到尊重。除非是得到本人的允许，否则不得向外泄露。

公正原则指的是要公正、合理地对待每一个社会成员。如果筛检的价值和安全性已确定，并将用于医疗实践，给群众带来益处时，无论受试者的年龄、职务、性别、经济地位及与医务人员的关系如何，均应受到平等的对待。

第三节　人群筛检效果的评价

筛检的评价是利用一组特殊的研究对象对试验本身所进行的评价。而一项筛检最终要运用到特定的人群中，从长远考虑，对整个人群而言，人们更关心的是筛检在人群中开展后所取得的效果如何。筛检效果可从发现的病人数，产生的生物学效果和社会经济学效果等方面考虑。

一、评价指标

（一）收益

收益（yield）也称收获量，一般是通过筛检所发现的新病人数来衡量的，因为这些新发现的病人将得到早期正确的诊断和治疗,从而改善预后和生活质量、延长寿命和工作时间,以及由此产生巨大的经济效益和社会效益。

1. 评价收益的指标 预测值不仅是评价某一次筛检阳性、阴性结果患病与否可能性大小的指标,亦是评价在人群中开展筛检收益的重要指标。预测值的高低主要受试验的灵敏度、特异度和受检人群中所研究疾病患病率的影响。在患病率不变的情况下,阳性预测值主要是随着试验特异度的提高而增高,阴性预测值则主要是随着试验灵敏度的提高而增高。在试验的灵敏度和特异度不变时,受检人群中所研究疾病的患病率越高,阳性预测值越高,患病率越低,阳性预测值越低,而且患病率对阳性预测值的影响比特异度对其影响更大。相对来说患病率对阴性预测值影响较小。因此,在判断试验结果的筛检价值时,应考虑试验的灵敏度、特异度和受检人群中所研究疾病的患病率,结合专业知识和临床经验进行综合判断,避免出现过多的假阳性和假阴性。

2. 影响收益的因素 与筛检收益有关的因素如下:①人群中某病的患病率越高,筛检出的患病例数就越多。②筛检的灵敏度:如果灵敏度较低,筛检只能筛检出很少一部分病人,不管其他的条件因素如何,收益仍旧是低的。③以前筛检的次数:首次在人群中做筛检时,筛检出的病例数较多,此为某病在该地的患病率;如果经历过一段时间后,再次做筛检,在其他客观条件因素变化不大的情况下,筛检出的病例数必定比上一次少,此为发病率。④早期发现、早期治疗对某种疾病预后的影响程度:由于筛查出的病人采取了治疗或改变某种不良生活习惯及行为方式,会使该病的治愈率、转阴率以及生存率提高,同时该病的死亡率会下降,直接影响筛检的效果。

(二) 生物学效果的评价

从人群的角度对筛检的生物学效果进行评价时,可采用病死率、死亡率和生存率,以及效果指数、相对危险度降低、绝对危险度降低、需要筛检人数等指标。

1. 病死率(case fatality rate) 可对经筛检发现的患者与非经筛检发现患者的病死率进行比较。使用此指标时,应考虑时间因素,否则比较的意义不大。

2. 死亡率(mortality rate) 可对经筛检的人群与未经筛检人群之间该病的死亡率进行比较。但该指标不是很理想的评价指标,受观察时间长短的影响,观察时间越长,经筛检的患者中存活者越少,其年死亡率就会减少。

3. 生存率(survival rate) 指接受某种治疗的病人或者某病患者中,经 n 年随访尚存活的病人数所占的比例。该指标是评价人群筛检效果比较理想的指标。常用 1 年、3 年、5 年生存率来评价癌症的筛检计划。

4. 效果指数(index of effectiveness,IE) 未筛检组的事件发生率与筛检组的事件发生率之比。

5. 绝对危险度降低率(absolute risk reduction,ARR) 是未筛检组的事件发生率与筛检组的事件发生率之差。

6. 相对危险度降低(relative risk reduction,RRR) 是未筛检组的事件发生率与筛检组的事件发生率之差,再除以未筛检组的事件发生率。

7. 需要筛检人数(number needed to be screened,$NNBS$) 是将需要治疗人数的基本思想引入评价筛检项目效果的一个新指标。基本原理是:在为评价筛检效果而开展的随机对照试验时,通常将研究对象随机分为筛检组和对照组,以目标疾病的死亡率作为结局测量指标,随访一段时间后,将对照组和筛检组某病死亡率之差(绝对危险度降低)取倒数值,得到

需要筛检的人数 $NNBS = 1/ARR$。在评价治疗或预防疾病措施效果的实验研究中,其表示在特定时间内,为防止 1 例某种不良结局或获得 1 例某种有利结局,用某种干预方法处理所需要的人数。$NNBS$ 值越小越好。

另外,生存质量、潜在寿命损失年、健康调整生命年等均是生物学效果评价的常用指标。

(三) 社会经济学效果

筛检结果的解释和判断是一项重要的工作,选择不当会带来一系列的社会问题,并造成卫生资源的浪费。

从公共卫生的角度来说,评价筛检的效果还应从经济效益的角度去衡量,任何疾病的筛检都需要投入大量的卫生资源。原则上,一项好的筛检,要求筛检和发现的病人数要多,而投入的卫生资源要少。该评价可以从以下 3 个方面进行。

1. 成本-效果分析(cost-effectiveness analysis)　成本效果分析是指研究实施筛检计划投入的费用以及获得的生物学效果。通常可估计平均每个病例的筛检成本(包括直接成本和间接成本),及在健康改善方面取得的效果(如临床指数的改善以及生存期的延长等),并以此计算成本效果的比率(如每延长一年的生存期所需要消耗的成本大小)。

2. 成本-效益分析(cost-benefit analysis)　指分析实施筛检计划投入的费用与获得的经济效益的比值。可用直接和间接投入的成本和直接和间接获得的收益进行比较。从卫生管理的角度出发,某筛检是否值得开展,需要做相关的成本效益的分析。成本一般可包括筛检的花费,所需人力、物力以及设备等的折算。效益有经济效益和社会效益两方面。经济效益包括早期诊断疾病所节约的医疗费用以及由于早发现而延长的寿命和增加的工作年限等进行多方面的折算。效益除以成本,可计算出在单位成本上获得的收益大小,供卫生行政部门考虑是否进行该项筛检。然而筛检的成本往往难以估计。

3. 成本-效用分析(cost-utility analysis)　是指分析实施筛检计划投入的费用与获得生命改善的评价分析。生命质量是全面评价疾病和治疗对患者造成的心理、生理和社会生活等方面的影响,及有关经济、家庭和工作等对社会环境状况的满意程度。它不仅要关心病人能存活多久,而且更关心病人活的怎样,它不仅考虑客观的生理指标,同时也关注病人的主观感受和功能状况。常用质量调整生命年(quality-adjusted life year,QALYs)来测量生命质量。

二、筛检的偏倚

在评价筛检科学性及其在人群中的筛检效果作用大小的时候,应注意可能会受到某些偏倚的影响。

(一) 领先时间偏倚

在慢性病的早期阶段和临床症状出现之前,通过筛检提前做出诊断,从而获得了提前治疗疾病的领先时间。而领先时间偏倚(lead time bias)是指筛检诊断时间和临床诊断时间之差被解释为因筛检延长的生存时间。实际上这段延长的时间是筛检导致诊断时间提前所致的偏倚,病人的生存时间并没有因此延长。因此,对筛检发现的病人要剔除领先时间后才能计算出符合实际的生存时间(图 14-4)。

(二) 病程长短偏倚

病程长短偏倚(length bias)是指有些临床前期长的癌症病人要比临床前期短的同类癌症病人被筛检到的机会大,而前者的生存期要比后者长,从而产生一种筛检者的生存时间要比未筛检者长的假象(图 14-5)。

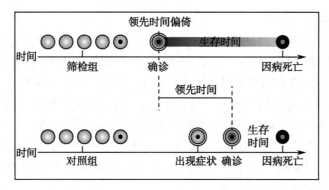

图 14-4 领先时间偏倚(Patz et al,2000)

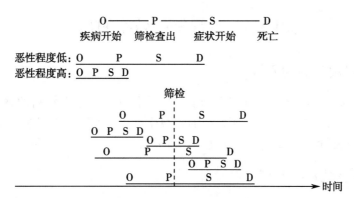

图 14-5 病程长短偏倚示意图
(流行病学原理与方法,人卫出版第 7 版)

(三)过度诊断偏倚

过度诊断偏倚(over diagnosis bias)是病程长短偏倚的一种极端形式。指用于筛检的病变临床意义不大,不会发展到临床期,也不会影响受检者的寿命。如果没有筛检就不会被诊断出来,可能会因为其他的疾病死亡;但是因为筛检,这些个体被发现、确诊患病、并被计入患者总体之中,导致经筛检发现的患者有较多的生存者或者较长的平均生存期,而造成过度诊断偏倚(图 14-6)。

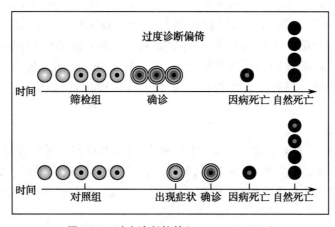

图 14-6 过度诊断偏倚(Patz et al,2000)

（四）志愿者偏倚

同所有使用志愿者研究的试验一样，筛检参加者与不参加者之间，某些特征可能存在不同，使得通过筛检发现的病例的预后较临床期确诊的病例的预后好，这种偏倚称为志愿者偏倚（volunteer bias）。如参加筛检者可能因文化水平、卫生保健知识水平较高，平时比较注重健康问题，对吸烟、饮酒等不良生活习惯较为注意，对身体出现的异常症状也较为警惕，有较好的医疗依从性，这些都会对今后的存活率产生影响，从而引起偏倚。

综上，在进行筛检科学性和效果评价时可能会出现上述的多种偏倚的影响。因此，在筛检过程中，对可能受到的偏倚以及影响强度、方向进行正确的评估与识别，是客观评价筛检科学性及其在人群中收益的关键。

第四节　提高筛检效率的方法

一、选择患病率高的人群

有些疾病在某些年龄、性别、种族和职业暴露等特征人群中有较高的患病率，在这些高危人群中开展筛检，即选择性筛检，所取得的收益比在一般人群要高得多。这样既可发现较多病人，又可提高阳性预测值，进一步增加筛检收益。

二、选用高灵敏度的试验

一项筛检计划必须能筛出相当数量的病例，如灵敏度低，只能筛出少量病人，不管其他因素怎样，收益仍然是低的。为了提高某一项筛检的效率，一定要确保该筛检具有一定的灵敏度，即筛检发现一定病人的能力。

三、联合试验

在实施筛检时，为了提高试验的效率，可采用两种或两种以上的筛检方法检查同一受试对象，以提高筛检的灵敏度和特异度，从而增加筛检的收益，这种方法称为联合试验。根据所开展的联合试验的形式，可分为串联试验和并联试验。

（一）串联试验

串联试验（serial test）也称系列试验，是多个试验相继进行，前一个试验结果阳性就接着做下一个试验，一旦出现阴性结果就可判为系列试验阴性，作为无病处理，终止试验。即全部筛检结果均为阳性者才能判为系列试验阳性。该方法的优点是特异度提高，误诊减少，但灵敏度下降，漏诊增加。例如筛检鼻咽癌时，先作 EB 病毒抗体（VCA/IgA）检测，阳性者再鼻咽镜检查。只有两者都阳性时才判定为筛检阳性，以便进一步以组织病理检查为确诊依据。

（二）并联试验

并联试验（parallel test）称平行试验，即全部的筛检中，任何一项筛检结果阳性就可以定为阳性。其优点是灵敏度提高，不易漏诊，缺点是特异度降低，误诊增多。如肺癌检查，并联使用痰液基细胞学或低剂量螺旋 CT 检查，只要有一项筛检的结果为阳性，均为筛检阳性，再作进一步的确诊。

例 14-2　选择到该院就诊的女性 93 例，其中经术后病理结果确诊为浆细胞性乳腺炎

（简称 PCM）者 54 例作为病人,经术后病理结果确诊为正常者 39 例作为对照组。分别行过高频超声和钼靶 X 线检查试验,分析各单项检测和联合检测的灵敏度和特异性等评价指标（参考文献表格经调整后如表 14-5）。

表 14-5 钼靶和超声筛检 PCM 的结果

试验结果		病理结果+	病理结果–
钼靶	超声		
+	–	17	2
–	+	18	8
+	+	11	13
–	–	8	16
合计		54	39

（杨梅等,2011）

钼靶:

灵敏度:$\dfrac{17+11}{54} \times 100\% = 51.85\%$

特异度:$\dfrac{8+16}{39} \times 100\% = 61.54\%$

超声:

灵敏度:$\dfrac{18+11}{54} \times 100\% = 53.70\%$

特异度:$\dfrac{2+16}{39} \times 100\% = 46.15\%$

串联试验:

灵敏度:$\dfrac{11}{54} \times 100\% = 20.37\%$

特异度:$\dfrac{2+8+16}{39} \times 100\% = 66.67\%$

并联试验:

灵敏度:$\dfrac{17+18+11}{54} \times 100\% = 85.19\%$

特异度:$\dfrac{16}{39} \times 100\% = 41.03\%$

就本例而言,钼靶检测和超声检测单独使用时灵敏度相差不大,超声检测的灵敏度略优于钼靶检测。但是将两个试验进行串联时,灵敏度反而降低,特异度升高;而采用并联试验时,灵敏度提高,而特异度降低。与单独使用钼靶检测和超声检测比较,串联试验灵敏度变化较大,而特异度提高幅度很小;并联试验时,灵敏度大幅提高,特异度变化不大。因此,如使用这两种方法联合诊断浆细胞性乳腺炎时,应倾向于使用并联试验。

（叶冬青 王雪萍 冷瑞雪 编,陈维清 朱 红 审）

参 考 文 献

[1] 黄悦勤.临床流行病学[M].北京:人民卫生出版社,2002.

[2] 谭红专.现代流行病学[M].北京:人民卫生出版社,2001.

[3] 李立明.流行病学[M].第6版.北京:人民卫生出版社,2007.

[4] 詹思延.流行病学[M].第7版.北京:人民卫生出版社,2012.

[5] 魏承毓.流行病学[M].第2版.北京:中国协和医科大学出版社,2009.

[6] 倪宗瓒.医学统计学[M].北京:高等教育出版社,2003.

[7] 金丕焕.医用统计学[M].第2版.上海:复旦大学出版社,2003.

[8] 徐勇勇.医学统计学[M].第2版.北京:高等教育出版社,2004.

[9] 美国国立综合癌症网.https://www.nccn.org/.

[10] Wang WZ, Tang JL. Medical screening: to be or not to be? [J]. Chin Med J (Engl), 2010, 123 (14): 1948-1951.

[11] 王玉鹏,李宁,张秋菊,等.三种骨质疏松症筛检方法的效果评价[J].中国卫生统计,2012,29(2), 193-195.

[12] 杨梅,杨斌,李萍.高频超声联合钼靶X线诊断浆细胞性乳腺炎[J].医学研究生学报,2011,24(4): 390-394.

[13] 袁明生.应用受试者工作特征曲线评价甲胎蛋白、α-L-岩藻糖苷酶、CA199及γ谷氨酰转移酶检测对原发性肝癌的诊断价值[J].中国全科医学,2011,14(7C):2372-2374.

第十五章

公共卫生监测

提要： 公共卫生监测是公共卫生活动的重要组成部分，是制定预防策略和评价公共卫生干预效果的基础。随着现代医学模式的转变和健康问题的全球化，公共卫生监测的对象不断扩大，方法更加先进，意义也更加重要。本章主要介绍公共卫生监测的概念、分类、目的，方法和步骤，及公共卫生监测系统的概念、评价和在国内的主要应用实例。

第一节　概　述

一、公共卫生监测的概念

目前普遍采用的公共卫生监测定义为"连续、系统地收集、分析、解释对于计划、实施和评估公共卫生行动至关重要的健康相关数据，及时将信息传递给需要知道的人并应用于疾病预防控制"。监测，最初起源于法语的 sur（超过）和 veiller（观看），字典中定义为"为了指挥、监管或者控制而密切地持续地观察某人或者更多人的变化"。最早的监测活动是对疾病的发生和死亡进行观察，故称疾病监测（surveillance of disease）。随着监测内容的扩大，有人称之为流行病学监测（epidemiological surveillance），而为明确监测在公共卫生领域中的作用，目前西方多称其为公共卫生监测。我国由于约定俗成，通常仍称为疾病监测，但内涵已经改变。

（一）公共卫生监测的特征

公共卫生监测是现代公共卫生活动的基础，它通过监测各种卫生问题的监测获得的信息，为公共卫生活动的策略制定和效果评价提供了依据。公共卫生监测具有 3 个基本特征：

1. 只有连续、系统地收集资料，而不是一次性调查，才能发现卫生问题的分布特征和发展趋势。

2. 只有把反映卫生问题的原始资料经过整理、分析、解释后，才能转化为有价值的卫生信息。

3. 只有把卫生信息及时反馈给有关部门和人员充分利用，才能达到监测的根本目的。

（二）公共卫生监测的应用

公共卫生监测是公共卫生实践的重要组成部分。公共卫生系统有 5 个主要功能，包括人群健康评估、健康监测、健康促进、健康保护、疾病和伤害的预防。公共卫生监测对公共卫生问题的早期预报和影响评估、卫生干预策略的实施和评价、卫生资源的合理分配以及危险

因素和高危人群的识别等都有重要意义。世界银行将公共卫生监测的应用分为以下 6 种类型:

1. 确认案例并进行干预,以便控制传染病或者减少发病率。
2. 评价卫生事件对公共卫生的影响或判断和测定它的趋势。
3. 论证公共卫生干预项目和资源的需要,并在制定的公共卫生计划中合理地配置资源。
4. 监测预防控制方法及干预措施的有效性。
5. 识别高风险人群和地理区域以便进行干预或指导分析研究。
6. 建立假说,引导开展疾病发生、传播和进展的危险因素分析研究。

二、公共卫生监测的发展史

公共卫生监测从起初简单地观察和记录发展到如今系统的理论体系和监测机制,是人类在不断发展的历史长河中与无数次重大传染病做斗争的结果,是数千年来人类集体智慧的结晶。古代监测对传染病的记录包含健康结局、危险因素和干预措施 3 种不同类型的信息,而这 3 项也是现代公共卫生监测系统必须包含的项目。表 15-1 展示了公共卫生监测发展史上的重要事件。

表 15-1 公共卫生监测概念发展史中的里程碑事件

年份	地区	事件
1348	威尼斯	第一次由监测引起的公共卫生行动:在"黑死病"瘟疫流行期间,威尼斯共和国的 3 名公共卫生的保卫人员禁止载有感染疾病乘客的船只进入港口
1532	伦敦	第一次系统收集监测数据:英国开始收集、记录伦敦的死亡率资料
1662	伦敦	第一次全面的分析和解释死亡率数据:约翰·格朗特基于死亡率资料的分析出版了"死亡清单记录册的自然和政治观察"
1665	伦敦	第一个流行病学领域的调查:在"伦敦大瘟疫"期间,塞缪尔·皮普斯记录了每周的死亡数量,并对传染病的程度和传播进行观察
1741	罗德岛	公共卫生监测的首次立法:美国罗德岛殖民地立法,要求旅馆管理者报告他们住客的传染病情况
1766	德国	第一个与监测有关的政策:约翰·皮特·弗兰克提出将监测与公共卫生政策联系在一起,比如学校健康和公共水安全和污水处理
1788-1799	法国	首次宣布公共卫生是国家政府的责任:法国大革命的领袖宣布人们的健康由国家政府负责
1834	法国	首次将监测和法律联系在一起:埃德温·查德威克爵士用监测数据解释了贫困和疾病的关系。这导致了 1834 年济贫法修正案的产生
1838	英国	公共卫生监测现代概念的创始人:威廉·法尔被任命为首个数据摘要编辑(像医学统计专家),并创立了监测系统,因此,他被认为是现代监测概念的创始人
1850	美国	首次将监测与各州的公共卫生设施联系在一起:莱缪尔·沙特克出版了基于曼彻斯特卫生现状调查报告和建议开展人口普查和健康数据的收集

续表

年份	地区	事件
1854	伦敦	"现代流行病学之父"约翰·斯诺在1854年追踪致命的霍乱暴发的原因是宽街被污染的水泵
1874	美国	首次系统地报告传染病:曼彻斯特州卫生部门开始了一个计划,由内科医生每周以标准明信片的报告格式报告传染病
1888	意大利	强制性规定报告11种传染病和死亡证明
1890	英国	强制性规定报告传染病
1893	英国	国际统计机构(建于1885年伦敦)发布国际死亡原因清单
1911	英国	将国民健康保险数据用于监测
1925	美国	在1916年脊髓灰质炎和1918—1919年的流感大流行之后,所有的州都加入了国民患病率报告
1935	美国	第一次国民健康调查
1943	丹麦	第一个登记中心:丹麦癌症登记中心
1943	英国	第一次疾病调查
1965	日内瓦	在世界卫生组织总部的传染疾病部门建立了流行病监测部
1966	日内瓦	世界卫生组织首次出版了传染病监测报告
1967	英国和荷兰	建立了全科医生哨点监测系统
1968	日内瓦	第21届世界卫生大会将监测作为公共卫生实践的基本功能

　　进入20世纪80年代,计算机和网络技术的应用有力推动了公共卫生监测的发展。现代公共卫生监测内容覆盖了各类疾病、突发公共卫生事件监测、行为危险因素、药品不良反应、环境以及营养和食品安全等多项与人健康相关的内容,公共卫生监测的技术和方法也随着监测定义和内容的深化而不断扩充。在艾滋病的防控实践中,又出现了第二代监测的概念。第二代监测(secondary generation surveillance)是在传统的监测内容基础上,增加了行为学监测的内容。行为学监测的内容是可以改变的行为危险因素。第二代监测提供了全方位的信息,从而成为连接公共卫生监测和公共卫生干预的桥梁。

　　2003年及以后发生的SARS、猪链球菌病和禽流感的流行,引起了我国对传染病疫情和突发公共卫生事件的高度重视,同时也加大了对公共卫生监测工作的投入。我国不仅新建了突发公共卫生事件报告系统,而且加强了原有的传染病疫情报告系统,极大地提高了监测系统的效率。通过迅速、及时地提供信息,为预防、控制和消除传染病疫情及突发公共卫生事件危害,提供了有效、科学的决策依据。在建立一个即时报告的基础平台后,公共卫生监测更应当由分散向集中,由单项目监测向综合监测发展,由被动监测向主动监测发展,由疾病/事件流行态势描述向预警预测发展,逐步建立一个集多种卫生监测功能于一体的综合信息监测系统,以便更好地收集、分析、反馈和发布信息。在全球化的今天,各种新兴传染病和慢性非传染性疾病严重威胁人类健康,公共卫生监测的领域在不断扩大,监测方法和技术也需不断发展和更新。未来的公共卫生监测工作势必面临巨大挑战,需要我们高度重视。

三、公共卫生监测的分类

公共卫生监测根据应用领域的不同可分为疾病监测和与健康相关问题的监测。疾病监测又分为传染病监测和非传染病监测;与健康相关问题的监测包含行为危险因素监测、环境监测、药物监测、伤害控制等。

（一）传染病监测

2005 年世界卫生组织新修订的《国际卫生条例》将之前确定的 3 种国际检疫传染病(霍乱、鼠疫和黄热病)扩展到"对人类构成或可能构成严重危害的任何病症或医疗状况"。

我国根据《中华人民共和国传染病防治法》将法定报告传染病分为甲、乙、丙三类共 39 种,在我国领土范围内凡发现有法定传染病病例发生和死亡,所有责任报告人都应向当地疾病预防控制机构报告。美国的法定报告传染病由各州自行确定,目前有 64 种是美国疾病预防控制中心要求各州都定期报告的。

传染病监测的主要内容包括:

1. 收集人口学资料。

2. 传染病的发病和死亡及其分布,包括漏报调查。

3. 人群的免疫水平。

4. 病原体的型别、毒力和耐药性等。

5. 动物宿主和媒介昆虫,其种类、分布及病原体携带状况。

对某个具体的传染病开展监测时,要综合考虑疾病的特点、预防控制的需要和人力、物力、财力方面的实际条件,适当选择上述内容开展监测。

（二）非传染病监测

随着疾病谱的改变,公共卫生监测的范围扩大到各类非传染病,例如恶性肿瘤、心脑血管疾病、糖尿病、精神病、职业病和出生缺陷等。

美国国立癌症研究所从 20 世纪 70 年代起就开始对癌症进行监测,提供癌症发生和死亡的详细资料。美国疾病预防控制中心从 20 世纪 80 年代起开展慢性病的健康促进活动,首先针对严重影响生命质量的 10 种可预防的慢性病,例如冠心病、糖尿病、肝硬化与酒精中毒、乳腺癌等开展监测。世界卫生组织资助的心血管病及其决定因素监测方案(MONICA)从 1984 年到 1993 年共进行 10 年,包括 27 个国家、39 个中心和 113 个报告单位,覆盖人口达 1300 万。该方案的主要目的是监测心血管病的发生和死亡,以及与其相关的危险因素、卫生服务和社会经济发展的变化,以便采取有效行动,减少心血管病的死亡。我国从 20 世纪 80 年代陆续开展了心血管疾病、恶性肿瘤和出生缺陷等非传染病的监测,进入新世纪以后,监测覆盖的地区和人口在不断扩大。

（三）行为危险因素监测

慢性病、伤害和性传播疾病等已成为影响人类健康的重要卫生问题。这些疾病的发生与个人行为有极为密切的关系,所以这些疾病的主要策略是促进其行为的改变。如果监测的内容只包括发病和死亡,而不包括行为,显然不能满足制订和评价针对这些疾病的卫生计划需要。行为监测既可用于传染病也可用于慢性非传染病监测。在传染病中,监测的指标主要是与传播途径相关的各种行为,如共用注射器、共同饮用含致病菌的水源等高危行为。在慢性非传染病中的指标主要是一些与不良生活习惯相关的不健康行为,如吸烟、饮酒、久坐、缺乏体育锻炼等。越来越多的国家意识到行为危险因素监测的重要性并建立了本国的行为危险因素监测系统。美国疾病预防控制中心在 1984 年建立了行为危险因素监测系统（behavioral risk factors surveillance system，BRFSS），到 1990 年全国各州均加入该系统。它运用随机抽取电话号码进行电话询问调查的方法，按月收集与慢性病、伤害和可预防传染病有关的资料，包括吸烟、饮酒、使用汽车安全带、合理营养、体力活动、利用疾病筛检服务等。而我国的行为监测开始较晚，1995 年在世界银行的帮助下，通过贷款才开始在 7 个城市建立了行为监测系统，监测内容包括吸烟、饮酒、食盐摄入、体育锻炼等。

（四）针对其他卫生问题的监测

其他卫生问题的监测包括环境监测、营养监测、学校卫生监测、药物不良反应监测、计划生育监测等，种类较多。为了解决不同的卫生问题或达到特定的卫生目标，相关部门机构可以开展各种内容的公共卫生监测。例如，2001 年"9·11"事件发生后，美国卫生部门就及时对事发现场的环境和有关医学死伤发生情况进行了监测。

四、公共卫生监测的目的

（一）描述疾病的分布特征和发展趋势

这是公共卫生监测最主要的目的，也是指导公共卫生活动最基本的信息，它有助于解决以下问题：

1. 了解疾病模式，确定主要卫生问题　即对疾病/事件的长期变动趋势、自然史、发生规模、分布特征和传播范围进行定量或定性描述。这是决策者必须掌握的信息，依此才能正确地建立卫生政策或卫生计划的目标。

例如，世界卫生组织和联合国艾滋病规划署的估计，截至 2015 年底，全球约有 3670 万艾滋病病毒感染者。仅 2015 年，就有约 210 万人新感染了艾滋病病毒，110 万人死于艾滋病。该项监测结果显示了艾滋病的流行范围之广、感染人数之多、对社会经济危害之大，已超过了历史上任何一种传染病，因此已成为当今严重的公共卫生问题和社会问题。

2. 发现异常情况，查明原因并采取干预　在监测过程中如果发现疾病的分布出现异常变化时，就应该向有关卫生机构发出警报，有必要进一步开展流行病学调查来判断变化的原因，并采取干预措施来控制暴发或流行，减少危害。

美国在 1979 年接到罕见的中毒性休克综合征的病例报告后，迅速开展主动监测，结果发现病例均为女性并且在月经期发病。根据这个发现随即开展一系列的病例对照研究来探索与月经期有关的暴露因素，调查结果都提示与月经期连续使用卫生棉条有关，进一步的调查则证实了与使用某一品牌的卫生棉条有关。当要求生产厂商停止生产并从市场撤回该品牌的卫生棉条后，流行迅速得到了控制。

3. 预测疾病流行，评估卫生服务需求　通过动态监测疾病的发展趋势，可以预测流行规模，从而估计未来的卫生服务需求。

许多发展中国家通过血清学监测发现，艾滋病病毒感染率上升明显。例如，在某些撒哈拉以南的非洲国家，通过血清学监测发现成人中的艾滋病病毒感染率在 25% 以上，且流行病学模型预测到未来艾滋病的流行规模将极其严重。据此，联合国的相关组织发出了警告，在这些非洲国家由艾滋病流行引起的危机正在蔓延，它不仅会耗尽本来就十分缺乏的卫生资源，而且会抵消多年来为防治疾病促进健康所付出的全部努力。

（二）确定疾病的危险因素和高危人群

为干预选择合理的策略和有效的措施，有关危险因素和高危人群的信息是必不可少的。

当监测内容包括行为在内的特殊暴露时,有助于确定危险因素;而监测对象的人口学特征,则有助于确定高危人群。

20世纪80年代初,美国的艾滋病刚刚开始流行时,美国当局通过对病人的监测掌握了他们的人口学特征,并且收集到性乱、吸毒和输血史等行为资料。在艾滋病的病因尚未明确,即艾滋病病毒被发现之前,由于确定了危险因素和高危人群,使得当局能够在流行早期就利用监测结果来指导预防干预,并通过健康教育使广大公众了解了艾滋病的传播方式。

(三)评价干预效果

由于监测是连续、系统地进行观察,因此在评价干预策略和措施的效果时,疾病的变化趋势能够提供最直接和最可靠的依据。例如,在普遍接种甲肝疫苗的地区,甲型肝炎的发病率会明显下降。因此当地甲型肝炎发病率的变化,便可作为评价甲肝疫苗接种效果的评价指标。

实际上,每个公共卫生监测系统建立之初的目的是不同的,并不包含上述所有的目的。公共卫生监测系统的建立,必须审慎地分析监测所要达到的目的和所要获得的信息,一般情况下,一个监测系统的目的和需求越多、变量越丰富,则系统的建立就越复杂,可接受性也越差,信息收集的难度也越大,成本也越高。

第二节 公共卫生监测的方法和步骤

一、公共卫生监测的方法

(一)常规报告

常规报告诸如我国的法定传染病报告系统,要求报告的病种多,报告的范围覆盖全国,而且主要由基层卫生人员来开展工作,漏报率高和监测质量低是不可避免的。但作为一种很普遍的监测技术,常规报告仍然能够获得一些重要的、有价值的信息。

(二)哨点监测

为了达到特定目的,在经过选择的人群中用标准的内容和方法开展的监测,称为哨点监测(sentinel surveillance)。它具有耗费低、效率高的特点。例如我国的艾滋病哨点监测系统,是根据流行特点由设在全国各地的上百个监测哨点对高危人群进行定点、定时、定量的HIV抗体检测,以便了解我国艾滋病的感染状况和变化趋势。

(三)主动监测和被动监测

根据特殊需要,上级单位专门调查或要求下级单位严格按照规定收集资料,称为主动监测(active surveillance)。我国疾病预防控制部门开展的传染病漏报调查,以及按照统一要求对某些疾病进行重点监测,都属于主动监测的范畴。下级单位按照常规上报监测资料,而上级单位被动接受,称为被动监测(passive surveillance)。各国常规法定传染病报告属于被动监测的范畴。主动监测多是在被动监测的基础上,为保证数据资料的完整性而开展的监测活动。主动监测的质量明显优于被动监测。例如漏报调查表明,我国大部分地区肠道传染病的实际发病率要比报告发病率高出2~5倍。由此可见,漏报调查这种主动监测的方式更能掌握这些疾病的实际发生情况。

(四)症状监测

症状监测(syndromic surveillance)是指通过连续、系统地收集和分析特定临床症候群发生频率的数据,从而对特定疾病的发生或流行进行早期探查、预警和快速反应的监测方法。症状监测的目的是要在疾病被明确诊断并通过常规系统报告之前,获得重要的预警信息,以便及早采取应对措施。如发热监测、腹泻病例监测等。

二、公共卫生监测的步骤

公共卫生监测包括资料收集、资料分析和解释、发布结果 3 个步骤。

(一)收集资料

监测资料的来源是多渠道的,可以根据特定的监测目标来收集。监测资料大致包括以下几个方面:

1. 人口学资料。

2. 疾病发病或死亡的资料。

3. 实验室检测资料(如抗体测定、水质检验等)。

4. 危险因素调查资料(如吸烟、职业暴露等)。

5. 干预措施记录(如疫苗发放、食盐加碘等)。

6. 专题调查报告(如暴发调查、漏报调查等)。

7. 其他资料。

在收集资料的过程中,漏报是在所难免的,过分强调监测质量、要求提高报告率,会受到人力、物力和财力的制约。实际上只要漏报率是相对稳定的,仍然可以从监测中获得有效信息。另外,也可以用统计学方法来估计漏报率的大小,如"捕捉-标记-再捕捉"(capture-mark-recapture,CMC)的方法。

(二)分析资料

把原始资料加工成有价值的信息的过程,它包括以下步骤:

1. 将收集到的原始资料认真核对、整理,同时了解其来源和收集方法。因为错误或不完整的资料是无法用统计学技术来纠正的,只有质量符合要求的资料才能供分析用。

2. 利用统计学技术把各种数据转换为相关的指标。

3. 解释这些指标究竟说明了什么问题。

在分析资料的过程中,可以利用统计学技术来提高信息质量,例如显著性检验、标准化、聚集性分析等。同时要考虑各种事件对监测结果的影响,这样才能对信息做出正确、合理的解释。

(三)反馈信息

反馈信息是连接公共卫生监测和公共卫生干预的桥梁,监测系统必须建立反馈信息的渠道,使所有应该了解信息的单位和个人都能及时获得,以便迅速对卫生问题做出反应。信息的反馈分为纵向和横向两个方向。纵向包括向上反馈给卫生行政部门及其领导或向下反馈给下级监测机构及其工作人员;横向包括反馈给本地或相邻地区有关的医疗卫生机构及其专家,或反馈给社区及其居民。反馈时应视对象不同而提供相应的信息。

监测信息可以定期反馈发放,例如世界卫生组织的疫情周报(weekly epidemiological record)、美国疾病控制中心的发病率和死亡率周报(morbidity and mortality weekly report)和中国疾病预防控制中心的《疾病监测》等。利用互联网来反馈信息是近年来公共卫生监测技术的新发展。

（四）利用信息

充分利用信息是公共卫生监测的最终目的。通过监测获得的信息可以用来描述卫生问题的分布特征、确定流行的存在、预测流行趋势、评价干预效果，为开展公共卫生活动提供理论依据。

三、现代信息技术在公共卫生监测中的应用

现代信息技术能改善公共卫生信息系统，使它从单个源头收集数据的简单系统变为能从不同源头得到复杂数据的电子系统，并能进行相关的调查。由于未来监测系统的数量和种类会增加，未来公共卫生监测的发展重点应该是提升电子数据的交换和整合质量。

传统的疾病报告和监测系统通常采用手动模式逐级汇总上报，信息传递的效率低、时效差。相比之下，现代信息技术的应用具有以下特点：

1. 信息的处理、传递和反馈更加便捷和迅速 例如，我国在 2003 年 SARS 流行之后，传染病疫情采取网络直报的技术，极大地提高了监测的效率。

2. 促进信息交流和信息共享 计算机网络技术不仅促进了监测系统内部数据的交流，而且可以利用各个监测系统组成网络信息平台，实现公共卫生监测信息的共享。

3. 有效提高公共卫生活动的能力 远程通信和互联网技术使各种与公共卫生相关的信息、在不同部门、不同国家之间迅速传递。在全球化的背景下，有效提高了应对重大疫情和各类突发公共卫生事件的能力。

世界卫生组织已在 83 个国家建立了全球流感监测网络（FluNet）和全球登革热监测网络（DengueNet），目的是监测全球流感和登革热相关信息。由国际传染病学会发起的基于网络监测的"探索医学邮件"（ProMED-mail），被认为是全世界最大的公开可用的互联网新兴疾病报告网络之一。在慢性病监测中，也出现了新的全球卫生监测网络，包括全球危险因素监测联盟（WARFS）和美洲慢性病监测网络（AMNET）。

第三节 公共卫生监测系统

一、监测系统的概念

开展公共卫生监测工作需要建立专门的监测组织，它应具备相应的行政职能技术条件和以及保证运作所需经费。世界卫生组织除了在总部设有负责全球监测的部门外，在世界各地设有专门机构，如血清保存中心、虫媒病毒中心、流行性感冒中心等。许多国家都有负责本国公共卫生监测的中心，如美国疾病预防控制中心、中国疾病预防控制中心等。

为达到特定目标而对某种疾病或某个公共卫生问题开展有组织、有计划的监测时，就会建立一个监测系统。监测系统通常可以分为以下 3 类：

1. 以人群（或社区）为基础的监测系统 这类系统以人群为现场开展工作，例如我国的法定传染病报告系统、综合疾病监测网即属于此类。它的主要功能之一是监测人群中各种传染病的动态变化。以人群为基础开展监测时，如果利用通过抽样组成的监测点监测系统来代替覆盖整个目标人群的常规监测系统，尤其当监测点具有充分的代表性时，不仅耗费低、效率高，而且获得的资料比较准确、可靠、及时，弥补了常规监测的缺陷。例如我国的妇幼卫生监测系统就属于监测点监测系统。

2. 以实验室为基础的监测系统　这类系统主要利用实验室方法对病原体或其他致病因素开展监测,实验室为基础的监测是传染病监测的一个重要的组成部分,它通过对临床上非特异性症状的传染病(如沙门菌病)或特异性症状传染病(如结核病)的标本进行检验监测而发挥重要作用。这样的系统能否发挥效能的一个关键是检验结果能否按常规上报、流通和反馈。例如我国的流行性感冒监测系统,是一个较完整的以实验室为基础的传染病监测系统。该系统不但开展常规的流感病毒的分析工作,而且形成了较完整的信息上报、流通和反馈机制。

3. 以医院为基础的监测系统　这类系统以医疗机构为现场开展工作,主要是对医院内感染、病原菌耐药以及出生缺陷等事件进行监测的系统。例如 1986 年在中国预防医学科学院流行病学微生物学研究所牵头下,我国开展有组织的医院内感染监测,每月上报反馈院内感染与病原菌耐药性的信息。除此之外,我国还开展出生缺陷监测系统。在美国,这样的监测系统内的医疗机构除开展常规工作外,有时也对某些特别问题共同开展调查。

二、监测系统的评价

为了提高公共卫生监测系统的质量,更有效地为公共卫生活动服务,需要对监测系统进行评价,以保证该系统发挥有价值的卫生服务功能。评价的目的主要包括以下几个方面:

1. 确保重要的公共卫生问题都能有效地被监测到。
2. 避免系统重复设置,浪费资源。
3. 保证监测数据的科学性和可靠性。
4. 保证监测数据的科学分析,实现数据共享,促进监测资料的充分利用。
5. 使监测系统的运作符合成本效益原则。
6. 随时或阶段性提供有效信息,使疾病预防控制服务工作顺利开展。
7. 修正监测系统的不完善之处,推动系统可持续发展。

监测系统的评价的内容应从 3 个层次进行,包括所监测公共卫生事件的重要性、监测系统运作的成本和效益,以及监测系统的质量控制指标。

美国疾病预防控制中心提出用监测系统的属性作为标准对监测系统进行评价。但要注意的是,由于监测目的不同,每个监测系统对不同属性的重视程度也不相同。另外,各个属性相互间往往有联系,提高对某一属性的要求,可能需要降低对另一属性的要求。评价监测系统的属性标准包括以下 8 个方面:

1. 灵敏性(sensitivity)　是指监测系统识别卫生问题的能力。它包括两个方面,一是指监测系统报告的病例占实际病例的比例;二是指监测系统能监测出不寻常公共卫生事件的能力,例如监测系统判断爆发或流行的能力。
2. 特异性(specificity)　是指监测系统报告的非病例中实际非病例所占的比例。
3. 及时性(timeliness)　是指从监测系统发现卫生问题到有关部门接到报告并做出反应的时间间隔。它反映了信息的反馈速度,这对急性传染病监测尤为重要,因为它会直接影响干预的效率。
4. 代表性(representativeness)　是指监测系统描述的卫生问题能在多大程度上代表目标人群中实际发生的卫生问题。监测资料缺乏代表性可以导致决策错误。
5. 简单性(simplicity)　是指监测系统监测的资料容易收集,监测的方法容易操作,系统运作的程序简单。

6. **灵活性**(flexibility)　是指监测系统对新的卫生问题、操作程序或技术要求能及时做出反应而适应其变化。

7. **可接受性**(acceptability)　是指监测系统的参与者对监测工作的意愿达到什么程度。通过参与者能否持续、及时地提供准确、完整的资料来反映。

8. **阳性预测值**(positive predictive value)　是指监测系统报告的病例中真正的病例所占的比例。阳性预测值很低时,会去调查假阳性和干预并未发生的流行,造成卫生资源的浪费。

三、我国重要的公共卫生监测系统

中华人民共和国成立后,我国最先建立的是法定传染病报告系统,随后根据不同发展需要逐步建立了其他监测系统。下面重点介绍几个我国有代表性的公共卫生监测系统。

(一)中国妇幼卫生监测系统

该系统在原卫生部协调下通过"三网合一"后于 1996 年开始运作,由华西医科大学牵头负责。原来的"三网"包括始建于 1986 年的"全国出生缺陷监测网"、始建于 1989 年的"全国孕产妇死亡监测网"和始建于 1992 年的"全国 5 岁以下儿童死亡监测网"。

该系统是以人群为基础的监测覆盖全国 116 个县市,1200 余万人口。监测内容主要是 5 岁以下儿童和孕产妇的死亡率、死亡原因和死前利用卫生服务的状况。出生缺陷监测是以医院为基础的监测,在全国 450 所医院内进行。监测内容主要是 23 类出生缺陷的发生率和可疑危险因素。该系统提供的信息比较准确、可靠地反映了我国妇女和儿童的健康状况,为妇幼保健和计划生育工作提供了决策依据。

(二)全国伤害监测系统(the national injury surveillance system,NISS)

2006 年 1 月,由原卫生部办公厅发文建立,伤害监测工作在全国 31 个省(自治区、直辖市)和 5 个计划单列市的 43 个监测点,共 129 家哨点医院全面展开。该系统是以医院为基础的被动监测,通过收集哨点医院门急诊室就诊的伤害病例,能够反映门/急诊就诊伤害病例的基本情况和变化趋势。

目前,全国伤害监测系统收集的伤害相关信息已用于描述全国及各地区不同伤害发生全貌及不同类型伤害的流行状况,可了解我国伤害的特征、规模、高危人群、趋势变化和疾病负担,为医疗资源的合理配置,制定和评估伤害预防策略和措施提供了重要的基础资料和科学依据。

(三)药物滥用监测系统

自 1988 年开始,该系统在卫生部门主导下由国家药物滥用监测中心牵头,参照英国监测模式,在全国范围组织开展药物滥用监测。该系统现已覆盖 31 个省(自治区、直辖市),实现了监测数据的实时、在线直报。2005 年 7 月该系统升级为"药物滥用监测网络信息管理系统",极大地提高了工作效率。

该系统通过对特殊人群中麻醉药品和精神药品使用和滥用情况进行长期、连续、系统地观察、调查并收集资料,及时发现麻醉药品、精神药品非法流通和滥用问题,及时掌握药物滥用现状及动态分布、药物滥用者的人口学特征、药物滥用史、主要滥用药品种类、滥用方式、与药物滥用相关疾病的传播和可能发展趋势,为麻醉药品、精神药品的科学管理及禁毒工作和公共卫生安全提供数据支撑。因为药物依赖性是麻醉药品和精神药品的一种特殊行为毒性,所以药物滥用监测有别于一般的药物不良反应监测。

（四）中国行为危险因素监测系统

该系统于 1996 年依托于世界银行第七次卫生贷款项目建立,现由中国疾病预防控制中心负责。系统最初覆盖全国 1 省 7 市共约 60 个区县,监测对象为 16~69 岁的城市居民约 2500 万人。目前已覆盖全国各省,每省均有监测点。该监测系统通过入户调查,搜集包括吸烟、酗酒、体力活动、饮食、性行为、交通安全等在内的行为危险因素资料,这对探测我国慢性病危险因素的流行趋势起到了积极的作用,为政府部门制定和评价预防政策及干预措施提供有力的参考依据。

（五）传染病监测信息系统

该系统由始建于 1950 年的法定传染病报告系统发展而来,于 2004 年建成以网络为基础的定时的、个案直报系统,报告甲、乙、丙三类共 39 种法定传染病。这是中国疾病预防控制以及公共卫生信息系统国家网络的重要组成部分。该系统包含了从乡镇到国家的 5 级网络传染病监测报告系统以及从地市到国家的 3 级网络平台。全国范围内的所有卫生/医疗机构都可以随时访问中心数据库方便地获得信息。

该系统可对传染病进行实时的个案报告并且监测各种症状及传播过程中的危险因素,提高了发现疫情和突发事件的敏感度,为预警疫情、处理突发公共卫生事件、控制疾病传播提供了及时、有效、准确的信息。

（六）突发公共卫生事件报告系统

该系统在我国 2003 年 SARS 流行后建立,主要用来监测突然发生的、造成或可能造成严重危害公众健康的事件。监测内容主要是重大传染病疫情、群体性不明原因疾病、重大食物中毒事件、职业中毒事件以及群体性免疫接种事件等。

该系统也采用网络直报技术,从系统管理方面来看,较大幅度地提高了突发公共卫生事件报告的及时性、准确性,也增加了突发公共卫生事件报告的透明度,有效遏制了瞒报、谎报、迟报和漏报等问题;从技术角度分析,该系统监测的突发公共卫生事件相关信息较好地区分了暴发和突发事件,为突发公共卫生事件的风险评估提供了有效且具有一定利用价值的信息,同时更有助于专业机构和卫生行政部门开展分析和预警工作。

（七）居民死因网络直报系统

该系统在 2004 年 4 月启动,卫生部要求全国所有县级及以上医疗机构利用国家疾病预防控制信息系统填报死因数据,以网络直报的形式报告死亡病例。随着系统的不断完善,现在所有开展死因登记报告的地区都可以通过该系统实行统一的网络报告。

该系统具有报告分析及时、运行管理灵活、质量便于控制等优点,能够全面、及时地掌握人群疾病死亡的发生情况,为制定相关应急措施提供了参考,由死因监测获得的人群死亡率、死因分布等信息也为卫生行政决策提供了数据支撑和科学依据。

（八）职业病网络直报系统

2006 年起,确诊职业病病例信息由各职业病诊断机构通过中国疾病预防控制信息系统,向属地职业病防治机构或疾病预防控制机构报告,经逐级审核,由中国疾病预防控制中心进行汇总、分析。要求进行网络直报的报告卡有 6 张:用人单位信息、尘肺病报告卡、职业病报告卡、农药中毒报告卡、有毒有害作业工人健康监护卡及作业场所职业病危害因素监测卡。该系统可以迅速收集和分析健康因素相关信息,并及时发现危害健康的职业相关因素,对职业卫生重大公共卫生事件、各类急慢性职业病以及各种化学农药中毒进行早期预警及干预提供了有效的参考信息。

（九）全国 HIV 感染哨点监测系统

该系统始建于 1995 年,由中国疾病预防控制中心性病艾滋病预防控制中心牵头负责。目前已经在全国 31 个省(自治区、直辖市)建立了 388 个国家级哨点,并在 26 个省(自治区、直辖市)建立了 370 个省级哨点。所有哨点均开展 HIV 感染的血清学监测,其中部分哨点同时开展行为学监测。监测对象通常为性病患者、吸毒者、暗娼和长途卡车司机等高危人群。每个哨点每年监测 1 次,4~6 月为哨点监测期每次 250~400 人。从哨点监测的结果可以大致估计整个人群中 HIV 感染的流行现状和趋势,可为艾滋病防控策略的制定和调整提供重要参考依据。

（向 浩 李 娜 编,吕 筠 审）

参 考 文 献

[1] 沈红兵,齐秀英. 流行病学[M]. 第 8 版. 北京:人民卫生出版社,2013.

[2] 詹思延. 流行病学[M]. 第 8 版. 北京:人民卫生出版社,2017.

[3] 许国章,魏晟. 现场流行病学[M]. 第 3 版. 北京:人民卫生出版社,2017.

[4] 丛黎明,许亮文[M]. 公共卫生监测概论. 北京:人民卫生出版社,2014.

[5] WHO. International health regulations(2005). 2nd ed. Geneva:WHO Press,2008.

[6] 王重建,李玉倩,于二曼,等.人工神经网络在个体患原发性高血压预测中的应用[J]. 中国卫生统计, 2010,27(6):591-593.

[7] 王丽萍,曾令佳,任翔,等.中国 2013 年报告法定传染病发病及死亡特征分析[J]. 中华流行病学杂志, 2015,36(3):194-198.

第十六章

偏倚及其控制

提要：本章主要介绍流行病学研究中的真实性、误差及偏倚等基本概念，描述了流行病学研究中常见的选择偏倚、信息偏倚和混杂偏倚的定义、种类、测量方法和实例分析及其控制方法。偏倚可发生在研究设计、实施等各个阶段，是影响研究结果真实性的重要原因。在进行研究设计时，需了解并认识可能存在的各类偏倚，才能在研究过程中尽量加以避免或控制，从而保证研究结果的真实性。

在进行任何医学研究时，必须考虑到研究结果的真实性问题。医学研究中由于受某种或某些因素的影响，可能使所得研究结果系统地偏离真实的情形，导致得到错误的结论。医学研究从设计、实施、资料分析到最后的结论推导过程中的任何一个环节都可能出现错误。

第一节 概 述

任何一项流行病学研究都可以看作是一种测量。由于各种因素的影响，可能使测量结果与事物的真实情况之间存在一定的差异，即误差。由于误差的存在，影响了研究结果的真实性，甚至可能导致错误的结论。因此，研究者在研究之前要充分认识各类误差产生的原因，以及对研究结果可能产生的影响，并在研究的各个阶段采取相应的措施加以避免，保证研究结果尽量与真实情况相符，即保证研究的真实性（validity）。

一、真实性

研究的真实性指研究收集的数据、分析的结果和所得的结论与客观实际的符合程度。研究的真实性包括内部真实性（internal validity）和外部真实性（external validity）两种。

（一）内部真实性

内部真实性是指从当前研究中得到的研究结果与实际研究对象真实情况的符合程度，即研究本身是否真实或有效。内部真实性是外部真实性的先决条件，通常所说的真实性往往指的是内部真实性。改善内部真实性可通过限定研究的环境条件和干预措施，限制研究对象类型，增加研究对象的同质性，如限制年龄、种族、职业特征或疾病分型等。

（二）外部真实性

外部真实性是指研究结果与推论人群真实情况符合的程度，回答一个研究能否推广应用到研究对象以外的人群。如国外研究高脂血症的预防，使用 35~39 岁的男性白种人为研究对象,在进行低脂饮食及药物治疗后,心血管病的死亡率明显下降。在实际应用时,应考虑这一结果是否适用于女性,是否适用于不同年龄、不同种族及血清胆固醇水平不同的异常人群。如果一个研究的推论代表性不好,尽管它的内部真实性可能好,但它的外部真实性肯定差。增加研究对象异质性,使研究对象的代表性范围扩大,则可以改善其外部真实性。在开展实际研究确定研究对象时,需要综合考虑研究对象的同质性和异质性问题。

二、误差

(一)误差的概念

误差(error)是指对事物某一特征的测量值偏离真实值的部分。误差是影响研究结果内部真实性的主要因素。任何一项科学研究都可能产生误差,但重要的是研究者在研究中如何识别误差以及了解误差对结果产生什么样的影响,并及时采取相应的措施控制误差的产生。

(二)误差的种类

误差包括随机误差和系统误差。随机误差是在抽样过程中产生的,而系统误差则是由于在研究设计、实施等研究过程中的失误所致。

1. 随机误差 随机误差(random error)是由于多种无法控制及不能预测的因素引起的一类表现不恒定、随机变化的误差。随机误差主要与个体间的变异程度、抽样方法以及样本大小有关。随机误差是不可避免的,它的大小反映了样本对总体的代表性,随机误差小,代表性较好,反之,则代表性较差。可以通过合理的设计、使用正确的抽样方法及增大样本量等措施使之减少。

2. 系统误差 系统误差(systematic error)是指测量结果系统的偏离真实值。系统误差不是抽样引起的,是由于某些恒定的不能准确定量的因素造成。例如,测量仪器不精确、实验者操作不规范甚至错误、试剂不纯等都是产生系统误差的常见原因。系统误差是可以避免的,因此在研究过程中需严格对每一个环节进行质量控制,以避免系统误差的发生。

三、偏倚

(一)偏倚的概念

在流行病学研究中,从样本人群中所获得的某变量的测量值系统地偏离了目标人群中该变量的真实值,使得研究结果或推论与真实情况之间出现偏差,称为偏倚(bias)。偏倚是随机误差以外的,可导致研究结果与真实情况差异的系统误差,它也是影响研究结果真实性的重要原因。因此在研究中,必须充分认识偏倚的来源及其产生原因,最大限度地减少或者避免偏倚的产生,从而保证研究的真实性。

(二)偏倚的方向和分类

偏倚的方向有两种,即正向偏倚和负向偏倚,偏倚对结果的影响与其方向有一定的联系。如果研究的测量值大于真实值,则为正偏倚;如果研究的测量值小于真实值,则为负偏倚。不同方向的偏倚会产生不同的结论,正偏倚夸大研究结果,而负偏倚则会缩小研究结果。偏倚的种类很多,一般将其分为3类,即选择偏倚、信息偏倚和混杂偏倚。

第二节 选 择 偏 倚

选择偏倚(selection bias)是指被入选到研究中的研究对象与没有被选入者特征上的差

异所造成的系统误差。选择偏倚主要产生于研究的设计、实施等阶段,是由于在研究的设计阶段选择研究对象的方法不当、被选研究对象的无应答和失访及排除等,使得研究对象在某些特征上与目标人群之间有差异,从而导致研究结果偏离真实情况。

一、选择偏倚的种类

(一) 入院率偏倚

入院率偏倚(admission rate bias)又称伯克森偏倚(Berkson's bias),是指利用医院就诊或住院病人作为研究对象时,由于入院率或就诊机会不同而导致的偏倚。以下举例说明其产生机制:

例如:在某医院住院病人中选择研究对象进行一项病例对照研究,以 A 病为对照,研究 B 病与某因素 X 的关系。设人群中患 A 病与 B 病各为 1000 人,暴露于因素 X 者各为 100 人,非暴露于因素 X 者各为 900 人,因素 X 的暴露率均为 10%,B 病与因素 X 无关($OR=1$)。再设患 A 病、患 B 病及暴露于因素 X 患者的住院率不同,A 病患者的住院率为 60%,B 病患者的住院率为 10%,暴露于因素 X 者的住院率为 50%。若 A 病、B 病及因素 X 是独立的,实际住院人数应为:①患 A 病又暴露于 X 的 100 人中,因为 A 病住院率为 60%,住院者为 60 人;余下的 40 例病人中,50% 因暴露于 X 而入院,住院者为 20 人,合计住院人数为 80 人。②患 A 病而非暴露于因素 X 的 900 人中,因 A 病住院者为 540 人。③同样,患 B 病又暴露于 X 的 100 人中,住院者为 55 人。④患 B 病但非暴露于 X 的 900 人中,住院者为 90 人。将上述实际住院人数整理于表 16-1。

表 16-1　住院的 A、B 病患者及其与 X 暴露的关系

疾病	X 暴露	X 非暴露	合计	X 暴露率(%)
A	80	540	620	12.9
B	55	90	145	37.9
合计	135	630	765	17.6

$(OR=4.13, \chi^2=50.65, P<0.01)$

由表 16-1 可见,A 病与 B 病患者的 X 暴露率由 10% 变更为 12.9% 和 37.9%,OR 值估计与显著性检验表明,B 病与因素 X 密切相关。由此可见,由于研究对象住院率的不同,使本来无关的 B 病与因素 X 之间出现了强的统计学上的联系。

(二) 检出征候偏倚

检出征候偏倚(detection signal bias)亦称揭露伪装偏倚(unmasking bias),指某因素与某疾病在病因学上虽无关联,但由于该因素引起的某些症状或体征,使患者及早就医,接受多种检查,导致该人群中此病有较高的检出率,以致得出该因素与该病相关联的错误结论,这种现象称为检出征候偏倚。在以医院为基础的病例对照研究中这种偏倚的影响尤其明显。如 1975 年有病例对照研究报道子宫内膜癌患者的雌激素使用率高于对照人群,由此推断服用雌激素与子宫内膜癌发生有关。实际上,使用雌激素者因易出现阴道出血而较早或较频繁地去医院就诊,使得这类子宫内膜癌患者更易于被早期发现而纳入到病例组,而那些不服雌激素的无症状子宫内膜癌的早期病例,因未能被及时诊断出来而没有被包括在研究之内,结果导致病例组使用雌激素者比例较高,从而造成了口服雌激素与子宫内膜癌存在

关联的假象。

（三）奈曼偏倚

奈曼偏倚（Neyman bias）又称现患-新发病例偏倚（prevalence-incidence bias）。在进行现况调查或病例对照研究时，选择的病例一般是研究时的现患病人或存活病例，而不包括死亡病例和那些病程短、轻型或不典型病例，致使调查结果出现的系统误差称奈曼偏倚。特别是对原因不明的疾病做调查时往往对疾病临床表现的全貌缺乏全面认识，因此开始阶段只能选择典型病例进行调查，从而使调查结论发生系统误差。此外，现患病例往往对自身所患疾病有所了解，有时会主动更改其危险因素的暴露情况，导致对危险因素与疾病关系的低估，特别是当这种危险因素在社会中广泛存在，即对照的暴露比例比较高时，导致错误结论的可能性更大。例如 Friedman 等人对心血管系统疾病的研究中发现，男性居民在队列研究中，血胆固醇与冠心病有统计学关联（$OR = 2.4, P < 0.001$）；但在病例对照研究中，病例组与对照组却无明显差异（$OR = 1.16, P = 0.589$）。进一步分析发现，冠心病的病人在确诊后，改变了原来的生活习惯、饮食结构或嗜好，从而使血中胆固醇水平降低，或与正常人保持相同水平所致，从而导致 OR 降低。

（四）无应答偏倚

在流行病学调查研究中，那些因各种原因不回答或不能回答调查研究工作中所提出的问题的人称为无应答者。一项研究工作中的无应答者可能在某些重要的特征或暴露方面与应答者不同。如果无应答者超过一定的比例，将会影响研究结果的真实性，由此产生的偏倚称为无应答偏倚（non-response bias）。

队列研究中的失访也可认为是一种特殊的无应答，由于研究对象未能按计划被随访，造成了研究样本的选择性偏倚。

无应答偏倚不仅影响研究对象的代表性，当使用缺失值处理软件来处理无应答者和失访者资料时，产生的偏倚可同时涉及选择偏倚和信息偏倚。此外，无应答偏倚的大小还与无应答率的高低和不应答者的特征有关，因此在研究中要特别注意无应答者的人数及发生原因。如果发生的原因是患病、死亡以及与研究有关的其他事件，则造成偏倚的可能性很大，分析时，可以把无应答者与应答者的人口学特征加以比较，看是否有显著差别。无应答率较高时，无应答者与应答者之间某些特征或暴露即使无大差异，仍有发生偏倚的可能，因此应设法提高应答率，公认的应答率最低限为 80%。

（五）易感性偏倚

在流行病学研究中，由于各比较组对所研究疾病的易感性有差异，从而可能夸大或缩小暴露因素与疾病的关联强度，由此而产生的偏倚称为易感性偏倚（susceptibility bias）。易感性偏倚的典型例子是在对职业暴露相关疾病研究中的健康工人效应，即当在对某一有毒物质对作业工人的健康危害进行研究时，可能会发现暴露于该有毒物质者的死亡率或某些疾病的发病率反而会比一般人群低。原因可能是接触此类有毒物质者，由于工作性质的需要，其本来的健康水平比一般人群高，或者对毒物的耐受性比一般人群要强，因而对某些疾病的易感性要低于一般人群。由此可见，研究中由于实验组和对照组的某些特征不同进行比较时，存在的易感性偏倚就会导致错误的因果关系。

（六）排除偏倚

排除偏倚（exclusive bias）是在确定研究对象时，观察组和比较组未按同样的原则或标准排除某些研究对象，导致某因素与疾病之间关联的错误估计，由此产生的偏倚称为排除偏倚。例如,在研究抗高血压药利舍平与乳腺癌之间的关系时,结果显示两者之间存在因果联系。之后考察研究对象选择方法时发现,对照组排除了心血管疾病的患者,而病例组并未排除,结果产生了排除偏倚,导致了利舍平与乳腺癌间的虚假联系。在之后的研究中控制了排除偏倚,结果证明利舍平与乳腺癌之间并无因果联系。

(七) 非同期对照偏倚

非同期对照偏倚(non contemporary bias)是在研究中使用了不同时期的病例或研究结果作为对照进行对比研究,由于他们之间某些因素分布的不同,不具可比性而产生了系统误差,由此造成的偏倚称为非同期对照偏倚。这种偏倚主要是由于疾病的定义、诊断标准、临床表现、治疗方法、疗效判定标准,以及疾病危险因素种类和数量随时间的推移发生变化而产生的。因此,在使用非同期对照时,对照的间隔越近,研究结果的可比性越好。例如,以 1995—1999 年心电监护室建立后的冠心病死亡率低于既往 1990—1994 年心电监护室建立前的冠心病死亡率,由此得到建立心电监护室可降低冠心病死亡率的结论,但这种现象并非因为心电监护室建立,而是由于冠心病的诊断和治疗技术等随着时间的推移不断改善所致。

(八) 迁移性偏倚

在队列研究或临床试验研究中,当病人从原队列或观察组换到另一队列或观察组,称为迁移。如果迁移的例数多,可影响结果真实性,由此造成的偏倚称迁移性偏倚(migration bias)。造成这种偏倚的原因是在研究中,由于某种原因使一些观察对象退出原队列,进入另一队列。由于这种迁出是非随机的,而且是不均衡的,这样就可能破坏原来的实验设计,影响两个观察组间研究对象其他特征分布的均衡性,降低组间的可比性,最终影响研究结果的真实性。

(九) 不接受测量偏倚

不接受测量偏倚(unreceptive measure bias)是由于测量方法会造成损伤、羞辱、侵犯个人权力和隐私,或检测方法的费用昂贵,使研究对象逃避或拒绝接受检查。若此种情况在不同组发生的原因或频率不同,使两组资料的可比性降低,影响结果的真实性,由此造成的偏倚称不接受测量偏倚。

(十) 临床资料遗漏偏倚

临床资料遗漏偏倚(missing clinical data bias)是指在研究过程中,由于临床检查正常、阴性、未测量或测量未作记录等原因造成的临床资料遗漏,与完整的临床资料之间存在系统误差,由此产生的偏倚称临床资料遗漏偏倚。

二、选择偏倚的测量与实例分析

(一) 选择偏倚的测量

不同的研究中发生的选择偏倚的类型可能不同,在实际应用时,关键是如何测量研究中是否存在选择偏倚。从理论上讲,通过比较研究疾病与暴露因素在总人群与研究样本中的 OR 或 RR,可以测量是否存在选择偏倚。疾病与研究因素在总人群与研究样本中的分布及样本选择概率如图 16-1。

如果是病例对照研究,则总人群比值比:$OR = AD/BC$,样本比值比:$OR^1 = A^1D^1/B^1C^1 = OR \cdot \alpha\delta/\beta\gamma$,选择偏倚 $=(OR^1-OR)/OR$ 或 $=\alpha\delta/\beta\gamma-1$。根据 OR^1 与 OR 间的差异,判断偏倚的大小和方向:

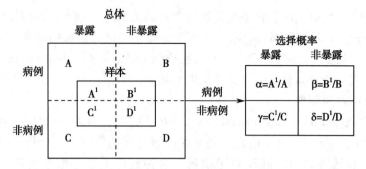

图 16-1 疾病与研究因素在总体与研究样本中的分布及样本选择概率示意图

（赵仲堂,2005）

如果差值=0,即 $\alpha\delta/\beta\gamma=1$,则不存在选择偏倚;

如果差值>0,即 $\alpha\delta/\beta\gamma>1$,则存在选择偏倚,此时 $OR^1>OR$,为正偏倚;

如果差值<0,即 $\alpha\delta/\beta\gamma<1$,也存在选择偏倚,此时 $OR^1<OR$,为负偏倚。

同理,如果是队列研究,则根据 RR^1 与 RR 间的差异,判断偏倚的大小和方向:

如果 $\alpha=\gamma,\beta=\delta$,则偏倚=0,不存在选择偏倚;否则,存在选择偏倚,根据数值的大小判断偏倚的方向。

（二）选择偏倚的测量实例

以前述入院率偏倚的病例对照研究资料为例。在总人群中,A 病、B 病患者各 1000 人,暴露于因素 X 者各 100 人,非暴露者各 900 人;由于住院率的不同,实际住院人数如表 16-1。若以住院病人作为研究对象,则:

患 B 病且暴露于因素 X 的选择概率 $\alpha=55/100=0.55$

患 B 病但未暴露于因素 X 的选择概率 $\beta=90/100=0.10$

患 A 病且暴露于因素 X 的选择概率 $\gamma=80/100=0.80$

患 A 病但未暴露于因素 X 的选择概率 $\delta=540/900=0.60$

人群中 $OR=1$,住院病人 $OR^1=4.13$

$$选择偏倚=\frac{4.13-1}{1}=\frac{0.55\times0.60}{0.10\times0.80}-1=3.13$$

得值 3.13>0,表明由于住院率的不同,导致了选择偏倚的产生,使由医院住院病人为对象进行研究所得 OR 值被错误地高估,比人群 OR 值高 3.13 倍。

三、选择偏倚的控制

选择偏倚一旦发生,往往难以控制,因此预防是关键。对选择偏倚的控制尽可能在研究设计和实施阶段,通过科学的研究设计和认真、严格地实施来尽量减少或避免选择偏倚。

（一）采用科学的研究设计

在开展某项研究工作时,研究者须充分了解该项研究工作中可能会产生的各种选择偏倚,并在研究设计阶段,采取积极的措施尽量避免。如病例对照研究中应尽量避免完全以单一医院人群为对象,对照可以同时设立社区对照和医院对照。即使是病例组,若只能从医院选择样本,也应在不同地区、不同等级的医院中随机抽样,也可根据所研究疾病的自然史和其人群分布特点,在不同病情、病程和临床亚型的病例中获取所需样本。在队列研究中,如果条件许可,也可设立多种对照,如将暴露人群的发病水平与全人群的发病水平相比,或与非暴露的其他队列相比,也可将暴露队列内部不同暴露程度的亚组进行比较。如此通过比较不同对照组的结果,可对存在选择偏倚与否以及研究结果的真实性予以评价。

(二)严格掌握研究对象的纳入和排除标准

无论是观察性研究还是实验性研究,研究对象的纳入与排除必须有严格、明确和统一的标准,包括疾病诊断标准和暴露判别标准,使纳入的研究对象能更好地代表总体。同时为了避免奈曼偏倚,尽量选择新发病例作为研究对象。

(三)随机化

随机化可分为随机抽样和随机分配两种不同的形式。随机抽样是总体中每个对象被抽取进入研究队列的机会均等,从而使研究样本具有代表性,可避免因主观、任意地选择研究对象造成的偏倚,减少选择偏倚。而随机分配的目的是使各种非研究因素在每组中能均匀地分布,增加各组间的可比性,减少混杂偏倚。因此,尽量按照随机化的原则,确定研究对象,避免样本选取的偏向。

(四)提高应答率,并对无应答者进行评价

在研究中应采取各种措施,尽量取得研究对象的合作,以提高应答率,减少或防止失访的发生,控制选择性偏倚。研究过程中,可通过各种途径增加研究对象对研究意义的了解,随访时减少研究给对象带来的不便。对无应答者应尽量获取其有关信息,可能时,应对无应答者或失访者进行随机抽样调查,并将抽样调查结果与应答者的结果进行比较,若无显著性差异,表明无应答或失访对结果的影响不大;若有显著性差异,出现选择性偏倚的可能性很大,对研究结果有影响,应做出适当说明。当无应答率或失访率超过 10% 时,在分析研究结果时应慎重。此外,在设计阶段计算出相应的样本量后,应适当加大样本量以减少无应答或失访对结果造成的影响。面对研究实验中数据缺失的问题,可以使用合适的统计方法处理数据以减少数据缺失导致的偏倚。目前数据缺失的处理方法主要包括完整病例分析、多重填补法、基于似然的分析方法和逆概率加权法等。这些方法的应用都受制于数据缺失的机制,数据呈随机缺失的假设较易满足。

第三节　信息偏倚

信息偏倚（information bias）又称观察偏倚（observational bias）或错分偏倚（misclassification bias）,指在研究实施的过程中,由于测量暴露或结局的方法缺陷导致从研究对象获取的信息错误而产生系统误差。检测方法不统一、诊断标准不统一、观察条件不统一、询问方式不统一、研究对象对相关信息记忆不准或者故意提供错误信息等问题都可导致信息偏倚的产生。信息偏倚通常表现为研究对象的某种特征被错误分类,如暴露于某因素者被错误地认为是非暴露者,非患某病者被错误地认为是该病患者。信息偏倚所致错误分类等同地分布在观察组与对照组之间,称为无差异错误分类（non-differential misclassification）;其所致错误分类不同地分布在观察组与对照组之间,则称为有差异错误分类（differential misclassification）。这两类错误分类通常以信息获取的灵敏度与特异度予以衡量。

一、信息偏倚的种类

（一）回忆偏倚

回忆偏倚（recall bias）是指研究对象回忆过去的暴露史或者既往史时，回忆不准确所导致的系统误差。回忆偏倚产生的主要原因有：①事件发生的频率或暴露水平低，未给研究对象留下深刻印象；②事件发生时间久远，研究对象记忆不清或已经淡忘；③病例和对照对所调查事件的关心程度不同，因而回忆的认真程度不同。

（二）报告偏倚

报告偏倚（reporting bias）是指在调查过程中研究对象对某些信息的故意夸大或缩小所导致的系统误差，此种偏倚也称说谎偏倚。例如，在临床试验时，若研究对象知道自己所用的治疗药物是新药还是旧药，用新药的人可能主动报告药物疗效好，而用旧药的人则报告所用药物的疗效不好。又如当暴露因素涉及生活方式或个人隐私，如研究未婚者人工流产情况、中小学生吸烟和饮酒情况，以及性乱关系等事件时，调查对象会因种种原因而隐瞒或编造有关信息，从而导致报告偏倚发生。有些因素的调查涉及劳保和福利等问题，也易出现报告偏倚。

（三）暴露怀疑偏倚

研究者若事先了解研究对象的患病情况或某结局，可能会在病例组和对照组中采用完全不同的或者使用不同深度和广度的调查方法探寻可疑的致病因素，从而导致错误的研究结论，由此引起的偏倚称为暴露怀疑偏倚（exposure suspicion bias）。如在病例对照研究中，由于研究者了解研究对象的病情，受主观因素的影响认为某暴露因素与疾病的发生有关，多次认真地询问病例组对某些因素的暴露史，而不认真询问对照组等。此种偏倚可来自研究者、信息收集者或信息处理者。

（四）诊断怀疑偏倚

若研究者事先了解研究对象对研究因素的暴露情况，怀疑其已经患某病，或在主观上倾向于应该或不应该出现某种结局，于是在作诊断或分析时，倾向于自己的判断，从而导致错误结论，由此而导致的偏倚称为诊断怀疑偏倚（diagnostic suspicion bias）。如对暴露者或者实验组进行非常细致地检查，而对非暴露者或对照者则不然，从而导致研究结果出现偏差。

（五）测量偏倚

测量偏倚（measuring bias）是指由于研究中所使用的仪器设备校正不准确、试剂不符合要求、使用方法的标准或程序不统一、分析测试条件不一致、数据记录不完整或操作人员的技术问题等均可导致测量结果不准确，这种使测量结果偏离真实值而造成的偏倚称为测量偏倚。例如在调查时，不同的调查点使用的仪器型号、使用年限不同或精确度未经校正；对同一研究指标检测时，不同的实验室采用不同的检测方法，或尽管使用同一检测方法，但其检测试剂的供货商、品牌或批号不同等都可能导致研究结果出现系统误差。

二、信息偏倚的测量与实例分析

信息偏倚可分为无差异错误分类和有差异错误分类。在病例对照研究中，常用暴露测量的灵敏度和特异度来度量错分；在队列研究中，常用病例诊断的灵敏度和特异度来度量错分。对真实情况，即没有错分的情况，灵敏度和特异度均为100%，而有错分的情况，灵敏度和特异度小于100%。

1. 无差异错误分类 在病例对照研究中,当疾病分类正确时,无差异性二分类暴露变量的错分将使观察到的联系强度向无效值偏移。例如,在某项病例对照研究中,病例组与对照组各150例,调查所得研究因素在两组中的暴露情况与实际暴露情况的资料整理如表16-2,然后分别计算暴露情况的灵敏度与特异度。这里的灵敏度是指正确查出有暴露史者占实际有暴露史人数的比例;特异度是指正确查出无暴露史者占实际无暴露史人数的比例。

表 16-2 病例对照研究两组实际暴露情况与调查所得暴露情况的比较

调查所得暴露情况	病例组实际暴露情况			对照组实际暴露情况		
	暴露	未暴露	合计	暴露	未暴露	合计
暴露	81	18	99	45	30	75
未暴露	9	42	51	5	70	75
合计	90	60	150	50	100	150

病例组:灵敏度 = 81/90 = 0.90
　　　　特异度 = 42/60 = 0.70
对照组:灵敏度 = 45/50 = 0.90
　　　　特异度 = 70/100 = 0.70

上述资料病例组和对照组的灵敏度均为0.90,特异度均为0.70,即错误分类在两组是一致的,称为无差异错误分类(non-differential misclassification)。一般来说,出现无差异错误分类时,危险因素的效应估计值(OR 或 RR)会低于实际值,效应估计值趋于无效值1,由此产生的信息偏倚会低估研究因素与疾病之间的联系。根据上表计算信息偏倚的方向与大小,计算时将调查所得资料计算的 OR(OR_x)与实际情况计算的 OR 进行比较,判断是否存在信息偏倚及偏倚的大小。

$$信息偏倚 = \frac{OR_x - OR}{OR}$$

如果得值 = 0,则不存在信息偏倚;否则存在信息偏倚($OR_x > OR$ 或 $OR_x < OR$)。

上述例子的 $OR = \dfrac{90 \times 100}{50 \times 60} = 3.00$

$$OR_x = \frac{99 \times 75}{51 \times 75} = 1.90$$

$$信息偏倚 = \frac{1.90 - 3.00}{3.00} = -0.37$$

结果信息偏倚的值 ≠ 0,为负值,说明存在信息偏倚,根据调查资料计算的 OR 低估了研究因素与疾病之间的联系,低估程度为37%。

2. 有差异错误分类 有差异错误分类是指信息偏倚所致的错误分类不等同的发生在用于比较的研究组中,即两组的灵敏度与特异度不同,此种情况称为有差异错误分类(differential misclassification)。一般来说,当发生有差异错误分类时,资料的效应估计值(OR 或 RR)高于或低于实际值,即可能高估或低估研究因素与疾病之间的联系。例如,在某项病例对照研究中,将病例组与对照组研究对象的研究因素的实际暴露情况与调查所得情况列表16-3。

表 16-3 病例对照研究两组实际暴露情况与调查所得暴露情况的比较

调查所得暴露情况	病例组实际暴露情况			对照组实际暴露情况		
	暴露	未暴露	合计	暴露	未暴露	合计
暴露	270	60	330	90	35	125
未暴露	30	140	170	60	315	375
合计	300	200	500	150	350	500

病例组:灵敏度 $= 270/300 = 0.90$

特异度 $= 140/200 = 0.70$

对照组:灵敏度 $= 90/150 = 0.60$

特异度 $= 315/350 = 0.90$

$$此例的 OR = \frac{300 \times 350}{150 \times 200} = 3.50$$

$$OR_x = \frac{330 \times 375}{170 \times 125} = 5.80$$

$$信息偏倚 = \frac{5.80 - 3.50}{3.50} = 0.66$$

结果得值 $\neq 0$,为正值。说明存在信息偏倚,根据调查资料计算的 OR 高估了研究因素与疾病之间的联系,高估程度为 66%。

三、信息偏倚的控制

(一)使用统一的标准收集资料,并进行严格的质量控制

研究者对拟进行的研究要制定统一、明细的资料收集方法。研究前设计统一的调查表,调查表的各项内容或指标要明确、客观,并尽可能使用定量的指标,例如:当询问是否吸烟时,首先要明确本次研究的吸烟定义,如"每日吸烟一支以上连续一年以上";调查表中的每一问题要有简单明确的答案,不能模棱两可,调查表项目应易于理解和回答;使用统一、明确的疾病诊断标准等。调查前对所有的调查员进行统一培训,统一调查方法和技巧及调查的时间,并进行预调查,充分估计调查实施过程中可能遇到的问题以及各调查项目的可行性。调查开始后,要严格认真按照规定的统一标准收集资料,操作要熟练,记录要准确,调查过程中由专人复查或核实调查结果。此外,应使用同一型号的仪器并定期校验;试剂必须是同一品牌、同一来源并力求同一批号;检测方法要统一,由专人测定。

(二)采用盲法收集资料

在研究中,为了减少或消除研究对象或调查者主观心理因素对研究结果的影响,尽可能使用盲法收集资料,以保证资料客观真实,减少或避免信息偏倚的发生。

(三)使用客观的指标

为了避免信息偏倚,尽量使用客观指标或定量指标,如应用实验室检查结果,查阅研究对象的诊疗记录或健康体检记录作为调查信息来源。如果必须通过询问方式收集资料时,应尽可能采用封闭式问答,避免开放式问答,以防止报告偏倚、测量者偏倚和家庭信息偏倚的发生;对于涉及生活方式和隐私的问卷,应事先告知对象所有应答均获保密并将得到妥善保管,必要时可采用匿名问卷。此外在可能的情况下,扩大收集资料的范围,不但收集详细

的疾病资料,还可收集一些与疾病和暴露因素关系不密切的资料,藉以分散调查者和研究对象对某种因素的注意力,减少主观因素造成的误差。

(四) 采用适当的调查技巧

在调查研究对象的远期暴露史时,可通过选择一个与暴露史有联系的记忆明确的指标帮助研究对象联想回忆,使用此种方法时要防止因此而产生的诱导偏倚。有时还可通过调查知情人或家属获取正确的信息。对于某些问题,为了便于调查对象理解并准确地定量,可在询问中使用实物如杯子、量匙等来为某些暴露因素(如每日饮酒量、食盐摄入量等)定量,也可向调查对象提供有关因素的实物照片,如询问食物烧烤程度时可出示不同烧烤程度的肉类照片来帮助调查对象回答。

在调查过程中可通过一定的方法检查研究对象在回忆过去暴露史或既往史时是否存在回忆偏倚,如对同一研究对象进行两次调查,而第二次调查时用稍不同的方式,重复提问同一问题,检查两次回答是否一致。若两次回答结果一致,则说明该调查方法可以有效地减少或避免回忆偏倚的影响;若两次的回答结果不一致,则可能存在回忆偏倚,应及时调整调查方法。

(五) 资料的校正方法

调查结束后,将获得的资料计算某种信息的灵敏度和特异度,根据灵敏度和特异度判断是否存在信息偏倚。如果存在信息偏倚,需要对其进行校正。当两个比较组的灵敏度与特异度接近时,用以下方法校正。以前述资料(表 16-2)为例,将表 16-2 的资料整理列于表16-4。

表 16-4　病例组与对照组调查所得研究因素暴露情况

研究因素	病例组	对照组	合计
暴露	99(a)	75(b)	174
未暴露	51(c)	75(d)	126
合计	150(n_1)	150(n_2)	300

$$A = \frac{(Sp \times n_1 - c)}{(Sp + Se - 1)}$$

$$B = \frac{(Sp \times n_2 - d)}{(Sp + Se - 1)}$$

$$C = n_1 - A$$

$$D = n_2 - B$$

上述 A、B、C、D 分别为校正后的 a、b、c、d;Sp 为特异度,Se 为灵敏度。

本例病例组及对照组的特异度均为 0.7,灵敏度均为 0.9,代入公式得:

$$A = (0.7 \times 150 - 51)/(0.7 + 0.9 - 1) = 90$$

$$B = (0.7 \times 150 - 75)/(0.7 + 0.9 - 1) = 50$$

$$C = 150 - 90 = 60$$

$$D = 150 - 50 = 100$$

校正后的 $OR = \dfrac{AD}{BC} = \dfrac{90 \times 100}{50 \times 60} = 3.00$ 与根据实际暴露情况计算的 OR 值相同。

第四节 混杂偏倚

混杂偏倚(confounding bias)是指在流行病学研究中,由于一个或多个混杂因素(confounding factor)的影响,掩盖或夸大了研究因素与疾病之间的联系,从而使两者之间的真正联系被错误的估计。混杂偏倚在观察性研究、实验性研究等各类流行病学研究中均会出现,正确应用流行病学的原理和方法,是有效控制混杂的根本前提。

一、混杂因素

混杂因素亦称混杂因子,是指既与疾病有关又与暴露有关,而且在各比较组人群之间分布不均匀,导致掩盖或夸大暴露与疾病之间真正联系的因素。成为混杂因素必须具备3个基本特征:

(1)与所研究疾病的发病有关,是该疾病的危险因素之一。

(2)与所研究的暴露因素有关,两者间存在统计学上的联系。

(3)不是研究的暴露因素与疾病因果链上的中间环节或中间步骤。

例如在研究体育锻炼与心肌梗死的关系时,同时收集了年龄、水摄入量和体质指数(BMI)的资料。其中年龄可能影响两者之间的真实联系,因为锻炼组中年轻者所占比例较高,而非锻炼组中年长者所占比例较高,同时年轻者的心肌梗死危险性低于年长者。如果体育锻炼对心肌梗死具有保护作用,则由于不同比较组的年龄分布不同,最终可能会高估体育锻炼对心肌梗死的保护作用。对于每日水摄入量,尽管增加体育锻炼可以增加水摄入量,但每日水摄入量并非心肌梗死的一个危险因素,因此,每日水摄入量不是一个混杂因素。同样,虽然可发现正常或较低的 BMI 对心肌梗死具有保护作用,但由于正常或较低的 BMI 可能是体育锻炼的结果之一,是体育锻炼降低心肌梗死发生危险性过程中的一个中间环节,而并非是一个独立的保护因素,因此也不能认为 BMI 是该项研究的混杂因素。

根据混杂偏倚产生的机理及其对研究结果的影响不同,将混杂偏倚分成正混杂偏倚和负混杂偏倚两种类型。正混杂偏倚(positive confounding bias)是指由于混杂因素的存在使暴露因素与疾病之间的关联被夸大。当 $cOR>OR_{MH}(aOR)$ 时,该混杂因素引起的偏倚为正混杂偏倚。负混杂偏倚(negative confounding bias)是指由于混杂因素的存在使暴露因素与疾病之间的关联被缩小。当 $cOR<OR_{MH}(aOR)$ 时,该混杂因素引起的偏倚为负混杂偏倚。

二、混杂偏倚的测量与实例分析

(一)混杂偏倚的测量

混杂因素广泛存在,表现形式多样,在研究中需要结合专业知识仔细考虑。测量某一因素 f 是否为混杂因素,可利用分层分析方法,比较含有该因素时(分层调整前)研究因素与疾病的效应估计值 cRR 或 cOR 和排除该因素后(分层调整后)的效应估计值 $aRR(f)$ 或 $aOR(f)$ 的差别程度来判断。通过分层分析既可以对混杂因素进行定量判别,又是控制混杂偏倚的有效方法。

混杂偏倚及其方向与大小的测量可依据:

$$混杂偏倚 = \frac{cOR - aOR(f)}{aOR(f)}$$

判定方法如下：

（1）若 $cOR=aOR(f)$，则 f 无混杂作用。

（2）若 $cOR\neq aOR(f)$，则 f 有混杂作用。

（3）若 $cOR>aOR(f)$，则 f 为正向混杂，使 cOR 高估。

（4）若 $cOR<aOR(f)$，则 f 为负向混杂，使 cOR 低估。

（二）混杂偏倚的测量实例

例如，一项关于口服避孕药与心肌梗死的病例对照研究，结果如表 16-5 所示：

表 16-5　口服避孕药（OC）与心肌梗死（MI）关系的病例对照研究结果

	病例	对照	合计
服 OC	39	24	63
未服 OC	114	154	268
合计	153	178	331

计算暴露与疾病的联系强度 OR 值：

$$OR(cOR)=\frac{39\times154}{24\times114}=2.20$$

考虑到年龄与口服避孕药的行为有关，也与 MI 的发生有关，可能是个混杂因素，故可按年龄将研究对象分<40 岁和≥40 岁两层，如表 16-6。

表 16-6　按年龄分层的结果

	<40 岁			≥40 岁		
	服 OC	未服 OC	合计	服 OC	未服 OC	合计
病例	21	26	47	18	88	106
对照	17	59	76	7	95	102
合计	38	85	123	25	183	208

计算各层的 OR：

$$OR_1=\frac{21\times59}{17\times26}=2.80 \qquad OR_2=\frac{18\times95}{7\times88}=2.78$$

分层后的 OR 值均较不分层的 OR 大

进一步分析非暴露组（未服 OC 者）中年龄与 MI 发生的关联，如表 16-7。

表 16-7　未服用 OC 者中年龄与 MI 发生的关联

	MI	对照
≥40 岁	88	95
<40 岁	26	59

$OR=2.10$，说明年龄与 MI 的发生有联系（年龄越大，发生 MI 的危险性越高），再分析对照组中年龄与口服避孕药的关联。见表 16-8。

表 16-8　对照组中年龄与服用 OC 行为的关联

	<40 岁	≥40 岁
服 OC	17	7
未服 OC	59	95

$OR=3.91$，说明年龄与是否口服避孕药也有联系。

此外，年龄也不是 OC 与 MI 联系的中间环节，故可认为年龄是研究 OC 与 MI 关系时的混杂因素。这种情况下可以用分层分析方法控制年龄的混杂作用。当两层的 OR 值接近或相同时，说明两层是同质的。

分层调整后总的 OR 值（aOR）可用 Mantel-Haenszel 提出的公式：

$$aOR = \frac{\sum (a_i d_i / t_i)}{\sum (b_i c_i / t_i)} = 2.79$$

由以上分析可以看出，经分层调整后的 aOR 值为 2.79，如不进行分层分析，则 cOR 为 2.20，说明由于混杂因素年龄的作用，暴露因素口服避孕药与心肌梗死的关联强度被歪曲，关联强度趋向于 1。

三、混杂偏倚的控制

混杂偏倚可出现在整个研究过程中，应在研究的各个阶段进行控制，将混杂偏倚的影响减少到最低，力求研究结论真实可靠。选择需要控制的混杂因子，通常需要结合专业知识进行选择，如年龄、性别等。常用的策略有：前向选择策略（从最简单的可接受的分层进行暴露效应的估计，然后根据混杂因子作用的大小，将作用较大的混杂因子一个个增加到分层变量中）；后退选择策略（对所有能够调整的潜在混杂因子都进行调整，然后将导致变化最小的混杂因子逐一剔除，如果某变量的剔除导致的总效应估计值的变化超过某一临界点时，删除即可终止）。

（一）限制

针对某些可能的混杂因素，对研究对象的入选条件加以限制。例如在服用利舍平对乳腺癌的影响研究中，如怀疑社会经济水平可能是一个混杂因素，可以只选取某一社会经济水平的人做调查，这样就控制了社会经济水平在研究中的混杂作用。通过限制，使混杂因素恒定，没有变异，消除了暴露-混杂、疾病-混杂的联系。

限制的缺点在于，由于对混杂因素进行了限制，符合条件的研究对象减少，筛检大量个体，只能入选其中一部分，这样使得研究工作效率降低；在限制混杂因素的同时，对暴露因素和疾病的发生范围也做了限制，影响了研究结果的代表性，同时也影响了研究结果的外部真实性；另外，限制的结果使得研究者不可能再分析混杂因素与疾病的关系或暴露与混杂因素的交互作用，只能进行暴露因素与疾病关系的研究。因此，采用限制的方法控制混杂只能针对特别重要的混杂因素，且保证限制后仍然能保持适当的样本数。

（二）匹配

匹配或称配比是指在选择病例与对照时，除研究因素外，使两者的某些其他重要特征相一致。匹配可以是在研究对象间逐个匹配（个体匹配）或者是组间匹配（频数匹配）。匹配的特征或变量必须是已知的混杂因素，至少也应有充分理由这样推测，否则不应进行匹配。

匹配的一般特征包括年龄、性别和病情等。匹配使用得当可以有效地控制混杂因素对研究结果的影响,提高研究结果的真实性,并可在减少总样本数的情况下得出结论,提高研究效率。但是应注意,增加匹配的因素就等于减少可能做对照者的数目和增加工作的难度;另一方面,一个因素一旦匹配,该因素与疾病的关系不能分析,而且使它与其他研究因素的关系也不能分析;如果被匹配的因素事实上并非混杂因素,则统计学精度比不匹配时还要低。因此要注意不要将不起混杂作用的因素进行匹配,否则将导致"匹配过度"(over matching),匹配过度会影响研究的统计学效率、损害真实性及损害费用效益。

(三)随机化

运用随机化原则使每个受试者都有同等机会进入各比较组,从而使各比较组间在混杂因素的分布上达到均衡,避免研究者主观意愿对分组的影响,增加各组间的可比性,减少混杂偏倚。随机分配通常用于实验性研究,尤其适用于临床实验研究,可有效地控制混杂偏倚。

(四)分层分析

分层分析是资料分析阶段控制混杂因素常用的方法。即将可疑的或已知的混杂因素按其表现的不同水平分层后,再进行统计分析。使用分层分析法,既可以评价在各层中暴露与疾病的联系,又可整体估计在分层排除混杂因素后暴露与疾病总的联系。分层分析的缺点是分层后各层间样本数相差悬殊,有些层样本数过小,为分层分析带来困难。此时,应减少层数后再做分析,或者直接应用多因素分析的方法。

(五)标准化

标准化是指在规定统一标准的条件下,调整不同组间混杂因素分布的不均衡性,以控制和消除各组内混杂因素构成不同所造成的影响,使结果具有可比性。标准化是对分层分析方法的补充,主要用于比较组间存在混杂因素,且该因素在组间分布不均匀时。通过计算标化的发病率、死亡率、标准化死亡比(SMR)或标准人群死亡率比($PSMR$)等来控制混杂。

(六)多因素分析

当样本数不够大或者研究多种因素(包括暴露因素和混杂因素)对疾病的综合影响时,不宜采用分层分析法时,可考虑应用多因素分析。常用的多因素分析法有协方差分析、Logistic 回归分析、线性回归、Cox 回归模型等。由于电子计算机的普及,多因素分析法已逐渐成为疾病多病因研究中被广泛使用的方法。

(余红平 编,叶冬青　胡东生　杨艳芳 审)

参 考 文 献

［1］Rothman KJ,Greenland S,Lash TL.Modern Epidemiology［M］.3rd ed.Philadelphia:Lippincott Williams & Wilkins,2008.

［2］MacMahon B,Trichopolous D.Epidemiology Principles and Methods［M］.2nd ed.Little,Brown and Company,1996.

［3］Persson LA,Wall S.Epidemiology for Public Health［M］.Umea University Publisher,2000.

［4］Weiss NS,Koepsell TD.Epidemiologic Methods［M］.2nd ed.Oxford University Press,2014.

［5］詹思延.流行病学［M］.第 7 版.北京:人民出版社,2013.

［6］赵仲堂.流行病学研究方法与应用［M］.第 2 版.北京:科学出版社,2005.

［7］王素萍.流行病学［M］.第 3 版.北京:中国协和医科大学出版社,2013.

［8］沈洪兵,齐秀英.流行病学［M］.第 8 版.北京:人民卫生出版社,2013.

第十七章

有向无环图在流行病学病因
推断中的应用

提要:流行病学病因推断中混杂因素会歪曲暴露与结局的真实因果关联,因此在资料分析阶段识别非随机暴露中的混杂因素是控制混杂效应的关键。有向无环图是识别混杂因素的有效工具,它提供了识别混杂因素的简单直观的手段,把控制混杂转换成找出控制混杂的最小充分调整集进行调整。本章介绍有向无环图的基本原理、基本概念、有向无环图在流行病学病因推断中的具体应用。

第一节 概　　述

病因研究是流行病学研究的最主要任务之一,且更多采用观察性研究方法。而在观察性研究中,经常测量不到或不能随机分配某些协变量而导致混杂,从而歪曲暴露与结局的真实因果联系。因此,有必要识别和控制这些混杂因素,以确保研究结果的真实性,即在资料分析时如何识别混杂因素至关重要。

目前流行病学中公认的判别混杂因素的标准包括 3 个条件:①它是所研究结局的危险因素;②它与所研究的暴露因素有关;③它不是暴露与结局因果链上的中间环节(中间病因)。然而,有些变量似乎符合传统的混杂因素判别标准,但对其进行调整后不但不会消除偏倚,反而会引入偏倚。例如,Weinberg 于 1993 年在估计吸烟对自发性流产风险的效应研究中,发现调整自发性流产史反而会引入偏倚。因此,为了消除混杂,需要调整哪些变量成了问题的关键。对某一具体研究而言,当相关变量较多时,满足这个混杂因素标准的变量可能有好几个,此时是否有必要调整所有的混杂因素?

有向无环图(directed acyclic graphs,DAGs)能很好地回答以上问题,它是识别在非随机暴露中混杂因素的宝贵工具,它提供了识别混杂因素的简单直观的手段,把控制混杂转换成找出控制混杂的最小充分调整集进行调整。

一、模型的定义与起源

因果关系研究一直是学术界讨论的焦点问题,因果关系构成包括计量经济学在内的多门科学的核心。20 世纪 30 年代末至 50 年代初,计量经济学家 Frisch、Haavelmo、Simon 等将有向无环图与因果关系联系起来,使用图表和结构方程模型来传递因果关系。因果关系图提供了一种结合数据与因果信息的另一种语言,这种语言通过接受简单的因果陈述为基本原则,简化了贝叶斯路径。1999 年 Pearl 将有向无环图引入流行病学领域。随着有向无环图理论在流行病学病因研究中的广泛应用,越来越多的研究者认为识别混杂因素时,有向无环图优于单纯使用混杂因素的传统判别标准。

有向无环图是指由节点和连接节点的箭头组成的,所有的变量被箭头连接,形成有方向的路径并且没有形成一个封闭的环的关系图,如图 17-1 所示。

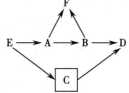

图 17-1　有向无环图示意图

二、基本原理

有向无环图通过将研究的暴露、结局、潜在混杂因素等相关变量之间的因果关系表示在图上,形成一个因果网,从而方便研究者运用一系列直观的、操作简单的规则识别混杂,达到可视化效果。

有向无环图通过研究变量之间因果假设构建因果网,其假设是定性和非参数的,因此有向无环图识别混杂因素时不依赖于观察所得的统计学联系。当涉及多个混杂变量,特别是存在无法测量的变量时,有向无环图的优势更明显。

有向无环图可用在线 Dagitty 工具绘制,对一个完整的有向无环图而言,任何一对变量的所有共同原因,即使是未测量变量,都要包括在图中。本章主要介绍有向无环图在流行病学病因推断中的应用,对其数学推理部分不作详述。

三、主要用途

1. 判别是否存在混杂。

2. 识别控制混杂的充分调整集、最小充分调整集和最适宜的最小充分调整集,以最简单的方法达到最有效控制混杂的目的。

3. 识别冲撞变量,避免不适当的混杂调整。

4. 在中介分析中的应用,以分析某因素的直接效应或间接效应。

四、优缺点

(一) 优点

1. 将复杂的因果关系可视化　有向无环图可以被看作是表达因果关系的工具,它将各变量间复杂的因果关系呈现在一个图形中,使得变量间的关系明了和具体化。有向无环图提供了识别混杂因素的简单直观的手段,把控制混杂转换成找出控制混杂的最小充分调整集进行调整。

2. 识别出消除所有混杂的混杂变量集　有向无环图有助于选择所有的混杂因素,消除因果效应估计的偏倚,充分有效地揭示尽可能真实的因果关系。一方面在有向无环图模型中可以选择调整更少的变量,从而使自由度更大,分析的统计效率增加。另一方面,如果一些关键的潜在混杂因素没有被测量或存在缺失值,有向无环图在识别最小充分调整集时可以尽量避开这些变量。

3. 定性识别混杂因素　有向无环图是定性判断混杂因素,在混杂因素识别过程中不涉及统计学分析。资料分析时与传统的流行病学和统计学分析方法如分层分析、回归分析等结合后能更真实地揭示因果关联。

4. 识别出冲撞变量 有向无环图可以发现路径上的冲撞变量,区分对共同效应不恰当调整导致的冲撞分层偏倚和缺乏对暴露和结局共同原因进行调整而导致的混杂偏倚。

(二)缺点

1. 不能保证绘制的有向无环图是完全真实的 有向无环图使用因果关系图识别混杂因素的前提是根据先验专业知识,如通过征询专家意见、文献复习等方法,绘制正确的因果关系图。但由于因果关系的复杂性,有的病因假设可能是不确定的,很难绘制完全真实的有向无环图,有时可能会得到几个有向无环图,但无法判断哪个更正确。因此,必须将每一个可能的有向无环图都绘制出来,并识别每一个图的最小充分调整集,给予相应的解释,才能得出真实可靠的结论。

2. 调整最小充分调整集控制混杂后不能保证没有残余混杂 理论上调整最小充分调整集能控制所有的混杂,但由于未测量或不能测量的变量也包括在有向无环图中,这些变量也有可能被选在最小充分调整集中,此时,研究的分析阶段仍然只能调整已经测量或能测量的变量,那么因果推断仍然会存在残余混杂。在特定情况下,对混杂因子的调整可能反过来引起先前研究中不被视为混杂因素的因子产生新的混杂。因此利用有向无环图识别的混杂因素集并不是总能使因果推断为无偏估计,而只是尽可能使因果推断接近最真实的因果效应。

第二节 模 型 简 介

一、常用符号

有向无环图中常用的符号主要有单箭头"→",问号"?"、方框"□"、括号"( )"和虚线"----"等。其流行病学释义分别阐述如下:

1. 单箭头"→"和问号"?" 病因 E 及其效应 D 应用单箭头"→"表示为"E→D",箭头方向即时序关系,反应变量之间可能存在因果关系。"E→D"表示变量 E 发生在前,变量 D 发生在后;变量 E 是变量 D 的病因,变量 D 是变量 E 的效应。如果 E→D 的效应是我们拟估计或研究的,那么在有向无环图中,我们可在单箭头上方添加问号"?",如图"E$\overset{?}{\rightarrow}$D",代表效应的不确定性。

2. 方框"□"和括号"( )" 有向无环图中用方框"□"包围的变量称之为带框变量,如 C̄,代表需要调整的变量(图 17-1)。这种调整对变量 C 所在的路径可能产生影响。有时,也可用括号"( )"来代替方框"□"。

3. 虚线"----" 虚线"----"用于表示在对变量进行调整时,导致在有向无环图中的变量之间产生的新的关联,并可能影响变量之间的效应估计。虚线主要用于表示调整冲撞变量时产生的新关联。

二、基本概念

1. 变量与路径 有向无环图中的变量也称为节点(Vertex 或 Node),如图 17-1 中的 A、B、C、D、E、F,其中 C̄ 为带框变量。路径是一条由两个或以上节点及其相应的连接符号组成的、不分叉的连续线路。如图 17-1 所示的路径可有:E→A→B→D,E→C̄→D,E→A→F←

B→D等。有向无环图可由一条或多条路径组成,不同路径之间可共享某些变量。

2. 变量间的关系　在一特定路径上,由一个箭头连接在一起的两个变量(或节点)称为相邻变量,表现为相邻关系,如图 17-1 中的 E→A,A→F,B→D 等。相邻变量互为母子关系,以图 17-1 中的 E→⬜C 为例,称 E 为带框变量 ⬜C 的母变量(parent),或 ⬜C 为 E 的子变量(child)。如路径 E→A→B→D 上,B 有母变量(A)或更早的病因变量(E),则将这些变量(如 E、A)称为 D 的祖先变量(ancestor),A 有子变量 B 或更晚的效应变量 D,则将这些效应变量(B、D)称为 E 的后代变量(descendant)。当 D 的祖先变量没有更早的母变量影响时,则称此时的祖先变量为外源变量(或根节点,如 E);该路径上所有的其他变量均称为内源变量。代际关系是基于特定的路径显示的两个变量之间的关系,因此同一变量在不同的路径可表现为不同的代际关系。

3. 冲撞变量　在一特定路径上,如果该路径的一个变量存在着两个或以上的母变量或祖先变量,则称该变量为该路径上的冲撞变量/冲撞点(collider),该路径为冲撞路径。如图 17-1 中的路径 E→A→F←B→D,F 同时是 A 和 B 的子变量(效应变量),因此 F 被称为该路径的冲撞变量。冲撞变量是针对特定的路径而言的。需要注意的是,某个变量在某条路径上是冲撞点,但在另一条路径上不一定是冲撞点。如图 17-2 中,在路径 A-Z-B 中,Z 是冲撞点,路径 A-Z-N 中,Z 不是冲撞点。

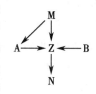

图 17-2　冲撞点示意图

4. 自然路径和继发路径　有向无环图上所显示的所有路径均称为自然路径(natural path)。自然路径可包括因果路径、后门路径和冲撞路径等。如出现带框变量,在对其进行调整时导致其母变量之间出现新的关联,此时的路径称之为继发路径(induced path),如在对冲撞变量进行调整时,可能导致在该变量的某层内出现两母变量的虚假关联(冲撞分层偏倚),该路径即为继发路径;通常在有向无环图中采用增加虚线"----"的形式来表示。

5. 开放路径和封闭路径　如果一条路径上没有冲撞点,那么这条路径就是开放路径(open path)。反之,如果一条路径上有一个及以上的冲撞点,则该路径被阻断称为封闭路径(closed path)。变量间的关联可以通过开放路径传递,也随着路径的阻断而消失,因此冲撞点是不能传递关联的。即如果暴露与结局变量处于一条开放路径中,暴露与结局会产生关联,如果两变量间的路径被阻断,则暴露与结局的关联被阻断,暴露对结局不会产生影响。

6. 因果路径　有向无环图中从暴露到结局的因果路径(causal path)是指箭头从暴露出发,每一个箭头方向不变,最后指向结局的路径。如"吸烟→纤维化→肺癌"。由多个同向单箭头组成的路径,称为有向路径。如图 17-1 中 E→⬜C→D,E→A→B→D 等均为有向路径。所有的有向路径都是因果路径,也是因果关系研究的目标所在。对某特定研究而言,因果路径是代表暴露对结局因果效应的唯一路径。

7. 后门路径　如果暴露 E 到结局 D 的某条路径上有一个变量 P 箭头指向 E 和 D,那么该路径就是一条从暴露 E 到结局 D 的后门路径(backdoor path),如图17-3所示。如果后门路径中没有冲撞点,那么该后门路径就是一条开放路径,传递变量间的关联。

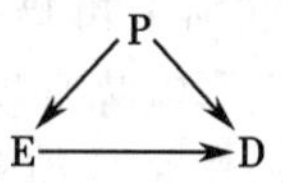

有向无环图中,暴露与结局产生关联是因为它们都在因果路径或者不含冲撞点的后门路径上。但是因果路径是代表暴露对结局因果效应的

图 17-3　后门路径示意图

唯一路径,只有因果路径代表真正的因果关联,包含暴露与结局变量的开放的后门路径是非因果关联,会影响暴露与结局的真实因果关联,所以包含暴露与结局变量的开放的后门路径的存在即代表混杂的存在。作为识别混杂因素的工具,有向无环图的主要优点之一就是能有效地识别出开放的后门路径。

8. 充分调整集 在流行病学病因研究中,如果控制其中的某一个或几个变量就足以控制所有混杂,那么需要控制的这一个或几个混杂变量组成的集合就称为控制混杂的充分调整集(sufficient adjustment sets),即变量集 S。理论上,控制充分调整集就控制了暴露与结局因果关联中的所有混杂效应。

后门准则(backdoor criterion)是判断变量集 S 是否足以控制暴露 E 对结局 D 因果效应中混杂偏倚的标准,该准则包括以下两个条件:①变量集 S 中没有暴露 E 的后代;②变量集 S 阻断所有从暴露 E 到结局 D 的后门路径。由于开放(不包含冲撞点)的后门路径的存在就代表混杂因素的存在,所以阻断开放的后门路径就能排除混杂偏倚的影响。调整满足后门准则的 S 集就阻断了所有开放的后门路径,使有向无环图中仅剩下因果路径。

9. 冲撞分层偏倚 假设两个变量 X 和 Y 相互独立但都影响第三个变量 Z,如果调整 Z,即仅在 Z 的某一层分析数据,那么该层内 X 和 Y 就会产生一个虚假关联,此时产生的偏倚就称为冲撞分层偏倚(collider-stratification bias)。

综上所述,流行病学病因研究的目的是得到暴露对结局的真实因果效应,实质上就是在有向无环图中阻断开放的后门路径,防止含有冲撞点的路径被打开,使有向无环图上的暴露到结局只剩下因果路径,从而获得真实的因果效应。

第三节 在病因推断中的具体应用

一、判断是否存在混杂

将暴露因素、疾病和潜在混杂因素的关系显示在一个完整的有向无环图中,利用后门准则很容易识别出混杂,找到符合后门准则的 S 变量集就相当于找到了该研究的混杂因素。

Pearl 总结出通过两个步骤判断是否存在混杂:首先,删除所有从暴露发出的箭头;然后查看是否有任何从暴露到疾病的开放路径。这两个步骤实质上就是识别开放的后门路径,即暴露的效应去除后,观察暴露与疾病是否通过开放的后门路径产生关联。如果不存在开放的后门路径,那么该研究就不存在混杂。反之,如果存在暴露到疾病的开放的后门路径,那么就代表存在混杂。

例如在"儿童抗组胺药治疗对哮喘发病的影响"的研究中,儿童抗组胺药治疗与哮喘发病的关系的有向无环图如图 17-4 所示,X 代表空气污染水平,Y 代表性别,Z 代表支气管反应,E 代表抗组胺药治疗,D 代表哮喘发病。空气污染水平 X 和性别 Y 相互独立;空气污染 X 通过对支气管反应 Z 或抗组胺药治疗 E 的影响而影响哮喘发病 D;性别 Y 可直接影响哮喘发病 D,或首先通过影响支气管反应 Z 从而影响哮喘发病 D,或首先通过影响支气管反应 Z 再影响抗组胺药治疗 E 从而影响哮喘发病 D。

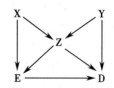

图 17-4 儿童抗组胺药治疗与哮喘发病的关系图

判断该研究是否存在混杂因素,删除所有从暴露 E 发出的单向箭头后,图 17-4 就简化成图 17-5,明显还存在从 E 到 D 的开放的后门路径 E-Z-Y-D,E-X-Z-D 和 E-Z-D。所以该研究是存在混杂的,即图 17-5 存在混杂。

又如 Weinberg 于 1993 年在估计吸烟对自发性流产风险的效应研究中,发现自发性流产史满足传统混杂的定义:自发性流产史与吸烟有关,也是自发性流产的危险因素,且不是吸烟与自发性流产的中间环节。据此判断自发性流产史是其混杂因素,按该混杂因素分层调整后的吸烟与自发性流产的 $RR=1.32$,与调整前的实际值(1.85)有较大差距。

2012 年,Howards 等用有向无环图解释该研究。该研究涉及的主要变量有"吸烟 E""自发性流产 D""自发性流产史 Q"和"潜在异常点 M(子宫内膜内源性雌激素释放水平)",暴露通过影响 M 而影响自发性流产。该研究的有向无环图如图 17-6 所示,暴露到结局之间除了因果路径并无开放的后门路径,即没有混杂因素存在,由此,不能调整自发性流产史 Q。这与 Weinberg 的结论是一致的。

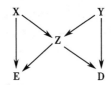

图 17-5　去除儿童抗组胺药
治疗效应后的路径图

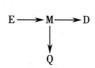

图 17-6　吸烟与自发性
流产关系图

二、识别控制混杂的充分调整集

Pearl 给出了判断充分调整集"S 集"的两个标准:①S 集的变量阻断了从 E 到 D 的每一条开放的后门路径;②S 集的变量阻断了因调整 S 集的变量而产生的新的 E 到 D 的每一条开放后门路径。

在有向无环图中,Pearl 根据以上两个标准制定了一个图形方法-充分性后门试验(the backdoor test for sufficiency)来判断一个变量集 S 是否为充分调整集。操作步骤如下:①删除从暴露 E 发出的所有箭头(除去暴露的所有效应);②如果 S 集内某变量有两个母变量,用无向的虚线连接这一对母变量;③进行前两步操作后,检查从 E 到 D 是否存在不经过 S 的开放路径。如果③的答案为否,那么理论上,调整 S 集可以消除所有混杂。

为了更方便地用有向无环图判断一个 S 集(包括一个以上变量)是否为充分调整集,以上内容可归纳为 Shrier 和 Platt 的六步法则:第一步,S 集中的任意变量都不是暴露 E 的后代;第二步,删除既不是暴露 E 或结局 D 的祖先变量或母变量也不是 S 集的祖先变量或母变量的变量;第三步,删除所有从暴露 E 发出的箭头;第四步,如果 S 集变量中有冲撞点,连接冲撞点的母变量;第五步,删除连线的所有箭头;第六步,删除所有与 S 集的变量相连的连线。最后如果暴露 E 与结局 D 无关,那么调整第一步所选择的变量 S 集就是充分调整集,可以控制所有混杂。

在"儿童抗组胺药治疗对哮喘发病的影响"的研究中,如果调整图 17-4 中的变量集 S,S={X,Y,Z},第一步,S 集中的任意变量都不是暴露 E 的后代,该研究中的变量{X,Y,Z}都不是暴露 E 的后代。第二步,删除既不是暴露 E 或结局 D 的祖先变量或母变量也不是 S 集的祖先变量或母变量的变量,该研究中没有其他变量。第三步,删除所有从暴露 E 发出的箭头如图 17-5 所示。第四步,如果 S 集变量中有冲撞点,连接冲撞点的母变量;该研究中 Z 在 E-X-Z-Y-D 路径上是一个冲撞点,连接 Z 的母变量 X 和 Y,如图 17-7(a)。第五步,删除连线的所有箭头,如图17-7(b)。第六步,删除所有与S集的变量相连的连线,如图17-7(c)。图17-7(c)中E与D无关,说明S={X,Y,Z}是一个充分调整集,即调整变量X,Y,Z足以控制该研究的混杂偏倚。

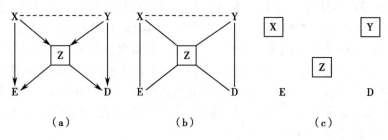

图17-7 六步法则
注:(a)连接空气污染和性别后儿童抗组胺药治疗与哮喘发病的关系图;(b)删除所有连线箭头后儿童抗组胺药治疗与哮喘发病的关系图;(c)调整变量X,Y,Z后儿童抗组胺药治疗与哮喘发病的关系图

确定了该充分调整集S后,不能随意往S集中增加变量。调整充分调整集S可能会控制暴露对结局因果关系的所有混杂,但是控制更多的变量就又有可能会引入混杂。

三、识别控制混杂的最小充分调整集

确定充分调整集S后,虽然不能随意往S集中增加变量,但有可能删除S集中的某些变量仍然足以控制所有混杂。如果Q集足够控制混杂且无法再减少,Q集就叫作控制混杂的最小充分调整集(minimally sufficient adjustment sets)。最小充分调整集Q是充分调整集S的子集或本身,一个有向无环图中可能有若干个不同的最小充分调整集,每个最小充分调整集包含的变量个数及其测量的难易程度可能不尽相同。

为了找到一个最小充分调整集,可以依次从充分调整集S中删除变量,直到没有新的能被删除的变量为止,即没有新的变量集能够满足后门试验或六步法则的要求。在实际工作中,我们显然要选取包含变量少的且易于测量的Q集,一方面可以减少工作量,另一方面可以增加统计分析效率。

如果S={X,Y,Z}中删除X,经过六步法则后,图17-4简化成图17-8(a)。E与D无关,说明S={Y,Z}也是一个充分调整集。即调整变量Y,Z就能控制混杂因素X,Y,Z对研究结果的影响。

如果S={Y,Z}中再删除Y,即S={Z}时,经过六步法则后,图17-4就简化成图17-8(b),此时E与D通过路径E-X-Y-D相关,说明S={Y,Z}是一个最小充分调整集,只调整变量Z不能控制该研究的混杂,S={Z}不是一个充分调整集。

如果S={X,Y,Z}中删除Y,经过六步法则后,图17-4就简化成图17-8(c)。E与D无关,说明S={X,Z}还是一个充分调整集,即调整变量X,Z就能控制混杂因素X,Y,Z对研究结果的影响。

如果S={X,Y,Z}中删除Z,经过六步法则后,图17-4就简化成图17-8(d)。E与D通过路径E-Z-D相关,说明S={X,Y}不是一个充分调整集,调整变量X和Y不能控制该研究的混杂。显然,只调整变量X或变量Y也同样不能控制该研究的所有混杂。

因此,该研究中变量集S={X,Y,Z}、S={Y,Z}、S={X,Z}均是控制混杂的充分调整集,

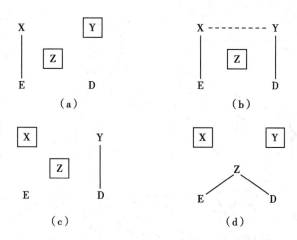

图 17-8　调整不同调整集后儿童抗组胺药治疗与哮喘发病的关系图
注:(a)调整变量 Y,Z 后儿童抗组胺药治疗与哮喘发病的关系图;
(b)调整变量 Z 后儿童抗组胺药治疗与哮喘发病的关系图;(c)调整变量 X,Z 后儿童抗组胺药治疗与哮喘发病的关系图;(d)调整变量 X,Y 后儿童抗组胺药治疗与哮喘发病的关系图

而变量集 Q={Y,Z}、Q={X,Z}为最小充分调整集。在儿童抗组胺药治疗与哮喘发病的因果关系研究中,空气污染,性别,支气管反应是本研究的混杂因素。只要在资料分析时同时调整这三者或者同时调整{支气管反应,性别}或{支气管反应,空气污染},就能得到真实的因果关联。

四、识别控制混杂的最适宜的最小充分调整集

有向无环图在病因学因果推断中的实际应用时,一般选取变量少且易于测量的 Q 集,一方面可以减少工作量,另一方面可以增加统计分析效率(协变量减少,自由度增加)。但需要注意的是,由于有向无环图中未测量或不能测量的变量也有可能存在于最小充分调整集中,通过选取最适宜的最小充分调整集,在资料分析时也许可以避开这些变量。如上文提到的实例"儿童抗组胺药治疗对哮喘发病的因果关系"的研究中控制混杂的最小充分调整集有两个,分别为{支气管反应,性别}、{支气管反应,空气污染}。实际工作中,性别显然比空气污染水平更易测量,因此在资料分析时可以选择调整支气管反应和性别这两个变量,即{支气管反应,性别}是该研究的最适宜的最小充分调整集。

2013 年 Nadine Rohrig 等在观察心电图检查结果与老年人伤残状况的关联研究中,正是利用有向无环图识别出了最适宜的最小充分调整集。该研究随机选取了德国西部 65 岁及以上老年人 1037 名,关联指标为 *OR* 值及其 95% 的置信区间。收集了研究对象的心电图检查结果、伤残情况、性别、年龄、脑血管疾病、收入、饮酒情况、糖尿病、胆固醇、社会经济水平、体质指数、体力活动、心脏病、关节炎、肺部疾病、高血压等资料,并将心电图检查结果分为:未见异常、严重异常、较小异常 3 类。根据相关文献和专业知识绘制有向无环图(图 17-9)。暴露为心电图检查结果异常,结局为伤残,其他变量代表潜在的混杂因素。

利用该有向无环图识别出以下 3 个控制混杂的最小充分调整集:

最小充分调整集 1:年龄、性别、体力活动、饮酒、胆固醇、糖尿病、心脏病、肺部疾病、肥

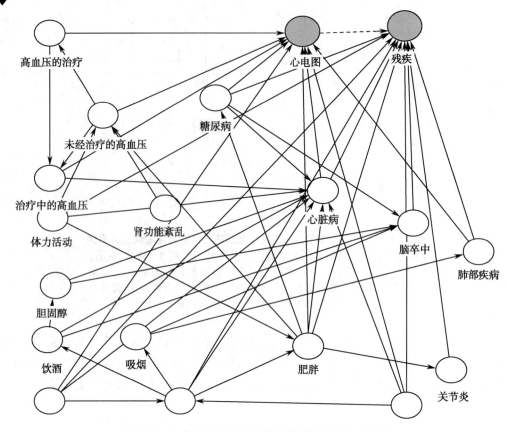

图 17-9 心电图结果与残疾的关联研究的有向无环图

胖、教育、收入、吸烟共 12 个变量。

最小充分调整集 2:年龄、性别、教育、收入、体力活动、肥胖、脑卒中、糖尿病、心脏病、肺部疾病共 10 个变量。

最小充分调整集 3:年龄、性别、体力活动、糖尿病、心脏病、未治疗的高血压、治疗后的高血压、肺部疾病、肥胖共 9 个变量。

由于最小充分调整集 1 中的饮酒变量有 174 人饮酒情况不明,最小充分调整集 3 中的未治疗的高血压变量资料未收集,因此本研究排除了最小充分调整集 1 和最小充分调整集 3,选择调整最小充分调整集 2,避免缺失值和未测量变量的影响,即在该研究中最适宜的最小充分调整集为最小充分调整集 2。

该研究在资料分析时将未调整任何变量(模型 1)、调整符合传统混杂因素标准的性别和年龄两个变量(模型 2)以及调整有向无环图识别的控制混杂的最小充分调整集(模型 3)的结果进行比较,显示不同模型得出的 OR 值及其 95% 置信区间不尽相同。模型 1 的结果显示心电图异常的 $OR=1.65(1.23,2.21)$,模型 2 的结果显示心电图异常的 $OR=1.55(1.11,2.16)$,而模型 3 的结果显示心电图异常的 $OR=1.29(0.88,1.89)$。

有向无环图对混杂因素的选择并不是根据现有收集到的数据得到的,而是根据先验知识。通过选择最适宜的最小充分调整集进行调整,有可能避开某些不完整的信息如没有收集的变量"未治疗的高血压"和有缺失值的变量"饮酒"的信息,从而更充分地消除混杂偏倚,得到真实的结果。

五、识别冲撞变量

Cole 等人(2010年)设计了一个研究来解释调整冲撞变量而产生的冲撞分层偏倚,该研究假设100个人中有10个人患有流感,这100个人从装有50份鸡肉三明治和50份鸡蛋三明治的盒子中随机拿取一份食用。研究的问题是,鸡肉三明治组流感患者的期望数量是多少？以风险差为衡量标准,鸡肉三明治组和鸡蛋三明治组流感患病风险是否有差异？

由于两种三明治的类型是随机分配的,流感患者为10人,因此鸡肉三明治组内流感患者期望值应该是5,患流感的风险为5/50;鸡蛋三明治组内流感患者期望值也应该是5,患流感的风险为5/50;两组风险差为0。三明治的类型与流感相互独立,没有联系,如表17-1。

表 17-1　两种三明治组中流感风险比较

三明治类型	流感		风险	风险差
	有	无		
鸡肉	5	45	0.1	0
鸡蛋	5	45	0.1	

又假设吃了三明治后有55人发热,此次发热只有两种原因:流感以及鸡蛋三明治被污染。那么所有流感患者及鸡蛋三明治组均发热,发热者的情况如表17-2。

表 17-2　发热者中两种三明治组的流感风险比较

三明治类型	流感		风险	风险差
	有	无		
鸡肉	5	0	1	0.9
鸡蛋	5	45	0.1	

在发热者中,两组流感的风险差为0.9,对期望风险差(0)而言产生了偏倚。以发热分层,得到流感与三明治的类型有关的错误结论。本研究中"发热""流感""三明治"的关系如图17-10所示。

"发热"符合冲撞点的定义,本研究中如果对"发热"分层,仅在发热者中研究流感与三明治的关联,则会得到二者相关的虚假关联,造成冲撞分层偏倚。

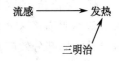

图 17-10　流感与三明治关系图

冲撞分层偏倚是一种特殊类型的选择偏倚,常见的有入院率偏倚和检出症候偏倚。如 Berkson 发现在人群中患胆囊炎(E)和患糖尿病(D)的风险是独立的,E-D 效应为0。假设患胆囊炎(E)和患糖尿病(D)均会影响入院率(C),构建 DAGs:患胆囊炎(E)→入院率(C)←患糖尿病(D)。入院率(C)为患胆囊炎(E)和患糖尿病(D)的子变量,为冲撞变量。如果对"入院"这个变量进行分层,即仅在"住院"(C)中研究暴露与结局的关系,就会产生冲撞分层偏倚,即 E 和 D 将在"住院"(C)层次上产生虚假关联,也称入院率偏倚。在雌激素与子宫内膜癌的关系的研究中,子宫出血为雌激素与子宫内膜癌共同的子变量,为冲撞变量。构建 DAGs:雌激素→子宫出血←子宫内膜癌,如在子宫出血的女性中估计雌激素治疗对子宫内膜癌的影响时,会产生冲撞分层偏倚,即检出症候偏倚。

对混杂变量进行调整和控制可以消除混杂偏倚,从而获得所研究关系的无偏估计;而对冲撞变量进行调整和控制,则可能诱发冲撞分层偏倚,获得错误的研究结论。判断某变量特性时应该基于特定的因果图,某变量在特定因果图中为混杂变量,在其他因果图中可能为冲撞变量。如果研究者将冲撞变量误认为混杂变量而进行调整,会导致冲撞分层偏倚,即使有好的研究方法,这项研究的结果同样缺乏可靠性,因此在研究过程中,应该识别出冲撞变量,并且防止调整这些变量。

混杂偏倚是暴露和结局存在共同原因时,缺乏对暴露和结局的共同母变量进行调整所造成的偏倚。冲撞分层偏倚是对两个母变量共同的效应变量进行调整而导致的偏倚,是一种选择偏倚。因此,根据先验专业知识,如通过征询专家意见,文献复习等方法,绘制出正确的有向无环图,有利于分辨冲撞变量和混杂变量,防止出现将冲撞变量视为混杂变量进行调整而导致的冲撞分层偏倚。

六、在中介分析中的应用

在流行病学病因研究中,探寻中介作用的目的是理解自变量影响因变量的具体过程。中介变量反映了自变量通过它来影响因变量的过程。研究者评估自变量的直接作用或通过中介变量产生的间接作用的大小。

假定自变量为 X,M 是假定的中介变量,Y 是因变量,在检验中介作用的研究中,研究问题变成了 X 对 Y 的作用是直接的($X \rightarrow Y$)还是间接的(通过 M 起作用,$X \rightarrow M \rightarrow Y$)?间接作用情况下的假设是,变量 X 有助于预测和解释中介变量 M 的变化,而这又有助于预测和解释变量 Y 的变化。如果 X 与 Y 之间的关系全部都是中介性的,那么在有向无环图分析中,控制了 M 之后,X 与 Y 是相互独立的,即给定 Y 和 M 之后,X 的概率会等于给定 M 之后 X 的条件概率。在经验研究中,这些概率可以通过计算偏相关系数 $r_{XY,M}$ 来估计。如果这一偏相关系数不显著(即系数值与 0 之间的差异不存在统计学意义),那么 X 与 Y 之间的相互独立关系就能成立,即只存在 X-M-Y 这一路径,X 完全通过 M 的中介作用影响 Y。如果在给定 Y 和 M 之后,X 的概率不等于给定 M 之后 X 的条件概率,那么存在中介作用的强度就会减弱,即存在部分的中介作用或不存在中介作用,说明除了 X-M-Y 这一路径外还有其他路径。

暴露到结局的因果环节中有第 3 个变量时,假如研究目的是得到暴露对结局的总效应,那么就不能调整这第 3 个变量;假如目的是得到暴露对结局的直接效应(即不通过第 3 个变量介导的那部分效应),那么就可以调整该变量或进行中介分析。但通过调整中介变量来估计暴露对结局的直接效应时,应该注意所调整的中介变量是否是潜在的冲撞变量,是否会引入冲撞分层偏倚。Pearl 将有向无环图应用于直接效应和间接效应分析,Albert 等人进一步将标准的两阶段中介效应分析扩展到多阶段中介效应分析。

第四节　常用软件简介

虽然可以通过纸和笔快速绘制有向无环图,但对于复杂的因果图而言,这可能是一个费力的任务。目前,相关的计算机程序可以帮助建立有向无环图并识别适当的调整集。常用的软件有 DAGitty、DAG 程序和 R 软件。

一、DAGitty

DAGitty 是一种用来绘制和分析因果关系图的软件,该软件在支持 JavaScript、HTML 和 SVG 的 web 浏览器中运行。在 DAGitty 官网(www. dagitty. net)上可以免费下载此软件,下载注册后,按照 DAGitty 操作手册进行操作。

DAGitty 功能主要包括创建和分析因果关系图。创建因果关系图时,可将文本定义的图形加载到 DAGitty 中,在画布上生成一个初步的图形布局,或设定好变量后用鼠标拖动顶点和箭头创建图形并进行调整。同时,DAGitty 支持本地保存、输出、导出为 PDF、SVG、JPEG 或 PNG 格式的图形。在分析因果关系图时,DAGitty 可识别出开放的后门路径并将其路径上的箭头突出为红色,而开放的因果路径上的箭头则为绿色。DAGitty 还能识别因果效应的最小充分调整集并进行调整。然而,有时不可能通过简单的协变量调整来估计因果效应,比如存在一个不可识别的混杂直接影响暴露和结局变量,这时 DAGitty 可以在有向无环图中识别出工具变量,使用工具变量回归来估计因果效应。

二、DAG 程序

DAG 程序需要 JAVA 程序运行,下载安装完成,打开 tetrad 软件,点击 data,建立一个 data box 或直接将 text 文本文档导入数据,再建立一个 search,点击 search 图标,选择 PC,通过左栏的箭头将 data 和 search 建立关联,打开 search,就能得到 DAGs。

三、R 软件

R 包 gRain 可以用来建立因果关系图,显示图中概率的传播,R 包 bnlearn 可以直接在网上(http://bioconductor. org/biocLite. R)下载安装包,安装后按照操作手册进行操作。它能在所有操作系统上运行。这是一组统计 R 软件的函数,提供了一组 R 函数来识别最小充分调整集。在使用命令行初始化一个新的 DAGs 之后,研究人员可以通过调整变量来评估哪些关联被引入,并且可轻松添加或删除节点和连线,可检查所有可能的调整集并发现后门路径,从暴露到结局的潜在路径都可以被识别出来。R 的图形功能能对基本的 DAGs 进行绘图,同时支持节点和连线的交互重新定位。

（刘子言　刘爱忠 编,谭红专 审）

参 考 文 献

[1] Geng Z,Guo JH,Lau TS,et al.Confounding,homogeneity and collapsibility for causal effects in epidemiologic studies[J].Statistica Sinica,2001,11(1):63-75.

[2] Suttorp MM,Siegerink B,Jager KJ,et al.Graphical presentation of confounding in directed acyclic graphs[J]. Nephrol Dial Transplant,2015,30(9):1418-1423.

[3] Greenland S,Pearl J,Robins JM.Causal diagrams for epidemiologic research[J].Epidemiology,1999,10(1): 37-48.

[4] Howards PP,Schisterman EF,Poole C,et al."Toward a Clearer Definition of Confounding"Revisited With Directed Acyclic Graphs[J].American Journal of Epidemiology,2012,176(6):506-511.

[5] Vanderweele TJ,Tan Z.Directed acyclic graphs with edge-specific bounds[J].Biometrika,2012,99(1): 115-126.

[6] Shrier I,Platt RW.Reducing bias through directed acyclic graphs[J].Bmc Medical Research Methodology,

2008,8(1):70.

[7] Vanderweele TJ,Hernan MA,Robins JM.Causal directed acyclic graphs and the direction of unmeasured confounding bias[J].Epidemiology,2008,19(5):720-728.

[8] Cole SR,Platt RW,Schisterman EF,et al.Illustrating bias due to conditioning on a collider[J].Int J Epidemiol,2010,39(2):417-420.

[9] Williamson EJ,Aitken Z,Lawrie J,et al.Introduction to causal diagrams for confounder selection[J].Respirology,2014,19(3):303-311.

[10] Roehrig N,Strobl R,Mueller M,et al.Directed acyclic graphs helped to identify confounding in the association of disability and electrocardiographic findings:results from the KORA-Age study[J].Journal of Clinical Epidemiology,2014,67(2):199-206.

[11] Luciani D,Stefanini FM.Automated interviews on clinical case reports to elicit directed acyclic graphs[J].Artificial Intelligence in Medicine,2012,55(1):1-11.

[12] Vanderweele TJ,Robins JM.Directed acyclic graphs,sufficient causes,and the properties of conditioning on a common effect[J].American Journal of Epidemiology,2007,166(9):1096-1104.

[13] Vanderweele TJ,Robins JM.Four types of effect modification:a classification based on directed acyclic graphs[J].Epidemiology,2007,18(5):561-568.

[14] 向韧,戴文杰,熊元,等.有向无环图在因果推断控制混杂因素中的应用[J].中华流行病学杂志.2016,37(7):1035-1038.

第十八章

社会网络分析方法

提要：本章介绍了社会流行病学重要的研究方法——社会网络分析方法(social network analysis,SNA)，首先介绍了社会网络方法的产生与发展、基本概念、原理和特征；然后从研究视角、资料收集方法、关系测量、形式化表达和资料分析 5 个方面详细介绍这一方法，其中，资料分析方法包括一般性描述、整体网络特征测量、统计推断、立体网络模型和动态分析模型；最后结合实例，介绍了 SNA 在流行病学中的应用。

第一节 概 述

社会网络(social network)是由社会行动者(social actor)及其相互关系(relation)集合形成的社会结构(social structure)(图 18-1)。社会行动者既可以是个人也可以是组织。

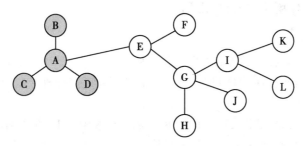

图 18-1 连锁网络示意图

一、社会网络方法的产生与发展

社会网络作为一种隐喻(metaphor)起源于 20 世纪 30 年代。英国人类学家布朗(Radcliffe Brown)认为社会关系是真实并且能够直接观察到的，"完全社会结构"是在特定时间内特定社会分析单元中社会关系的总计，这种表述反映了"社会网络"的思想。1932 年美国精神病学家 Moreno 和 Jennings 使用社会测量学来绘制社会网络，以解释纽约哈德森女校(Hudson School for Girls)14 名女孩子在两周内出走的事件，开启了社会网络实证研究的先河。从 20 世纪 30 到 70 年代，越来越多的人类学家和社会学家开始构建布朗的"社会结构"概念，社会网络的一些关键概念应运而生，如密度(density)，中心度(centrality)、中心势(centralization)、块(block)、三方关系(triad)和三方关系谱系(triadic census)。20 世纪 40、50 年代，社会网络领域进一步发展，其中之一是运用矩阵代数(matrix algebra)和图论(graph theory)将一些基本的社会心理学概念[如群(groups)和社交圈(social circles)]正式化;另一个发展是网络实验项目:麻省理工学院群网络实验室的研究者开始研究不同沟通网络结构对群解决问题的速度和准确性产生的不同效应。20世纪50年代,数学家Kochen和政治学家Sola Pool合著了一篇流传广泛,并最终发表于1978年的文章——《接触与影响》(contacts and influence),文中作者着重讨论今天著名的"小世界(small world)"问题。20年后,Stanley Milgram用实证研究证明了他们的主张,并最终成就了现在十分流行的"六度分割理论(six degrees of separation)"概念。20世纪40、50年代,社会学家还将网络分析用于研究城市社会结构的变更。到了20世纪60年代,网络视角在人类学中广泛应用。到了20世纪70年代,网络研究的重心再次转到社会学,这一时期,社会学的一个重要贡献是Granovetter发展的弱连接力量(strength of weak ties,SWT)理论。20世纪70年代以来,社会网络专家利用形式化方法表征各种概念,出现了许多网络分析技术,将理论上的"联系"用"图表"的形式直观表现。1978年,国际社会网络分析网(international Network of Social Network Analysis,INSNA,其网址为http://www.insna.org)正式成立,《社会网络》(social networks)杂志正式出版。网络分析正式成为社会学研究的主流,并对其他学科产生越来越大的影响。20世纪80年代,社会网络分析已经是社会科学的一个成熟领域,除了INSNA和《社会网络》,还有了年会Sunbelt、专业软件(如UCINET等)。进入20世纪90年代,网络分析辐射到很多领域,包括物理学和生物学,以及一些应用领域,如管理咨询、公共卫生和反恐/反战等。在公共卫生领域,网络研究在阻止传染性疾病的蔓延和提供更好的卫生保健和社会支持方面发挥越来越重要的作用,被用于分析健康状态、生活满意度、老年人的社会网络、HIV高危人群的行为模式、健康提供者服务模式等领域。

二、社会网络分析方法的基本概念

(一)自我(ego)

社会关系中的个体,社会关系以"自我"为中心展开,如图18-2和图18-3中的个体A。在资料收集过程中,自我往往就是调查对象,其信息可通过调查直接获得。

(二)成员(alter)

自我的社会网络成员,如图18-2和图18-3中的个体B、C、D,在资料收集过程中,成员的信息往往是通过调查自我间接获得。在研究某个体的社会关系时,该个体为"自我",由于社会关系是以"网络"状存在,该个体同时又是其他"自我"(该个体的网络成员)的网络成员,如图18-3中,个体C是自我A的社会网络成员;同时个体C也可以是自我,此时A是C的社会网络成员。

(三)属性(attribute)

社会行动者的特征称为属性,如人口学特征,年龄、性别等。

(四)顶点(vertex)或者节点(nodes)

在社会网络示意图中,顶点代表社会行动者,即社会关系涉及的双方,包括自我和成员,如图18-1中的A、B、C、D……。

(五)边(edge,又称line,线)

连接两个顶点的边代表社会行动者之间有关系,如果两个顶点之间不借助其他顶点,由1条边直接相连,如图18-2中,顶点B和顶点A有1条边直接相连,说明社会关系是"直接关系";如果需要借助其他顶点,由2条及以上的边相连,说明社会关系是"间接关系",如图

18-2 中,顶点 B 和顶点 C 之间需要借助顶点 A,由 2 条边相连,有间接关系。边可以是无向(undirected),也可以是有向的(directed)。无向边表示存在关系,但不清楚关系是谁指向谁,如图 18-1 节点之间的线。有向边不仅仅表示存在关系,还可以指出关系的方向,如健康信息是由"谁"传播给"谁",即可以确定传播者和被传播者,如图 18-2 节点之间的线,有方向。

(六) 1 维模型(1-mode)和立体网络/2 维模型(2-mode)

1 维模型内的社会行动者来自同一类型,如一个医院的医生。立体网络的社会行动者则来自于两个不同类型,如社会行动者和事件(场所/地点)。如无特殊说明,本章阐述内容基于 1 维模型。

三、社会网络分析方法的原理和特征

社会网络分析(social network analysis,SNA)是基于图论(graph theory)研究社会关系的方法,它将在人群中看似相互分离的个体通过"关系"联系起来,构建一个网络,是一门在多个学科中相对独立发展壮大的交叉学科,涉及社会科学、数学、计算机技术等。SNA 可以确定"关系"的结构和意义,解释"关系"的影响,以及预测"关系"是如何影响个人、组织和社会的未来。在社会网络分析中,"关系"包括价值、视角、观念、经济交换、友谊、性关系、亲属关系、厌恶、冲突或者贸易等。当探索性研究一个新领域,研究者尚不清楚应主要研究何种关系时,依据系统科学理论,可主要关注物质(material)和信息(informational)关系。物质关系是可以保存(conserved)/排他的,即要求"物质"在一个时点仅能被社会网络中一个社会行为者所持有,如在两个城市之间穿梭的公交车,不同企业间流动的资金等。而信息关系则不具备这种排他性,即当信息从一个社会行动者(传递者)传递给另外一个社会行动者(被传递者)后,传递者和被传递者可同时拥有该信息。

社会网络分析有如下 4 个特点:①行动者是相互依赖的,而非独立的、自主性的单位:即网络中的个体不是孤立的,而是通过这样那样的关系联系在一起。②行动者之间的关系是资源(物质的或者非物质的)传递或者流动的"渠道":即行动者之间总是存在资源和信息的交换,这种交换将不同的行动者联系在一起。③个体网络模型认为,网络结构环境可以为个体行动提供机会,也可能限制其行为:即个体的行为是要受网络结构环境的影响。④网络模型把结构(社会结构、经济结构等)概念化为各个行动者之间的关系模型:即把抽象的概念转化为可操作的概念。

第二节　社会网络分析方法

一、研究视角

社会网络分析有两个角度:个体中心(egocentric)和社会尺度(sociometric),社会尺度是对一定范围的整体网络进行分析。不同个体共同经历的事件,常共同光顾的场所/地点/场景,也可将不同的人联系在一起,在地理上形成一个整体网络,称为地理网络(geographical networks)。利用个体中心网络成员信息,通过连锁网络(chained networks),可以将分散的个体连接,构建整体网络,如图 18-1。连锁网络不是一种单独的社会网络分析法,它只是收集资料的一种手段,既可以构建个人网络,也可以构建整体网络。Heckathorn 于 1997 年在滚雪球抽样的基础上,提出了应答者驱动抽样(respondent driven sampling,RDS)。借助连锁网

络,经过严格设计,RDS 抽取的样本可以代表隐匿人群(如静脉吸毒人群 PWID,男男性行为者 MSM)总体,目前已在 HIV 生物和行为监测中被普遍应用。

(一) 个人网络

个人网络分为两种类型:个人网络(personal networks)和个体中心网络(ego-centered network)。两者略有不同,个人网络仅由个体指向与他(她)相关的个体,重点在收集网络成员的信息,如图 18-2 所示,自我 A 的网络成员有个体 B、C、D,"关系"是由 A 指向 B、C、D;虽然个人网络有时也收集 B、C、D 两两之间的相互关系,但是仅作为个体 A 个人网络资料的补充。而个体中心网络分析则更强调"关系",如图 18-3 所示,网络成员的"关系"是由 B、C、D 指向 A;此外 B、C、D 之间的关系也是分析的主要内容。

(二) 整体网络

整体网络研究(whole network studies)是将一定范围内(如某社区)的所有人作为研究对象,每个人都接受调查,内容是他(她)和网络中所有其他人的关系。如图 18-4 所示,有一个边界清楚的网络,包括 59 个成员,整体网络分析研究的是每个成员与其他所有成员之间的关系。

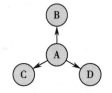

图 18-2 个人网络示意图

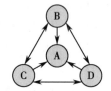

图 18-3 个体中心网络示意图

整体网络分析也可以通过询问每个人访问某个地方(如博物馆)的频率或者他们是否访问某地(如社区内的诊所、药店等公共服务场所)以确定地理网络。

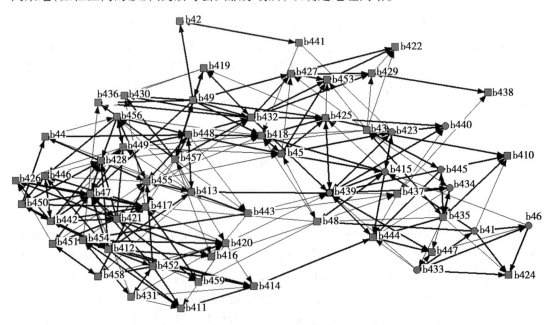

图 18-4 整体网络示意图

(资料来源:杨义,邓华,杨帆,李彦霖. 应用社会网络分析法选择大学生性教育同伴教育者的研究. 中华流行病学杂志. 2016;37(12):1587-1591.)

二、资料收集方法

社会网络数据的资料收集手段和传统的健康研究个体数据的收集手段相同,包括文献法、访谈法、自填式问卷、日志法和观察法等。根据不同的网络类型,资料收集的方法学有所不同,整体网络采用饱和调查(saturation surveys),而个人网络则采取提名法(name generators)和位置生成法(position generators)。

个人网络对调查对象的边界没有限定,可以通过随机抽样实现人群的代表性。整体网络调查对象必须有一个边界,分析结果仅能代表网络中成员的情况,换句话说,整体网络是以"网络"为单位的个案分析。个人网络一般通过问卷来收集资料,而与个人网络和连锁网络相比,整体网络资料收集难度更大。原因有二:一是整体中所有成员都必须愿意填问卷,即对整体的"总体"调查,否则就无法绘制整体社会网络。为了取得所有人的同意,往往需要良好的社会关系才办得到。二是问卷无法匿名,增加了填答者的疑虑,而更难取得合作。

(一) 饱和调查

饱和调查是收集一个网络中所有社会行动者之间关系的数据,包括关系类型和联系强度,以便能够对整体网络关系和资源做一个完整的分析。如果一个网络内的行动者比较少(比如在 50 人以内),则可以将这些行动者列表后,询问每个行动者和其他行动者之间的关系和联系强度。如果一个网络内的行动者较多,每个行动者则可以自由回顾他(她)和某个/些特定网络成员的关系。

(二) 提名法

提名法是通过询问某个局部行动者和他(她)以某种方式联系的个体的名字,包括那些和局部行动者讨论重要事情的人和频繁接触的人。可通过滚雪球抽样或者 RDS 对最初调查的行动者提及的全部/部分行动者再进行调查。为保证过程的顺利进行,需要借助一系列提名问题,以获取那些被命名者的信息、特征、和局部行动者的关系,和其他被命名者的关系等。如果缺乏被命名者之间的相互关系,结构式的分析将很难实现。

(三) 位置生成法

位置生成法用于调查那些因居于某种职位、扮演某种社会角色而掌控一定资源(如信息、技能、和其他网络联系)的人,如律师、医生或者政治家。调查者将指定某些角色,要求局部行动者指出他们是否认识这些角色,然后借助提名法问题获取相关信息。具体做法就是在调查问卷中列出一个或几个量表,量表中包含有若干标志社会地位的职业类型或工作单位类型等。在调查中,首先要求被调查者回答其社会网络成员中是否有人符合表中所描述的特征,然后对所有被选择的单位类型及职业类型进行加总,并计算相应的职业类型和单位类型得分,然后用这些指标来反映个人社会网络中所嵌入的资源情况。

三、关系测量

与其他数据类型一样,社会关系可以分为名义(nominal)、等级(ordinal)和连续型(interval)数据,名义数据又可分为二分类和多分类。

(一) 二分类数据(binary measures of relations)

目前而言,最常见的关系数据为二分类,即有关系,编码为1;无关系,编码为0。

（二）多分类数据

当询问两个社会行动者之间的关系时,备选答案可以有多个,如"1. 家人""2. 亲戚""3. 朋友""4. 邻居"……备选答案提供的是关系类型,而非关系强度。社会网络分析中对多分类数据的处理方式有两种:①将多分类数据转换为多个二分类关系,类似于其他统计处理的"哑变量"化,但是由于关系类型选择是单选,但实际关系有可能是多种,如两个个体的关系可能既是"邻居"又是"朋友"。在检查关系网络时,网络密度(density)会人为降低,一些矩阵呈现负相关。②将多分类数据二分类化(binarized),即不考虑关系类型,只考虑是否有关系,处理后的数据可用于分析,但会浪费信息。

（三）等级数据

等级数据可以分为成组等级数据(grouped ordinal measures of relations)和全序列等级数据(full-rank ordinal measures of relations)

1. 成组等级数据　早期的社会网络研究会在一组社会行动者中,询问应答者,对其他社会行动者进行"喜欢""不喜欢"和"中立"选择。数据处理时,"喜欢"被编码为+1,"中立"为0,"不喜欢"为-1,数据分析时可进行不同网络特征的描述(如图的结构平衡)。社会网络分析者往往关注联系的强度,而强度代表不同的内容。关系强度可随着接触的频率和亲密度(intensity)增加而增加。联系的内容和类型越多,关系强度愈大。将多重关系类型的数据相加,将产生等级(实际上是连续型数据)数据的关系强度。

等级数据信息较分类数据信息更为丰富,但是由于大部分社会网络分析的算法基于二进制数据,并被改良适合连续性数据,因此等级数据需要通过两种方式予以处理:①二进制处理:通过临界点(cut-point)和再赋分(re-scoring)实现;②连续型数据处理:直接将等级数据视作连续型数据。二进制处理存在临界点选择不恰当(如临界点是重要关系点)等风险;连续型数据化处理则存在其他风险,如等级资料上的不同点有可能差距很大。

2. 全序列等级数据　将社会行动者所有的关系从"最强"(strongest)到"最弱"(weakest)进行全序列排序。这种形式在其他研究中常用,在社会网络研究中较少,因而充分利用这类数据的方法、定义和算法的少之又少,常将全序列等级数据视作连续型数据,尽管风险小于连续型数据处理的成组等级数据,但仍存在不同点差距大的风险。

（四）连续型数据

社会网络数据中最高级的数据类型为连续型数据。连续型数据中相邻两个值之间的差距相等,例如"1"和"2"的差距(2-1=1)与"23"和"24"之间的差距(24-23=1)完全相等。真正的连续型数据在数据分析网络构建中十分容易,但是通过问卷调查和访谈法获取的数据却不太可靠,尤其是关系呈非高度静态和频繁出现,应采用其他方法获取数据,例如与其询问两个个体是否交流,不如直接计量两者之间电子邮件、打电话和单位内部邮件等交流方式的数量,此外还可以通过观察法等其他方法获得数据。

虽然基于二进制数据社会网络分析的算法,被改良适合连续性数据,但是社会网络分析最重要的意义,以及许多社会网络分析者使用的数学和图形工具是基于简单图形(即二进制、无向关系)。另外,大部分现有研究数据对社会行动者网络的嵌入性特征以及网络关系的分析采用离散术语(discrete terms),因此连续型数据也常常依据临界点被处理为二进制数据(高于临界点被定义为1,低于临界点被定义为0)。临界点的选择无金标准,最好依据理论框架和分析目的选择,也可以依据数据的分布特点来选择。可选择多个临界点分别进行分析、比较,最终确定最适合的临界点。

四、社会网络的形式化表达

网络数据收集是个体水平的,但网络分析的水平是结构式的。社会网络的常用表达形式有矩阵和图,使得社会网络更加清晰明了、一目了然。通过网络调查获取的数据可以社会行动者×社会行动者的相似矩阵(similarity matrix)或距离矩阵(distance matrix)的形式进入数据库。如表 18-1 所示,如果社会行动者×社会行动者之间有连接的话,则赋值 1,如果没有连接的话,则赋值 0。其中行表示关系的发起者,列表示关系的接受者。这里仅考虑了连接的"有/无",而没有考虑连接的强度。实际上在矩阵图中,可以用不同的数值表示连接的强度。在相似矩阵中,数值愈大,则表示连接强度越大;在距离矩阵中则恰恰相反,数值愈大,距离愈远,连接愈弱。此外,还可以构建社会行动者×事件(场所/地点)的地理网络矩阵,即立体网络模型数据。

表 18-1 19 个企业间委员会联系方阵

Table 1 Square matrix illustrating committee ties between 19 organisations

	1	2	3	4	5	6	7	8	9	10	11	12	13	14	15	16	17	18	19
1	1	0	1	1	0	0	1	1	0	1	1	0	0	0	0	0	0	0	0
2	1	0	1	0	0	0	0	0	0	0	0	0	0	0	0	0	0	0	1
3	1	1	0	0	0	1	0	0	1	1	0	0	0	0	0	0	0	0	1
4	0	0	0	0	0	0	0	0	0	0	0	0	0	0	0	0	0	0	0
5	0	0	1	0	0	0	0	0	0	0	0	0	0	0	0	0	0	0	1
6	1	0	0	0	0	0	1	0	0	0	0	0	0	0	0	0	0	0	1
7	1	0	1	0	0	0	0	0	0	0	0	0	0	0	0	0	0	0	1
8	0	0	0	0	0	0	0	0	0	0	0	0	0	0	0	0	0	0	1
9	1	1	1	0	0	1	0	0	0	1	0	0	0	0	0	0	0	0	0
10	1	0	1	0	1	0	0	0	1	0	0	0	0	0	0	0	0	0	0
11	0	0	1	0	0	0	0	0	0	0	0	0	0	0	0	0	0	0	1
12	0	0	0	0	0	0	0	0	0	0	0	0	0	0	0	0	0	0	1
13	0	0	0	0	0	0	0	0	0	0	0	0	0	0	0	0	0	0	1
14	0	0	0	0	0	0	0	0	0	0	0	1	0	0	0	0	0	0	0
15	0	0	0	0	0	0	0	0	0	0	0	0	0	1	0	0	0	0	0
16	0	0	0	0	0	0	0	0	0	0	0	0	0	0	0	0	0	0	1
17	0	0	0	0	0	0	0	0	0	0	0	0	0	0	0	0	0	0	1
18	0	0	0	0	0	0	0	0	0	0	0	0	0	0	0	0	0	0	1
19	0	1	1	0	0	1	1	1	1	0	1	0	0	1	0	0	1	0	0

1, presence of tie; 0, no tie.

资料来源:Hawe P,Webster C,Shiell A. A glossary of terms for navigating the field of social network analysis. J Epidemiol Community Health. 2004;58(12):971-975

SNA 软件用于确定、描述、分析包括社会网络的数学模型的不同类型(有关系的和无关系的)的输入数据,还可以绘图,或者模拟顶点(媒介、组织或者知识)和边(关系)。不同的工具提供了适合网络模型的数学和统计程序。要理解网络数据并传递分析的结果,社会网络的视觉表现十分重要。视图化通常用作辅助或者单独的分析方法。就视图化而言,网络分析工具常用于改变网络陈述的输出、颜色、大小和其他的成分。社会网络工具可以分为 6 类:①学术研究用:常用的有 Pajek,UCINET,ORA,the Statnet,suite of packages in R,和 GUESS;②商务用:iPoint,NetMiner,InFlow,Keyhubs,Sentinel Visualizer,和 KXEN Social Network;③供 Linux,Windows and Mac 用的是:在 Qt/C++基础上发展起来的 Social Networks Visualiser 或者叫作 SocNetV;④供 Windows,Linux and OS X 和 Python 以及 R 接口的是 igraph;⑤Mac OS X 相关的 *SocNetV*;⑥整合以个人为中心的数据收集和视图化的 SocioMetrica。

UCINET 是由美国分析技术(Analytic Technologies)公司研发的收费软件,支持 Windows 操作系统的社会网络分析专用软件,支持 Windows98 及以上的操作系统。UCINET 是用于分析社会网络和其他 1-型和 2-型数据复杂数据包,能够阅读和书写大量不同形式的文本文件和 Excel 文件,最多能够处理 32 767 个顶点的数据。从实际来说,当顶点达到 5000~10 000 时,一些运算过程就变得很慢。社会网络分析方法包括中心度测量,子群(subgroup)确定,角色分析,基本图论和基于排列的统计分析等。此外,该数据包还具有强大的矩阵分析程序,例如,矩阵算法和多因素分析。Ucinet 中还整合了 Netdraw 程序,以绘制社会网络图形。此外,该程序还可将数据导入到 Mage and Pajek 中。

第三节　资料分析方法

Hanneman 认为,尽管社会网络分析者往往同时使用定量资料的统计分析和数理社会学(mathematical sociology),但社会网络分析更多的是数理社会学的分支。定量资料的统计分析与数理社会学的差别难以明确区分。网络分析的数理方法倾向于把数据处理为"决定性"(deterministic),也就是说将测量的关系及关系强度用于准确反映网络的"真实"或"最终"或"平衡"(equilibrium)状态。数理模型将收集到的数据视作利益相关人群,而非总体人群的样本。而统计分析则倾向于将关系强度的特定得分视作关系强度的潜在真实倾向或概率性分布的"概率性"呈现。统计分析者也倾向于把一个特定的网络数据集,认定为此类网络或者网络成分的大类或者大人群中的"样本",并关注现有研究结果如何在下一个类似样本研究中得以重复。

总体而言,资料分析包括一般性描述、整体网络特征测量和统计推断。

一、一般性描述

包括网络的大小(network size,即社会行动者的总数),行动者度(actor degree),网络的组成情况,网络成员的人口学特征,网络成员的关系亲疏程度和网络成员的交往形式,面对面的接触、非视觉接触的频率、组织参与的频率,联系的交互性(reciprocity)、传递性(transitivity)、多重性、持久性和亲密度。社会行动者拥有的关系数量和类型十分重要,决定了社会行动者在网络中限制其行为的条件、机会大小、影响力和权力大小。

行动者度,即与行动者相连的其他社会行动者的数量,行动者度的理论上限是:网络大小−1。可通过行动者度分布分析来反映社会结构。在有向关系中,行动者度可以分为出-度(out-degree)和入-度(in-degree),其中出-度反映了社会行动者的影响力。UCINET 软件中:Tools>Univariate Stats 模块提供了行动者度分布的分析结果,包括均数(Mean),标准差(Std D),合计(Sum),方差(Varian),数量(No),最小值(Minimu),最大值(Maximu),关系的理论值(N of O)等。在"which dimension to analyse"选择"rows",得到出-度结果,选择"columns",得到入-度结果。

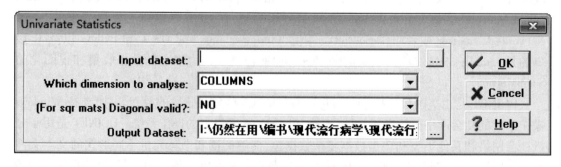

图 18-5　UCINET 的一般性描述

通过标准化处理,可以直接比较大小不同的网络中社会行动者的度。通过每个社会行动者出-度的方差和标准差比较,判断社会行动者是否是信息的来源。入-度则用于判断社会行动者是否是消息的接受者。

二、整体网络特征测量

包括凝聚度(cohesion)、中心度(centrality)、子群(subgroup)、角色(role)和位置(position)等。并可提取整体网络中的核心小组,对核心小组进行一般性描述,并将其网络特征与非核心小组的网络特征进行对比分析。

(一)凝聚度

凝聚度反映网络中不同行动者相互连接情况,常用的测量指标有3个:距离(distance)、可达性(reachability)和密度。两个行动者之间的最短路径(route)叫测地线(geodesics),即捷径,测地线的长度叫作测地线距离,简称距离。可达性是行动者是否和所有其他的行动者连接(无论是直接连接还是间接连接),如果某个行动者和其他行动者没有任何连接,则被称为孤立点(isolates)。密度是网络分析中最基本的测量,也是社会流行病学最常用的概念,指的是网络中实际存在的连接数目与可能存在的连接数目[n×(n-1)]之比。如图18-6中,顶点15到顶点11的最短路径有3条,分别是顶点15-14-12-19-3-11,15-14-12-19-6-11,15-14-12-19-7-11,顶点15需要通过4个中间行动者、5条线才到达顶点11,因此距离为5(即线的数量)。19个社会行动者可能存在的连接数目为19×(19-1)=342,实际存在的连接为56,密度为0.164(56/342)。

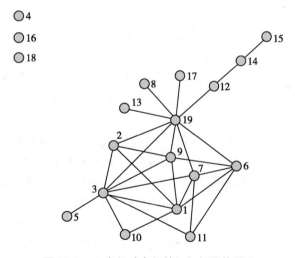

图18-6　19个行动者间的组织间网络图示

(资料来源:Hawe P,Webster C,Shiell A. A glossary of terms for navigating the field of social network analysis. J Epidemiol Community Health. 2004;58(12):971-975)

(二)中心度

中心度(centrality)测量是网络中的流行、效率和权力的结构测量,也即连接愈多或者中心度愈高,一个行动者愈受欢迎、效率愈高、权力愈大,是网络中的"关键人物"。

与某顶点相邻的那些顶点称为该顶点的"邻点",一个顶点 ni 的邻点个数称为该顶点的度数(nodal degree),简称点度,记为 d(ni),也叫关联度(degree of connection)。实际上,一个顶点的度数也是与该顶点相连的线的数量。顶点的度数测量了行动者参与活动的情况,是测量"中心度"的基础。顶点度平均值

$$\bar{d}=\frac{\sum_{i=l}^{g}d(n_{i})}{g}=\frac{2L}{g} \qquad (式 18-1)$$

公式中,g 代表网络规模,即网络的顶点数,$\bar{d}$ 为顶点度平均密度,L 是网络图中线的总数。

如图 18-7 所示,顶点 4 的邻点有 3、5、6,则 d(4)=3。整个网络顶点度平均值=(3+3+3+2+2+1)/6=2.33。

中心度包括度中心度(degree centrality)、接近中心度(closeness centrality)、中间中心度(betweenness centrality)和信息中心度(information centrality)等。度中心度是指直接与个体联系的其他所有行动者的总计。如图 18-6 中,与顶点 3 直接相连的顶点有 1、2、5、7、9、10、11、19 共 8 个顶点,顶点 3 的度中心度为 8。基于距离概念的接近中心度,可用于测量独立性(independence)或效率(efficiency)。网络的某个行动者如果与其他所有行动者间的距离未超过 1,则该行动者是独立的。图 18-6 中,主成分(maincomponent){1,2,3,5,6,7,8,9,10,11,12,13,14,15,17,19}中的行动者 19 和 3 处于最中心的位置,但行动者 19 仅仅需要 22 条线就可以和其他所有行动者联

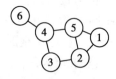

图 18-7　社会网络示意图
(资料来源：Wikipedia. Graph theory. 2009 [cited; Available from：http://en. wikipedia. org/wiki/Graph _theory)

系在一起,而行动者 3 则需要 25 条线,因此行动者 19 较 3 更独立。在未全部相连的网络中,需要分别计算不同子群的接近中心度。中间中心度是指在网络中行动者作为"桥梁"的程度,即在一对行动者间所有可能的最短路径的平均数量。信息中心度是估计从其他网络成员指向某个个体的平均距离,该测量考虑了对于传播而言,途径和测地线同样有用。一个个体和网络其他所有成员的途径数量之和被用于为途径长度赋权重。例如,个体 A 和 B 之间的直接途径,权重为 1,与此同时,如果个体 A 和 C 的直接途径必须通过个体 B,则该途径的权重为途径的倒数[也即,1/(1+1)= 0.5]。权重之和即为在一个网络中所有网络成员之间的途径的平均值,而网络中某个个体的平均信息中心度是他/她依赖的所有赋权重的途径。

(三) 子群

网络中的行动者并非总是连接在一起,如图 18-6,顶点 4、16、18 未与其他顶点相连。网络可以分为不同的子群(subgroup),常见形式有成分(component)和集团(clique)。成分中所有的行动者之间至少有一种直接或间接的联系,孤立点是一种特殊的成分。如图 18-6 中,一共有 4 个成分,分别是主成分{1,2,3,5,6,7,8,9,10,11,12,13,14,15,17,19}和孤立点{4}、{16}、{18},其中主成分内的行动者之间并非仅有直接相连,也存在间接相连的情况,如顶点 3 和顶点 12。集团内行动者之间直接相连,集团外无和子群内所有成员相连的行动者,同一个行动者可以出现在不同的集团内。如图 18-6 中,当集团规模(行动者数)规定至少为 3 时,可提取 11 个集团,分别为：{2,3,9,19}、{3,7,19}、{6,7,19}、{6,9,19}、{1,3,10}、{6,7,11}、{3,7,11}、{1,2,3,9}、{1,3,7}、{1,6,7}和{1,6,9},其中顶点 19 出现在 4 个集团{2,3,9,19}、{3,7,19}、{6,7,19}、{6,9,19}中,同时顶点 4、16、18 未进入任何一个集团;当集团规模规定至少为 4 时,仅可提取 2 个集团,分别为{2,3,9,19}和{1,2,3,9},其中顶点 2、3、9 同时进入两个,顶点 4、5、6、7、8、10、11、12、13、14、15、16、17、18 未进入任何一个集团。

核心小组(core group)又叫凝聚子群(cohesive subgroup),是整体网络中的微结构,建立在顶点度数基础上,可以用 k 核(k core)来测量小组的凝聚力。核心小组较网络中其他子群联系更紧密、更直接或更频繁,在疾病传播中有更多的潜在传播途径。如图 18-7,k 核分析发现,6 个社会行动者可形成 2 个簇(clusters),其中点度为 2 的簇包含了 83.3%的顶点(顶

点 1、2、3、4、5),点度为 1 的簇不仅包括顶点 1、2、3、4、5,还包括另外 16.7% 的顶点(顶点
6),因此点度为 2 的簇较点度为 1 的簇更为凝聚。

(四)角色和位置

角色(role)和位置(position)可通过结构等效(structural equivalence)和规则等效(regular
equivalence)进行测量,以揭示那些关系相似的行动者子集(subsets)。如果两个/多个行动
者与所有其他行动者之间的关系都相同,则这两个行动者是结构等效的。规则等效没有结
构等效那么严格,并不强调"相同",仅反映"相似"。如图 18-6 中,顶点 8、13 和 17 结构等
效,因为这三个顶点均仅与顶点 19 相连。除了顶点 8、13 和 17 外,顶点 5 和 15 也仅与 1 个
顶点相连,位置相似,因此顶点 8、13、17、5 和 15 规则等效。

三、统计推断

传统流行病学研究中,抽样获得的信息,经过统计推断可对总体指标进行估计。社会网
络分析也可以通过样本来推断总体,统计推断包括不同特征社会行动者的网络特征比较、实
际网络特征与理论特征进行比较、不同网络关系相关性比较、网络回归(network
regression)等。

社会行动者的网络特征受到社会行动者本身属性的影响,如性关系网络(sexual
networks,性网络)中,男性的点度(即性关系数)高于女性的点度。不同特征社会行动者的
网络特征差异是否具有统计学意义可以通过组间比较实现。如通过 UCINET 的 *Tools >
Testing Hypotheses > Node-level > T-Test* 模块和 *Tools > TestingHypotheses > Node-level > Anova* 模块分
别实现两组和多组社会行动者度的比较。也可以将网络特征导出,作为一个变量,进行常规
统计分析,如相关性分析、影响因素单因素分析和多因素分析等。

UCINET 软件提供了两种密度比较的方法:与理论值比较,和配对比较。由于社会网络
分析的关系是非独立样本,因此常使用 bootstrap 方法扩增样本量(Ucinet 默认是 5000)。与
理论值比较的模块为:*Network > Compare densities > Against theoretical parameter*。配对比较的模
块为:*Network > Compare densities > Paired(same node)*,该模块用于比较相同社会行动者的不同
关系之间的密度差值。

社会行动者之间的关系往往是多维的,如在艾滋病传播网络研究中,研究者往往关注社
会传播网络,如性网络和共用针具网络。除社会传播网络外,社会行动者之间还存在社会支
持网络(如物质支持、信息支持和情感支持)。性关系是一种亲密关系,理论上认为性关系双
方应该存在社会支持关系,然而既往研究显示,商业性关系与固定性关系涉及的社会行动者
之间的社会支持关系会有所不同,前者密度低于后者。不同维度的社会关系之间有重叠,相
互影响。网络关联性分析(network correlation)、多维标度法和聚类分析(multidimensional
scaling and clustering),以及角色代数(role algebras)可用于分析多维关系数据。相同社会行
动者之间的不同类型关系,尤其是对称关系(symmetric)的相关性分析,可运用 UCINET 软件
的 *Tools > Testing Hypotheses > Dyadic(QAP) > QAP Correlation* 模块,对两个矩阵的关系进行相关
性计算,并通过二次分配程序(quadratic assignment procedures)进行显著性检验,数据类型可
以是名义数据、等级数据和连续型数据。利用一个关系预测另外一个关系,可以通过网络回
归实现。UCINET 软件提供了标准多元回归分析(standard multiple regression analysis)模块:
Tools > Testing Hypotheses > Dyadic(QAP) > QAPRegression,该模块是一种线性概率模型(lin-
earprobability model),UCINET 软件不提供 logit 或 probit 模型。

四、立体网络模型

UCINET 整合的 Netdraw 程序可实现立体网络模型的可视化,模块为 *NetDraw>File>Open >UCINET dataset>2-Mode Network*。立体网络模型的定量分析可同时测量社会行动者和事件共同的方差,包括奇异值分解(singular value decomposition,SVD)分析、因子分析和对应分析(correspondence analysis),定性分析包括核心-边缘分析(core-periphery analysis)和派系分析(factions analysis)。与传统的因子和主成分分析不同,SVD 提取的是奇异值(singular values),可通过 UCINET 的 *Tools>Scaling/Decomposition>SVD* 模块进行。二分类的立体网络数据(如一群嫖客是/否光顾一定范围内的商业性服务场所的情况)的定量分析不推荐使用SVD 和因子分析(将严重低估方差),此时应采用对应分析,对应分析可通过 UCINET 的 *Tools>Scaling/Decomposition>Correspondence* 模块进行。立体网络的核心-边缘分析中,得出的"核心"是行动者和事件频繁发生的聚类,如不仅可确定频繁光顾商业性服务场所的嫖客,还能确定被这些嫖客频繁光顾的商业性服务场所;而"边缘"不仅指行动者出现在这些事件中的频率低,同时没有相同的行动者出现在这些事件中,如不仅嫖客较少光顾这些商业性服务场所,即便有嫖客光顾也没有出现相同的嫖客。核心-边缘分析可通过 UCINET 的 *Network> 2-Mode>Categorical Core/Periphery* 模块进行。派系是指组内密度高,组间密度低的分组方式。可通过 UCINET 的 *Network>2-Mode>2-Mode Factions* 模块进行派系分析。

此外,可以将社会行动者×事件立体网络矩阵转化为方形矩阵(方阵),然后使用 1 维模型进行分析。可通过 UCINET 的 *Data>Affiliations* 模块(图 18-8),将社会行动者×事件立体网络矩阵拆分为两个方阵:社会行动者×社会行动者,事件×事件。如果"which mode"选择的是"row",则拆分后是社会行动者×社会行动者矩阵,选择是"column",则拆分后是事件×事件矩阵。拆分后矩阵呈现的关系是基于共同发生的关系(co-occurrence)。也可以将社会行动者×事件立体网络矩阵转化为偶矩阵(bipartite matrices),即(社会行动者+事件)×(社会行动者+事件)的方阵,可以通过 UCINET 的 *Transform>Bipartite* 实现。

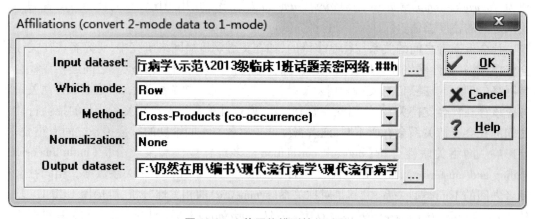

图 18-8 立体网络模型转化过程

五、社会网络动态分析模型

随着时间推移,社会网络会发生变化,即社会网络是动态的。DISSECT(data-intensive socially similar evolving community tracker)模型可用于分析整体网络中的子群随时间变化的相似性凝聚度。DISSECT 方法的原理是不同时点网络活动的聚类分析和基于重复测量的子群进化（subgroup evolution）的相似性分析。牛津大学的汤姆·斯奈德斯（Tom Snijders）提出了随机行动者模型（stochastic actor-based models）来解决网络动力学（network dynamics）问题。这一模型将社会行动者视为可根据指定的规则并遵循优化策略来建立/破坏社会关系，该模型考虑随机因素，允许建立一个包含诸多拟合优度和显著性的统计推断测度库。斯奈德斯开发了 SIENA 程序，运行随机行动者模型，SIENA 程序也出现在 StOCNET 软件包中。

第四节　社会网络分析方法在流行病学中的应用

一、应用领域

（一）疾病的"社会网络"病因

流行病学的疾病因素模型将疾病的病因分为两个层次：外围的远因和致病机制的近因。外围的远因包括社会经济、生物学、环境、心理行为和卫生保健因素。流行病学的危险因素主要是外围的远因。实际上远因中，还有相对的"远"和"近"，例如相对而言，社会经济因素是"远因"，而心理、行为因素是"近因"，在两者之间，还有一个中观（mezzo）的概念——社会网络。宏观的社会结构状况限制了社会网络的范围、形式和性质，而社会网络为微观的心理机制提供了机会，心理机制最终通过健康行为、生理途径和心理途径影响健康（图18-9）。如果将健康问题看作是结果的话，那么途径是因果关系中的"近因"，社会结构状况、社会网络和心理机制则是"远因"。社会网络要产生健康结果，最终必须通过途径产生作用。在很多疾病病因分析中，如艾滋病，高危行为（如无保护的商业性行为），从近因来看，是"行为"途径；追溯其源头，可以在社会结构状况、社会网络和心理机制中找到其相应的原因。

社会网络特征不仅影响人群总体健康状态、精神健康、行为模式，还影响疾病人群的生活质量、抗原数目、高危人群的吸毒行为，并促使疾病的发生。对疾病的社会网络病因探讨目前局限于社会网络某些方面，例如社会网络结构，如大小、范围，以及社会网络联系的特征，如亲密度等。

那些边界清楚的整体网络成员，往往拥有相同的行为特点，使得他们同样处于危险状态或者同样处于保护状态。随着个人社会网络规模变小，高危行为往往降低。在一个大的网络中，某个体若属于不同子群，通过和不同子群网络成员的接触，个体可以受到不同子群的影响。如果在这些子群之间没有其他的个体而仅能通过该个体实现连接的话，该个体就成了"桥"。通过桥，信息可以在不同的子群间传递，"桥"可以获得的信息类型也较多。即使不是"桥"，个体属于的子群越多，其可获得的信息等资源越多，越容易保持健康。如果网络成员来源单一，网络中缺乏健康提供者，网络成员往往难以保持健康。

运用社会网络分析法进行疾病的病因分析，可以确定其远因，针对社会病因进行群体预防，对控制疾病、保持健康有十分重要的现实意义。

（二）传染病传播与流行

疾病的传播需要有效的传播途径，这些传播途径其实就是连接个体与个体之间的"关系"。行动者在网络中的位置和整个网络的结构特征都与传染病的传播有关。可根据社会网络结构考虑控制传染病传播的策略。

以性传播疾病为例，传统的理论流行病学模式认为性伴是随机选择的（人群被假定是充

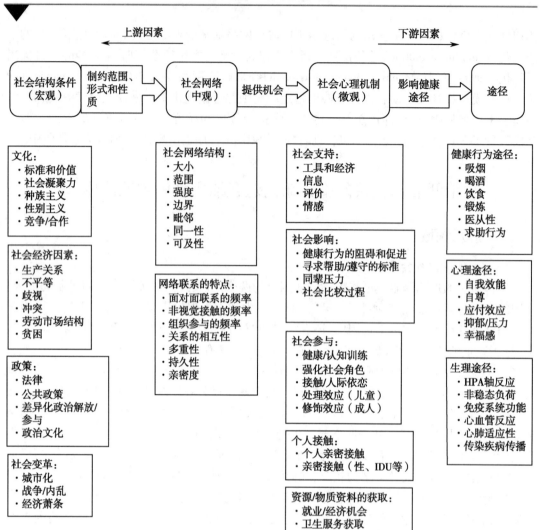

图 18-9　社会网络影响健康的模式

（资料来源：Berkman LF，Kawachi I，eds. Social Epidemiology. New York：Oxford University Press 2000：143）

分混合并且无社会组织的），研究流行有两个关键测量指标：基本繁殖数 R_0 和最终流行规模 S_∞，R_0 是指在一个完全易感的人群中一个典型的感染个体引起的二次感染的期望值。在一个充分混合且无社会组织性的人群中（也即，人们是随机在人群中选择自己的伴侣）：

$$R_0 = c \times d \times p$$

其中，c 为传染源在单位时间内的平均接触者人数，d 为某病的传染期，c 与 d 的乘积是指传染期内每个传染源的平均接触人数，p 为每个易感者接触传染源的传播概率。

流行是非线性现象，而 R_0 是阈值参数。当 $R_0 > 1$，说明传染病将以确定性模型的流行，而随机模式的概率为非 0。疾病控制和消除的策略是将 R_0 控制在阈值以下，也即，当平均感染引起的二代感染少于可以替代一代感染，以致流行消退。在充分混合且无组织的情况下，流行的最终规模 $\log(S_\infty) = R_0(S_\infty - 1)$，当 $R_0 > 1$ 时，根的范围为 0~1。较少的根即为人群中在流行末未感染的人群比例。

性传播疾病通过伴侣间的亲密的性接触传播,而人们在选择性伴时并不是"随心所欲"、无章可循,而是有不同且精心的规则,因此真实人群中传染动力学是很难被经典的流行病学模式描述的。换句话说,p 在解释通过接触而引起感染在人群中传播模式时是一个较差的近似法。例如,非洲的男性(包括一部分女性)的性伴数并不比其他地方的男性多,但他们往往在同一时间保持超过 1 个性伴。撒哈拉以南非洲的性伴关系可能重叠数月、数年,而非一个接一个的出现,也即存在伴发性关系(current relationship)。这种现象是违反经典流行病学模式的人类性网络的重要特征之一,对 HIV 感染的风险和疾病动力学产生了重要影响。伴发性关系增加了 HIV 在人群中扩散的速度,促使了 20 世纪 80 年代撒哈拉以南非洲 HIV 快速流行。其他违反经典流行病学模式情况包括:①配对混合(assortative mixing):也即基于个人特征的性伴选择网络能构建一个个"社区",在社区内疾病扩散非常迅速,而在不同社区间疾病扩散较慢。②小世界,也即通过"桥梁"连接其他网络,能产生阈值并将疾病向较远人群扩散。③强网络(robust networks),也即性网络中通过多于 1 个途径相连的人群,能降低控制 HIV 扩散的能力,因为即使一些传染途径断裂或者消失,丰富的联系能够维持 HIV 传染。④概率分布不对称度分布(skewed degree distributions),也即包含了伴侣数目较多个体的网络,可能会因性关系混乱的个体促使流行发生。

(三) 传染病暴发与监测

传统的流行病学模型可展示疾病暴发或流行的过程;而网络传播模型可显示疾病潜在的人际传播关系,考虑到易感者是在不同地区间流动的,网络位置不同的易感者在疾病传播过程中发病概率不同。社会网络与数理流行病学是互补的,疾病的网络传播模型可显示疾病潜在的传播结构。

(四) 健康教育

两级传播理论(two-step flow of information)认为,信息先传向社会上的活跃分子,再由活跃分子传到人群中的非活跃者。对大众进行性传播疾病的一级预防时,健康信息往往是通过社会网络,尤其是朋友网络而非大众传媒传播的。通过社会网络分析,可定量确定健康信息传播的意见领袖(opinion leader),即社会网络中的"关键传播者",通过"关键传播者"开展大众健康教育,如通过整体网络分析确定同伴中的"关键人物"作为健康教育者,开展同伴教育。

(五) 卫生服务机构的信息交流与合作

通过不同卫生服务机构之间的信息交流网络分析,可以确定在一定区域内正式组织和非正式组织网络中发挥领导或召集作用的机构,并结合机构绩效评价,在卫生管理中维持、改进或者改革现有交流与合作方式。郝模等对东部农村某县级市涵盖提供或参与孕产妇健康管理服务项目的所有机构开展整体网络调查,评价基本公共卫生服务均等化网络互动情况过程中发现:该市孕产妇健康管理服务供方网络工作压力全在基层机构,供方网络处于松散、低凝聚力的状态,且正式组织网络功能逐渐丧失,非正式组织网络取代正式组织网络发挥作用;据此提出:在孕产妇健康管理服务领域的实现路径完善上,需从 3 个"断裂点"进行弥补:①明确政府在均等化服务中的角色定位,依仗政府的职能对不同条线的利益相关方进行协调;②重塑妇幼保健院的核心地位;③上级机构间矛盾的协调。

(六) 医务人员的信息网络

Coleman 等(1957 年)发现医生的社会关系数量和类型能影响其对新药的应用。有研究表明,非正式网络中的意见领袖的观念甚至比官方指南更能得到临床医生的认可。因此在卫生相关新技术、新方法的推广使用前,确定推广对象的社会网络结构,选择恰当的推广者进行推广十分重要,过程类似于选择恰当的同伴教育者开展同伴教育。

二、应用实例——社会网络和性网络对艾滋病和梅毒在 MSM 中传播的影响

(一) 研究设计

采用横断面研究设计。通过滚雪球抽样,由上海市及其 5 个区疾病预防控制中心经过培训的 6 名男性和 2 名女性工作人员,使用一份长约 30min 的结构式问卷,对 477 名 MSM 的社会网络和性网络情况进行了面对面调查。问卷调查结束后抽取了调查对象的血清进行 HIV 和梅毒检测。

1. 研究对象的纳入 纳入标准:男性、18 周岁及以上、居住在上海、自报曾发生过男男性行为。研究者在 MSM 聚集点(如酒吧、迪厅和餐馆等)外展活动中招募了 52 名种子(seed)作为第一批调查对象。种子接受调查后,研究者邀请种子提名其他 MSM,并发给他一些邀请券,请他发放给那些可能参与该研究的 MSM。邀请券上印刷了项目名称、研究编码、失效期(4 周)和电话号码。第一波新调查对象(wave 1 recruits)是由种子提名的,第二波新调查对象是由第一波新调查对象提名的,依次类推,没有限制成员的"波次"。

2. 调查工具 问卷由 4 部分组成:调查对象的一般情况、艾滋病传播危险的知识水平、社会网络情况、性网络情况。一般情况包括社会人口学信息(年龄、自报性取向、是否拥有上海户口)、终生和近半年的性伴数、最近半年到过的 MSM 聚集点。通过 8 个是否问题测量调查对象的艾滋病传播危险的知识水平。社会网络资料的收集是让调查对象给出近半年来,他们在空闲时间一起消磨时间的 5 个成年人(也即接触网络)和近半年来和他们讨论重要事情的 5 个成年人(也即谈话网络)的名字。在提到谈话网络的时候,调查对象需说明这些人是否是他们的接触网络。针对每个网络成员,收集的信息包括人口学信息、和调查对象的关系和性交史、是否知晓、是否支持调查对象的同性性行为,上述 10 人相互之间是否认识。性网络调查将男性伴和女性伴分开。调查对象首先给出最近半年和他们有过肛交的男性数量,然后由近及远给出最近的 5 个肛交男性伴的信息。针对每个性伴,一系列问题需要回答:是否是固定性伴,第一次和最近一次肛交的年月,最近半年他们插入和被插入肛交的次数以及安全套的使用情况。调查完男性伴后,针对女性伴,首先调查最近半年和调查对象有过肛交或者阴道交的女性的数量,紧接着调查女性伴的具体信息,过程类似对男性伴的调查。

(二) 资料分析

1. 资料分析方法 社会网络和性网络描述的分析对象是所有人(包括调查对象及其网络成员),而其他分析是以调查对象作为分析对象。梅毒感染和无保护性交的危险因素通过 Logistic 回归来分析,分析过程将调查对象嵌套在种子中,并对通过 Morel 描述的方差估计值做了一个调整。对解释变量是多分类变量的,研究者报告了联系的总体和多重自由度检验,以及每个类别和对照的简单检验。在多重检验中,通过后向消除的方式剔除了解释变量($P>0.20$)。

2. 资料分析指标 网络分析包括调查对象自报网络的大小、密度和支持度。密度是用网络成员彼此认识的二方组数除以网络总的二方组数,范围是 0~1,例如一个谈话网络有四个成员,包含了 6 个二方组(1 和 2,1 和 3,1 和 4,2 和 3,2 和 4,3 和 4),如果 6 个二方组中的 3 个彼此认识,则网络密度为 0.5(3/6)。网络支持度可用一个 4 分类变量来分析:①无网

络;②网络成员未意识到调查对象的同性性行为;③支持较少(网络成员中 50% 以下的人支持调查对象的同性性行为);④支持较多(网络成员中超过 50% 的人支持调查对象的同性性行为)。以接触网络为例,该变量考虑到了多种重要比较:有无接触的比较(也即类型 2-4 与类型 1 的比较);在接触网络中,调查对象至少向一个网络成员暴露自己的同性恋状态和完全没有暴露的比较(类型 3-4 与类型 2 的比较);在上述已暴露者中,获得较多和较少网络支持的比较(类型 4 和 3 的比较)。最后,将那些一个或者多个成员属于多个网络的网络定义为网络重叠,网络重叠时通过 3 个二分类指标来确定的:在至少一个网络和男性性伴网络中重叠,在至少一个网络和女性性伴网络中重叠,以及在社会网络和至少一个性网络中有三边重叠。

性伴的伴发关系(concurrency)是通过一个二元指标来评定的。调查仅记录了每个性伴关系的起止年月,由于起止的确切日期未知,研究者选择了一个保守的定义来确定伴发性关系:①两个关系持续的时间跨越同样的两个或者更多的月份;②至少有一个关系跨越了 3 个月,而另一个关系开始或者终止于其间的某个月。

HIV 血清学检测:HIV-1 抗体初筛通过 HIV-1/2 快速抗体确定检测,初筛(+)血清通过免疫印迹测定法确诊。梅毒是通过疏螺旋体抗体甲苯胺红不加热血清试验初筛,密螺旋体抗体试验确诊。

(三) 结果

本研究筛查了 535 名男性,其中 515 人符合纳入标准,477 人(93%)同意参与本研究。种子 52 人,第一波次纳入 159 人,第二波次纳入 126 人,第三波次纳入 84 人,第四波次纳入 39 人,第五波次 17 人。种子纳入参与者均数、中位数、最小和最大人数分别为 15,3,1 和 213 人。

1. 调查对象的特征　调查对象平均年龄 28 岁(18~56 岁)。73% 没有大学学历,78% 从未结过婚,22% 有上海户口。大部分自我认定为同性恋(57%)或者双性恋(38%)。调查对象 HIV 传播风险的知识水平较高(平均得分 6.9 分,范围为 0~8 分)。大部分认为他们完全没有 HIV 感染的风险(38%)或者低风险(52%)。

终生男性伴和女性伴的数量的中位数分别为 5 和 1。24% 自报曾经感染过性病。最近半年调查对象最频繁接触其他 MSM 的场所为酒吧和俱乐部(70%),家庭聚会(66%),公园或者公厕(64%),浴室(61%),网站(59%)和网吧(48%)。调查对象自报和男性、女性和合计(男性加女性)发生过伴发性关系的比例分别为 33%,3% 和 43%;17% 自报目前有伴发性关系(包括和男性、女性)。57% 自报最近 6 个月和男性有过无保护的插入或者被插入性行为。63% 自报和男性或者女性有过无保护的肛交或者阴道交,13% 报告最近 6 个月和男性或者女性有过无保护的肛交或者阴道交。

2. HIV 和梅毒感染状态　在 475 名提供了血液样本的参与者中,7 人(1.47%,95%CI:0.59~3.01)被检出 HIV(+),64 人(13.47%,95%CI:10.53~16.88)被检出梅毒标志物(+),2 人(0.42%,95%CI:0.05~1.51)被检出同时感染 HIV 和梅毒。

3. 社会网络和性网络特征　477 名参与者命名了共计 1244 名接触网络成员和 819 名谈话网络成员。接触网络和谈话网络的平均大小分别为 2.61 和 1.71。接触网络的平均密度是 0.49,谈话网络的平均密度是 0.25。大约 1/3 的网络成员曾经是调查对象的性伴。男性性网络和女性性网络成员总计分别是 1093 和 160 人。男性性网络平均大小和平均密度分别是 2.29 和 0.10,对应的女性性网络的数据是 0.34 和 0.01。大部分的男性(52%)和女性(74%)性伴在最近 6 个月中曾经和调查对象有过无保护性行为。

4. 社会网络和性网络的重叠 51%的调查对象的接触或者谈话网络成员中至少有 1 人是其男性性伴。9%自报接触或者谈话网络成员中至少有 1 人是其女性性伴。22%自报至少有 1 个性伴属于其两种社会网络成员。

5. 梅毒感染和无保护性行为的相关性分析 在多元分析中,男性肛交性伴数为 3~5 者与 6 及以上者相比($OR=0.30,95\%CI:0.10~0.93$),在健身房($OR=0.33,95\%CI:0.12~0.92$)或通过互联网($OR=0.45,95\%CI:0.26~0.80$)接触其他 MSM 者与不在上述场所接触者相比,有女性固定性伴者与没有者相比($OR=0.41,95\%CI:0.18~0.95$),以及社会网络和性网络有重叠($OR=0.23,95\%CI:0.08~0.65$)者与没有重叠者相比,梅毒感染率低。总体而言,自报有接触网络的调查对象比没有接触网络的对象感染的风险低。虽然至少一些网络成员知道调查对象的同性恋状态(也即,≤50%支持和>50%支持)比那些没有网络成员知道其同性恋状态感染的风险更高(P 分别为 0.0251 和 0.0232),但是谈话网络的知道/支持和梅毒感染的相关性呈边缘显著性($P=0.0691$)。

已婚,HIV 知识水平较高,有 6 个及以上较仅有 3~5 个男性肛交性伴,有固定的男性或者女性性伴,男性性网络中数目较多的调查对象更倾向于发生无保护的肛交或者阴道交。

(杨 义 编,栾荣生 审)

参 考 文 献

[1] Hanneman RA,Riddle M.Introduction to Social Network Methods[J].Department of Sociology University of California Riverside,2005:1-322.

[2] Newman ME,Park J.Why social networks are different from other types of networks[J].Physical Review E Statistical Nonlinear & Soft Matter Physics,2003,68(2):036122.

[3] Berkman LF,Kawachi I.Social epidemiology[M].Social epidemiology.Oxford University Press,2000:3-391.

[4] Hawe P,Webster C,Shiell A.A glossary of terms for navigating the field of social network analysis[J].J Epidemiol Community Health.2004;58(12):971-975.

[5] 詹思延.流行病学进展[M].北京:人民卫生出版社,2010:331-348.

[6] 刘军译.社会网络分析法[M].3 版,重庆:重庆大学出版社,2016.

[7] Perrysmith JE,Shalley CE.The social side of creativity:A static and dynamic social network perspective[J].Academyof Management Review,2003,28(1):89-106.

[8] 杨义,邓华,杨帆,等.应用社会网络分析法选择大学生性教育同伴教育者的研究[J].中华流行病学杂志,2016,37(12):1587-1591.

[9] 张婷,吕筠,李立明.整体网络分析法在公共卫生中的应用[J].中华流行病学杂志,2011,32(4):416-418.

[10] Choi KH,Ning Z,Gregorich SE,et al.The Influence of Social and Sexual Networks in the Spread of HIV and Syphilis Among Men Who Have Sex With Men in Shanghai,China[J].J Acquir Immune Defic Syndr,2007,45(1):77-84.

第三篇

资 料 分 析

第十九章

流行病学资料统计分析概述

提要:流行病学资料的统计分析包括统计描述和统计推断。统计描述主要利用统计指标、统计表、统计图等方法,对资料的数量特征及其分布规律进行测定和描述;统计推断关注样本信息推断总体特征。流行病学资料的预处理是确保统计分析结果可靠的前提和条件。流行病学资料的统计分析应基于研究目的、研究设计类型、资料类型、资料分布类型、比较组数以及样本量等因素综合考虑,合理选择相应的统计分析方法。

统计分析方法的理论研究发展极大地促进了流行病学资料的合理挖掘和应用,这在现代流行病学中是不可争辩的事实。在流行病学资料分析中恰当地理解并应用统计方法及其原理是至关重要的,统计学设计的思维和要素应该贯穿于流行病学研究的全部过程。电子计算机统计软件包的开发与应用以及多变量的统计分析不断渗透到流行病学研究中,促进了现代流行病学资料的深度挖掘;传统的基本统计方法在现代流行病学研究中仍然具有不可替代的作用。本章主要介绍流行病学资料统计分析中的基本概念、数据的预处理以及统计分析方法的选择策略和思路。

第一节 基本概念

流行病学资料来源广泛,内容丰富,信息量大。如何从复杂多样的资料找出规律性的特征,离不开数据的正确处理。无论是流行病分布特征的描述,还是研究变量之间的关系,甚至是因果关系的探讨等,都需要采用适宜的统计分析方法。熟悉统计分析的基本概念对于流行病学资料分析具有重要意义。

一、总体与样本

(一) 总体

总体(population)是根据研究目的确定的同质研究对象的全体,或某种观察值的集合。例如,一个国家的所有成年人;某地的所有小学生;或一组观察对象的血压值。按研究对象来源分为目标总体和研究总体。研究者试图就某个总体下推论性结论,该总体便称为目标总体(target population)。研究总体(study population)是来源于目标总体中的一个较小的总体。明确规定了空间、时间、人群范围内有限个观察单位的总体称为有限总体(finite population)。在另一些情形下,总体的概念是设想的或抽象的,没有时间和空间范围的限制,其观察单位的全体数只是理论上存在的,这样的总体称为无限总体(infinite population)。在抽样研究中应该明确具体抽样的总体框架,即抽样框总体(sample frame population)。

(二)样本

样本(sample)是指从研究总体中抽取的一部分有代表性的同质的观察单位或个体。该样本中所包含的观察单位数称为该样本的样本含量(sample size)。研究者通常难以对整个总体进行研究,而是研究样本来推断总体。用于流行病学研究的大多数样本是概率型样本(随机样本),可通过常见的概率型抽样方法(如单纯随机抽样、分层随机抽样等)而获得,概率型样本可进行统计描述和统计推断。非概率型抽样方法(如立意抽样、滚雪球抽样等)获得非概率型样本(非随机样本),这类样本仅进行统计描述,这种抽样研究在社会流行病学研究中得到广泛应用。

统计分析的目的和思想就是通过样本研究,透过样本数据统计描述(statistical description)的信息对研究总体的特征和规律进行统计推断(statistical inference)。应当强调,获取样本仅仅是手段,而通过样本信息来推断总体特征才是研究的目的。

二、流行病学资料类型

流行病学资料的类型与统计分析方法选择有密切联系。在资料分析过程中,根据需要在有关专业理论指导下,各类资料间可以互相转化,以满足不同统计分析方法的要求和流行病学意义的解释。按照变量定量与定性的属性,可将资料分为3种类型。

1. 计量资料　指通过有关工具和检查方法测量每个观察单位某项指标获得的有数值大小、有度量衡单位的资料,如身高、体重、胆固醇含量、脉搏、呼吸等。根据其观测值取值是否连续,又可分为连续型(continuous)和离散型(discrete)两类。前者可在实数范围内任意取值,如身高、体重等;后者只取整数值,如某医院每年的病死人数、呼吸次数、脉搏计数等。

2. 计数资料　指将观察单位按照某种属性或类别分组计数,分组汇总各组观察单位数而得到的资料,也称为无序分类变量(unordered categorical variable)资料或名义变量(nominal variable)资料。其变量值是定性的,表现为互不相容的属性或类别。按照属性的分类数量也可分为二分类(如性别、检查结果的阳性与阴性等)和多分类(如ABO血型、婚姻状况等)。

3. 等级资料　也称半定量资料(semi-quantitative data)或有序分类变量(ordinal categorical variable)资料。是指将观察单位按某种属性的不同程度分成等级后分组计数,分类汇总各组观察单位数后而得到的资料。其变量值具有半定量性质,表现为等级大小或属性程度。如观察某人群血清反应,以人为观察单位,根据反应强度,结果可分"-、±、+、++、+++、++++"六级;又如观察用某药治疗某病患者的疗效,以每名患者为观察单位,结果可分为"治愈、显效、好转、无效"4级等。

三、抽样研究与误差

(一)抽样研究

抽样研究(sampling survey)是一种非全面的、常见的流行病学研究方法,抽样研究不仅节省调查成本,还有助于获得较为深入、细致和准确的资料。

抽样技术有概率抽样与非概率抽样之分。概率抽样是指总体中观察单位被抽中的概率是已知的或可以计算的。概率抽样的样本对总体代表性较好,可以计算抽样误差,可以对总体进行统计推断。应用概率抽样的前提是目标总体和抽样框架(sampling frame)明确。所谓抽样框架是指由全部抽样单位组成的可用于抽样的清单。调查研究中常用的几种概率抽样方法有单纯随机抽样、系统抽样、整群抽样和分层抽样。非概率抽样是指总体中每个观察单位被抽中的概率是未知的或不能计算的。非概率抽样的样本对总体代表性较差,不能按常规理论计算抽样误差,也不能对总体进行统计推断。但在许多实际工作中,尤其是在总体和抽样框架不明确的情况下,非概率抽样仍然是实用的。研究者可以通过某种方式确定一部分人群进行调查,作为一种探索性调查仍能获得一些有价值的信息,但应注意所得样本信息不能用于推断某个特定的总体。典型调查(typical survey)就属于一种非概率抽样方法。它是根据调查目的,在对事物进行全面分析的基础上,选择有代表性的典型观察单位进行调查,观察单位可以是个人、家庭、组织或社区等。典型调查不能对总体作统计推断,但可结合专业知识和典型观察单位对总体的代表性等信息和总体特征进行经验推论。

(二) 误差

误差(error)是指实际测量值与真值的差别。误差可分为随机误差和非随机误差,后者包括系统误差和非系统误差。随机误差是一类由多种无法控制的因素引起的不恒定的、随机变化的误差,包括随机测量误差和抽样误差。随机误差是无法避免的,但可以通过统计学方法对其进行分析,事实上统计推断就是针对抽样误差而言的。系统误差是由多种可以知道或可能掌握的因素引起的有一定规律和周期性特点的误差。系统误差是研究过程中出现的错误,在流行病学研究中的选择偏倚、信息偏倚和混杂偏倚就是系统误差的具体表现,可发生于研究的任何阶段。非系统误差是指在研究过程中由于研究者偶然失误而造成的误差,也称为过失误差,如记录失误、误读检查结果等。因此,在流行病学研究中应力求通过周密的研究设计和严格的质量控制技术控制、避免和消除非随机误差或系统误差,为流行病学资料的统计分析提供真实、可靠的基础资料。

四、概率与频率

概率(probability)是描述随机事件发生可能性大小的指标,概率是针对总体而言的。设在相同条件下,独立地重复 n 次实验,随机事件 A 出现 f 次,则称 f/n 为随机事件 A 出现的频率(frequency)。当 n 逐渐增大时,频率 f/n 始终在一个常数左右作微小摆动,则称该常数为随机事件 A 的概率,概率的取值范围在 0 与 1 之间,通常用符号 P 来表示。P 越接近 1,表示随机事件发生的可能性越大;P 越接近 0,表示随机事件发生的可能性越小。统计分析中的许多结论均依赖概率推断,习惯上将 $P \le 0.05$ 称为小概率事件,表示在一次实验或观察中该事件发生的可能性很小,即认为不可能发生。

频率是指在重复多次实验后,出现感兴趣的随机事件的比例,频率一般是针对样本而言的。在实际工作中,当概率不易求得时,只要观察次数足够多,可将频率作为概率的估计值。但在观察次数较少时,频率的波动性很大,用于估计概率是不可靠的。

五、参数估计与假设检验

(一) 参数估计

参数估计(parametric estimation)是由样本计算出的统计指标(统计量)对总体统计指标(参数)进行估计,又称为统计估计(statistical estimation)。即用样本研究资料来估计目标参数。参数估计有点(值)估计(point estimation)和区间估计(interval estimation)之分。如用样本均数直接估计总体均数便是一种点(值)估计。但这里存在许多决定最终数值大小的因素,如混杂、测量误差、选择偏倚和"随机"误差等。因此,在通常情况下,点(值)估计很难等于真实参数,如样本均数未必恰好等于总体均数,确切地讲,样本均数等于总体均数的概率为 0。从而更需要一个区间而不是一个点值来估计总体参数。

在估计参数的过程中,考虑随机误差的一种方法就是确定可能参数值的一个较大的范围(除无效值外),范围内的所有参数值均与显著性检验标准解释下的资料相一致。这个值的范围称为可信区间(confidence interval),此区间的终点称为可信限(confidence limits),分为上限和下限。可信区间与可信限互有联系但意义不同,可信区间是以上、下可信限为界的一个范围。可信区间的计算过程即为区间估计,即按一定的概率估计总体参数在哪个范围。

可信区间的宽度取决于资料收集过程中资料本身的随机变异(标准差)和样本数的大小,也取决于人为选择的 α 水平,该水平确定了区间端值与资料之间一致的程度。α 水平越低,相应区间范围越宽;标准差越大,区间范围越宽;样本量愈大,区间范围变窄。1 减去这个 α 水平称为区间的可信水平(confidence level)(可信度),也称为置信系数(如 α 为 0.05,则为 0.95),用来度量可信区间内包含总体参数的可信程度,通常用百分率表示。常取 $1-\alpha=0.95$,即 95% 可信区间,或取 $1-\alpha=0.99$,即 99% 可信区间。严格地说,可信区间应不包括区间的两个端点值(即上可信限值和下可信限值)。

假如所有的统计模型是正确的,且不存在偏倚,那么在无数次的重复研究中来源于正确估计的可信区间包含真正参数的频率将不小于其可信水平。例如,如果一个准确可信区间的可信水平为 90%,那么至少有 90% 的可能性真实参数包含在该区间内。意味着 100 次抽样,算得 100 个可信区间,平均有 90 个可信区间包括总体参数。

(二) 假设检验

1. **显著性检验**　统计假设检验(statistical hypothesis testing)通常注重无效假设(null hypothesis),又称为检验假设(hypothesis to be test),即首先假设两个变量之间不存在联系。同时也有一个备选假设(alternative hypothesis),即假设两个变量之间存在联系。如果数据能提供反对检验假设(无效假设)的证据,那么这种假设即被拒绝而承认其他备选假设。

在现代医学文献中,P 值的广泛应用以及"统计学显著性"(statistically significance)结果的参考价值,说明统计假设检验在一些生物医学科学的资料分析中仍起着举足轻重的作用。统计显著性通常与统计量 P 值的简单分类相对应,即通常按照 P 值(P-values)是否小于或大于 0.05 来考虑结果是否"显著"(significant)。但应该注意 0.05 是一个人为确定的判断界值。

对于某个检验假设的备选假设可以是单侧的,例如存在比检验假设规定的更强阳性(或更强阴性)的联系。这些备选假设意味着单侧("单尾")检验(one-sided test,one tailed test)。然而更常见的是备选假设取双侧,即需要设立的备选假设为双侧("双尾")检验(two-sided test,two-tailed test)。

对于流行病学效应测量而言,备选假设的取值域很宽,事实上几乎包括所有可能效应的测量值,从极大的预防效应到严重的致病效应以及两者之间的所有效应;而检验假设却对应于某一个单一的效应值。由于收集拒绝检验假设的证据比收集反对备选假设的证据更容易。因此,统计假设检验相当于否定无效假设,以排除法接受备选假设。

2. **P 值**　P 值是指从无效假设所规定的总体做随机抽样,获得等于及大于(或等于及小于)现有样本获得的检验统计量值的概率。P 值是一种检验假设与观察资料之间一致性的连续测量。在实际应用过程中，P 值总是被用来做出有关拒绝无效假设的定性决定，一般将这种定性的界值点定为 5%。若 $P \leq 0.05$，则观察结果被归类为"有显著性"，从而拒绝无效假设；若 $P > 0.05$，则认为"不显著"，此时不拒绝（"接受"）无效假设。该界值点被称为检验的 α 水平（alpha level），通常用希腊字母 α 表示，α 水平有时被称为检验的"显著性水平"（significance level）。

P 值有两种主要类型：单侧和双侧。作为概率，单侧 P 值必须为 0~1。在传统的显著性检验中，P 值小表示检验假设与观察值之间符合程度低。这是因为 P 值小代表小概率的事实，即如果检验假设是真的而且没有偏倚发生，与观察统计量相等或更极端的检验统计量产生的概率很小。所以，P 值小即表示样本数据中观察到的指标值存在差异或拒绝检验假设。然而这种传统解释已受到广泛批评，因为出现的概率虽小，但毕竟是出现了，只是出现的可能性小而已。

对检验无效假设双侧 P 值的一种误解就是假如无效假设是成立的，则认为 P 值就提示了联系强度等于或大于观察值的概率。这种误解可见于许多方法学文章和教材。在一般情况下，只有传统的单侧 P 值能够被解释为概率，这与单侧 P 值的定义有关。除非在特殊情况下（样本量足够大时），双侧 P 值不能被这样解释。

在流行病学研究中，人们喜欢依据 P 值给出有显著性和无显著性的决定，其实有关 P 值的表达更应报告确切的 P 值，报告确切 P 值能够让读者发挥更大的解释和分析的空间。

对 P 值最常见的误解是认为 P 值代表一个统计假设检验的 α 水平。发生这种误解的原因是人们总是将 P 值和 α 水平都称为"显著性水平"以及 P 值被定义为 α 水平。其实 P 值与 α 水平是有区别的：P 值是从观察资料中计算得到的量值（随不同资料而变化），而 α 水平是一个无须资料推算而能直接确定的固定数值（例如通常为 0.05 水平）。

3. Ⅰ类错误与Ⅱ类错误　假设检验中做出的推断结论可能发生两种错误：①不正确地拒绝检验假设称为Ⅰ类错误（type Ⅰ error），或 α 错误，又称为假阳性错误（false positive error），被认为是一种"弃真"的错误。例如，假如不存在偏倚和错误，一个 α 水平为 5% 的有效检验所导致的Ⅰ类错误的概率将不超过 5%。②如果检验假设是不成立的但又不被拒绝，这种不拒绝的错误决定称为Ⅱ类错误（type Ⅱ error），或 β 错误，这是一种"存伪"的错误，也称为假阴性错误（false negative error）。若检验假设是假，则检验假设被拒绝的概率称为检验效能（power of a test），或称把握度（等于 $1-\beta$），即两总体确实有差别，按 α 水平能发现它们有差别的能力。例如把握度为 0.90，意味着若两总体确有差别，则理论上平均 100 次抽样中，有 90 次能得到有差别的结论。Ⅱ类错误的概率通过等式"pr（Ⅱ类错误）= 1-效能"而与效能相关。β 值的大小很难确切估计，仅知在样本例数确定时，α 愈小，β 愈大；反之，α 愈大，β 愈小。因此可通过选定 α 水平来控制 β 值。统计检验的可能结果见表 19-1。

表 19-1　统计检验的可能结果

决策	H_0 为真（H_1 是错误的）	H_0 为假（H_1 是正确的）
拒绝 H_0（接受 H_1）	Ⅰ类错误	决策正确
接受 H_0（拒绝 H_1）	决策正确	Ⅱ类错误

Ⅰ类错误与Ⅱ类错误概率之间存在一些重叠。这种重叠取决于所选择的 α 水平。当无效应时，减少Ⅰ类错误需要更小的 α 水平，但若有效应，则更低的 α 水平会增加Ⅱ类错误的

概率;另一方面,若有效应,则增加 α 水平会减少Ⅱ类错误的概率,而无效应时又会增加Ⅰ类错误的概率。在统计检验中,通常希望设置一个小的检验水准和一个较大的检验效能值,以增大正确决策的机会,但在设计时一般应先确定检验水准,然后决定检验效能。

在流行病学的统计分析中,总会出现不拒绝无效假设的检验结果,通常人们会做出所比较的结果无统计学差异的结论。其实这种说法是有缺陷的,没有得到真正的效应可能是因为样本太小或者样本的偏性很大。也就是说由于偏倚和随机变异的影响,其结果不足以拒绝无效假设而"接受"无效假设时,即可产生Ⅱ类错误。此时,统计效能的分析显得尤为重要,统计效能的计算请参考统计学专著。

(三) 可信区间与显著性检验的关系

在统计推断过程中,应考虑可信水平与假设检验的 α 水平之间的关系。假设检验与可信区间所回答的问题不同,假设检验用于推断两总体均数有无差别(即质的不同),而可信区间用于推断总体均数在哪个范围(即量的大小)。可信水平等于用来构成区间估计的 α 水平的余数,即 $1-\alpha$。

但并不是建议将可信区间作为统计学显著性的替代检验。尽管这样做是可行的,但若以这种方法来应用可信区间将会诋毁可信区间优于无效假设检验的所有优势。区间估计说明的问题远较估计无效假设与资料一致的程度多得多,它同时提供了点估计的效应大小及其随机变异的信息。另一方面,P 值仅表示资料与单个假设之间的相容程度,并没有显示点估计的效应大小及其随机变异程度。也就是说可信限能提供比单个 P 值更多的信息。

例 19-1　在一项流行病学队列研究资料的分析中,在暴露与疾病无关的无效假设下,其精确检验提供的双侧 P 值为 0.14。此结果可用几种方法报告:报告信息最少的方法就是报告观察的联系不显著;通过报告实际 P 值则能提供稍多的信息;如将 P 值表达为 $P>0.05$ 的不等式,并不优于"报告结果不显著",而报告 $P=0.14$ 提供了明确的 P 值,报告 $P(2)=0.14$,意味着运用双侧而不是单侧的备选假设。

任何 P 值,不论怎样明确,都不能表达暴露个体的发病率是非暴露对象的几倍这样的描述性结果。但如果从此资料计算出的真实率比的精确 95% 可信区间是 $0.7\sim13$,无效值(率比为1)落在该区间内,此时可报告效应估计在 0.05 的 α 水平上未达到统计学显著性。虽然可信区间提示的结果与统计学检验的结果存在一致性,但前者还是提示暴露与疾病之间有较强的联系。

虽然区间估计能提供更多信息,但又不能完全用可信区间来代替假设检验,因为假设检验得到的 P 值可以较精确地说明结论的概率保证,而可信区间只能报告在 α 水准上有无统计意义,却不能像 P 值那样提供精确的概率。只有把可信区间与假设检验结合起来,互相补充,才能做出完整的分析。因此,在报告结果时,应同时给出假设检验的检验统计量值 P 值和可信区间。

第二节　流行病学资料的预处理

在流行病学资料分析中,首先要核对资料(checking data),分析和处理缺失值和异常值,以判断资料的准确性和完整性,同时将核对准确的资料概括或转化成简洁形式,进行适宜的整理资料(sorting data)。

一、资料的核对

流行病学研究资料常来源于自填或询问的调查表或为研究目的摘录的现成记录。未经核对的资料,其中的差错是难免的。在进行资料的整理和分析前,必须先对这些资料进行仔细的核查,以确保资料的完整性和准确性,否则,无论多么娴熟高明的统计学家,无论多么先进的统计分析方法也无法弥补资料本身的缺陷。对人为造成的差错要及时予以纠正,否则只能剔除这些有差错的资料;要特别注意检查相关变量编码的一致性,即进行逻辑性核查。如性别可编码成男为 1 和女为 2,若出现任何表示性别的其他记录值将被视为错误或可疑。在核对中发现任何可疑的数值均应与原始资料进行仔细核对。

资料的核查可采用人工检查和计算机检查。人工检查是指运用人们的专业知识或其他方面的知识对每份资料作全面检查。但当资料的规模很大时,要核查其中的全部内容单靠人工来完成几乎是不可能的。而利用计算机进行逻辑性核查是最方便快捷的。计算机检查是指将传统的由人工进行的逻辑检查的内容编制成计算机程序,由计算机来完成这些检查。计算机检查可用现成的数据库管理软件(如 FOXPRO)和统计分析软件(如 SAS、SPSS、EpiInfo 等)来完成,操作简便快捷。也可自行设计程序,规定在输入异常的数值时被计算机拒绝。采用计算机程序编码和输入资料的优点就是在输入资料的同时可自动核对资料,但计算机一般只能检查出逻辑性错误。

资料核查的第二项任务是核对所收集的原始资料是否符合原设计要求,有无重复或缺项,能否加以弥补。对一些关键性项目缺乏的资料要剔除,而对缺失非关键性变量的资料可不剔除,仅在分析时作适当处理。

数据核查的另一项任务是对数据的真实性做出初步判断,检查每个变量值的合理性,检查数值是否有差错或异常。例如,用流式细胞仪测量蛋白质的分子量时,通常这类数据的变异系数会大于 20%,如果为 50% 甚至更大都不罕见,但若某一实验此类指标的数据算得的变异系数小于 5%,则应考虑其真实性。

二、缺失值的识别与处理

(一)缺失值的识别

缺失值(missing values)是指某些样本的某些变量的数据未能得到,这些样本即带上了缺失数据。在资料输入过程中,应对缺失值进行妥善定义,一般可将缺失值定义为最不可能取的值。如年龄、经济收入的缺失值可定义为−1,有时也可将缺失值空起来,以利于随后分析中的计算机识别。

在资料分析中,对缺失值进行处理的前提条件是缺失值的比例不能太大,否则因为资料的不完整性、质量不可靠而失去缺失值处理的实际意义。同时,在选择缺失值的处理方法时也要关注缺失值的缺失机制(类型)。

缺失值给研究结果带来的危害程度取决于数据缺失的方式、缺失数据的数量和造成缺失的原因,其中最为重要的是缺失方式。通常,数据缺失方式可分为完全随机缺失(missing completely at random,MCAR)、随机缺失(missing at random,MAR)和非随机缺失(missing at non-random,MANR)。

1. 完全随机缺失 是指缺失现象随机发生,和自身或其他变量的取值无关,此类缺失会导致信息的损失。对于缺失数量较少,例如:<5% 的完全随机缺失值,无论采取何种处理

方式,对统计分析结果影响都不大,这类缺失在实际工作中较为少见。要评估是否为完全随机缺失,可以该变量是否缺失来分组,对两组间的主要应变量进行两独立样本 t 检验,若应变量取值在两组差别无统计学意义,则可判断为完全随机缺失;若反应变量取值在两组差别有统计学意义,则提示该变量不属于完全随机缺失,对缺失数据不能随意删除,进一步处理应谨慎。

2. 随机缺失 是指有缺失值的变量,其缺失情况的发生与资料中其他某无缺失变量的取值有关。这种数据缺失较为常见,不仅会导致信息损失,更可能导致分析结论发生偏差。例如:某中老年女性骨密度的调查资料中骨密度值有缺失,若缺失情况主要发生在高龄组,即高龄组受访者由于行动不便未能到现场接受访谈和检查造成数据缺失,此时若直接删除有缺失值的观察单位,可能造成骨密度值的错误高估。

3. 非随机缺失 是指数据缺失不仅和其他变量有关,也和自身取值有关。例如:对某人群进行收入调查,高收入者不愿填写家庭人均年收入值。常见的缺失值处理方法对此往往无法做出有效调整,因此这种数据缺失在科研中应尽量避免。

(二)缺失值的处理

1. 删除存在缺失值的个体或变量 当缺失值集中在少数个体,并且这些个体是总体的一个随机子样本,可以考虑删除这些个体。当缺失值集中在少数变量,并且这些变量不是分析的主要变量,或这些变量与其他某些无缺失的变量高度相关时,可以考虑删除这些有缺失值的变量。由于医学科研常是个体数远大于变量数,一般是删除个体。

目前最简单而又常见的处理方法是删除有缺失值的记录,此方法被称为"完全对象分析法"(complete-subject analysis),其优点在于容易操作与理解,但这种处理方法只在缺失的比例不大以及 MCAR 的情况下是有效的。

2. 填补缺失值 即利用辅助信息,为每个缺失值寻找替代值。常用的填补方法包括:先验法(prior knowledge)、均数替代法(mean substitution)、回归估计法(regression)、期望最大化法(expectation maxmization,EM)和缺失值的多重填补法(multiple imputation,MI)等。

(1)先验法:适用于样本足够大,缺失数据较少,并且研究者在该领域有丰富的经验,能确保对缺失值的估计接近该变量的中位数水平或能代表特定病例的观察值水平时。

(2)均数替代法:以变量中未缺失观察值的均数替代该变量中存在的缺失值。当缺乏其他信息时,该法是对缺失值估计的常用方法。该法较为简单,在缺失值处理后,变量的均数不变,而缺陷在于变量的变异程度可能会被低估,因此有学者提出改良的方法,即对于成组资料,以缺失变量各组的均数作为该组中此变量缺失数据的估计值。

(3)回归估计法:以存在缺失值的变量为应变量,以其他全部或部分变量为自变量,用无缺失的数据拟合回归方程;以方程的预测值作为该记录缺失值的初步估计值,再以全部数据拟合回归方程;如此迭代,直至两次方程预测值基本一致,并以此作为缺失值的估计值。该法较为客观,但仍可能存在对方差的低估,适用于有适合的"自变量"完整数据存在时。

(4)期望最大化法:进行最大似然估计的一种有效方法,该法的主要特征是每一次迭代由两步组成:第一步利用数据的已有信息,求缺失数据的期望值,称为 E 步;第二步假定缺失值被替代的基础上做出最大似然估计,称为 M 步;如此迭代直至收敛,并以最终缺失数据的期望值作为其估计值。该法能够得到对变量方差的真实估计,但收敛速度较慢,计算复杂,适用于大样本资料。

(5)多重填补法:由 Rubin 于 1987 年提出,根据缺失数据的先验分布,给每个缺失值填

补 m(一般 m 为 5~10)个值,构造 m 个"完全"数据集,然后采用相应的完全数据分析法对每一个填补后的新样本进行分析,再综合 m 次分析结果,从而得到未知参数的估计。与一般缺失值估计方法相比,多重填补法考虑了缺失数据填补的不确定性,并且对数据缺失方式无特殊要求,但计算较复杂。

上述缺失值填补的统计方法均可在统计软件包中实现运算过程,在 SPSS 软件中,均数替代法可通过 transform→replace missing values 过程实现,回归估计法和期望最大化法可通过 analyze→missing value analysis 过程实现,多重填补法可由其他软件,如:可采用 SAS 中的 PROC MI 和 PROC MIANALYZE 过程完成多重填补法。具体处理方法请参考有关专著和文献。

3. 建立哑变量　可按照某变量值是否缺失建立哑变量,如:有缺失取值为 1,无缺失取值为 0,并将之纳入统计分析,这样有利于保证分析资料的完整性。

4. 需要注意的问题

(1)对缺失值处理的首要工作是考察资料缺失方式,明确是否随机缺失,以此作为缺失值处理方法选择的前提。对缺失值估计的方法中,若为随机缺失的大样本资料,推荐使用期望最大化法,结合多重填补法更佳。

(2)若在分析中对缺失值进行了估计,建议分别用缺失值替代以后的数据集和删除缺失值后仅完整数据组成的数据集进行重复分析。尤其是当样本含量较小,数据缺失比例较大,或数据缺失方式为非随机缺失时,这个步骤尤为重要。当重复分析结果差异较大时,应查找原因,考虑何者更可信,或同时报道两个结果。

三、离群值的识别与处理

(一)离群值的概念

在数据预处理中往往会出现个别数据离群较远,这些数据称为离群值(outlier)。在不明离群值产生的原因之前,不应简单决定其取舍,特别是当测量数据较少时,离群值的取舍对分析结果会产生很大影响,必须慎重对待。

(二)单变量离群值的识别与处理

1. 直方图法　用 SPSS 软件描绘数据的直方图,落在图形两端并远离均数的个体值很可能是离群值。

2. 箱式图法　用 SPSS 软件描绘数据的箱式图,如果个体值距箱式图(box plot)底线(第 25 百分位线)或顶线(第 75 百分位线)的距离过大,一般为四分位数间距(箱体高度)1.5 倍至 3 倍时被视为离群点;而个体值距箱体底线或顶线的距离超过 3 倍的箱体高度时被视为离群值。

3. 拉依达准则　如果数据的总体 X 服从正态分布,则

$$P(|X-\mu|>3\sigma)<0.003$$

式中 μ 与 σ 分别表示正态总体的均数和标准差。根据上式,对于大于 $\mu+3\sigma$ 或小于 $\mu-3\sigma$ 的数据应作为离群值,予以剔除。在实际应用中 $\mu+3\sigma$、$\mu-3\sigma$ 分别用 $\overline{X}+3S$、$\overline{X}-3S$ 代替。

4. Q 检验法　当数据的总体 X 不服从正态分布时,可使用 Q 检验法。

设一组数据,从小到大排列为 $X_1, X_2, \cdots, X_{n-1}, X_n$,设 X_1、X_n 为可疑离群值,则统计量

$$Q=\frac{X_n-X_{n-1}}{X_n-X_1}\text{或 } Q=\frac{X_2-X_1}{X_n-X_1} \tag{式 19-1}$$

式中分子为可疑离群值与其相邻的一个数值的差值,分母为该组数据的极差。表 19-2 是 Q 的临界值,当由公式 19-1 计算所得 Q 值大于表中的 Q_α 值时,该可疑离群值舍去,否则应于保留。

表 19-2 Q_α 界值表

n	3	4	5	6	7	8	9	10
可信度 95%($Q_{0.95}$)	0.98	0.84	0.72	0.63	0.58	0.53	0.50	0.46
可信度 99%($Q_{0.99}$)	0.99	0.93	0.82	0.74	0.68	0.63	0.60	0.57

当 $n>10$ 时,Q 检验的判别标准为,若 $Q>0.33$,则该可疑离群值舍去,否则应于保留。

Q 检验一般更适用于有 n 次($n<10$)重复实验离群值的筛选。

例 19-2 对 22 名健康中年男子测定年龄(周岁)、体重(kg)、跑 2000 米所需时间(分)、跑时脉搏(次/分)、跑时最高脉搏(次/分)、动脉血氧分压(kPa)测定结果见表 19-3。其中跑时脉搏、跑时最高脉搏分别有 1 个和 5 个缺失值,试考察表中变量 X_3(跑 2000 米时间)有无单变量离群值?

表 19-3 22 名健康中年男子 6 项指标测定值

序号	年龄	体重(kg)	跑 2000 米时间(分)	跑时脉搏(次/分)	跑时最高脉搏(次/分)	动脉血氧分压(kPa)
1	44.00	89.47	11.37	178.00	……	5.95
2	44.00	85.84	8.65	156.00	168.00	7.24
3	38.00	89.02	9.22	178.00	……	6.65
4	40.00	75.98	11.95	176.00	180.00	6.09
……						
22	45.00	87.66	14.03	170.00	……	4.98

表 19-3 中变量 X_3 资料服从正态分布,用拉依达准则法判别。

$\overline{X}-3S=6.26$,$\overline{X}+3S=15.02$,而该变量资料的最小值为 8.17,最大值为 14.03 均落在 $(6.26,15.02)$ 内,因而该变量资料无单变量离群值。

(三)多变量离群值的识别与处理

马氏距离(Mahalanobis distance)法是判别多变量离群值的一个常用方法。马氏距离是多维空间的一种距离测度,该距离大小的评价可用 χ^2 分布来确定。对给定的检验水准 α 及自由度 ν(变量个数 -1),临界值为 $\chi^2_{\alpha,\nu}$,若某个个体的马氏距离大于 $\chi^2_{\alpha,\nu}$ 值,则在检验水准 α 下可认为该个体为离群值应剔除,否则应保留。

常取检验水准 $\alpha=0.005$ 或 $\alpha=0.001$ 为判别多变量离群值的标准,而马氏距离可由 SPSS、SAS 软件计算。

例 19-3 考察表 19-3 资料有无多变量离群值?

在 SPSS 数据文件中操作步骤如下:①Analyze→Regression→ Linear,将动脉血氧分压(Y)送入 Dependent 窗口,其他变量送入 independent 窗口;②点击 Paste 按钮,在程序窗口输入语句:/RESIDUALS=OUTLIERS(MAHAL);③点击 Run 按钮即可输出各样本的马氏距离。

取 $\alpha = 0.005$，$\nu = 6-1 = 5$，则 $\chi^2_{0.005,5} = 16.75$，而本例中最大的马氏距离为 10.31（17 号个体）小于 $\chi^2_{0.005,5} = 16.75$，因此该资料没有多变量离群值。

若有离群数据出现，可分为两种情况处理：一种是，如果确认数据有逻辑错误，又无法纠正，可直接删除该数据。例如，若某一数据中某病例的身高变量为"1755"cm，且原始记录亦如此，又无法再找到该病例时，显然这是一个错误的记录，只能删除。另一种是，若数据并无明显的逻辑错误，可将该数据剔除前后各做一次分析，若结果不矛盾，则不剔除；若结果矛盾，并需要剔除，必须给以充分合理的解释，例如用何种方法确定偏离数据，该数据在实验中何种干扰下产生等。

第三节　流行病学资料分析的策略

在流行病学资料分析中，正确选择统计方法至关重要。统计方法选择需要综合考虑分析目的、资料类型、资料分布类型、设计类型、分组数量、样本大小等方面的问题。

一、资料分析的基本步骤

（一）数据库的建立

数据管理对于数据质量保障和数据统计分析是至关重要的。对于流行病学研究获得的数据应该利用数据管理软件建立数据库，并对数据进行有效清理，为数据的统计分析打下基础。

调查数据通常需要通过计算机进行统计分析，而统计分析的基础工作就是将流行病学原始数据录入计算机并列成类似表 19-4 的二维结构的数据库，原始数据通常由现场调查表或问卷来收集。在表 19-4 的数据库结构中，每一行表示一个记录（record），或一个观察单位（observational unit）、调查对象（case）；每一列代表一个变量（variable），用以表示调查变量、项目或观察指标等。表 19-4 记录的是某北方城市喉癌患病的环境流行病学调查研究的原始数据，是一个由 200 例观察单位和 9 个变量组成的数据库结构。

表 19-4　喉癌患病的环境流行病学调查数据表

对象编号	性别	年龄（岁）	吸烟量（支/日）	癌症家族史	摄食新鲜蔬菜	咽炎	声嘶史	是否患喉癌
1	男	16	16	有	76	有	无	无
2	女	11	0	无	70	有	无	有
3	男	15	10	无	68	无	有	无
4	男	9	0	无	72	无	无	无
……	……	……	……	……	……	……	……	……
200	女	8	20	有	71	有	无	有

在现场调查问卷或调查表的设计中，调查项目（变量）通常包括识别变量和分析变量。识别变量主要用于数据管理，便于数据的核对、备查与增删等，是研究记录中不可缺少的内容，如表 19-4 中的"对象编号"即为识别变量。分析变量则是根据调查目的所确定的需要进行数据统计分析的主要内容，表 19-4 中除"对象编号"外，其他 8 个变量均为分析变量。根

据研究目的可将分析变量区分为反应变量(response variable)和解释变量(explanatory variable)。反应变量是表示试验效应或观察结果大小的变量或指标。解释变量又称指示变量(indicator)、分组变量(grouping variable)、分类变量(categorical variable)、协变量(covariable)等。根据研究目的以及变量间的相互关系,各变量的作用与意义可以发生改变。例如,表19-4中,若进行喉癌患病危险因素的研究,则"喉癌"为反应变量或因变量(dependent variable),"性别""年龄"等调查变量可为解释变量或自变量(independent variable)。

数据录入的原则与要求是录入方便,容易核查纠错,便于在各种数据文件之间的转换,便于使用适合的统计软件进行分析。为方便数据录入以尽可能地减少录入工作量,通常用数值变量取代字符变量,例如,要录入表19-4中"性别"的数据,即可用编码"1"代替"男","2"代替"女"录入到数据库中,这样比录入中文结果更节约录入的时间和费用。要注意设有标识变量以便于数据核查和检索,尽量使用具有自行核查功能的数据软件,例如 EPI Data 可以方便地对双份录入的数据进行核查。设计录入数据结构时要考虑不同软件对字节和字符的要求,例如有些统计软件不识别中文字符,有些软件要求变量的字符不超过 8 个字节,因此,在定义变量名称时应尽可能使用英文以便于在各软件之间转换运用。每项调查研究的资料最好录成一个总的数据文件,但在分析时也可按照分析计划和目的分设数据子集,同时注意所录入的数据格式应满足各种统计分析的需要,以便做出高效和准确的统计分析。

录入的数据文件类型可以是:①数据库文件,如 dBASE、FoxBASE、Lotus、EPI Data、SQL 等文件;②文本文件,如 word 文件、WPS 文件、Excel 文件等;③常见统计软件的数据文件,如 SPSS 数据文件、SAS 数据文件、STATA 数据文件等。目前,上述文件类型绝大多数都可以在常见的统计软件包中得到很好利用。例如新(高)版本 SPSS 和 SAS 软件包均可使用大多数数据文件。

(二)数据的整理

资料整理一般是根据研究者感兴趣的变量将研究对象分组,如果测量指标是连续变量,则计算各组的均数、中位数和标准差等;如果是计数或等级资料,则总结为频数列联表。在流行病学资料分析中,通常将性质相同的观察个体合在一组,以揭示组内的共性,将性质不同的个体分开,以揭示组间的差异性或相似性。分组有质量分组和数量分组两种形式。质量分组是指按事物的性质、特征或类型分组。如疾病分类、死因分类,研究人群按性别、职业、民族、文化程度分类等,然后清点各类别的个数。数量分组是指在质量分组的基础上,再按变量值的大小来分组。如年龄、身高、体重、血压等均是根据量的变化来分析事物的差别和规律。组数设置的多少通常根据可供利用的样本大小,也取决于研究目的、分组习惯和资料的性质。如果样本大,为了减少分组的重复操作,通常在开始时有必要将组分得细一些,以便检查各变量值的分布,以后根据情况可将相邻的亚组合并以便得到更实用的分组。当观察样本分成过多的亚组时,各亚组在统计学上不稳定,在效应估计时即会产生较大的随机误差。因此,在样本小时,更应适当地减少亚组数量,一般仅分成 2 组或 3 组即可。

(三)数据统计分析

统计分析的目的在于计算有关流行病学指标,反映数据的综合特征,阐明事物的内在联系和规律。统计分析包括统计描述(statistical description)和统计推断(statistical inference)。

1. 统计分析方法前提条件的检查与描述 应用参数统计方法进行假设检验往往要求数据满足某些前提条件,如两个独立样本比较 t 检验或多个独立样本比较的方差分析,均要求方差齐性,因此需要做方差齐性检验;作两变量的直线相关分析,则要求双变量满足正态分布和具有线性特点,因此需作双变量的散点图和正态性检验。如果要用正态分布法估计参考值范围,首先要检验资料是否服从正态分布。在建立各种多重回归方程时,常需检验变量间的多重共线性和残差分布的正态性。常见的统计软件(SPSS、SAS、STATA 等)均具有方便的探索性计算过程,可对数据所适宜的统计方法的前提条件进行检查和描述。如 SAS 中的 PROC UNIVARIATE 过程步骤即可实现正态性检验和方差齐性检验。

2. 统计描述　即以统计表、统计图及其他现象化的方式(统计指标)对资料的数量特征及其分布规律进行测定和描述,但不涉及 P 值、可信区间等由样本推论总体的问题。

3. 统计推断　即如何由样本信息推断总体特征的问题。统计推断包括参数估计和假设检验两种方式。要选择正确的统计方法,需要注意明确一些关键问题,即研究的目的、设计类型和所收集资料的类型。

(四) 数据统计结果的表达

统计分析的结果与统计学问题贯穿于整个研究论文的始终,包括描述性统计结果和推断性统计结果的正确表达。

1. 统计描述结果的表达　统计描述结果的表达通常采用统计指标、统计图表来描述。

(1)统计指标:统计结果通常需要统计指标(统计量)来实现。不同的资料类型因统计分析方法的不同而需要计算相应的统计指标。

1)计量资料统计指标:在计量资料的统计描述中可采用算术均数、几何均数和中位数来描述数据的集中趋势;使用极差、四分位间距、标准差和变异系数来描述数据的离散趋势。但在结果的表达过程中应注意各统计指标的适宜条件。若数据满足对称(或正态)分布,则可利用算术均数和标准差来表示统计结果;若数据不满足对称(或正态)分布,或经过数据转换后仍然呈偏态分布,则可利用中位数和四分位间距来表达统计结果。用直线相关系数和秩相关系数来表达双变量间的关联程度和方向。对计量资料的统计推断需要给出区间估计(如 95%可信区间)和假设检验(t 检验、u 检验、方差分析、非参数检验等)的结果。

2)计数资料、等级资料统计指标:描述计数资料、等级资料的统计指标主要是相对数,常用的有率、构成比和相对比。在统计结果的表达和解释中要注意率与构成比的区别,率的分母要交待清楚,分母较小时,最好用绝对数表达,如 50%(5/10),若必须使用率时,应列出实际数和可信区间。在对率的比较时要注意标准化问题以及标准化率的正确表达。对计数资料的统计推断需要给出区间估计(如率的 95%可信区间)和假设检验(χ^2 检验、u 检验、非参数检验等)的结果。

(2)统计表:统计表(statistical table)是表达统计结果中数据和统计指标的表格形式,统计表是统计描述的重要方法,也是研究论文中数据表达的主要手段。统计表用简明的表格形式代替冗长的文字叙述,有条理地罗列和表达主要的研究数据、结果、指标和统计量,方便阅读、比较和计算。

统计表的编制原则是重点突出、层次清楚、结构简洁。通常在一张表内只表达一个中心内容,不要企求把过多的不同性质资料的统计结果放在一个大的表格内。横标目与纵标目设置要恰当,便于读者阅读,通常横标目是分组变量,是主语,放在表的左边,纵标目是结果变量,是宾语,放在表的上方。统计表内的文字、数字和线条要简洁和清楚。

(3)统计图:统计图(statistical graph)是用点、线、面等各种几何图形来形象化表达统计数据。统计图将统计数据形象化,使文章更生动活泼,对读者更有吸引力,让读者更易于领会统计资料的核心内容,易于做分析比较,并且可以给读者留下深刻的印象。但统计图只能提供概略的情况,而不能获得确切数值,因此不能完全代替统计表,常需要同时列出统计表作为统计图的数值依据。

编制统计图时应根据资料性质和分析目的正确选用适当的统计图,例如分析比较独立的、不连续的、无数量关系的多个组或多个类别的统计量(如例数、相对数和均数等)宜选用直条图;描述或比较不同事物内部构成时用圆图或百分比条图。在同一张图内可用不同的颜色和几何图形来表达不同的指标和数据结果,简洁明了。制图应注意准确、美观,给人以清晰的印象。

常用的统计图有直条图、直方图、百分比条图、圆图、线图、散点图和统计地图等。

2. 统计推断结果的表达与解释　统计推断结果包括参数估计和假设检验的结果。参数估计的方式有点估计和区间估计,通常采用95%可信区间,对于单个统计指标(如均数、率、RR、OR 等)可按照 t 分布方法和近似正态分布方法计算95%可信区间,并用"(下限值,上限值)"予以表达;对于组间统计指标差值可采用两均数(率)之差的95%可信区间。统计指标精确度($\bar{X}$、S、$S_{\bar{x}}$、中位数、百分位数等)要求保留的小数位数一般不超过两位小数;相关系数保留两位小数。

一般的常用假设检验方法包括 χ^2 检验、t 检验、方差分析等。对检验统计量(如 χ^2 值、t 值等)要求保留两位小数。假设检验结果的表达需要注意如下问题。

(1)多次重复假设检验:当一项调查有多个观察指标或一个观察指标多次重复测量,研究者往往容易选择在各指标间作重复假设检验,其结果会使 I 型错误(α 错误)大大增加,即实际得到的检验结果有假阳性的概率就会增加。一个研究中避免多个假设检验,就需要选择适宜的方差分析(如重复测量资料的方差分析),并在 F 检验得到 $P<0.05$ 后,再进行均数的两两比较。

(2)P 值的表达:要逐渐改变只报告 $P>0.05$ 或 $P\leq0.05$ 的传统 P 值的表达方式,提倡报告 P 的具体数值,如 $P=0.011$ 或 $P=0.689$ 等,报告确切 P 值能够让读者发挥更大的解释和分析的空间。同时要给出检验统计量的实际值及相应的自由度,如 $u=3.57$、$t=2.89$ 等。对 P 值要给予恰当的解释,例如,做出"$P=0.0001$ 比 $P=0.03$ 更具有统计学显著性"的结论是不正确的。同时,对于 P 值的解释一定要结合专业知识,并且建议同时用两均数(率)之差的可信区间反映出实际差别的大小。

(3)假设检验与可信区间:因假设检验与可信区间所回答的问题不同,因此,在报告结果时,应同时给出假设检验的检验统计量值 P 值和可信区间。

(4)关联和因果的解释:对观察性研究的统计结果的解释通常以关联(association)较为稳妥。有统计学关联的结论意味着可能有因果联系(causation),也可能没有,需要进行更深入的研究。所存在的统计学关联只有在排除了人为的虚假联系、间接联系及各种可能的偏倚后,才考虑可能为因果联系,进而需要利用因果判断标准予以评价。

二、流行病学资料的统计方法选择策略

正确选择统计方法的基本思路是要注意明确一些关键问题,或称为统计分析方法的选择要素,包括研究的目的、设计类型、所收集资料的类型、数据分布特征、比较组数或样本的多少等。

(一)研究目的、设计类型与统计分析方法

1. 研究目的　许多调查研究的目的是要比较组间所感兴趣结局的差异,例如比较两种

饮水消毒药物的消毒效果是否有差异,宜采用优势检验(如 t 检验、u 检验、方差分析等);若需要判断两种饮水消毒药物的消毒效果是否相同,或所研究的药物的效果不比对照药物差,则需要采用非劣效检验或等效检验(equivalence test)。在优效检验中如果得到 $P \leqslant \alpha$,研究者有把握认为所比较的总体参数(如均数)有统计学差异;但 $P > \alpha$,现有的证据不足以做出总体参数有差异的结论,可又不能说明所比较的参数是相同的。在实际研究中,有些作者会给出总体参数相同的结论,要注意优效检验不能回答这样的问题,而需要采用等效检验来比较总体参数是否相同。

若研究目的是要分析变量之间的相互关系,则需要采用相关与回归分析。研究事件(如疾病)与环境危险因素的关联,则需要计算危险度(OR、RR、AR 等)。

2. 设计类型　不同设计类型需要采用相应的统计分析方法。例如,设计类型为完全随机设计,对两组计量资料的比较分析就要采用符合应用条件的两独立样本的 t 检验或完全随机设计的方差分析;若为区组随机设计(或配对设计),则需要采用配对 t 检验或区组随机设计的方差分析。

(二)数据类型、分布特征与统计分析方法

1. 数据类型　不同类型的变量可通过一定方法实现数值类型的转换。不同类型的变量应采用不同的统计分析方法。

(1)计量资料的统计分析方法:计量资料通常可采用平均数、标准差等指标进行描述,并用统计表或图表达统计结果;数据分布满足正态分布时可采用 t 检验、u 检验、方差分析、相关与回归分析等方法,若不符合正态分布,则可采用非参数检验方法,如秩和检验,秩相关和秩回归等;若要做多因素分析,则可采用多元线性回归、协方差分析、多因素方差分析等。

(2)计数(人时、纯计数)资料的统计分析方法:计数资料(count data),包括人时资料(person-time data)和纯计数资料(pure count data)。计数资料可采用频数表、统计图以及率、构成比、危险度等指标进行描述。可用 χ^2 检验、Fisher 精确概率法、秩和检验、二项分布和Poisson 分布、相关与回归分析等统计分析方法。

(3)等级资料的统计分析方法:等级资料(ranked data)是介于定量测量和定性观察之间的半定量观察结果,通常有两个以上的等级。等级资料与计数资料的区别在于等级资料各类别之间存在大小或程度上的差别。等级资料可采用率或构成比来描述,用秩和检验、符号检验和 Ridit 分析等方法来检验。

2. 分布特征　数据的分布特征可以是对称分布(如正态分布),也可以是偏态分布。在计量资料的统计描述中,均数与标准差联合使用描述正态分布或近似正态分布资料的基本特征;中位数与四分位数间距联合使用描述偏态分布或未知分布资料的基本特征。数据服从正态分布和方差齐性,或经变量变换后服从条件,则采用参数检验方法,如 t 检验和方差分析,否则采用非参数检验方法,如两样本 Wilcoxon 秩和检验,多样本 Kruskal-Wallis 秩和检验,配对 Wilcoxon 单样本秩和检验,配伍设计的秩和检验(Friedman 秩和检验)。

(三)比较组数或样本量大小与统计分析方法

1. 对比组数　对于单组问题,即一个样本均数或率与总体均数或率的比较,可分别采用样本与总体均数比较的 t 检验或二项分布和正态分布原理进行分析。多组均数的比较、多组等级资料的比较,可分别采用方差分析或 Kruskal-Wallis 秩和检验或 Friedman 秩和检验;多组率或构成比的比较,可采用 $R \times C$ 表 χ^2 检验。多组比较在差别有统计学意义的情况下需再进行两两比较。

2. 样本含量 样本含量在统计学中是一个十分重要的问题,在选择方法时亦需加以仔细考虑。在样本含量较小时,如果是一个样本率与总体率的比较,可采用直接计算概率的方法,如基于二项分布的确切概率法,如果是四格表资料则采用 Fisher 确切概率法或校正 χ^2 检验。又如均数比较问题,一般情况下采用 t 检验,在大样本时可考虑 Z 检验。

总之,掌握各种基本统计分析方法的适用条件是保证调查数据正确分析与结果表达的根本要求。更高级统计分析方法如多水平暴露分析、多元回归分析、Logistic 回归分析、生存分析的 Cox 比例风险回归等。多重线性回归是对反应变量为定量变量进行的多变量分析,Logistic 回归是对反应变量为分类变量所进行的多变量分析,而 Cox 比例风险回归是针对反应变量为含有截尾数据的生存时间所进行的分析。多变量统计分析还包括其他诸多方法,具体可参考有关统计专著。表 19-5 列出一些在调查数据中适宜的统计方法,而且国际通用的统计软件包如 SAS、SPSS 都有相应的运算程序方便、快捷地得到分析结果。

表 19-5　统计分析方法的选择路径

研究目的	资料类型			
	计量资料 (正态人群)	有序分类资料, 计量资料 (非正态人群)	二分类资料	时序资料 (生存时间)
单样本描述	均数,标准差	中位数,四分位间距,极差	比例、率、构成比、相对比	Kaplan-Meier 生存曲线
单样本比较	单样本 t 检验	Wilcoxon 检验 *	χ^2 或二项式检验	
两独立(非配对)样本比较	两独立(非配对)样本 t 检验	Mann-Whitney 检验	Fisher's 检验(大样本用 χ^2)	Log-rank 检验或 Mantel-Haenszel 检验
两配对样本比较	配对 t 检验	Wilcoxon 检验	McNemar's 检验(即配对 χ^2 检验)	条件比例风险回归模型
三组及以上组间比较(完全随机设计)	完全随机设计方差分析	Kruskal-Wallis 检验	χ^2 检验	Cox 比例风险回归模型
三组及以上组间比较(区组随机设计)	随机区组设计方差分析	Friedman 检验	Cochrane Q 检验	条件比例风险回归模型
两变量相关分析	Pearson 相关	Spearman 相关	列联系数	
从某数值变量预测另一变量	简单线性回归或非线性回归	非参数回归	简单 Logistic 回归分析	Cox 比例风险回归模型
从多个数值变量或二分类变量预测另一变量	多元线性回归或多元非线性回归		多重 Logistic 回归分析	Cox 比例风险回归模型

注:* 如果资料不符合正态分布,通常需要采用非参数检验,如 Wilcoxon 检验、Mann-Whitney 检验、Kruskal-Wallis 检验和 Friedman 检验等。下列情形需要采用非参数检验:①等级资料或量表计分资料;②两端无确切值的资料;③经过数据转换后仍然不服从正态分布的资料

(杨土保 编,李佳圆 审)

参 考 文 献

［1］孙振球.医学统计学［M］.第 4 版.北京：人民卫生出版社,2013.

［2］李晓松.医学统计学［M］.第 3 版.北京：高等教育出版社,2014.

［3］李康.医学统计学［M］.第 6 版.北京：人民卫生出版社,2013.

［4］方积乾.卫生统计学［M］.第 7 版.北京：人民卫生出版社,2013.

［5］Rothman KJ, Greenland S, Lash TL. Modern Epidemiology［M］.3rd ed. Philadelphia：Lippincott Williams & Wilkins,2008.

［6］Michael JC, David M. Medical Statistics：A commonsense approach［M］.3rd ed. New York：John Willey & Sons,2002.

第二十章

流行病学资料的单变量统计分析

提要:流行病学研究分析暴露和疾病的关联,常常先从单变量分析开始。根据资料的类型、研究目的、比较组数及样本大小的不同,需要采用不同的单变量分析方法。本章简要介绍了计量资料、分类资料和等级资料的单变量分析方法。

流行病学研究中收集到的资料,根据资料类型和资料分布等的不同可以采用不同的统计指标和方法进行统计描述和分析。

第一节 计量资料的单变量统计分析

流行病学研究中关注的年龄、身高、体重等各种测量指标均属于计量资料,统计上采用均数和标准差描述资料的集中趋势和离散趋势。当需要推断研究的两组,比如病例和对照组、暴露和非暴露组之间的年龄和其他计量指标是否有差异时,需要通过比较两组均数差异是否有统计学意义来判断。

一、两组均数的比较

(一)基本原理

两组均数的比较实际上是利用假设检验的思想,判断某一样本的均数是否来源于已知总体或者两样本均数是否来自同一总体,从而判断样本与总体,或者两样本某一定量指标可比。

(二)用途

根据比较目的和设计的不同,两样本均数的比较可以用于样本均数与总体均数的比较;配对样本均数的比较和两独立样本均数的比较。具体可选择 t 检验或者 u 检验。

(三)适用条件

由于定量指标均数服从总体均数为 μ,标准差为 σ 的正态分布,或者样本均数为 $\bar{X}$,样本标准差为 $s_{\bar{x}}$ 的 t 分布,因此,两样本均数的比较使用 u 检验或 t 检验。

t 检验用于样本例数较小,样本来自正态总体,总体标准差未知,在做两样本均数比较时,还要求两样本总体方差齐。u 检验用于样本例数大,样本来自正态总体,或总体标准差已知,在做两样本均数比较时,不要求两样本总体方差齐。

（四）分析方法

1. 样本均数与总体均数的比较　若已知总体均数,比较样本均数 $\overline{X}$ 与总体均数 μ 之间的差别是否完全由抽样误差所引起时,可以用 u 检验或 t 检验。当①已知一个总体均数,②得到一个样本均数和标准差,③样本来自正态或者近似正态总体,④样本量大于30或已知总体的标准差时,使用 u 检验:

$$u = \frac{\overline{X}-\mu}{\sigma_{\overline{X}}}$$

（式 20-1）

式中 $\overline{X}$ 为样本均数,μ 为总体均数,$\sigma_{\overline{X}}$ 为样本均数的标准误。在实际工作中,由于 $\sigma_{\overline{X}}$ 是未知的,常用 $s_{\overline{X}}$ 来代替,或者样本量小于30,此时 u 检验公式变成了下述 t 检验公式:

$$t = \frac{\overline{X}-\mu}{S_{\overline{X}}}$$

（式 20-2）

实际上,样本均数与总体均数的 u 检验就是当 ν 为无穷大时的 t 检验,ν 为无穷大时的 t 界值就是 u 界值。记住几个常用的 u 界值可以省去查表的麻烦:双侧 $u_{0.05} = 1.96$,$u_{0.01} = 2.58$,单侧 $u_{0.05} = 1.64$,$u_{0.01} = 2.33$。

2. 配对样本均数的比较　流行病学研究设计中,为了控制混杂,常按某些重要的混杂因素将被比较的两组的个体配成对子,即为流行病学的配对研究设计,自身对照实验也是配对设计的一种。配对设计消除了配对因素对结果的影响,此时,资料的分析单位是对子,每对数据不可拆分。

如果对子(病例和对照,不同干预组,干预前后等)的测量值无差别,则每个对子的均数差值 d 应该表现为以0为中心的均匀分布,即对子差值的总体均数 μ_d 应为0。因此,配对样本均数的比较就是比较各对测量值差值的均数是否为0的检验。适用于样本均数和总体均数比较的 t 检验。此时的 t 检验公式可表达为:

$$t = \frac{\overline{d}-0}{s_d/\sqrt{n}} = \frac{\overline{d}}{s_d/\sqrt{n}}$$

在作自身对照的 t 检验后,下结论要十分小心。因为同一个体在经历一段时间的间隔后,即使不作任何处理(治疗),或处理(治疗)毫无作用,所得指标值也可能有变化,甚至有上升或下降的倾向性。为鉴别这种情况,应增设一个平行对照组,即采用配对设计。

3. 两独立样本均数的比较　在流行病学研究中,经常需要比较两研究组人群某些特征是否存在差异,或者要了解两组人群的研究结局有无差异。如果这种特征或结局是计量资料的话,则要进行两组均数的比较。常用 t 检验或 u 检验。使用 t 检验或 u 检验进行两独立样本均数比较要求样本来源于正态总体且两总体的方差相等($\sigma_1^2 = \sigma_2^2$),即常说的方差齐。如果两样本的方差(s_1^2 与 s_2^2)相差太大,须先进行方差齐性检验。

当①已知两个样本的均数,标准差和样本量,②有一组样本例数少于50,③总体方差齐时,使用 t 检验:

$$t = \frac{|\overline{X_1}-\overline{X_2}|}{S_{(\overline{x_1}-\overline{x_2})}} = \frac{|\overline{X_1}-\overline{X_2}|}{\sqrt{S_c^2\left(\frac{1}{n_1}+\frac{1}{n_2}\right)}} = \frac{|\overline{X_1}-\overline{X_2}|}{\sqrt{\frac{(n_1-1)S_1^2+(n_2-1)S_2^2}{(n_1-1)+(n_2-1)}\left(\frac{1}{n_1}+\frac{1}{n_2}\right)}}$$

$$v = n_1 + n_2 - 2 \tag{式 20-3}$$

式中 $\overline{X}_1, \overline{X}_2$ 为两样本的均数，$S_{(\overline{x}_1 - \overline{x}_2)}$ 为两均数差值的标准误，S_c^2 为合并方差。

当①已知两个样本的均数,标准差和样本量,②两组样本例数均大于 50 时,可用 u 检验来代替 t 检验进行两样本均数间的假设检验。u 检验简单,界值与自由度无关,但是应该注意只是近似方法。

$$u = \frac{\overline{X}_1 - \overline{X}_2}{s_{(\overline{x}_1 - \overline{x}_2)}} = \frac{\overline{X}_1 - \overline{X}_2}{\sqrt{\dfrac{s_1^2}{n_1} + \dfrac{s_2^2}{n_2}}} \tag{式 20-4}$$

如果进行两组均数比较,方差齐性检验的结果显示方差不齐,或者两组样本例数均少于 50 例,则需用 t' 检验。

$$t' = \frac{\overline{X}_1 - \overline{X}_2}{s_{(\overline{x}_1 - \overline{x}_2)}} = \frac{\overline{X}_1 - \overline{X}_2}{\sqrt{\dfrac{s_1^2}{n_1} + \dfrac{s_2^2}{n_2}}} \tag{式 20-5}$$

该公式和 u 检验的公式相似,但是其临界值或自由度需要进行校正。

$$t'_\alpha = \frac{s_{\overline{x}_1}^2 t_{\alpha, \gamma_1} + s_{\overline{x}_2}^2 t_{\alpha, \gamma_2}}{s_{\overline{x}_1}^2 + s_{\overline{x}_2}^2}$$

$$\gamma' = \frac{(s_{\overline{x}_1}^2 + s_{\overline{x}_2}^2)^2}{\dfrac{(s_{\overline{x}_1}^2)^2}{n_1 - 1} + \dfrac{(s_{\overline{x}_2}^2)^2}{n_2 - 1}} \tag{式 20-6}$$

但是,当两组例数相等时,即使方差不齐,因为 t' 界值和不调整界值一致,故可以直接使用 t 检验。

（五）两均数比较的软件实现

众多的统计软件都可以实现两均数的比较,如 Excel,Stata,Epi 软件等,最常用的还是 SPSS 和 SAS。此处仅介绍两种软件最基本的实现 T 检验和 F 检验的语句。

1. SPSS 在 SPSS 中,我们习惯以窗口形式完成分析,其路径为 Analyze—Compare means—One-sample T test / Independent-sample test/ Paired-sample T test,One-sample T test 用于样本均数和总体均数的比较;Independent-sample test 用于两独立样本均数的比较;Paired-sample T test 用于配对样本均数的比较。

2. SAS 样本均数和总体均数的比较,配对样本均数的比较均可以调用 SAS 中的 means 或者 univariate 过程完成。两样本均数的比较可以用 proc test 完成,即我们平常说的配对 t 检验和成组 t 检验。由于计算量和公式相对简单,也可以直接编写程序完成比较。

二、两组以上均数的方差分析

当需要比较的组别大于二,比如不同等级的暴露组,则不能使用两组均数比较的方法来判断。这时,可采用 3 个或 3 个以上独立样本均数比较的方法,即方差分析(analysis of variance,ANOVA)的方法来进行两组以上均数的比较。由于其计算的统计量为 F 值,故又称 F 检验。F 检验也可以用于两个样本均数的比较。

（一）基本原理

不同比较组间均数的差别，可能是组间的差异导致（如不同的暴露等级），也可能是个体的随机变异造成的。方差分析的思想就是将测量值之间的变异分解成为组内随机变异和组间的变异，根据组间变异和组内变异是否存在差异来判断各组之间的均数是否存在差异。

因此，方差分析将测量指标的变异分为以下几个部分：

1. 总变异 指测量值与总体均数之间的变异。用各测量值 X_{ij} 与总体均数 $\overline{X}$ 之间的离均差平方和表示，$SS_{总} = \Sigma i \Sigma j (X_{ij} - \overline{X})^2$。总变异与样本数 N 有关。

2. 组间变异 各组样本均数 $\overline{X}_i$ 之间的差异。用各组均数 $\overline{X}_i$ 与总体均数 $\overline{X}$ 之间的离均差平方和表示。$SS_{组间} = \Sigma n_i (\overline{X}_i - \overline{X})^2$。组间变异与组数 k 有关，用组间均方（$MS_{组间}$）表示，$MS_{组间} = SS_{组间} / (k-1)$。

3. 组内变异 各组内测量值 X_{ij} 与该组样本均数 $\overline{X}_i$ 之间的差异。用 X_{ij} 与 $\overline{X}_i$ 之间的离均差平方和表示，$SS_{组内} = \Sigma i \Sigma j (X_{ij} - \overline{X}_i)^2$。它与每组的样本数 n_i 有关，用组内均方（$MS_{组内}$）来表示，$MS_{组内} = SS_{组内} / (N-k)$。

（二）用途

根据比较目的不同，方差分析可以用于多个样本均数的比较和多个样本均数的两两比较；根据设计的不同，方差分析可用于完全随机设计的多组均数比较和区组配伍设计的多组均数比较。另外，方差分析还可以用于进行多因素方差分析，交互作用的分析，方差齐性检验等。

（三）适用条件

进行方差分析必须满足以下条件：①各个样本是相互独立的随机样本；②样本来自正态总体；③各组的方差齐。如果不满足这些条件，比如 Poisson 分布和二项分布，就不能直接运用方差分析进行数据分析，这时可通过变量变换后再进行方差分析，但应根据资料的性质选取不同的变换方法。

（四）分析方法

根据设计的不同，方差分析可分为完全随机设计多组均数比较的方差分析和区组配伍设计多组均数比较的方差分析。

1. 完全随机设计的方差分析 按照实验设计的原则，将一批实验对象随机地分配到各处理组中，分别给予不同的处理，比较各组实验指标有无差别。这种设计就是完全随机设计。在流行病学研究中，尽管有时候分组依据不是随机的，比如按照人群是否患病或者是否暴露进行分组，但是进行多组间样本均数的比较，也可以使用完全随机设计的方差分析。

完全随机设计的方差分析只考虑组别对测量指标的影响，故又称单因素方差分析，它将总变异分解为组间变异及组内变异。如果各组总体均数相等，则组内随机误差 $SS_{组内}$ 与组间的随机误差 $SS_{组间}$ 应该相等，比值 $F = SS_{组间} / SS_{组内}$ 应该等于 1。因为抽样误差的影响，F 值会围绕 1 波动，其分布符合 F 分布。如果各组总体均数不相等，则组内随机误差 $SS_{组内}$ 与组间的随机误差 $SS_{组间}$ 不等（$SS_{组间} > SS_{组内}$），F 值大于 1。当 F 值大于相应 F 界值时，便可以推断样本均数的差异存在显著性。分析相关原理和计算公式如表 20-1。

表 20-1　完全随机设计方差分析表

变异来源	离均差平方和	自由度	均方	F
总	$\Sigma X^2 - (\Sigma X)^2/N$	$N-1$		
组间（处理组间）	$SS_{组间} = \sum_i \left(\sum_j x_{ij}\right)^2/n_i - \dfrac{(\sum X)^2}{N}$	$k-1$	$SS_{组间}/\nu_{组间}$	$MS_{组间}/MS_{组内}$
组内误差	$SS_{总} - SS_{组间}$	$N-k$	$SS_{组内}/\nu_{组内}$	

2. 随机区组设计的方差分析　随机区组设计又称配伍组设计,它不仅考虑到研究因素(处理因素或分组因素)对各组均数的影响,还考虑到了配伍因素对各组均数的作用。因此又称为两因素的方差分析。

它将总变异分解为 3 个部分,除了处理组间变异与随机误差外,还有配伍组因素引起的变异。配伍组间变异大小同样可以用各个配伍组的均数与总均数的离均差平方和来表示, $SS_{配伍} = \sum jn_j(\overline{X}_j - \overline{X})^2$。其自由度等于配伍组数 $b-1$。$MS_{配伍} = SS_{配伍}/(b-1)$。配伍组设计的方差分析相关公式列表 20-2。

表 20-2　配伍设计方差分析的计算公式

变异来源	离均差平方和	自由度	均方	F
总	$\Sigma X^2 - C^*$	$N-1$		
处理间	$\sum_i \dfrac{(\sum_j X_{ij})^2}{b} - C$	$k-1$	$SS_{处理}/\nu_{处理}$	$MS_{处理}/MS_{误差}$
配伍间	$\sum_j \dfrac{(\sum_i X_{ij})^2}{k} - C$	$b-1$	$SS_{配伍}/\nu_{配伍}$	$MS_{配伍}/MS_{误差}$
误差	$SS_{总} - SS_{处理} - SS_{配伍}$	$N-k-b+1$	$SS_{误差}/\nu_{误差}$	

* $C = (\Sigma X)^2/N$

例 20-1　不同窝别的小白鼠分别喂以不同的饲料,了解不同饲料的增重效果,以窝别为区组特征以消除遗传因素对增重的影响,3 个窝别共 12 只小鼠 2 周后增重效果见表 20-3,问 4 种饲料增重效果有无区别?

表 20-3　4 种饲料小白鼠增重情况（g）

窝次	甲饲料	乙饲料	丙饲料	丁饲料	$\Sigma_i X_{ij}$
1	27.2	24.6	39.5	38.6	129.9
2	23.2	24.2	43.1	39.5	130.0
3	24.8	22.2	45.2	33.0	125.2
$\Sigma_j X_{ij}$	75.2	71.0	127.8	111.1	385.1(ΣX)
$\overline{X}_i$	25.07	42.20	42.6	37.03	32.09($\overline{X}$)
$\Sigma_j X_{ij}^2$	1893.12	1683.64	5460.9	4139.21	13176.87(ΣX^2)

计算 F 值如表 20-4。

表 20-4　4 种饲料小白鼠增重情况方差分析结果

变异来源	SS	ν	MS	F	P
总	818.37	11			
处理间	765.53	3	255.18	30.74	$P<0.01$
配伍间	3.76	2	1.88	0.23	
误差	49.08	6	8.3		

查 F 界值表，得处理组间 $P<0.01$，认为四种饲料增重效果差别有显著性；而配伍组间 $P>0.05$，可认为不同窝次的小白鼠增重无差异。

3. 多个样本均数之间的两两比较　通过 F 检验可以推断多组均数是否存在差异，但当需要了解究竟是哪几个组之间存在差异时，需要进行样本之间的两两比较。多组之间的两两比较常用 q 检验的方法，而不宜用 t 检验来进行（会增加犯 I 类错误的概率），检验统计量 q 的计算公式为：

$$q=\frac{(\overline{X}_A-\overline{X}_B)}{\sqrt{\frac{MS_{误差}}{2}\left(\frac{1}{n_A}+\frac{1}{n_B}\right)}} \qquad \text{（式 20-7）}$$

进行 q 检验前须将多个样本均数按从大到小顺序排列，编上组次。再按公式计算各组 q 值。同时，在计算出 q 值以后，必须计算两对比组之间相邻组数（包括两对比组）a，以便查表时用。下面用例 20-1 来说明其检验步骤。

按照各组增重均数从大到小排列如表 20-5，编上组次；计算各两两比较的 q 值列于表 20-6。

表 20-5　4 种饲料小白鼠增重均数排列（克）

组次	1	2	3	4
条件	丙	乙	丁	甲
增重	42.6	42.2	37.0	25.07

表 20-6　4 种条件下测得的增重均数两两比较的 q 检验

对比组 A 与 B	两均数之差 X_A-X_B	组数 a	q	q 界值 0.05	q 界值 0.01	P
1 与 4	17.53	4	10.62	4.90	7.03	<0.01
1 与 3	5.60	3	3.39	4.34	6.33	>0.05
1 与 2	0.40	2	0.24	3.46	5.24	>0.05
2 与 4	17.13	3	10.37	2.97	4.07	<0.01
2 与 3	5.20	2	3.15	3.46	5.24	>0.05
3 与 4	11.93	2	7.22	3.46	5.24	<0.01

结果提示,1与4,2与4,3与4对比组间小白鼠增重差别均有统计学意义,其余组间差别无统计学意义。即只有甲饲料增重少,其余3种饲料喂养小白鼠增重无差别。

如果在实验设计之前就明确地设计了一个对照组与多个实验组(或暴露组)进行比较,研究的目的也是了解各个实验组(不同水平的暴露)与对照组相比均数有无差别,则可用最小显著差法(least significant difference,简称 LSD 法)或者是新复极差法(Duncan's new multiple range method,简称 Duncan 新法)。此处从略。

(五)软件实现

在 SPSS 中,可通过窗口调用:Analyze—Compare means—one way anova,定义相应的分组变量和应变量,实现方差分析。在 SAS 中,方差分析主要通过调用 Anova 过程完成。

三、计量资料的相关分析

当流行病学关注的因素和结局两个变量均是计量资料,分析的目的是了解变量间相互联系的密切程度和方向时,需要用到相关分析(correlation analysis)。流行病学中常用的相关分析是双变量的直线相关(linear correlation)或者简单相关(simple correlation)。

(一)基本原理

直线相关可对两变量间相互联系的密切程度和方向进行分析,对于双变量正态分布资料,通过计算积差相关系数,或称 Pearson 相关系数对两个变量之间的相关关系给出定量的描述。

$$r = \frac{\sum(X-\bar{X})(Y-\bar{Y})}{\sqrt{\sum(X-\bar{X})^2}\sqrt{\sum(Y-\bar{Y})^2}} = \frac{l_{XY}}{\sqrt{l_{XX}l_{YY}}} \qquad (\text{式 20-8})$$

样本相关系数 r 是总体相关系数 ρ 的估计值,说明两个变量间相关的程度与方向,其值为 $-1 \sim 1$。$0 < \rho \leqslant 1$,表示正相关;$-1 \leqslant \rho < 0$,为负相关;$\rho = 0$ 则表示零相关。即使从零相关的总体仍然可以抽样得到不等于 0 的相关系数,因此必须进行样本相关系数是否为 0 的假设检验。

(二)用途

用于描述两个双正态分布的定量变量之间的直线关系。

(三)适用条件

相关分析通常适用于下列资料:①成对定量资料;②双变量正态分布的资料;③两变量之间成直线关系。

(四)分析步骤

相关分析的内容包括计算 Pearson 简单相关系数、对相关系数是否为零进行假设检验(t 检验)。

(五)软件实现

在 SPSS 统计分析软件中,可从"Analyze"中选择"Correlate"的"Bivariate",并激活相关系数的类型为"Pearson"即可得到 Pearson 相关系数的分析结果。在 SAS 软件中,利用 PROC CORR 分析步,并选择 Pearson 即可得到相应结果。

第二节 等级资料的单变量统计分析

流行病学研究中,有些时候需要使用等级资料来描述暴露的等级或者疗效的差别,由于这类等级资料的总体分布不易确定,有时呈偏态分布并缺乏适当的正态转换方法,不能用参数统计(parametric statistics)的方法,而需要非参数统计(nonparametric statistics)来进行推断。非参数统计的方法由于不需要对总体分布做出假设,因此使用中不受总体分布的限制,但如果对适合于参数统计检验的资料进行非参数检验,会导致检验效率下降。

常用的等级资料单变量统计方法有两独立样本比较的 Wilcoxon 秩和检验(Wilcoxon Mann-Whitney)和配对样本比较的 Wilcoxon 秩和检验;随机区组设计的多样本比较的 Friedman 检验(Friedman test)和完全随机设计多样本比较的 Kruskal-Wallis 检验(Kruskal-Wallis test);以及两等级变量之间的 Spearman's 秩相关分析(Spearman's Rank-Order correlation analysis)。

一、两组等级资料比较的秩和检验

(一)基本原理

秩和检验是一种非参数统计方法。两组等级资料的秩和检验实际上是比较两个总体分布的位置是否相同,而不考虑总体分布的形状是否有差别。两组等级资料的秩和检验也可以用于不满足 t 检验要求的定量资料的分析。

秩和检验根据两组定量或等级资料数值的大小进行编"秩","秩和"即为两组按某种顺序秩次的合计。通过比较两组秩和的大小,计算相应的检验统计量、估计两组分布中位数所处的位置是否存在差异,从而确定 P 值和做出推断结论。

(二)用途

根据比较目的和设计的不同,两组等级资料比较的秩和检验可以用于两独立样本的比较和配对样本的比较。

(三)适用条件

两样本不满足使用 t 检验的要求,样本来自非正态总体或总体分布未知,两样本总体方差不齐时,可以用秩和检验判断两总体分布位置的差异。

(四)分析方法

1. 两独立样本比较的 Wilcoxon 秩和检验 两独立样本比较的 Wilcoxon 秩和检验首先需要对两样本数据进行混合从小到大进行排序编秩,分别计算两个独立样本的秩数的和,取两样本中小样本组的秩和的绝对值为检验统计量 t(两组相同是任取某组),根据 t 界值表确定 P 值,做出推断和结论。如果最小样本量 n 较大,超过了 t 界值表的范围,此时 t 分布将逼近正态分布,可用正态近似法计算 u 值。

$$u = \frac{\left| T - n_1(N+1)/2 \right| - 0.5}{\sqrt{n_1 \times n_2 \times (N+1)/12}} \qquad (式20\text{-}9)$$

式中 $N = n_1 + n_2$,n_1 和 n_2 分别为两样本数,0.5 为连续性校正数,t 为检验统计量。平均秩次较多(如超过 25%)时,应按校正公式计算 u_c 值。

$$u_c = u/\sqrt{c}$$
$$c = 1 - \sum (t_j^3 - t_j)/(N^3 - N)$$

t_j 为第 j 个(等级)平均秩次的个数。

2. 配对样本比较的 Wilcoxon 秩和检验 配对样本比较的 Wilcoxon 秩和检验是指对配对设计的样本进行总体中位数是否有差异的检验。通过计算两配对样本数据的差值,去除差值为 0 的对子后对差值绝对值进行从小到大排队编秩,分别计算正向秩和和反向秩和的大小,如果两个配对样本的中位数没有差异,则两配对样本数据的差值应该为零,正向秩和和负向秩和应该相等,任取正向秩和或负向秩和的绝对值为检验统计量 t,根据 t 界值表确定 P 值,做出推断和结论。如果最小样本量 n 较大,超过了 t 界值表的范围,可用正态近似法计算 u 值。

（五）软件实现

在 SPSS 统计分析软件中,可从"Analyze"中选择"Nonparametric Test"的"Two Independent-Samples Tests"或者"Two Related Samples Tests",在独立样本检验时激活检验类型"Mann-Whitney U"即可得到 Wilcoxon Mann-Whitney 检验的分析结果,在配对样本时直接选择"Wilcoxon"即可得到相应结果。

在 SAS 软件中,利用 PROC NPAR1WAY 分析,选择 Wilcoxon 即可得到相应结果。

二、两组以上等级资料比较的秩和检验

（一）基本原理

两组以上等级资料的比较常使用 Kruskal-Wallis H 检验（Kruskal-Wallis H test）。该法用于推断计量资料或等级资料的多个独立样本所来自的多个总体分布是否有差别。由于 H 检验对多个总体分布的形状差别不敏感,故检验假设 H_0 可写作多个总体分布位置相同。对应的备择假设 H_1 为多个总体分布位置不全相同。

当多组资料是配伍设计（区组设计）时,为推断多个相关样本的总体分布是否有差别。常使用 Friedman M 检验（Friedman's M test）。多组等级资料的比较,也涉及两两比较来推断哪两组之间总体位置分布存在不同,可用 Nemenyi 检验或 q 检验。

多组等级资料比较与两组等级资料比较的用途和适用条件相同。

（二）分析方法

1. 完全随机设计的多样本比较的 Kruskal-Wallis H 检验

例 20-2 某医院用甲、乙、丙 3 种药物治疗慢性支气管炎,结果如表 20-7,试比较这 3 种药物的疗效。

表 20-7 3 种药物治疗慢性支气管炎的结果

药物	例数				
	治愈	显效	好转	无效	合计
甲药	93	36	13	12	154
乙药	16	12	8	10	46
丙药	11	10	10	10	41

（1）先按照两组分析时的方法编秩和求秩和,结果见表 20-8。

表 20-8 3 种药物治疗慢性支气管炎的疗效比较

疗效	例数				秩次范围	平均秩次	秩和		
	1 组	2 组	3 组	合计			1 组	2 组	3 组
无效	12	10	10	32	1~32	16.5	198	165	165
好转	13	8	10	31	33~63	48.0	624	384	480

疗效	例数				秩次范围	平均秩次	秩和		
	1组	2组	3组	合计			1组	2组	3组
显效	36	12	10	58	64~121	92.5	3330	1110	925
治愈	93	16	11	120	122~241	181.5	16 879.5	2904	1996.5
合计	154	46	41	241			21 031.5	4563	3566.5

（2）计算检验统计量 H 值：

$$H = \frac{12}{N(N+1)} \sum \frac{R_i^2}{n_i} - 3(N+1) \qquad \text{（式 20-10）}$$

式中 n_i 为各组观察值个数，N 为各组观察值例数之和，R_i 为各组秩次之和。

当各样本平均秩次较多（如超过 25%）时，要计算 H 的校正值 H_c。

$$H_c = \frac{H}{c} = \frac{H}{1 - \sum (t_j^3 - t_j) / (N^3 - N)} \qquad \text{（式 20-11）}$$

式中 H 为检验统计量，t_j 为第 j 个平均秩次的个数。

（3）各组间的两两比较：先计算出各组平均秩次 $\overline{R_i} = $ 秩和 $/n_i$，然后依下式计算 t 值：

$$t = \frac{|\overline{R_A} - \overline{R_B}|}{\sqrt{\frac{N(N+1)(N-1-H)}{12(N-K)} \left(\frac{1}{n_A} + \frac{1}{n_B} \right)}}$$

$$\overline{R_A} = \frac{R_A}{n_A}$$

$$\overline{R_B} = \frac{R_B}{n_B}$$

上式为扩展了的 t 检验，各组例数相等或不相等均适用。式中 R_A 和 R_B 为两两对比组中任何两个对比组 A 与 B 的秩和，n_A 和 n_B 为相应的样本含量，K 为处理组数，N 为各处理组的总例数，H 为计算出的统计量 H 值或 H_c 值。自由度为 $N-K$。

2. 配伍设计多个样本比较的 Friedman M 检验

例 20-3　8 名受试对象在相同实验条件下分别接受 4 种不同频率声音的刺激，他们的反应率（%）资料见表 20-9。问 4 种频率声音刺激的反应率是否有差别？

表 20-9　8 名受试对象对 4 种不同频率声音刺激的反应率（%）比较

受试号	频率 A		频率 B		频率 C		频率 D	
	反应率	秩	反应率	秩	反应率	秩	反应率	秩
1	8.4	1	9.6	2	9.8	3	11.7	4
2	11.6	1	12.7	4	11.8	2	12.0	3
3	9.4	2	9.1	1	10.4	4	9.8	3
4	9.8	2	8.7	1	9.9	3	12.0	4

续表

受试号	频率 A		频率 B		频率 C		频率 D	
	反应率	秩	反应率	秩	反应率	秩	反应率	秩
5	8.3	2	8.0	1	8.6	3.5	8.6	3.5
6	8.6	1	9.8	3	9.6	2	10.6	4
7	8.9	1	9.0	2	10.6	3	11.4	4
8	7.8	1	8.2	2	8.5	3	10.8	4
R_i		11		16		23.5		29.5

(1) 先按照两组分析时的方法编秩和求秩和,结果见表20-9。

(2) 计算检验统计量 M 值:

$$M = \sum (R_i - \overline{R})^2 = \sum R_i^2 - n^2 g(g+1)^2/4$$

其中 $\overline{R}$ 为平均秩和,$\overline{R} = n(g+1)/2$

式中 n 是人数(本例为8),g 是组数(本例为4),算出 M(本例为199.5),查 M 界值表,得 $P<0.05$,可以认为4种频率声音刺激的反应率有差别。

(3) 进一步进行4组之间的两两比较:采用 q 检验。

$$q = \frac{R_i - R_j}{\sqrt{n \times MS_{error}}}$$

$$MS_{error} = \frac{\frac{ng(g+1)(2g+1)}{6} - \frac{1}{n}\sum R_i^2 - \frac{1}{12}\sum (t_j^3 - t_j)}{(n-1)(g-1)}$$

q 的自由度为 $(n-1) \times (g-1)$。

(三) 软件实现

在 SPSS 统计分析软件中,可从"Analyze"中选择"Nonparametric Test"的"K Independent Samples"或"K Related Samples…",在成组设计的等级资料比较时,激活检验类型"Kruskal-Wallis H"即可得到 Kruskal-Wallis H 检验的分析结果。在配伍设计时,通过选择"Tests for Several Related-Samples"对话框,选择检验类型为 Friedman,即可得到随机区组设计多个样本比较的 Friedman M 检验。

在 SAS 软件中,利用 PROC NPARWAY 分析即可得到相应结果。

三、两组等级资料的相关分析

等级相关(rank correlation),也称为秩相关,是用双变量资料的等级(秩次)进行直线相关分析的一种非参数统计方法。通常适用于如下资料的分析:①不服从双变量正态分布而不宜作积差相关分析;②总体分布类型未知;③原始数据是用等级表示的。目前最常使用的方法是 Spearman 秩相关(Spearman's rank correlation)或 Kendall 等级相关。

Spearmam 秩相关用相关系数 γ_s 来说明两变量间相关关系的密切程度与相关方向。相关系数 γ_s 的计算公式如下:

$$\gamma_s = 1 - \frac{6\Sigma d^2}{n(n^2-1)}$$ （式20-12）

式中 d 为每对观察值 x、y 的秩次之差，n 为对子数，样本等级相关系数 γ_s 是总体等级相关系数 ρ_s 的估计值，说明两个变量间相关的程度与方向，其值为 $-1 \sim 1$。$0 < \gamma_s \leq 1$，表示正相关；$-1 \leq \gamma_s < 0$，为负相关；$\gamma_s = 0$ 则表示零相关。判断计算得到的样本秩相关系数是否有统计学意义也应作假设检验。

若观察值的相同秩次较多时，应取其平均秩次，并对 γ_s 予以校正，否则会影响 Σd^2 的值，γ_s 会偏大，P 值偏小，这时更合适使用 Kendall 相关系数。

在 SPSS 统计分析软件中，可从 "Analyze" 中选择 "Correlate" 的 "Bivariate"，并激活相关系数的类型为 "Spearman" 即可得到 Spearman 相关系数的分析结果。如果两组变量相同秩次较多或原始数据为等级数据，则可选择 Kendall 相关系数。在 SAS 软件中，利用 PROC CORR 分析，并选择 Spearman 即可得到相应结果。

第三节 分类资料的单变量统计分析

流行病学在分析分类暴露因素和疾病有无关系以及计算关联强度的大小时，又根据资料性质研究设计的不同，有不同的方法。

一、无特设对照的单一样本分类资料分析

（一）基本原理

有些流行病学研究（如职业流行病），没有专门设立对照组，只有单一研究组的发病（死亡）资料。使用该类资料进行研究因素（如职业因素）与疾病关系的分析时，常需要与某一参考人群的发病率或死亡率进行比较，得到研究人群实际发病或死亡人数与以参考人群为标准计算出的期望发病或者死亡人数的比值，即标准化发病比（standardized incidence ratio，SIR）或标准化死亡比（standardized mortality ratio，SMR）。SMR（SIR）与关联强度指标一样，可用来推断研究因素与疾病之间有无关联。

（二）用途

常用于职业流行病学研究，该类研究通常使用全人群发病或死亡作为对照或参考，从而评价职业因素对健康的影响。

（三）适用条件

观察人群分年龄段（或不同特征亚组）的人数，动态或者大队列则需要相应的观察时间，从而可以计算观察人时；同期全人口各年龄段（或不同特征亚组）的死亡率或者发病率，可以计算观察人群不同年龄段或者不同特征亚组人群的期望发病或死亡人数。

（四）分析步骤

单一研究组率的计算和分析，包括人时资料和分类资料的分析，都必须先计算标准化发病率（SIR）或标准化死亡率（SMR），然后使用 χ^2 检验或泊松模型拟合对标化率（SMR 或 SIR）进行是否为1的显著性检验。

1. 单一样本人时资料的分析

（1）资料整理：无特设对照的单一大样本人时资料整理如表20-10。

表 20-10　无特设对照的单一大样本人时资料整理表

研究亚组	观察人时数(T)	实际病例数(A)	参考人群发病率(I)	期望病例数($E=I*T$)
Z_1	T_1	A_1	I_1	E_1
Z_2	T_2	A_2	I_2	E_1
……	……	……	……	……
Z_n	T_n	A_n	I_n	E_n
合计	T	A		E

（2）计算 SMR 或者 SIR：$SMR(SIR)=\dfrac{A}{E}$

（3）选用 χ^2 检验或泊松模型拟合对标化率（SMR 或 SIR）进行是否为 1 的显著性检验。

$$x^2=\frac{(\,\mid A-E\mid\,-0.5)^2}{E}\qquad\text{（式 20-13）}$$

查表可得 P 值。

计算 SMR r% 可信区间的估计（Vandenbroucke，1982）：

$$A_L=(\sqrt{A}-Z_r\times0.5)^2$$
$$A_U=(\sqrt{A}+Z_r\times0.5)^2$$

$SMR_L=A_L/E$，$SMR_U=A_U/E$，式中 Zr 值可查标准正态表。

当所研究的疾病的发病率（死亡率）很低，那么，实际出现的病例（死亡）数为罕见事件时，此时可认为研究人群中病例（死亡）的出现数服从泊松分布，可选用泊松模型拟或计分检验（score statistic）进行 SMR 是否为 1 的检验。

$$\chi_{Score}=\frac{A-E}{\sqrt{V}}\qquad\text{（式 20-14）}$$

V：无效假设下 A 的方差。

根据泊松分布的基本原理，均数等于方差，所以，上式可改写为：

$$\chi_{Score}=\frac{A-E}{\sqrt{A}}\qquad\text{（式 20-15）}$$

根据 χ_{Score} 值查标准的正态分布表，可得 0.01、0.05 水平的 P 值。

计分检验 $SMR(SIR)$ 的 $R\%$ 可信区间估计（Wald 法）：

$Ln(SMR)$ 的标准差（SD）：　$$SD[Ln(SMR)]=\frac{1}{\sqrt{A}}\qquad\text{（式 20-16）}$$

$$SMR_{L,U}=\exp\left[Ln(SMR)\pm Zr(1/\sqrt{A})\right]\qquad\text{（式 20-17）}$$

R 代表区间估计所需的可信百分比，Zr 为标准正态变量值，可根据 R 值查标准正态变量表得到。

在泊松分布模型，当 E 超过 5 时，计分统计得到的 P 值是可靠的，当 $SMR_{L,U}$ 均大于 5 时，则 Wald 可信限的估计是可靠的，否则，须应用泊松分布直接计算小样本的统计量。

2. 单一样本纯计数资料的分析　单一样本纯计数资料的分析同人时资料，只是在计算

SMR 和进行比较时有些细微的差异：

(1)资料整理时第二列(表 20-10)中的"观察人时数 T"变为"观察人数 N"，期望病例数 E 则由观察人数 N 和参考人群发病率计算而来。

(2)对标化率(SMR 或 SIR)进行是否为 1 的计分检验公式不同。

$$\chi_{Score} = \frac{A-E}{[E(N-E)/N]^{\frac{1}{2}}} \qquad (式 20-18)$$

式中 $E=N \times I_e$，I_e 为参考人群的发病率。根据计算得到的 χ_{Score} 值查正态分布表，可得 p 值。

(五) 软件实现

单一样本分类资料的分析，核心在于计算 SMR，目前常用的软件中，Stata 6.0 带有计算人年数和 SMR 的功能，因此，是单一样本分析首选的软件。计算机软件 PYRS，OCMAP 和 EPICURE 都带有人年计算功能，SAS 和 SPSS 也可以通过编写程序计算人年，但是程序复杂，结果不直观，而 Stata 6.0 通过设定观察对象进入队列年龄和退出队列年龄，即可计算观察人年，如果包含发病或死亡情况，则可直接计算出发病或者死亡率。事先确定标准人口发病或死亡数据库，Stata 6.0 可直接计算 SMR。

二、两组或以上的纯计数资料的分析

(一) 基本原理

纯计数分类资料可以来自现况研究、病例对照研究、队列研究或实验研究，通过比较两组或多组间的率的差异，来判断暴露与结局的关系。对现况研究，比较的是不同特征群组的现患率，效应指标是现患率比(prevalence ratio，PR)；对病例对照研究，比较的是病例组与对照组的暴露比，效应指标是比值比(odds ratio，OR)；对队列研究，比较的是暴露组和非暴露组的发病率，效应指标是发病率比(incidence rate ratio，RR 或 IR)；对实验性研究，比较的是干预组和对照组的有效率，效应指标是效果指数(index of effectiveness，IE)。对这类资料的统计分析，主要是对这些指标的点值估计、区间估计，及这些指标是否偏离 1 的检验。

(二) 用途

主要用于分析因果关系假设，判断暴露或干预与预期结局是否存在关联。

(三) 适用条件

现况研究和病例对照研究中的分类资料都属于此类。如果队列和实验性研究的样本较大或者不存在失访(固定队列)，可直接使用观察人数作为分母来计算累积发生率(或者累积死亡率)时，也属于此类资料。

(四) 分析步骤

1. 队列研究分类资料的分析

(1)资料整理：队列研究分类资料整理如表 20-11。

表 20-11　队列研究资料分析整理表

	暴露组	非暴露组	合计
病例	A1	A0	M1
非病例	B1	B0	M0
合计	N1	N0	N

（2）计算累积发生率和相对危险度

$$CI_1 = \frac{A_1}{N_1},$$

$$CI_0 = \frac{A_0}{N_0}$$

$$RR = \frac{CI_1}{CI_0}$$

（式 20-19）

（3）假设检验：分析暴露组与非暴露组之间率是否有差异，或者暴露与疾病有无关系的常用方法包括 χ^2 检验，率的 u 检验，计分检验。

χ^2 检验是最常用的方法，用于样本不是很小（总例数大于等于 40，理论频数均大于 5）时；当所研究的疾病发病率比较高，且样本量较大时，可直接使用率的 u 检验；当疾病的发生人数不是太小（均大于 5），可使用计分检验代替二项分布拟合比较暴露组和非暴露组发生率之间的差异。

3 种方法相应的公式为：

1）χ^2 检验：

$$\chi^2 = \frac{(A_1B_0 - A_0B_1)^2 N}{M_1 N_1 M_0 N_0}$$

（式 20-20）

2）率的 u 检验：

$$u = \frac{P_1 - P_0}{\sqrt{\bar{P}(1-\bar{P})/(\frac{1}{N_1} + \frac{1}{N_0})}}$$

（式 20-21）

3）计分检验：

$$\chi_{score} = \frac{A_1 - E}{\sqrt{V}}$$

（式 20-22）

式中 E 为期望均值，V 为期望均值的方差。

在无效假设下，观察人群数为 N，总病例数为 M_1 时，暴露组出现病例数 A_1 的期望平均值和期望均值的方差分别为：

$$E = M_1 N_1 / N,$$

$$V = \frac{EM_0 N_0}{N(N-1)} = \frac{M_1 N_1 M_0 N_0}{N^2(N-1)}$$

（式 20-23）

2. 病例对照研究资料的分析

（1）资料整理：病例对照研究资料的基本整理表格如表 20-12。

表 20-12　病例对照研究资料整理表

	暴露	非暴露	合计
病例	A_1	A_0	M_1
非病例	B_1	B_0	M_0
合计	N_1	N_0	N

（2）计算比值比

$$OR = \frac{A_1 B_0}{A_0 B_1}$$

（式 20-24）

（3）假设检验：比较病例组和对照组暴露比值是否有差异（或 OR 是否为 1）的两个常用

方法包括 χ^2 检验和计分检验。χ^2 检验的公式与式 20-20 相同。病例对照研究使用计分检验的原理是:在零假设情况下(因素与疾病无关),病例组中暴露人数应该与按照二项分布计算出来的期望暴露人数一致。计分检验的公式也使用式 20-22。

根据二项分布概率模型拟合原理,病例组中出现暴露数为 A_1 的期望平均值为 $E = M_1 \times A_1/N$,总暴露数 A 的方差计算仍使用式 20-23。

现况研究和实验性研究的资料也可按上述方法列表和检验。

(五) 软件实现

对队列研究资料的分析,第一是进行率的计算和率差异性的比较。目前常用的软件都能实现,但是 χ^2_{score} 需编程实现。χ^2 检验则可通过 SPSS 中 Analyze—descriptive—crosstabs,通过勾选 statistics 中的 chi square 实现。大样本的 U 检验实际上并没有 χ^2 检验精确,因此,在电脑操作时,直接调用 χ^2 检验。

队列研究资料分析的第二目的是进行 RR 的计算,在 SPSS 中,如果以四格表的形式录入数据,则在 Analyze—descriptive—crosstabs,通过勾选 statistics 中 risk 也可以实现,只是此时,RR 的估计是 OR for cohort 疾病 = 1(发生)的值,这一点需要特别注意。如果是原始数据,则需要通过 Logistic 回归得到 OR 后进行转换,或者在 SAS、Stata 中编程实现。

病例对照研究资料的分析,如果以四格表的形式录入数据,最常用 SPSS 中 Analyze—descriptive—crosstabs,通过勾选 statistics 中 risk 实现,此时的 OR for group 就是 OR 的点估计值。如果是原始数据,可通过 Logistic 回归得到 OR,χ_{score} 则需在 SAS、Stata 中编程实现。

三、两组或以上的人时资料的分析

(一) 基本原理

人时资料主要来自队列研究和实验性研究。这类随访队列易于出现失访,对存在失访的动态队列资料进行分析时,不适合使用观察人数作为分母来计算累积发生率(或者累积死亡率),这时候,必须使用观察人时作为分母比较发病密度(死亡密度)的不同。这种以人时做分母的资料就是人时资料。这种人时资料分析的基本原理与纯计数资料分析的基本原理是相同的。

(二) 适用条件

如果队列人群是动态的,存在失访,研究对象的随访时间不同,则适合本方法。

(三) 分析步骤

(1)资料整理:以人时数为基础的队列研究资料可整理成表 20-13。

表 20-13　队列研究人时资料整理表

	暴露组	非暴露组	合计
病例数	A_1	A_0	M_1
人时数	T_1	T_0	T

(2)计算两组发病密度和相对危险度:

$$ID_1 = \frac{A_1}{T_1},$$

$$ID_0 = \frac{A_0}{T_0} \qquad (式 20\text{-}25)$$

$$RR = \frac{A_1/T_1}{A_0/T_0} \qquad \text{（式 20-26）}$$

$$SD(LnRR) = \sqrt{\frac{1}{A_1} + \frac{1}{A_0}}$$

$$RR_{L,U} = \exp[LnRR \pm ZrSD(LnRR)]$$

（3）计分统计比较两组发病密度有无差异：根据二项分布的原理，计算无效假设成立条件下，暴露组病例数的期望值和方差为：

$$E = T_1 M_1/T，\text{相应的方差 } V = T_1 M_1 T_0/T^2$$

$$\chi_{Score} = \frac{A_1 - M_1 T_1/T}{\sqrt{\dfrac{M_1 T_1 T_0}{T^2}}} \qquad \text{（式 20-27）}$$

查正态分布表，可得到 P 值。

（四）软件实现

人时资料发病密度的计算和比较，一般通过软件编程实现。SAS 和 SPSS 均可实现，但结果不如 Stata 直观。Stata 6.0 通过设定观察对象进入队列年龄和退出队列年龄，即可计算观察人年，如果包含发病或死亡情况，则可直接计算出发病或者死亡密度并进行比较。

四、小样本研究资料的分析

（一）基本原理

当流行病学样本数较小时，按照传统统计方法，会出现较大的误差，必须使用精确检验法直接计算概率。一般的方法可采用二项分布的概率模型和超几何分布的概率模型，直接计算出观察队列（人时）中出现病例来源于暴露队列的概率或者是行列合计固定情况下，观察频数任意特定排列的条件概率之和。

（二）用途和适用条件

人时资料使用精确概率较少，一般认为观察时间短，病例数较少，率的可信区间太宽时可计算精确概率。分类资料有明确的适用条件：①样本量小于 40；②至少一个格子的理论频数小于 5 或一个格子小于 1；③使用 χ^2 检验计算得到的 P 值与界值接近。

（三）分析步骤

1. 小样本人时资料精确概率的分析　小样本人时资料可整理如表 20-13，根据二项概率模型的原理，P 值的精确计算方法如下（Fisher）：

$$\Pr(A_1 = a_1, M_1 = m_1) = \binom{m_1}{a_1} S^{a_1}(1-S)^{m-a_1} \qquad \text{（式 20-28）}$$

其中 S 代表人群的随机样本中暴露组病例占整个病例的比例，假设暴露组的发病率为 I_1，非暴露组的发病率为 I_0，率比（相对危险度）为 $RR = I_1/I_0$，则：

$$S = \frac{I_1 T_1}{I_1 T_1 + I_0 T_0} = \frac{(I_1/I_0) T_1}{(I_1/I_0 + T_0)} = \frac{RR * T_1}{RR * T_1 + T_0}$$

$$p_{lower} = \frac{1}{2}\binom{m_1}{a_1} S^{a_1}(1-S)^{m_1-a_1} + \sum_{k=0}^{a_1-1} \binom{m_1}{k} S^k (1-S)^{m_1-k} = 1 - P_{Upper}$$

$$p_{upper} = \frac{1}{2}\binom{m_1}{a_1} S^{a_1}(1-S)^{m_1-a_1} + \sum_{K=a_1+1}^{m_1} \binom{m_1}{K} S^k (1-S)^{m_1-K} \qquad \text{（式 20-29）}$$

取 P_{lower} 或 P_{upperr} 取决于暴露对疾病的作用。

例 20-4　某次关于砷与肺癌的前瞻性研究的结果如表 20-14。

表 20-14　砷与肺癌关系研究的队列研究结果

	砷接触组	无砷接触组	合计
病例数	13	5	18
人时数	38 240	41 218	79 458

本研究要估计砷暴露是否可致肺癌的发病率增加,故须计算 P_{upper}。

$$S = \frac{1 \times 38240}{1 \times 38240 + 41218} = 0.48$$

$$p_{upper} = \frac{1}{2} \binom{18}{13} \times 0.48^{13} \times (1 - 0.48)^{18-13} + \sum_{K=13+1}^{18} \binom{18}{K} \times 0.48^K \times (1 - 0.48)^{18-K}$$

$$= 0.0117 + 0.0039 + 0.00095 + 0.00016 + 0.00002 + 0.00000 = 0.017$$

故由该资料可认为砷接触组出现现有病例数的概率小于 0.05,与无砷接触组相比,砷接触组肺癌的发生增加,即砷接触与肺癌的发生有关。

2. 小样本分类资料精确概率的分析　比如对于表 20-12 类型的资料,四格表行列合计不变的情况下,四个格子实际频数变动的组合的概率为:

$$p = \frac{M_1! \ N_1! \ M_0! \ N_0!}{A_1! \ A_0! \ B_1! \ B_0! \ N!} \qquad\qquad (式 20-30)$$

各种特定组合下 P 的和即为精确概率值。

例 20-5　对一次食物中毒的病例对照研究,可疑食物为死鸡肉,调查结果如表 20-15。

表 20-15　食用死鸡肉与食物中毒的关系

	食死鸡肉	未食死鸡肉	合计
病例组	22	3	25
对照组	4	21	25
合计	26	24	50

依精确法计算保持 4 个行列合计不变的情况下,计算 25 个病例中出现 22 个,23 个,24 个和 25 个都食用死鸡肉的 P 值都为 0,精确概率的和为 0.00,因此可认为食物中毒与食死鸡肉有关。OR 值仍然可以按照式 20-24 估计为 38.5,即食用死鸡肉者食物中毒的风险是未食用者的 38.5 倍。

(四) 软件实现

小样本资料的精确概率,最常用 SPSS 中 Analyze—descriptive—crosstabs,通过勾选 statistics 中 chi-square 实现,结果中第 4 行就是 Fisher 确切概率值。

如果是人时资料的精确概率,则需编程实现。使用 MATLAB,或者 SAS 编程计算一定参数下二项分布的概率,可直接返回 Fisher 确切概率,甚至最常用的 Excel 也可以编程实现 Fisher 确切概率的计算。

(邓　静 编,朱彩蓉 审)

参 考 文 献

［1］孙振球.医学统计学［M］.第 4 版.北京:人民卫生出版社,2013.

［2］李晓松.医学统计学［M］.第 3 版.北京:高等教育出版社,2014.

［3］李康.医学统计学［M］.第 6 版.北京:人民卫生出版社,2013.

［4］方积乾.卫生统计学［M］.第 7 版.北京:人民卫生出版社,2013.

［5］查干花,张菊英,徐文锦,等.用 Stata 软件计算人年数及 SMR.中国卫生统计［J］,2003,20(1):52-55.

第二十一章

计量资料的多变量统计分析

摘要：计量资料的多变量统计分析方法，具有同时分析多个因素、控制混杂偏倚等优点，在流行病学研究中广泛应用，其内容也越来越丰富。本章选择流行病学中应用较为普遍的"协方差分析""重复测量方差分析"以及"多重线性回归"3 种常见方法，分别介绍其基本原理、算法步骤、流行病学应用及注意事项、SPSS 操作及结果解读。

第一节　协方差分析

对于单因素计量资料组间差异性比较，通常选择 t 检验或单因素方差分析。其重要的前提条件是：各观察（实验或试验）组间除研究因素（干预因素或处理因素）外，其他一切可能影响研究效应（结局）的因素应均衡。然而，即使规范随机分组的临床流行病学试验，往往也难以满足上述重要前提条件。例如，《氨甲蝶呤对哮喘患者外周血 T 淋巴细胞亚群、IL-2、SIL-2R 水平的影响》课题研究中，在严格纳入和排除标准下，采用规范临床随机分组将患者分成试验组和对照组，分别采用小剂量氨甲蝶呤与安慰剂治疗，治疗后结局指标经成组 t 检验提示，两组患者治疗后的 IL-2 差异有统计学意义（$P<0.05$），采用小剂量氨甲蝶呤治疗有效，见表 21-1。

表 21-1　试验与对照组患者 IL-2 活性变化（IU/Ml）

组别	例数	治疗前	治疗后
试验组	32	16.89±8.46	11.81±4.18
对照组	29	20.10±7.02	16.10±3.87

不难发现，试验组与对照组治疗前的 IL-2 差异就有统计学意义（$P<0.05$），即试验组与对照组在实施临床干预前 IL-2 活性水平不可比、不均衡齐同。因此，治疗后试验组优于对照组的效应原因：可能是采用"小剂量氨甲蝶呤"治疗的效应所致；可能是临床试验前（基线）试验组 IL-2 活性水平低于对照组的原因所致；也可能是两者效应叠加的原因所致。总之，由于试验组与对照组"基线"不均衡可比、存在混杂因素，不能得出"小剂量氨甲蝶呤治疗有效"的结论。实际科研工作中，针对这类重要基线不均衡（混杂变量）的问题，数据处理分析时，一般以临床治疗前的 IL-2 活性值为协变量（covariance），采用协方差分析（analysis of covariance）。

无论流行病学现况调查还是纵向队列研究，无法或者难以严格随机分组，各个比较组间,除课题关注的研究因素外,基线不均衡、存在混杂因素现象较为普遍,因此,协方差分析在流行病学研究中有着广泛的应用基础。例如,基于某城市社区老年人口认知功能普查资料,将受教育程度划分为小学及以下、初中、高中、大专及以上4个组别,欲了解教育程度对认知水平的影响,不建议采用单因素方差分析检验各总体均值之间差异;因为已有研究证实,老年人群认知水平与年龄密切相关,而年龄通常为混杂因素,因此,一般以年龄为协变量,首选协方差分析。

一、协方差分析原理

常规单因素方差分析的基本原理:在默认零假设(组间无差别)前提下,各样本数据总变异(总离均差平方和),按照其来源可分解为组间变异(研究因素引起的变异,称研究因素来源)、组内变异(随机抽样与测量变异来源,称随机误差因素来源)。由于离均差平方和受"自由度"影响,只有"离均差平方和除以相应自由度"后的"均方"具有可比性。如果"零假设"为真,"组间均方"不应偏离"组内均方"太远,也即在总变异中,"组间变异"的贡献不应该超离"组内变异"太多,否则,没有理由接受"零假设",只能认为不同样本所代表的总体均值有差异,即"研究因素"对效应指标(结局)有影响作用。在常规单因素方差分析问题中,如果存在影响效应指标(结局)的重要基线不均衡(混杂因素),该因素被称为协变量,这时总变异来源不仅有研究因素(组间变异)、随机误差因素(组内变异),还有协变量因素。因此,需要首先剔除协变量的影响,再作组间均数比较,即协方差分析。

协方差分析是传统常规单因素方差分析的延伸,它的基本思想是将线性回归与传统方差分析结合。设研究因素(干预因素或处理因素)为变量X,未加控制或难以控制、对效应指标有重要影响并需要剔除的协变量为X′,研究的效应(结局)指标变量为Y。首先建立Y随协变量X′变化的回归模型,在协变量X′均衡齐同下,利用回归模型估计各组效应Y的修正均数(adjusted means);再对组间修正均数进行方差分析。协方差分析的核心要义,就是利用回归模型把协变量的影响扣除,或者说从总变异中分解并扣除协变量的影响后,科学合理地反映研究因素对效应指标的真实影响。

二、协方差分析步骤

以流行病学队列研究为例,设研究因素X共有k个水平(共分k组),效应指标Y和协变量X′均属计量型资料,样本总数为N,第i组子样本为$n_i(i=1,\cdots\cdots,k)$,相应的效应变量值为$Y_{i1},\cdots\cdots,Y_{ini}$;相应的协变量值为$X'_{i1},\cdots\cdots,X'_{ini}$。其中,$N=\sum_{i=1}^{K}ni$。

1. 计算总离均差平方和(总变异)、$SS_{X'X'}$、SS_{YY},及其积和$SS_{X'Y}$

$$SS_{X'X'}=\sum X'^2-\frac{(\sum X')^2}{N}$$

$$SS_{YY}=\sum Y^2-\frac{(\sum Y)^2}{N}$$

$$SS_{X'Y}=\sum X'Y-\frac{\sum X'*\sum Y}{N}$$

2. 计算各处理组间的离均差平方和$SS_{组间X'}$、$SS_{组间Y}$和$SS_{组间X'Y}$

$$SS_{组间X'}=\sum\frac{(\sum X'_k)^2}{n_k}-\frac{(\sum X')^2}{N}$$

$$SS_{\text{组间}Y} = \sum \frac{(\sum Y_k)^2}{n_k} - \frac{(\sum Y)^2}{N}$$

$$SS_{\text{组间}X'Y} = \sum \frac{(\sum X'_k)(\sum Y_k)}{n_k} - \frac{\sum X' * \sum Y}{N}$$

3. 计算组内的离均差平方和 $SS_{\text{组内}X'}$、$SS_{\text{组内}Y}$ 和 $SS_{\text{组内}X'Y}$,用总变异(总离均差平方和)减去与处理组(组间)相应的各值,得到组内的离均差平方

$$SS_{\text{组内}X'} = SS_{X'X'} - SS_{\text{组间}X'}$$

$$SS_{\text{组内}Y} = SS_{YY} - SS_{\text{组间}Y}$$

$$SS_{\text{组内}X'Y} = SS_{X'Y} - SS_{\text{组间}X'Y}$$

4. 计算回归估计误差平方和 $\sum(Y-\hat{Y})^2$

其计算式为:$\sum(Y-\hat{Y})^2 = SS_{YY} - \frac{SS_{X'Y}^2}{SS_{X'X'}}$;总的平方和减去组内平方和即为"修正均数"的平方和。

5. 用修正均数均方 $MS_{\text{修正}}$ 与组内均方 $MS_{\text{组内}}$ 比较,即 $F = \frac{MS_{\text{修正}}}{MS_{\text{组内}}}$ 为检验统计量,以检验经协变量修正(校正)后的各处理组间均数差异有无统计学意义。

三、协方差分析应用

例 21-1 为了研究教育程度对老年人认知功能影响作用的大小,于 2016 年在武汉某社区随机调查了 484 例老年人的认知功能状况,包括年龄、教育程度、蒙特利尔认知功能评分等,数据见表 21-2。研究目的是分析不同教育程度的老年人认知功能的差异,将教育程度分为小学及以下、初中、高中、大专及以上 4 个组别。

此例中,文化程度是研究变量,老年人的年龄是协变量,认知功能评分是观察指标,即效应变量。

表 21-2 某社区 484 名老年人蒙特利尔认知功能评分结果

调查对象	年龄(X')	教育程度(X)	认知评分(Y)
1	68	1	29
2	74	1	26
3	79	1	19
4	64	2	29
……	……	……	……
482	75	4	24
483	68	4	26
484	74	4	28

注:教育程度 1 代表小学及以下,2 代表初中,3 代表高中,4 代表大专及以上

如果不考虑调查对象年龄因素的影响,用传统方法分析不同教育程度老年人认知功能评分结果,见表 21-3 和表 21-4。

表 21-3 某社区 484 名不同教育程度老年人蒙特利尔认知功能评分水平

分组	例数	均值	标准差
小学及以下	84	23.05	4.83
中学	183	24.10	4.17
高中	112	24.39	3.52
大专及以上	105	24.37	2.46

表 21-4 某社区 484 名不同教育程度老年人认知功能方差分析

变异来源	自由度	SS	MS	F	P
总变异	483	7221.00			
组间变异	3	108.94	36.31	2.45	>0.05
组内变异	480	7112.07	14.82		

由表 21-4 的方差分析结果,可以认为不同教育程度的老年人,其认知水平的差异没有统计学意义($F=2.45$,$P>0.05$),即认为教育程度对老年人的认知水平没有影响。

该研究中,年龄属于混杂因素,应作为协变量采用协方差分析。即扣除各组老年人年龄因素对认知功能的影响,再比较不同文化程度老年人群间认知功能的差异,即检验 4 组修正均数间的差别有无统计学意义,结果见表 21-5。

表 21-5 以年龄为协变量不同教育程度老年人认知功能的协方差分析

变异来源	自由度	SS	MS	F	P
总变异	483	287 062.00			
年龄	1	839.84	839.84	64.14	<0.05
组间变异	3	134.61	44.87	3.43	<0.05
组内变异	479	6272.22	13.09		

由表 21-5 协方差分析结果显示,不同教育程度老年人群认知功能差异有统计学意义($F=3.43$,$P<0.05$),即结论为:不同教育程度老年人群间认知功能有差异。

协方差分析应用注意事项:一是处理因素是固定变量;二是各处理组效应变量独立、服从正态分布、方差齐;三是各处理组效应变量与协变量都是线性关系,且回归系数相同;四是在协方差分析拒绝零假设前提下,一般还需要对各处理组的修正均数进行两两比较,具体方法可参见相关统计学教材。

四、协方差分析 SPSS 实现

对例 21-1 统计分析:

1. 建立数据文件 建立年龄、文化程度、认知评分 3 个变量。

2. 协方差分析步骤

(1)进入菜单:单击分析-一般线性模型-单变量。

(2)进入对话框,将认知评分选入"因变量",文化程度选入"固定因子",年龄选入"协变量"。

（3）单击"选项"按钮，进入对话框，选中"描述性分析"。

（4）点击"继续"按钮回到主界面，单击"确定"即可。

3. 结果解读　4 种文化程度老年人群效应指标的描述性结果见表 21-6，表中列出了各组的均值、标准差和样本数。

表 21-6　不同文化程度老年人群认知评分统计描述

文化程度	均值	标准差	例数
小学及以下	23.05	4.834	84
中学	24.10	4.171	183
高中	24.39	3.522	112
大专及以上	24.37	2.458	105
总计	24.05	3.867	484

输出结果见表 21-7。模型方差分析的 $F = 18.11$，$P < 0.05$，说明协方差分析模型有统计学意义；经调整后的不同教育程度组间方差分析的 $F = 3.43$，$P < 0.05$，说明调整协变量后，不同文化程度老年人群间认知功能水平的差异有统计学意义。

表 21-7　以年龄为协变量的协方差分析结果

源	Ⅲ型平方和	df	均方	F	P
校正模型	948.778	4	237.195	18.114	0.000
截距	4659.666	1	4659.666	355.852	0.000
年龄	839.843	1	839.843	64.138	0.000
文化程度	134.608	3	44.869	3.427	0.017
误差	6272.222	479	13.094		
总计	287 062.000	484			
校正误差	7221.000	483			

第二节　重复测量方差分析

重复测量数据（repeated measurement data）在现代流行病学研究中十分常见，也叫纵向观测数据，是指对同一研究对象的某一观察指标在不同时间点或不同部位进行的多次重复测量的数据。例如，为评价康复训练对脑梗死患者日常生活活动能力的效果，对照组和干预试验组患者在实施干预前（基期）、3 个月、6 个月、12 个月，共 4 个不同时间点分别接受日常生活活动能力评分量表测评，该研究所获得的效应数据就属于重复测量数据。

事实上，不同时点重复测量数据，相当于配对或配伍组数据，具有较高相关性，不能满足常规统计方法所要求的独立性假定。采用重复测量方差分析（repeated measures analysis of variance），不仅可以推断各处理组间有无差异，还可以分析时间因素对效应指标有无影响，以及处理因素与时间因素间有无交互作用。因此，重复测量方差分析，能回答以下 3 个问题:①各处理组干预后的效应指标有无差异;②不同干预时间点间的效应值有无差异;③处理因素和干预时间因素间是否存在交互作用。

一、重复测量方差分析原理

重复测量方差分析,主要用于评价效应指标纵向变化,要求效应指标为计量资料;处理因素可以是 1 个水平、2 个水平或多个水平,如果只有 1 个水平,则其分析目的只能是"不同干预时点间的效应值有无差异"。

重复测量方差分析的原理,以上述"康复训练对脑梗死患者日常生活活动能力的效果变化"为例,总样本数为 N,其中,对照组样本数为 n_1,试验组样本数为 n_2,对照组第 i 个患者在第 b 个时点(b=0,1,2,3,分别代表"基线期""3 个月""6 个月"和"12 个月")的"日常生活活动能力"评分记为 x_{1ib};同理,试验组第 i 个患者在第 b 个时点的"日常生活活动能力"评分记为 x_{2ib}。在零假设条件下,N 个样本的总变异(总离均差平方和)$SS_{总}$,按照其变异来源,可以分解为不同干预的处理因素,不同时点的时间因素,不同患者的个体间因素,处理因素与时间因素的交互作用,以及患者个体内误差因素。即 $SS_{总} = SS_{处理} + SS_{个体间误差} + SS_{时间} + SS_{处理与时间交互} + SS_{个体内误差}$,再按照方差分析的思想,再进一步计算各自均方基础上,可以获得相应检验统计量 F 值,并做出是否拒绝零假设的判断。

二、重复测量方差分析步骤

为了方便说明,假定 n 个受试对象随机分入 g 个处理组,每个受试对象在 p 个不同时点重复测量其效应值,整个试验按不同处理因素分组和不同时点重复测量因素,可以划分 q=gp 个处理小组,每个处理小组有 $n_i(i=1,2,\cdots\cdots,q)$ 个效应数值。若用 $T_j(j=1,2,\cdots\cdots,q)$ 表示各处理小组效应值之和,$M_i(i=1,2,\cdots\cdots,n)$ 表示各受试对象效应值之和,$A_j(j=1,2,\cdots\cdots,g)$ 表示各处理组之和,$B_j(j=1,2,\cdots\cdots,p)$ 表示各测量时间点效应值之和,重复测量方差分析步骤如下:

1. 求 $SS_{总}$,分解 $SS_{组间}$ 和 $SS_{组内}$

$$SS_{总} = \sum x^2 - \frac{(\sum x)^2}{n}$$

$$SS_{组间} = \frac{1}{p} \sum M_i^2 - \frac{(\sum x)^2}{n}$$

$$SS_{组内} = SS_{总} - SS_{组间}$$

2. 分解 $SS_{处理}$、$SS_{时间}$ 和 $SS_{处理×时间}$

$$SS_{处理} = \frac{1}{p} \sum \frac{(A_j)^2}{n_i} - \frac{(\sum x)^2}{n}$$

$$SS_{时间} = \frac{1}{\sum n_i} \sum B_j^2 - \frac{(\sum x)^2}{n}$$

$$SS_{处理×时间} = \sum \frac{T_j^2}{n_i} - \frac{(\sum x)^2}{n} - SS_{处理} - SS_{时间}$$

3. 计算 $SS_{个体间误差}$ 和 $SS_{个体内误差}$

$$SS_{个体间误差} = SS_{组间} - SS_{处理}$$

$$SS_{个体内误差} = SS_{组内} - SS_{时间} - SS_{处理×时间}$$

4. 用处理组间均方 $MS_{处理}$ 与个体间的均方 $MS_{个体间误差}$ 比较，即 $F = \dfrac{MS_{处理}}{MS_{个体间误差}}$，以判断组间差异是否是由处理因素不同造成的。

用时间组间均方 $MS_{时间}$ 与个体内的均方 $MS_{个体内误差}$ 比较，即 $F = \dfrac{MS_{时间}}{MS_{个体内误差}}$，以判断组间差异是否是由时间因素不同造成的。

用处理与时间交互的均方 $MS_{处理与时间交互}$ 与个体内的均方 $MS_{个体内误差}$ 比较，即 $F = \dfrac{MS_{处理×时间}}{MS_{个体内误差}}$，以判断组间差异是否是由处理和时间的交互作用造成的。

三、重复测量方差分析应用

例 21-2　某研究者欲研究青光眼结膜成纤维细胞增殖表达情况，在某医院随机抽取了 20 例青光眼患者和 24 例其他患者作对照，取两组患者眼结膜细胞进行培养，分别在 3、7、14、21 天 4 个时间点观察其平均细胞数，见表 21-8。

表 21-8　某医院 20 例青光眼患者和 24 例对照患者四个时点的平均成纤维细胞数

处理分组	受试对象	细胞培养时间（天）			
		3	7	14	21
1	1	0. 1917	0. 1667	1. 6500	0. 7000
1	2	2. 5938	2. 8000	2. 4000	3. 8000
1	3	1. 2000	4. 3750	4. 5250	0. 2167
……	……	……	……	……	……
2	21	1. 3375	0. 9750	0. 6125	0. 0000
2	22	0. 2188	0. 0857	0. 1000	0. 0000
2	23	2. 3000	2. 0833	1. 3833	1. 7250
……	……	……	……	……	……

注："1"代表青光眼患者组；"2"代表对照组

依据重复测量方差分析原理及其步骤，计算结果见表 21-9。

表 21-9　20 例青光眼患者和 24 例对照患者临床试验重复测量方差分析结果

变异来源	SS	df	MS	F	P
总变异	1196. 843	175	299. 222		
受试对象间	（890. 861）	（43）	（274. 854）		
处理	259. 829	1	259. 829	17. 294	<0. 05
个体间差异	631. 032	42	15. 025		
受试对象内	（305. 982）	（132）	（24. 368）		
时间	64. 378	3	21. 459	11. 334	<0. 05
处理与时间交互作用	3. 048	3	1. 016	0. 537	0. 568
个体内误差	238. 556	126	1. 893		

表 21-7 重复测量方差分析结果显示,不同处理因素(试验和对照)与时间因素交互效应项,所对应的检验统计量 $F = 0.537,P > 0.05$,没有统计学意义,即可认为处理因素和时间因素之间不存在交互作用;与此同时,不同时点的时间因素及不同处理因素(青光眼患者组和对照组)的主效应有统计学意义($P < 0.05$)。因此,结论可以认为:青光眼患者和对照的眼结膜培养的细胞数不相同;不同时点其眼结膜培养的细胞数也不相同。

重复测量设计的注意事项:一是各处理组效应值相互独立,服从正态分布,且方差齐;二是要求满足球对称假设,若不满该假设要求,则需要采用校正检验统计量进行结果判断;三是时间因素或处理因素,其主效应方差分析有统计学意义前提下,一般要再作两两比较;四是一般要求各处理组间基线均衡可比。

与传统常规的方差分析比较,重复测量方差分析有两个特征:其一,将个体间变异合理分解,可以提高统计检验效率;其二,可分析个体随时间因素变化的趋势。例如,青少年身高发育跟踪观察,有人发育早,有人发育晚,如果将多个观察时点的身高值平均,再作差异性比较,就难以发现青少年发育规律。

四、重复测量方差分析 SPSS 实现

对例 21-2 进行分析:

1. 建立数据文件　建立分组、细胞培养 3 天、细胞培养 7 天、细胞培养 14 天、细胞培养 21 天共 5 个变量。

2. 重复测量方差分析的步骤

(1)进入菜单:分析-一般线性模型-重复测量。

(2)进入对话框,将级别数输入 4(级别数为重复测量的次数),单击"添加"按钮。

(3)单击"定义"按钮,进入对话框。

(4)将细胞培养 3 天、细胞培养 7 天、细胞培养 14 天、细胞培养 21 天导入"群体内部变量",分组导入"因子列表"。

(5)单击"选项"按钮,进入对话框,选中"描述性分析""方差齐性检验"。

(6)点击"继续"按钮回到主界面,单击"确定"即可。

3. 结果解读　表 21-10 主要是基本信息输出表,输出了样本量和各个分组的基本统计描述,包括均值、标准差。

表 21-10　不同时点患者组与对照组细胞数统计描述

时间	分组	均值	标准差	例数
3 天	青光眼患者	4.78	3.36	20
	对照	2.60	2.64	24
	总计	3.59	3.15	44
7 天	青光眼患者	4.87	2.82	20
	对照	1.99	1.84	24
	总计	3.30	2.72	44

续表

时间	分组	均值	标准差	例数
14 天	青光眼患者	3.70	1.58	20
	对照	1.37	1.36	24
	总计	2.43	1.86	44
21 天	青光眼患者	3.42	2.79	20
	对照	1.03	1.11	24
	总计	2.12	2.35	44

表 21-11 是协方差矩阵的球形型检验，Manuchly 球形度检验表格中显示 P 值小于 0.05，所以不满足协方差矩阵球形性检验，需要对结果进行校正。

表 21-11　研究资料的 Manuchly 检验和球形对称系数

Manuchly 的 W	χ^2	df	P	球对称系数	
				Greenhouse-Geisser	Huynh-Feldt
0.660	16.947	5	0.005	0.773	0.840

表 21-12 是经球对称系数校正后的方差分析结果，第一行是在满足球形性假设的条件下，不对 F 值的分子和分母进行校正的结果。下面的 Greenhouse-Geisser(G-G)法或 Huynh-Feldt(H-F)法是在不满足球形假设时，对 F 的分子和分母校正的结果。

由于本例不满足球形假设，可以报告第 2 行的显著性检验结果：不同时间点的眼角膜培养的细胞数差别有统计学意义；而处理与时间的交互效应无统计学意义。

表 21-12　研究资料经球对称系数校正后的方差分析结果

源		SS	df	MS	F	P
时间	采用的球形度	64.378	3	21.459	11.334	0.000
	Greenhouse-Geisser	64.378	2.318	27.773	11.334	0.000
	Huynh-Feldt	64.378	2.520	25.549	11.334	0.000
时间 ×分组	采用的球形度	3.048	3	1.016	0.537	0.658
	Greenhouse-Geisser	3.048	2.318	1.315	0.537	0.613
	Huynh-Feldt	3.048	2.520	1.210	0.537	0.627
误差(时间)	采用的球形度	238.556	126	1.893		
	Greenhouse-Geisser	238.556	97.356	2.450		
	Huynh-Feldt	238.556	105.832	2.254		

表 21-13 主要说明不同处理组间眼角膜培养的细胞数差别有统计学意义。

表 21-13　处理组的方差分析结果

源	SS	df	MS	F	P
截距	1538.773	1	1538.773	102.417	0.000
分组	259.829	1	259.829	17.294	0.000
误差	631.032	42	15.025		

4. 备注说明　影响结膜成纤维细胞增殖的因素很多,例如,年龄。本研究无法采用随机分组方法确定病例组和对照组,因此,通常难免存在混杂因素,例如病例组与对照组年龄因素不均衡。此时,重复测量数据文件应增加年龄变量,在进行重复测量分析时,同步将年龄变量纳入"协变量"对话框,以校正重复测量分析的结果。

第三节　多重线性回归

自然界事物总是变化的,其变化总会受到一种或多种其他事物的影响。在慢性非传染性疾病模式下,多因素研究问题极为普遍。例如,高血压的影响因素,受年龄、性别、体重、职业、饮食习惯、遗传等因素影响;糖尿病患者的血糖变化,受胰岛素、糖化血红蛋白、血清总胆固醇、甘油三酯等多种生化指标的影响。多重回归(multiple regression)特别适合应用于研究这类问题。当然,因变量和自变量之间的关系,可能是线性的也可能是非线性的(如指数关系、对数关系),线性关系是非线性关系的基础和特例,因此,这里只介绍多重线性回归(multiple linear regression)。

一、多重线性回归原理

用回归模型定量描述一个因变量 Y 与多个自变量 $X_1, X_2, \cdots\cdots$ 间的线性关系,是简单线性回归(simple linear regression)的自然推广,基本原理相通。以简单线性回归为例,回归分析的基本原理就是根据一组因变量(Y)与自变量(X)的样本观测数据,建立因变量(Y)与自变量(X)间的回归方程:$\hat{Y}=a+bX$。通常采用最小二乘法(least squares method),估计出回归系数 b 和截距 a,这条直线尽可能通过所有几何点或尽可能接近所有几何点,即所有因变量与自变量观测数据,在平面坐标系中对应的几何点到达该直线距离的平方和最小。

多重线性回归在应用时需满足的条件:①在给定自变量取值时,因变量服从正态分布;②自变量为确定型变量,即非随机变量;③自变量之间不存在多重共线性问题;④自变量与残差相互独立;⑤残差是均值为 0,方差为常数 σ^2 的随机变量;⑥残差服从正态分布。

二、多重线性回归步骤

多重线性回归分析的基本目的,建立自变量 $X_1, X_2, \cdots\cdots, X_P$ 与因变量 Y 之间的线性方程。其基本步骤包含:

1. 参数估计　多重线性回归分析的主要内容之一,就是计算偏回归系数 $\beta_1, \beta_2, \cdots\cdots, \beta_m$ 的估计值 $b_1, b_2, \cdots\cdots, b_m$。对于每一组自变量观测值 $x_{i1}, x_{i2}, \cdots x_{im}(i=1,2,\cdots,n)$,可以得到一个对应的因变量估计值 $\hat{y}_i(i=1,2,\cdots\cdots,n)$,因变量实际观测值与估计值的离差平方和:

$$Q(b_0, b_1, b_2, \cdots, b_m) = \sum_{i=1}^{n} (y_i - \hat{y}_i)^2 = \sum_{i=1}^{n} (y_i - b_0 - b_1 x_{i1} - b_2 x_{i2} - \cdots - b_m x_{im})^2$$

（式21-1）

最小二乘法就是要寻找参数 $y = b_0 + b_1 x_1 + b_2 x_2 \cdots \cdots + b_m x_m$ 的估计值 X，使式21-1的离差平方和 Q 达到极小。

通过计算机软件完成其迭代算法，得到回归模型参数 $\beta_1, \beta_2, \cdots, \beta_m$ 的最小二乘估计值 $b_1, b_2, \cdots, b_m$。

其中常数项 β_0 可通过下式估计：

$$b_0 = \overline{Y} - b_1 \overline{X}_1 - b_2 \overline{X}_2 - \cdots - b_m \overline{X}_m$$

（式21-2）

2. 回归方程的假设检验　根据最小二乘法得到线性回归方程后，还需要对回归方程进行假设检验，即检验自变量 $X_1, X_2, \cdots, X_m$ 整体上是否对因变量 Y 的影响具有统计学意义。回归方程假设检验的基本思想是对离均差平方（$SS_{总}$）进行分解：

$$SS_{总} = \sum_{l=0}^{n} (y_l - \overline{y})^2 = \sum_{l=0}^{n} (\hat{y}_l - \overline{y})^2 + \sum_{l=0}^{n} (y_l - \hat{y}_l)^2$$

（式21-3）

其中，$\sum_{l=0}^{n} (\hat{y}_l - \overline{y})^2$ 为回归平方和，记为 $SS_{回归}$，表示因变量 Y 按回归方程随自变量 X_1, $X_2, \cdots, X_m$ 的改变而发生的变异，其自由度 $\upsilon_{回归} = m$；$\sum_{l=0}^{n} (y_l - \hat{y}_l)^2$ 为残差平方和，记为 $SS_{残差}$，表示测量误差、随机误差或其他因素所引起的变异，其自由度 $\upsilon_{残差} = n-m-1$。式21-4可表示为 $SS_{总} = SS_{回归} + SS_{残差}$，$SS_{总}$ 的自由度 $\upsilon_{总} = \upsilon_{回归} + \upsilon_{残差} = m + (n-m-1) = n-1$。$SS_{总}$ 中 $SS_{回归}$ 所占比例越高，意味着总的离均差平方和中，回归方程可解释的份额越高，所建立的多重线性回归方程有统计学意义；反之，说明多重线性回归方程没有统计学意义，或说自变量与因变量间不存在线性关系。

多重线性回归方程的显著性检验采用方差分析，F 统计量为：

$$F = \frac{\dfrac{SS_{回归}}{m}}{\dfrac{SS_{残差}}{n-m-1}} = \frac{MS_{回归}}{MS_{残差}}$$

（式21-4）

即假设 $H_0: \beta_1 = \beta_2 = \cdots = \beta_m = 0$ 成立时，式21-5定义的检验统计量服从 F 分布，其中，$MS_{回归}$ 是回归平方和的均方，$MS_{残差}$ 是残差平方和的均方，F 分布的第一自由度和第二自由度分别为：$\upsilon_1 = m$，$\upsilon_2 = n-m-1$。计算检验统计量 F 值，得出对应的概率 P 值，如果 $p < \alpha$，则拒绝 H_0 假设；反之，则接受 H_0 假设。

回归平方和 $SS_{回归}$ 与离均差平方和 $SS_{总}$ 的比值称为多重线性回归方程的决定系数，记为 $R^2 = \dfrac{SS_{回归}}{SS_{总}}$；$R^2$ 介于0到1之间，表示因变量离均差平方和中，多重线性回归方程能够解释的比例，这个值越接近1，说明所建立的多重线性回归方程对观测数据的拟合度越好。

3. 回归参数的假设检验　多重线性回归方程的总体检验有统计学意义，并不意味着每一个自变量 $X_i (i = 1, 2, \cdots, m)$ 对因变量 Y 的影响都具有统计学意义，因此在多重线性回归方程总体检验基础上，还需要检验每一个自变量对因变量的影响有无统计学意义，剔除那些没有统计学意义的自变量，建立更为精简的回归方程。

对偏回归系数 $\beta_i(i=1,2,\cdots,m)$，假设 $H_0:\beta_i=0$ 成立时，检验统计量 $t_i=\dfrac{b_i-0}{S_{b_i}}$ 服从 t 分布，自由度 $v=n-m-1$，S_{b_i} 是 b_i 的标准误。根据检验统计量 t 值确定相应的概率 P 值，如果 $P<\alpha$，则拒绝 H_0 假设，说明参数 $\beta_i\neq0$，其对应的自变量 X_i 与因变量 Y 间存在线性关系，保留在回归方程中，否则，从回归方程中剔除。

若要比较多重线性回归方程中各个自变量对因变量影响的大小，应对建立回归方程的原始数据进行归一化处理，消除不同量纲的影响，再按照上述步骤建立回归方程，其回归系数被称为标准化回归系数，绝对值越大说明该自变量对因变量影响程度越大。

三、多重线性回归应用

（一）多重线性回归的应用

多重线性回归在流行病学研究中的应用范围广泛，主要包括以下方面：

1. 应用于诊断与评价　通过已经建立并拟合效果优良的多重线性回归模型，用于某些流行病学问题的鉴别与诊断。例如，用于疾病诊断或鉴别诊断，用于各级各类疾病预防控制中心能力综合评价等。

2. 应用于筛选危险因素　通过建立回归方程，可从众多社会经济因素、环境因素、遗传因素、行为因素中筛选疾病的主要危险因素，并依据回归系数的符号和大小评估这些危险因素对疾病发生的影响强度。

3. 应用于预测和预警　根据实测值建立回归方程，利用已知的自变量对某些重大疾病进行预测或预警。例如，根据监测哨点的 HIV 阳性率、育龄人口数量、高危行为发生率等预测中国 HIV 感染总人数及增长趋势。

（二）多重线性回归分析需注意的问题

1. 因变量一般为连续变量　因变量是分类变量或有序变量的情形，一般不适用多重线性回归分析，可采用 Logistic 等其他多变量统计分析方法。

2. 多重共线性问题　多重共线性（multi-colinearity）是多重线性回归分析比较常见的问题。所以，当自变量很多时，需要结合专业知识和数据特征，将相关性较强的自变量事先剔除或者加以适当处理。如采用主成分分析将相关性较强的变量转换成若干个独立的综合变量，再进行多重线性回归分析等。

3. 建立哑变量　流行病学研究中，对于某个或者某几个自变量为分类资料，如受教育程度（一般分为文盲、小学、初中、高中、大专及以上 5 个类别），多重线性回归分析中，对于这类分类资料，一是可以直接将其赋值 1、2、3、4、5，把该变量看作等级数据直接引入回归模型分析，得到 1 个回归系数。二是可设立哑变量引入模型分析，即引入哑变量 X_1,X_2,X_3,X_4，赋值方式为：所有哑变量为 0，表示"文盲"；$X_1=1$，其他哑变量为 0，表示"小学"；$X_2=1$，其他哑变量为 0，表示"初中"；$X_3=1$，其他哑变量为 0，表示"高中"；$X_4=1$，其他哑变量为 0，表示"大专及以上"。将哑变量引入多重线性回归分析时，应将哑变量作为整体，得到 4 个回归系数。对于这类等级属性资料，上述两种处理方法均可使用，回归模型拟合优度系数较大者，其所对应的处理方法更加合理。

四、多重线性回归 SPSS 实现

以多重线性回归应用中筛选疾病危险因素为例：对老年人认知功能影响因素的分析，因变量为认知评分,自变量包括年龄、性别、教育程度、吸烟、饮酒、脑力活动、体力活动、高血压和糖尿病。变量的赋值情况见表21-14。

表 21-14　多重线性回归的赋值情况

变量	赋值说明
性别	男 = 0,女 = 1
教育程度	小学及以下 = 1,中学 = 2,高中 = 3,大专及以上 = 4
吸烟	有 = 1,无 = 0
饮酒	有 = 1,无 = 0
脑力活动	从不 = 0,1~2 次/周 = 1,3~4 次/周 = 2,5~6 次/周 = 3,每天 = 4
体力活动	从不 = 0,1~2 次/周 = 1,3~4 次/周 = 2,5~6 次/周 = 3,每天 = 4
高血压	是 = 1,否 = 0
糖尿病	是 = 1,否 = 0

统计分析:

1. 建立数据文件　包括年龄、性别、教育程度、吸烟、饮酒、脑力活动、体力活动、高血压、糖尿病及认知评分 10 个变量。

2. 多重线性回归分析步骤

(1)进入菜单:分析-回归-线性。

(2)进入对话框,将认知评分选入"因变量",其他所有变量选入"自变量",方法选择"逐步"。

(3)单击"确定"即可。

3. 结果解读　回归模型的概况见表 21-15,分别是各回归模型的复相关系数、决定系数、校正决定系数、随机误差的估计值,这些值(除了随机误差的估计值)都是越大表明模型的效果越好。据此,第 4 个回归模型应该是最好的。

表 21-15　多重线性回归模型汇总

模型	R	R 方	校正 R 方	标准估计的误差
1[a]	0.437	0.191	0.189	4.302
2[b]	0.519	0.269	0.267	4.093
3[c]	0.545	0.297	0.293	4.017
4[d]	0.555	0.308	0.303	3.989

注:a. 预测变量:(常量),教育年限;b. 预测变量:(常量),教育年限,年龄;c. 预测变量:(常量),教育年限,年龄,脑力活动;d. 预测变量:(常量),教育年限,年龄,脑力活动,体力活动

方差分析结果如表 21-16 所示回归模型检验结果,P 值小于 0.05,表明模型有统计学意义,其偏回归系数至少有一个不为 0。其中,第 4 个模型有统计学意义,说明用教育年限、年龄、脑力活动和体力活动解释老年人认知功能,该回归模型有统计学意义。

表 21-16　检验回归方程整体意义的方差分析结果

模型		SS	df	MS	F	P
1	回归	2428.851	1	2428.851	131.228	0.000[a]
	残差	10290.835	556	18.509		
	总计	12719.686	557			
2	回归	3423.396	2	1711.698	102.190	0.000[b]
	残差	9296.290	555	16.750		
	总计	12719.686	557			
3	回归	3778.519	3	1259.506	78.040	0.000[c]
	残差	8941.167	554	16.139		
	总计	12719.686	557			
4	回归	3921.418	4	980.355	61.619	0.000[d]
	残差	8798.268	553	15.910		
		12719.686	557			

注:a.预测变量:(常量),教育年限;b.预测变量:(常量),教育年限,年龄;c.预测变量:(常量),教育年限,年龄,脑力活动;d.预测变量:(常量),教育年限,年龄,脑力活动,体力活动

对各偏回归系数参数的统计检验如表 21-17 所示,这个表格给出了对偏回归系数的检验结果,P 值小于 0.05,表明所对应的偏回归系数不为 0,该因素对因变量的影响有统计学意义;同时,结果还给出了标准偏回归系数值,该系数越大,表明所对应的因素对因变量的影响越大。

表 21-17　多重线性回归结果

模型		非标准化系数		标准系数	t	P
		B	标准误差			
1	常量	20.489	0.351		58.416	0.000
	教育年限	0.480	0.042	0.437	11.455	0.000
2	常量	35.822	2.018		17.755	0.000
	教育年限	0.452	0.040	0.411	11.267	0.000
	年龄	-0.204	0.027	-0.281	-7.706	0.000
3	常量	35.348	1.983		17.825	0.000
	教育年限	0.381	0.042	0.346	9.034	0.000
	年龄	-0.211	0.026	-0.289	-8.079	0.000
	脑力活动	0.456	0.097	0.179	4.691	0.000
4	常量	34.192	2.006		17.042	0.000
	教育年限	0.374	0.042	0.340	8.915	0.000
	年龄	-0.210	0.026	-0.289	-8.112	0.000
	脑力活动	0.429	0.097	0.168	4.427	0.000
	体力活动	0.311	0.104	0.107	2.997	0.003

结果显示,教育程度、年龄、脑力活动和体力活动是老年人认知功能的影响因素。其中,年龄与认知功能呈负相关,教育程度与认知功能呈正相关且影响最强。

（杨晓珊　毛宗福 编,张　韬 审）

参 考 文 献

[1] 王松桂.线性统计模型:线性回归与方差分析[M].北京:高等教育出版社,2000.

[2] 余红梅,王彤,何大卫.协方差分析基本思想教学讨论-剩余平方和再分解[J].中国卫生统计,2001,18(2):116-118.

[3] Longford NT.Analysis of Covariance[M].Amsterdam:Elsevier,2010.

[4] 邱宏,金如锋,赵玲,等.用SPSS11.0实现对重复测量资料的方差分析[J].数理医药学杂志,2006,(2):162-165.

[5] 秦正积,沈毅,王燕南,等.三种重复测量资料的统计分析方法比较研究[J].中国卫生统计,2014,31(03):542-545.

[6] 李贤,刘桂芬,何大卫.多因素重复测量设计裂区方差分析[J].中国卫生统计,2001,18(1):22-23.

[7] 方积乾.生物医学研究的统计方法[M].北京:高等教育出版社,2007.

[8] 孙振球.医学统计学[M].北京:人民卫生出版社,2010.

第二十二章

分类资料的多变量统计分析

提要:医学和生物现象错综复杂,常涉及多个变量的综合作用,变量之间又相互联系,相互制约。多变量分析不仅能够研究多个变量之间的关系,揭示多变量内在的变化规律,还能够控制混杂,简化指标。本章主要对分类资料的几种常用多变量分析方法,包括 Poisson 回归、负二项回归、Logistic 回归、混合效应模型、广义估计方程和判别分析进行了介绍。

第一节 Poisson 回归

泊松回归(Poisson regression)模型是分析单位时间、单位面积、单位空间内某稀有事件发生频数影响因素的常用模型,多用于队列随访等前瞻性资料的分析。

一些罕见疾病或突发公共卫生事件,如恶性肿瘤或非遗传性先天性疾病的发病次数、某地一个月内因交通事故导致的死亡人数等计数资料的发生率低,其发生频数近似服从 Poisson 分布,可使用 Poisson 回归模型进行影响因素的分析。

一、基本思想

最常见的 Poisson 回归模型包括相加模型和相乘模型。

相加模型又称超额危险度模型,适用于各影响因素对事件发生数的影响是叠加的情况。设因变量 Y 为该研究事件的发生频次,且服从均值为 λ 的 Poisson 分布,影响 λ 取值的 m 个因素分别为 $X_1, X_2, X_3, \cdots\cdots, X_m$,模型表达如下:

$$\lambda = \beta_0 + \beta_1 X_1 + \beta_2 X_2 + \beta_3 X_3 + \cdots\cdots + \beta_m X_m \tag{式 22-1}$$

其中回归系数 β_j 与多元线性回归中的偏回归系数含义相同:指在控制其他因素不变时,自变量 X_j 每改变一个单位,事件发生数平均改变量为 β_j。此时,如果自变量以 X_{j0} 为基线参考值,当其取值为 X_{j1} 时事件发生的超额危险度(excess relative risk, ERR)为 $\beta_j(X_{j1} - X_{j0})$,超额病例数则为超额危险度与观察单位数的乘积,表示影响因素 X_j 改变所引起的观察事件发生数的变化。

相乘模型又称为相对危险度模型,适用于各因素对事件发生的影响是呈指数相乘的情况。此时,原始数据不支持相加模型,可对原相加模型作对数变换变为相乘模型。

$$\lambda = e^{\beta_0 + \beta_1 X_1 + \beta_2 X_2 + \beta_3 X_3 + \cdots\cdots + \beta_m X_m} \tag{式 22-2}$$

此时,回归系数 β_j 含义为:在控制其他因素不变时,自变量 X_j 每改变一个单位,事件发生数的平均对数改变量为 β_j。可将 β_j 转化为流行病学中常用的相对危险度 RR 或发病率比 (incidence rate ratio，IRR)。

$$RR = IRR = e^{\beta_j} \qquad (式 22\text{-}3)$$

模型的建立不仅需要考虑事件的实际发生数，还需要考虑计数时的观察范围，即观察多长时间、多大人群、多少体积或面积等。对于观察范围或总观察单位数（n_i）不同的资料，在模型拟合时需要考虑观察单位的取值不同，此时两种模型可分别表示为：

相加模型为：

$$\hat{y}_i = n_i(\beta_0 + \beta_1 X_{i1} + \beta_2 X_{i2} + \cdots\cdots + \beta_m X_{im}) \qquad (式 22\text{-}4)$$

相乘模型为：

$$\log(\hat{y}_i) = \log(n_i) + \beta_0 + \beta_1 X_{i1} + \beta_2 X_{i2} + \cdots\cdots + \beta_m X_{im} \qquad (式 22\text{-}5)$$

其中 $\log(n_i)$ 被称为偏移量（offset），表示不同基线观察范围。在模型拟合时同样需将暴露变量设置为对应的观察范围。

二、参数估计与假设检验

基于样本数据可采用最大似然估计 $\beta_0, \beta_1, \beta_2, \cdots\cdots, \beta_m$ 的估计值 $b_0, b_1, b_2, \cdots\cdots, b_m$，进而获得各影响因素（自变量）取值改变 1 个单位对应的事件发生频数的预测值和相对危险度的估计值。

$$RR = e^{b_j} = \frac{\hat{y}_{j1}}{\hat{y}_{j0}} \qquad (式 22\text{-}6)$$

RR 的 $1-\alpha$ 可信区间为：$e^{(b_j \pm u_{\alpha/2} S_{b_j})}$，其中 S_{b_j} 为 b_j 的标准误。回归系数的检验主要通过 Wald 检验构造 t 统计量和 χ^2 统计量，其中 t 统计量在大样本时近似服从标准正态分布，可通过查 Z 界值表或 χ^2 界值表来判断 P 值大小。

三、拟合优度评价

可采用尺度 χ^2 统计量（scaled Pearson χ^2）和尺度偏差统计量（scaled deviance）评估检验模型的拟合情况以及删除数据点对参数估计的影响，两个统计量均服从自由度为 $n-m-1$（n 为观察值个数，m 为自变量个数）对应的 χ^2 分布。若 $P > 0.05$，则表示模型估计值与真实值间的偏差不具有统计学意义，利用该模型拟合现有资料是合适的；若 $P \leqslant 0.05$，则提示利用该模型拟合现有资料是不合适的。

在应用中，计数资料的 Poisson 回归拟合可以通过调用 SAS 软件中的 PROC GENMOD 过程来实现，也可以通过 Stata 中的 Poisson 语句实现。

四、应用实例

例 22-1 为研究江苏省启东县的肝病患者肝癌发病与性别、肝癌家族史、肝病类型、乙肝表面抗原（HBsAg）之间的关系，某研究者对启东县高危肝病人群的多年随访资料进行了多因素回归分析，观测资料如表 22-1 所示。

表 22-1　启东县肝病史患者 1973—1987 年肝癌发病随访资料

肝病类型	性别	HBsAg 阴性				HBsAg 阳性			
		有家族史		无家族史		有家族史		无家族史	
		发病人数	观察人年数	发病人数	观察人年数	发病人数	观察人年数	发病人数	观察人年数
急性肝炎	女	1	1083.5	0	118.0	3	1421.0	2	153.7
	男	5	1215.2	1	125.7	16	1763.4	6	294.1
慢性肝炎	女	4	1924.2	1	197.0	12	2622.8	8	601.6
	男	10	1665.5	4	174.5	36	2377.9	12	395.4
肝硬化	女	0	98.0	0	1.0	2	220.4	2	30.5
	男	3	79.7	0	1.0	4	92.2	4	38.0

　　本例为以人群为基础的观察性资料,资料中每个患者的观察时间不同,且肝癌的发病率非常低,故本资料更适于采用 Poisson 回归模型。由于本实例旨在计算肝癌发生的相对危险度,且为保证预测的肝癌平均发生数为正数,故采用相乘模型。本例将肝癌发病人数视为结果变量,将性别、HBsAg、家族史及肝病类型等视为自变量(表 22-2)。在模型拟合前进行离散检验,得到 $P=0.50>0.05$,提示该资料为等离散数据,适用于 Poisson 回归模型(离散检验详见本节注意事项)。

表 22-2　资料中变量赋值情况

变量含义	变量名称	赋值说明
性别	X_1	女=0,男=1
HBsAg	X_2	阴性=0,阳性=1
家族史	X_3	无=0,有=1
肝病类型	X_4	
慢性肝炎	X_{41}	非慢性肝炎=0,慢性肝炎=1
肝硬化	X_{42}	非肝硬化=0,肝硬化=1
发病人数	Y	
观察人年数	N	

　　本资料以观察人年数为观察单位(n_i),肝癌发病人数为事件数(因变量 y_i)。待研究的影响因素则包括性别、HBsAg 情况、有无肝癌家族史以及现患肝病类型,其中现患肝病类型需设置 2 个哑变量(以急性肝炎为参照)。

　　采用 SAS 软件执行 Poisson 回归分析,结果如表 22-3 所示。

表 22-3 Poisson 回归分析结果

自变量	回归系数	发生率比估计值	率比标准误	率比95%可信区间		t 值	P 值
				下限	上限		
常数项	−6.7166	$12.11/10^5$	$3.90/10^5$	$6.90/10^5$	$21.20/10^5$	−23.40	<0.0001
男性	1.1723	3.2289	0.6362	2.1946	4.7507	5.95	<0.0001
HBsAg 阳性	0.7857	2.1936	0.4627	1.4508	3.3166	3.73	<0.0001
肝癌家族史	0.9301	2.5352	0.4810	1.7479	3.6770	4.90	<0.0001
患慢性肝炎	0.5304	1.6997	0.3450	1.1418	2.5300	2.61	0.0090
患肝硬化	1.6604	5.2611	1.6406	2.8552	9.6943	5.33	<0.0001

本例的尺度 χ^2 统计量为 0.3242,尺度偏差为 0.3542,自由度为 24−5−1＝18,故该模型的拟合优度检验得到 P 值>0.995,提示 Poisson 回归模型适用于该资料。

主要结果包括:①在控制其他自变量取值不变时,男性肝病患者发生肝癌的风险估计值为女性的 3.23 倍,P<0.05;②在控制其他自变量取值不变时,HBsAg 阳性肝病患者肝癌发生风险估计值为阴性者的 2.19 倍,P<0.05;③在控制其他自变量取值不变时,有肝癌家族史的肝病患者肝癌发病风险估计值为无家族史的 2.54 倍,P<0.05;④在控制其他自变量取值不变时,慢性肝炎和肝硬化患者患肝癌的风险估计值分别是急性肝病患者的 1.70 倍和 5.26 倍,P<0.05。

基线发病率(即上述自变量均取零暴露水平时的发病率)为:$12.11/10^5$ 人(95% CI:6.90-$21.20/10^5$ 人)(由 $e^{-6.7166}$ 计算可得,−6.7166 为模型中常数项参数)。

五、应用注意事项

(一) Poisson 回归与多重线性回归、Logistic 回归及 Cox 回归的区别

Poisson 回归模型的应用范围为稀有事件计数资料的影响因素分析。针对这种资料,如采用多重线性回归,则可能出现估计事件平均发生频数为负数,不符合实际情况。若采用 Logistic 回归,则会忽略观察单位不同对发生频数的影响,可能出现错误的结果。一般来说,Poisson 回归模型仅用于罕见结局事件发生的情况,若将其用于服从二项分布的非罕见事件资料,则会导致对 RR 的估计误差增大,需要使用误差方差估计法进行矫正,即采用修正的 Poisson 回归模型。若采用 Cox 比例风险回归分析,只能得到相对危险度,不能计算各组人群的发病密度。

(二) Poisson 回归相乘或相加模型的选择

模型选择相乘或相加模型理论上主要取决于专业知识。Poisson 相乘模型的预测区间为 $(0, +\infty)$,保证了事件平均发生数的预测值为正值,而相加模型的预测区间为 $(-\infty, +\infty)$,可能会出现事件平均发生数为负值的情况。因此,实际应用多采用相乘模型,但在研究危险因素为放射性暴露因素时,国际上一般采用相加模型来计算超额危险度。

(三) Poisson 回归模型的前提假设

Poisson 分布要求因变量发生频数的均值等于方差,称为等离散(equal-dispersion),因此该条件被视作应用 Poisson 回归的前提条件。然而,现实工作中不少时候会出现事件发生数的方差大于均值的情况,即过离散(over-dispersion)现象。对过度离散的计数资料,Poisson

回归常常低估参数估计值的标准误,从而增大 Ⅰ 类错误,夸大解释自变量效应,造成一些无实际价值的自变量被留在模型之中。因此,在采用 Poisson 回归之前,需要检验数据是否满足等离散的前提条件。若出现过离散现象,可选择用下一节介绍的负二项回归。在 Stata 软件中采用负二项回归拟合时,可显示离散检验的结果。

(四) Poisson 回归与零膨胀模型

当因变量事件发生频数出现较多 0 值时,即存在较多观察单位未出现所定义的结局事件。此时若采用 Poisson 回归模型,则会导致较大的模型不稳定性以及参数估计的误差,可选择采用零膨胀 Poisson 回归模型(zero-inflated Poisson regression,ZIP 回归)来修正结果。在 ZIP 回归中,事件数 y_i 服从由 0 的点群分布和 Poisson 分布组成的混合概率分布,即对事件数为 0 的计数资料拟合 logit 或 probit 模型,对非零计数资料拟合 Poisson 模型,以更好适应零计数频数过多的资料。Stata 及 SAS 软件均可实现零膨胀 Poisson 回归模型的拟合。

第二节 负二项回归

在医学研究中很多事件的发生不是随机独立的,即伯努利试验中独立发生概率不等,如传染性疾病、遗传性疾病和地方性疾病等存在聚集性的事件。此时,事件发生频数的总体分布会出现方差远大于均值的情况,即出现过离散现象,不满足 Poisson 回归的使用条件,宜采用负二项回归(negative binomial regression)。此外,许多伤害结局事件发生概率也可能因受各种因素的影响而出现不相等的情况,同样会出现过离散现象。因此,负二项回归也适用于交通事故、跌倒等伤害事件发生的影响因素分析。

一、基本思想

在 Poisson 分布中,λ 是一个常数。而在负二项分布中,为适用于过离散的数据资料,需要在 Poisson 模型的条件均值设置中引入潜在的异质性分布,即令强度参数 λ 服从伽马(Gamma)分布的随机变量。因此,负二项回归为先验分布为 Γ 分布的 Poisson 回归,又称伽马—Poisson 回归(Gamma-Poisson regression),其结局事件的发生服从负二项分布。

在负二项分布中事件发生频数的均数为 λ,而方差则等于 $\lambda(1+k\lambda)$,其中 k 为负二项分布的离散参数。当 $k=0$ 时,方差与均值相等,说明事件发生是随机的,此时负二项分布退化为 Poisson 分布;而当 $k\neq0$ 时,方差与均值不相等,说明事件发生不独立,具有聚集性,尚有重要的因素未被考虑。

负二项回归的模型为:

$$\log(\hat{y}_i) = \log(n_i) + \beta_0 + \beta_1 X_{i1} + \beta_2 X_{i2} + \cdots\cdots + \beta_m X_{im} + \log(k_i) \qquad (式 22\text{-}7)$$

与 Poisson 回归模型相比,负二项回归模型引入了服从伽马分布的误差项 $\log(k_i)$ 来调整参数估计的标准误。式 22-7 中 i 表示列联表数据的一个单元格。

二、参数估计与假设检验

负二项回归的模型回归系数和离散系数均可采用最大似然法进行估计,其参数意义、假设检验与 Poisson 回归一致。对回归系数及离散参数 k 检验可选择似然比检验,但该检验与 Wald 检验并不完全等价。在样本含量较大时,两者检验结果一致;但当样本量较少时,Wald 检验的结果更保守。

三、拟合优度评价

负二项回归的拟合优度检验同样可采用与 Poisson 回归一致的尺度 χ^2 统计量（scaled Pearson χ^2）和尺度偏差统计量（scaled deviance）两个统计量来检验。对于模型的显著性检验和拟合优度评价还可选用似然比检验、AIC（Akaike information criterion）准则和 BIC（Bayesian information criterion）准则。

似然比检验的统计量是两个模型的最大对数似然估计值之差的负 2 倍，即 $-2(\ln L_1 - \ln L_2)$，在样本量较大时，该统计量近似服从自由度为 (p_1-p_2) 的 χ^2 分布（p_1 和 p_2 分别为两个模型所含自变量的个数）。$-2\ln L$ 越小，表明模型的拟合效果越好。AIC 准则主要用于寻找能最好拟合资料的统计模型，AIC 值越小，说明模型拟合越好。当样本量较大时，为避免较大的似然函数值掩盖了自变量个数的潜在影响，可选用 BIC 准则，它考虑了样本含量的影响，BIC 值越小，模型拟合越好。

$$AIC = -2\ln(L) + 2p \qquad (式 22\text{-}8)$$
$$BIC = -2\ln(L) + p\ln(n) \qquad (式 22\text{-}9)$$

p 为模型中待估计参数个数，n 为样本含量。

在常见的统计软件的应用中，计数资料的负二项回归拟合可以通过调用 SAS 软件中的 PROC GENMOD 过程来实现，也可以通过 Stata 中的 nbreg 语句实现。

四、应用实例

例 22-2　某学者为了检查居住地类型与蚊虫幼虫滋生的关系，对 299 个不同居住地的家庭进行调查，调查结果如表 22-4。

表 22-4　不同居住地家庭蚊虫幼虫滋生情况

受滋生的容器数	农村	城市贫民区	城市	合计
0	136	38	67	241
1	23	8	5	36
2	10	2	0	12
3	5	0	0	5
4	2	0	0	2
5	1	0	0	1
6	1	0	0	1
11	1	0	0	1
合计	179	48	72	299

（表头"不同居住地家庭数"横跨农村、城市贫民区、城市三列）

本例以居住地家庭总数为观察单位（$n=299$），以受蚊虫幼虫滋生的容器数为结果变量（y_i），表 22-4 中第 2~4 列为结果变量在 3 类居住地受滋生蚊虫容器频数，以居住地区为自变量（以农村为对照，将城市贫民区及城市分别设置为哑变量 X_{11}，X_{12}）。过离散检验得到 $\chi^2 = 17.355$，P 值<0.0001，说明该资料数据存在过离散分布，适合用负二项回归模型进行分析。

最终建立回归模型为：

$$\ln(\hat{y}_i) = -0.7100 - 0.6762X_{11} - 1.9572X_{12}$$ （式22-10）

表22-5　不同居住地家庭蚊虫幼虫滋生情况的负二项回归分析结果

自变量	发生率比估计值	标准误	95%可信区间		χ^2	P值
			下限	上限		
城市贫民区(X_{11})	0.5085	0.2173	0.2200	1.1752	2.50	0.1140
城市(X_{12})	0.1413	0.0742	0.0504	0.3957	13.87	<0.0010
离散参数k	3.3304	0.8477	1.6689	4.9919	—	—

负二项回归分析结果显示：①城市家庭滋生蚊虫幼虫的机会显著低于农村家庭，农村家庭滋生蚊虫幼虫的机会是城市家庭的7.08倍(1/0.1413)，$P<0.05$；②城市贫民区家庭滋生蚊虫幼虫的机会与农村家庭相比差异无统计学意义，$P=0.1140>0.05$(表22-5)。

五、应用注意事项

在模型拟合前，需要对数据做过离散检验，以确定选择Poisson回归还是负二项回归。离散性检验包括零检验、得分检验(score test)和拉格朗日乘数检验(Lagrange multiplier test, LM)等方法。零检验和得分检验的检验统计量在总体均数和方差相等时近似服从标准正态分布，LM检验统计量则服从自由度为1的χ^2分布。若假设检验结果提示资料存在过离散，应选择负二项回归。此外，也可对离散参数k进行估计和似然比检验，其统计量服从自由度为1的χ^2分分布。若k显著大于0，则提示数据存在过离散，适合用负二项回归。

第三节　Logistic 回归

在生物医学研究中，当结局指标为分类变量(二分类、无序多分类以及有序多分类)时，可考虑采用Logistic回归实现危险因素的筛选、控制和校正混杂因素、预测等分析目的。

一、回归模型简介

逻辑回归(logistic regression)模型是一种非线性概率模型，它适用于探讨分类因变量Y与多个自变量$X_1, X_2, \cdots\cdots, X_m$之间的数量依存关系。按因变量类型，可分为二分类、无序多分类和有序多分类3种Logistic回归模型；按是否采用配对或匹配控制混杂变量，可分为条件Logistic回归和非条件Logistic回归。下文以二分类Logistic回归为例简要介绍其基本思想。

设因变量Y是二分类变量，取值为1(存在某种结局)和0(不存在某种结局)，将$Y=1$的概率记为P，自变量$X_i(i=1,2,\cdots\cdots,m)$可以是定量变量或分类变量，则Logistic回归模型记为：

$$\text{logit}(P) = \beta_0 + \beta_1X_1 + \beta_2X_2 + \cdots\cdots + \beta_mX_m$$ （式22-11）

两边同时取以自然对数为底的指数，则概率预测模型可表示为：

$$P = \frac{1}{1 + e^{(\beta_0 + \beta_1X_1 + \beta_2X_2 + \cdots\cdots + \beta_mX_m)}}$$ （式22-12）

其中，β_0 为常数项（截距），表示所有自变量取值均为 0 时，$\mathrm{logit}(P)$ 的值；β_i 是 X_i 对应的偏回归系数，指 X_i 改变一个单位时，$\mathrm{logit}(P)$ 的改变量。

二、参数估计

Logistic 回归中常采用极大似然估计法（maximum likelihood，ML）估计参数。将基于样本数据估计所得的偏回归系数记为 $b_0, b_1, b_2, \cdots\cdots, b_m$，则 Logistic 回归模型记为：

$$\mathrm{logit}(P) = b_0 + b_1 X_1 + b_2 X_2 + \cdots\cdots + b_m X_m \tag{式 22-13}$$

其中，b_0 为常数项（截距），b_i 是 X_i 所对应的偏回归系数估计值。由于量纲不同，不能根据偏回归系数的大小来直接判断自变量的相对贡献大小，需对偏回归系数进行标准化转换。

偏回归系数与标准化偏回归系数的转换公式为：$b_i' = (b_i \times S_{b_i}) \div (\dfrac{\pi}{\sqrt{3}})$。

利用公式 $OR_i = e^{b_i}$ 可由偏回归系数得到自变量 X_i 取值改变一个单位时对应的比值比（odds ratio，OR），比值比在流行病学研究中应用极其广泛。对于发病率较低的疾病，OR 可被近似为相对危险度（relative risk，RR）。

三、假设检验和拟合优度评价

（一）回归模型及回归系数检验

通常采用似然比检验、Wald 检验和计分检验来评价模型总体上是否具有统计学意义，即检验模型中的回归系数是否全为 0。3 种检验方法的结果可能有所差异，即：当样本量足够大时，3 种方法的结果一致；小样本情况下，计分检验优于其他检验方法。对于单个回归系数的检验，同样可采用似然比检验、Wald 检验和计分检验 3 种方法。相对而言，似然比检验的结果更可靠。当变量间存在共线性时，Wald 检验的结果不可靠。由于参数的可信区间（confidence interval，CI）是基于 Wald 统计量计算得到，因此在采用参数的 95%CI 筛选变量时应慎重。

（二）回归模型的拟合优度检验

常采用 Homser-Lemeshow 拟合优度检验、伪决定系数（Pseudo-R squared）、模型预测结果准确性和 ROC 曲线下面积等指标评价 Logistic 回归模型的拟合优度。这 4 个指标的取值越大，提示模型拟合效果越好。上述指标均可通过 SPSS、Stata 和 SAS 等常用统计软件得到。

四、二分类 Logistic 回归及应用实例

例 22-3　为探讨某病的影响因素，共获得 100 名居民的调查资料。本例选取其中 4 个自变量作为示例，分别为：性别、年龄、收入和文化程度。变量赋值如表 22-6 所示，整理的调查数据见表 22-7。

表 22-6　某病的影响因素与赋值说明

影响因素	变量名	赋值说明
性别	X_1	0=女，1=男
年龄	X_2	实际岁数
收入	X_3	0=低收入，1=较低收入，2=中等收入，3=高收入

续表

影响因素	变量名	赋值说明
文化程度	X_4	0=小学及以下,1=初、高中(含中专),2=大专及以上
是否患病	Y	0=未患病,1=患病

表 22-7 某病的影响因素调查数据

编号	性别	年龄	收入	文化程度	患病	编号	性别	年龄	收入	文化程度	患病
1	0	86	2	1	0	11	1	23	1	2	0
2	1	72	2	1	0	12	1	20	2	2	0
3	0	68	4	2	0	13	1	19	4	1	0
4	1	63	2	1	0	14	0	78	4	1	1
5	0	61	3	1	0	15	1	77	2	2	1
6	0	59	3	1	0	16	1	56	4	2	1
7	1	57	1	2	0	17	1	53	3	2	1
8	1	56	3	1	0	18	1	49	3	1	1
9	0	56	1	1	0	19	0	43	4	2	1
10	0	55	2	3	0	……	……	……	……	……	……

本例因变量 Y 是二分类资料,可选择二分类 Logistic 回归分析。自变量 X_1、X_2、X_3、X_4 分别为二分类、数值型和多分类变量,在纳入回归模型前,应对自变量进行合理处理:

1. 对于数值型变量,可作为连续型变量直接纳入回归模型,也可以结合专业知识将数值型变量转换为分类变量后纳入模型分析。本例年龄(X_2)是一个连续型数值变量,可直接纳入 Logistic 回归分析。当然,研究者也可根据专业需要对年龄分为若干组,再纳入 Logistic 回归分析。

2. 对于无序多分类变量,需先应用哑变量对其进行数量化。SPSS、Stata 和 SAS 软件均可实现 Logistic 回归分析中变量的自动哑变量化。本例中文化程度(X_4)包括 3 类,在统计分析时,既可将其视作无序多分类变量,也可视作有序分类变量。相对而言,将其视作有序分类变量结果相对简单,但此种处理需要假设任两相邻等级之间结果变量差别相同,这在很多情况下与事实不符。当作为无序多分类变量时,可选择小学及以下作为参照类,定义 2 个哑变量:文化程度 2 和文化程度 3;当视为多分类有序变量时,可参照数值型变量的方法纳入回归分析。

将上述处理后的变量纳入二分类 Logistic 回归分析。该过程可通过 SAS 的 Logistic 过程、Stata 的 clogit 命令和 SPSS 的"二元 Logistic 回归"选项实现。

分析结果为:①回归模型整体有统计学意义,$P<0.05$,该回归模型对应的 ROC 曲线下面积为 0.756,表示该模型的拟合效果尚可;②男性患该病的风险低于女性($OR=0.332$);③患病风险随着收入增加而升高($OR=2.044$);④该资料尚不支持某病发病与年龄和文化程度相关,$P>0.05$(表 22-8)。

表 22-8　某病影响因素研究的 Logistic 回归结果

自变量	B	S_b	Wald χ^2	df	P	$OR(95\%CI)$
性别	−1.1032	0.4607	5.7332	1	0.0166	0.332(0.134, 0.819)
年龄	0.0247	0.0135	3.3426	1	0.0675	1.024(0.998, 1.052)
收入	0.7148	0.2213	10.4348	1	0.0012	2.044(1.325, 3.154)
文化程度 2	0.1696	0.5092	0.1110	1	0.7390	1.185(0.437, 3.214)
文化程度 3	1.2966	0.7839	2.7355	1	0.0981	3.657(0.787, 16.998)
常数项	−2.9554	1.0463	7.9788	1	0.0047	

注:模型似然比检验 $\chi^2 = 20.9393$,$df = 5$,$P = 0.0008$;ROC 曲线下面积 $= 0.756$

五、无序多分类 Logistic 回归及应用实例

当因变量为无序多分类时,可采用无序多分类 Logistic 回归模型。此类模型将因变量中的某个类别(通常是第一或最后一个类别)作为参照,分别构建剩余各类别相对于参照类别的二分类 Logistic 回归模型。以三分类因变量为例,设有 p 个自变量,以第 1 类结果作为参照组,分别构建剩余两个类别相对于参照类的二分类 Logistic 回归方程,$\beta^{(2)}$、$\beta^{(3)}$ 分别对应每类结果的回归系数,则有:

$$\begin{cases} \text{logit} P_{2/1} = \alpha_1 + \beta_{11} X_1 + \beta_{12} X_2 + \cdots\cdots + \beta_{1p} X_p = X\beta^{(2)} \\ \text{logit} P_{3/1} = \alpha_2 + \beta_{21} X_1 + \beta_{22} X_2 + \cdots\cdots + \beta_{2p} X_p = X\beta^{(3)} \end{cases} \quad (式 22\text{-}14)$$

第 1 个模型表示第 2 类相对于第 1 类的 Logistic 回归方程,第 2 个模型表示第 3 类相对于第 1 类的 Logistic 回归方程。以这两个模型为基础,可构建第 2 类相对于第 3 类的 Logistic 回归方程,即前面两个回归模型对应参数之差:

$$\text{logit} P_{2/3} = (\alpha_1 - \alpha_2) + (\beta_{11} - \beta_{21}) X_1 + (\beta_{12} - \beta_{22}) X_2 + \cdots\cdots + (\beta_{1p} - \beta_{2p}) X_p = X\beta^{(2)} - X\beta^{(3)}$$

$$(式 22\text{-}15)$$

由于本例中因变量为三分类,其在 X 的条件下概率和为 1,即:$P_1 + P_2 + P_3 = 1$。因此,3 类结果的条件概率分别为:

$$\begin{cases} P_1 = \dfrac{1}{1 + e^{X\beta^{(2)}} + e^{X\beta^{(3)}}} \\[2mm] P_2 = \dfrac{e^{X\beta^{(2)}}}{1 + e^{X\beta^{(2)}} + e^{X\beta^{(3)}}} \\[2mm] P_3 = \dfrac{e^{X\beta^{(3)}}}{1 + e^{X\beta^{(2)}} + e^{X\beta^{(3)}}} \end{cases} \quad (式 22\text{-}16)$$

当结果变量为 K 类时,可以建立 K-1 个 logit 函数,剩余类别之间的方程可通过相应模型相减而得到:

$$\text{logit} P_k = \alpha_k + \beta_{k1} X_1 + \beta_{k2} X_2 + \cdots\cdots + \beta_{kp} X_p = X\beta^{(k)} \quad (式 22\text{-}17)$$

则各类结果的条件概率为:

$$P_k = \dfrac{e^{X\beta^{(k)}}}{\sum_{i=0}^{K-1} e^{X\beta^{(k)}}}, k = 0, 1, 2, \cdots\cdots, K\text{-}1 \quad (式 22\text{-}18)$$

例22-4　在例22-3的基础上,将因变量 Y 按照是否患有某病和患病亚型划分为:0＝未患病,1＝患 A 亚型病,2＝患 B 亚型病,则因变量变为无序多分类资料。为便于表述,本例仅探讨某病患病与性别的关系,观测数据见表22-9。

表22-9　某病患病与性别关系的观测数据

患病类别	女性($X=0$)	男性($X=1$)	合计
未患病($Y=0$)	21	35	56
A 亚型($Y=1$)	7	6	13
B 亚型($Y=2$)	20	11	31
合计	48	52	100

无序多分类 Logistic 回归可通过 SPSS 中"多项 Logistic 回归"过程、Stata 的 mlogit 命令,以及 SAS 的 Logistic 过程中指定连接函数为 glogit 实现。本例以未患病($Y=0$)作为参照,采用 SAS 软件得到如下结果:①男性患某病 B 亚型的风险低于女性($OR=0.209$);②现有数据尚不支持性别与某病 A 压型患病有关,$P>0.05$(表22-10)。

表22-10　某病患病与性别关系的 Logistic 回归分析结果

模型/变量	b	s_b	$Wald\ \chi^2$	P	$OR(95\%CI)$
模型1(A 亚型)					
性别	−0.6650	0.6211	1.1464	0.2843	0.514(0.152,1.737)
常数项	−1.0986	0.4364	6.3365	0.0118	
模型2(B 亚型)					
性别	−1.5669	0.4946	10.0343	0.0015	0.209(0.079,0.550)
常数项	0.0910	0.3018	0.0908	0.7631	

注:模型似然比检验 $\chi^2=11.1461$,$df=2$,$P=0.0038$

六、有序多分类 Logistic 回归及应用实例

有序 Logistic 回归是基于累积概率构建的回归模型,它适用于因变量为有序变量(等级变量)的资料。假设因变量 Y 包含 k 个等级(取值为 $1,2,\cdots\cdots,k$),其对应的发生概率分别为 $P_1,P_2,\cdots\cdots,P_k$,则有序 Logistic 回归模型可表示为:

$$\ln\left(\frac{P(Y\leqslant j)}{1-P(Y\leqslant j)}\right)=\beta_{0j}+\beta_1X_1+\beta_2X_2+\cdots+\beta_mX_m \tag{式22-19}$$

其中 β_{0j} 为常数项,$\beta_1,\beta_2,\cdots\cdots,\beta_m$ 分别为自变量 $X_1,X_2,\cdots\cdots,X_m$ 的偏回归系数。$P(Y\leqslant j)$ 和 $1-P(Y\leqslant j)$ 表示累积概率,其中:

$$P(Y\leqslant j)=P_1+P_2+\cdots\cdots+P_j \tag{式22-20}$$

$$1-P(Y\leqslant j)=P_{j+1}+P_{j+2}+\cdots\cdots+P_k \tag{式22-21}$$

通过上述3式可得:

$$P(Y\leqslant j)=\frac{1}{1+e^{-(\beta_{0j}+\beta_1X_1+\beta_2X_2+\cdots\cdots+\beta_mX_m)}} \tag{式22-22}$$

$$P_j = P(Y \leqslant j) - P(Y \leqslant j-1)$$

$$= \frac{1}{1+e^{-(\beta_{0j}+\beta_1 X_1+\beta_2 X_2+\cdots\cdots+\beta_m X_m)}} - \frac{1}{1+e^{-(\beta_{0,j-1}+\beta_1 X_1+\beta_2 X_2+\cdots\cdots+\beta_m X_m)}} \qquad (式22\text{-}23)$$

例 22-5　某研究者欲探讨某病患病严重程度与性别的关系,将因变量 Y 按照是否患有某病和严重程度赋值为:0=未患某病、1=轻度、2=中度、3=重度,观测数据如表 22-11。

表 22-11　某病患病严重程度与性别关系的观测数据

患病严重程度	女性($X=0$)	男性($X=1$)	合计
未患病($Y=0$)	21	35	56
轻度($Y=1$)	4	8	12
中度($Y=2$)	14	5	19
重度($Y=3$)	9	4	13
合计	48	52	100

有序多分类 Logistic 回归可通过 SPSS 中"有序 Logistic 回归"过程、Stata 的 ologit 命令和 SAS 中构建累积 logit 模型实现。本例采用 SAS 软件得到下述主要结果:男性患某病的严重程度低于女性($OR=0.331$),参见表 22-12。

表 22-12　有序 Logistic 回归分析结果

自变量	b	s_b	$Wald\ \chi^2$	Df	P	$OR(95\%CI)$
性别	-1.1048	0.3979	7.7089	1	0.0055	0.331(0.152,0.723)
常数项 1	0.3354	0.2812	1.4227	1	0.2330	—
常数项 2	-0.2191	0.2796	0.6144	1	0.4331	—
常数项 3	-1.1048	0.3979	7.7089	1	0.0055	—

注:模型似然比检验 $\chi^2=7.9271$, $df=1$, $P=0.0048$;ROC 曲线下面积 $=0.617$

七、条件 Logistic 回归及应用实例

在生物医学研究中,常采用配对(匹配)方法控制混杂因素,以提高研究效率。此时,可选择条件 Logistic 回归模型分析数据。条件 Logistic 回归分析本质上与前面所讲的 Logistic 回归模型一致,只是在分析数据时将按配对或匹配变量得到的每个对子或匹配组单独建模。该模型假设各层中自变量对结果变量的影响是相同的,即对应的回归系数相同;不同层之间的差别体现在模型常数项不同之上。下文以最常见的 1∶1 配对为例说明条件 Logistic 回归的应用。

例 22-6　为研究小于胎龄儿的影响因素,对研究对象的婚育史、身高、体重进行匹配,采用 1∶1 配对设计收集 60 对病例和对照资料。本例选取其中 3 个影响因素,分别是孕妇年龄 X_1、孕妇受教育程度 X_2、家庭人均月收入 X_3,变量赋值情况如表 22-13,配对病例对照研究资料如表 22-14。

表 22-13　分娩小于胎龄儿的影响因素及赋值说明

影响因素	变量名	赋值说明
孕妇年龄	X_1	$1 = 24$ 岁及以下, $2 = 25 \sim 29$ 岁, $3 = 30$ 岁及以上
孕妇受教育程度	X_2	$1 =$ 小学及以下, $2 =$ 中学, $3 =$ 大学及以上
家庭人均月收入	X_3	$1 = 800$ 元及以下, $2 = 801 \sim 1500$ 元, $3 = 1501$ 元及以上

表 22-14　分娩小于胎龄儿影响因素的 1：1 配对病例对照研究资料

配对编号	病例组（$Y=1$）			配对编号	对照组（$Y=0$）		
	年龄（X_1）	教育程度（X_2）	收入（X_3）		年龄（X_1）	教育程度（X_2）	收入（X_3）
1	2	2	1	1	3	3	2
2	1	1	1	2	2	2	2
3	2	2	1	3	2	2	3
4	2	1	2	4	2	2	2
5	1	2	1	5	1	2	2
6	2	2	1	6	1	2	2
7	2	2	2	7	2	2	2
8	1	2	1	8	1	2	2
9	1	1	2	9	2	3	3
10	1	2	3	10	1	2	2
……	……	……	……	……	……	……	……

　　条件 Logistic 回归可通过调用 SAS 软件中的 Logistic 回归过程, 并指明分层变量（即配对编号）予以实现; 在 Stata 软件中条件 Logistic 回归需采用 clogit 语句, 并指明 group 变量; 而 SPSS 软件中未包含条件 Logistic 分析过程, 因此需调用 Cox 回归模型实现。本例采用 SAS12.0 分析数据, 得到主要结果如表 22-15 所示: ①孕妇受教育程度越高, 分娩出小于胎龄儿的风险越低（$OR = 0.133$）; ②家庭人均月收入越高, 分娩出小于胎龄儿的风险越低（$OR = 0.412$）; ③该资料尚不支持孕妇年龄与小于胎龄儿发生风险相关, $P > 0.05$。

表 22-15　条件 Logistic 回归分析结果

自变量	B	S_b	Waldχ^2	df	P	OR（$95\%CI$）
孕妇年龄	-0.3620	0.5227	0.4797	1	0.4886	$0.696（0.250, 1.940）$
受教育程度	-2.0153	0.7520	7.1817	1	0.0074	$0.133（0.031, 0.582）$
家庭人均月收入	-0.8878	0.4261	4.3419	1	0.0372	$0.412（0.179, 0.949）$

注: 模型似然比检验 $\chi^2 = 32.1115$, $df = 3$, $P < 0.0001$

八、应用注意事项

（一）样本量估算

Logistic 回归采用的是极大似然估计, 该方法依赖于大样本渐近正态的性质, 因此在小样本情况下,获得的估计值可靠性下降、标准误增加。通常自变量个数越多所需样本量越大,一般认为每一自变量需要 15~20 例以上的观察个体,总例数应在 60 例以上;对于配对资料,样本的匹配组数应为纳入模型中自变量个数的 20 倍以上。

(二)自变量筛选

在自变量较多的情况下,不应将所有变量直接纳入模型分析,此时可使用逐步回归分析的方法进行变量筛选。实际应用中,应根据研究问题和专业知识预先筛选候选影响因素。

(三)缺失值和离群值处理

Logistic 回归会自动排除有缺失数据的观测个体。为避免过多缺失数据的影响,在资料收集过程中应采取严格质量控制,尽量减少缺失数据,在数据分析前,应先对缺失数据进行妥当填补,尽可能保证数据的完整性。此外,应通过分析标准化残差发现离群值,一般认为标准化残差>2.58 的个体值应被视为离群值。对包含离群值的数据,应仔细探究其产生原因,不宜简单删除,可通过比较纳入和排除离群值数据的分析结果之间的差异来评价离群值对结果的影响。

(四)多重共线性处理

当自变量之间存在较强线性相关时,模型参数估计值的可靠性将会下降,尤其是随着自变量间的相关性增加,Logistic 回归系数的标准误也将增加,导致检验效能降低(即Ⅱ类错误增加)。因此,在采用 Logistic 回归建模时应对自变量进行多重共线性检验,如:采用相关系数、决定系数,或方差膨胀因子 VIF 判别法识别自变量间是否存在多重共线性,再根据检验结果和专业知识,保留必要的和影响最大的自变量。

第四节 混合效应模型

医学研究中,一般线性模型对资料的要求比较严格,它假定因变量 Y 需具备正态性、独立性和方差齐性的条件。但实际上会经常遇到一些资料,它们并不能完全满足上述 3 个条件。如果对不满足独立性和方差齐性条件的资料仍用一般线性模型分析,将增大犯Ⅰ型错误的概率并使置信区间变窄,混合效应模型即为解决此类问题提出的一种方法。

在科学研究中,影响因素对结果变量的效应包括固定效应和随机效应两种。当因素取值固定时,其产生的效应为固定效应(fixed effect),如药物疗效评价时药物剂量水平的选择和生长发育研究中的性别因素;当因素为随机变量且其在研究中的观测值仅为其理论取值范围的一部分时,其产生的效应为随机效应(random effect),如多中心临床试验中治疗方法的选择,若从入选病人中随机分配治疗方法服用甲药、乙药或对照药推断整个疗效分析的总体情况,则该因素产生的疗效差别(即不同药物疗效)可看作随机效应。当一个统计模型同时包括具有固定效应的因素和具有随机效应的因素时,它被称为混合效应模型(mixed effects model)。本节以线性混合效应模型(linear mixed effects model)为主介绍此类方法。

一、线性混合效应模型基本结构

线性混合效应模型可用以下式子表示:

$$Y = x\beta + Z\gamma + \varepsilon \qquad \text{(式 22-24)}$$

x 为固定效应的设计矩阵,β 为固定效应参数向量;Z 为随机效应的设计矩阵,γ 为随机效应参数向量,服从均数向量为 0、方差协方差矩阵为 G 的多元正态分布,即 $\gamma \sim N(0, G)$;ε

为随机误差向量,服从均数向量为 0、方差协方差矩阵为 R 的多元正态分布,即 $\varepsilon \sim N(0,R)$。该模型假设随机效应 γ 和随机误差 ε 独立,因变量 Y 服从多元正态分布,Y 的均数向量为 $E(Y)=x\beta$,其方差协方差矩阵为 $Var(Y)=ZGZ'+R$。当 $R=\sigma^2 I$ 且 $Z=0$ 时,线性混合效应模型则退化为一般线性模型。

将线性混合效应模型应用于重复测量资料,令 $Y_i=(Y_{i1},\cdots\cdots,Y_{it_i})'$ 表示第 i 个观测对象的 t_i 次因变量($i=1,2,\cdots\cdots,n$),则线性混合模型可表示为:

$$Y_i = x_i\beta + Z_i\gamma_i + \varepsilon_i \tag{式 22-25}$$

其中,β 是第 i 个观测对象的 $p\times 1$ 维固定效应,γ_i 是第 i 个观测对象的 $q\times 1$ 维随机效应,x_i 和 Z_i 分别是第 i 个观测对象的 $t_i \times p$ 维固定效应和 $t_i \times q$ 维随机效应的设计矩阵,ε_i 是第 i 个观测对象的随机误差。向量 γ_i 服从独立的正态分布 $N_q(0_q,G)$,G 为 $q\times q$ 维随机效应方差协方差矩阵;向量 ε_i 服从独立的正态分布 $N_{t_i}(0_{t_i},R_i)$,R_i 为 $t_i\times t_i$ 维个体内随机误差的方差协方差矩阵,且 γ_i 和 ε_i 独立。向量 $Y_1,Y_2,\cdots\cdots,Y_n$ 服从独立的正态分布 $N_{t_i}(x_i\beta,V_i)$,其中 $V_i=Z_iGZ_i'+R_i$,为 $t_i\times t_i$ 维向量的方差协方差矩阵。

二、方差协方差结构

常见的协方差结构包括以下几种:

1. 方差分量结构(variance components structure,VC)　是指不同观测时间点对应不同的效应和具有不同的方差分量。

2. 复合对称结构(compound symmetry structure,CS)　是将方差分为个体随机效应和残差的方差,重复测量值间协方差为个体随机效应的方差。

3. 无结构(unstructured structure,UN)　是指方差协方差结构无规律可循,多次测量值的方差和任两个时间点测量值间协方差均不等,也被称为任意结构协方差矩阵。

4. 一阶自回归结构[first-order autoregressive structure,AR(1)]　某时间点测量值只与前一时间点测量值有关,与非相邻时间点测量值无关,各时间点方差相等,不同时间点间协方差依赖时间间隔呈指数下降趋势。

5. 带状主对角结构[banded main diagonal structure,UN(1)]　是指协方差矩阵的主对角元素(各时间点方差)不等,非主对角元素(不同时间点间协方差)为 0。

6. Toeplitz 结构(TOEP)　是指重复测量观测值方差相等,但只有相同时间间隔的观测值间的协方差相同。

7. 空间幂相关结构[spatial power correlation structure,SP(POW)(c)]　是指观测值间相关强度与观测值之间的时间或空间距离有关。

三、参数估计和假设检验

线性混合效应模型既要估计固定效应参数 β,还要估计随机效应 γ_i 和误差项 ε_i 中的参数,即协方差矩阵 G 和 R 中的参数,称为协方差参数。此时最小二乘法已不再适用,可用广义最小二乘法(generalized least squares,GLS)来替代,以使 $(Y-x\beta)'V^{-1}(Y-x\beta)$ 达到最小。GLS 需要 V 的信息,即矩阵 G 和 R 的信息。

在 γ_i 和 ε_i 服从正态分布时,可采用基于似然的方法估计参数。SAS 软件中的 PROC MIXED 过程采用最大似然估计(maximum likelihood,ML)和限制性最大似然估计(restricted/residual maximum likelihood,REML)两种方法估计 G 和 R,再用标准方法求解混合效应模型

方程中 β 和 γ 的估计值。

对协方差参数的推断,大样本时常用统计量是 Wald Z 统计量,参数的近似标准误可由协方差参数的方差协方差阵 $2H^{-1}$ 中获得。另一个方法是基于模型的负 2 倍对数似然比 χ^2 统计量,可比较不同协方差结构的模型。可以使用 AIC 准则(Akaike's information criterion,AIC)和 BIC 准则(Schwartz's Bayesian criterion,BIC)评价模型拟合优劣。AIC 和 BIC 取值越小,表示模型拟合越好。在 AIC 和 BIC 比较接近的情况下,应优先选择编号参数较少的模型。

对固定效应参数的统计推断,常用 t 检验和 F 检验。检验单个参数时,t 统计量中的参数标准误可由参数方差协方差矩阵 $\hat{C}$ 获得;检验多个参数时,可构造一般的 F 统计量。

四、应用实例

例 22-7　将手术要求基本相同的 15 名患者随机分为 3 组,在手术过程中分别采用 A,B,C 3 种麻醉诱导方法,在诱导前、诱导后 1、2、3、4 共 5 个时相测量患者的收缩压,测量结果见表 22-16。本研究目的:①3 种诱导方法对患者收缩压的影响有无不同? ②不同麻醉诱导时相下患者的收缩压有无差异? ③诱导方法和诱导时相对患者收缩压的影响有无交互作用?

表 22-16　不同麻醉诱导时相患者的收缩压(mmHg)

诱导方法	患者编号	麻醉诱导时相				
		t_0	t_1	t_2	t_3	t_4
A	1	120	108	112	120	117
A	2	118	109	115	126	123
A	3	119	112	119	124	118
A	4	121	112	119	126	120
A	5	127	121	127	133	126
B	6	121	120	118	131	137
B	7	122	121	119	129	133
B	8	128	129	126	135	142
B	9	117	115	111	123	131
B	10	118	114	116	123	133
C	11	131	119	118	135	129
C	12	129	128	121	148	132
C	13	123	123	120	143	136
C	14	123	121	116	145	126
C	15	125	124	118	142	130

本例为重复测量资料,同一个体在不同诱导时相的收缩压可能不独立,在分析诱导方法和诱导时相对收缩压的影响时应考虑个体内不同时间点观测值间的相关性。该资料可以采用重复测量的方差分析或多变量方差分析方法,也可利用线性混合效应模型分析数据。

(一) 数据格式的整理

使用 PROC MIXED 过程时,先将数据集整理成 MIXED 过程要求的格式,数据格式见表 22-17。

表 22-17　不同诱导方法、诱导时相患者收缩压(mmHg)数据集

诱导方法	患者编号	诱导时相	收缩压
A	1	1	120
A	1	2	108
A	1	3	112
A	1	4	120
A	1	5	117
A	2	1	118
A	2	2	109
A	2	3	115
A	2	4	126
A	2	5	123
……	……	……	……
C	15	1	125
C	15	2	124
C	15	3	118
C	15	4	142
C	15	5	130

（二）协方差结构的选择

SAS 软件先假设各个体不同时间点上收缩压 Y_i 的方差协方差阵 V_i 为复合对称结构（CS），对于随机效应部分，可以通过指定个体（患者）为随机效应 Z、G 为方差分量结构（VC）来实现。对于固定效应部分，根据研究目的指定诱导方法（method）、诱导时相（time），以及诱导方法和诱导时相的交互作用（method×time）3 个因素。

同时 SAS 软件提供方差协方差结构为方差分量结构（VC）、复合对称结构（CS）、无结构（UN）、一阶自回归结构 [AR(1)]、带状主对角结构 [UN(1)]、Toeplitz 相关结构（TOEP）或空间幂相关结构 [SP(POW)(c)] 等 7 种协方差结构的模型拟合结果，研究人员可选择拟合最佳模型对应的结果。本于本例，综合比较-2Log 似然、AIC、AICC 和 BIC 等拟合优度指标，可认为 Toeplitz 结构模型最好地拟合了观测数据（表 22-18）。

表 22-18　拟合不同协方差结构时模型拟合的统计量

统计量	VC	CS	UN	AR(1)	UN(1)	TOEP	SP(POW)(c)
参数个数	1	2	15	2	5	5	2
−2Log 似然	374.6	328.5	306.0	331.2	373.3	318.4	331.2
AIC	376.6	332.5	336.0	335.2	383.3	328.4	335.2
AICC	376.7	332.7	346.9	335.4	384.4	329.5	335.4
BIC	377.3	333.9	346.6	336.6	386.8	332.0	336.6

（三）结果及解释

SAS 软件输出的方差协方差矩阵为 Toeplitz 相关结构的分析结果，包括 R 矩阵、协方差参数估计、模型拟合统计量（表 22-18）、总体模型的似然比检验（表 22-19）、固定效应的参数估计结果（表 22-20）以及固定效应的 3 型 F 检验（表 22-21）。

表 22-19　无效模型下的似然比检验

自由度	χ^2 值	P 值
1	56.20	<0.0001

表 22-20　固定效应的参数估计和 t 检验

效应	诱导方法	诱导时相	估计值	标准误	自由度	t 值	P 值
截距			130.60	1.8921	12	69.02	<0.0001
诱导方法	1		−9.8000	2.6758	12	−3.66	0.0033
诱导方法	2		4.6000	2.6758	12	1.72	0.1113
诱导方法	3		0	.	.	.	.
诱导时相		1	−4.4000	1.9569	48	−2.25	0.0292
诱导时相		2	−7.6000	1.9251	48	−3.95	0.0003
诱导时相		3	−12.0000	1.3424	48	−8.94	<0.0001
诱导时相		4	12.0000	1.3984	48	8.58	<0.0001
诱导时相		5	0	.	.	.	.
诱导方法×诱导时相	1	1	4.6000	2.7674	48	1.66	0.1030
诱导方法×诱导时相	1	2	−0.8000	2.7225	48	−0.29	0.7701
诱导方法×诱导时相	1	3	9.6000	1.8994	48	5.06	<0.0001
诱导方法×诱导时相	1	4	−7.0000	1.9776	48	−3.54	0.0009
诱导方法×诱导时相	1	5	0	.	.	.	.
诱导方法×诱导时相	2	1	−9.6000	2.7674	48	−3.47	0.0011
诱导方法×诱导时相	2	2	−7.8000	2.7225	48	−2.86	0.0062
诱导方法×诱导时相	2	3	−5.2000	1.8984	48	−2.74	0.0086
诱导方法×诱导时相	2	4	−19.0000	1.9776	48	−9.61	<0.0001
诱导方法×诱导时相	2	5	0	.	.	.	.
诱导方法×诱导时相	3	1	0	.	.	.	.
诱导方法×诱导时相	3	2	0	.	.	.	.
诱导方法×诱导时相	3	3	0	.	.	.	.
诱导方法×诱导时相	3	4	0	.	.	.	.
诱导方法×诱导时相	3	5	0	.	.	.	.

表 22-21　固定效应的 F 检验

效应	分子自由度	分母自由度	F 值	P 值
诱导方法	2	12	7.01	0.0056
诱导时相	4	48	153.07	<0.0001
诱导方法×诱导时相	8	48	30.69	<0.0001

主要结果显示:①基于 TOEP 相关结构的线性混合效应模型总体有统计学意义($\chi^2 = 56.20, P<0.0001$);②诱导方法和诱导时相的主效应,以及诱导方法和诱导时相的交互效应均有统计学意义($F_{method} = 7.01, P = 0.0056; F_{time} = 153.07, P<0.0001; F_{method\times time} = 30.69, P< 0.0001$);③不同诱导方法与诱导时相组合下收缩压的最小二乘均数估计值(表 22-22);④分别固定诱导方法和诱导时相对应的单独分析结果(表 22-23)。

由于本例诱导方法和诱导时相之间存在交互作用,其主效应结果没有意义,应依据单独分析结果解释处理因素效应。单独分析结果提示,3 种诱导方法在 5 个观测时间点的平均收缩压均有统计学差异($P<0.05$)。从临床麻醉角度看,第 1 种诱导方法平均收缩压波动最小,麻醉效果最佳。

表 22-22　各组合条件下收缩压的最小二乘均数

效应	诱导方法	诱导时相	估计值	标准误	自由度	t 值	P 值
诱导方法×诱导时相	1	1	121.00	1.8921	48	63.95	<0.0001
诱导方法×诱导时相	1	2	112.40	1.8921	48	59.41	<0.0001
诱导方法×诱导时相	1	3	118.40	1.8921	48	62.58	<0.0001
诱导方法×诱导时相	1	4	125.80	1.8921	48	66.49	<0.0001
诱导方法×诱导时相	1	5	120.80	1.8921	48	63.85	<0.0001
诱导方法×诱导时相	2	1	121.00	1.8921	48	64.06	<0.0001
诱导方法×诱导时相	2	2	119.80	1.8921	48	63.32	<0.0001
诱导方法×诱导时相	2	3	118.00	1.8921	48	62.37	<0.0001
诱导方法×诱导时相	2	4	128.20	1.8921	48	67.76	<0.0001
诱导方法×诱导时相	2	5	135.20	1.8921	48	71.46	<0.0001
诱导方法×诱导时相	3	1	126.20	1.8921	48	66.70	<0.0001
诱导方法×诱导时相	3	2	123.00	1.8921	48	65.01	<0.0001
诱导方法×诱导时相	3	3	118.60	1.8921	48	62.68	<0.0001
诱导方法×诱导时相	3	4	142.60	1.8921	48	75.37	<0.0001
诱导方法×诱导时相	3	5	130.60	1.8921	48	69.02	<0.0001

表 22-23 固定另一个因素时诱导方法和诱导时相的单独效应

效应	诱导方法	诱导时相	分子 自由度	分母 自由度	F 值	P 值
诱导方法×诱导时相		1	2	48	2.42	0.0993
诱导方法×诱导时相		2	2	48	8.26	0.0008
诱导方法×诱导时相		3	2	48	0.03	0.9743
诱导方法×诱导时相		4	2	48	23.06	<0.0001
诱导方法×诱导时相		5	2	48	15.11	<0.0001
诱导方法×诱导时相	1		4	48	47.37	<0.0001
诱导方法×诱导时相	2		4	48	44.62	<0.0001
诱导方法×诱导时相	3		4	48	122.46	<0.0001

五、应用注意事项

1. 线性混合效应模型不仅考虑了固定效应,也考虑了随机效应,使得信息利用更为充分;它既可用于说明分析变量水平及其变化趋势与结局变量的关系,也适用于对协变量的控制;尤宜于解决含有随机缺失数据的分析。

2. 线性混合效应模型要求资料满足 3 个条件:①给定自变量的条件下,因变量为服从正态分布的定量变量;②自变量和因变量呈线性关系;③给定自变量的条件下,因变量不同观测值间呈某种相关(或方差协方差)结构。

3. 线性混合效应模型与一般线性模型、方差分析的关系 在重复测量资料中,当多次测量值间的相关结构为独立结构时,可直接采用一般线性模型分析。线性混合效应模型中固定效应部分等同于一般线性模型,自变量可以是连续的定量变量,也可以是定性(或分类)变量。当多次重复测量值的相关矩阵不满足独立结构时,可采用校正自由度的单因素方差分析或者多元方差分析,也可采用线性混合效应模型。线性混合效应模型可对重复测量资料的固定效应和随机效应参数及协方差矩阵进行参数估计和假设检验,方差分析只能对重复测量资料的固定效应做出统计推断。混合效应模型在处理临床中的重复测量的资料比重复测量的方差分析对资料的要求更宽松。

4. 当因变量为分类变量或等级变量且观测数据不独立时,可通过引入连接函数对因变量予以解决。此时,线性混合效应模型被扩展为广义线性混合效应模型。

第五节 广义估计方程

一、广义估计方程的基本模型

广义估计方程(generalized estimating equations,GEE)是 Liang 和 Zeger 于 1986 年提出的一种用于解决观测值为分类变量的重复测量数据分析方法。

广义估计方程是一种基于拟似然估计(quasi-likelihood estimation)的半参数统计方法,它是广义线性模型在重复测量资料上的推广。假设每个受试者在 p 个时间点上被连续观测，y_{ij} 为第 i 个受试者 $(i=1,2,\cdots\cdots,n)$ 在第 j 个时间点 $(j=1,2,\cdots\cdots,p)$ 的观测值，相应的协变量记为 $X_{ij}=(x_{ij1},\cdots\cdots,x_{ijm})'$。GEE 要求不同受试者之间的观测值相互独立，允许同一受试者多次观测值之间存在组内相关。

通过构建结局变量和协变量之间，结局变量和其方差之间的关系，以及假设不同时点观测值之间的相关形式，Liang 和 Zeger 构造的广义估计方程为：

$$\sum_{i=1}^{n}\left(\frac{\partial\mu_i}{\partial\beta}\right)'V_i^{-1}(Y_i-\mu_i)=0 \qquad (\text{式 22-26})$$

其中 $Y_i=(y_{i1},y_{i2},\cdots\cdots,y_{ip})'$，$\mu_i=(\mu_{i1},\mu_{i2},\cdots\cdots,\mu_{ip})'$，$\beta$ 是连接结局变量和协变量等式的待估参数，V_i 表示基于描述多次测量值之间相关性的作业相关矩阵构造的作业协方差矩阵。

二、参数估计

广义估计方程中有 3 类参数需要估算，一是协变量的回归系数 β，二是尺度参数 ϕ，三是相关参数 α。其中 ϕ 和 α 均为 β 的函数，只有先估算出 ϕ 和 α 的估计值，才能得到 β 的解。GEE 采用 Gauss-Newton 迭代法估计参数，包括以下 3 个步骤：

第一步：假设观测值之间无相关关系，利用广义线性模型估计的参数作为 β 的初始值。

第二步：利用 β 的初始值，根据相应的函数关系计算 ϕ 和 α 的值。

第三步：利用 ϕ 和 α 的值再次估计 β 的值。如此反复多次，直到各参数均收敛为止。

由于参数估算过程计算较为复杂，通常是利用软件进行求解，如 SAS 软件的 genmod 命令、Stata 软件的 xtgee 命令、SPSS 软件分析菜单下的广义线性模型中的广义估计方程命令和 R 软件的 geepack 程序包，此处省略数值求解过程。下文采用 SAS 软件为例分析两个实例，其他软件的操作过程可参考相关书籍。

三、应用实例

例 22-8　此处引用 Stokes,Davis 和 Koch 等人所做的一项研究数据作为例子。该研究评价环境污染对儿童的影响，研究者首先在多个城市招募研究对象（儿童）入组，然后在每位儿童 8 岁、9 岁、10 岁和 11 岁的时候分别记录其是否出现哮喘症状（1 表示有喘息症状，0 表示没有）和儿童在家里被动吸烟的情况（0、1、2 表示被动吸烟的暴露程度越来越高），该研究数据汇总如表 22-24。其中 id 表示研究对象编号，city 表示研究对象所在城市，sm 表示被动吸烟的暴露程度，sym 表示是否出现症状。

表 22-24　儿童被动吸烟与哮喘研究数据汇总

编号(id)	城市(city)	8 岁		9 岁		10 岁		11 岁	
		sm	sym	sm	sym	sm	sym	sm	sym
1	steelcity	0	1	0	1	0	1	0	0
2	steelcity	2	1	2	1	2	1	1	0
3	steelcity	2	1	2	0	1	0	0	0
……	……	……	……	……	……	……	……	……	……
23	greenhil	0	1	0	1	0	0	0	0
24	greenhil	1	0	1	1	1	1	2	1
25	greenhil	0	1	0	0	0	0	0	0

其中 sym 为重复观测的结果变量,city、age 和 sm 为自变量,由于本研究的结局变量为二分类变量,因此选择 logit 作为连接函数,设置作业相关矩阵为等相关,采用强迫法把 3 个自变量引入方程,采用 SAS 软件得到如下主要结果:①greenhil 和 steelcity 两个城市的儿童哮喘发病风险无显著差别,$P>0.05$;②年龄与儿童哮喘发病的关系不显著,$P>0.05$;③被动吸烟暴露程度越高,儿童发生哮喘的风险越高,$P<0.05$(表 22-25)。

表 22-25　儿童哮喘影响因素广义估计方程运行主要结果

参数	估计值	标准误	95%置信区间		Z	P 值
			下限	上限		
截距	2.26	2.02	−1.71	6.23	1.12	0.2600
城市(greenhil)	0.04	0.54	−1.02	1.11	0.08	0.9410
城市(steelcity)	0.00	0.00	0.00	0.00	.	.
年龄	−0.32	0.19	−0.69	0.05	−1.7	0.0920
被动吸烟暴露程度	0.65	0.28	0.10	1.20	2.31	0.0230

例 22-9　某研究者欲评价某种止痛药物的镇痛效果,招募 20 名研究对象,将其随机分为两组(治疗组=1,安慰剂治疗组=2),对两组患者分别连续观测服药后 3 个时间点的疼痛改善效果(1=无改善,0=有改善),实际观测数据如表 22-26 所示。其中 group 表示随机分为两组,id 表示患者编号,time1-time3 表示 3 次不同的测量结果(表 22-27)。

表 22-26　某镇痛药物疗效评估结果

group	id	time1	time2	time3	group	id	time1	time2	time3
1	1	1	0	0	2	11	1	0	0
1	2	1	1	0	2	12	1	1	1
1	3	1	0	0	2	13	1	0	1
1	4	1	0	0	2	14	1	1	1
1	5	1	0	0	2	15	1	0	0
1	6	1	1	0	2	16	1	1	1
1	7	1	1	1	2	17	1	1	1
1	8	1	0	0	2	18	1	0	1
1	9	1	0	0	2	19	1	0	1
1	10	1	0	0	2	20	1	1	1

表 22-27　药物治疗疼痛症状变量赋值

因素	变量名	赋值说明
分组	group	治疗组=1,安慰剂治疗组=2
时间	time	第一次测量=1,第二次测量=2,第三次测量=3
疼痛症状	outcome	1=无改善,0=有改善

本例 time1~time3 为重复观测的结果变量,group 和 time 为自变量,选择 logit 作为连接函数,设置作业相关矩阵为等相关,采用强迫法把 group、time 和 group 与 time 的交互作用引入方程,采用 SAS9.2 得到如下主要结果:①安慰剂组和治疗组患者的疼痛改善效果无显著差别,$P>0.05$;②治疗时间长短和疼痛改善效果的关系不显著,$P>0.05$;③治疗组随着时间推移的疼痛改善效果与安慰剂组相比有差别,$P<0.05$(表 22-28)。由于分组变量与治疗时间存在交互作用,进一步做单独分析。结果显示,治疗组疼痛改善效果,3 个治疗时间点对应的疼痛改善比例分别为 0、70% 和 90%,而安慰剂组对应的 3 个治疗时间点对应的疼痛改善比例分别为 0、60%、20%。

表 22-28　镇痛药物疗效评估广义估计方程估计结果

参数	估计值	标准误	95%置信区间 下限	95%置信区间 上限	Z	P 值
截距	−2.10	0.46	−2.99	−1.20	−4.60	<0.0100
组别(1)	−3.48	1.88	−7.16	0.20	−1.85	0.0600
组别(2)	0.00	0.00	0.00	0.00	.	.
治疗时间	0.52	0.27	−0.01	1.06	1.92	0.0500
治疗时间 * 组别(1)	2.46	1.22	0.06	4.86	2.01	0.0400
治疗时间 * 组别(2)	0.00	0.00	0.00	0.00		

四、应用注意事项

1. 广义估计方程是广义线性模型的推广,重点用于求解观测值为分类变量的重复测量资料,如果观测值只有一次测量值,广义估计方程等价于广义线性模型。

2. 指定作业相关矩阵为无结构相关时,广义估计方程的求解等价于多元正态分布数据的极大似然估计。如果均值的模型构造准确,即使作业相关矩阵指定错误,观测样本量越大,模型参数越稳定。

3. 广义估计方程能够通过加权调整的方法处理含有完全随机缺失(missing completely at random,MCAR)数据的重复测量资料。

4. 广义估计方程模型所需的样本含量。一般情况下,如果只有两个解释变量,最低样本量为 25,有 5~12 个解释变量,则最低样本量为 100。对于同样数量的解释变量,同一观测对象不同时间点观测数据之间的相关性越低,需要的样本量越少。

5. 广义估计方程和混合效应模型虽然都可以用于处理具有内部相关性的重复测量资料,但是两者有着明显的区别,混合效应模型要求因变量是服从正态分布,因变量和自变量之间是线性关系,而广义估计方程是用于处理重复测量资料中因变量为分类变量的资料,且不要求因变量和自变量的函数关系。

第六节　判别分析

判别分析(discriminant analysis)是判别样本所属总体的一种统计方法,其基本思路是根据已知类别的若干样本所提供的信息,总结出分类规律,建立判别公式和判别函数,再用于判断新样本所属的类别。根据需要判别的总类别数,判别分析可分为两类判别和多类判别;按所采用数学模型的不同,又可分为线性判别和非线性判别。本节介绍 4 种常用的判别方法,包括距离判别分析、Fisher 判别分析、Bayes 判别分析和逐步判别分析。

一、距离判别分析

距离判别分析是根据已知分类的数据,计算各类的均值(即重心),对于任一样本的观测值,若它与第 i 类的重心距离最近,就认为该样本来自第 i 类。即样本与哪个总体之间的距离最近,则可判断它属于哪个总体。因此,距离判别法又称为最邻近方法或直观判别法。距离判别法对总体的分布没有特定的要求,适用于任意分布的资料。

例 22-10　Fisher 于 1936 年发表的 Iris 数据已被广泛地作为判别分析的例子。该数据集由鸢尾属下的 3 个亚属,分别是刚毛鸢尾花(第 I 组)、变色鸢尾花(第 II 组)和弗吉尼亚鸢尾花(第 III 组)的 50 个样本数据构成,分别测量了各花的花萼长(x_1)、花萼宽(x_2)、花瓣长(x_3)和花瓣宽(x_4),单位为毫米(表 22-29)。

表 22-29　鸢尾属下的 3 个亚属的花萼长、宽和花瓣长、宽测量值

编号	第 I 组				第 II 组				第 III 组			
	x_1	x_2	x_3	x_4	x_1	x_2	x_3	x_4	x_1	x_2	x_3	x_4
1	51	35	14	3	56	27	42	13	63	25	50	19
2	52	41	15	1	70	32	47	14	69	31	54	21
3	50	34	15	2	51	25	30	11	76	30	66	21
……	……	……	……	……	……	……	……	……	……	……	……	……
48	49	36	14	1	60	29	45	15	65	32	51	20
49	51	38	16	2	68	28	48	15	67	33	57	25
50	48	31	16	2	54	30	45	15	62	34	54	23

本例分析步骤如下:

1. 首先计算 3 类总体的均值向量 μ_i 和协方差矩阵 Σ_i。

2. 对各总体的协方差矩阵进行齐性检验,结果显示 $P<0.001$,说明 3 类的协方差矩阵不相等。

3. 3 类间的马氏距离及均向量的假设检验,结果如表 22-30 所示。此结果说明,任两类之间均有统计学差别,提示应分为 3 类。

表 22-30　3 类总体间的马氏距离及均向量的假设检验

相比较的类别	D^2	F	P
I 类—II 类	89.86	500.19	<0.0010
I 类—III 类	179.38	1098.27	<0.0010
II 类—III 类	17.20	105.31	<0.0010

4. 判别函数 由前面结果可知,本例 3 类之间协方差矩阵为不等协方差矩阵,此时,相较于直接计算判别函数,计算各样本到各类的距离,再按最邻近原则进行归类更为方便。但当协方差矩阵相等时,直接计算判别函数进行判别更为简单。

由于 SPSS 中没有距离判别这一方法,距离判别分析无法在 SPSS 中直接实现,可通过 Excel 等软件手工计算或 SAS 软件中的"discrim"语句进行计算。

5. 组内回代 将采用距离判别分析所得判别结果与各样品实际归属类别相比较,得到 3 类的误判概率分别为 0、4% 和 2%(表 22-31)。

表 22-31 原分类与距离判断分析分类结果比较

真实情况	判别结果		
	I 类	II 类	III 类
I 类	50	0	0
II 类	0	48	2
III 类	0	1	49

二、Fisher 判别分析

Fisher 判别分析是基于统计上的 Fisher 准则,其基本思想是投影,即通过对原始数据系统进行坐标变换,寻求能够将总体尽可能分开的方向,使得同类内部的离散性最小和不同类间差别尽可能大,以达到分类的目的。它适用于任意分布的资料。

例 22-11 在例 22-10 分析的基础上,再采用 SPSS 软件中的"discriminant"模块进行 Fisher 判别分析。计算可得,$|B-\lambda W| = 0$ 的非 0 特征根的个数 $L \leqslant min(k-1, m) = min(2, 4) = 2$(其中,$W$ 与 B 分别为原始数据的组内离差阵和组间离差阵。),计算可知两个特征根分别为:$\lambda_1 = 32.192$,$\lambda_2 = 0.285$,第一特征根的贡献率达 99.1%。

判别函数分别为:

$$y_1 = -0.083x_1 - 0.153x_2 + 0.220x_3 + 0.281x_4 - 2.105 \qquad (式 22-27)$$
$$y_2 = 0.002x_1 + 0.216x_2 - 0.093x_3 + 0.284x_4 - 6.661 \qquad (式 22-28)$$

组均值 $\bar{y}_{ij}$ 为:$\bar{y}_{11} = -7.608$,$\bar{y}_{21} = 1.825$,$\bar{y}_{31} = 5.783$,$\bar{y}_{12} = 0.215$,$\bar{y}_{22} = -0.728$,$\bar{y}_{32} = 0.513$。对于任一样本 X,可按照下式进行判别:若 $\sum_{j=1}^{2}(y_j - \bar{y}_j)^2 = min_{1 \leqslant i \leqslant 3}\sum_{j=1}^{2}(y_j - \bar{y}_{ij})^2$,则 X 属于总体 G_i。

将采用 Fisher 判别分析所得判别结果与各样品实际归属类别相比较,得到 3 类的误判概率分别为 0、4% 和 2%(表 22-32)。

表 22-32 原分类与 Fisher 判别分析分类结果比较

真实情况	判别结果		
	I 类	II 类	III 类
I 类	50	0	0
II 类	0	48	2
III 类	0	1	49

三、Bayes 判别分析

一般情况下,研究者对研究的总体不会一无所知,或多或少总有一些认识,而这个认识称为先验的(prior)。Bayes 判别分析就是在分析时考虑先验概率,抽取样本后,基于 Bayes 统计的思想,用样本来修正先验概率,以得到各个样本属于每类总体的概率,即后验概率(posterior probability),再根据后验概率进行各种统计推断。

例 22-12　对例 22-10 的资料,假定已知各总体先验概率相等,采用 Bayes 法对此资料做判别分析。

通过 SPSS 软件中的"discriminant"模块计算,可得判别函数分别为:

$$y_1=-86.308+2.354x_1+2.359x_2-1.643x_3-1.740x_4 \qquad (式22-29)$$
$$y_2=-72.853+1.570x_1+0.707x_2+0.521x_3+0.643x_4 \qquad (式22-30)$$
$$y_3=-104.368+1.245x_1+0.369x_2+1.277x_3+2.108x_4 \qquad (式22-31)$$

利用以上判别函数,可计算新样本属于各总体的评分,得分最高的那一类即为该样本归属类别。

将采用 Bayes 判别分析所得判别结果与各样品实际归属类别相比较,得到 3 类的误判概率分别为 0、4% 和 2%(表 22-33)。

表 22-33　原分类与 Bayes 判别分析分类结果比较

真实情况	判别结果		
	Ⅰ类	Ⅱ类	Ⅲ类
Ⅰ类	50	0	0
Ⅱ类	0	48	2
Ⅲ类	0	1	49

四、逐步判别分析

在判别分析中,各变量对总体的判别能力不同,有些判别指标甚至对判别效果贡献极小。如果不加选择地把所有备选判别指标全部纳入,不仅会大大增加计算工作量,而且会造成判别函数不稳定,甚至还可能降低判别效果。因此,建立判别函数时预先剔除那些判别能力弱的指标很有必要。逐步判别分析(stepwise discriminant analysis)即是为了实现这一目的而提出的一种方法。与逐步回归分析的思想类似,逐步判别分析采用了"有进有出"的动态调节变量方法,每次引入一个判别能力最强的新变量进判别式,根据方差分析中的 Wilks 统计量 Λr 的大小筛选判别指标,直至判别函数中所有变量对结果判别均具有统计学意义,而函数之外的指标对结果判别均无统计学意义为止。

其中,统计量 $\Lambda r=\dfrac{|W_r|}{|T_r|}$,$r$ 为入选判别指标的个数,W_r 和 T_r 分别是类内离差矩阵和总离差矩阵。Λ 和 F 分布的关系为:$F=\dfrac{1-\Lambda}{\Lambda}\times\dfrac{n-k-r}{k-1}$,其服从自由度为 $(k-1, n-k-r)$ 的 F 分布,式中 k 为总类数。类似于逐步回归,事先须设定选入变量和剔除变量的阈值 Λ_α 和 Λ_β,并将它

们与 F_α 和 F_β 对应,一般 α 取 0.05, β 取值大于 α。

例 22-13 以例 22-10 的资料数据为例,通过 SPSS 软件中的"discriminant"模块进行计算。进行变量选择后发现变量 x_1, x_2, x_3 和 x_4 这 4 个变量均有统计学意义,应纳入判别函数。

基于变量筛查的结果,再采用前面介绍的距离判别法、Fisher 判别法或 Bayes 判别法对纳入的 4 个变量建立相应判别函数和判别法则,进行判别分析。本例题中由于所有变量均纳入方程,判别结果与上述结果一致,故不再重复。

五、应用注意事项

(一)对判别总体的要求

判别效果的优劣在相当程度上取决于所考虑的总体的分离程度,当两类总体靠得很近,无论何种方法,误判概率都会很大。因此,在进行判别分析前应检验待判别总体是否相同。对单变量的判别用 t 检验,对多变量的判别用 Hotelling T^2 检验。

(二)对训练样本的要求

判别分析中所用样本资料将被视为对总体的估计,因此要求样本量必须足够大,且对总体具有较好的代表性。

(三)对先验概率的处理

在 Bayes 判别分析中,在样本具有代表性的前提下,各种类型的先验概率可根据训练样本的构成比来估计,但当样本存在选择偏倚,此种估计方法就不可信,此时应将各个类型的先验概率视为相等。

(四)各判别分析类型的比较

距离判别分析和 Fisher 判别分析未对总体分布有特定的要求,而 Bayes 判别分析要求总体分布明确。相比于距离判别分析和 Fisher 判别分析,Bayes 判别分析考虑了各总体出现的事前概率,并能提供后验概率、错判率的估计值和错判造成的损失。然而,当选择的先验概率与实际情况不相符时,Bayes 判别分析会导致错误的结论。另外,当各总体的均值向量存在较高的共线性时,Fisher 判别分析可用少于 Bayes 判别分析的判别函数个数实现判别。

在正态等协方差矩阵的条件下,距离线性判别分析、Fisher 判别分析和 Bayes 判别分析 3 者等价。

(五)判别分析与聚类分析的关系

判别分析是在已知分类的基础上,根据已知样本的观测数据建立分类规则,将新样本归类的方法。而聚类分析则是将一群具有相关性的资料(样本、变量)加以有意义的分类,分析时对分类类型并不了解,其目的是寻找数据中潜在的自然分组结构和感兴趣的关系。实际应用中,可先利用聚类了解分类类型,然后再进行判别分析。

(胡国清 高语嫣 宁佩珊 肖旺欣 成佩霞 程勋杰 编,赵 星 审)

参 考 文 献

[1] 孙振球,徐勇勇.医学统计学[M].第 4 版.北京:人民卫生出版社,2014.

[2] 陈峰.医用多元统计分析方法[M].第 2 版.北京:中国统计出版社,2007.

[3] 李立明.流行病学[M].第 3 版.北京:人民卫生出版社,2015.

[4] 谭红专.现代流行病学[M].第 2 版.北京:人民卫生出版社,2008.

［5］胡良平.SAS 统计分析教程［M］.北京:电子工业出版社,2010.

［6］周广肃.Stata 统计分析与应用［M］.北京:机械工业出版社,2015.

［7］Zeger SL,Liang KY.Longitudinal data analysis for discrete and continuousoutcomes［J］.Biometrics,1986,42（1）:121-130.

［8］万崇华,罗家洪.高级医学统计学［M］.北京:科学出版社,2014.

［9］Stokes M,Davis C,Koch G.Categorical data analysis using the sas® system［M］.2nd ed.CaryNC:SAS Institute,2001.

［10］王静,夏结来,叶冬青.判别分析方法在医学应用中的进展［J］.数理统计与管理,2008,27(2):369-376.

第二十三章

新型多变量统计分析

提要:近年来,针对流行病学研究中出现的数据分析难题,学者提出许多与之对应的新型多变量统计分析方法,如:随机分组难以施行时,干预组与对照组在某些基本特征上非均衡可比,则可采用倾向性评分匹配法近似达到随机分组的效果。本章分别介绍了倾向性评分匹配法、工具变量法、边缘结构模型、结构方程模型、多水平模型及时依协变量分析方法的提出、基本原理、分析步骤及应用实例。

第一节 倾向性评分匹配法

一、方法概述

在效果比较的研究中,随机对照试验一般被认为是"金标准",但在实际研究中,研究对象往往无法被随机分组。当研究对象无法被随机分组并由此获得均衡可比的干预组和对照组时,匹配(matching)是一个非常有用的技术。匹配时,根据干预组每一个个体的特征,在非干预组中寻找特征相同的个体并与之配对,从而构建人为的对照组。由于匹配后的对照组和干预组特征完全相同,对照组的效应指标可作为"反事实"依据并和干预组比较,从而获得干预效应的因果推断。

理论上,匹配中纳入的匹配特征越多,匹配效果越好。但同时,匹配的特征数越多、每个特征的取值范围越大,匹配越困难,甚至导致大部分的干预者找不到合适的匹配对象。这一问题可以通过倾向性评分匹配法(propensity score matching,PSM)解决。在该方法中,匹配时不再要求干预个体和匹配个体在每一个观察到的特征上完全相同,而是根据特征变量,计算每一个个体接受干预的可能性大小,即倾向性评分(propensity score,PS),根据评分高低,为每一个干预个体在对照组进行匹配。由于匹配后的干预组和对照组倾向性评分和评分背后的特征相同,两组近乎随机地接受干预,对照组的效应可以用于估计"反事实"。通过计算两组的平均处理效应并比较差异,得到项目的效应评估结果。由于倾向性评分匹配尽可能模拟随机分组的效果但不是真正意义的随机化分组,因此也属于类实验方法的一种。

二、倾向性评分计算和匹配方法

倾向性评分由 Rosenbaum 和 Rubin 提出,定义为在混杂因素存在条件下,研究对象进入处理组的条件概率。倾向性评分的函数模型为 $P(X) = P(T = 1 | X)$,其中 $P(X)$ 为倾向性评

分理论值,T 为处理变量,$T=1$ 表示样本接受处理,X 为协变量即混杂因素。如果处理组研究对象为 i,那么 $P(X_i)=P(T=1|X_i)$;对照组研究对象为 j,则那么 $P(X_j)=P(T=1|X_j)$,因此只要倾向性评分相同或相近,即 $P(X_i)=P(X_j)$,则 $X_i=X_j$,可认为两组混杂因素相同,以此保证对照均衡性。根据评分进行匹配,没有匹配的个体将被剔除。配比时需规定匹配精度,如 PS 值相差<0.01。目前用于估计倾向性评分的方法有 Logistic 回归、Probit 回归、分类与回归树、Boosting 机器学习等方法,实践中 Logistic 回归比较常用。以下通过 Logistic 回归介绍倾向性评分的计算方法。

令分组变量为因变量 Y,影响分组的因素为自变量 X_i,建立以下 logistic 回归模型:

$$Ln(\frac{P}{1-P})=\beta_0+\beta_1X_1+\beta_2X_2+\cdots+\beta_kX_k \tag{式 23-1}$$

其中 P 为研究对象选择干预组的概率,X_k 为第 k 个影响分组的观测因素,β 为相应的回归系数。通过构建上述模型并进行参数估计,得到各 β_i 的估计值。将每个个体的观测特征值代入模型,可以得到第 i 个个体的倾向性评分:

$$PS_i=\frac{e^{\beta_0+\beta_1X_1+\beta_2X_2+\cdots+\beta_kX_k}}{1+e^{\beta_0+\beta_1X_1+\beta_2X_2+\cdots+\beta_kX_k}} \tag{式 23-2}$$

倾向性评分是取值在 0 到 1 之间的数字,它综合反映了影响干预分组的众多观察变量的信息,因此,计算倾向性评分客观上起到了"降维"的作用:将需匹配的多维特征降为倾向性评分一维特征。

获得每个个体的倾向性评分后,就可以为干预组的每一个个体在对照组匹配合适的对象,可采用的匹配方法有很多种,常用方法包括:

近邻匹配(nearest-neighbor matching):是最常用的匹配方法之一,为每个干预组个体按照倾向性评分最接近的原则在对照组进行匹配。按照评分的数值从小到大排序,依次从干预组选出个体,并从对照组找出和该个体的评分最接近的所有个体,如果存在多个,则随机抽取,也可以选择评分最接近的 n 个个体同时作为对照(一般 $n<5$)。匹配过程中可以采用有替代或无替代的匹配,有替代指的是同一个对照组个体可同时作为多个干预组个体的匹配对象,无替代则指的是一个对照组个体只能被匹配一次。此法简便易懂,常为研究者所选用,但当匹配的两组评分差异很大时该方法仍会进行匹配,此时匹配效果较差。

半径匹配(radius matching):又称为"卡钳"匹配('caliper' matching),该方法是在最近邻匹配法的基础上设定卡钳值,即只有两组观察对象倾向性评分之差在卡钳值范围内才能进行匹配。半径匹配法同样允许有替代的匹配。这一方法解决了近邻匹配中距离过远的问题,但可能使大量观察对象落在卡钳值范围外而被剔除,导致无法充分有效利用数据,并产生抽样偏倚。

核匹配(kernel matching):对每个干预组个体,利用所有对照组个体的倾向性评分和结局变量的信息计算出的一个估计效果进行配对,其中估计效果由干预组个体得分值与对照组所有样本得分值加权平均获得,而权数则由核函数计算得出。对照和干预个体的距离越大则权重越小。

此外,基于倾向性评分进行分层分析和校正分析也较为常用:

分层法(stratification):分层匹配法根据某个重要变量,将两组划分为不同的层,分别计算每层的 PS 并进行匹配,匹配后再将数据合并,以保证两组研究人群中该变量分布完全相同。此方法可保证两组变量的平衡性,但如果匹配因素过多,则实际操作困难。分层匹配也可根据 PS 分层,以避免了混杂变量过多的问题。按照倾向性评分的大小将全部观察对象分为若干层,每一层内分别进行效应评估,通过加权平均的方法对各层的结果进行综合,获得最终结果,这里的权重可以基于每层的样本量大小。

校正法(justification):该方法是倾向性评分和传统回归分析法相结合的一种方法。在效应评估分析中,将倾向性评分作为协变量纳入回归模型,相当于在考查效应的时候校正了倾向性评分背后各种混杂因素的影响。

完成匹配后,构建的干预组和对照组的特征应该接近,可以通过 t 检验或卡方检验比较两组在特征以及倾向性评分上的差别有无统计学意义,但近年来较为推荐的是通过计算组间全部已观测变量的标准化差异(standardized difference)来衡量匹配前后样本的均衡性。如果组间存在差别,需要研究差别的原因,调整匹配方法,直至两组之间达到均衡。上述匹配方法中没有哪一种绝对优于其他,因此可以进行不同的尝试并选择匹配效果最好的方法。

三、应用条件

倾向性评分匹配的应用有两个前提条件:

1. 未观察到的变量不影响研究对象分组的选择 倾向性评分匹配法基于获得对分组的准确估计和可靠的倾向性评分,分组应由所观测到的变量决定,参与 Logistic 回归模型分析的变量应尽可能完整。如果未观测到的某些特征对决定分组有重要的影响作用,这时候倾向性评分的估计将不准确。但事实上这一条件只是一种假设,无法验证这一前提条件是否满足,此时往往结合其他方法,例如本章后续部分将要介绍的倍差法、工具变量法等,控制未观察到的影响因素。此外,尽管纳入 Logistic 回归模型的变量要完整,但同时也要注意变量不受考查的结局影响,否则容易过度匹配。

2. 干预组和对照组倾向性评分足够重叠 倾向性评分匹配依赖于两组的倾向性评分进行匹配,因此只有干预组和对照组观察数据量足够大而且相近,才能为两组评分分布找到一个较大的重叠区域,即有相同或相近评分的区域,据此,倾向性评分匹配才得以实施。匹配过程中,未在倾向性评分分布重叠区域内的观察数据将被剔除,从而损失信息。图 23-1 中描绘了 3 种不同的匹配情况:情况 a 中,干预组和对照组的倾向性评分分布完全不重叠,无匹配数据可利用;情况 b 中,两组数据有部分重叠,方框中的数据能找到匹配对象,方框外数据不能使用;情况 c 中,两组数据完全重叠,可匹配利用的数据最多。

此外要注意,当数据因为不匹配而被剔除时,参与分析的数据可能不再能代表总体,样本存在偏性,因此效应评估结果可能存在偏倚。对剔除数据的特征进行分析,将有助于对评估结果的理解和偏倚的解释。

除了上述应用条件外,在设计和应用倾向性评分匹配时还应注意:

1. 倾向性评分的计算应基于干预前的调查数据,但有时候干预前数据无法获得,研究者可能会用干预开始后的数据代替并构建 Logistic 回归模型,这样最大的问题是纳入的变量可能已经因为干预发生了改变,导致匹配错误。

2. 倾向性评分的计算中不能遗漏重要的影响分组的变量,因此要对个体参与或者不参与项目的原因有深入的理解,此时可以采用定性调查的方法,对研究对象、社区工作人员、项目设计者、卫生政策制定者等利益相关者进行访谈,基于获得的信息,在定量数据收集中调查尽可能纳入完整的变量。

3. 倾向性评分匹配往往需要大样本,尤其在匹配过程中,部分个体可能因无法找到合适的匹配对象而被删除。

4. 匹配的过程需要权衡利弊,如果配对的要求越严格,配对效果越好,但最终纳入分析的对子数越少;反之,如果配对要求宽松,匹配的对子数越多,但对子之间实际差别越大。

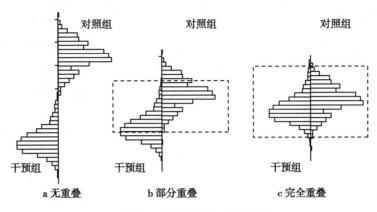

图 23-1　倾向性评分的匹配情况

四、倾向性评分匹配实例

分析非随机对照研究所得数据过程中,最大的阻碍就是混杂因素。PSM 作为一种均衡基线混杂因素的方法,与传统方法相比有其独特的优势,使得非随机对照研究数据得以有效分析。国内研究多将 PSM 用于临床非随机对照研究中治疗方式的效果评价,在公共卫生领域,PSM 在基于人群的健康干预研究和效果评价中也有广泛的应用前景。但并非任何非随机对照研究都可以使用 PSM,如在样本量比较小的情况下,该方法无法解决协变量实质性失衡这一问题,因此要根据实际情况和 PSM 的使用条件来应用。

例 23-1　医疗保险补贴项目

在一项医疗保险补贴项目(health insurance subsidy program,HISP)中,政府对低收入人群提供医疗保险补贴来提高医疗保险覆盖率,希望降低家庭医疗费用支出。为对项目进行评估,研究者收集了干预前所有家庭的基本数据,拟为每个参与该补贴计划的家庭匹配家庭条件类似但未接受补贴的家庭作为对照。首先,研究者基于观察到的家庭特征估计每个家庭参与项目的概率,这些特征包括户主年龄、性别、教育程度等。如表 23-1 显示,户主年龄越大、文化程度越高、为女性、家里有卫生间或大量土地的家庭不倾向参加该医疗保险补贴项目,而本地人、家庭人口越多、室内有泥土地面、到医院距离越近的家庭则倾向参加项目。通过数据,可以看到贫穷和低教育程度的家庭更容易被项目覆盖,也从侧面反映了该项目计划初步达到针对低收入人群的目的。基于表 23-2 的参数估计值,得到每个家庭参与补贴项目的倾向性评分,为每个参与的家庭匹配对照。对匹配后数据进行分析,发现干预后参与项目的家庭其医疗费用支出为 7.8 美元,未参与家庭为 16.1 美元,两者的差别(8.3 美元)经检验有统计学意义。

表 23-1　根据观察特征估计倾向性评分

因变量:干预组＝1	
自变量(观察特征)	系数
户主年龄(年)	−0.022[**]
配偶年龄(年)	−0.017[**]

续表

户主受教育程度(年)	-0.059^{**}
配偶受教育程度(年)	-0.030^{**}
户主为女性 = 1	-0.067
本地人 = 1	0.345^{**}
家庭成员人数	0.216^{**}
室内泥土地面 = 1	0.676^{**}
家庭内有卫生间 = 1	-0.197^{**}
拥有土地数量	-0.042^{**}
到医院距离(km)	0.001^{*}
常量	0.664^{**}

来源：Impact Evaluation in Practice, Paul J. Gertler, Sebastian Martinez, Patrick Premand, Laura B. Rawlings, Christel M. J. Vermeersch, the World Bank Document.

注：采用 Probit 回归。如果家庭参加医疗保险补贴项目则因变量为 1，否则因变量为 0。系数表示每个自变量(观察特征)对家庭参加医疗保险补贴项目可能性的贡献程度

* 表示在 0.05 的检验水准下有统计学差异；** 表示在 0.01 的检验水准下有统计学差异

表 23-2　采用匹配后医疗保险补贴项目的效果(均值比较)

	干预组	对照组	差别	t 值
家庭医疗费用支出	7.8	16.1	-8.3	-13.1

来源：Impact Evaluation in Practice, Paul J. Gertler, Sebastian Martinez, Patrick Premand, Laura B. Rawlings, Christel M. J. Vermeersch, the World Bank Document.

第二节　工具变量法

工具变量(instrumental variable, IV)是处理定量分析模型中变量内生性问题的重要手段，是计量经济学、流行病学及相关学科中在无法实现可控试验时，用于估计因果关系的重要方法。相比其他方法例如倾向性评分匹配法，工具变量法能均衡未知未测的混杂因素，因而具有更强的因果推论效力。本节将重点介绍工具变量的基本原理，并通过具体实例向读者展示工具变量法在实际问题中的应用。

一、工具变量法的提出

对于普通线性回归模型

$$Y_i = \beta_0 + \beta_1 X_{1i} + \beta_2 X_{2i} + \cdots + \beta_k X_{ki} + u_i, i = 1, 2, \cdots, n \tag{式 23-3}$$

如果解释变量 X_i 与误差项 u_i 不相关，即 X_i 为外生解释变量(exogenous variable)时，可以使用普通最小二乘法(ordinary least squares, OLS)得到回归方程的参数(包括回归系数及其相关联的统计检验值)。但如果由于某种原因，X_i 与误差项 u_i 相关，即 X_i 为内生解释变量(exogenous variable)时，仍然使用最小二乘法，就会得到错误的估计结果。

在流行病学和卫生政策的很多研究当中都存在着内生性问题，归纳起来，主要有 3 种情

况,最常见的是遗漏变量问题,即混杂因素未被考虑到。对于已知的、可以测量的混杂因素,可以通过传统的方法,如分层、匹配、多因素回归和倾向性评分法加以控制。然而对于未知的、无法测量的混杂因素,这些方法则无能为力。例如在医疗保险对医疗服务利用的研究当中,保健意识强的人更可能参加医疗保险,同时也更可能去医院。因此,保健意识就是一个混杂因素,但很难测量。第二种情况是研究中存在测量误差,并且解释变量的测量误差与因变量相关。例如在探讨饮酒对健康状况的影响时,健康状况越好的研究对象往往会忽略部分饮酒史,而健康状况较差者,则会报告更多的饮酒史。第三种情况是存在着联立方程模型(simultaneous equations model,SEM),即解释变量与因变量相互作用,互为因果。例如在研究公共卫生支出对居民健康状况的影响时,公共卫生支出越高的城市,其市民健康状况越好;同时,市民健康状况越好的城市,所需要的公共卫生支出越低。

在回归模型中,当内生性问题出现时,常见的线性回归模型会出现不一致的估计量。这时所分析出的变量之间的关联,很可能是一种因果假象。此时,如果可以找到一类来自模型之外的可观察变量,以切断关键自变量与随机误差项间的联系,那么仍然可以得到一致的估计量,这一类变量就是下面要讨论的工具变量。

二、工具变量法的原理和使用方法

(一) 工具变量的定义

工具变量(instrumental variable,IV),顾名思义就是在模型估计过程中被作为工具使用,以替代模型中与误差项相关的解释变量。在线性模型中,一个有效的工具变量应该满足以下两点基本要求:

1. 与所替代的内生解释变量高度相关(即工具变量相关性)。

2. 与随机误差项不相关,也就是说工具变量严格外生(即工具变量外生性)。

此外,工具变量与模型中其他解释变量(外生变量)不应存在完全线性关系,以避免多重共线性。

需要指出的是,工具变量法的关键是选择一个有效的工具变量,由于工具变量选择中的困难,工具变量法本身存在两方面不足:一是由于工具变量不是唯一的,因而工具变量估计量有一定的任意性;二是由于误差项实际上是不可观测的,因而事实上要寻找严格意义上与误差项无关,而与所替代的内生变量高度相关的变量事实上是比较困难的。

(二) 工具变量的使用方法和注意事项

在大致了解了工具变量的产生背景和需要满足的基本条件后,下面来看工具变量如何使用。

1. 首先,根据要研究的问题建立回归模型:

$$Y_i = \beta_0 + \beta_1 Y_{1i} + \beta_2 X_{2i} + \cdots + \beta_k X_{ki} + u_i, i = 1, 2, \cdots, n \qquad (式23-4)$$

当模型纳入所有控制变量后,判断 Y_1 是否为内生变量,也就是在误差项 u_i 中,哪些因素会影响到 Y_1 与 Y[为方便分析,假定其余自变量(非 Y_1)都是外生自变量,也就是 $Cov(X_i, u_i) = 0$]。注意到,在估计模型之前判断 Y_1 是否为内生变量,通常靠的是研究者的推测,当然这种推测是建立在研究者对研究主题的深刻把握和严密的逻辑推理之上的。豪斯曼(Hansman test of endogeneity)内生性检验和瓦尔德内生性检验(Wald test of endogeneity)可以为判断提供一定的依据。这两种方法通过直接比较传统回归模型和工具变量模型之间是否存在系统差异,来判断解释变量是否为内生变量。

2. 如果通过经验的推测判断 Y_1 为内生变量,则需要从模型之外选取可观测的工具变量。该工具变量 (Z) 需满足基本条件是方程 $\mathrm{Cov}(Z, Y_1) \neq 0$ 和 $\mathrm{Cov}(Z, u_i) = 0$,即工具变量相关性和工具变量外生性。

对于工具变量相关性的验证,可以通过辅助回归的手段来确定方程 $\mathrm{Cov}(Z, Y_1) \neq 0$ 是否成立,即建立因变量是 Y_1,自变量是由所有外生变量 $(X_2, X_3 \cdots\cdots$,还有工具变量 Z) 的辅助回归模型。根据回归模型的 F 统计量来判断工具变量的强度。在实践中经常会出现弱工具问题(weak instruments),是指工具变量 Z 和 Y_1 之间的相关度很低(但不为零)。一般而言,如果 F 统计量大于经验值 10,则不存在弱工具变量问题;对于工具变量外生性的验证,也就是判断工具变量与误差项是否相关的问题上,当工具变量的个数与内生变量的个数相等时,没有现成的统计手段直接去验证,只能依靠研究者的经验推断。当同时使用多个工具变量时,沙根检验(Sargan test)可以为判断提供一定的依据。

3. 得到合适的工具变量以后,可以通过两阶段最小二乘法(two-stage least squares,2SLS)来估计出模型的参数。第一阶段的回归模型以内生变量 Y_1 为因变量,所有外生变量 $(X_2, X_3 \cdots\cdots$,还有工具变量 Z) 为自变量,得到内生变量 Y_1 的拟合值 $\hat{Y}_1$(式 23-5)。拟合值 $\hat{Y}_1$ 是所有外生变量的线性组合,与误差项无关,所以 $\hat{Y}_1$ 是外生变量。第二阶段的模型是做 Y_i 对 $\hat{Y}_1$ 和模型中所有外生变量(不包括工具变量)的回归(式 23-6),此时 $\hat{Y}_1$ 的回归系数就代表了内生解释变量 Y_1 对因变量的真正影响。在实际应用中,大多数软件包对 2SLS 都有专门的指令,所以无须明确地分两阶段进行。

$$\hat{Y}_1 = \pi_0 + \pi_1 Z_1 + \pi_2 Z_2 + \pi_3 X_2 + \cdots + \pi_{i+1} X_i, i = 1, 2, \cdots, n \qquad (式 23\text{-}5)$$

$$Y_i = \beta_0 + \beta_1 \hat{Y}_{1i} + \beta_2 X_{2i} + \cdots + \beta_k X_{ki} + u_i, i = 1, 2, \cdots, n \qquad (式 23\text{-}6)$$

这里需要注意的是由于工具变量的残差平方和(residual sum of squares, SS_R)实际上可能大于总平方和(total sum of squares, SS_T),所以工具变量估计中的 R^2 可能为负,因此工具变量估计的 R^2 不是很有用。在实际研究中,如果我们的目标是要得到更大的 R^2,最小二乘法是一个更好的选择。工具变量法试图在 X 为内生变量时,为 X 对 Y 的影响提供一个更好的估计值,因此拟合优度不是其考虑的主要因素,更重要的是准确估计 β_1。

此外,工具变量模型估计值的标准误通常大于最小二乘法估计值的标准误,尤其在工具变量较弱、样本量较小的情况下,标准误会相当大。因此,在选择工具变量模型时,要有足够的样本量。

三、工具变量的来源

虽然工具变量法具有较强的逻辑说服力,但其在计量经济学以外的学科中应用仍然相对较少。这主要是因为找到好的工具变量非常难,而工具变量和误差项无关这个关键假设,很难用统计方式进行证明,只能依靠作者的经验推断。本部分将通过对一些经典的工具变量分析案例进行列举分析,归纳常用的工具变量的来源,为今后寻找工具变量带来启发。

(一)来自自然界的工具变量

河流、地震、地理位置等在一定地域范围内具有高度的随机性,通常是不以人的意志为转移的,因此可以被假设为与个人和群体的异质性无关,同时,它们又能够影响一些社会过程。如在临床研究中,以居所到不同诊疗中心的距离作为有创性治疗方法的工具变量,来探讨有创性治疗方法降低心肌梗死病人死亡风险的效果。是否接受有创性治疗是一个内生解释变量,因为人们选择是否接受有创性治疗受到很多不可测量因素的影响。而居所到诊疗中心的距离会影响到是否接受有创性治疗,距离医疗机构近的病人,更有可能进行接受有创治疗。同时这一距离,作为地理位置特征,与个人健康结局没有直接关系。

(二)来自集聚数据

个人异质性往往会产生内生性问题,如人们往往根据个人偏好和家庭因素来决定是否参加医疗保险、是否去医院等。为解决这一类问题,人们会把医院级、县级、省或更高层面的集聚数据作为解释变量的工具变量。如在探究医疗保险对老年人医疗服务利用的影响时,用省份城乡老年人平均参加医疗保险比例作为老年人个人参加医疗保险的工具变量。其依据是:老年人个人参加医疗保险的概率与同一地域老年人参加医疗保险的平均概率高度相关的,同一地域的老年人参保率高,个体老年人参加医疗保险的概率也相对较高。同时,同一地域老年人参加医疗保险的概率与单个老人的自身状况并不相关。此外,在临床研究中,医疗机构层面的指标,如各地区的导管介入率、膜腺切除率都可以作为工具变量,来评价特定治疗手段的效果。

(三)来自自然实验的工具变量

实验是一种外来的人为干预。它一方面对关心的解释变量带来冲击,同时又会置身模型之外。不少研究采用外生性政策干预所带来的自然实验来挖掘适当的工具变量。如在探究不同档次的医疗保险对健康的影响时,以是否有"参保自选"政策作为是否参合高档次险种的工具变量。其理由是:选择的研究地点太仓、宜兴,太仓有"医保自选"政策,而宜兴没有。是否有该项政策与个人是否参合高档次险种高度相关,同时与个人健康和医疗服务利用没有直接关系。此外,在研究吸烟对健康的影响时,可以利用不同地区对烟草税作为当地人群吸烟量的工具变量。

(四)来自基因的工具变量

基因型作为人体的固有特征,可以作为个体暴露因素的工具变量。用基因型作为工具变量的方法,又被称为孟德尔随机化。例如在研究饮酒引起的冠心病发病风险时,ALDH2基因作为饮酒量的工具变量。其根据是 ALDH2 基因可以直接影响饮酒行为,与饮酒量高度相关,同时 ALDH2 基因与其他混杂因素则没有关系。

虽然寻找好的工具变量十分困难,需要研究者缜密的推理和大胆的想象,但是一旦发现合适的工具变量就会获得极强的因果论证效力,这也正是工具变量的魅力所在。上述工具变量应用的经典案例中,研究者严密的逻辑推理,巧妙的构思令人赞叹,这也为在实践中寻找好的工具变量提供了宝贵的经验甚至灵感。当然好的工具变量需要在总结和借鉴前人经验的基础上,充分发挥想象力去不断地探索和发现。

四、工具变量法评估实例

以上着重介绍了工具变量法的基本原理及步骤。下面用一个实例研究来进一步说明工具变量在实践中的应用方法。

某研究想探讨医疗保险是否对健康有促进作用,利用国务院城镇居民基本医疗保险试点评估入户调查数据(URBMIS),建立回归模型

$$y_{ict} = \beta_0 \text{URBMI}_{ict} + \beta_1 X_{ict} + \varepsilon_{ict} \qquad \text{(式 23-7)}$$

其中,i 表示个人,c 表示个人所在城市,t 表示时间。Y 表示 t 年 c 城市中个人 i 的自评健康。URBMI 表示个人是否参加城镇居民基本医疗保险,X 为一系列的个人特征(包括性

别、年龄、受教育程度等)。ε 为个人层面的误差项。

由于个人参保状态可能受到健康的反向影响,同时不可观测的混杂因素,如保健意识等会同时影响个人参保状态和健康。因此,个人是否参加城镇居民医疗保险可能是一个内生性变量,选择各市级针对不同城镇居民基本医疗保险参保人群的政府补助比例作为工具变量,来评估参保状态对健康的影响。

首先判断工具变量是否有效。对于工具变量的相关性的判断,即政府补助比例是否与个人参保行为之间存在高度相关。因为政府补助比例越高,个人缴纳的保费比例就越低,那么个人就更有可能医疗保险,所以政府补助比例和个人参保行为之间存在着正相关。进一步根据辅助回归模型结果,即两阶段最小二乘法的第一阶段结果(表 23-3),$F = 16.98$,大于经验值 10,即工具变量通过了弱工具变量检验;对于工具变量外生性的判断,即政府补助比例只是通过参保行为影响个人健康。由于政府补助比例由中央政务决定,个人很难对政府参保比例产生影响。另外在不具备参保资格的人群中,政府参保比例对个人健康状态无影响,间接证明没有混杂因素影响政府参保比例与个人健康状态之间的联系。因此,工具变量满足相关性和外生性的条件,是有效的。

采用两阶段最小二乘法来估计模型的参数,结果见表 23-3 和表 23-4。参与城镇居民医疗保险能将个人健康状态提高 1.479 个单位,以及个人报告"健康好"的可能性提高 64.6 个百分点。结果表明城镇居民基本医疗保险确实对个人健康有正向影响。而最小二乘法的估计结果刚好相反,从另一个层面说明个人参保状态是一个内生性变量。

表 23-3 第一阶段回归结果

	城市居民医疗保险
政府补助比例	0.107***
	(0.026)
样本量	31145
R^2	0.254
F 检验	16.98

注:*** 表示在 0.01 的检验水准下有统计学差异。表中括号内数值为所估计参数的标准误。回归中还控制了年龄、性别、教育程度、婚姻状态、本地户籍、户口、民族、收入分层、工作状态、低保户、抽烟、喝酒,以及一系列的城市和年份虚拟变量。下表同

表 23-4 OLS 和工具变量法回归结果比较

	最小二乘法		两阶段最小二乘法	
	健康状态	健康好	健康状态	健康好
城镇居民基本医疗保险	-0.041***	-0.021***	1.479***	0.646***
	(0.012)	(0.006)	(0.610)	(0.303)
样本量	31145	31145	31145	31145
R^2	0.175	0.143	-0.291	-0.180

数据来源:潘杰等. 医疗保险促进健康吗? —基于中国城镇居民基本医疗保险的实证分析[J].经济研究.

在进行工具变量的选择和验证之后,可以进行传统最小二乘法模型和工具变量模型两种回归。然后把这些基于同样数据的不同模型所获得的分析结果进行对比,并探讨形成结果差异的可能原因。特别是要说明各自模型和方法所需要的统计学上的假设,让读者自行判断最终的分析结果应该在哪个区间。这样的分析,会比简单采用任何其中一种方式具有更强大的逻辑力和可信度。也只有这样,工具变量才能更好地发挥它作为因果推断利器的价值。

第三节　边缘结构模型

一、边缘结构模型的产生及其意义

暴露因素与结局之间的因果关联(causal relationship)往往受到混杂因素的影响,当存在一个或多个混杂因素与结局和暴露因素皆有关联,通常应用分层分析和多变量回归分析等统计方法来校正混杂因素。对于单次暴露的研究,由于暴露仅实施一次,多变量回归模型尚能够对混杂因素进行控制。

然而,纵向研究中受试者可能需要多次重复接受暴露,应用传统的多变量回归模型进行估计很可能存在偏差。比如,在一项为期两年的纵向研究中,研究者为探讨是否服用阿司匹林与致死性心肌梗死的关联,按基线是否服用阿司匹林分组进行随访观察,在随访过程中,非致死性心血管事件的发生(如心肌梗死、中风、冠状动脉旁路搭桥术等)都可能对后续是否服用阿司匹林以及致死性心肌梗死的结局产生影响,导致原来基线的两组出现交叉沾染的情况。在此类研究中,非致死性心血管事件属于混杂因素,而此类混杂因素变得更加复杂,它可能具有时间依存(time dependent)的特点,不仅对后续的暴露和结局有影响,还可能受以往的暴露影响。如果一个协变量可以用来预测后续的暴露和结局,又具有时间依存的特点,则称为时间依存混杂因素(time-dependent confounder)。临床研究中常采用意向性分析(intention-to-treat)原则以及传统的多变量回归模型进行分析,但往往受到时间依存混杂因素的影响,从而得到偏倚较大的结果。

为此,Robins 在 1999 年提出了边缘结构模型(marginal structural model,MSM),该方法能在考虑时间依存混杂因素情况下,对多次重复暴露与结局之间的因果关联进行推断。边缘结构模型应用两阶段的建模策略将混杂因素从结构模型中分离,避免了对混杂因素的过度调整。

边缘结构模型被提出以来,已被广泛应用于药物研究领域,如阿司匹林在心血管患者中的应用、甲氨蝶呤在类风湿关节炎患者中的应用、哮喘抢救用药对呼气峰流速的作用、肝素在动静脉内瘘手术的终末期肾病患者中的应用。

二、边缘结构模型的基本原理

(一)反事实(counterfactuals)

反事实是指对过去已经发生的事实进行否定并重新表征,以建构一种可能性假设的分析方法。理论上,个体的因果效应可以通过比较有暴露因素($Y_{a=1}$)和无暴露因素($Y_{a=0}$)下的结局而得到。但是,因为每位研究对象往往只接受一种暴露因素,其观察资料仅包含其中一个结局。正如上述提到的阿司匹林相关研究中,无法同时观察到每位研究对象是否服用阿司匹林对应的健康结局。可以把它看作是个缺失数据的问题,缺失的正是反事实结局 (counterfactual outcome)。边缘结构模型将通过比较 $Y_{a=1}$ 和 $Y_{a=0}$ 的总体分布来估计暴露因素与可能结局的平均因果效应。

（二）因果路径（causal pathway）

在图论中,如果一个有向图无法从某个顶点出发经过若干条边回到该点,则这个图是一个有向无环图(directed acyclic graphs,DAG)。图 23-2 以有向无环图来展示一项具有多次重复暴露的纵向研究中各变量之间的因果路径。在有向无环图中,各个节点表示各个变量,有向箭头表示直接的因果效应。暴露因素 A_t 是多次重复实施的。图 23-2(a)中 L_0 和 U_0 分别表示基线时可测量和不可测量的混杂因素,可以对后续的暴露因素 A_1 和结局 Y 进行预测,从而影响暴露效应的估计。再者,过去的暴露因素 A_0 还能影响后续的混杂因素 L_1 和 U_1 的水平。由于 U_t 不可测量,所以不可能对它造成的混杂影响进行控制。边缘结构模型基于无不可测量混杂因素的前提,应用加权估计的方法来调整由 L_t 引起的混杂[图 23-2(b)](在图 a 的基础上去除虚线段)。而图 23-2(c)表示的是不存在混杂因素(在图 b 的基础上去除虚线段)。

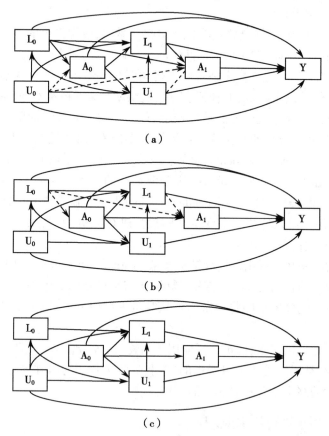

图 23-2 有向无环图

可测量(L_t)和不可测量(U_t)混杂因素、暴露因素(A_t)、结局(Y)之间的因果路径:(a)同时受可测量和不可测量混杂因素的影响;(b)仅受可测量混杂因素的影响;(c)不存在混杂影响;来源:Robins,et al. 2000

（三）假设（assumptions）

边缘结构模型假设研究中不存在不可测量的混杂因素。为了能够通过逆概率处理加权法（inverse probability of treatment weight，IPTW）得到多次重复暴露的因果效应的一致估计，所有相关的混杂因素都应该是可测量的。这样的假设看起来好像过于苛刻，但它跟传统的单次暴露研究应用多变量回归参数估计校正混杂所需的假设是一样的。不可测量的混杂因素表示无法通过观测数据对其进行直接检测，但是可以通过敏感性分析来检测不可测量混杂因素对因果参数估计的作用。也有学者建议使用工具变量来控制不可测量的混杂。

边缘结构模型另外一个重要的假设是处理概率不能为 0。该假设通常被称为正向条件，它要求受试者被分配到任意一组的概率是大于 0 的。关于违反正向条件的一个典型例子就是职业场所的暴露研究。如果 $A_t = 1$ 表示在时间 t 暴露于某工业化学品，$L_t = 1$ 表示工人不值班（如：周末、病假等），那么 $A_t = 0$ 表示所有工人都处于 $L_t = 1$ 状态。有学者建议使用结构嵌套模型（structural nested model）来分析此类研究。事实上，即使是极小的暴露概率也可能对逆概率处理权重的估计产生较大的偏倚。例如，具有某些特征的受试者几乎不可能接受暴露因素。为了评估违反正向条件的程度，有学者已经提出一种量化偏倚的诊断方法。

（四）估计（estimation）

许多方法都可以对边缘结构模型的参数进行估计，包括逆概率处理权重、双稳健（double robust）、极大似然估计等。逆概率处理权重方法因其具有标准的统计软件包进行估计，成为边缘结构模型最常用的估计方法。逆概率处理权重方法是一个两阶段估计的过程。在第一阶段，提取每个受试者（i）的权重，并将此权重应用到第二阶段的加权回归中，而回归模型的选择由研究设计以及数据特点来决定。顾名思义，逆概率处理权重就是接受不同处理或暴露（A）的条件概率的倒数，而该条件概率是基于过去的暴露和混杂因素估计的：

$$w_i = \prod_{k=0}^{t} \frac{1}{P(A_{ik} = 1 \mid \bar{A}_{ik-1}, \bar{L}_{ik})} \qquad \text{（式 23-8）}$$

式中，$\bar{A}_{ik-1}$ 表示在时间 $t-1$ 的暴露史，$\bar{L}_{ik}$ 表示在时间 t 的混杂情况；$\bar{A}_{-1}$ 相当于图 23-2（b）中的 A_0；w_i 将被应用到第二阶段的加权回归中。加权的目的是通过为每位受试者生成 w_i 个拷贝，以创建一个没有混杂的虚拟的总体。那么，基于该总体的参数估计将能得到暴露与结局之间真正的因果效应。

当 w_i 取值过大或过小时，逆概率处理加权法的效能就会下降。为了使 w_i 的分布平稳，上式中的分子 1 将以基于过去暴露和基线混杂估计的当前暴露的条件概率来代替：

$$sw_i = \prod_{k=0}^{t} \frac{P(A_{ik} = 1 \mid \bar{A}_{ik-1}, \bar{L}_{i0})}{P(A_{ik} = 1 \mid \bar{A}_{ik-1}, \bar{L}_{ik})} \qquad \text{（式 23-9）}$$

值得注意的是，当 $\bar{L}_{ik} = 0$ 时（如，不存在混杂因素），$sw_i = 1$。sw_i 的分子分母都可以通过标准的统计软件（如 Stata 和 SAS）进行估计：若暴露因素为二分类变量，可以应用 Logistic 回归来估计；若暴露因素为连续型变量，可以应用最小二乘法（OLS）来进行估计。与 sw_i 相比，w_i 的变异性和偏态性更明显。当然，sw_i 仍有可能因为极值而出现偏态，但是有学者报道剔除极值权重或重新编码极值权重后再估计暴露效应，结果几乎没有发生变化，结论保持一致。

上面公式中的分母必须通过正确的设定来获得参数的无偏估计，再用于后续的回归分析中。这样可能要求尽可能纳入所有的混杂因素，以期避免违背无不可测量混杂因素的假设。也有学者报道纳入更多的变量比排除相关混杂因素更能获得无偏估计。但是,在降低违背无不可测量混杂因素假设的同时,纳入更多可能相关的变量将会增加模型误设的风险。有学者提出了一种建模方法,可以从众多变量组合中选出最优的模型。该方法的本质是利用10%的观测数据作为验证,来选择能够使边缘结构模型最优的逆概率处理加权估计。它应用基于修正后的残差平方和准则的蒙特卡洛交叉验证方法来评估模型的拟合优度,这样可以很好地权衡偏倚和变异。

在一项纵向研究中,某些受试者可能因为某些原因而失访(如发生副作用事件、个人原因、死亡等)。失访是选择偏倚的主要来源,因为失访与非失访的研究对象的构成可能具有明显差异。所以,不对失访进行调整将导致边缘结构模型的有偏估计。删失权重(通常指右删失)是主要用于考虑观察数据中失访的。从理论上讲,删失可被看作另一个多次重复的暴露因素。所以,与 sw_i 相类似,删失权重也能计算:

$$cw_i = \prod_{k=0}^{t} \frac{P(C_{ik} = 0 \mid \bar{C}_{ik-1} = 0, \bar{A}_{ik-1}, \bar{L}_{i0})}{P(C_{ik} = 0 \mid \bar{C}_{ik-1} = 0, \bar{A}_{ik-1}, \bar{L}_{ik})} \qquad (式23-10)$$

与 sw_i 公式不同的是, cw_i 以失访的概率代替了接受暴露因素($A_{it}=1$)的概率。最终的权重可以简单地把两者相乘得到: $fw_i = sw_i \times cw_i$。 fw_i 即可用于后续的回归模型中,从而得到边缘结构模型的参数估计。已有学者对如何应用 Stata 计算 fw_i 和进行加权回归分析进行了简述。

(五) 局限性(limitations)

边缘结构模型假设暴露间隔是固定的。假如,暴露因素随中间测量因素(如,白细胞计数等)而变化,模型的参数估计可能有偏。基于历史校正的边缘结构模型(history-adjusted MSM),也称为广义边缘结构模型(generalized MSM),已被确定为对动态管理的暴露因素(暴露因素随中间测量因素而变化)进行建模的有效方法。

该方法与逆概率加权估计一样,都基于无不可测量混杂因素的假设。模型因忽略某些混杂因素而误设将导致逆概率处理权重的有偏估计,从而导致后续回归模型产生较大的偏倚。为此,有学者提出了一种新的方法——均衡的倾向评分法,来优化逆概率权重的稳健估计。

三、边缘结构模型实例

(一) 实例数据

EshanKarim 等(2012 年)提供了一份模拟数据(表23-5),设定暴露因素(A)对结局变量(Y)的风险比 HR 为 0.73。模拟数据对应的案例如下:有 2500 位受试者被随机分配到服用或不服用阿司匹林(acetylsalicylic acid, ASA)两组(即暴露因素 A),随访 10 年(前两年的随访情况见图 23-3),结局变量(Y)为由心肌梗死(MI)引起的死亡。在实际研究中,特别是观察性研究,暴露因素未能始终保持与基线一致,出现随访过程中分组间交叉互换的情况。而对此起重要混杂影响作用的是随访期间是否经历非致死性心肌梗死(时依混杂变量 L),因为与在第 1 年没有经历非致死性心肌梗死的受试者相比,经历过非致死性心肌梗死的受试者,将会增加在第 2 年发生结局的风险。已有研究者证明,针对这种情况无论是意向性分析和实际治疗分析,都受非致死性心肌梗死的影响,均为阿司匹林对心肌梗死死亡效应的有偏估计。因此,此处将采用边缘结构模型对此进行分析。

表 23-5　服用阿司匹林对发生致死性心肌梗死风险的模拟数据(部分数据)

id	time. exit	time. entry	Y	A	A. previous	L	L. previous
1	1	0	0	1	0	1	0
1	2	1	0	1	1	1	1
1	3	2	0	0	1	0	1
1	4	3	0	1	0	0	0
1	5	4	0	1	1	0	0
1	6	5	0	1	1	0	0
1	7	6	0	1	1	0	0
1	8	7	0	0	1	0	0
1	9	8	0	0	0	0	0
1	10	9	0	0	0	1	0
2	1	0	0	1	0	0	0
2	2	1	0	1	1	0	0
2	3	2	0	0	1	0	0
2	4	3	0	0	0	1	0
2	5	4	0	0	0	0	1

注:id 为 2,500 受试者的编号,time. entry 和 time. exit 分别表示每个随访时间起始时间点,Y 为是否发生致死性心肌梗死结局,A 为是否服用阿司匹林,L 为可测量混杂因素。来源:EshanKarim,et al. 2012

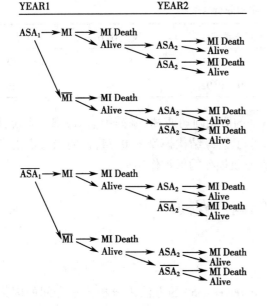

图 23-3　假设案例示意图

假设有 2500 受试者,随机分配到服用阿司匹林组(ASAt)和不服用阿司匹林组($\overline{ASA_t}$)组,其中 t 表示随访时间,MI 表示心肌梗死,N 表示各个路径的受试者人数,SW 表示各个路径的稳健权重;来源:Cook,et al. 2002.

(二) Stata 软件分析过程

目前通过 SAS 软件的 PROC LOGISTIC 和 PROC GENMOD,以及 STATA 软件 logit 和 stcox 等都可以实现边缘结构模型的分析。下面以 STATA 软件为例,对上述模拟数据进行分析。

1. 计算稳健权重 sw_i

(1)计算权重的分子

· xi:logistic AA. previousLL. previous

- predict pa if e(sample)
- replace pa＝pa＊a+(1-pa)＊(1-a)
- sort id time. exit
- by id：replace pa＝pa＊pa[_n-1] if _n！＝1

（2）计算权重的分母

- xi：logistic AA. previous
- predict pa0 if e(sample)
- replace pa0＝pa0＊a+(1-pa0)＊(1-a)
- sort id tpoint // sorting probabilities by ID
- by id：replace pa0＝pa0＊pa0[_n-1] if _n！＝1

（3）计算稳健权重

- gen sw ＝ pa0/pa

2. 拟合简单 Cox 回归模型

- stsettime. exit，fail(Y)enter(time. entry)exit(time. exit)
- stcox A，breslownohr

3. 拟合边缘结构模型（加权 Cox 回归模型）

- stsettime. exit[pw ＝ sw]，fail(Y)enter(time. entry)exit(time. exit)
- stcoxA，breslownohr

4. 分析结果

表 23-6 实例分析结果

模型	回归系数 β	β 的95%置信区间	风险比 HR	P 值
简单模型	-0.65	-0.89,-0.41	0.52	<0.001
边缘结构模型	-0.30	-0.59,-0.02	0.74	0.039

从表 23-6 的结果可以看出：两个模型得到的服用阿司匹林（暴露因素 A）都具有统计学意义，均 $P<0.05$，而简单模型的 HR 为 0.52 小于边缘结构模型的 0.74，说明未考虑混杂因素 L 的影响将会高估服用阿司匹林对致死性心肌梗死的保护作用。

第四节 结构方程模型

一、结构方程模型的特点

在流行病学研究中，常用线性回归（linear regression）的方法来分析因素之间的因果关系。然而，回归模型只能提供变量间的直接效应而不能显示可能存在的间接效应；另外它假定模型中变量的测量是较完美的、几乎没有误差的，对量表而言，就要求量表有完美的信度，但是在实际中很难达到。故回归效果不理想的原因可能是自变量与因变量之间联系较弱，也可能是测量的信度较低。

通径分析和因子分析能够克服上述线性回归的两个不足。通径分析可以看成是线性回归的扩展，它不仅可以分析变量间的直接效应，而且可以分析间接效应。因子分析则能够分析量表的潜在结构、测量的可靠性，其主要目的是简化变量，分析变量间的群组关系或者寻找变量背后的共同潜在概念。

然而通径分析仍然存在一些不足，如它不能同时处理含潜变量（latent variable）的关系模型；通径分析的假定太多，如假定变量间的关系是线性的、可加的；假定所有误差之间都是相互独立的；只考虑递归模型；假定观测变量都没有测量误差等等。这些假定使通径分析在实用上会受到很大的限制。

结构方程模型（structural equation model，SEM）是一种建立、估计和检验因果关系模型的方法，是因果推断的主要方法。模型中既包含有可观测的显在变量（observed variable），也可能包含无法直接观测的潜变量。从数理角度看，结构方程模型综合了通径分析和证实性因子分析（confirmatory factor analysis，CFA），是一种杂交体。目前结构方程模型已广泛应用于社会学科以及经济、市场、管理等研究领域，弥补了传统统计方法的不足，成为多元统计分析的重要工具。

二、结构方程模型的基本原理

（一）结构方程模型的组成

1. 结构方程模型的变量　结构方程模型设定了一组变量间的因果关系。模型中被解释的变量称作内生变量（endogenous variable）相当于传统意义上的因变量（dependent variable），内生变量可以由其他内生变量或者外生变量来解释。那些被看成"原因"由模型之外的变量决定的变量就是外生变量（exogenous variable），可以称为传统意义上的自变量（independent variable）。

结构方程模型中的变量有两种基本形态：潜变量和显在变量。潜变量指无法直接观测的变量，在 SEM 图中以椭圆形的符号表示。因为潜在变量无法直接观测，因此研究者需根据可测量的显在变量来推估潜变量。显在变量即可观测变量，也叫测量变量，是 SEM 用来分析与计算的基本元素，在模型图中以长方形来表示。

2. 方程的结构：测量模型和结构方程　一个完整的结构方程模型包括两个部分：测量模型（measurement model）和结构方程（structural model）。测量模型指显在变量与潜变量之间的关系，结构方程则说明潜变量之间的关系，如图 23-4 所示。图中均为单向箭头。结构方程模型中，单向箭头与双向箭头的含义不同，可以表示复杂因果关系。

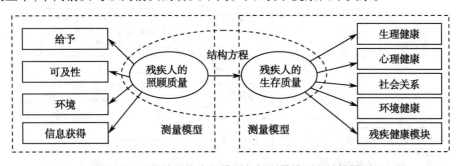

图 23-4　完整的结构方程模型包括测量模型和结构模型

这里采用 LISREL 软件的命名方式，用 X 表示外生的显在变量，用 Y 表示内生的显在变量。分别用希腊字母 ξ 和 η 表示外生潜在变量（exogenous latent variables）和内生潜在变量（endogenous latent variables）。

（1）测量模型：测量模型一般由两个方程式组成，分别规定了内生的潜在向量 η 和内生的显在向量 Y 之间，以及外生的潜在向量 ξ 和外生的显在向量 X 之间的联系，即：

$$Y = \Lambda_Y \eta + \varepsilon \; ; \; X = \Lambda_X \xi + \delta \qquad （式23-11）$$

式中 Y 表示 $(p \times 1)$ 维的显在内生变量构成的向量集合，η 表示 $(m \times 1)$ 维的潜在内生变量构成的向量集合，Λ_Y 表示 Y 对 η 的回归系数矩阵 $(p \times m)$，ε 表示 Y 的测量误差构成的向量 $(p \times 1)$，X 表示 $(q \times 1)$ 维的显在外生变量构成的向量集合，ξ 表示 $(n \times 1)$ 维的外生潜在变量构成的向量集合，Λ_X 表示 X 对 ξ 的回归系数矩阵 $(q \times n)$，δ 表示 X 的测量误差构成的向量 $(q \times 1)$

（2）结构方程：结构方程描述了变量间所假定的因果结构，即：

$$\eta = B\eta + \Gamma\xi + \zeta \qquad （式23-12）$$

式中 η 表示 $(m \times 1)$ 维的内生向量集合，ξ 表示 $(n \times 1)$ 维的外生向量集合。模型假定这些变量是通过线性结构方程系统联系的。B 表示一个 $(m \times m)$ 维内生变量关系的系数矩阵；Γ 表示 $(m \times n)$ 维外生变量与内生变量关系的系数矩阵；ζ 是 $(m \times 1)$ 维的用来表面内生变量不能被结构方程所解释的误差向量集合。限定 B 和 Γ 中的部分元素为 0 则意味着相对应的变量间没有因果关系。限定 Γ 矩阵中的第 ij 个元素为 0，则表明外生变量 ξ_j 对内生变量 η_i 没有影响。相似地，如果 B 矩阵中的第 ij 个元素为 0，则表明内生变量 η_i 不受内生变量 η_j 的影响。B 矩阵的对角线为 0，表明内生变量不受其自身的影响。

（二）结构方程模型的分析步骤

在实际工作中，结构方程模型的分析过程可以概括为以下步骤。

（1）根据专业知识和理论假设建立模型，并将模型用"通径图"的方式表示。

（2）模型识别与参数估计。

（3）模型的拟合优度检验和模型修正。

（4）结果解释。

结构方程模型的分析过程总结成图 23-5。

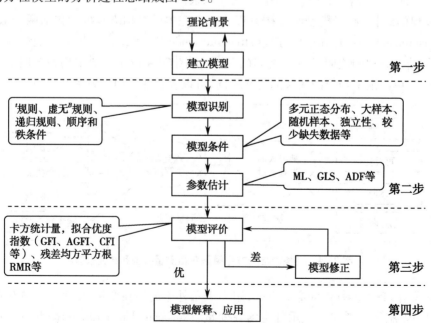

图 23-5　结构方程模型分析步骤图

（三）模型识别和参数估计

1. 结构方程模型的基本思想　结构方程模型的基本思想是模型比较，通过已有模型与新增变量模型的比较，根据不同指数评价模型好坏。即根据所建模型再生成一个关于显在变量（可观测变量）的方差-协方差矩阵，通过比较再生成的协方差矩阵与实际观察到的样本协方差矩阵的差异评价模型的好坏。

2. 模型识别　在结构方程模型中，图 23-5 的参数估计部分其目的是要对模型的未知参数求出唯一的估计值。当一个模型从理论上被证明模型中的每一个参数可能存在唯一的估计值时，那么这个模型就称为是可识别的。在估计模型参数之前，需要判断模型是否可识别（identified）。SEM 根据模型识别的形式分为：不可识别的（under-identified）、恰好识别的（just-identified）和过度识别的（over-identified）。

3. 参数估计　结构方程模型要求资料：①连续的正态内生变量；②非随机缺失数据少；③大样本：有学者认为，按照多变量分析的原则，每一个变量需要 10～20 个样本量。Shumacker 和 Lomax（1996 年）通过综合大量的结构方程模型的研究文章发现，大多数研究的样本量为 200～500，也许这个结果值得实际工作者参考；④独立性和随机抽样假定。

结构方程模型的参数估计方法有许多种，每种方法有自己的优点和适用情况。常用的参数估计方法包括：广义最小二乘法、极大似然法、一般加权最小二乘法、渐进分布自由法等。目前极大似然法（maximum likelihood, ML）是应用最广的参数估计方法。

（四）结构方程模型的评价

对整个模型的评价，涉及模型对数据的总的拟合程度。一般采用下列指标来评价模型的拟合优度。

1. χ^2　χ^2 是结构方程模型中评价模型拟合程度唯一的基于统计推断的统计量。相对于自由度，较小的 χ^2 值提示实际的协方差矩阵与理论的协方差矩阵的差别没有统计学意义（$P>0.05$）。差别没有统计学意义只能说明模型是拟合数据的，但是并不保证不存在其他可能拟合数据更好的模型。

2. 拟合优度指数　Jöreskog 和 Sörbom 提出采用拟合优度指数和修正的拟合优度指数（goodness of fit index, GFI）评价模型拟合的效果。GFI 的取值在 0 到 1 之间，值越大说明拟合越好，一般需要大于 0.9 才能代表理想的模型拟合。

3. 修正的拟合优度指数　修正的拟合优度指数（adjusted goodness of fit index, AGFI）的取值在 0 到 1 之间，较大的数对应于较好的拟合。它是通过对 GFI 的修正得到，修正指数是推荐模型的自由度与无效模型自由度的比值。AGFI 和 GFI 一样，大于 0.9 可视为模型有理想的拟合度。

4. 残差均方的平方根　残差均方的平方根（root mean square residual, RMR）度量了拟合残差的一种平均值。当观测变量为标准化变量时用 RMR 效果较好。因为 RMR 是根据为标准化残差值计算得出的，所以目前常采用标准化后的 SRMR 来评价模型的拟合程度。SRMR 取值在 0 到 1 之间，值越小说明残差小，拟合则越好。一般低于 0.08 时，表示模型拟合可接受。

5. 平均概似平方误根系数　平均概似平方误根系数（root mean square error of approximation, RMSEA）比较了理论模型与完美拟合的饱和模型的差异程度，不受样本数大小和模型复杂度的影响。当模型趋近完美拟合时，RMSEA 趋近于 0。RMSEA 指数越小，则模型拟合度越好;指数值越大则代表模型越不理想。一般 $RMSEA$ 指数 ≤ 0.08 为可接受模型。

6. 标准的拟合指数和非标准拟合指数　标准的拟合指数(normed fit index,NFI)是一个比较常用的指标,它的取值也是在 $0\sim1$,较大的值提示较佳的拟合。非标准拟合指数(non-normed fit index,$NNFI$ or TLI)是考虑模型复杂度后的 NFI,其值不受模型复杂程度的影响。一般建议当 $NFI/NNFI\geq0.9$ 时,可以认为模型与数据拟合较好。

7. 比较拟合指数　比较拟合指数(comparative fitness index,CFI)的值为 $0\sim1$,其值越大表示模型拟合越好,一般认为 $CFI>0.9$ 时,模型是可以接受的。

三、结构方程模型的应用和举例

(一) 在验证量表效度方面的应用——测量模型

对量表进行结构效度的分析实际上是利用结构方程模型中的测量模型部分,这种方法又被称为证实性的因子分析。

方积乾等采用结构方程模型对世界卫生组织生存质量测定量表(WHOQOL-100)中文版进行了结构效度的分析,现场试验的数据证实了量表在设计时假定的结构是合理的。WHOQOL-100的构成见表23-7。

表 23-7　WHOQOL-100 量表的结构

Ⅰ. 生理领域	Ⅳ. 社会关系领域
1. 疼痛与不适	13. 个人关系
2. 精力与疲倦	14. 所需社会支持的满足程度
3. 睡眠与休息	15. 性生活
Ⅱ. 心理领域	Ⅴ. 环境领域
4. 积极感受	16. 社会安全保障
5. 思想、学习、记忆和注意力	17. 住房环境
6. 自尊	18. 经济来源
7. 身材与相貌	19. 医疗服务与社会保障:获取途径与质量
8. 消极感受	20. 获取新信息、知识、技能的机会
Ⅲ. 独立性领域	21. 休闲娱乐活动的参与机会与参与程度
9. 行动能力	22. 环境条件(污染/噪声/交通/气候)
10. 日常生活能力	23. 交通条件
11. 对药物及医疗手段的依赖性	Ⅵ. 精神支柱/宗教/个人信仰
12. 工作能力	24. 精神支柱/宗教/个人信仰

按照世界卫生组织对 WHOQOL-100 量表的结构设计建立了相应的因子模型。六个领域对生存质量均有影响。此模型的拟合优度指数 CFI 等于 0.904,说明量表具有较好的结构效度。类似地,分别针对病人和正常人拟合模型,它们的 CFI 除正常人的生理领域为 0.892外,均大于 0.9。另外,分别考察了 6 个领域的亚结构,它们的拟合优度指数 CFI 均大于 0.9。

(二) 在建立并验证因果方面上的应用——结构方程

除了运用于证实性因子分析之外,结构方程模型的一个重要应用就是潜变量之间的相互关系、疾病的因果关系推断,这方面的应用主要是利用结构方程模型的结构模型部分。

例如，由于长期慢性压力，一些老师常常感到心力交瘁（burnout）。心理学研究认为心力交瘁是慢性压力的认知情感反应总和，它包括情感耗尽（emotional exhaustion，EE）、人格解体（depersonalization，DP）和个人成就（personal accomplishment，PA）3 个维度。Byrne等（1994 年）使用教师压力量表（teacher stress scale，TSS）测量各个组织变量（角色模糊、角色冲突、工作超负荷、教室气氛、参与决策、上级支持和同伴支持）和个性变量（自尊、控制力），采用 Maslach 心力交瘁量表（Maslach burnout inventory，MBI）测量教师的情感耗尽、人格解体和个人成就等 3 个维度的水平来探讨教师的心力交瘁受哪些变量的影响。

根据以往研究的结果和知识，Byrne 等构建了各个因素之间的因果关系图，见图 23-6。假设情感耗尽影响人格解体，人格解体又影响个人成就，情感耗尽、人格解体和个人成就还受到组织变量和个性变量的不同影响。此因果关系图中列出的变量都是潜在变量，它们分别由不同的可观测变量（又称指示变量，即调查问卷中的不同条目）表征，图中没有显示。

最终模型拟合结果见图 23-6。拟合优度指数（CFI）等于 0.91，表示模型拟和较好。图中箭头上的系数为自变量对结果变量的影响系数。例如："工作超负荷"箭头上的 0.621 表示"工作超负荷"对"情感耗尽"的影响达到 0.621。模型显示工作超负荷、教室气氛影响情感耗尽；角色冲突影响人格解体和控制力；参与决策影响自尊和控制力；自尊、人格解体和控制力影响个人成就；角色冲突和情感耗尽影响人格解体；同伴支持影响自尊；自尊直接影响个人成就，也通过影响控制力影响个人成就。

结论认为工作超负荷、教室气氛、角色冲突、参与决策、同伴支持是中学老师心力交瘁的影响因素；自尊和控制力对心力交瘁起到中间调节的作用。

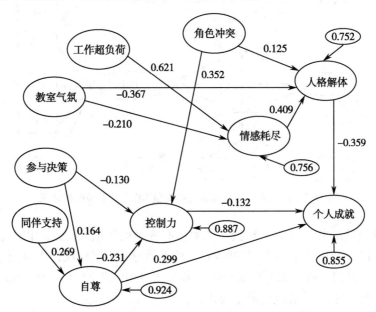

图 23-6　教师心力交瘁及其影响因素的关系图

（三）完整的结构方程模型应用

完整的结构方程模型包括前面提到的测量模型和结构方程两个部分。本部分将示范完整的结构方程模型在生存质量研究方面的具体应用。

示例中所使用的资料为 2000 名肢体残疾者的生存质量和影响因素调查。调查变量包括了残疾人的生存质量(quality of life,QoL)、残疾态度(attitude to disability,AD)、照顾质量(quality of care and support,QOCS)和残疾严重程度(severity of disability,SD)。残疾人生存质量量表包括生存质量量表一般模块和残疾模块(DISA),其中一般模块包括了生理(PHY)、心理(PSY)、社会关系(SOC)和环境(ENV)四个领域的内容。残疾态度量表包括了对残疾人对残疾的认知(INC)、感知到的社会对残疾人的态度(DIS)、感知到的残疾对残疾人的影响(GAI)以及对残疾的未来期望(PRO)4 个方面的内容。社会照顾质量量表包括了照顾的给予(STA)、照顾的可及性(ACC)、照顾的环境(MEE)以及照顾信息(INF)4 个方面的内容。

1. 假设模型　本范例的研究目的在于探讨残疾严重程度、残疾态度和照顾质量对残疾人生存质量的影响。研究假设:

(1)残疾严重程度越低,残疾人的生存质量越高。

(2)残疾态度越积极,照顾质量越好,残疾人的生存质量越高。

(3)残疾严重程度,会透过残疾态度和照顾质量的中介作用,间接影响残疾人的生存质量。

根据上述假设和各变量的测量指标,可以得到图 23-7 的假设模型概念图。其中结构模型由粗线代表,测量模型由细线代表。SD、INC、DIS、GAI、PRO、PHY、PSY、SOC、ENV、DISA、STA、ACC、MEE、INF 是外生显变量,AD、QoL 和 QOCS 均为内生潜变量。

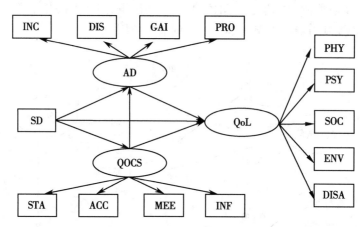

图 23-7　残疾人生存质量研究的完整 SEM 假设模型概念图

2. 描述性统计结果　表 23-8 给出了图中所有变量的均值、标准差,以及各个变量之间的关系。该研究样本中无缺失值。选择 Mplus 软件通过最大似然法(ML)对参数进行估计。

3. 模型拟合结果　模型拟合优度指数结果为:$CFI = 0.90$,$TLI = 0.90$,$RMSEA = 0.07$。表明模型拟合结果良好,不需要进行模型校正。

4. 给出最终的结构方程模型路径图(图 23-8)。

5. 直接与间接效应及其解释　最后需给出各个潜变量之间的直接效应、间接效应和总效应值。根据研究假设,本例中需要报告的是残疾严重程度对生存质量的直接效应、间接效应和总效应值,见表 23-9。

表 23-8　结构方程模型中各变量之间的相关系数

	Mean[a]	SD	WHODAS	Attitude to disability				QOCS				QoL				
				INC	DISC	GAI	PRO	STA	ACC	MEE	INF	PHY	PSY	SOC	ENV	DISA
WHODAS	1.72	0.51	—													
Attitude to disability																
INC	2.75	0.54	-0.28**	—												
DISC	3.17	0.64	-0.25**	0.55**	—											
GAI	3.36	0.48	-0.09**	0.05*	0.00	—										
PRO	3.28	0.43	-0.17**	0.28**	0.28**	0.16**	—									
QOCS																
STA	3.28	0.60	-0.05*	0.02	0.10**	0.13**	0.10**	—								
ACC	3.16	0.64	-0.13**	0.20**	0.20**	0.00	0.14**	0.13**	—							
MEE	3.13	0.62	-0.06**	0.07**	0.06**	0.19**	0.10**	0.27**	0.04†	—						
INF	2.95	0.89	-0.32**	0.31**	0.38**	0.01	0.11**	0.22**	0.22**	0.14**	—					
QoL																
PHY	2.65	0.78	-0.58**	0.31**	0.30**	0.23**	0.17**	0.14**	0.15**	0.18**	0.26**	—				
PSY	2.96	0.77	-0.45**	0.35**	0.35**	0.24**	0.21**	0.20**	0.20**	0.21**	0.39**	0.66**	—			
SOC	3.22	0.63	-0.33**	0.24**	0.24**	0.27**	0.18**	0.25**	0.11**	0.23**	0.26**	0.47**	0.53**	—		
ENV	2.98	0.64	-0.36**	0.29**	0.27**	0.22**	0.15**	0.14**	0.11**	0.30**	0.32**	0.55**	0.60**	0.45**	—	
DISA	2.85	0.75	-0.49**	0.33**	0.30**	0.24*	0.22**	0.13**	0.18**	0.27**	0.32**	0.56**	0.59**	0.52**	0.55**	—

注：*：$P<0.05$；**：$P<0.01$

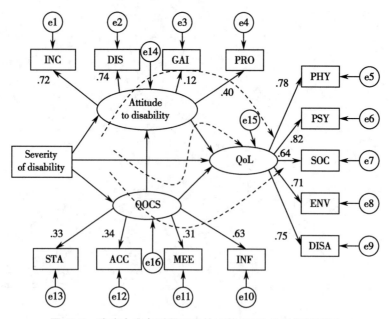

图 23-8　残疾人生存质量研究的完整 SEM 的最终模型图

表 23-9　残疾严重程度对生存质量的直接效应、间接效应和总效应

	QoL	
	b	β
Total Effect	−0. 31 **	−0. 61 **
Direct Effect	−0. 19 **	−0. 37 **
Total indirect effect	−0. 12 **	−0. 24 **
Severity of disability→QOCS→QoL	−0. 09 **	−0. 18 **
Severity of disability→Attitude to disability→QoL	−0. 01 *	−0. 02 *
Severity of disability→QOCS→Attitude to disability→QoL	−0. 02 **	−0. 04 **

注：b：unstandardized coefficient；β：standardized coefficient；＊：$P<0.05$；＊＊：$P<0.01$

本例中的间接效应包括 3 个特定的间接效应：残疾严重程度（severity of disability）通过照顾质量（QOCS）间接影响生存质量（QoL）的效应；残疾严重程度通过残疾态度（attitude to disability）间接影响生存质量（QoL）的效应；残疾严重程度通过照顾质量（QOCS）和残疾态度（attitude to disability）共同作用间接影响生存质量（QoL）的效应。

所有间接效应均有统计学意义，且直接效应也有统计学意义，结合表 23-9 的结果，说明照顾质量和残疾态度，在残疾严重程度对生存质量的影响中，起到了部分中介效应的作用。间接效应中，单独透过照顾质量的间接效应占全部间接效应的 75%（severity of disability→QOCS→QoL/Total indirect effect）。由此可见，在残疾严重程度相同的情况下，提高残疾人的照顾质量可以更有效地提高残疾人的生存质量。

第五节　多水平模型

一、多水平模型的起源以及应用

多水平模型（multi-level model），又称随机效应模型（random-effect model）、混合模型（mixed-effects model）、分级线性模型（hierarchical linear model）和经验贝叶斯模型（empirical Bayes model），是一类将Ⅱ型方差分析理论与多元统计分析相结合的新技术，是分析和处理具有多层次结构特征数据（hierarchically structured data）的有力工具，也是国际上统计学研究中重要的研究领域。多层次结构数据，即是具有两层（two-level）或多层（multi-level）、两级或多级（hierarchical）结构的数据，可包括微观水平上的信息（例如个体水平的相关变量），也可包括宏观水平的数据（例如某个地区、国家、社会水平的相关变量）。

多水平模型的产生，源于社会科学工作者对层次结构数据的分析工作。早在20世纪50年代，美国哥伦比亚大学 Lazarsfeld 教授和 Merton 教授就已开展社会行为效应研究，其中的数据结构便有个体水平和社会水平的相关变量。随后，在80年代初，多水平模型系统理论得到进一步发展。美国的社会人口学家发展了多水平模型的统计理论，并将模型应用于人群社会行为研究中。英国的社会人口学家编制了易于使用的计算机程序（HLM、MLwiN、VARCL 等），使得多水平统计分析模型的应用得以推广。

多水平模型目前在流行病学、儿童生长发育及其他医学领域应用广泛，其前景不容小觑。在传统流行病学中，往往是针对某种疾病、某个健康现象，开展个体水平上的调查。然而，随着现代流行病学研究的深入、研究范围的扩展，研究者往往会遇到某些非个体水平的数据，比如对青少年吸烟的调查中，除了能获得被调查对象的吸烟行为特征外，还能获得其所在家庭、学校、地区的与吸烟行为相关的特征；如果对个体开展随访调查，还能获得某种纵向或时间序列型的数据（panel data）；如果关心某一些解释变量（自变量）同时对多个结局变量（因变量）的影响，还能获得某种多因多水平数据（multivariate multi-level data）。此时，为了分析不同水平研究变量对于研究者所关注的结局变量的影响，为了分析不同水平研究变量之间的相互关系，需要采用多水平模型建模技术。

二、多水平模型的基本原理及步骤

多水平模型是基于多水平数据特点构建的。一方面，"多水平"指多层次数据，而且层次间分高低，低一层水平的单位嵌套或聚集（aggregated）在高一层水平单位之中，低水平的单位也因为聚集性（即因空间、时间上的某种相似性，而使得低水平单位间不独立）相互之间不完全独立，即存在组内相关系数（intra-class correlation，ICC），这种数据往往见于多阶段分层抽样中，即每个阶段可视为一个层，每个层内部都可获得某些数据。另一方面，"多水平"也指多层次的变量，并且对解释变量和结局变量均有所要求。在多水平模型分析中，解释变量可以是微观水平（低一层水平，或个体水平），也可以是宏观水平，即高一层水平，或聚集水平；而结局变量，只能是在微观水平上，换句话说，结局变量所在的水平决定了多水平模型能分析的最低水平。最后，多水平数据各水平之间的关系有相对性，是由流行病学实验设计所决定的，比如重复测量数据中，对个体的某一些指标在不同时间点的测量，这其中不同时间点的数据就可以视为第一层数据，而同一个体则视为高一层的数据；如某一些个体之间还有相似性,这群个体所形成的某类别群体还能再被视为更高一层的数据,以此类推。除了上述的多阶段分层抽样以及重复测量数据之外,常见的可以进行多水平模型分析的数据还有多中心临床试验数据、纵向研究数据等。

由此可见,因为流行病学实验设计以及资料类型的多样性,多水平模型实际上涉及一大类统计模型,包括简单多层次 Logistic 回归模型、重复测量资料多水平模型、多因多水平模型 (multivariate multi-level model)、多水平非线性模型等。限于篇幅有限,不能尽述各类多水平模型的分析原理以及步骤,仅以较为常见的二分类结局多水平 Logistic 回归模型以及重复测量资料多水平模型为例,对其分析的基本原理以及步骤进行介绍。

(一)二分类结局资料多水平模型的原理及分析步骤

二分类结局资料,常见于传统流行病学、生物医学统计、临床试验研究等领域,结局往往指某种疾病是否发生、某种药物是否有效等。对该类资料,在考虑纳入混杂因素的情况下,可用传统的 Logistic 回归模型进行分析。二分类结局资料多水平模型(以下简称"二分类结局多水平模型"),即是建立在传统二分类回归模型上,并能对多水平数据的层次特征进行效应分析的一类回归模型。其中,二分类结局两水平模型是最常用的,故以此为例进一步介绍模型的基本原理及分析步骤。

二分类结局两水平模型,所分析的数据结构包含两个水平。模型可将传统二分类回归模型的随机误差项分解到与数据层次结构相对应的两个水平上,使个体的随机误差更能反映个体的情况;同时,使进一步拟合某研究水平上较为复杂的误差结构变得可能。一般的二分类两水平 Logistic 回归模型形式如下:

$$logit(P_{ij}) = u_{0j} + \beta_0 + \beta_1 x_{ij},且\ u_{0j}满足:u_{0j} \sim N(0, \sigma_{u_0}^2) \sim \qquad (式23-13)$$

式中 i 指代水平 1 单位,j 指代水平 2 单位。β_1 为自变量的效应参数,又称固定效应 (fixed effect) 参数。u_{0j} 为水平 2 单位的 logit 均值 β_{0j} 与总均值 β_0 之差,即水平 2 的随机效应参数,其方差 $\sigma_{u_0}^2$ 为随机系数(random coefficient),反映了高水平单位间的比率差。一般而言,$\sigma_{u_0}^2$ 越大,说明数据在高水平单位内的聚集性越强。$\sigma_{u_0}^2 = 0$ 时,模型演变为一般的非多水平 Logistic 回归模型。

在实际分析中,往往假设二分类资料结局服从二项分布,即变量 $y_{ij} \sim Bin(\pi_{ij}, n_{ij}) \sim$,进而由二项分布方差公式,可推得如下式子:

$$var(P_{ij}) = \frac{\delta \pi_{ij}(1 - \pi_{ij})}{n_{ij}} \qquad (式23-14)$$

式中 δ 为尺度参数(scale parameter),在满足 $y_{ij} \sim Bin(\pi_{ij}, n_{ij}) \sim$ 情况下,δ 应该接近或等于 1。此时,当模型的固定效应参数 β_1 和随机效应参数 $\sigma_{u_0}^2$ 的估计值确定后,式 23-14 可进一步化简为 $\frac{\pi_{ij}(1 - \pi_{ij})}{n_{ij}}$。上述二分类两水平 Logistic 回归模型需要估计的随机参数仅有 $\sigma_{u_0}^2$。

在模型分析过程中,还需要注意两个问题:①$y_{ij} \sim Bin(\pi_{ij}, n_{ij}) \sim$ 的条件是否满足,可以通过对尺度参数的检验来判断;②非多水平模型是否带来更大的 I 类错误,可以通过方差分割系数(variance partition coefficient, VPC)来度量。详见第三小节。

综上,二分类两水平 Logistic 回归模型的分析步骤如下:

(1)整理数据,清理出代表各水平的变量。

(2)拟合零模型(空模型、截距模型,即不含任何自变量的模型),并通过内部相关系数

（intra-class correlation coefficient，ICC）判断是否有必要考虑数据的多水平结构，只有当数据ICC 有统计学差异，多水平结构不容忽视，才有必要继续下一步。

（3）参考式 23-13、式 23-14 构建相应的模型，并对模型进行检验。

（4）对模型尺度参数进行检验，对 VPC 参数进行估算，进而选择较优模型。

（二）重复测量资料多水平模型的原理及分析步骤

重复测量资料（又称纵向数据，longitudinal data），一般来说，是同一受试者的同一观测指标在不同时间点上进行多次测量所得到的资料，是流行病学调查、医学研究中很常见的资料类型，其对应的研究设计称为重复测量设计或受试者内设计（within-subject design）。时间上重复的例子很多，如患者接受药物干预后，定期随访血药浓度、定期随访康复情况；又如环境流行病学当中，对同一地区不同时间点空气、土壤、水源污染物的动态监测等。然而，在实际应用当中，重复测量的概念也能推广到空间。比如，同一地区中不同地理位置的环境监测点；被调查某家庭中不同成员；同一肿瘤病人的不同肿块等。

重复测量资料往往有如下特点：

（1）同一观测对象内部各重复测量值之间非独立，后测值可能会受前一次或几次测量结果的影响。故不满足传统统计分析独立性假设的要求。

（2）观测指标在研究的测量时间范围内可能有某种趋势性变化。

（3）观测值的变异可来源于个体内部的变异，个体间的差异，又可来源于更高水平的变异（比如对家庭成员重复测量，形成"时间点-个人-家庭"这样的多水平结构），变异也可能与其他协变量有关。

传统的统计分析方法如两组比较、广义线性模型等，因为不能充分利用多个时间点的信息，不能分析时间变化规律、不能考虑协变量的影响、不能处理时间内部相关性，从而导致统计分析的检验效能降低，故都不能用于该类资料的分析。对重复测量资料，目前公认的分析方法，除了常见的重复测量资料方差分析之外，还有广义估计方程（generalized estimation equations，GEE）和多水平模型。重复测量资料方差分析把随机效应作为无用参数，并且不能引入协变量进行分析；GEE 模型可以适用于多种数据，但只适用于两水平资料。另外，在重复测量资料中，最常见的是同一对象在多个时间点某指标的重复，一般用重复测量资料两水平模型来分析。下面重点以重复测量资料两水平模型为例，介绍该方法的基本原理以及步骤。

一般的重复测量资料两水平模型如下式：

$$y_{ij} = \alpha_{0j} + \beta_i X_{ij} + \epsilon_{ij} \qquad\qquad (式 23-15)$$

式中 i 指水平 1，即时间点水平，取值范围为 1,2,3,……,p，p 为时间点总数；j 指水平 2，即个体水平，取值范围为 1,2,3,……,n，n 为个体样本数。X_{ij} 是第 j 个人在第 i 时间点上的某观测指标。α_{0j} 为第 j 个观测对象基础状况下的某指标平均值，是一随机变量，并假设此平均值由所有观测对象基础总平均值和个体差异所决定，即有：

$$\alpha_{0j} = \alpha_0 + u_{0j} \qquad\qquad (式 23-16)$$

由式 23-15 和式 23-16 可推得下式：

$$y_{ij} = \alpha_0 + \beta_i X_{ij} + \epsilon_{ij} + u_{0j} \qquad\qquad (式 23-17)$$

式 23-17 由两部分组成：固定效应部分（$\alpha_0 + \beta_i X_{ij}$）以及随机效应部分（$\epsilon_{ij} + u_{0j}$）。其中 α_0、β_i 为固定效应参数，反映观测对象内部的效应。而 ϵ_{ij} 为水平 1 上的正态随机变量（残差），且满足 $\epsilon_{ij} \sim N(0,\sigma_0^2) \sim$。$u_{0j}$ 为水平 2 上的正态随机变量，反映第 j 个观测对象的某测量指标与

总体基础均值的差别,且满足 $u_{0j} \sim N(0, \sigma_{u_0}^2) \sim$。

综上所述,重复测量两水平模型的分析步骤如下:

(1)整理数据,清理出代表各水平的变量。

(2)拟合零模型,并通过数据 ICC 判断是否有必要考虑多水平结构。

(3)参考式 23-17 构建相应的模型。

(4)对模型拟合情况进行检验,选择较优模型。

三、多水平模型的实例分析

以上着重介绍了较为常见的二分类结局两水平 Logistic 回归模型和重复测量两水平模型的基本原理及步骤。下面将结合具体实例,并分别以两种常用统计软件(MLwiN 及 Winbugs)对多水平模型的建模流程及结果解读进行介绍。

(一)二分类结局资料两水平模型的实例分析

例 23-2 某地拟对基层医院改革预约挂号制度,为了解预约挂号服务与就医满意度关系,对该地 27 间基层医院 193 个病人是否有诊前预约及其就医满意度进行调查,数据概况如表 23-10。

表 23-10 某地预约挂号服务与就医满意度调查情况汇总

医院	调查病人数	预约人数	满意情况
1	7	7	0
2	9	9	6
3	8	8	3
……	……	……	……
26	6	0	2
27	6	6	3

对上述数据,具体分析步骤如下:

1. 整理数据,清理出代表各水平的变量 在本例中,在各医院调查了不同数目的病人,被调查的病人个体为水平 1,而不同医院为水平 2。另外有对应于个体水平的解释变量(预约情况)以及结局变量(就医满意情况)。

2. 拟合零模型,检验数据 ICC 是否有统计学意义 在本例中数据 ICC 为 -0.61,且有统计学意义($P<0.05$),故可进一步构建多水平模型。

3. 采用 MLwiN 软件,参考式 23-13、式 23-14 构建相应的模型,并对模型进行检验 首先,在不考虑水平 2 的情况下,构建两分类 logistic 回归模型,模型如下:

$$\log\left(\frac{\pi_i}{1-\pi_i}\right) = -1.749 + 0.833 \text{reserve}_i$$

实际分析中,不同医院所提供的预约挂号服务略有不同,希望通过在 Logistic 回归模型中引入上述的医院效应因素,来探讨医院因素对预约因素及就医满意度的影响。把医院(hospital 变量)作为水平 2 引入回归模型中,可得以下模型:

$$\log\left(\frac{\pi_{ij}}{1-\pi_{ij}}\right) = \beta_{0j} + 0.800 \text{reserve}_j$$

$$\beta_{0j} = -1.707 + u_{0j} \text{且} [u_{0j}] \sim N(0, \Omega_u) \sim$$
$$\Omega_u = [1.532(0.642)]$$

式中 Ω_u 为水平 2 的效应方差,其括号内数值为标准误。

4. 对模型尺度参数进行检验,对 VPC 参数进行估算,进而选择较优模型　改变上述模型的分布假设,由"二项分布"变为"超二项分布"(extra binomial distribution),并对模型重新估计,进一步获得如下式子:

$$var(satisf_{ij} | \pi_{ij}) = 0.728\pi_{ij}(1 - \pi_{ij})/n_{ij}$$

由上式可知式 23-14 中的 δ 参数为 0.728,其标准误为 0.079,对该尺度参数进行正态性 Z 检验($H_0 : \delta = 1$),可知 $P<0.05$,故认为尺度参数不等于 1,数据不服从二项分布,需要用超二项分布作为最终建模结果。模型变量名解释如表 23-11。

表 23-11　变量名及含义

变量名	含义	赋值
satisf	满意情况	1 为满意,0 为不满意
reserve	预约情况	1 为预约,0 为没预约

由 MLwiN 的 VPC 宏程序(Goldstein, et al. 2002)估算残差归因百分比,可知在不预约的病人中,满意情况有 32.26% 的残差方差归因于医院因素;在预约的病人中,满意情况有 36.73% 的残差方差归因于医院因素。故可知,在非多水平模型中,忽略医院因素对满意度的影响,会增大预约因素的 I 类错误,使得原本无统计学意义的因素(如预约因素)变得有统计学意义(表 23-12)。另外,由上述 VPC 取值范围 32.26% ~ 36.73% 可知,医院因素大约可解释 34.5% 左右的残差变异。

结合表 23-12 结果可知,对于本数据集,在考虑医院因素后,预约因素的优势比(OR)为 3.408,但 $P>0.05$,因而尚不能认为有预约的病人会对就医体验更满意。

表 23-12　Logistic 回归模型结果比较

	非多水平模型	两水平模型	两水平模型
分布假设	二项分布	二项分布	超二项分布
固定效应 fixed effects			
截距(标准误)	−1.749 (0.313)	−1.707 (0.485)	−2.612 (0.794)
预约变量(标准误)	0.833 (0.376)	0.800 (0.612)	1.226 (0.983)
预约变量 OR(95% CI)	2.300 (1.101~4.806)	2.226 (0.671~7.386)	3.408 (0.496~23.399)
预约变量 P 值	0.027	0.192	0.212
随机效应 Random effects			
水平 2 方差(标准误)	—	1.532 (0.642)	3.746 (1.531)
水平 1 尺度参数(标准误)	—	1.000 (0.000)	0.728 (0.079)
整体检验 χ^2 统计量(自由度)	4.901 (1)	5.699	5.987
P 值	0.027	0.017	0.014

（二）重复测量资料两水平模型的实例分析

例 23-3 某地就某种抗癫痫药物开展临床随机化试验，一共纳入 45 名病人，并对病人随机分组为接受治疗组（治疗干预＝1）与接受安慰剂组（治疗干预＝0），探讨该类药物对缓解癫痫发作是否有效。在开展干预前 8 周，收集了病人癫痫发作总次数作为基线资料。进行干预后，每隔两周随访病人发作次数，共随访 4 次。收集数据概况如表 23-13。

表 23-13 抗癫痫药物治疗临床随机试验数据情况一览

病人编号	随访				治疗干预	基线发作次数	年龄
	第一次	第二次	第三次	第四次			
1	3	5	3	3	1	11	30
2	2	4	0	5	1	6	25
3	4	4	1	4	1	8	36
……	……	……	……	……	……	……	……
43	2	3	0	1	1	25	21
44	0	0	0	0	1	13	36
45	1	4	3	2	1	12	37

对上述数据，具体分析步骤如下：

1. 整理数据，清理出代表各水平的变量 在本例中，对 45 名病人分别随访记录了 4 次，相当于就癫痫发作次数对每个病人重复测量了 4 次，故每个病人的随访结果为水平 1，而病人个体为水平 2。另外有对应于个体水平的解释变量（治疗干预、基线发作数、年龄）。

2. 拟合零模型，检验数据 ICC 是否有统计学意义 在本例中，多水平模型与零模型比较，有统计学差异（$P<0.05$）；数据 ICC 为 0.81，且有统计学意义（$P<0.05$），故可进一步构建多水平模型。

3. 参考式 23-17 构建相应的模型 由式 23-17 可推导出适用于该数据的模型如下：

$$Y_{ij}=\alpha_0+\alpha_{Base}\log\left(\frac{Base_j}{4}\right)+\alpha_{Trt}Trt_j+\alpha_{BT}Trt_j\log\left(\frac{Base_j}{4}\right)+\alpha_{Age}Age_j+\alpha_{V4}V_4+b1_j+b_{ij}$$

并假设 $y_{ij}\sim Poisson(\mu_{ij})\sim$，故有 $Y_{ij}=\log(\mu_{ij})$。

式中 i 指水平 1，即随访情况，取值范围为 1~4。j 指水平 2，即个体水平，取值范围 1~45。模型由两部分效应组成：固定效应（α_0、α_{Base}、α_{Trt}、α_{BT}、α_{Age} 及 α_{V4}）及随机效应（$b1_j$ 及 b_{ij}）。其中，α_0 是模型截距，α_{Base} 是基线变量斜率，α_{BT} 是治疗与基线交互效应的斜率，其余以此类推。特别的，因为第 4 次随访存在脱失情况，所记录发作数偏小，故在模型中引入 $\alpha_{V4}V_4$ 项予以校正。随机效应 $b1_j$ 反映个体水平（水平 2）的随机误差（between-subject error），随机效应 b_{ij} 则反映处于单位 1 水平的随机误差（within-subject error）。

一般的，对两类随机效应均假设满足正态分布：

$$b1_j\sim Normal(0,1/\tau_{b1})\sim$$
$$b_{ij}\sim Normal(0,1/\tau_b)\sim$$

模型变量名解释如下表 23-14。

表 23-14　变量名及含义

变量名	含义	赋值
y_{ij}	第 j 个病人的第 i 次随访情况	—
Base	基线发作数	—
Trt	药物干预情况	1 为接受抗癫痫药物治疗,0 为接受安慰剂治疗
Age	病人年龄	—
V4	第 4 次随访的指示变量	1 为接受了第 4 次随访,0 为脱失

利用 WinBUGS 建模,并分别假设固定效应系数、精度 τ_{b1} 和 τ_b 的先验分布服从参数为 Normal(0,10000)的正态分布。

4. 对模型拟合情况进行检验,选择较优模型　分别模拟 3 条马可夫链,并进行 10 000 次模拟运算,弃除一开始的 5000 次模拟结果,得到模型拟合结果如表 23-15。另去除对随机效应的拟合,构建非多水平模型用于比较。

表 23-15　重复测量两水平模型结果比较

变量	两水平模型		非多水平模型	
	均值 (95%不确定性区间)	MC 误差	均值 (95%不确定性区间)	MC 误差
固定效应 Fixed effects				
α_0	−0.359 (−4.049,3.13)	0.078	−2.28 (−3.481,−1.124)	0.007
α_{Base}	0.567 (−0.278,1.495)	0.022	0.861 (0.569,1.159)	0.002
α_{Trt}	−0.466 (−1.576,0.68)	0.023	−0.290 (−0.680,0.103)	0.003
α_{BT}	0.224 (−0.372,0.777)	0.014	0.100 (−0.076,0.272)	0.001
α_{Age}	0.317 (−0.466,1.144)	0.016	0.813 (0.567,1.063)	0.001
α_{V4}	−0.075 (−0.258,0.115)	0.003	−0.136 (−0.269,−0.004)	0.001
随机效应 Random effects				
b_{ij}	0.351 (0.261,0.455)	0.002	—	—
$b1_j$	0.564 (0.406,0.754)	0.003	—	—
模型偏倚 Deviance	782 (749,815)	0.458	1266 (1261,1274)	0.032

由上表可知,对于两水平模型,两类随机效应有统计学意义(不确定性区间不含 0),即随机效应同时存在组内差异和组间差异;固定效应没有统计学意义,即尚不能认为接受该药物治疗会缓解癫痫的发作次数。

与非多水平模型的进一步比较可知,一方面,两水平模型的偏倚信息准则(deviance information criterion,DIC)和 deviance(分别为 872.94 和 782)均小于非多水平模型(分别为 1271.93 和 1266),而一般 DIC、deviance 更小,模型拟合更优。另一方面,若忽视数据的多水平结构,由非多水平模型可获得"α_{Base}、α_{Age} 和 α_{V4} 模型系数有统计学意义"这样的错误结论,即模型的 I 类错误增大,使得原本无统计学意义的因素变得有统计学意义。

四、主要优点

总体来说,在流行病学当中,多水平模型的应用,有以下几个优点:

1. 对个体层次的数据分析,不需要假设个体之间独立,可校正因观测数据非独立性问题所导致的参数标准误估计的偏倚。

2. 可同时分析低水平和高水平解释变量对结局变量的影响。

3. 可分析随机截距、随机斜率等随机效应。

4. 在数据有多水平结构时,拟合多水平模型,并对其变量进行统计检验,可一定程度上减少 I 类错误的发生,避免得到错误结论。

第六节 时依协变量分析

一、方法概述

时依协变量(time-dependent covariates,TDC),又叫作时间依存协变量,主要应用于事件历史数据(event history data)的回归分析中,也即将事件的结果和出现这一结果所经历的时间结合起来分析的事件时间分析(time-to-event analysis)。在研究某一因素与生存时间的关联时,这一因素的取值或分类可以是恒定不变的,也可以是呈一定规律或无规律变化的;另外,该因素对结局变量的效应也可能随时间发生变化,这一类因素可被统称为时依性协变量。

以医学研究为例,性别、种族、成年人身高等因素可以认为在一定研究时期内保持不变,但随着时间改变,某一性别、某一种族或某个身高值对结局指标作用的效应却发生改变;另外,各类血液化验指标、体重、血压等体格测量指标则很可能是不断变化的,想要评价这些变动的因素对生存时间的影响,必须将其变动的信息充分利用起来。绝大多数经典生存分析模型在提出之初都可以看作是"静态生存分析模型",为了简化理论推导的过程,一般先假设协变量取值对结局变量效应恒定,在其后的运用中再根据协变量的变动规律或近似变动规律对原始"静态生存分析模型"进行拓展,形成各类"动态生存分析模型"。以 Cox 比例风险模型为例,20 世纪 80 年代,Kalbfleisch 和 Prentice,以及 Cox 本人和 Oakes 就提出了在原始模型中加入时依协变量来提升原始模型的实际应用价值。时至今日,时依协变量分析法已经广泛应用于多类生存分析模型中以及具有重复测量特征的纵向数据中。

二、时依协变量分析的基本原理及步骤

(一) 时依协变量分析的基本原理

鉴于对生物医学研究者们而言,半参数 Cox 比例风险回归模型是目前进行事件历史数据的多因素分析最主流的方法,本节主要介绍在此基础上拓展而成的含时间依存协变量的 Cox 模型。

Cox 比例风险回归模型的主要前提条件是:假定时刻 t 协变量 X 作用下的风险率与此时所有协变量取值为 0 时的基线风险率的风险比值固定,即协变量对生存率的影响不随时间的改变而改变。这被称为 Cox 回归模型的比例风险性,也叫作 PH 假定,Cox 回归模型只有在满足这个性质的前提下进行拟合才是可靠有效的。然而,有时候协变量对风险率作用的强度可能会随时间变化而变化。例如,在研究 1945 年广岛、长崎核爆后日本妇女的乳腺癌发生率时,数据显示 1945 年后同样是暴露于核辐射的日本妇女患乳腺癌的危险性却逐年下降,这样的资料很显然不满足 Cox 回归模型的等比例风险假设。此时可采用如下方法来解决:①将不成比例关系的协变量作为分层变量,然后再用其余变量进行多元 Cox 回归模型分析;②采用参数回归模型替代 Cox 回归模型进行分析;③将不成比例关系的协变量定义成时间依存协变量,拟合时间依存协变量模型,也称为非比例风险模型(non-proportional hazard model)。第 3 种解决方法即是本节将要详细展开探讨的内容。

时间依存协变量主要分为以下两大类:

1. 效应时依协变量 此类时间依存协变量的取值不随时间改变而改变,但该协变量作用于结局变量的效应随时间改变,也被称为外在时间依存变量。

相应的模型公式如下:

$$h(t,X) = h_0(t)\exp(\beta X_E + r X_E t) \qquad (式 23-18)$$

其中 $h(t,X)$ 是具有协变量 X 的个体在时刻 t 时的风险函数,t 为生存时间,$X = (X_1, X_2, \ldots, X_n)'$ 是可能影响生存时间的有关因素,这些变量可以是定量的,也可以是定性的。$h_0(t)$ 是所有协变量取值为 0 时的风险函数,称为基线风险函数(baseline hazard function),$r X_E t$ 即时刻 t 时效应的改变量。

2. 取值时依协变量 时依协变量的另一种情况是:有些协变量虽然其对结局变量的效应在不同的时间点并无变化,但它的具体取值会随着时间而改变。也即,在实际研究工作中,对某些协变量的测量可能不止一次,不同时点的测量值可能不同,这种时依协变量也被称为内在时间依存变量。

相应的模型公式如下:

$$h(t,X) = h_0(t)\exp[\beta X_E(t)] \qquad (式 23-19)$$

$X_E(t)$ 表示变量取值在随时间变化,如对某化学毒物的职业接触累积量、吸烟累积量、不同时间的抗体水平、不同时期教育程度或婚姻状态的改变等。在这种情况下,需用逻辑表达式定义一个分段时间依存协变量,逻辑表达式为真时取值"1",为假时取值"0"。通过一系列的逻辑表达式,就可以建立起相应的时间依存协变量。例如,对病人血压每周测量一次,共测量 4 次(变量名为 $BP1$ 至 $BP4$)。此时的取值时依协变量可以这样定义:

$$T\_Cov\_ = (T\_{<}1)^* BP1 + (T\_{\geq}1 \& T\_{<}2)^* BP2 +$$
$$(T\_{\geq}2 \& T\_{<}3)^* BP3 + (T\_{\geq}3 \& T\_{<}4)^* BP4$$

& 表示逻辑"与",即一般编程语句中的"AND"。这个定义式表示当时间小于一周时

（此时第一个括号内取值为 1，而其他括号内取值为 0）使用第一周测量的血压 $BP1$ 的值，大于一周而小于两周时使用第二周测量的血压 $BP2$ 的值，以此类推。

Cox 回归模型的架构允许时依协变量参与拟合，并可以借此实现以下 3 个方面的目的：①验证某协变量的比例风险性条件是否满足，这是构建标准 Cox 回归模型前必要的准备工作，也是常常被科研工作者们忽视的一步，今后需引起重视；②评价某协变量随时间的改变对生存结局的影响，当某协变量与时间因素之间存在交互效应时，纳入该时依协变量才能客观反映该协变量的效应；③评价重复测量因子对生存时间的影响，对重复测量资料进行合理分析。

（二）时依协变量分析的一般步骤

时依协变量分析的一般步骤包括：确定可疑的不成比例风险关系的协变量；构建时依协变量表达式；引入时依协变量进行伴时 Cox 回归模型（time-dependent Cox model）分析；解释伴时 Cox 回归模型分析结果。

1. 确定可疑的不成比例风险关系的协变量　在医学研究数据的处理过程中，常见的协变量有人口学指标、临床检测产生的生理生化以及反映疗效的相关指标等，其中最为常见却容易被研究者们忽略的取值时依协变量便是患者的年龄。另外，相同的给药方案在不同阶段实施也可能对患者产生不同的预后影响。在实际操作中应结合临床经验，对可能存在的时依协变量进行排查分析。

2. 构建时依协变量表达式　若考虑某协变量不满足等比例风险假设，则需构建相应的时依协变量。效应时依协变量通常为时间变量和该协变量的一个函数，最简单的形式是二者的乘积，表达式形如 "$T\_ * X$"；也有考虑到时间一般呈偏态分布，取自然对数有利于减弱极端值的影响，表达式形如 "$Ln(T\_) * X$"；亦有其他为了提升模型稳定性的较复杂的表达式，形如 "$[Ln(T\_) - Ln(mean(T\_))] * X$" 等。取值时依协变量通常为时间变量与该协变量在不同时点测量值组成的分段函数，如上文所示。

3. 引入时依协变量进行伴时 Cox 回归模型分析　将构建好的时依协变量表达式与原来待分析的其他协变量一起纳入伴时 Cox 回归模型分析，其他步骤与 Cox 比例风险回归模型相同（详见第二十九章），这里不再赘述。

4. 解释伴时 Cox 回归模型分析结果　若时依协变量一项有统计学意义，则表明该协变量与时间存在交互作用，也即不能使用 Cox 等比例风险模型来分析该协变量对生存结局的影响；反之，则验证了该协变量满足等比例风险假设。

对时依协变量效应的准确估计要求我们准确找到该时依协变量随时间变化的函数关系式，在实际研究中，一般都是通过获取的数据来寻找变量间的函数关系，当两者关系为一次或者二次函数时，找准关系或许不难；而一旦多次函数出现，在数据本身就夹杂了抽样误差和各类偏倚的情况下，准确定位其函数关系显得尤为困难。当时依协变量一项有统计学意义时，我们通常尝试不同的时依协变量表达式，选取似然比统计量（-2Log likelihood）或 Akaike′ information criterion（AIC）或 Bayesian information criterion（BIC）等取值较小时的表达式来构建最终的伴时 Cox 回归模型。另外，现有研究数量的不足及理论瓶颈决定了时依协变量的效应估计方法的简化和拓展以及新方法的探索是未来很长一段时期内生存分析方法学研究的重难点之一。

三、应用实例

为了研究恶性胆道梗阻住院患者生存时间的影响因素，从三所医院获得 1995—2000 年

95 例住院患者的数据(数据文件"survival_3. sav"引用自陈平雁、黄浙明主编的 IBM SPSS19 统计软件应用教程第 2 版)。数据的具体内容见表 23-16。

表 23-16　恶性胆道梗阻住院患者数据

变量名	变量说明	变量类型	分类变量的编码
ID	患者编号		
time	生存时间(天)	连续	
status	状态	2 分类	0:删失;1:阳性事件
gender	性别	2 分类	1:男;2:女
age	年龄(岁)	连续	
group	支架类型	2 分类	1:金属支架;2:塑料内涵管
duration	住院天数(天)	连续	
cost	总成本(元)	连续	
complica	并发症	2 分类	0:无;1:有
obstruct	梗阻段	无序多分类	1:上段;2:中段;3:下段
size	肿瘤体积	连续	
stage	分期	有序多分类	1:I 期;2:II 期;3:III 期;4:IV 期

1. 确定可疑的不成比例风险关系的协变量　考虑肿瘤体积对恶性胆管梗阻住院患者生存时间的影响随时间发生改变,在本研究中可能是一个效应时依协变量,也即该协变量可能不满足等比例风险假定。

2. 构建时依协变量表达式　对本例中的生存时间 time 变量绘制直方图可发现其分布大多集中在前 200 天,典型的右偏分布,因而可对时间变量取对数以减弱极端值的影响。在 SPSS 软件中实现,可通过 Analyze→Survival→Cox w/Time-Dep Cov→Compute Time-Dependent Covariate 对话框来定义时依协变量表达式。在左侧变量列表栏内除了给出数据中原有变量之外,系统会自动生成一个时间变量"$Time[T\_]$",本例生成一个新的协变量为:$T\_COV\_ = Ln(T\_)^* size$。

3. 引入时依协变量进行伴时 Cox 回归模型分析　将上述构建的时依协变量 $T\_COV\_$ 与原来待分析的变量 *gender*、*age*、*group*、*duration*、*cost*、*complica*、*obstruct*、*size*、*stage* 一起纳入协变量框中进行逐步回归分析,伴时 Cox 回归模型的结果输出如下表,表格内容实际上和标准 Cox 回归模型相同,只是模型中新增了时依协变量一项。

表 23-17　伴时 Cox 回归方程中的变量

变量	系数	标准误	Wald 值	自由度	P 值	HR	HR 95.0%置信区间	
							下限	上限
T_COV_	0.005	0.001	12.735	1	<0.001	1.005	1.002	1.007
group	1.235	0.305	16.373	1	<0.001	3.437	1.890	6.250
obstruct			9.290	2	0.016			

续表

变量	系数	标准误	Wald 值	自由度	P 值	HR	HR 95.0%置信区间	
							下限	上限
obstruct(1)	0.477	0.292	2.665	1	0.103	1.612	0.909	2.858
obstruct(2)	1.394	0.472	8.729	1	0.003	4.032	1.599	10.167
stage			9.784	3	0.019			
stage(1)	−1.250	1.072	1.358	1	0.244	0.287	0.035	2.345
stage(2)	−1.565	0.583	7.214	1	0.007	0.209	0.067	0.655
stage(3)	−0.781	0.317	6.060	1	0.014	0.458	0.246	0.853

4. 解释伴时 Cox 回归模型分析结果 如表 23-17 结果所示,时间相依协变量的回归系数估计值是 0.005,P 值小于 0.001,因此 *size* 的作用不符合等比例风险的假设,即肿瘤体积与时间存在交互作用,在不同时点对恶性胆道梗阻住院患者的风险作用强度不同。如若不考虑肿瘤体积的时间依存效应仍采用标准 Cox 回归模型进行影响因素的分析,得到的结果如表 23-18 所示,有些许差异。

表 23-18 标准 Cox 回归方程中的变量

变量	系数	标准误	Wald 值	自由度	P 值	HR	HR 95.0%置信区间	
							下限	上限
group	1.202	0.302	15.867	1	<0.001	3.327	1.842	6.011
obstruct			9.062	2	0.018			
obstruct(1)	0.444	0.293	2.300	1	0.129	1.559	0.878	2.769
obstruct(2)	1.384	0.471	8.643	1	0.003	3.992	1.586	10.048
size	0.018	0.005	11.782	1	0.001	1.018	1.008	1.028
stage			10.265	3	0.016			
stage(1)	−1.279	1.071	1.425	1	0.233	0.278	0.034	2.273
stage(2)	−1.598	0.583	7.526	1	0.006	0.202	0.065	0.634
stage(3)	−0.802	0.317	6.395	1	0.011	0.448	0.241	0.835

考虑是否含有时间相依协变量是正确拟合 Cox 比例风险模型的重要一环,在实际研究工作中必须给予充分的重视。虽然 Cox 回归模型在医学研究中运用极多,但是许多研究者(包括临床医师和流行病学者)在具体使用中极少涉及对时依协变量的讨论,这使得很多使用该模型所得到的结论都可能存在相当的错误。时依协变量分析还可运用于重复测量资料的混合线性模型等复杂模型,本节不进行详细介绍,感兴趣的读者可查阅参考文献予以探讨。

(郝元涛 编,潘 杰 审)

参 考 文 献

[1] 胡红林,倾向评分法在医学研究中的应用和分析[D].武汉,华中科技大学,2009.

[2] Groenwold RH.Propensity scores in observational research[J].Ned TijdschrGeneeskd,2013,157(29):A6179.

[3] 方积乾,医学统计学与电脑实验[M].4版.上海:上海科学技术出版社,2012.

[4] 陈云松.逻辑、想象和诠释:工具变量在社会科学因果推断中的应用[J].社会学研究,2012(6):192-216.

[5] 谷鸿秋.临床研究中工具变量法的效应估计与比较研究[D].北京协和医学院,2015.

[6] Joffe MM,Have TT,Feldman HI,et al.Model selection,confounder control,and marginal structural models:Review and new applications[J].The American Statistician,2004,58(4):272-279.

[7] Robins JM,Hernan MA,Brumback B.Marginal structural models and causal inference in epidemiology[J].Epidemiology,2000,11(5):550-560.

[8] Kaline RB. Principles and practices of structural equation modeling[M]. 2nd ed. New York:Guilford Press,2005.

[9] Barbara MB.Structural equation modeling with AMOS:basic concepts,applications,and programming[M].London:Psychology Press,2001.

[10] Goldstein H.Multilevel statistical models[M].New Jersey:John Wiley & Sons,2011.

[11] 肖媛媛,许传志,赵耐青.常用生存分析模型及其对时依性协变量效应的估计方法[J].中国卫生统计,2016,33(3):543-547;552.

[12] 陶庄.含时间相依协变量的Cox模型与SAS软件实现[J].中国慢性病预防与控制,2008,16(4):430-431.

[13] 张莉娜.带时依协变量的重复测量资料的混合线性模型分析及其MIXED过程实现[J].中国卫生统计,2012,29(1):40-43.

第二十四章

流行病学数据降维技术

提要:本章主要介绍流行病学常见的一些多变量降维方法及其应用,包括几种常用的聚类分析、主成分分析与因子分析以及回归模型中以 LASSO 为代表的针对高维自变量同时进行变量筛选和回归系数估计的惩罚回归方法。在介绍各方法及其应用时给出了 SAS 或 R 软件的实现。

在流行病学研究中,有时会同时对多个变量进行分析,如量表中的多个条目,或者表示生长发育的多个指标等。利用变量间的数据结构特点对其进行降维,就可以用少数变量揭示其内在结构并进行进一步分析。尤其对于组学数据呈现出的高维度特点,需要相应技术来降低其维度挖掘其主要信息。本章将介绍几种常用的数据降维技术。

第一节 聚 类 分 析

聚类分析(clustering analysis)是研究分类问题的探索性多元统计方法,可将多个变量或研究对象根据其相似性或距离进行归类。按照分析目的可分为两大类,例如测量了 n 个病例(样品)的 m 个变量(指标),可进行:

1. R 型聚类 又称指标聚类,是指将 m 个指标归类的方法,其目的是指标降维,从而选择有代表性的指标。

2. Q 型聚类 又称样品聚类,是指将 n 个样品归类的方法,其目的是找出样品间的共性。

一、方法概述

无论是 R 型聚类还是 Q 型聚类,关键问题是如何定义相似性,即如何把相似性数量化。聚类的第一步需要给出两个指标或两个样品间相似性的度量——相似系数。相似系数按照聚类的两大类型可分为:R 型和 Q 型聚类的相似性系数,其中 R 型聚类的相似性系数常用的指标有直线相关系数 r 和 Spearman 秩相关系数 r_s,当指标为定性变量时,可用列联表系数 c 定义各变量间的相似性系数,此外,还有夹角余弦、指数相似系数、四分相关系数以及建立在其他非参数统计方法基础上的相关系数等。Q 型聚类常用相似性系数有欧氏距离、绝对距离、明科夫斯基距离、马氏距离,以上定义的 4 种距离适用于定量变量,对于定性变量和有序变量必须在数量化后方能应用。

R 型聚类分析不仅可以对变量进行分类,而且可以根据聚类结果了解变量间及变量组合间的亲疏关系,同时还能在每一类中选择有代表性的变量作为重要变量做进一步分析,如进行回归分析。

Q 型聚类分析的目的主要是对样品进行分类,分类的结果可直观呈现,缺点在于使用不同的分类方法会得到不同的分类结果,没有唯一"正确的"分类方法。实际应用中无论是 R 型聚类还是 Q 型聚类的分析结果,都应该结合专业知识来决定更加可靠、合理的分类。

本章重点介绍在实际问题中应用比较广泛的 3 种聚类方法:系统聚类法、动态聚类法、有序样品聚类。

二、系统聚类

(一)系统聚类的过程

系统聚类(hierarchical clustering analysis)是将相似的样品或变量归类的最常用方法,聚类过程如下:

1. 开始将各个样品(或变量)独自视为一类,即各类只含一个样品(或变量),计算类间相似性系数矩阵,其中的元素是样品(或变量)间的相似性系数。相似性系数矩阵是对称阵。

2. 将相似性系数最大(距离最小或相关系数最大)的两类合并成新类,计算新类与其余类间的相似性系数。

3. 重复第二步,直至全部样品(或变量)被并为一类。

(二)系统聚类类间相似性系数的计算

系统聚类的每一步都要计算类间相似性系数,当两类各自仅含一个样品(或变量)时,两类间的相似性系数即是两样品(或变量)间的相似性系数 $d_{ij}(r_{ij})$。当类内含有两个或两个以上样品(或变量)时,计算类间相似性系数有多种方法可供选择,下面列出 5 种计算方法。G_p,G_q 分别表示两个类别,各自含有 n_p,n_q 个样品(或变量)。

1. 最大相似性系数法　G_p 类中的 n_p 个样品(或变量)与 G_q 类中的 n_q 个样品(或变量)两两间共有 $n_p \times n_q$ 个相似性系数,以其中最大者定义为 G_P,G_q 的类间相似性系数。

$$\begin{cases} D_{pq} = \min_{i \in G_p, j \in G_q} (d_{ij}), \\ r_{pq} = \max_{i \in G_p, j \in G_q} (r_{ij}), \end{cases} \qquad (式 24\text{-}1)$$

注意距离最小即相似性系数最大。

2. 最小相似性系数法　类间相似性系数按下式计算。

$$\begin{cases} D_{pq} = \max_{i \in G_p, j \in G_q} (d_{ij}), \\ r_{pq} = \min_{i \in G_p, j \in G_q} (r_{ij}), \end{cases} \qquad (式 24\text{-}2)$$

3. 重心法(仅用于样品聚类)　用 $\overline{X}_p$,$\overline{X}_q$ 分别表示 G_p,G_q 的均值向量(重心),其分量是各个指标类内均数,类间相似性系数按下式计算。

$$D_{pq} = d_{\overline{X}_p \overline{X}_q} \qquad (式 24\text{-}3)$$

d 表示向量间的欧氏距离。

4. 类平均法(仅用于样品聚类)　对 G_p 类中的 n_p 个样品与 G_q 类中的 n_q 个样品两两间的 $n_p n_q$ 个平方距离求平均,得到两类间的相似性系数

$$D_{pq}^2 = \frac{1}{n_p n_q} \sum d_{ij}^2 \qquad (式 24\text{-}4)$$

类平均法是系统聚类方法中较好的方法之一,它充分反映了类内样品的个体信息。

5. 离差平方和法(Ward 法,仅用于样品聚类) 此法效仿方差分析的基本思想,即合理的分类应使得类内离差平方和较小,而类间离差平方和较大。假定 n 个样品已分成 g 类,G_p,G_q 是其中的两类。此时有 n_k 个样品的第 k 类的离差平方和定义为:$L_k = \sum_{i=1}^{n_k} \sum_{j=1}^{m}$ $(X_{ij}-\overline{X_j})^2$,其中 $\overline{X_j}$ 为类内指标 X_j 的均数。所有 g 类的合并离差平方和为 $L^g = \sum L_k$。如果将 G_p,G_q 合并,形成 $g-1$ 类,它们的合并离差平方和 $L^{g-1} \geqslant L^g$。由于并类引起的合并离差平方和的增量 $D_{pq}^2 = L^{g-1}-L^g$ 定义为两类间的平方距离。显然,当 n 个样品各自组成一类时,n 类的合并离差平方和为 0。

(三) 系统聚类实例

例 24-1 对 100 名中学生测量 4 项体型指标:X_1 为身高,X_2 为小腿长,X_3 为胸围,X_4 体重,表 24-1 为原始数据,试对 4 个指标进行分类。

表 24-1 100 名中学生 4 项体型指标

X_1 身高(cm)	X_2 小腿长(cm)	X_3 胸围(cm)	X_4 体重(kg)
155.66	31.09	80.23	50.25
166.42	35.33	85.69	54.66
160.49	36.63	82.69	58.70
151.47	34.69	80.03	47.02
169.02	31.41	88.53	51.08
……	……	……	……
154.58	35.30	86.14	59.08
179.36	38.22	86.95	71.31
164.62	37.97	88.96	59.63
159.46	33.67	90.26	55.76
168.29	35.69	88.26	62.45

本例是 R 型聚类,相似性系数选用简单相关系数,类间相似性系数采用最大相似性系数法计算。计算相关矩阵得:

$$R^{(0)} = \begin{pmatrix} & X_1 & X_2 & X_3 \\ X_2 & 0.651 & & \\ X_3 & 0.214 & 0.079 & \\ X_4 & 0.748 & 0.580 & 0.164 \end{pmatrix}$$

聚类过程如下:

1. 各个指标独自成一类 $G_1 = \{X_1\}$,$G_2 = \{X_2\}$,$G_3 = \{X_3\}$,$G_4 = \{X_4\}$,共 4 类。

2. 将相似性系数最大的两类合并成新类,由于 G_1 和 G_4 类间相似性系数最大,等于 0.748,将两类合成 $G_5 = \{X_1,X_4\}$,形成 3 类。计算 G_5 与 G_2、G_3 间的类间相似性系数。

$$r_{25} = \max(r_{12}, r_{42}) = \max(0.651, 0.580) = 0.651$$

$$r_{35} = \max(r_{13}, r_{43}) = \max(0.214, 0.0.164) = 0.214$$

G_2, G_3, G_5 的类间相似矩阵：

$$R^{(1)} = \begin{array}{c} \\ G_3 \\ G_5 \end{array} \begin{pmatrix} G_2 & G_3 \\ 0.079 & \\ 0.651 & 0.214 \end{pmatrix}$$

3. 由于 G_2 和 G_5 类间相似性系数最大，等于 0.651，将两类合并成 $G_6 = \{G_2, G_5\}$，形成两类。计算 G_6 与 G_3 间的类间相似性系数。

$$r_{36} = \max(r_{23}, r_{53}) = \max(0.079, 0.214) = 0.214;$$

4. 最终将 G_3, G_6 合并成 $G_7 = \{G_3, G_6\}$，所有指标形成一大类。

以上系统聚类可用 SAS 软件中的 proc varclus 过程实现，之后可利用 proc tree 过程绘制出系统聚类图（图 24-1）。

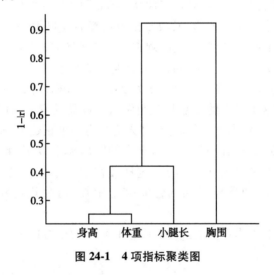

图 24-1 4 项指标聚类图

图中显示分成两类较好：$\{X_1, X_2, X_4\}$，可表示体型的高矮变量类，$\{X_3\}$ 单独成一类，可表示体型的胖瘦变量。

三、动态聚类

当待分类的样品较多时，如海量数据挖掘，系统聚类分析将耗费较多的计算资源来储存相似性系数矩阵，计算速度缓慢。另外，用系统聚类方法聚类，样品一旦归类后就不再变动了，这就要求分类十分准确。针对系统聚类方法的这些缺陷，统计学者提出所谓动态聚类（dynamical clustering）分析方法，这种分类方法既解决了计算速度问题，又能随着聚类的进展对样品的归类进行调整。动态样品聚类又称为逐步聚类，其基本思想是：开始先粗略地分一下类，然后按照某种最优的原则修改不合理的分类，直至分类得比较合理为止，这样就形成一个最终的分类结果。动态样品聚类方法中最常用的一种是 k-means 法，此法的聚类步骤如下：

1. 指定拟分类数目 k，随机选择 k 个样品作为凝聚点各自成一类，各类的重心分别是 k 个样品观测值构成的向量，记作 $X_1, X_2, \cdots, X_k$；

2. 顺序选择 n 个样品中的一个,用 y 表示其观测向量,分别计算 y 与 $X_1, X_2, \cdots, X_k$ 间的欧氏距离,将该样品归类到距离最小的那一类,同时计算该类的重心即均值向量;重复此过程直至 n 个样品全部归类,k 类新的重心仍记作 $X_1, X_2, \cdots, X_k$;

3. 重复第 2 步,直至所有样品的归类与上一步相同为止。

这种方法原理简单,分类快速,一般经过几轮归类就收敛了,即使样品很多也能迅速得到分类结果。此法的缺点是要事先知道分类数目。在某些具体问题中分类数目根据专业知识是完全可以事先确定的,而在有的问题中分类数目则难以确定。为了克服这个缺点,人们提出了多种改良办法,这些改良办法虽然无须事先指定分类数目,但必须给定类似如逐步回归分析中剔选变量的阈值,不能根本解决问题。如果事先难于确定分类数目,一般建议尝试指定几个分类数目,结合实际考察分为多少类时,分析结果比较合理。

为了消除量纲的影响,分类前应将观测指标标准化。

动态聚类中的凝聚点就是一批有代表性、将形成类的中心的点,凝聚点的选择直接决定初始分类,对分类结果也有很大的影响,故凝聚点选择时需谨慎,常用的选择凝聚点的方法有:①人为选择:当人们对所研究的分类问题有一定的了解时,根据经验,预先确定分类个数和初始分类,并从每一类中选择一个有代表性的样品作为凝聚点。②将所有样品人为地分为 k 类,计算每一类的重心,并将这些重心作为凝聚点。③密度法:以某个正数 d 为半径,以每个样品为球心,落在这个球内的样品数就叫做这个样品的密度,计算所有样品的密度后,首先选择密度最大的样品作为第一凝聚点,并人为规定一个正数 D(通常取 $D=2d$),然后选出第二大密度的样品点,如果其与第一个凝聚点的距离大于 D,则将其作为第二个凝聚点,否则舍去此点,再选择密度次于它的样品,这样按密度大小依次考察,直至全部样品考察完毕为止。④随机选择:如果对样品的性质完全不知,可采用此法,但一般不提倡这种方法。

例 24-2 已知 15 名工作人员的进食时间,如表 24-2,试对这 15 名工作人员进行动态样品聚类分析。

表 24-2 15 名工作人员的进食时间

ID	1	2	3	4	5	6	7	8	9	10	11	12	13	14	15
时间(min)	10	20	10	10	15	20	25	30	20	10	18	20	30	35	38

对表 24-2 中的数据应用 k-means 法分类,在 SAS 软件中使用 proc fastclus 过程,用 maxclusters = 3 语句指定分类数目 $k = 3$,最终 {1,3,4,5,10} 分为一类,可表示工作人员进食速度稍快,{8,13,14,15} 分为一类,可表示进行速度较慢,剩下的 {2,6,7,9,11,12} 分为一类,可表示进食速度正常。3 类的重心见表 24-3。

表 24-3 k-means 法聚类各类重心

类别	时间(min)
1	11.00
2	33.25
3	20.50

四、有序样品聚类

前述样品聚类分析方法适用于无序样品的分类。有时各样品在时域或空间存在自然顺序,如生长发育资料的年龄顺序,发病率的年代顺序或地理位置,这种样品称为有序样品。对有序样品分类时要考虑到样品的顺序特性这个前提条件,分类时不能破坏样品间的顺序,由此形成的样品聚类方法称为有序样品聚类(ordinal clustering methods)。本节将介绍由前面讲到的离差平方法衍生出的有序样品最优分割法。

(一)最优分割法基本原理

设有 n 个样品,观测值向量用 $X_1, X_2, \ldots, X_n$ 表示,自然排列在直线上:

$$\underline{X_1 \quad X_2 \quad X_3 \quad \cdots \quad X_r \quad X_{r+1} \quad \cdots X_{n-1} \quad X_n}$$ 共有 n-1 个自然分割点。欲将 n 个样品分割成 k 段(类),根据排列组合原理共有 $\binom{n-1}{k-1}$ 种分法,例如 10 个样品分为 5 类有 $\binom{10-1}{5-1} = 126$ 种分法。为了找出其中最优的分割首先定义类直径:假定某种分割形成的第 r 类中有样品 $\{X_{i_r}, X_{i_r+1}, \ldots, X_{j_r-1}, X_{j_r}\}$ 记 $n_r = j_r - i_r + 1$,该类的离差平方和定义为类直径 $D(i_r, j_r)$:

$$D(i_r, j_r) = \sum_{1 = i_r}^{j_r} (X_1 - \overline{X}_r)'(X_1 - \overline{X}_r) \tag{式 24-5}$$

其中 $\overline{X}_r$ 是类重心 $\overline{X}_r = \frac{1}{n_r} \sum_{l=i}^{j} X_l$。将 k 类所有类直径之和定义为分类目标函数:

$$e[p(n, k)] = \sum_{r=1}^{k} D(i_r, j_r) \tag{式 24-6}$$

计算所有 $\binom{n-1}{k-1}$ 种分法的目标函数值,其中最小的目标函数值所对应的分类称为最优分割,相应的目标函数值用 $p(n, k)$ 记之。计算 $p(n, k)$ 一般采用递推算法。

(二)分类数目 k 的确定

分类数目 k 的确定视不同具体问题而定。对于有些医学问题凭专业知识完全可以事先确定分类数目,例如出血热的病程,肿瘤的分期等;很多问题中分类数目则难于事先确定。为此计算 $k = 2, 3, \ldots, n-1$ 所对应的 $p(n, k)$ 并绘制散点图,用折线连接散点。以 X 轴表示分类数目 k,y 轴表示 $p(n, k)$。随着分类数目 k 的增加,$p(n, k)$ 迅速递减,当 $k = n$ 时,$p(n, k) = 0$。分类数目 k 确定原则是使得 $p(n, k)$ 变动相对较小的最小 k 值,相当于图形中曲线拐点处 X 轴的坐标。

(三)实例

例 24-3　为了解儿童生长发育规律,统计了女孩从出生到 11 岁每年平均增长的重量如下表 24-4 所示,试问女孩的发育可分为几个阶段?

表 24-4　女孩 0~11 岁年平均增长数量

年龄(岁)	1	2	3	4	5	6	7	8	9	10	11
增加体重(kg)	9	1.9	2	1.8	2	1	2	2	2	2	2

这是一个有序样品聚类的问题。

1. 首先按式 24-5 计算类直径 $D(i_r, j_r)$ 列于表 24-5。

例如,$D(2, 3) = (1.9 - 1.95)^2 + (2.0 - 1.95)^2 = 0.005, \overline{X} = (1.9 + 2.0) = 1.95$

表 24-5 直径 $D(i_r, j_r)$

样品序号	样品序号										
	1	2	3	4	5	6	7	8	9	10	11
2	28										
3	37	0									
4	42	0	0								
5	46	0.1	0	0							
6	49	0.2	0	0.1	0						
7	51	0.3	0	0.1	0	0					
8	52	0.4	0	0.3	0	0	0				
9	52	0.5	0	0.4	0	0	0	0			
10	52	0.8	1	0.8	1	1	0	0	0		
11	52	0.9	1	0.9	1	1	0	0	0	0	

2. 计算 $k = 2, 3, \ldots, 10$ 所对应的 $p(11, k)$，列于表 24-6 最后一行，绘制散点图 24-2，从图中可以看出分为 4 类时 $p(11, k)$ 基本稳定，故确定分类数目 $k = 4$。

表 24-6 分类数 k 与目标函数值 $p(11, k)$

样品个数	分类数目								
	2	3	4	5	6	7	8	9	10
3	0.005(2)								
4	0.020(2)	0.005(4)							
5	0.087(2)	0.020(5)	0.005(5)						
6	0.232(2)	0.040(5)	0.020(6)	0.005(6)					
7	0.280(2)	0.040(5)	0.025(6)	0.010(6)	0.005(6)				
8	0.417(2)	0.280(8)	0.040(8)	0.025(8)	0.010(8)	0.005(8)			
9	0.469(2)	0.285(8)	0.045(8)	0.030(8)	0.015(8)	0.010(8)	0.005(8)		
10	0.802(2)	0.367(8)	0.127(8)	0.045(10)	0.030(10)	0.015(10)	0.010(10)	0.005(10)	
11	0.909(2)	0.368(8)	0.128(8)	0.065(10)	0.045(11)	0.030(11)	0.015(11)	0.010(11)	0.005(11)

3. 分类 查表 24-6 的 $p(11, 4) = 0.128$，括号内的数字代表最优分割点，分出第 4 类 {8,9,10,11}；余下的 7 个样品被分为 3 类，查表 24-6 得 $p(7, 3) = 0.04$，括号内的数字为 5，分出第三类 {5,6,7}，余下的 4 个样品被分为第 2 类，查表 24-6 得 $p(4, 2) = 0.02$，括号内的数字为 2，分出第二类 {2,3,4}，剩下的样品分出第一类 {1}，结合专业知识可知分为 4 类是合理的：1 岁以前为一类，可相当于婴儿期，2~4 岁可相当于幼儿期，5~7 岁可相当于学龄前期，8~11 岁可相当于学龄期。

应用中需注意的是，聚类分析的结果解释应密切结合专业知识，同时尝试用多种聚类方法分类，才能获得较理想的结论。聚类前，应对变量作预处理，剔除无效变量（如变量值变异

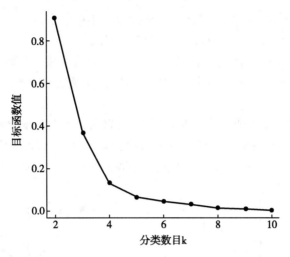

图 24-2　例 24-3 目标函数与分类数目的关系

很小)、缺失值过多的变量。一般需对变量作标准化变换或极差变换,以消除量纲和变异系数大幅波动的影响。较理想的样品分类结果应使类间差异大,类内差异较小。除前述方法外还有其他的聚类分析方法,如模糊聚类、神经网络聚类以及对组学数据进行数据挖掘的特殊聚类方法,可参见相关书籍。

第二节　主成分与因子分析

一、主成分分析

(一)基本原理

主成分分析(principal component analysis)是通过利用多个变量(指标)间的相关关系,将这些变量综合为少数几个互不相关的线性组合来解释原变量的方差-协方差结构的多元统计方法,以此达到降维的目的。希望这些线性组合之间相互独立,并能尽可能地代表原始资料的主要信息,尽可能地解释较多的变异。

设有 p 个随机变量 $X_1, X_2, \cdots, X_p$,现要寻找可以概括这 p 个标量信息的综合指标 $Z_1, Z_2, \cdots, Z_p$。从数学上讲,就是寻找一组常数 $(a_{i1}, a_{i2}, \cdots, a_{ip}) i = 1, 2, \cdots, p$,使这 p 个指标的线性组合 Z 能够概括 p 个原始指标 $X_1, X_2, \cdots, X_p$ 的信息。

$$\begin{cases} Z_1 = a_{11}X_1 + a_{12}X_2 + \cdots + a_{1p}X_p \\ Z_2 = a_{21}X_1 + a_{22}X_2 + \cdots + a_{2p}X_p \\ \qquad\cdots\cdots\cdots\cdots\cdots \\ Z_p = a_{p1}X_1 + a_{p2}X_2 + \cdots + a_{pp}X_p \end{cases} \qquad (式 24\text{-}7)$$

为使这些综合指标能够概括 p 个原始指标 $X_1, X_2, \cdots, X_p$ 的信息,求出的这组常数 $(a_{i1}, a_{i2}, \cdots, a_{ip}) i = 1, 2, \cdots, p$,须满足以下条件:

1. Z_1 是原始指标 $X_1, X_2, \cdots, X_p$ 的一切线性组合中方差最大者,Z_2 是除 Z_1 以外的 $X_1, X_2, \cdots, X_p$ 的一切线性组合中方差最大者,余者以此类推。

2. 各综合指标之间互不相关,即当 $i \neq j$ 时,主成分 Z_i 与 Z_j 之间的相关系数 $r_{Z_i, Z_j} = 0$。

461

此时,满足上述条件的 $Z_i (i=1,2,\cdots,p)$ 称为原始指标的主成分。按各主成分所提供的信息大小顺序分别称 Z_1 为第一主成分,Z_2 为第二主成分,……,Z_p 为第 p 主成分。从理论上讲,p 个原始变量可以得到 p 个主成分,此时,p 个主成分就反映了原始变量所提供的原始信息。但是为了达到降维的目的,实际工作中所确定的主成分的个数一般小于原始变量的个数。

现以 $p=2$ 为例来讨论主成分分析的几何意义,以便读者对主成分有一个更为直观的认识。设每个观察单位具有两个相关性较强的观测指标 X_1 和 X_2,现测得 n 例这样的个体值,在以 X_1 为横轴、以 X_2 为纵轴的二维坐标平面中描点画出散点图,见图24-3。

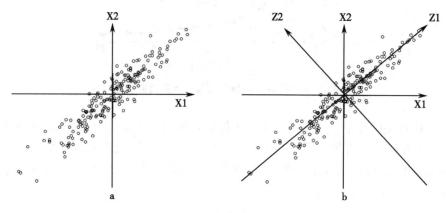

图 24-3 主成分示意图

因为 X_1 和 X_2 有较强的相关性,所以从图24-3左边部分可以看出,这 n 个点呈直线趋势分布;同时,可以看出它们在 X_1 轴方向和 X_2 轴方向分布范围都比较广,即在每个方向上相应的观测值的方差较大,所以沿 X_1 轴方向和 X_2 轴方向都具有较大的变异度。只考虑 X_1、X_2 中任何一个方向上的方差而不考虑另一个,都将损失原始观测数据中很大一部分信息。

现在,将坐标轴 X_1、X_2 同时按逆时针方向作旋转得到图24-3右边部分,可以得到图中新的坐标轴 Z_1、Z_2,并使得在新的坐标平面上,这 n 个点的分布基本上不再具有相关性,且它们的变异主要集中在 Z_1 方向上,即观测值在 Z_1 方向的分布最广,变异最大,而在 Z_2 方向上分布范围较窄,变异较小。这时,若取 Z_1 作为第一主成分而舍去 Z_2,则 Z_1 就反映了原始指标 X_1、X_2 所包含的主要信息,并达到降维的目的。

(二)计算步骤

假设收集到的原始数据共有 n 例,每例测得 p 个指标的数值,记录如表24-7的形式:

表24-7 主成分或因子分析的原始数据表

样品号	观测指标			
	X_1	X_2	……	X_p
1	x_{11}	x_{12}	……	x_{1p}
2	x_{21}	x_{22}	……	x_{2p}
……	……	……	……	……
n	x_{n1}	x_{n2}	……	x_{np}

1. 对各原始指标数据进行标准化　通常先按下式将原始指标标准化,然后用标准化的数据 x'_{ij} 来计算主成分。$\boldsymbol{X}'$ 记为标准化后的数据矩阵。

$$x'_{ij} = \frac{x_{ij} - \overline{X}_j}{S_j}, j = 1, 2, 3, \cdots\cdots, p$$

2. 求出 $\boldsymbol{X}$ 的相关矩阵 R

$$\boldsymbol{R} = \begin{pmatrix} r_{11} & r_{12} & \cdots & r_{1p} \\ r_{21} & r_{22} & \cdots & r_{2p} \\ \vdots & \vdots & \ddots & \vdots \\ r_{p1} & r_{p2} & \cdots & r_{pp} \end{pmatrix} = \begin{pmatrix} 1 & r_{12} & \cdots & r_{1p} \\ r_{21} & 1 & \cdots & r_{2p} \\ \vdots & \vdots & \ddots & \vdots \\ r_{p1} & r_{p2} & \cdots & 1 \end{pmatrix}$$

3. 求出相关矩阵的特征值和特征值所对应的特征向量　由 R 的特征方程

$$|\boldsymbol{R} - \lambda \boldsymbol{I}| = 0$$

求得 p 个非负特征值,将这些特征值按从大到小的顺序排列为:

$$\lambda_1 \geq \lambda_2 \geq \cdots \geq \lambda_p \geq 0$$

再由

$$\begin{cases} (\boldsymbol{R} - \lambda_i \boldsymbol{I}) \boldsymbol{a}_i = 0 \\ \boldsymbol{a}'_i \boldsymbol{a}_i = 1 \end{cases} \quad i = 1, 2, \cdots, p$$

解得每一特征值 λ_i 对应的单位特征向量 $\boldsymbol{a}_i = (a_{i1} \ a_{i2} \cdots \ a_{ip})'$,从而求得各主成分:

$$Z_i = \boldsymbol{a}'_i \boldsymbol{X}' = a_{i1} X'_1 + a_{i2} X'_2 + \cdots + a_{ip} X'_p \ i = 1, 2, \cdots, p$$

(三) 实例

例 24-4　某研究者测得某地区 145 名中国年轻男性精液的总精子数(X1)、精子前向运动率(X2)、精子存活率(X3)、正常形态精子百分率(X4),原始数据见表 24-8,试用主成分分析找出少数几个相互独立的主成分,以便进一步对这批男性的精液质量进行评价。注意总精子量和精子存活率为偏态分布,主成分分析前对其进行了对数转换。

表 24-8　145 名某地区年轻男子 4 个指标数据的实测值

编号	X1	X2	X3	X4
1	121.896	36.823	76.906	74.856
2	228.530	70.199	86.435	92.584
3	142.716	56.549	72.108	67.097
4	226.314	49.953	76.148	78.693
5	111.682	53.877	74.521	80.920
……	……	……	……	……
141	75.633	40.987	69.186	79.221
142	173.260	70.310	85.052	80.574
143	111.472	70.653	68.845	71.690
144	102.219	49.228	89.044	75.372
145	196.658	79.042	80.418	94.449

其计算可利用 SAS 软件中 Princomp 过程实现,其中 plots 语句输出碎石图。

procprincomp plots=scree;

var lgx1 x2 lgx3 x4;

run;

运行结果见表 24-9、表 24-10、表 24-11、表 24-12 和图 24-4。

表 24-9　简单统计量

	均数 Mean	标准差 Std
总精子数 lgX1	2.120	0.320
向前运动率 X2	60.840	16.620
存活率 lgX3	1.890	0.060
正常形态率 X4	77.740	8.570

表 24-10　相关系数矩阵

	总精子数 lgX1	向前运动 X2	存活率 lgX3	正常形态率 X4
总精子数 lgX1	1.000	0.026	0.031	0.052
向前运动率 X2	0.026	1.000	0.674	0.242
存活率 lgX3	0.031	0.674	1.000	0.303
正常形态率 X4	0.052	0.242	0.303	1.000

表 24-11　相关矩阵的特征值

	特征值	前后特征值的差值	贡献率	累积贡献率
1	1.853	0.852	0.463	0.463
2	1.001	0.179	0.250	0.714
3	0.823	0.500	0.206	0.919
4	0.323		0.081	1.000

表 24-12　相关矩阵的特征向量

	Z_1	Z_2	Z_3	Z_4
总精子数 $(\lg X_1)'$	0.068	0.983	-0.173	0.001
向前运动率 X_2'	0.633	-0.103	-0.336	0.689
存活率 $(\lg X_3)'$	0.650	-0.084	-0.227	-0.720
正常形态率 X_4'	0.415	0.129	0.897	0.077

注:X_i' 为标准化后的变量

对主成分个数选取结果的解释:

前面提到,实际工作中为达到降维的目的,所确定的主成分的个数一般小于原始变量的个数。主成分的选择以及个数的确定通常按照以下原则:

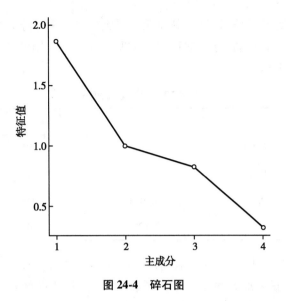

图 24-4　碎石图

1. 根据累积贡献率来确定。即当前 k 个主成分的累积贡献率达到某一特定的值时(要视不同的专业背景而定,一般以大于 70% 为宜),则保留前 k 个主成分。

2. 根据特征值大小来确定。即通常选取特征根 $\lambda \geqslant 1$ 所对应的主成分。

3. 根据如图 24-4 所示碎石图判断。碎石图中横坐标为成分数,纵坐标为特征根,可选取碎石图斜率变化最大的点所对应的主成分数。

由表 24-11 可知,前两个特征值 $\lambda_1 = 1.853$,$\lambda_2 = 1.001$ 大于 1,从累积贡献率来看,前两个主成分的累积贡献率也达到 71.4%,大于 70%,另外,从图 24-4 碎石图也可以看出,折线在第二个主成分处斜率变化较明显,故可以取前两个主成分。

由表 24-12 可得各主成分所对应的特征向量,进而得到上一步所选取的前两个主成分的表达式:

$$\begin{cases} Z_1 = 0.068(\lg X_1') + 0.633 X_2' + 0.65(\lg X_3') + 0.415 X_4' \\ Z_2 = 0.983(\lg X_1') - 0.103 X_2' - 0.084(\lg X_3') + 0.129 X_4' \end{cases}$$

注意上述表达式中的自变量为标准化后的自变量,故还需要利用标准化关系回代,得到主成分和原始变量之间的关系表达式如下:

$$\begin{cases} Z_1 = -27.007 + 0.213(\lg X_1) + 0.038 X_2 + 10.833(\lg X_3) + 0.048 X_4 \\ Z_2 = -4.66 + 3.072(\lg X_1) - 0.0062 X_2 - 1.4(\lg X_3) - 0.015 X_4 \end{cases}$$

为直观地看出各主成分与各原始指标之间的关系,在主成分的式 24-7 中,第 i 主成分 Z_i 的特征值的平方根 $\sqrt{\lambda_i}$ 与第 j 原始指标 X_j 的系数 a_{ij} 的乘积与因子载荷有如下关系:

$$q_{ij} = \sqrt{\lambda_i} a_{ij} \qquad\qquad (式 24-8)$$

q_{ij} 为因子载荷。由因子载荷所构成的矩阵

$$\boldsymbol{Q} = (q_{ij})_{p \times p} = \begin{pmatrix} \sqrt{\lambda_1} a_{11} & \sqrt{\lambda_1} a_{12} & \cdots & \sqrt{\lambda_1} a_{1p} \\ \sqrt{\lambda_2} a_{21} & \sqrt{\lambda_2} a_{22} & \cdots & \sqrt{\lambda_2} a_{2p} \\ \vdots & \vdots & \vdots & \vdots \\ \sqrt{\lambda_p} a_{p1} & \sqrt{\lambda_p} a_{p2} & \cdots & \sqrt{\lambda_p} a_{pp} \end{pmatrix}$$

称为因子载荷阵。事实上,因子载荷 q_{ij} 就是第 i 主成分 Z_i 与第 j 原始指标 X_j 之间的相关系数,它反映了主成分 Z_i 与原始指标 X_j 之间联系的密切程度与作用的方向。故由式 24-8 求得因子载荷矩阵,见表 24-13。

表 24-13 因子载荷矩阵

	Z_1	Z_2	Z_3	Z_4
总精子数 lgX_1	0.093	0.983	-0.157	0.001
向前运动率 X_2	0.862	-0.103	-0.305	0.392
存活率 lgX_3	0.885	-0.084	-0.206	-0.409
正常形态率 X_4	0.565	0.129	0.814	0.044

前面提取了前两个主成分,由因子载荷矩阵可知,第一主成分 Z_1 在精子向前运动率 X_2、精子存活率 lgX_3、精子正常形态率 X_4 上的因子载荷较大,并且系数为正,表明精子向前运动率、精子存活率、精子正常形态率越大,第一主成分的值 Z_1 越大,精子质量越好,故可以认为该主成分反映的是精子质量方面的信息;第二主成分 Z_2 在总精子数 X_1 上的因子载荷较大,说明 Z_2 主要取决于总精子数,故可以认为该主成分反映的是精子数量方面的信息。若绘制第一主成分和第二主成分样本的散点图,可以看出哪些人的精液质量较好(第一主成分取值越大);哪些人的精液数量较多(第二主成分取值越小);哪些人的精液在质量和数量方面都比较正常(位于原点附近)。

由该例可知,经过主成分分析后,将原来的 4 个具有相关性的原始变量综合为 2 个互相独立的综合指标,并且可以解释 71.4% 的变异信息。

二、因子分析

(一) 基本思想

Charles Spearman 在 1904 年首次提出因子分析(factor analysis)的概念。从理论上讲,因子分析可通过研究原始变量的内部关系,简化原变量的方差-协方差结构,分析变量中存在的复杂关系。从应用上讲,因子分析是寻找多个变量背后潜在的共同因子,即探讨多个能直接测量的且有一定相关性的实测指标是如何受少数几个不能直接测量的相对独立的因子支配的。因子分析的基本思想就是根据变量间的相关性大小把变量分组,使得同组内的变量间的相关性(共性)较高,而不同组的变量相关性较低。因子分析主要有两种基本形式:探索性因子分析(exploratory factor analysis,EFA)和验证性因子分析(confirmatory factor analysis,CFA)。探索性因子分析(EFA)在于寻找支配原始变量的潜在因素,进而探讨事物内在的本质结构;而验证性因子分析(CFA)是用来检验事先假定的因子结构模型是否与观测数据吻合。本节仅介绍探索性因子分析的一些基本概念及实际应用操作中的步骤。

(二) 基本原理

假设观测了 n 例样品的 p 个指标 $X_1, X_2, \cdots X_p$,原始数据形式见表 24-7。从分析各指标 $X_1, X_2, \cdots X_p$ 之间的相关性入手,找出它们背后的潜在支配因素,即公因子(common factor) $F_1, F_2, \cdots F_q (q \leqslant p)$,使得这些公因子可以解释各指标之间的相关性。为方便计算,假设 X_i 为

标准化变量,此时变量的协方差矩阵就是相关矩阵,建立如下的模型:

$$\begin{cases} X_1 = a_{11}F_1 + a_{12}F_2 + \cdots + a_{1q}F_q + e_1 \\ X_2 = a_{21}F_1 + a_{22}F_2 + \cdots + a_{2q}F_q + e_2 \\ \cdots\cdots\cdots\cdots\cdots\cdots\cdots \\ X_p = a_{p1}F_1 + a_{p2}F_2 + \cdots + a_{pq}F_q + e_p \end{cases}$$ （式24-9）

或用矩阵形式表示:

$$\underset{p\times 1}{\boldsymbol{X}} = \underset{p\times q}{\boldsymbol{A}}\,\underset{q\times 1}{\boldsymbol{F}} + \underset{p\times 1}{e}$$

其中

$$\boldsymbol{X} = \begin{pmatrix} X_1 \\ X_2 \\ \vdots \\ X_p \end{pmatrix}, \boldsymbol{A} = \begin{pmatrix} a_{11} & a_{12} & \cdots & a_{1q} \\ a_{21} & a_{22} & \cdots & a_{2q} \\ \vdots & \vdots & \ddots & \vdots \\ a_{p1} & a_{p2} & \vdots & a_{pq} \end{pmatrix}, \boldsymbol{F} = \begin{pmatrix} F_1 \\ F_2 \\ \vdots \\ F_q \end{pmatrix}, \boldsymbol{U} = \begin{pmatrix} e_1 \\ e_2 \\ \vdots \\ e_p \end{pmatrix}$$

式24-9满足以下几个要求:

1. 由于各指标均已标准化,故 X_i 的均数为 0,方差为 1(即 $\overline{X}_i = 0, s_i^2 = 1, i = 1, 2, \cdots p$);各公因子 F_j 的均数为 0,方差为 1(即 $\overline{F}_j = 0, s_{F_j}^2 = 1, j = 1, 2 \cdots q$);各特殊因子(specific factor)$e_i$ 的均数为 0,方差为 σ_i^2(即 $\overline{e}_i = 0, s_{e_i}^2 = \sigma_i^2, i = 1, 2 \cdots p$)。注意:公共因子 F_j 与每一个 X_i 都有关,而各特殊因子 e_i 仅与其对应的一个 X_i 有关。

2. 各公因子之间的相关系数为 $0(r_{F_i,F_j} = 0)$;各特殊因子之间的相关系数为 $0(r_{e_i,e_j} = 0)$;各公因子与各特殊因子之间的相关系数为 $0(r_{F_j,e_i} = 0)$。

(三) 因子分析中常用的统计量

1. 公共度矩阵 A 的第 i 行元素的平方和

$$h_i^2 = \sum_{k=1}^{q} a_{ik}^2, \qquad i = 1, 2, \cdots, p$$

称为公共度(communality)或公因子方差。h_i^2 的大小反映了全体公因子对原始指标 X_i 的影响。

公共度 h_i^2 的取值范围为: $0 \le h_i^2 \le 1$。当 $h_i^2 = 1$ 时,说明 X_i 只由公因子的线性组合来表示,而与特殊因子无关;当 h_i^2 接近于 0 时,表明原始指标 $X_1, X_2, \cdots X_p$ 受公因子的影响不大,而主要是由特殊因子来描述的。因此"公共度" h_i^2 反映了原始指标 X_i 对所有公因子的依赖程度。

2. 因子贡献及因子贡献率矩阵 A 的第 j 列元素的平方和

$$g_j^2 = \sum_{i=1}^{p} a_{ij}^2, \qquad j = 1, 2, \cdots, q$$

称为 F_j 的因子贡献。g_j^2 反映了第 j 个公因子 F_j 对所有原始指标的影响。显然,g_j^2 的值越大,则 F_j 对原始指标的影响也越大。

注意到数据标准化后,全部原始指标的总方差为指标个数 p,故

$$\frac{g_j^2}{p} = \frac{\sum\limits_{i=1}^{p} a_{ij}^2}{p}$$

反映了公因子 F_j 对原始指标方差贡献程度的大小,因此,称 g_j^2/p 为 F_j 的因子贡献率。

3. 因子载荷及因子载荷阵对于满足上述要求(1)(2)的因子模型(式24-9),可以得到:

$$a_{ij} = r_{X_i, F_j}$$

即 a_{ij} 就是 X_i 与 F_j 之间的相关系数。

显然,a_{ij} 作为 X_i 与 F_j 之间的相关系数,它反映了 X_i 与 F_j 之间相互联系的密切程度;另一方面,a_{ij} 作为模型(式24-9)中公因子的系数,它又体现了原始指标 X_i 的信息在公因子 F_j 上的反映,因此称 a_{ij} 为原始指标 X_i 在公因子 F_j 上的因子载荷(factor loading),而称矩阵 $A = (a_{ij})_{p \times q}$ 为因子载荷矩阵(factor pattern)。

(四)实例

例24-5 研究者为调查某职业人群的职业倦怠情况,自制了一份问卷,采用 Likert 7 点评分法,共有 15 个条目,现采用探索性因子分析对其所调查的 3273 名职业人群进行分析,评价该问卷是否合理。原始数据形式如表 24-14。

表 24-14 某职业工作人员倦怠量表调查数据

编号	F_{11}	F_{12}	F_{13}	F_{14}	F_{15}	F_{21}	F_{22}	F_{23}	F_{24}	F_{31}	F_{32}	F_{33}	F_{34}	F_{35}	F_{36}
1	2	1	3	2	0	0	0	2	0	2	6	4	5	6	4
2	2	3	0	1	0	2	1	0	0	6	6	6	6	6	6
3	3	4	2	3	1	0	1	2	2	3	3	3	2	2	3
4	0	0	0	0	0	0	0	0	0	6	6	6	6	6	6
5	1	0	1	2	1	1	1	0	2	3	4	3	2	4	3
……	…	…	…	…	…	…	…	…	…	…	…	…	…	…	…
……	…	…	…	…	…	…	…	…	…	…	…	…	…	…	…
3269	0	1	2	0	2	1	0	2	2	3	3	4	5	5	3
3270	1	2	3	1	1	2	2	1	1	3	3	3	2	3	4
3271	1	1	1	1	0	1	1	0	0	6	6	5	6	6	4
3272	2	2	2	2	2	1	1	0	0	3	3	3	3	3	3
3273	2	1	1	1	0	2	2	2	1	3	3	3	3	3	3

注:F_{ij} 表示第 i 个维度对应的第 j 个条目,i=1,2,3

利用 SAS 软件的 FACTOR 过程进行探索性因子分析:

proc factor method = principal corrnfact = 3 rotate = v heywood reorder msa score scree;
var F11-F15 F21-F24 F31-F36;
run;

可得如表 24-15 的结果:

表 24-15 MSA(KMO)检验

检验	统计量值
取样足够度的 Kaiser-Meyer-Olkin 度量	0.908

1. MSA 检验　即 KMO 检验,用于检查变量间的相关性,取值为 0~1。KMO 统计量越接近 1,变量间相关性越强,因子分析的效果越好;KMO 统计量在 0.7 以上,效果比较好;而在 0.5 以下时,不适合做因子分析。

由本例的 KMO 检验可知,KMO 值为 0.908,大于 0.8,可认为该数据适合做因子分析。

2. 15 个条目的相关系数矩阵如表 24-16。

表 24-16　15 个条目的相关系数矩阵

	F_{11}	F_{12}	F_{13}	F_{14}	F_{15}	F_{21}	F_{22}	F_{23}	F_{24}	F_{31}	F_{32}	F_{33}	F_{34}	F_{35}	F_{36}
F_{11}	1.00	0.73	0.69	0.67	0.58	0.48	0.42	0.39	0.32	0.09	0.09	0.06	0.06	0.05	0.06
F_{12}	0.73	1.00	0.69	0.67	0.56	0.43	0.38	0.37	0.32	0.06	0.09	0.04	0.05	0.06	0.05
F_{13}	0.69	0.69	1.00	0.74	0.64	0.51	0.46	0.43	0.39	0.02	0.05	0.00	0.01	0.02	0.02
F_{14}	0.67	0.67	0.74	1.00	0.71	0.51	0.46	0.43	0.36	0.05	0.06	0.03	0.02	0.06	0.03
F_{15}	0.58	0.56	0.64	0.71	1.00	0.56	0.52	0.49	0.44	0.00	0.01	−0.03	−0.03	0.02	−0.01
F_{21}	0.48	0.43	0.51	0.51	0.56	1.00	0.75	0.62	0.57	0.00	0.00	−0.05	−0.11	−0.05	−0.04
F_{22}	0.42	0.38	0.46	0.46	0.52	0.75	1.00	0.68	0.64	−0.02	−0.01	−0.05	−0.10	−0.06	−0.06
F_{23}	0.39	0.37	0.43	0.46	0.49	0.62	0.68	1.00	0.64	0.01	−0.01	−0.02	−0.08	−0.05	−0.04
F_{24}	0.32	0.32	0.39	0.36	0.44	0.57	0.64	0.64	1.00	−0.03	−0.04	−0.05	−0.11	−0.08	−0.07
F_{31}	0.09	0.06	0.02	0.05	0.00	0.00	−0.02	0.01	−0.03	1.00	0.66	0.63	0.56	0.54	0.59
F_{32}	0.09	0.09	0.05	0.06	0.01	0.00	−0.01	−0.01	−0.04	0.66	1.00	0.72	0.63	0.66	0.65
F_{33}	0.06	0.04	0.00	0.03	−0.03	−0.05	−0.05	−0.02	−0.05	0.63	0.72	1.00	0.68	0.66	0.71
F_{34}	0.06	0.05	0.01	0.02	−0.03	−0.11	−0.10	−0.08	−0.11	0.56	0.63	0.68	1.00	0.70	0.72
F_{35}	0.05	0.06	0.02	0.06	0.015	−0.05	−0.06	−0.05	−0.08	0.54	0.66	0.66	0.70	1.00	0.74
F_{36}	0.06	0.05	0.02	0.03	−0.01	−0.04	−0.06	−0.04	−0.07	0.59	0.65	0.71	0.72	0.74	1.00

3. 将相关矩阵 $\boldsymbol{R}_X$ 的对角线元素换为公因子方差 h_i^2　即得约相关矩阵(reduced correlation matrix)$\boldsymbol{R}^*$。

$$\boldsymbol{R}^* = \begin{pmatrix} h_1^2 & r_{12} & \cdots & r_{1p} \\ r_{21} & h_2^2 & \cdots & r_{2p} \\ \vdots & \vdots & \ddots & \vdots \\ r_{p1} & r_{p2} & \cdots & h_p^2 \end{pmatrix}$$

求约相关矩阵通常有主成分解、主因子解、极大似然法来估计因子载荷阵。本例以主成分解法为例,得到的约相关矩阵和相关系数矩阵相同,不再重复给出。

4. 求出约相关矩阵 $\boldsymbol{R}^*$ 所有大于零的特征值(eigenvalue)及相应的特征向量(eigenvector)。由 $\boldsymbol{R}^*$ 的特征方程

$$|\boldsymbol{R}^* - \lambda\boldsymbol{I}| = 0$$

求得 p 个特征值,取前 q 个大于零者,并按从大到小的顺序排列为:

$$\lambda_1 \geqslant \lambda_2 \geqslant \cdots\cdots \geqslant \lambda_q > 0$$

5. 写出因子载荷阵 **A**，并得出原始指标 **X** 的公因子表达式

$$A = (\sqrt{\lambda_1}\,l_1, \sqrt{\lambda_2}\,l_2 \cdots \sqrt{\lambda_q}\,l_q)_{p\times q} = \begin{pmatrix} a_{11} & a_{12} & \cdots & a_{1q} \\ a_{21} & a_{22} & \cdots & a_{2q} \\ \vdots & \vdots & \ddots & \vdots \\ a_{p1} & a_{p2} & \cdots & a_{pq} \end{pmatrix}$$

$$\begin{cases} X_1 = a_{11}F_1 + a_{12}F_2 + \cdots + a_{1q}F_q \\ X_2 = a_{21}F_1 + a_{22}F_2 + \cdots + a_{2q}F_q \\ \cdots\cdots\cdots\cdots\cdots\cdots \\ X_p = a_{p1}F_1 + a_{p2}F_2 + \cdots + a_{pq}F_q \end{cases}$$

下面是运用主成分解法得到的结果：

表 24-17　特征值及其解释的总方差

序号	特征值	差值	方差的 %	累积 %
1	5.294	0.975	35.29	35.29
2	4.319	2.96	28.8	64.09
3	1.359	0.808	9.06	73.15
4	0.551	0.079	3.68	76.83
5	0.472	0.038	3.15	79.98
6	0.435	0.072	2.9	82.88
7	0.363	0.022	2.42	85.29
8	0.34	0.027	2.27	87.56
9	0.314	0.014	2.09	89.65
10	0.299	0.022	1.99	91.65
11	0.277	0.014	1.85	93.49
12	0.263	0.012	1.76	95.25
13	0.251	0.017	1.67	96.92
14	0.234	0.006	1.56	98.48
15	0.228		1.52	100

表 24-18　旋转前的因子载荷矩阵

条目	因子		
	F1	F2	F3
F_{14}	0.814	0.064	−0.331
F_{13}	0.813	0.04	−0.335

条目	因子		
	F1	F2	F3
F_{15}	0.803	−0.008	−0.142
F_{21}	0.785	−0.074	0.323
F_{11}	0.772	0.103	−0.376
F_{22}	0.766	−0.088	0.448
F_{12}	0.752	0.095	−0.426
F_{23}	0.721	−0.065	0.456
F_{24}	0.663	−0.107	0.506
F_{36}	−0.005	0.871	0.054
F_{33}	−0.006	0.865	0.088
F_{34}	−0.041	0.85	−0.017
F_{32}	0.041	0.849	0.069
F_{35}	−0.001	0.847	0.019
F_{31}	0.032	0.774	0.099

表 24-19　主成分因子分析后的公共度 h_i^2

F_{11}	F_{12}	F_{13}	F_{14}	F_{15}	F_{21}	F_{22}	F_{23}	F_{24}	F_{31}	F_{32}	F_{33}	F_{34}	F_{35}	F_{36}
0.747	0.755	0.774	0.776	0.665	0.726	0.795	0.731	0.708	0.61	0.727	0.755	0.724	0.718	0.761

对结果的解释：由表 24-17 可见，前 3 个特征值均大于 1，并且三者的累积贡献率达到 73.15%，超过 70%，故取前 3 个公因子，量表有 3 个维度。一般情况下，探索性因子分析的公因子数目的确定和主成分分析法主成分数目的确定一样，而验证性因子分析的因子数目可以直接根据先验信息确定。竖读表 24-18 所提供的因子载荷矩阵，可以发现 F1 在 9 个条目上的载荷较大，F2 在 6 个条目上的载荷较大，而 F3 在各条目上的载荷并不大，3 个公因子的专业意义也并不明显，所以需要因子旋转，具体解释见步骤(6)。

各公因子共同度 $h_i^2(i=1,2,\cdots,p)$ 接近于 1，即各原始指标 X_i 的方差绝大部分能由所保留的公因子解释；所有原始指标在同一公因子 F_j 上的因子载荷的绝对值 $|a_{ij}|(i=1,2,\cdots,p.$ 即竖读因子载荷阵 A)之间的差别应尽可能大，使得公因子 F_j 的意义主要由一个或几个 $|a_{ij}|$ 值大的原始指标所表达。

由表 24-19 可知，各指标的公因子方差均超过 60%，其中绝大多数都超过 70%，这说明 3 个公因子已经能够较好地反映各条目所包含的大部分信息。最后得到的公因子表达式为：

$$\begin{cases} F_{14} = 0.814 \times F1 + 0.064 \times F2 - 0.331 \times F3 \\ F_{13} = 0.813 \times F1 + 0.04 \times F2 - 0.335 \times F3 \\ F_{15} = 0.803 \times F1 - 0.008 \times F2 - 0.142 \times F3 \\ F_{21} = 0.785 \times F1 - 0.074 \times F2 + 0.323 \times F3 \\ F_{11} = 0.772 \times F1 + 0.103 \times F2 - 0.376 \times F3 \\ F_{22} = 0.766 \times F1 - 0.088 \times F2 + 0.448 \times F3 \\ F_{12} = 0.752 \times F1 + 0.095 \times F2 - 0.426 \times F3 \\ F_{23} = 0.721 \times F1 - 0.065 \times F2 + 0.456 \times F3 \\ F_{24} = 0.663 \times F1 - 0.107 \times F2 + 0.506 \times F3 \\ F_{36} = -0.005 \times F1 + 0.871 \times F2 + 0.054 \times F3 \\ F_{33} = -0.006 \times F1 + 0.865 \times F2 + 0.088 \times F3 \\ F_{34} = -0.041 \times F1 + 0.85 \times F2 - 0.017 \times F3 \\ F_{32} = 0.041 \times F1 + 0.849 \times F2 + 0.069 \times F3 \\ F_{35} = -0.001 \times F1 + 0.847 \times F2 + 0.019 \times F3 \\ F_{31} = 0.032 \times F1 + 0.774 \times F2 + 0.099 \times F3 \end{cases}$$

6. 因子旋转　初始公因子有时不容易解释其意义，即因子载荷矩阵每一列元素的绝对值相对分散，为了对其绝对值向 0 和 1 两极分化便于解释，这时需进行因子旋转。因子旋转方法有因子正交旋转法和斜交旋转法，其中前者包括方差最大法（varimax 最常用）、四次方最大旋转（quartimax）、均方最大旋转（equamax）等。正交旋转可以保持各指标的公因子方差不变，并且旋转后所得的公因子保持互不相关。斜交旋转不能保证各公因子的互不相关性，且对因子载荷的解释要复杂得多，但在加大因子载荷平方的差别上，取得的效果一般要比正交旋转的效果好。

现对例 24-5 所得的主成分解的因子载荷矩阵进行方差最大旋转，可得到旋转后的因子载荷矩阵。

表 24-20　方差最大旋转后的因子载荷矩阵

条目	因子		
	F1	F2	F3
F_{36}	0.872	0.017	−0.033
F_{33}	0.869	−0.006	−0.007
F_{32}	0.851	0.042	0.010
F_{35}	0.844	0.041	−0.055
F_{34}	0.843	0.034	−0.108
F_{31}	0.78	0.011	0.033
F_{12}	0.053	0.854	0.152
F_{13}	0.008	0.839	0.264

条目	因子		
	F1	F2	F3
F_{14}	0.032	0.839	0.266
F_{11}	0.066	0.838	0.202
F_{15}	−0.02	0.705	0.409
F_{22}	−0.038	0.294	0.841
F_{24}	−0.052	0.177	0.821
F_{23}	−0.015	0.256	0.816
F_{21}	−0.037	0.389	0.757

表 24-20 是经过方差最大化旋转后得到的因子载荷矩阵,可以看出旋转后的因子载荷在公因子间的差别明显加大,因子的实际意义更加容易解读。对其进行竖读分析,可以很清楚地看出 $F1$ 在 F_{36}、F_{33}、F_{32}、F_{35}、F_{34}、F_{31} 条目上因子载荷较大,根据问卷条目可以认为它反映的是职业倦怠量表的第一个维度成就感;$F2$ 在条目 F_{12}、F_{13}、F_{14}、F_{11}、F_{15} 条目上因子载荷较大,反映的是第二个维度情绪衰竭;$F3$ 在 F_{22}、F_{24}、F_{23}、F_{21} 上因子载荷较大,反映的是第三个维度玩世不恭。这说明该量表的因子结构可以很好地拟合此职业人群的调查数据。

表 24-21 因子得分系数矩阵

	因子		
	F1	F2	F3
F_{11}	−0.005	0.29	−0.12
F_{12}	−0.01	0.311	−0.15
F_{13}	−0.016	0.276	−0.09
F_{14}	−0.01	0.275	−0.09
F_{15}	−0.012	0.183	0.018
F_{21}	0.008	−0.04	0.277
F_{22}	0.014	−0.102	0.346
F_{23}	0.02	−0.111	0.344
F_{24}	0.014	−0.144	0.366
F_{31}	0.186	−0.03	0.045
F_{32}	0.201	−0.014	0.027
F_{33}	0.206	−0.03	0.032
F_{34}	0.194	0.015	−0.03
F_{35}	0.196	0.004	−0.006
F_{36}	0.205	−0.013	0.013

因子得分不能直接计算,但是可以通过不同的方法进行估计,对因子得分的估计是对不可观察的、抽象的、但有实际意义的随机变量的估计,不是通常意义下的参数估计。因子得分可用于模型诊断、也可与其他分析方法结合,进一步分析,如用因子得分进行聚类等。常用的方法有回归法、Bartlett 法和 Anderson-Rubin 法。本例采用回归法得到因子得分系数矩阵,见表 24-21。写成表达式如下:

$$
\begin{cases}
F1 = -0.005F_{11} - 0.01F_{12} - 0.016F_{13} - 0.01F_{14} - 0.012F_{15} + 0.008F_{21} + 0.014F_{22} + 0.02F_{23} \\
\quad + 0.014F_{24} + 0.186F_{31} + 0.201F_{32} + 0.206F_{33} + 0.194F_{34} + 0.196F_{35} + 0.205F_{36} \\
F2 = 0.29F_{11} + 0.311F_{12} + 0.276F_{13} + 0.275F_{14} + 0.183F_{15} - 0.04F_{21} - 0.102F_{22} - 0.111F_{23} \\
\quad - 0.144F_{24} - 0.03F_{31} - 0.014F_{32} - 0.03F_{33} + 0.015F_{34} + 0.004F_{35} - 0.013F_{36} \\
F1 = -0.12F_{11} - 0.15F_{12} - 0.09F_{13} - 0.09F_{14} + 0.018F_{15} + 0.277F_{21} + 0.346F_{22} + 0.344F_{23} \\
\quad + 0.366F_{24} + 0.045F_{31} + 0.027F_{32} + 0.032F_{33} - 0.03F_{34} - 0.006F_{35} + 0.013F_{36}
\end{cases}
$$

最后对本节介绍的主成分分析与因子分析之间的关系做一说明:

(1)两者的分析重点不一致。主成分分析重点在综合原始变量的信息达到降维,而因子分析则重在解释原始变量之间的相关性,发现支配变量的潜在公因子。此外,主成分分析中各主成分的得分是可以准确计算的,而因子分析中各公因子得分只能进行估计。

(2)两者之间具有密切的联系。由于主成分分析与因子分析都是从分析多个原始变量之间的相关关系入手,寻找各变量之间的共性因素,因此从方法学原理上讲,两种方法之间并没有本质上的差别,只是因子分析在主成分分析的基础上进行了推广,所以因子分析的主成分解即为主成分分析的结果。

第三节　回归分析中的高维自变量筛选

高维度是组学数据的一个显著特点,数据的维度越高,其包含的信息就越多。但是过高维度的数据并不能帮助直观地去了解它的内涵,在针对高维自变量数据(如上万个基因)的回归建模分析中,首先需要对模型进行变量筛选,剔除对模型贡献较小的自变量,保留对模型贡献较大的自变量,从而让高维的数据得以在低维空间中展现并应用。

在给定自变量与因变量的关系及其分布假设的情形下,可以通过最小二乘法或者极大似然法等一般的模型对自变量的参数进行估计与模型预测,并采用相应的检验方法进行假设检验。但针对高维自变量模型的估计中,普通的回归模型则会存在一些问题:

1. 在样本个数和变量个数比较接近的情况下,甚至在样本个数少于变量个数的情况下,很容易产生模型的过拟合现象甚至经典方法无法求解;自变量之间存在多重共线性的现象也导致回归系数解的不稳定。

2. 利用传统的回归方法,将全部自变量引入模型进行建模的过程中,包含在多重回归模型中的很多自变量可能是和因变量无关的,或是相关程度很小的,此时引入过多无关的自变量会增加模型的复杂程度,削弱模型的解释能力。

当多个候选模型的预测和解释能力相当时,越简单的模型越好。因此,变量选择的基本原则是少而精。因此在进行回归建模过程中,当全模型中存在一些对模型贡献较小或者难以估计的自变量时,剔除这样的变量可以提高模型整体的估计精度与预测精度;反之,当模型中包含了不必要的自变量时,会使得模型的预测精度和解释能力降低。

因此对于复杂的高维数据进行建模时,首先应进行自变量的筛选。惩罚类回归方法是一类常用的高维自变量筛选方法,本节主要介绍一些经典的惩罚类回归方法并给出实例应用。

惩罚类回归方法是高维自变量筛选的常用方法,其基本思想是将真实模型中对与因变量相关程度较低的自变量的回归系数压缩为 0,同时给出模型的参数估计及预测。惩罚类方法由于其良好的筛选自变量的功能,随着高维数据的涌现和分析需求的增加而得以广泛应用和发展。其中 Tibishirani 提出的 Lasso(least absolute shrinkage and selection operator)方法应用最广。例如,在线性回归模型中,Lasso 惩罚回归是通过在残差平方和函数中增加一个惩罚项来压缩回归系数从而达到筛选自变量的目的,主要任务是通过最小化一个带有惩罚项的残差平方和来估计未知的回归系数,并同时将回归系数较小的自变量剔除出模型,从而把自变量的筛选过程和参数估计问题合二为一,转化成一个模型最优化问题。Lasso 估计的表达式如下:

$$\hat{\beta}^{\text{lasso}} = \underset{\beta}{\arg\min} \left\{ \frac{1}{2} \sum_{i=1}^{N} (y_i - \beta_0 - \sum_{j=1}^{p} x_{ij}\beta_j)^2 + \lambda \sum_{j=1}^{p} |\beta_j| \right\}$$

在 Logistic 回归中,Lasso 惩罚回归是通过在似然函数中增加一个惩罚项,通过最大化一个带有惩罚项的似然函数来估计回归系数:

$$\hat{\beta}^{\text{lasso}} = \underset{\beta}{\arg\min} \left\{ \sum_{i=1}^{N} [y_i\beta^T x_i - \log(1 + e^{\beta^T x_i})] + \lambda \sum_{j=1}^{p} |\beta_j| \right\}$$

在这里,λ($\lambda \geq 0$)代表对自变量惩罚的程度,即控制自变量缩减水平的调整参数,λ 越大,自变量被缩减的程度就越大,被剔除的自变量数目则越多。调整参数的大小通常会在一定程度上影响模型中所保留自变量的数目和计算收敛速度,因此调整参数的选择在 Lasso 惩罚回归中非常重要。交叉验证方法是确定调整参数的一种经典的方法,其中最常用的一种交叉验证方法是 K 折交叉验证方法,即拆分原始样本至 K 个相等大小的子样本(K 通常取 5 或者 10),选取其中一个子样本作为验证数据集,把剩余的 $K-1$ 子样本作为训练数据集,通过 $K-1$ 个训练数据集拟合模型,然后用拟合的模型预测验证数据集,并计算验证数据集的预测值与真实值的偏差。选择平均偏差最小时的参数,作为最终的调整参数。

Lasso 惩罚方法将自变量的系数向 0 压缩,一旦某个系数被压缩到 0,其对应的自变量则被剔除,留下系数不为 0 的自变量,作为最终进入模型的自变量。相比于传统的回归模型,Lasso 方法更加适用于高维自变量的模型,只选择自变量的一部分进入最终的模型中,而排除掉系数较小的自变量,在相当程度上提高了模型的预测精度及可解释性。

例 24-6　为了研究与多发性硬化病(multiple sclerosis,MS)相关的基因,收集了 72 例未经干扰素治疗的多发性硬化病人与 36 例健康对照的基因表达谱数据,并结合专业知识最终选定 $p=135$ 个基因作为待筛选基因。现要求筛选与多发性硬化相关的基因,并进行参数估计。

探索与多发性硬化病相关联的基因,需要建立回归模型。本例以是否患病为二分类因变量,建立 Logistic 回归模型。其中,样本量 $n=108$,自变量个数 $p=135$,变量个数多于样本量的个数,属于高维数据,因此一般的回归模型不适用于该数据。这种情况下,考虑基于 Lasso 惩罚的回归模型来筛选自变量是更合适的。表 24-22 为部分原始数据。

表 24-22 多发性硬化基因数据

样本编号	NA.126	NA.217	NA.410	……	NA.18132	NA.18372	NA.18373	MS
GSM1025557	44.47646713	783.9315186	870.9899902	……	488.4787292	558.2010498	779.4550171	1
GSM1025563	35.73367691	470.8596802	1148.141357	……	374.9595337	647.6568604	876.8815918	1
GSM1025564	47.53229523	1337.703247	934.0935669	……	456.8766479	499.8525391	616.1934814	1
……				……				…
GSM1026262	53.88753128	422.1783447	1007.840881	……	538.6158447	146.5164948	125.4771347	0
GSM1026264	37.42250061	223.8487091	1129.737061	……	568.2496338	194.4254608	132.6544189	0
GSM1026266	61.00582123	576.3395996	1019.827698	……	452.4444275	120.8114319	114.931282	0

应用 R 进行数据分析,通过 R 语言中的 glmnet 函数实现,主要语句如下:

```
setwd("D:/Program Files/R")
msdata135<-read.table(file="msdata135.txt") #读取数据
library(glmnet) #调用 glmnet 函数
n=108
y<-as.matrix(msdata135[,1])
x<-as.matrix(msdata135[,-1])
xsd=scale(x)   #标准化数据
fit=glmnet(xsd,y,alpha=1,family="binomial")   #最大似然 lasso 惩罚回归
cv.fit<-cv.glmnet(xsd,y,alpha=1,family="binomial") #利用交叉验证方法求取参数 lamda
plot(cv.fit)
b<-coef(fit,s=cv.fit$lambda.min)#给出交叉验证平均偏差最小时对应的 lamda 以及相应的参数估计
b #输出保留变量的参数估计
```

主要结果如图 24-5:

图 24-5 中,当纵坐标所表示的模型平均误差达到最小时,其所对应的横坐标即为最优调整参数 λ 的对数值,此时就可得到最优调整参数。下方横坐标代表 λ 的不同取值的对数值,上方横坐标代表 λ 不同取值下保留的自变量的个数。图 24-5 结果显示:在第一条竖线处模型平均误差达到最小,观察下方横坐标,此时所对应的参数值即为交叉验证的平均误差最小时对应参数 λ 的对数值,而上方横坐标代表当参数 λ 取得该值时,对应进入模型中的变量个数为 15 个,此时可求得最优参数 $\lambda=0.01206138$。

在最优参数 λ 的条件下对模型进行 Lasso 回归的变量的筛选以及参数估计,其结果如表 24-23。

表 24-23 Lasso 回归变量筛选结果

基因	系数
(Intercept)	2.12541704
NA.217	−0.75651446

基因	系数
NA. 410	0. 12073308
NA. 957	−1. 86269353
NA. 991	−0. 78374619
NA. 1363	0. 13184174
NA. 1495	−0. 18950557
NA. 2412	−0. 56839000
NA. 5688	0. 00521395
NA. 8630	0. 11748177
NA. 8666	−0. 68750983
NA. 11907	0. 30988076
NA. 14394	−0. 58522967
NA. 15791	−0. 18593426
NA. 17083	−0. 57059528
NA. 18373	1. 15074435

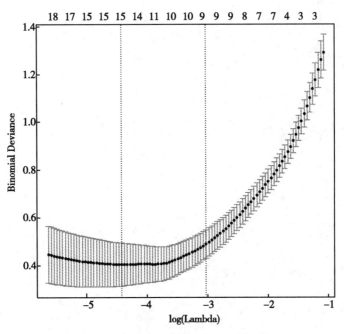

图 24-5　调整参数 λ 的选取示意图

通过表 24-23 可以看出,有 15 个基因进入模型,而剩余的 120 个基因的回归系数通过 Lasso 惩罚回归方法被压缩为 0,因此被剔除出模型。

通过上述实例数据分析可见,Lasso 回归方法实现了回归模型中自变量的筛选过程,并可同时对模型进行拟合和预测。在实际应用中,Lasso 回归方法不仅可以应用于 Logistic 回归模型,而且还可推广应用到广义线性模型、比例风险模型等其他回归模型中实现自变量的筛选。

（王 彤编,赵 星审）

参 考 文 献

[1] Neil HT.Applied multivariate analysis[M].New York:Springer-Verlag,2002.

[2] 孙振球,徐勇勇.医学统计学 [M].第 4 版,北京,人民卫生出版社,2014.

[3] 王大荣,张忠占.线性回归模型中变量选择方法综述[J].数理统计与管理,2010,4:615-627.

[4] 武俊青,高尔生,杨秋英,等.中国年轻男性精液质量主成分分析[J].中国卫生统计,2003,4:25-28.

[5] 孙红卫,杨文越,王慧,等.惩罚 logistic 回归用于高维变量选择的模拟评价[J].中国卫生统计,2016,4:607-611.

[6] 张秀秀,王慧,田双双,等.高维数据回归分析中基于 LASSO 的自变量选择[J].中国卫生统计,2013,6:922-926.

[7] Tibshirani R.Regression shrinkage and selection via the LASSO[J].Journal of the Royal Statistical Society:Series B (Statistical Methodology).1996,58(1):267-288.

第二十五章

生物信息学分析

提要：生物信息学（bioinformatics）是生命科学、数学、信息学、统计学、计算机科学和化学等多个学科结合形成的一门交叉学科，它利用这些交叉学科，依托高通量生物组学大数据，研究生物学问题。本章简要介绍现代流行病学研究中常用的生物信息学方法的基本原理、用途、适应条件、常用数据库和分析软件等，旨在为流行病学家提供实用的生物信息学分析思路和基本工具。

探讨疾病危险因素进而推断病因是流行病学研究的永恒主题。传统流行病学被称为"黑盒子（black box）"流行病学，这种"黑盒子"流行病学方法，只能识别出疾病的危险因素，但难以解释人群中危险因素导致疾病发生、发展与转归的致病通路。为此，长期以来，流行病学家一直在不懈努力地寻求机遇，试图打开"黑盒子"，阐明危险因子的致病通路。

近年来，基因组学（genomics）、表观组学（epigenomics）、转录组学（transcriptomics）、蛋白组学（proteomics）和代谢组学（metabonomics）等各种高通量组学平台技术的发展与成熟，已经实现了将影响疾病发生、发展与转归的全组学（globolomics）分子标记映射到沿 DNA→RNA→蛋白质→代谢物→疾病表型的分子网络中，从而形成了整合系统生物学（integrative systems biology）的框架。同时这些技术被广泛应用到流行病学的研究中。针对这种跨组学的高通量数据，传统的流行病学和统计分析方法，将面临巨大挑战。为此，流行病学家必须借助生物信息学分析方法完成上述高通量组学数据的分析。

第一节　序列比对分析

序列比对（sequence alignment）是生物信息学重要的研究内容之一，其基本方法是将两个或多个序列排列在一起，标明其相似之处。序列比对的基本思想是根据核酸序列或氨基酸序列决定核酸或蛋白质结构，结构又进一步决定其功能。因此，可以将核酸序列和氨基酸序列都看成由基本字符组成的字符串，通过比较序列之间的相似性，发现或预测序列中的功能、结构和进化信息。这对传染病分子流行病学研究尤为重要，通过对病原微生物的序列（RNA 序列、DNA 序列和蛋白组序列）比对分析可以识别其变异、确定传染源、传播路线以及毒力和耐药性的分子通路和基因，以支持流行病学调查结论。序列比较的根本任务是：通过比较生物分子序列，发现它们的相似性，找出序列之间共同的区域，同时辨别序列之间的差异。最常见的序列比对是蛋白质序列之间或核酸序列之间的两两比对，通过比较两个序列之间的相似区域和保守性位点，寻找两者可能的分子进化关系。进一步地将多个蛋白质或核酸序列同时进行比较，寻找这些有进化关系的序列之间共同的保守区域、位点和剖面信息（profile），从而探索导致它们产生共同功能的序列模式。

一、基本概念

进化学说是序列比对的理论依据。从进化论的角度，若两个序列之间具有高度相似性，就可推测两者可能存在共同进化祖先，它们经过序列内残基替换、残基或序列片段缺失，以及序列重组等过程分别演化而来。涉及如下基本概念。

（一）序列的同源与相似性

其基本概念是序列之间的相似度，它用一个数值来反映两条序列的相似程度。同时，在分析时，通常需要区分"同源"（homology）和"相似"（similarity）这两个不同的概念。对于两个序列，如果它们具有共同的祖先，则称这两个序列是同源的。同源是一个定性的描述，没有程度大小的区别，两个序列要么同源，要么不同源。而相似则是有程度大小的差别，是一个定量的描述。例如可以说两个序列的相似程度为40%等。同源性一般是根据数据库搜索和序列比较来确定的。通常，相似性程度越高的两个序列越有可能是同源的，但不是绝对的。例如，通常存在两个序列的相似程度很高，但它们并不是同源序列的情况。同源可以分为直系同源（orthology）和旁系同源（paralogy）。直系同源序列是来自于不同的种系同源序列，它们在种系形成过程中起源于一个共同的祖先。旁系同源序列是由进化过程中的序列复制而产生的，例如人的 alpha-1 球蛋白与 beta 球蛋白是旁系同源的。

（二）序列相似性度量

度量两条序列的相似程度可以概括为两种：一种为相似度，它是两条序列的函数，其值越大，表示两条序列越相似；与相似度对应的另一个概念是两条序列之间的距离；距离越大，则两条序列的相似度就越小。例如，可以用海明（Hamming）距离来度量两个序列之间的距离。对于两条长度相等的序列，海明距离等于对应位置字符不同的个数。例如，图25-1是3组序列 Hamming 距离的计算结果，3组序列 Hamming 距离的值分别为2，3，6。

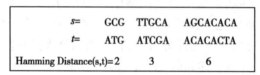

图 25-1　Hamming 距离

（三）字符"编辑操作"（edit operation）

对于长度不相同的序列或者两个序列对应位置上的字符不是真正的对应关系时，使用距离来计算不合适。例如，在 DNA 复制的过程中，可能会发生删除或插入一个碱基，尽管两条序列的其他部分相同，但由于位置的移动导致 Hamming 距离的失真。例如，图25-1中第3组序列片段 Hamming 距离为6，单纯从 Hamming 距离来看，两条序列差别很大，但是，如果分别从 s 中删除 G，从 t 中删除 T，则两条序列都成为 ACACACA，这说明两条序列仅仅相差两个字符。因此，直接运用 Hamming 距离来衡量两条序列的相似程度是不合理的。为了解决字符插入和删除问题，引入字符"编辑操作"的概念，通过编辑操作将一个序列转化为一个新序列。用一个新的字符"-"代表空位（或空缺，Space），并定义下述字符编辑操作：Match（a,a）：字符匹配；Delete（a,-）：从第一条序列删除一个字符，或在第二条序列相应的位置插入空白字符；Replace（a,b）：以第二条序列中的字符 b 替换第一条序列中的字符 a；Insert（-,b）：在第一条序列插入空位字符,或删除第二条序列中的对应字符 b。很显然,在比较两条序列 s 和 t 时,在 s 中的一个删除操作等价于在 t 中对应位置上的一个插入操作,反之亦然。需要注意的是,两个空位字符不能匹配,因为这样的操作没有意义。引入上述编辑操作后,重新计算两条序列的距离,称为编辑距离。

二、序列比对的分类

(一)双序列比对

也称序列两两比对(pairwise sequence alignment)。其目的是找出两条序列之间的相似关系,其基本方法是利用两个序列之间的字符差异来识别序列间的相似性,两条序列中相应位置的字符如果差异大,那么序列的相似性低,反之,序列的相似性就高;通过对两条序列进行编辑操作,用字符匹配和替换,或者插入和删除字符,使得两条序列长度相同且其相同的字符尽可能地一一对应。

(二)多序列比对

多序列比对是双序列比对的扩展。它是将两个以上字符序列对齐,逐列比较其字符的异同,使得每一列字符尽可能一致,目的是发现共同的结构特征。多序列比对的基本方法是使得参与比对的序列中有尽可能多的列具有相同字符;即,通过使相同残基的位点位于同一列,发现序列之间的相似部分,从而推断序列在结构和功能上的相似关系。多序列比对主要用于分子进化分析,基因组序列分析及蛋白质结构预测等。显然,多序列比对能发现双序列比对所不能发现的序列微弱相似性、序列模式和功能位点;因而,它对预测核酸或蛋白质序列二级、三级结构、阐明其功能和进化规律等会更有价值。

(三)全局比对和局部比对

全局是指将参与比对的序列上的所有字符进行比对,主要用于找关系密切的序列。而局部比对算法是采用动态规划方法来识别匹配的子序列,在其比对过程中忽略匹配区域之前或之后的失配和空位。局部比对主要用来检测两序列的差异特殊片段。

三、常用序列比对算法

比对序列相似性的点矩阵分析与打分矩阵

1. 点矩阵分析的基本原理　比对序列相似性的简易方法是 Gibb 提出的"矩阵作图法"或"对角线作图"。其基本原理方法是将两条待比较的序列分别放在如图 25-2 所示矩阵坐标的 X 轴(从左到右)和 Y 轴(从下往上)上,当对应的行与列的序列字符匹配时,则在矩阵对应的位置做出"点"标记。

这样,逐个字符对进行比较后形成点矩阵。显然,如果两条序列完全相同,则其点矩阵表现主对角线上都有标记(图 25-2A);如果两条序列存在相同的子串,则对于每一个相同的子串对,有一条与对角线平行的由标记点所组成的斜线(图 25-2B);如果存在两条互为反向的序列,则在点矩阵的反对角线方向上有标记点组成的斜线(图 25-2C);如果两条序列存在多个相同子序列,可以将矩阵标记图中非重叠的与对角线平行斜线组合起来,形成两条序列的一种比对。例如,可以在两条子序列的中间插入符号"-"来表示插入空位字符,在这种对比之下分析两条序列的相似性(图 25-2D)。

在序列比对中,一般先用点矩阵进行相似性比较,观察点矩阵的对角线,快速发现可能的序列比对特征。若要找到对应位置等同字符最多的最佳比对,可以在矩阵标记图中找非重叠平行斜线最长的组合。

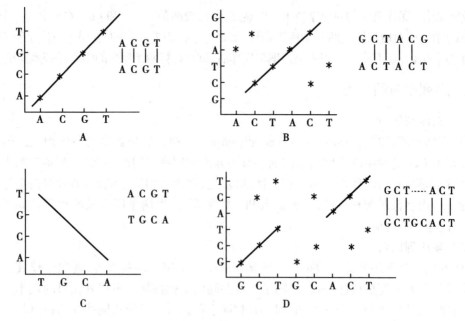

图 25-2 序列比对点矩阵图

2. 核酸序列比对打分矩阵

（1）等价矩阵（unitary matrix）：等价矩阵是最简单的一种打分矩阵，其中，相同核苷酸匹配的得分为"1"，而不同核苷酸的替换得分为"0"（图 25-3A）。由于不含有碱基的任何理化信息和不区别对待不同的替换，在实际的序列比对中较少使用。

（2）转换-颠换矩阵（transition-transversion matrix）：核酸的碱基按照环结构分为两类，一类是嘌呤（腺嘌呤 A，鸟嘌呤 G），它们有两个环；另一类是嘧啶（胞嘧啶 C，胸腺嘧啶 T），它们的碱基只有一个环。如果 DNA 碱基的变化（碱基替换）保持环数不变，则称为转换（transition），如 A→G，C→T；如果环数发生变化，则称为颠换（transversion），如 A→C，A→T 等。在进化过程中，转换发生的频率远高于颠换，例如图 25-3B 所示，其中转换的得分为"−1"，而颠换的得分为"−5"。

（3）BLAST 矩阵：BLAST 是目前最流行的核酸序列比较程序，如果被比对的两个核苷酸相同，则得分为"+5"，反之得分为"−4"，例如图 25-3C 是其打分矩阵。

	A	T	C	G
A	1	0	0	0
T	0	1	0	0
C	0	0	1	0
G	0	0	0	1

A

	A	T	C	G
A	1	−5	−5	−1
T	−5	1	−1	−5
C	−5	−1	1	−5
G	−1	−5	−5	1

B

	A	T	C	G
A	5	−4	−4	−4
T	−4	5	−4	−4
C	−4	−4	5	−4
G	−4	−4	−4	5

C

图 25-3 核酸序列比对打分矩阵（A）等价矩阵，（B）转换-颠换矩阵，（C）BLAST 矩阵

3. 蛋白质序列比对打分矩阵 蛋白质序列可由 20 个氨基酸组成，不同氨基酸具有不同的生化特性，不同类型的氨基酸替换，其代价或得分是不一样的。例如，考虑这样两条蛋白质序列，其中一条在某一位置上是丙氨酸，如果该位点被替换成另一个较小且疏水的氨基酸，比如缬氨酸，那么对蛋白质功能的影响可能较小；如果被替换成较大且带电的残基，比如

赖氨酸,那么对蛋白功能的影响可能就要比前者大。此外,氨基酸的生化特性会影响他们在进化过程中的相互替换性。例如,体积相似的氨基酸比体积差异大的氨基酸更容易发生替换。

(1)等价矩阵(unitary matrix):蛋白质等价矩阵与核酸等价矩阵原理相同,其中,相同氨基酸匹配的得分为"1",而不同氨基酸的替换得分为"0"。同样的,由于不含有氨基酸的任何理化信息,没有充分反映氨基酸的相互替换影响,在实际的序列比对中较少使用。

(2)遗传密码矩阵(genetic code matrix,GCM):通过计算一个氨基酸残基转变到另一个氨基酸残基所需的密码子变化数目可得到遗传密码矩阵,其矩阵元素的值对应于替换代价。例如,如果变化一个碱基,就可以使一个氨基酸的密码子改变为另一个氨基酸的密码子,则这两个氨基酸的替换代价为1;再如,如果需要2个碱基的改变,则替换代价为2;以此类推。遗传密码矩阵常用于进化距离的计算,其优点是计算结果可以直接用于绘制进化树;但是,它在蛋白质序列比对尤其是相似程度很低的序列比对中,很少使用。

(3)疏水矩阵(hydrophobic matrix):在相关蛋白之间,某些氨基酸可以很容易地相互取代而不改变他们的生理生化性质,例如,异亮氨酸与缬氨酸、丝氨酸与苏氨酸等。根据20种氨基酸侧链基团疏水性的不同以及氨基酸替换前后理化性质变化的大小,学者们制定了以氨基酸的疏水性为标准的疏水性矩阵。如果一次氨基酸替换后疏水特性不发生大的变化,则这种替换得分高,否则替换得分低。疏水矩阵物理意义明确,具有理化性质依据,适用于偏重蛋白质功能方面的序列比对。

(4)PAM矩阵:PAM矩阵是通过统计自然界中的各种氨基酸残基相互替换率,来获得得分。如果两种特定的氨基酸之间替换发生得比较频繁,那么这一对氨基酸在打分矩阵中的互换得分就比较高。PAM矩阵是基于进化原理的,建立在进化点接受突变模型PAM(point accepted mutation)基础上,通过统计相似序列比对中的各种氨基酸替换发生率而得到的得分矩阵。一个PAM就是一个进化的变异单位,即1%的氨基酸改变。但是,这并不意味着经过100次PAM后,每个氨基酸都发生变化;因为其中一些位置可能会经过多次改变,甚至可能变回到原先的氨基酸。因此,另外一些氨基酸可能不发生改变。PAM有一系列的替换矩阵,每个矩阵用于比较具有特定进化距离的两条序列。例如,PAM-120矩阵用于比较相距120个PAM单位的序列。一个PAM-N矩阵元素(i,j)的值反映两条相距N个PAM单位的序列中第i种氨基酸替换第j种氨基酸的概率。从理论上讲,PAM-0是一个单位矩阵,主对角线上的元素值为1,其他矩阵元素的值为0。其他PAM-N矩阵可以通过统计计算而得到。首先针对那些确信是相距一个PAM单位的序列进行统计分析,得到PAM-1矩阵。PAM-1矩阵对角线上的元素值接近于1,而其他矩阵元素值接近于0。将PAM-1自乘N次,可以得到矩阵PAM-N。可以根据待比较序列的长度以及序列间的先验相似程度来选用特定的PAM矩阵,以发现最适合的序列比对。一般地,在比较差异极大的序列时,通常在较高的PAM值处得到最佳结果,比如在PAM-200到PAM-250之间,而较低值的PAM矩阵一般用于高度相似的序列。实践中用得最多的且比较折中的矩阵是PAM-250。

(5)BLOSUM矩阵:BLOSUM矩阵是另一种氨基酸替换矩阵,也是通过统计相似蛋白质序列的替换率而得到的。PAM矩阵是从蛋白质序列的全局比对结果推导出来的,而BLOSUM矩阵则是从蛋白质序列块(短序列)比对而推导出来的。但二者在评估氨基酸替换频率时,应用了不同的策略。基本数据来源于BLOCKS数据库,其中包括了局部多重比对

（包含较远的相关序列,与在 PAM 中使用较近的相关序列相反）。虽然在这种情况下没有用进化模型,但它的优点在于可以通过直接观察而不是通过外推获得数据。同 PAM 模型一样,也有一系列的 BLOSUM 矩阵,可以根据亲缘关系的不同来选择不同的 BLOSUM 矩阵进行序列比较。值得注意的是,BLOSUM 矩阵阶数的意义与 PAM 矩阵正好相反。低阶 PAM 矩阵适合用来比较亲缘较近的序列,而低阶 BLOSUM 矩阵更多是用来比较亲缘较远的序列。一般来说,BLOSUM-62 矩阵适于用来比较大约具有 62% 相似度的序列,而 BLOSUM-80 矩阵更适合于相似度为 80% 左右的序列。

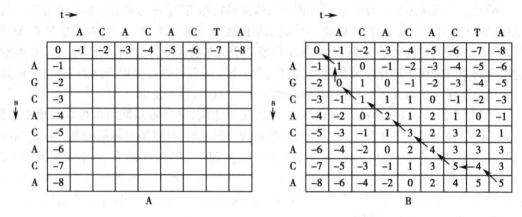

图 25-4　两序列比对的得分矩阵与最优路径

四、数据库搜索

（一）数据库搜索

基于上述序列比对算法,在 Genbank、SWISS-PROT 等序列数据库中,均提供了序列比对工具。最常见的是 FASTA 工具和 BLAST 工具。在 FASTA 的结果报告中,给出了每个搜索到的序列与查询序列的最佳比对结果,以及这个比对的统计学显著性评估 E 值。BLAST 是 NCBI 提供的基于网页的序列搜索和比对工具。用户可以把序列填入网页上的表单里,选择相应的参数后提交到数据服务器上进行搜索。BLAST 包含五个程序和若干个相应的数据库,分别针对不同的查询序列和要搜索的数据库类型(表25-1)。其中翻译的核酸库是指搜索比对时会把核酸数据按密码子按所有可能的阅读框架转换成蛋白质序列。

表 25-1　BLAST 程序

程序	数据库类型	查询序列	简述
blastp	蛋白质	蛋白质	可能找到具有远源进化关系的匹配序列
blastn	核酸	核苷酸	适合寻找分值较高的匹配,不适合远源关系
blastx	蛋白质	核酸	适合新 DNA 序列和 EST 序列的分析
tblastn	核酸	蛋白质	适合寻找数据库中尚未标注的编码区
tblastx	核酸	核酸	适合分析 EST 序列

BLAST 对序列格式的要求是常见的 FASTA 格式。FASTA 格式第一行是描述行,第一个字符必须是">"字符;随后的行是序列本身,一般每行序列不要超过 80 个字符,回车符不会影响程序对序列连续性的读取。序列由标准的 IUB/IUPAC 氨基酸和核酸代码代表;小写字符会全部转换成大写;单个"-"号代表不明长度的空位;在氨基酸序列里允许出现"U"和"＊"号;任何数字都应该被去掉或换成字母(如不明核酸用"N",不明氨基酸用"X")。

PSI-BLAST(position specific iterated BLAST)是 BLAST 算法的一个改进版本。PSI-BLAST 的特色是每次用 profile 搜索数据库后再利用搜索的结果重新构建 profile,然后用新的 profile 再次搜索数据库,如此反复直至没有新的结果产生为止。PSI-BLAST 先用带空位的 BLAST 搜索数据库,将获得的序列通过多序列比对来构建第一个 profile。PSI-BLAST 自然地拓展了 BLAST 方法,能寻找蛋白质序列中的隐含模式,有研究表明这种方法可以有效地找到很多序列差异较大而结构功能相似的相关蛋白,甚至可以与一些结构比对方法,如 threading 相媲美。PSI-BLAST 服务可以在 NCBI 的 BLAST 主页上找到,也可以从 NCBI 的 FTP 服务器上下载 PSI-BLAST 的独立程序。

(二) BLAST 应用实例

例如利用 NCBI 在线 BLAST 工具,搜索以下冠状病毒序列:

>Human CoV 229E KC294432

CCTAAGTGTGATAGAGCTATGCCCTCAATGATTCGTATGTTGTCGGCTATGATTTTAGGTTCTAA
GCATGTCACATGTTGTACGGCTAGTGATAAATTTTATAGACTTAGTAATGAGCTTGCTCAAGTTT
TGACCGAGGTTGTTTATTCAAATGGTGGGTTTTATTTTAAACCTGGTGGTACAACTTCTGGTGAT
GCAACTACAGCCTACGCCAATTCTGTCTTTAATATATTTCAGGCTGTAAGTTCTAACATTAATTG
CGTTTTGAGCGTTAACTCGTCAAATTGCAATAATTTTAATGTTAAGAAGTTACAGAGACAACTC
TATGATAATTGCTATAGAAATAGTAATGTTGATGAATCTTTTGTGGATGACTTTTATGGTTATTT
GCAAAAGCATTTTTCTATGATGATTCTATCTGATGATGGT

操作步骤如下:

(1)进入 NCBI 网页版 BLAST 页面,选择"Nucleotide BLAST"。

(2)在"Enter Query Sequence"输入框内输入检索号(accession number)或 FASTA 格式的序列,或者通过上传文件的形式上传查询序列。

(3)检索设置,例如通过"Query subrange"可以设置查询一个子序列的起止位置,本例中查询全部序列,不要设置;通过"Job Title"给此次查询起一个名字;此外,还有选择数据库的其他设置,本例中设置如图 25-5 所示。

(4)点击 BLAST 选项,查看结果。

结果页面包括了"Graphic Summary""Descriptions""Alignments",此外可以点击"Search Summary""Taxonomy reports""Distance tree of results""MSA viewer"查看不同形式的详细报告。其中"Graphic Summary"用不同颜色表示了比对得分的高低;"Descriptions"给出了不同序列的得分、覆盖度、E 值等;E 值是一次搜索中(特定的数据库、打分矩阵及相关参数)期望发生的比对得分等于或大于某一分数的随机比对数目,E 值越接近于 0,一个比对随机发生的可能性也会接近于 0,一般实际应用中,如果将 E 值调低,则 BLAST 返回的搜索结果会变少,假阳性降低,但假阴性升高。"Alignments"给出了各个序列比对的详细情况。

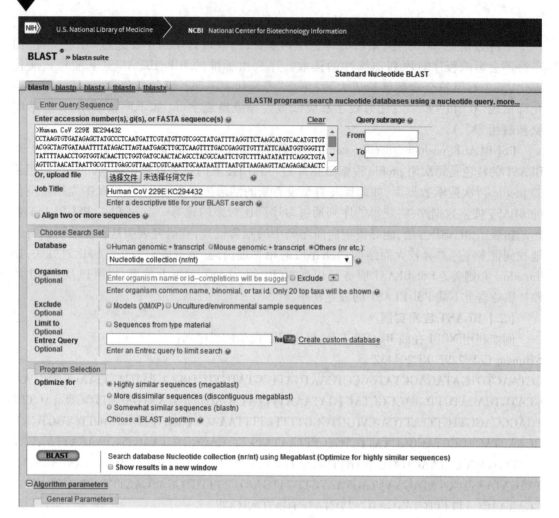

图 25-5 BLAST 实例

第二节 分子进化分析

从分子进化论的观点,核酸和蛋白质分子都是从共同的祖先经过不断的进化而形成的。因此,核酸和蛋白质分子中一定蕴含着丰富的生物进化信息,可用于研究生物群体的系统发生关系。在分子水平上进行系统进化分析的优势在于可直接利用核酸序列或蛋白质序列信息,通过序列比对分析生物序列之间的亲缘关系,进而构建分子水平上的系统发生树,阐明各个物种或同一物种不同亚群体之间的进化关系。构建系统进化树目的是揭示生物进化过程的顺序,推断生物进化的历史和进化机制。其基本原理是在生物进化过程中从一条序列转变为另一条序列所需要的变换越多,这两条序列的相关性就越小,它们从共同祖先分歧的时间就越早,进化距离就越大;相反,两个序列越相似,它们之间的进化距离就可能越小。利用系统进化分析方法,所有的生物都可以追溯到共同的祖先,生物的产生和分化就像树一样地生长、分叉;因此,以树的形式表示生物之间的进化关系是非常自然的事;树中的各个分支点代表一类生物起源的相对时间,两个分支点靠得越近,则对应的两群生物进化关系越密切。分子进化分析,是目前传染病分子流行病学研究中非常实用的工具,它分析病原体之间的亲缘关系,推算变异时间节点、推断病例时间的传播关系和推测传播途径等方面具有重要指导意义。

一、系统发生树

系统发生树是描述生物序列进化关系的基本工具,它是以二叉树的形式所表述的一种无向非循环图。系统发生树由一系列节点(nodes)和分支(branches)组成,其中每个节点代表一个分类单元(物种或序列),而节点之间的连线代表物种之间的进化关系。树的节点又分为外部节点(terminal node)和内部节点(internal node)。在一般情况下,外部节点代表实际观察到的分类单元,而内部节点又称为分支点,它代表了进化事件发生的位置,或代表分类单元进化历程中的祖先。以 DNA 序列或蛋白质序列作为分类单元而绘制的系统进化树是一种分子进化树。广义地,这种系统发生树包括有根树(rooted tree)、无根树(unrooted tree)、有权值的树(或标度树,scaled tree,树中标明分支的长度)、无权值树(或非标度树,unscaled tree)等,它们各自具有不同的生物进化含义。例如,图 25-6A 所示的有根树中有一个唯一的根节点,代表所有其他节点的共同祖先,这样的树用于反映进化层次,因为从根节点历经进化到任何其他节点只有唯一的路径。在图 25-6B 所示的无根树中则没有层次结构,它只说明了节点之间的关系,没有关于进化发生方向的信息。但是,通过使用外部参考物种(那些明确地最早从被研究物种中分化出来的物种),也可以在无根树中指派根节点。例如,在研究人类和黑猩猩的进化关系时,可用狒狒作为外部参考物种,树的根节点可以放在连接狒狒与人和黑猩猩共同祖先的分支上。二叉树的特征是每个节点最多有两个子节点;在有权值的树中,分支长度(或权值)一般与分类单元之间的变化成正比,它是关于生物进化时间或者遗传距离的一种度量形式。一般假设存在一个分子钟,进化的速率恒定。

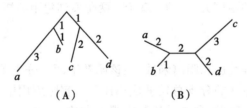

（A）　　　　　　　　　　　（B）

图 25-6　系统发生树

系统发生树具有以下性质:①有根树的树根代表在进化历史上是最早的、并且与其他所有分类单元都有联系的分类单元;②在无法找到树根单元的情形下,只能同无根树;③从根节点出发,到任何一个节点的路径均指明进化时间或者进化距离。

二、分子系统发生分析过程

分子系统发生分析包括 3 个基本步骤:分子序列比对和特征提取、系统发生树构造和系统发生树的统计学检验。根据数据类型,构建系统发生树的方法有两类:①基于进化距离的方法:即根据分类单元之间的距离构建系统发生树,其基本思路是列出所有可能的序列对,计算两两序列之间的遗传距离,选出相似程度比较大或非常相关的序列对,利用遗传距离预测进化关系。这类方法包括非加权分组平均法(unweighted pair group method with arithmetic means)、邻近归并法(neighbor joining method)、Fitch-Margoliash 法、最小进化方法(minimum evolution)等多种方法。②基于序列离散特征所构建的系统发生树:例如利用 DNA 序列中特定位点的核苷酸,分析分类单位或序列间每个特征(如核苷酸位点)的进化关系,进而绘制进化树。包括最大简约法(maximum parsimony method)、最大似然法(maximum likelihood method)、进化简约法(evolutionary parsimony method)、相容性方法(compatibility)等。

另一方面,根据建树算法在执行过程中的搜索方式不同,系统发生树的构建方法又分为 3 类:①穷尽搜索方法:即先产生所有可能的树,然后根据一定评价标准选择一棵最优的树。此法只能处理分类单元不多的情形。因为当分类单元个数 n 大于一定值(如 15),几乎不可能采用穷尽搜索方式来获取最优树。②分支约束方法:即根据一定的约束条件将搜索空间限制在一定范围内,产生可能的树,然后择优。该搜索方式不需要搜索整个树空间,可大大提高搜索效率。③启发式或经验性方法:即根据先验知识或一定的指导性规则压缩搜索空间,提高计算速度。这种方法能够处理大量的分类单元,虽然不能保证所构建的树是最优的,但实际结果往往接近于最优解。

此外,在构造系统发生树时还需要设定进化假设和进化模型。有根树意味着其中的一个序列代表其他所有序列共同的祖先,而无根树意味着没有共同的祖先,序列是随机进化的,序列中的所有位点的进化也是随机的而且是独立的。所以,在建树前通常需要提出既定假设:序列必须是正确无误的、同源的、起源于同一个祖先序列、不是共生同源(或平行进化)的序列(即在序列比对中,不同序列的同一个位点都是同源的)。另外,当两个物种在系统发生树上分化后,各自独立进化发展。构建系统发生树的样本应足够大,满足简化树的统计学推断要求。

三、基于距离的系统发生树构建方法

基本思路是给定序列之间的距离度量,利用距离信息构建系统发生树,使得该树能够最好地反映已知序列之间的距离关系。即,基于两两距离创建距离矩阵,通过距离矩阵构造系统发生树。

(一) 最小二乘法

该法首先定义一种连续加和距离函数,在该函数下两个分类单元之间的距离与系统发生树中连接这两个分类单元的分支总长度成正比。在实际应用中,为了应对分类单元多而导致方程组解不确定性等问题,通常采用数学逼近方法。其中,最小二乘法的基本原理是,假设要构造树 T,以该树的叶节点代表分类单元,用该树预测分类单元之间的距离。通过优化,使下式最小化:

$$SSQ(T) = \sum_{i=1}^{n} \sum_{j \neq i} w_{ij}(d_{ij} - \hat{d}_{ij})^2$$

其中,d_{ij} 为分类单元 i 与 j 的实际观察距离(或序列之间的计算距离),$\hat{d}_{ij}$ 是分类单元 i 与 j 在系统发生树 T 中的距离(预测值),w_{ij} 是与分类单元 i 与 j 相关的权值。$SSQ(T)$ 是树 T 所有预测值与实际观察值偏差的加权平方和。权值 w_{ij} 一般为 1,或 $w_{ij} = 1/d_{ij}^2$。

(二) 连锁聚类方法

该法假定在进化过程中核苷酸或氨基酸的替换速率是均等且恒定的,在每一次分歧发生后,从共同祖节点到两个分类单元间的分支长度一样。在构建系统发生树时,首先用 n 个叶节点表示 n 个分类单元(序列),每个分类单元自成一类,然后通过反复的聚类使所有的分

类单元都聚为一类,并将进化过程中的祖先赋予树的内部节点,最终得到一个完整的系统发生树。如果若干序列是从一个共同的祖先进化而来,则系统发生树将是一个有根树,并且从根节点出发到所有叶节点路径的长度相同。

其基本方法是对于给定的序列,通过序列之间的两两比对,计算序列之间的进化距离,然后根据距离矩阵构造系统发生树。即,首先从距离矩阵中选择距离最小的一对分类单元(序列),令它们分别为 x 和 y,然后将这两个分类单元合二为一,形成一个新的对象(代表这两个分类单元的祖先,记为 z),并重新计算这个新的对象与其他分类单元(或对象,以 u 表示)之间的距离 d_{zu}。

(三) 邻接法

邻接法(neighbor joining)是一种快速聚类方法,不需要关于分子钟的假设。其基本思想是在进行类的合并时,不仅要求待合并的类是相近的,而且还要求待合并的类远离其他的类。在聚类过程中,根据原始距离矩阵,对每两个节点间的距离进行调整,将每个分类单元的趋异程度标准化,从而形成一个新的距离矩阵。进而,将距离最小的两个叶节点连接起来,合并这两个叶节点所代表的分类,形成一个新的分类。进一步,在树中增加一个父节点,并在距离矩阵中加入新的分类,同时删除原来的两个分类。最后,新增加的父节点被看成为叶节点,重复上一次循环。在每一次循环过程中,都有两个叶节点被一个新的父节点所取代,两个类被合成为一个新类。整个循环直到只剩一个类为止。

四、基于特征的系统发生树构建方法

该类方法的基本原理是,给定 n 个分类单元,m 个用以描述分类单元的特征(在 DNA 序列中每一个碱基可以看作为一个特征),以及每个分类单元所对应的特征值,构建一棵系统发生树,使得某个目标函数最大。最具代表性的是最大简约法(maximum parsimony),其目标是构造一棵反映分类单元之间最小变化的系统发生树。最大简约法利用的对简约分析能提供信息的特征,如在 DNA 序列数据中,利用的只是存在于核苷酸序列差异(至少有两种不同类型的核苷酸)的位点,这些位点称为简约信息位点(parsimony informative site)。具体来说,信息位点就是指能由位点产生的突变数目把一棵树与其他树区分开来的位点。如果一个位点是信息位点,那么它至少有两种不同的核苷酸,并且这些核苷酸至少出现两次。所有的简约法程序在开始时都将这条简单的规则应用于输入数据集。例如,表25-2 中的位点 6 是非信息位点,因此该位点将被舍弃,在简约法分析中不再被考虑。

表 25-2 分类单元特征

分类单元	位点 1	位点 2	位点 3	位点 4	位点 5	位点 6
a	C	A	G	G	T	A
b	C	A	G	A	C	A
c	C	G	G	G	T	A
d	T	G	C	A	C	A
e	T	G	C	G	T	A

在利用最大简约法构建系统进化树时,最简单的代价计算就是沿着各个分支累加特征变化的数目,它实际上是一个对给定分类单元所有可能的树进行比较的过程。通过比较所有可能的树,选择其中长度最小、代价最小的树作为最终的系统发生树,即最大简约树(maximum parsimony tree)。例如,假设图 25-7 是根据表 25-2 所建立的一棵系统发生树。对于位点 1,由于 a、b、c 都取"C"值,而 d、e 取"T"值,它们分别处于树的两边,因此,只需要在系统发生树"根节点"所连

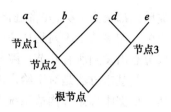

图 25-7 根据表 25-2 所建立的系统发生树

接的两条边上有一个变化(左分支 T 变为 C,或者右分支 C 变为 T),就能解释各个分类单元在该位点的数据。对于位点 2,a、b 取"A"值,而 c、d、e 取"G"值,通过"节点 2"可以将它们分开,因此,"节点 2"所连接的左分支上的一个变化(G 变为 A),就能解释各个分类单元在该位点的差异。位点 3 的情况与位点 1 相同,位点 4 的情况比前几个位点复杂,a、b、c、d、e 的取值方式为"G、A、G、A、G",需要在"节点 1"和"节点 3"所连接的边上分别设置一个变换。因此位点 4 需要两个变化。同样位点 5 需要两个变化。对于位点 6,显然只需要一个变化,其变化点处于"节点 3"所连接的分支。位点 6 属于非信息位点,在简约分析时可以不再考虑它。总的来说,对于图 25-7 所示的整个系统发生树,共需要 8 个变化。

```
>Bat    SARS  CoV  DQ022305
CAGAGCCATGCCTAATATGCTTAGAATCATGGCTTCCCTCATTCTTGCTCGCAAACATAGCACT
>Bat    CoV  NC_022643
TAGAGCTATGCCTAATATGTGTAGAATTTTTGCATCATTGGTATTAGCTCGTAAACATAGCACA
>Bat    CoV  NC_012936
TCGTGCTATGCCAAACATACTACGTATTGTTAGTAGTTTGGTGTTAGCCCGTAAACATGATTCG
>Myotis ricketti CoV (V1)
CCTAAGTGTGACGGGGCATTACCTAATATGATTAGAATGATTTCCGCTATGATTTTGGGTTCTA
>Munia CoV NC_011550
CCCAAGTGTGATAGGTCGATGCCTAACATATTGAGGATAGCATCTTCATGTTTGTTGGCACGAA
```

图 25-8 FAST 格式的冠状病毒序列(部分序列)

最大简约法的处理过程如下:①比较各个序列,产生序列的多重比对,确定各个序列字符的相对位置;②根据每个序列比对的位置(即多重序列比对的每一列),确定相应的系统发生树,该树用最少的进化动作产生序列的差异,最终生成完整的树。

构建系统发生树的常用软件是 MEGA 软件,以图 25-8 所示的来自蝙蝠等物种的 41 个冠状病毒序列的系统发生树构建为例,说明构建方法。

操作步骤如下:

(1)导入序列:将存有 41 个冠状病毒序列的 FAST 格式文件导入 MEGA 软件(以 MEGA 6 为例),也可以将存有单个序列的文件批量导入。

(2)序列比对分析:点击工具栏中"Alignment"工具,利用 ClustalW 进行比对分析,比对结束后删除两端不能够完全对齐碱基。

(3)构建系统发生树:根据不同分析目的,从 MEGA 工具栏"Phylogeny"选择相应的分析算法,本例使用邻接法(neighbour-joining)构建系统发生树。

(4)参数设置:选择分析方法后会弹出参数设置页面,根据研究设置相应的参数。例如

选择 Bootstrap 方法评估进化树,本例中将 Bootstrap 次数设置为 1000 次。

(5)生成系统发生树:MEGA 软件可以设置不同样式的树形,本例系统树结果见图25-9。

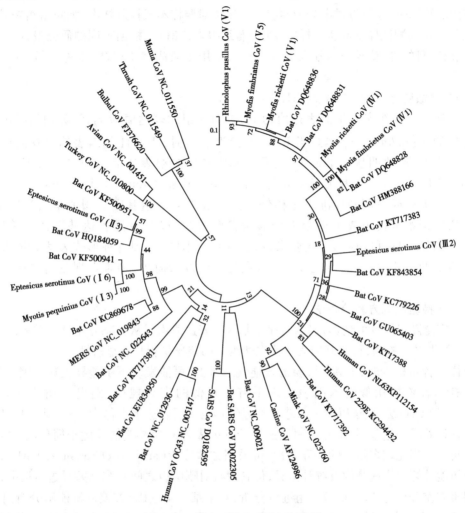

图 25-9 构建系统发生树示例结果

第三节 基因表达数据分析

基因表达数据是采用 cDNA 微阵列、寡核苷酸芯片等高通量技术,获得的基因转录产物 mRNA 在细胞中的丰度值。基因表达数据可以用于分析哪些基因的表达发生了改变,基因之间有何相关性,在不同条件下基因的活动是如何受影响的。因此,基因表达数据分析,在探索致病因素的作用通路、实施临床诊断、评估药物疗效、阐明疾病发生、发展与转归机制等诸多方面具有重要意义。基因表达数据表现为基因芯片高密度杂交点阵图中提取的杂交点荧光信号强度。根据分析目的的不同,基因表达数据分析方法也不同。本节重点介绍流行病学研究中常用的差异基因表达筛选、无监督基因表达聚类分析、有监督基因表达判别分析、基因调控网络分析和基因功能富集分析。

一、差异基因表达筛选

差异表达基因筛选是为了识别出在不同条件下具有显著表达差异的基因。在进行差异表达基因的筛选时，往往将样本分为两组。一组为对照样本或控制样本（如正常组织基因表达谱），另一组为测试样本或实验样本（如肿瘤组织表达谱）。根据不同的研究设计、数据分布类型、研究目的等，差异表达基因筛选方法可采用倍数法、t 检验法、方差分析、非参数检验等。

（一）倍数变化（fold change，FC）

假设某个基因在实验组的表达值为 x_1，在对照组的表达值为 x_2，计算两组样本中基因表达值的比值，$Ratio = x_1/x_2$。当 Ratio 值接近于 1 时，表示此基因表达值在两组间没有差异。当 Ratio 值明显大于 1 时，表示此基因在实验组表达值上调，反之，当 Ratio 值明显小于 1 时，表示此基因在实验组表达值下调。通常将 Ratio>2 与 Ratio<0.5 分别作为基因表达上调或下调的标准。这种倍数法筛选差异表达基因的阈值是人为定义的，往往应用于样本量较小或不适合采用假设检验方法，以及差异表达基因初筛等情形。处理后得到的信息可以根据不同要求以柱形图、饼形图、点图各种形式表达。该方法的优点是需要的芯片少，节约研究成本；缺点是结论过于简单，很难发现更高层次功能的线索。

（二）t 检验法或方差分析法

对于完全随机设计的情形，当两对比组基因组表达值均服从正态分布且方差齐时，可以采用两独立样本 t 检验，检验基因表达值在两组间的差异是否具有显著性。

当样本含量极少时，上述 t 检验的效能就非常低，可能发现不了差异表达基因。为此，近年来有学者依据相似的基因表达水平有着相似的变异规律，提出了调节性 t 检验（regularized t-test）法，该法以同一张芯片临近的其他基因表达水平作为先验，基于贝叶斯统计方法估计差异表达基因；研究表明该法对于基因表达的标准差估计优于简单的 t 检验和倍数分析法。当比较多组间的差异表达，可采用方差分析（analysis of variance，ANOVA）法。方差分析能计算出哪些基因有统计差异，但它没有对哪两组之间有统计差异进行区分，比如用单因素方差分析对 A、B、C、D 4 组进行分析，对于某一个基因，方差分析能够分析出 A 组与 B、C、D 组之间有差异，但是 B、C、D 之间无统计学意义。这就需要使用均值间的两两比较（post-hoc comparisons）检验，该检验是对经方差分析后的基因进行下一水平更细节的分析。即 t 检验只能用于检验两样本中均值的差异是否有统计学意义，而两两比较技术考虑了多于两样本间均数的比较。

（三）非参数检验法

由于微阵列数据存在"噪声"干扰而且常常不满足正态、方差齐的要求，使用 t 检验或方差分析会有风险。因此，在基因差异表达分析中，更为常用的是秩和检验等非参数检验方法。除了传统的 Wilcoxon 秩和检验（Wilcoxon rank sun test），经验贝叶斯法（empirical Bayes method）、芯片显著性分析（significance analysis of microarray，SAM）、混合模型法（the mixture model method，MMM）等非参数方法也已经广泛用于基因表达数据的差异分析。

（四）回归分析（regression analysis）法

上述非参数方法忽视了数据的分布，而参数方法又会误判数据的分布。基因表达谱的回归分析可以在一定程度上克服上述缺点。针对多个基因变量间可能存在的共线性现象，近年已经发展了偏最小二乘回归、广义混合效应回归等多种回归方法，用于基因表达数据的差异分析。

在利用上述检验方法分析微阵列基因表达数据时，由于基因数目众多，不可避免地会存在多重检验所导致的假阳性结果。通常，可以通过多重检验校正方法来控制假阳性。并且，常常采用火山图可视化表示检验结果。

常用的控制多重检验假阳性的方法有 Bonferroni 法、Bonferroni Step-down（Holm）法、Westafall&Young 参数法、Benjamini&Hochberg 假阳性率法等。其中，以 Bonferroni 法最严格最保守，也最常用，其计算公式为校正 P 值＝P 值×n（检验次数），如果校正 P 值仍小于给定检验水准（如 0.05），则该基因将属于有表达差异的基因。

差异基因表达筛选实例应用：从 GEO 数据库下载肺癌基因表达数据集（检索号 GDS3837），这个数据集来自 60 个非小细胞肺癌病例。每个病例检测了癌组织样本与癌旁组织样本的全基因组表达数据，包含 54 675 个探针。本例中采用倍数变化与 t 检验法进行差异表达基因筛选。步骤如下：

（1）计算每个基因（探针）表达的倍数变化，Ratio＝癌组织样本/癌旁组织样本，本例中以倍数变化 1.2 倍为界值。

（2）利用 t 检验法计算得到每个基因的 P 值，根据 Bonferroni 校正，以 10^{-7} 为界值，P 值小于 10^{-7} 认为此基因表达差异有统计学意义。

（3）绘制火山图。火山图以 log2 变换的倍数变化为横坐标，负对数变换的 P 值［-log10（P-value）］为纵坐标，可以非常直观的筛选出在两样本间差异表达的基因。如图 25-10 所示。

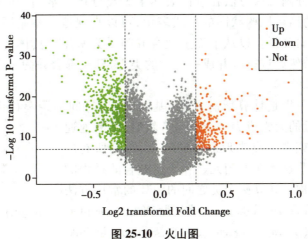

图 25-10　火山图

二、基因表达聚类分析

在生物信息学中，聚类分析广泛用于基因表达数据分析，用来对具有相似表达谱的基因归类，从数据中找出相似的基因表达模式。聚类得到的每个类中基因表达谱相似，所代表的生物意义是它们可能有相似的功能。聚类分析可以用来鉴定功能相关的基因，或预测未知基因的功能。在基因表达数据聚类中，每一行表示不同的基因，每一列表示不同的实验条件。既可以对每行(基因),也可以对每列(实验条件)进行聚类。因此,通常进行双向聚类分析。

(一) 相似性度量函数

在对基因表达谱进行聚类分析之前,必须首先确定反映不同基因表达谱相似程度的度量函数,根据该函数可以将相似程度高的基因分为一类。在实际计算中,还可以用距离代替相似的概念,相似性度量被转化为两个基因表达谱之间的距离。距离越小,表达模式越相近;反之,则表达模式差异大。常用的相似性度量包括 Pearson 相关系数、马氏距离(Mahalanobis distance)、兰氏距离(Lance and Williams distance)、余弦相似度和互信息等多种度量。其中,互信息度量是目前常用方法,它可以用来刻画基因间的线性以及非线性等复杂关系。两个离散随机变量 X 和 Y 的互信息可以定义为:

$$I(X,Y) = \sum_{y \in Y} \sum_{x \in X} p(x,y) \log\left(\frac{p(x,y)}{p(x)p(y)}\right),$$

其中,$p(x,y)$ 是 X 和 Y 的联合概率分布函数,$p(x)$ 与 $p(y)$ 分别为 X 和 Y 的边际概率分布函数。两个连续随机变量 X 和 Y 的互信息可以定义为:

$$I(X,Y) = \int_Y \int_X p(x,y) \log\left(\frac{p(x,y)}{p(x)p(y)}\right) dxdy。$$

(二) 聚类方法

对于基因表达谱的聚类问题,在对基因表达模式了解得不全面,没有聚类的先验知识时,通常采用无监督学习方法。其中层次聚类、K 均值是常用的方法。

1. 层次聚类(hierarchical clustering)　也称为系统聚类,是一种很直观的算法。直观的解释就是要一层一层地进行聚类,可以从下而上地把小的类合并聚集,也可以从上而下地将大的类进行分割。该方法在基因表达谱聚类分析中常用,其优点是容易理解且易于实现,所得到的结果以树状图的形式表示,可以直观地观察基因之间的相互关系,尤其是类与类之间的关系。以从下而上地合并类最为常用。具体而言,就是每次找到距离最短的两个类,然后进行合并成一个大的类,直到全部合并为一个类。整个过程就是建立一个树结构。

系统聚类的第一步是计算所有元素(基因或样本)间的距离(相似性度量)矩阵。之后,融合两个最近的元素成为一个节点。然后,不断地通过融合相近的元素或者节点来形成新的节点,直到所有的元素都属于同一个节点。在追溯元素和节点融合的过程的同时形成了树的结构。计算两个类之间的距离的常用方法包括:最短距离法(single linkage)、最长距离法(complete linkage)、类平均法(average linkage)、重心法(centroid linkage)和中间距离法(median linkage)等。以类平均法为例介绍层次聚类的基本步骤:用

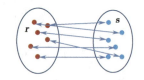

图 25-11　类平均法距离

d_{ij} 表示样本点 x_i 与 x_j 之间的距离,以 D_{rs} 表示类 G_r 与 G_s 之间的距离,n_r 与 n_s 分别为 G_r 与 G_s 的样本量,定义两个类 G_r 与 G_s 之间的距离为两类中样本点两两之间距离的平均值,即,

$$D_{rs}^2 = \frac{1}{n_r n_s} \sum_{i \in G_r, j \in G_s} d_{ij}^2$$

假设 G_r 与 G_s 合并成为一个新类记为 G_p:$G_p = \{G_r, G_s\}$,且 $n_p = n_r + n_s$,则 G_p 与其他任一类

G_q 的距离平方递推公式为

$$D_{pq}^2 = \frac{n_r}{n_p}D_{rq}^2 + \frac{n_s}{n_p}D_{sq}^2, q \neq r, s$$

其聚类步骤如下：

（1）定义样品之间的距离，计算样品两两距离，得到距离矩阵，记为 $D(0)$，开始每个样品为一类，此时 $D_{ij} = d_{ij}$。

（2）找出 $D(0)$ 的非对角线最小元素，设为 D_{rs}，则将类 G_r 与 G_s 合并为新的类，记为 $G_p : G_p = \{G_r, G_s\}$。

（3）计算新类与其他类之间的距离：

$$D_{pq}^2 = \frac{n_r}{n_p}D_{rq}^2 + \frac{n_s}{n_p}D_{sq}^2, q \neq r, s$$

将 $D(0)$ 中第 r, s 行以及第 r, s 列根据上述公式合并成新的一行一列，新行新列对应 G_p，得到新的距离矩阵 $D(1)$。

（4）对 $D(1)$ 重复上述第二步与第三步操作，得到 $D(2)$，以此类推，直到所有样本点合并为一类。

2. K 均值聚类（K-means） K 均值聚类在数据划分上不考虑类的分层结构问题，该算法使待聚类的所有向量到聚类中心的距离的平方和最小，这是在误差平方和准则的基础上得到的。K 均值聚类算法如下：

（1）任意选取 K 个基因表达谱向量作为初始聚类中心 $Z_1, Z_2, \cdots, Z_k$，在没有先验知识的情况下，一般选择前 K 个基因。

（2）对所有的基因表达谱向量进行反复迭代计算。在第 l 次迭代过程中，如果 $\|X - Z_j(l)\| < \|X - Z_i(l)\|, i, j = 1, 2, \cdots, K, i \neq j$，则将 X 所代表的基因归于第 j 类。

（3）经过一次迭代计算后，聚类中心可能发生变化，因此需要重新计算 K 个新聚类中心：$Z_j(l+1) = \frac{1}{N_j} \sum_{X \in f_j(l)} X, j = 1, 2, \cdots, K$

其中 $f_j(l)$ 为第 l 次迭代中第 j 个聚类的基因集合，N_j 为该集合中基因的个数。

（4）对于所有的聚类中心，如果 $Z_j(l+1) = Z_j(l), j = 1, 2, \cdots, K$，则迭代结束，得到最后的聚类结果；否则转第 2 步，继续进行迭代计算。聚类中心的个数 K、初始聚类中心的选择、基因排列的顺序以及基因表达谱数据的分布影响聚类的结果，当基因表达谱类别之间分离较远时，该算法可以取得令人满意的聚类分析结果。基因表达数据的 K-均值聚类结果见图 25-13。

3. 模糊 C 均值聚类（fuzzy C-means clustering） 该方法是将模糊数学中的隶属度概念引入到常用的 K 均值聚类方法中。普通 K 均值算法对于数据的划分是硬性的，而模糊 C 均值方法则是一种柔性的模糊划分。硬聚类把每个待识别的对象严格的划分某类中，具有非此即彼的性质，而模糊聚类建立了样本对类别的不确定描述，更能客观地反映客观世界。对于 K 均值算法，一个基因表达谱所属的类只有一个，因此，它与各类别的关系要么是属于，要么是不属于某一类。而对于模糊 C 均值法，一个基因表达谱是否属于某一类，是以隶属度刻画。隶属度函数是表示一个对象 x 隶属于集合 A 的程度的函数，通常记做 $\mu_A(x)$，其自变量范围是所有可能属于集合 A 的对象（即集合 A 所在空间中的所有点），取值范围是 $[0, 1]$，即 $0 \leqslant \mu_A(x) \leqslant 1$。$\mu_A(x) = 1$ 表示 x 完全隶属于集合 A，相当于传统集合概念上的 $x \in A$。对于有

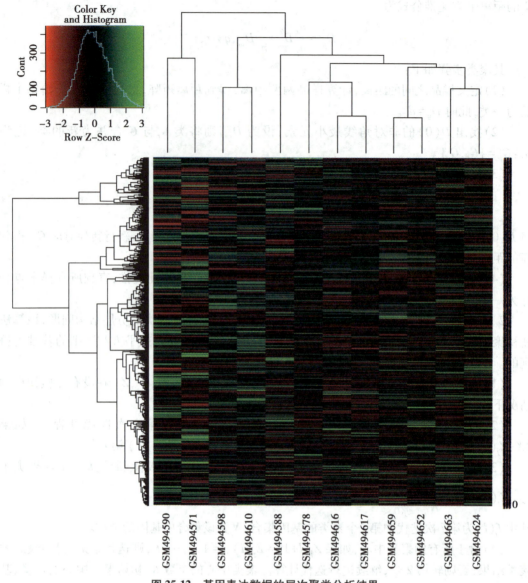

图 25-12　基因表达数据的层次聚类分析结果

限个对象 $x_1,x_2,\cdots,x_n$ 模糊集合可以表示为: $A=\{(\mu_A(x),x_i)\,|\,x_i\in X\}$。有了模糊集合的概念,一个元素隶属于模糊集合就不是硬性的了,在聚类的问题中,可以把聚类生成的簇看成模糊集合,因此,每个样本点隶属于某个类的隶属度就是 $[0,1]$ 区间里面的值。用 $\mu_j(x_i)$ 表示第 i 个样本属于第 j 类的可能性。最终的聚类结果取决于分析的目的,可以根据最大隶属度来确定基因表达谱的分类,即一个基因表达谱只属于一类;但往往是确定隶属度的阈值,只要大于该阈值,就可以将基因表达谱划分为该类,这样的划分结果是一个基因表达谱可以属于多个类,这也符合生物学意义。模糊 C 均值法与 K 均值法的实现过程基本相同,所不同的是对于模糊 C 均值法并不是直接将样本向量归类,而是计算属于各类别的隶属度 $\mu_j(x_i)$;同样它没有一个明确的类界限,在计算聚类中心时,需要考虑所有的样本向量,根据隶属度来计算聚类中心。见图 25-14。

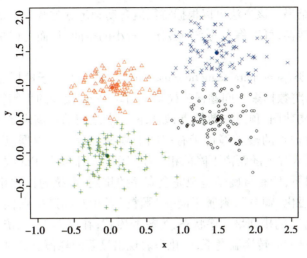

图 25-13 基因表达数据的 K-均值聚类结果

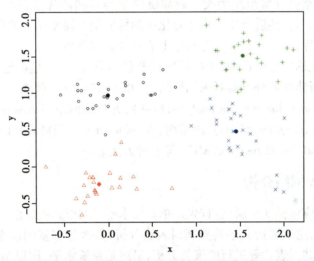

图 25-14 基因表达数据的模糊 C 均值聚类分析结果

4. 主成分分析(principal component analysis,PCA)法 在大规模基因表达数据的差异分析中,由于组织样本例数远远小于所观察基因个数,如果直接采用上述聚类分析可能产生较大误差,故需要对聚类算法进行改进。其中,最为常用的当属主成分聚类法。主成分分析有助于简化分析和多维数据的可视化。

5. 谱聚类(spectral clustering) K 均值聚类对于聚类中心相距较远的数据样本具有很好的聚类效果,而对于具有同心圆特征的数据样本很难得到好的分类效果,而谱聚类能够很好地对具有这种特征的样本进行聚类。谱聚类是一种基于矩阵特征向量的方法,也是一种能根据顶点之间的权值对图进行划分的方法。用图表示基因表达谱矩阵,基因表达谱可以看作是一组顶点,连接顶点的边的权值反映了两个表达谱之间的相似性,这样就得到有权无向图 $G(V,A)$,聚类过程等价于将 G 划分为不连接的子集,这可以通过简单地删除连接边来实现。聚类过程包括两个步骤:第 1 步是将表达谱空间转化为相似度矩阵的特征向量空间;第 2 步是应用简单的 K 均值法对特征向量空间的特征向量进行聚类,得到的结果就对应了基因表达谱的聚类结果。该方法可以根据特征值自动确定分类数目。谱聚类在聚类过程中进行了特征空间的转换,可以将大的空间转化为较小的空间,从而可以更快速地处理大规模的数据。

6. 超顺磁性聚类(superparamagnetic clustering) 是一种基于模拟非均匀铁磁物质的物理特性的聚类方法,将数据聚类问题视为检验不均匀 Potts 模型的平衡特性。根据表达谱向量之间的距离矩阵构建图,顶点是数据点,如果两个点之间的距离满足 K-mutual-neighbor 准则,则称为邻居。数据点的聚类等价于有权图的划分。给每一数据点分配一个 Potts 自旋子,相邻数据点间引入强度随距离下降的相互作用函数。非均匀 Potts 模型系统随温度变化表现出三相:在低温下,所有自旋子呈现完全有序的排列,系统为铁磁相;随着温度的升高,小区域自旋子形成磁化"颗粒",附属于同一"颗粒"者相互间产生强耦合,而无关者间相互作用很弱,不同"颗粒"的排列呈无序状态,为超顺磁相;在高温下,系统不表现任何有序性,为顺磁相。在超顺磁相的转换温度下,磁化率表现出显著的峰值。原则上,超顺磁相可以有一系列的转换点。随着温度的升高,系统可以首先分裂为两类,其中每一类又可以分裂为更多的子类,这样,数据就分层组织为类。超顺磁性聚类算法的优点是对噪声及初始化不敏感,因为类由系统的综合性质产生。由于磁化率的峰值很容易鉴别主要的分界,从而能清楚显示类的构成和分界,并且在每一个分辨率上能自动确定类数。

此外,在基因表达数据分析中,还广泛应用监督学习方法,它是在已有数据的基础上建立分类器,并利用所建立的分类器对未知样品的功能或状态进行预测。目前,常用的方法有费希尔判别分析(fisher discriminant analysis,FDA)、贝叶斯网络(bayesian networks)、支持向量机(support vector machines,SVMs)、决策树(decision trees)、随机森林(random forest)、人工神经网络法(artificial neural network,ANN)等多种方法。

三、基因调控网络分析

基因表达分析应包括 3 个层次:首先是单基因水平,即比较对照组与实验组的每个基因是否存在表达差异,这主要指上述差异基因表达分析;其次是多基因水平,如按照基因的共同功能、相互作用、共同表达等进行的聚类分析;最终是系统水平,即以基因网络形式解释和理解生命现象。基因从来不是单独起作用的,它们相互作用往往呈现为通路或网络。因此,从网络的观点分析基因表达谱数据,可以揭示基因功能和调控机制。

DNA 微阵列的广泛应用提供了海量的基因表达谱数据,即细胞内 mRNA 的相对或绝对数量,反映了基因转录的调控机制,而基因转录在基因表达环节中起着非常重要的作用。基因在转录过程中,转录因子(蛋白质)与 DNA 的结合以激活基因的转录,而基因的表达产物有可能是转录因子,它又能激活或抑制其他基因的转录,如此继续下去,就形成一个基因调控通路(gene regulatory pathway)。一条通路中的基因在表达水平上存在某种相关性,例如受同一个转录因子调控的基因往往是共表达的。从表达谱数据出发,可以建立基因相互作用的网络模型,这种方法也称反向工程(reverse engineering)。最常用的基因调控网络模型是 Boolean 网络、连续模型、线性组合模型、加权矩阵模型、互信息关联模型等。具体构建方法,参见有关系统生物学专著。

四、基因功能富集分析

随着生物信息技术的发展,以及对单个基因表达分析的研究逐渐深入,研究人员发现,基因之间并非相互独立,某个基因的表达可能会对其他基因存在调控关系。一个生物过程往往是由一组基因共同参与,而不是单个基因独立完成的。基因功能的富集分析已成为高通量组学数据分析的常规手段,对于揭示生物医学分子机制具有重要意义。富集分析的基本思想是:若在某个研究中发生异常的基因过于集中在共同参与的某个生物过程,则此生物过程的功能可能与所研究的因素有关。基因功能富集分析中的基因功能指的是众多代表一定的基因功能特征和生物过程的基因功能集(gene set)。

(一)基因功能富集分析的数据库平台

基因功能富集方法通常要依赖于生物信息学数据库。目前,最为常用的数据库当属基因本体数据库(gene ontology,GO)与京都基因与基因组百科全书数据库(Kyoto encyclopedia of genes and genomes,KEGG)。分述如下:

1. GO 数据库　GO 是基因本体联合会(gene ontology consortium)所建立的数据库,它创建了一个适于对各物种基因和蛋白质功能进行限定和描述且实时更新的语义词汇标准。作为一种生物本体语言,GO 提供了一个 3 层结构系统定义方式,来描述基因产物的功能,它用一系列的语义(terms)来描述基因、基因产物的特性,包括细胞组件(cellular component,CC),分子功能(molecular function,MF)与生物过程(biological process,BP)3 个大类。其中,细胞组件用于描述亚细胞结构、位置和大分子复合物(如核仁、端粒和识别起始的复合物等);分子功能用于描述基因、基因产物个体的功能(如与碳水化合物结合或 ATP 水解酶活性等);生物过程指分子功能的有序组合,达成更广的生物功能(如有丝分裂或嘌呤代谢等)。

GO 提供了定义术语的本体表示基因产物的性质。GO 注释系统是一个有向无环图(directed acyclic graphs,DAG)型的结构。目前,GO 中节点之间的关系描述使用了"is a""part of"和"regulates"3 种关系:①"语义"用图论的术语"节点"表示;②用父节点与子节点来表示语义之间的关系,其中父节点离根节点较近,表示相对宽泛的语义,而子节点离叶子节点较近,相对父节点其语义所代表的内容更为具体;③图中的实线表示节点之间的关系;④虚线表示推理而并未证明的关系。见图 25-15。

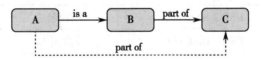

图 25-15　GO 节点关系。A is a B; B is part of C; 从而推出 A is a part of C.

(1)GO 数据库检索操作:GO 数据库检索可以直接通过 GO 首页的 Search GO data 进行检索,或者进入 AmiGO2 检索页面,选择更多的检索选项。

(2)检索操作举例:以检索基因 BRCA2 为例:①在 AmiGO2 检索页面的检索框内输入 BRCA2 进行快速检索。②点击"Gene and gene products"选项,可以查看相应基因与基因产物结果。

检索结果是来自不同物种的 BRCA2 基因(或基因产物),点击"Organism"列为"Homo sapiens"的"BRCA2"记录,可以查看人类 BRCA2 相关信息,包括名称、类型、物种、数据库等信息。此外,检索结果还提供了 BRCA2 基因的关联产物(gene product associations)。可以查看 BRCA2 基因的分子功能。同时,结果展示页面还给出了相关功能的详细注释,包括"Annotations""Graph Views""Inferred Tree View""Neighborhood""Mappings"。点击"Graph

Views"查看相关功能注释构成的网络图,或点击"Inferred Tree View"查看树视图。

2. KEGG 数据库 京都基因与基因组百科全书数据库(KEGG)是了解高级功能和生物系统(如细胞、生物和生态系统),从分子水平信息,尤其是大型分子数据集生成的基因组测序和其他高通量实验技术的实用程序数据库资源。KEGG 整合了基因组、生物化学、系统功能和健康/疾病信息数据库资源。KEGG 具有强大的图形功能,它利用图形来介绍众多的代谢途径以及各途径之间的关系,这样可以使研究者能够对其所要研究的代谢途径有一个直观全面的了解。

KEGG 数据库包含了 16 个数据库的资源信息,它们可分为系统信息(systems information)、基因组信息(genomic information)、化学信息(chemical information)和健康信息(health information)。见表 25-3。各个数据库中的数据记录都被称为 KEGG 对象,这些对象可以通过 KEGG 对象标识符来识别,标识符由一个与数据库相关的前缀加 5 个数字构成。见表 25-4。

表 25-3 KEGG 数据库分类

分类	数据库	内容
系统信息	KEGG PATHWAY	KEGG 通路图
	KEGG BRITE	BRITE 功能层次
	KEGG MODULE	KEGG 功能单元的模块
基因组信息	KEGG ORTHOLOGY	KEGG 直系同源(KO)组
	KEGG GENOME	KEGG 中带有完整基因组的物种
	KEGG GENES	在完整基因组中的基因目录
	KEGG SSDB	与基因有关的序列相似性数据库
化学信息	KEGG COMPOUND	代谢物及其他小分子化合物
	KEGG GLYCAN	多糖
	KEGG REACTION	生化反应
	KEGG RCLASS	RPAIR 定义的反应级别
	KEGG ENZYME	酶命名法
健康信息	KEGG DISEASE	人类疾病
	KEGG DRUG	药物
	KEGG DGROUP	药物组
	KEGG ENVIRON	天然药物和与健康相关的物质

表 25-4 KEGG 对象标识符

Database	Object	Prefix		Example
pathway	KEGG pathway map	map,ko	<org>	map00010
		ec,rn		hsa04930
brite	BRITE functional hierarchy	br,jp	<org>	br08303
		ko		ko01003
module	KEGG module	M	<org>_M	M00010

Database		Object	Prefix	Example
ko		KO functional ortholog	K	K04527
genome		KEGG organism	T	T01001(hsa)
		(complete genome)		
genes	<org>	Gene / protein		hsa:3643
	vg			vg:155971
	ag			ag:CAA76703
compound		Small molecule	C	C00031
glycan		Glycan	G	G00109
reaction		Reaction	R	R00259
rclass		Reaction class	RC	RC00046
enzyme		Enzyme		ec:2.7.10.1
disease		Human disease	H	H00004
drug		Drug	D	D01441
dgroup		Drug group	DG	DG00710
environ		Health-related substance	E	E00048

（1）KEGG 数据库检索操作：KEGG 数据库检索可以直接通过 KEGG 首页的 Search 搜索框进行检索，或者进入各个子数据库页面选择更多的检索选项。

（2）检索举例：以检索胰岛素受体（insulin receptor）基因 INSR 为例，在 KEGG 首页的检索框内输入 INSR 进行快速检索，结果包含来自不同子数据库的信息。选择"KEGG GENES"条目下的"hsa:3643"，可以查看人类"INSR"基因的详细信息。详细信息包括：基因编号、基因名称、KO 编号、基因所在的通路、相关的疾病、药物靶点信息、蛋白结构和序列等信息。选择所列出的通路链接，可以查看相关的通路信息。背景色为蓝色的方框代表一个或多个基因（蛋白），可以通过"User data mapping"选项设置不同颜色，例如将 INSR 基因所在方框设置为红色。点击每个方框可以链接到详细信息页面。图中箭头代表基因（蛋白）之间的相互关系，详细图例信息见图 25-16。通路图上方下拉菜单可以选择不同物种的通路图，以及查看疾病、药物相关的通路。此外，也可以查看参考通路图（reference pathway），例如选择"Reference pathway（KO）"，在此参考图中，方框表示一个 KO，KO 为 KEGG Orthology 缩写，是 KEGG 的"专有名词"，它是蛋白质（酶）的一个分类体系，序列高度相似，并且在同一条通路上有相似功能的蛋白质被归为一组，然后打上 KO（或 K）标签。

（二）基因功能富集分析方法

在功能基因组学研究中，研究者通常会获得其感兴趣的基因，如在疾病和正常组织中有显著差异表达的基因，在药物或外界环境刺激下特定组织中表达水平有显著异常的应激基因等。通过基因功能富集分析，发现在其中有显著富集的特定生物学通路，从而从分子机制上来解释所观察到的生物学现象，以期揭示生物学分子机制。目前，常用的基因功能富集分析方法包括过代表分析（over-representation analysis，ORA）、功能集打分（functional class sco-

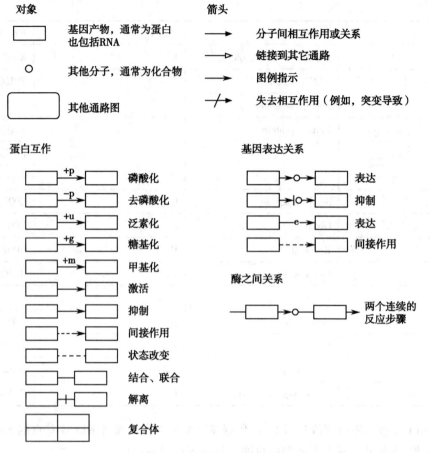

图 25-16 KEGG 通路图例

ring，FCS)、基于通路拓扑结构(pathway topology，PT)和基于网络拓扑结构(network topology，NT)4 大类。本节主要介绍 ORA 和 FCS。

1. 过代表分析方法(ORA) ORA 的基本思想是计算感兴趣基因集中的基因在某个通路或节点的出现的概率是高否高于随机分布概率。常用的检验方法是基于超几何分布的 Fisher 精确检验方法。例如检验差异表达基因集是否在某个通路富集，全部基因数目为 n，a 为此通路中差异表达基因数目，见表 25-5。

表 25-5 基因富集分析 Fisher 精确检验原理

	差异表达基因	非差异表达基因	合计
在通路中	a	b	$a+b$
不在通路	c	d	$c+d$
合计	$a+c$	$b+d$	n

Fisher 精确检验公式为：

$$P = \frac{\binom{a+b}{a}\binom{c+d}{c}}{\binom{n}{a+c}}$$

　　ORA 方法虽然简单明了,但存在如下局限性:①仅仅计算了基因个数,没有考虑基因的表达水平或表达差异值等基因属性信息;②把通路中的所有基因进行同等对待,忽视了基因在通路内部生物学意义的不同(例如上游基因与下游基因的不同)及基因间复杂的相互作用(调控关系),忽略了基因之间存在的复杂网络结构;③在获得感兴趣的基因时,通常需要选取合适的阈值,而这样有可能会丢失显著性较低但比较关键的基因,导致检测灵敏性的降低。为了克服这些缺陷,进一步发展了如下的 FCS 法。

　　2. 功能集打分(FCS)方法　　FCS 的输入数据不仅是全基因组基因,而且还考虑到每个基因的表达水平或表达差异值等基因属性信息,其检验对象则是待测基因功能集中的所有基因。FCS 方法的基本步骤如下:

　　(1)首先,根据病例和对照状态下的基因表达谱对基因组中所有基因表达水平的差异值进行打分或排序,或直接输入排序好的基因表达谱。

　　(2)其次,把待测基因功能集中的每个基因的分数通过特定的统计模型转换为待测基因功能集的分数或统计值。

　　(3)最后,利用随机抽样获得的待测基因功能集统计值的背景分布来检验实际观测的统计值的显著水平,并判断待测基因功能集在病例和对照实验状态下是否发生了统计上的显著变化。

　　常用的功能集打分方法是 GSEA,其基本思路是首先基于表达差异值对全基因组基因进行排序得到基因列表,然后检验待测基因功能集中的基因相对于随机情况而言,是否显著地位于基因列表的顶端或底端,即待测基因集的表达水平在病例和对照实验状态下是否发生了明显的变化。其基本步骤是:

　　(1)GSEA 首先计算了每个基因的表达水平与病例和对照两种状态下的关联系数,并对关联系数从高到低进行了排序。

　　(2)然后,针对一特定的待测基因功能集,根据其中每个基因的排序情况,利用加权的近似 KS 检验,获得待测基因功能集在排序列表中的 KS 检验值-也即待测基因功能集的统计值。

　　(3)为检验观察统计值的显著性,GSEA 通过对样本的随机排列来获得统计值的背景分布,并利用该分布来评估观察统计值的 P 值。除对样本的随机排列外,在样本量较少的情况下,GSEA 也可用对基因的随机排列来估算待测基因功能集的显著水平。

　　在 FCS 方法中,不同方法采用了不同的统计模型来计算待测基因功能集的检验统计量。如 GSEA 使用了加权的近似 KS 检验,GSA 利用基因的表达差异的 t 值的绝对值来计算待测基因功能集的统计值,PADOG 采用基因的 t 值加权平均值,SAFE 利用了 Wilcoxon rank sum 统计检验方法,而 Global Test 则采用了经验贝叶斯广义线性模型。另外,在获得待测基因功能集统计值的背景分布时,不同的 FCS 方法采用了两种主要模式来定义背景,一类是竞争型(competitive)模式,即将待测基因功能集外部的基因当作背景,而另一类是自足型(self-contained)模式,即将待测基因功能集本身当作背景。总体来说,自足型模式的检验功效要好于竞争型,但少部分基因的显著性如果特别高的话也会造成自足型模式一定程度的过度预测。无论是竞争型或自足型模式的 FCS 方法,在通过随机抽样获得背景分布时,既可以对基因进行随机排列(permutation)即基因抽样(gene sampling),也可以对样本进行随机排列,即样本抽样(subject sampling)。基因随机排列把每个基因独立对待,而实际上基因之间有复杂的相互关系,导致基因抽样的结果与实际的背景分布可能有一定的偏差。而样本抽样可以保留基因间的相互关系,因而抽样结果要更稳健一些。因而,在样本量大的情况下,常用样本抽样;而在样本量比较少的情况下,则会利用基因抽样。一般来说,竞争型的模式通常采用基因抽样的方法,如 Sigpathway-Q1,GAGE 等,而自足型检验通常采用表型抽样的方法,如GSEA,Sigpa-thway-Q2,GSVA 等。

(三) 基因功能富集分析工具

表 25-6 列出了常用的基因功能富集分析工具,读者可以选择使用。

表 25-6　常用基因功能富集分析工具

方法	可用性	使用或下载网址
DAVID	在线工具	https://david. ncifcrf. gov
GOstat	在线工具	http://gostat. wehi. edu. au
GenMAPP	在线工具	http://www. genmapp. org
GoMiner	在线工具	http://discover. nci. nih. gov/gominer
Onto-Express	在线工具	http://vortex. cs. wayne. edu
GSEA	Java 软件 R 语言包	http://software. broadinstitute. org/gsea
GSA	R 语言包	https://cran. r-project. org/web/packages/GSA/index. html
PADOG	R 语言包	www. bioconductor. org/packages/release/bioc/html/PADOG. html
SAFE	R 语言包	http://www. bios. unc. edu/~fwright/SAFE
Globaltest	R 语言包	http://www. bioconductor. org/packages/2. 0/bioc/html/globalt-est. html
Sigpathway	R 语言包	http://bioconductor. org/packages/release/bioc/html/sigPath-way. html
GAGE	R 语言包	www. bioconductor. org/packages/release/bioc/html/gage. html
GSVA	R 语言包	www. bioconductor. org/packages/release/bioc/html/GSVA. html
PLAGE	R 语言包	http://dulci. biostat. duke. edu/pathways/misc. html
ZSCORE	R 语言包	www. bioconductor. org/packages/release/bioc/html/limma. html
SSGSEA	R 语言包	http://www. broadinstitute. org/cancer/software/genepattern/modules/docs/ssGSEAProjection/
MRGSE	R 语言包	www. bioconductor. org/packages/release/bioc/html/limma. html
ANCOVA	R 语言包	https://cran. r-project. org/web/packages/fANCOVA/index. html
CAMERA	R 语言包	www. bioconductor. org/packages/release/bioc/html/limma. html
MetaCore	商业软件	http://www. genego. com/metacore. php
Pathway-Ex-press	在线工具,R 语言包	vortex. cs. wayne. edu/projects. htm
SPIA	R 语言包	www. bioconductor. org/packages/release/bioc/html/SPIA. html
TopoGSA	在线工具	www. topogsa. org

方法	可用性	使用或下载网址
CePa	R 语言包	https://cran. rstudio. com/web/packages/CePa/index. html
ToPASeq	R 语言包	www. bioconductor. org/packages/release/bioc/html/ToPASeq. html
NetGSA	R 语言包	https://cran. r-project. org/web/packages/netgsa/index. html
DEGraph	R 语言包	www. bioconductor. org/packages/release/bioc/html/DEGraph. html
BPA	软件包	http://bumil. boun. edu. tr/bpa
ACST	R 语言包	http://omictools. com/analysis-of-consistent-signal-transduction-tool
NEA	R 语言包	https://r-forge. r-project. org/projects/nea2
EnrichNet	在线工具, R 语言包	www. enrichnet. org
GANPA	R 语言包	https://cran. r-project. org/web/packages/GANPA/index. html
LEGO	在线工具, R 语言包	lego. tianlab. cn
NOA	在线工具	app. aporc. org/NOA
GOGANPA	R 语言包	https://cran. r-project. org/web/packages/GOGANPA/index. html

引自:王潇,尹天舒,李柏逸,等. 中国科学:生命科学,2016,46(4):363.

本节举例介绍如下 2 种常用的基因富集分析工具。

1. DAVID 富集分析工具　DAVID 是生物信息研究学中常用的一个综合性工具,不仅提供了强大的基因富集分析功能,还可以进行基因各种类型 ID 之间的转换,基因功能的分类等。DAVID 提供的基因功能集数据库不仅包含大量不同物种的基因功能注释信息,也涵盖了主流的生物通路注释库如 GO 条目和 KEGG 通路。

选择首页左侧"Functional Annotation",进入富集分析页面。基本操作步骤如下:

(1)提交基因列表,包括感兴趣的基因列表(例如差异表达基因列表)与背景基因(例如检测的全部基因),可以只提交感兴趣的基因列表,以数据库中全部基因作为背景基因。提交基因列表可以通过页面左侧的"Upload"选项,输入基因列表或上传基因列表文件。根据基因 ID 类型,选择对应的基因识别号类型,例如"OFFICIAL_GENE_SYMBOL""ENTREZ_GENE_ID"等。

(2)分别在"List"与"Backgroud"选项,选择感兴趣的基因集与背景基因所对应的物种。"Homo sapiens"为人类。

(3)在"Annotation Summary Results"下面可以选择不同的数据库等信息。

点击"Functional Annotation Chart"查看结果。结果展示了富集的类别、基因数目、基因所占比例、P 值等。可以在"Options"选项中选择展示更详细的结果,例如选择 P 值的校正方法"Bonferroni""Benjamini"等。

2. GO 富集分析工具　GO 数据库提供了富集分析工具,可以直接在 GO 网站首页或"Tools"菜单栏下进入富集分析页面。

在 GO 富集分析页面左侧提交基因列表,选择物种以及细胞组件(cellular component)、分子功能(molecular function)与生物过程(biological process)类别。例如提交 N 个人类基因,分析其在生物过程的富集,结果包括富集的生物过程、每个生物过程包含的基因数、以及检

验的 P 值,"+"表示出现基因过多,"-"表示出现基因过少。点击每个生物过程名称,可以链接到相应的详细页面。

（薛付忠 编,张　韬 审）

参 考 文 献

[1] Hafeman DM,Schwartz S.Opening the Black Box:a motivation for the assessment of mediation[J].Int J Epidemiol,2009,38(3):838-845.

[2] Haring R,Wallaschofski H.Diving through the "-omics":the case for deep phenotyping and systems epidemiology[J].OMICS,2012,16(5):231-234.

[3] Hu FB.Metabolic profiling of diabetes:from black-box epidemiology to systems epidemiology[J].Clin Chem,2011,57(9):1224-1226.

[4] Taubes G.Epidemiology faces its limits[J].Science.1995,269(5221):164-169.

[5] Robinson SW,Fernandes M,Husi H.Current advances in systems and integrative biology[J].Comput Struct Biotechnol J,2014,11(18):35-46.

[6] Han,HJ,Wen,HL,Zhao,L,et al.Novel coronaviruses,astroviruses,adenoviruses and circoviruses in insectivorous bats from northern China[J].Zoonoses & Public Health,2017:1-11.

[7] Ogata H,Goto S,Sato K,et al.KEGG:Kyoto Encyclopedia of Genes and Genomes[J].Nucleic Acids Research,2000,27(1):29-34.

[8] Jiao X,Sherman BT,Huang DW,et al.DAVID-WS:a stateful web service to facilitate gene/protein list analysis[J].Bioinformatics,2012,28(13):1805-1806.

[9] 王潇,尹天舒,李柏逸,等.基因功能富集分析的研究进展[J].中国科学:生命科学,2016,46(4):363.

[10] 李霞,雷健波.生物信息学[M].第 2 版.北京:人民卫生出版社,2015.

[11] 孙啸,陆祖宏,谢建明[M].生物信息学基础.北京:清华大学出版社,2005.

[12] 陈铭.生物信息学[M].第 2 版.北京:科学出版社,2015.

[13] 刘娟.生物信息学[M].北京:高等教育出版社,2014.

[14] 孙振球,徐勇勇.医学统计学[M].第 4 版.北京:人民卫生出版社,2014.

第二十六章

分 层 分 析

提要：分层分析是控制混杂、发现与描述效应修饰的一种重要的方法。本章重点介绍分层分析的概念、目的与用途；混杂与效应修饰的概念与特点；应用分层分析控制混杂的方法与步骤；效应修饰的判断与处理；以及利用常规软件实现分层分析的途径。

随着疾病病因研究日趋复杂化，混杂（confounding）和效应修饰（effect modification）等问题在研究中的作用也被日益重视。美国著名生物统计学家 Mantel 和 Haenszel 曾于 1959 年首次提出分层分析法（stratified analysis），以解决肿瘤回顾性研究中的混杂问题。随后该方法不断发展和完善，并得到广泛应用。本章将对分层分析法的基本概念、分析方法与步骤及应用等方面进行详细的阐述。

第一节 概 述

分层分析是将资料按某个（些）混杂因素的不同分类进行分层，在各层间估计暴露因素与某结局之间关系的一种资料分析方法。其主要用途有两个：一是评估和控制混杂因子所致的混杂偏倚；二是评估和描述效应修饰作用。除此之外分层分析还可用于描述随访研究中的失访问题和竞争风险，研究两因子之间的生物学交互作用，并可用于生存分析和诱导期分析。

一、混杂与效应修饰

1. 混杂　在研究某疾病与某暴露因子的关系时，由于存在一个或多个既与疾病有关系，又与暴露因子相关的第三变量的影响，歪曲了所研究的暴露因子与疾病的真实联系。这种作用被称为混杂，这个（些）第三变量就称为混杂因子（confounding factor）。

2. 效应修饰　指某种效应测量值的大小随某个第三变量（暴露因素和发病以外）值的变化而变化，这种作用就称为效应修饰，又称效应变异。这个第三变量称为效应修饰因子。如在吸烟与肺癌关系的研究中，吸烟的效应测量值随年龄的增大而变小，因而，在该研究中年龄是一个效应修饰因子。效应修饰也被认为是效应的异质性，反之，没有效应修饰被称为效应的同质性。效应修饰的一个重要特点是它与效应测量指标的选择密切相关，且具有不确定性。效应测量有比测量和差测量两种不同的测量方式。当采用比测量指标来测量效应修饰时，暴露组的发病率和非暴露组的发病率之比在某可疑效应修饰因子的各水平之间恒定,提示不存在效应修饰作用;当对同一资料采用差测量时,暴露组和非暴露组的发病率的差则可能是不恒定的,即可能存在效应修饰作用。

例 26-1 是一个职业接触粉尘与慢性呼吸道疾病关系的队列研究的实例。考虑到吸烟对于慢性呼吸道疾病的影响,按吸烟与否分层将该研究的资料整理为表 26-1。

表 26-1 职业接触粉尘与慢性呼吸道疾病的关系

	层 1	吸烟	层 2	不吸烟	合计(粗)	
	接触粉尘	不接触	接触粉尘	不接触	接触粉尘	不接触
发病人数	650	850	750	60	1400	910
未发病人数	350	3150	3250	940	3600	4090
总观察人年数	1000	4000	4000	1000	5000	5000
发病率(IR)	0.650	0.213	0.188	0.060	0.280	0.182
率差(RD)	0.437		0.128		0.098	
率比(RR)	3.052		3.133		1.538	

从分析结果可知,在吸烟层和不吸烟层,职业接触粉尘导致慢性呼吸道疾病的效应指标 RD 分别为 0.437 和 0.128,而 RR 分别为 3.052 和 3.133。如果以 RD 作为效应测量指标,吸烟对于职业接触粉尘引起慢性呼吸道疾病的效应有修饰作用;而如果以 RR 作为效应测量指标,则吸烟不存在明显的修饰作用。由于效应修饰的这种不确定性,因此在描述效应修饰时一定要特指选用哪种效应测量指标,否则其流行病学意义将是不明确的。

3. 混杂与效应修饰的异同 两者的相同之处在于混杂因子和效用修饰因子均能使所估计的暴露效应被歪曲;两者的主要区别表现在下列 4 个方面:

(1)效用修饰不随调查研究设计的变化而变化,是独立于研究而存在的一种现象;而混杂是研究中的一种偏倚,是系统误差,它的存在与研究设计息息相关。

(2)效用修饰存在与否取决于所用的效应测量指标;而混杂的存在与效应测量指标无关。

(3)混杂是由于混杂因子在暴露与非暴露组(或病例与对照组)中分布不同所造成的;而效用修饰是由于效用修饰因子对暴露与疾病的关系产生了实质性影响。

(4)两者的处理方式不同,研究者希望预防和消除混杂,而对效用修饰作用却要尽量的发现和描述。通过改变源人群或设计策略(如配比等),能减少潜在的混杂因子产生混杂作用,但同时也可能削弱了对效用修饰的发现。

二、需要控制的混杂因子的选择及分类

通过分层分析控制混杂需要以增加样本或牺牲精度为代价,因此选择需要调控的混杂因子时要考虑必要性和有效性。年龄和性别因与疾病的发生、发展密切相关,常被看作是医学研究中最常见的混杂因子而加以控制。

(一)需要控制的混杂因子的选择方法

仅通过经验和主观判断混杂因子是不可取的,通过一些客观筛选的方法能帮助研究者进行需要控制的混杂因子的筛选。下面介绍几种判断方法:

1. 临界值判定法 临界值判定法是通过选择一个数量标准,即对效应估计值的变化选

择一个临界点,调整后的变化达到这个临界点的变量就定为需要调整的混杂因子。

临界值的制定方法:①人为确定法,即人为规定控制某可疑的混杂因子后,效应测量值的变化大于5%、10%或其他标准,才被认为是须调整和控制的混杂因子。如在例26-1中,调整后的效应测量值较调整前增加了$(3.073-1.538)/3.073=49.95\%$,因而属于必须调整的混杂因子。②对调整前后的估计值间的差异进行统计学检验。如果检验结果有统计学差异,提示需对该因子进行调整和控制。采用假设检验方法时,一般需将α水平至少提高至0.2,而不使用传统的0.05水平。总之,无论采用何种方法,临界点的选择均存在人为因素,因此,在报告结果时,应同时报告临界点的值及其确定方法。

2. 向前选择策略　如果需要控制的潜在混杂因子不止一个,首先需要考虑是否必须对每个重要的混杂因子进行控制。多数情况下,不能试图通过分层分析控制所有的混杂因子。一方面,随着所要控制的混杂因子的增加,资料分层增加,分布于各层的样本量变小,甚至在某些层的格子数出现零,使得分层分析不能进行。另一方面,当部分混杂因子被控制后,另一些混杂因子的作用则可能变小而可以忽略。因此,我们无需对每个重要的混杂因子都进行控制,这时可采用"向前选择"的策略选择需要控制的混杂因子。一般先从最常见的混杂因子(如性别)开始进行分层并估计暴露效应,然后根据混杂因子作用的大小,将作用较大的混杂因子一个一个地增加到分层变量中。当控制变量的增加对总的效应估计值不再有重要意义时,这种选择过程即停止。

3. 后退删除策略　由于一个混杂因子的重要性会受到其他混杂因子的影响,如在考虑年龄和性别的混杂作用时,可评价具有或不具有性别调整背景的年龄混杂因子,也能评价具有或不具有年龄调整背景的性别混杂因子。因此,关于混杂因子重要性的评价,与评价策略的选择密切相关。为处理这种复杂情况,美国学者Rothman建议采用"后退删除"策略。即首先对所有能够调整的潜在混杂因子都进行调整,然后将那些所致效应变化最小的混杂因子逐一删除,如果某变量的删除导致的总的效应估计值的变化超过某一临界点时,删除即可停止。

4. 控制混杂导致的统计学偏倚　当所有的或大多数的混杂因子都通过分层进行调整时,多数情况下,各层资料都将变得不足。此时,以近似统计学为基础的分层分析方法将导致最终结果存在较大偏倚。这种偏倚的特征是:作为分层变量或增加到回归模型中的变量的数目越多,效应估计值就越远离无效假设。如从对一个最强混杂因子进行调整发展到对最强的2~3个混杂因子进行调整,效应估计值的变化是适度的(如从3→4→4.5……);但随着进一步调整,当更多的混杂因子被控制时,效应估计值可能变化很大(如3→10)。这种夸大有时反而作为证据来解释混杂,但实际上,这是把适应于大样本的统计方法应用于小样本资料所导致的错误的结果,这是一种统计学偏倚。控制或减少这种偏倚的方法主要有:①采用向前选择策略,尽量避免出现资料过少的情形;②确定选择混杂因子的临界点时,考虑使用可信区间,而不是点估计值,注意可信区间的范围不能太大;③应用精确法代替近似法计算效应估计值及其可信限,甚至在选择混杂因子时所需的可信区间的计算亦应采用精确法。

(二)确定混杂因子的分类

混杂因子选定之后,就应考虑混杂因子的分类。混杂因子的分类数必须适当。分类太少,将不能完全控制混杂;而分类过多也将导致各层样本减少,进而导致偏倚。理想的分类数是控制重要的混杂作用所需的最少分类。如对例26-1的资料,把混杂因子"吸烟"分成两类(吸与不吸),这种分类是否恰当,有无必要将"吸烟"再进一步的分为"每天吸5~10支"

"每天吸 11~20 支"及"每天吸 20 支以上"3 个层。原则上,如果样本够大,分类不宜过少;如果样本不大,则以检查精确可信限为标准。要求当分类数发生变化时,精确可信限有一个合适的变化(达到要求的临界点,但又不出现过于夸大的现象)。

三、混杂的判断及其作用大小的估计

对混杂因子作用大小的最直接估计方法是比较对该混杂因子进行调整前和调整后的效应测量值,用两个效应测量值之间的不一致的程度来估计。如在例 26-1 中,调整前 $RR = 1.538$,调整后的 $RR = 3.073$(计算见后),两个效应测量值的差为-1.535,提示由于吸烟的混杂作用,低估了职业接触粉尘对慢性呼吸道疾病的效应,使效应测量指标 RR 减少了 1.535。然而,对某一混杂因子作用大小的估计最好是在其他混杂因子被控制的条件下进行。

第二节 分层分析的步骤与方法

进行分层分析时,首先要判断某个(些)因子是否为混杂因子;然后从众多混杂因子中选择必需调整控制的混杂因子,并确定它们的分类。实施分层分析的基本步骤包括分层列表、层间效应的同质性检验、估计分层调整后的合并估计值及效应修饰的描述。

一、资料整理

分层分析的第一步是依据需要调整的混杂因子分层列表。分层分析依据资料类型的不同有不同的分析方法,分层列表有不同的模式。为了叙述方便,先依据资料类型将资料整理成 3 种不同模式。

1. 分层人时资料(stratified person-time data)的归纳整理　人时资料即以人时为分母,以发病密度为主要测量指标的资料。一般为队列研究资料。该类资料可整理为表 26-2。

表 26-2　分层人时资料的归纳整理表(i 层)

	暴 露	非暴露	合 计
病例	A_{1i}	A_{0i}	M_{1i}
人时	T_{1i}	T_{0i}	T_i

2. 分层纯计数资料(stratified pure count data)的归纳整理　一般的纯计数资料包括累积发病率资料,病例对照研究资料和现况研究资料等。该类资料一般可整理为表 26-3。

表 26-3　分层纯计数资料的归纳整理表(i 层)

	暴 露	非暴露	合 计
病例	A_{1i}	A_{0i}	M_{1i}
非病例	B_{1i}	B_{0i}	M_{0i}
合 计	N_{1i}	N_{0i}	N_i

3. 分层病例队列资料(stratified case-cohort data)的归纳整理　病例队列资料因其对照组是一个既含有病例亦含有非病例的完整队列,故其资料整理有独特之处(表 26-4)。

表 26-4　分层病例队列资料的归纳整理表（i 层）

	暴露	非暴露	合计
病例组的病例	A_{11i}	A_{01i}	M_{11i}
队列中的病例	A_{10i}	A_{00i}	M_{10i}
队列中的非病例	B_{1i}	B_{0i}	M_{0i}
合计	N_{1i}	N_{0i}	N_i

二、同质性检验

（一）基本原理

分层列表后，首先计算各层的效应估计值。在绝大多数分层分析中，效应估计值在各层都有一些变化，而这些变化的意义却不尽相同。有些是随机变异的结果，有些是各种偏倚所导致的，而有些却是极其重要的需要揭示的结果（如效应修饰或交互作用）。因此，在计算出各层的效应估计值后，应对其进行检验与分析。检验与分析的目的就是要明确这种层别效应估计值的变化有无统计学意义和重要的公共卫生意义。明确这些问题对决定下一步用什么分析方法和如何报告分层分析的结果将起关键作用。因此，层别效应估计值的检验是至关重要的。然而，这一步骤并非总是可行的。有些变量可能因为种类太多而无法计算每一层的效应估计值。如要研究家庭所致的潜在混杂作用，则因每个家庭的受试者太少而不能从每一个家庭计算出一个稳定的和可信的效应估计值。

绝大多数的分层分析方法是以各层效应大小一致（即同质）为基础的，即要求各层的效应估计值相等。在这种情况下，这些层别估计值就能够通过方差的倒数加权而有效地被平均，计算出一个合并估计值。因此，在分层分析中一般均假设层别效应是一致的。因此，层别效应估计值的统计学显著性检验，即层别效应一致性的假设检验，又称同质性检验（即假设在各层有一个恒定的效应估计值），它是以一致效应的总估计值与层别效应估计值的比较为基础的，即在同质性假设条件下，期望数与实际观察数的比较。因此，在作同质性检验时，先要在同质性假设条件下，求出一个一致效应的总的估计值，然后与各层别估计值比较。

由于比值测量的一致性通常意味着差异测量的异质性，而差异测量的一致性也同样意味着比值测量的异质性。因此，对比值和差异测量的一致性需要单独评价。

（二）检验方法

同质性检验的无效假设是效应大小 U 在各层是同质的，同质性检验一般采用 Wald 卡方检验。Wald 卡方检验的基本步骤是将合并的一致效应估计值与每一个层别估计值比较，将其差平方，然后除以层别效应估计值的方差，再将各层的商相加就得到一个自由度等于层数减 1 的卡方统计值，其基本形式是：

$$\chi^2_{wald} = \sum_i (\hat{u}_i - \hat{u})^2 / \hat{v}_i \qquad （式 26-1）$$

式中 $\hat{u}_i$ 是 i 层的层别效应估计值，$\hat{u}$ 是总的合并估计值，$\hat{v}_i$ 是 i 层的估计方差。关于 $\hat{u}_i$、$\hat{u}$ 及 $\hat{v}_i$ 的计算依据样本量和要求精度的不同，可应用直接加权合并法或 M-H 法计算。具体选择与计算方法详见下节"点值估计"。

对于比的测量：χ^2_{wald} 基本公式中的 u 应被看作是比的对数，其公式应变为：

$$\chi^2_{wald} = \sum_i (\ln\hat{u}_i - \ln\hat{u})^2 / Var[\ln(\hat{u}_i)] \qquad (式\ 26\text{-}2)$$

三、混杂调整后的效应值估计

如果同质性检验结果证明,层别效应是一致的,分层分析则以调整控制混杂为主,即在调整控制混杂后重新估计效应值。其计算主要包括一致效应的合并点估计,一致效应的区间估计及一致效应的统计学显著性检验(P 值)。依据资料类型、所用的效应测量指标、样本大小及要求精确度高低的不同,有不同的计算方法。具体计算方法见第三节。

四、效应修饰的评价与描述

关于效用修饰的评价,一般首先利用现有的生物学理论和研究成果对可疑的效用修饰因子进行判断,当缺乏这种判断依据时,则立足于根据手头资料进行判断。根据手头资料进行判断有粗略分析和统计学检验两种方法。粗略分析是研究者对各层别估计值的变化进行简单的定性分析,如果各层别估计值变化很小,其差异没有实际意义,则可初步认为该分层因子不存在效用修饰作用。如果各层别估计值的变化较大,研究者难以判断这种程度的变化是由于随机变异引起,还是可能存在效用修饰时,则需要对层别估计值的变化进行统计学检验,即同质性检验。如果同质性检验的结果拒绝了检验假设,即层间效应估计值的差异有统计学意义时,则认为该变量具有效用修饰的作用。此时,分层分析的目标指向效应修饰的评价与描述。

如果资料被判断为存在效用修饰,则对各层别估计值的任何粗的合并估计和调整合并估计都是不适当的,这时,资料分析的重点便由调整控制混杂转向对效用修饰的精确描述上来。效用修饰的精确描述有分别列出各层估计值及可信区间、效应函数、多因素模型及标准化 4 种主要方法。

1. 分别列出每一层的估计值　精确描述效用修饰最简单的方法就是把每一层作为一个分课题,同时分别报告每一层的点估计值和可信区间。如果效用修饰因子是像性别这样的二分变量,则常采用这种方法描述。然而这种将每一层的估计值分别报告的方法的一个明显弊端就是资料的整体性被分割,因而导致每一层的效应估计值的精确度被降低。如果分层变量有很多类型,则每一个估计值的精确度都将相当低,因而资料的说服力较小。另外,资料分析的总的目的就是要减少信息所固有的复杂性,希望分析结果能以一种简单明了的方式存在,而分别列出的办法却难以达到这种目的。

2. 效应函数　当效用修饰因子是一个连续变量(如年龄)时,为了准确描述效应测量值是如何随效用修饰因子的变化而变化时,可以将效应测量值作为效用修饰因子的一个函数拟合成一个数学方程式,这种数学方程式称为效应函数(effect functions)。拟合效应函数的步骤是:

(1)绘制散点图:根据散点图的趋势选择拟合的曲线类型。如果散点呈直线趋势,则可拟合直线回归方程。如果散点呈曲线趋势,则应根据具体情况分别对待。有些可通过变量变换使曲线直线化(如指数曲线经对数变换后则直线化),然后拟合直线方程,有些则需要按曲线方程拟合。

(2)列出合适的方程,求解相应的系数:如直线回归方程的一般表达式为 $\hat{y} = a + bx$,其系数 a 和 b 一般根据最小二乘法原理进行拟合。

（3）拟合和检验:应将求出的效应函数回代到原始资料进行拟合与检验,如果拟合良好则该效应函数可用,否则,应对函数进行修正,或选择另外的曲线类型进行拟合。

3. 多因素模型 流行病学中常用的回归模型包括一般线性模型（general linear model）、Logistic 回归模型及 Poisson 回归模型等都可用于效用修饰的描述。一方面,在模型拟合时,将效用修饰因子作为一个控制变量进入方程,实际上此时研究因素的效应测量值就可看作是效用修饰因子的一个函数;另一方面,如果将效用修饰看作一种交互作用,则可在模型中设置交互作用项,来探讨其修饰的方向及修饰作用的大小。

4. 标准化法 标准化法也是一个能使一系列层别估计值恰当地化简为单一的总的测量值的较好方法。标准化法与一致效应点估计的直接合并法在原理上是相同的,只是所用的标准可能不同,前者是应用一种特别的权重系统——可能独立于资料以外的权重系统对层间信息进行整合,即将各层别估计值在分层变量上标化成一种标准分布,而后者是直接利用各层的方差的倒数作为权重,其权重与各层的样本数密切相关。标准化的优点就在于层别权重易于确定,并且使得从不同层获得的不同的效应估计值以一种在理论上经得起重复,在流行病学上有意义的方式进行平均。该法也被许多人用于效用修饰的描述,但作者认为标准化并没有对效用修饰做出准确的描述,只是在一个统一的权重下合并了各层别估计值。

标准化的具体方法可参阅有关统计学著作。值得注意的一点就是标准的选择。在对效应估计值进行标准化时,首先要确定一个标准,即用于标准化的一个特别的权重系统。选择标准应该考虑研究者的研究目的和结果的解释。对于同一资料,由于标准选择不同,可得出不同的结果,因此,对于选择不同标准得出的结果难以进行比较。

第三节　效应估计值的分层调整

如果同质性检验结果不拒绝无效检验假设,则认为各层别效应估计值是一致的,此时分层分析的主要目的是在调整控制混杂的基础上,计算效应的合并估计值,包括点估计值、区间估计值和统计学显著性检验。

一、点值估计

点值估计一般是应用层别效应估计值进行加权平均,从分层资料中导出一个效应的总估计值。为了在总的加权平均中减少变异,应该给予那些随机变异较小的层别估计值以较大的权重,反之给予较小的权重,最适宜的办法是使各层的权重大小与各层别估计值的方差成反比。根据上述原则,导出总效应点值估计的一般公式:

$$总效应点值估计 = \frac{\sum_i [W_i(i 层的效应估计值)]}{\sum_i W_i}$$

这里的 $W_i = 1/(i$ 层的效应估计值的方差)。根据上述一般公式,总效应点值估计有直接合并法、最大似然法和 M-H 法 3 种。根据资料类型,样本大小,要求精度及效应测量指标的不同,可选择不同的方法进行合并,并有不同的公式。

（一）直接合并法

直接合并法是利用从各层资料中计算的效应估计值的方差的倒数直接作为对各层别效应估计值进行加权的权重,直接合并法的公式均是直接从一般公式导出的。这种方法要求每一层内都有足够的样本,以获得满意的方差估计值,如果层内样本太小,方差将较大,估计的结果将不可靠。

1. 人时资料的一致效应的直接合并法点值估计

(1)发生率差(incidence difference, ID):一个一致效应的 ID 的合并估计值可通过下式直接从粗资料中获得:

$$ID = \frac{\sum_i W_i I\hat{D}_i}{\sum_i W_i} \tag{式26-3}$$

$$i 层的发生率差 I\hat{D}_i = A_{1i}/T_{1i} - A_{0i}/T_{0i} \tag{式26-4}$$

$$I\hat{D}_i 的方差为:Var(I\hat{D}_i) = \frac{A_{1i}}{T_{1i}^2} + \frac{A_{0i}}{T_{0i}^2} \tag{式26-5}$$

$$W_i 为 i 层的权重 = \frac{1}{Var(I\hat{D}_i)} = \frac{T_{1i}^2 T_{0i}^2}{A_{1i} T_{0i}^2 + A_{0i} T_{1i}^2} \tag{式26-6}$$

例26-2 某地开展一项历史性队列研究,以分析供血者处于癌前期与相应的受血者发生恶性肿瘤的关系。考虑性别是可疑的混杂因素,将资料按性别分层得到如表26-5资料。依据式26-4、式26-5和式26-6计算不同受血者在5年内恶性肿瘤的发病率差及相应的层别方差和权重,结果见表26-6。

表26-5 供血者是否处于癌前期与受血者发生恶性肿瘤的关系

	癌前期供血者		非癌前期供血者	
	发病人数	人年数	发病人数	人年数
女	425	51 298	14 290	1 991 245
男	553	39 630	14 383	1 118 627
合计	978	90 928	28 673	3 109 872

(*Gustaf Edgren*, 2007)

注:同质性检验 $\chi^2 = 0.00$, $P = 0.987$,说明各层发病率差一致

表26-6 表26-5资料的层别发病率差的估计值、方差和权重

年龄	$I\hat{D}_i$ ($\times 10^{-3}Y^{-1}$)	$Var(I\hat{D}_i)$ ($\times 10^{-6}Y^{-2}$)	W_i ($\times 10^6 Y^2$)
女	1.111	0.165	6.056
男	1.110	0.364	2.750

该资料的粗发病率差为:$978/90\,928 - 28\,673/3\,109\,872 = 1.536 \times 10^{-3}Y^{-1}$,根据式26-3将男女层发病率差直接合并得到 $I\hat{D} = 1.105 \times 10^{-3}Y^{-1}$,该结果与其粗发病率差有较大的区别,因而提示在该资料中性别的混杂作用不容忽视。

(2)发生率比(incidence ratio, IR):对于比估计值,必须先对层别估计值进行对数转换以稳定方差,然后才能进行合并。其权重为层别估计值(IR_i)的对数的方差的倒数。具体公式是:

$$I\hat{R} = \exp \frac{\sum_i W_i \ln(I\hat{R}_I)}{\sum_I W_i} \qquad (式26-7)$$

$$IR\text{ 的对数的方差 }Var[\ln(I\hat{R}_i)] = 1/A_{1i} + 1/A_{0i} \qquad (式26-8)$$

式中权重

$$W_i = \frac{A_{1i}A_{0i}}{A_{1i} + A_{0i}} \qquad (式26-9)$$

将式26-7、式26-8和式26-9应用于例26-1资料中,计算出吸烟层和不吸烟层在接触粉尘和不接触粉尘者中的慢性呼吸道疾病的发病率比及相应的层别方差和权重列于表26-7。

表26-7 例26-1资料的层别发病率比、方差和权重

	$I\hat{R}_i$	$\ln(I\hat{R}_i)$	$Var[\ln(I\hat{R}_i)]$	W_i
吸烟	3.052	1.116	2.715×10^{-3}	368.333
不吸烟	3.133	1.142	18.000×10^{-3}	55.556

该资料的粗发病率比为1.538,而分层调整直接合并后的$I\hat{R} = 3.062$。这种调整估计值与粗估计值之间有较大的差别,提示吸烟对接触粉尘与慢性呼吸道疾病的关系有明显的负混杂效应。

2. 累积发生率资料的一致效应的直接合并点估计

(1)累积发生率差(cumulative incidence difference,CID):层别累积发生率差可通过下式直接合并:

$$C\hat{I}D = \frac{\sum_i W_i C\hat{I}D_i}{\sum_i W_i} \qquad (式26-10)$$

层别累积发生率差的近似方差是:

$$Var(C\hat{I}D) = \frac{A_{1i}(N_{1i} - A_{1i})}{N_{1i}^3} + \frac{A_{0i}(N_{0i} - A_{0i})}{N_{0i}^3} \qquad (式26-11)$$

层别权重仍然是层别方差的倒数:

$$W_i = \frac{N_{1i}^3 N_{0i}^3}{N_{0i}^3 A_{1i}(N_{1i} - A_{1i}) + N_{1i}^3 A_{0i}(N_{0i} - A_{0i})} \qquad (式26-12)$$

例26-3 假设在一项利用某中药制剂治疗HBsAg阳性携带者的研究中,考虑到性别对治疗效果的可能混杂作用,得到如表26-8的分层资料。根据资料,计算出层别HBsAg累积阴转率、方差和权重列于表26-9。

表26-8 不同性别HBsAg携带者中药治疗组和安慰剂组阴转率比较

	男		女		合计	
	中药组	安慰剂组	中药组	安慰剂组	中药组	安慰剂组
HBsAg阴转	28	4	27	6	55	10
HBsAg持续阳性	80	101	61	84	141	185
合计	108	105	88	90	196	195

注:同质性检验$\chi^2 = 0.07$,$P = 0.79$,说明各层累积发生率差一致

表26-9 表26-8资料的层别累积发生率差的估计值、方差和权重

	$\hat{CID_i}$	$Var(\hat{CID_i})$	W_i
男	0.221	2.127×10^{-3}	470.107
女	0.240	3.108×10^{-3}	321.731

该资料调整前的粗累积 HBsAg 阴转率差为 $55/196-10/195=0.2293$,而调整后的 CID 为 0.2289,两者接近,提示性别对该研究的混杂作用较小。

(2)累积发生率比(cumulative incidence ratio,CIR):累积发生率比与前述的人时资料的发生率比一样,亦需对层别累积发生率比的估计值进行对数转换后才能合并。所用公式如下:

$$\hat{CIR}=\exp\left[\frac{\sum_i W_i\ln(\hat{CIR_i})}{\sum_i W_i}\right] \quad (式26-13)$$

$$Var[\ln(\hat{CIR_i})]=\frac{B_{1i}}{A_{1i}N_{1i}}+\frac{B_{0i}}{A_{0i}N_{0i}} \quad (式26-14)$$

$$W_i=\frac{A_{1i}A_{0i}N_{1i}N_{0i}}{A_{1i}B_{0i}N_{1i}+A_{0i}B_{1i}N_{0i}} \quad (式26-15)$$

计算例26-3资料的层别累积发生率比估计值、方差和权重列于表26-10。

表26-10 表26-8资料的层别累积发生率比估计值、方差和权重

	$\hat{CIR_i}$	$\ln(\hat{CIR_i})$	$Var[\ln(\hat{CIR_i})]$	W_i
男	6.806	1.918	0.267	3.746
女	4.602	1.526	0.181	5.518

该资料调整前的累积 HBsAg 阴转率比为 $(55/196)/(10/195)=5.472$,根据式26-13调整后的合并累积 HBsAg 阴转率比为 5.391。调整前后的累积发生率比估计值接近,揭示性别在该研究中混杂作用不大。

(3)病例对照或现患率资料的一致效应的直接合并点值估计:病例对照研究的主要效应测量指标是比值比(OR),在某种条件下,比值比可当作发生率比(IR)的估计值,也可当作累积发生率比(CIR)和现患率 2×2 表资料的现患率比(prevalence ratio)的近似估计值,因此,这些指标的合并估计值均可应用下述计算病例对照资料的合并值的公式进行计算。在对层别比值比估计值进行加权合并之前,首先进行对数转换。比值比资料合并应用如下公式:

$$\hat{OR}=\exp\left[\frac{\sum_i W_i\ln(\hat{OR_i})}{\sum_i W_i}\right] \quad (式26-16)$$

OR 的对数的近似方差为:$Var[\ln(\hat{OR_i})]=\frac{1}{A_{1i}}+\frac{1}{A_{0i}}+\frac{1}{B_{1i}}+\frac{1}{B_{0i}}$ (式26-17)

用于合并的权重为: $W_i=1/Var[\ln(\hat{OR_i})]$ (式26-18)

例26-4 在某项关于吸烟与胃癌关系的病例对照研究中,采用分层分析探讨性别的可

能混杂作用,资料见表 26-11。应用上述公式计算该资料的层别比值比、方差和权重列于表 26-12 中。

表 26-11　不同性别人群吸烟与胃癌的关系

	男		女		合计	
	吸烟	不吸烟	吸烟	不吸烟	吸烟	不吸烟
病例	153	45	11	102	164	147
对照	420	231	62	866	482	1097
合计	573	276	73	968	646	1244

(鲍萍萍,2001)

注:同质性检验 $\chi^2 = 0.31$,$P = 0.58$,说明各层比值比一致

表 26-12　表 26-11 资料的层别估计值、方差和权重

	$\hat{OR_i}$	$\ln(\hat{OR_i})$	$Var[\ln(\hat{OR_i})]$	W_i
男	1.870	0.626	0.035	28.194
女	1.506	0.410	0.118	8.475

该资料的粗 $\hat{OR}$ 值为 $(164 \times 1097)/(147 \times 482) = 2.539$,利用式 26-16 调整后的 $\hat{OR}$ 为 1.779,显示在吸烟与胃癌关系的研究中,性别有一定的混杂作用。

直接合并法与标准化法都是将层别效应估计值加权平均以获得一个一致效应估计值的方法。两者的区别是:标准化法所选择的权重是以符合一个可能是资料以外的标准分布为基础的,即权重的选择可能与被标化的资料无关,并且不要求各层别效应大小是同质的;而直接合并法的权重是层别估计值的方差的倒数,与被分析的资料密切相关,并且要求各层别效应估计值是一致的。

直接合并法的一个主要缺点是用于合并的层别权重是直接从该层的效应估计值的方差的倒数获得的。对于频数很小的资料,其方差估计和随后的权重都是高度不精确的。如果含有一个或多个零频数的资料,由此得出的一些方差估计值将为无穷大,相应的权重将趋向零,此时,如果表中剩下的格子中的数目很大,则表中可能有大量的信息因给予的权重为零而丧失,因此,其结果将是高度不精确和不可靠的。

(二) 最大似然法

对于频数太少的资料,应用直接合并法不能得出可靠的结论。此时最好的选择是利用最大似然法(maximum likelihood)合并。最大似然法的一个主要优点就是趋于高度有效和偏倚很小,即使在样本相对离散,层别估计值高度不规则的情况下,最大似然法亦能对其进行有效的平均,并得出一个适当的相对可靠的结果。

应用最大似然法合并也可被认为是一种加权过程,但在似然方程中并不包括任何直接用于平均层别效应估计值的权重,权重只是隐含在似然方程中。在分配权重时,似然法不像直接合并法一样,将各层独立处理,而是以整合所有层的信息的方式、自动调节各层的观察数。这样在层别估计值的方差无限大的情况下(个别频数很小或为零),也能得到一个适当的有限结果,从而保证了该法的有效性。应用最大似然法有两点需要注意:①一般情况下,分析率比的最大似然法使用泊松(Poisson)概率模型或二项式概率模型,这些模型要求各层

内和各层间的数值是相互独立的。当所研究的疾病有传染性时,这种假设不能成立,因此,应用似然模型分析传染性疾病的资料可能是不妥的,但用于绝大多数的慢性非传染性疾病(如肿瘤和心血管疾病)是合理的。②对于四格表(2×2)资料的比值比分析有两种不同的模型:一个是双二项式模型(two-binomial model),另一个是单超几何模型(single-hypergeometric model)。后者是把四格表的 4 个周边值(N_1,N_0,M_1 和 M_0)固定为条件的,因此又称为条件模型,应用该模型进行似然统计称为条件似然统计(conditional-likelihood statistics),用该法获得的比值比的最大似然估计值被称为条件最大似然估计值(conditional maximum-likelihood estimate,CMLE)。相反,双二项式模型不固定四格表的周边值,因此,它又被称为非条件模型,应用该模型进行似然统计称为非条件似然统计(unconditional-likelihood statistics),应用该法获得的比值比的最大似然估计值被称为非条件最大似然估计值(unconditional maximum-likelihood estimate,UMLE))。在文章中,如果不注明属于哪一种最大似然估计值,则一般是非条件最大似然估计值。非条件最大似然估计要求各层内有较大的频数。

(三) M-H 法

在一致效应的点值估计中,直接合并法计算简单,概念明确,但要求每层内有较大的频数,否则可靠性很低;最大似然法即使在频数较少时亦能获得可靠的结果,但计算十分复杂。1959 年 Mantel 和 Haenszel 提出了著名的 M-H 法,起初主要用于比例测量的估计,目前已扩展到差异测量的估计。该法计算简单,而且和条件最大似然统计一样,即使在每层内的频数较少或资料偶然含有零的情况下,也能获得好的效果。因此,在一般情况下,将优先选用 M-H 法,尤其是对一般 2×2 表的资料。

1. 人时资料 对人时资料的一致效应的 M-H 估计采用标准权重,该标准权重 $W_{MHi} = T_{1i} T_{0i}/T_i$。具体合并方法依效应测量指标的不同而异。

(1) 发生率差(ID):

$$I\hat{D}_{MH} = \left[\sum_i W_{MHi}(\hat{I}_{1i} - \hat{I}_{0i}) \right] / \left(\sum_i W_{MHi} \right) = \left[\sum_i (A_{1i}T_{0i} - A_{0i}T_{1i})/T_i \right] / \left(\sum_i T_{1i}T_{0i}/T_i \right)$$

(式 26-19)

式中 $\hat{I}_{1i} = A_{1i}/T_{1i}$,$\hat{I}_{0i} = A_{0i}/T_{0i}$,分别代表暴露组的发生率和非暴露组的发生率。将此式用于例 26-2 的资料,得 $I\hat{D} = 1.103 \times 10^{-3} Y^{-1}$,与直接合并法所得结果相近。

(2) 发生率比(IR):IR_{MH} 的简化形式是:

$$I\hat{R}_{MH} = \left(\sum_i W_{MHi}\hat{I}_{1i} \right) / \left(\sum_i W_{MHi}\hat{I}_{0i} \right) = \left(\sum_i A_{1i}T_{0i}/T_i \right) / \left(\sum_i A_{0i}T_{1i}/T_i \right) \quad (式 26-20)$$

应用该式估计例 26-1 资料的一致效应,得 $I\hat{R}_{MH} = 3.073$,与直接合并的结果相近,而且计算较直接合并法更简单。

2. 累积发生率资料:如果资料来自一个封闭队列,则其效应测量指标是累积发生率,资料整理成表 26-3。累积发生率差和累积发生率比的 M-H 估计值是以权重 $W_{MHi} = N_{1i}N_{0i}/N_i$ 为标准的标准化估计值。其计算方法分别是:

(1) 累积发生率差(CID):

$$C\hat{I}D_{MH} = \left[\sum_i (A_{1i}N_{0i} - A_{0i}N_{1i})/N_i \right] / \left(\sum_i N_{1i}N_{0i}/N_i \right) \quad (式 26-21)$$

应用此式计算例 26-3 的累积发生率差的 M-H 估计值 $C\hat{I}D_{MH} = 0.2298$,该结果与直接合并调整后的 CID 接近。

（2）累积发生率比（CIR）：

$$C\hat{I}R_{MH} = \left(\sum_i A_{1i}N_{0i}/N_i \right) / \left(\sum_i A_{0i}N_{1i}/N_i \right) \qquad (式 26-22)$$

同样应用此式计算例 26-3 的累积发生率比的 M-H 估计值 $C\hat{I}R_{MH} = 5.497$，该结果亦与直接合并的调整估计值 $C\hat{I}R$ 相近。

3. 病例对照或横断面资料　病例对照研究的主要效应测量指标是比值比（OR），该类资料也同样整理成表 26-3 的形式，该参数的 M-H 估计值是：

$$O\hat{R}_{MH} = \left(\sum_i A_{1i}B_{0i}/N_i \right) / \left(\sum_i A_{0i}B_{1i}/N_i \right) \qquad (式 26-23)$$

应用该式计算例 26-4 资料的 $O\hat{R}_{MH} = 1.792$，该结果与用直接合并法得到的 OR 估计值 1.779 相近。但是，当某些格子的频数较少时，应用直接合并法所得的结果不如 M-H 法可靠。

二、统计学假设检验

（一）分层人时资料

分层人时资料的近似假设检验是检验实际暴露病例总数与在无效假设下的期望暴露病例数的差别。基本的计分统计量公式是：

$$\chi_{score} = \left[\sum A_{1i} - \sum E(A_{1i} \,|\, IR=1) \right] / \sqrt{V} \qquad (式 26-24)$$

式中 $\sum A_{1i}$ 是实际观察到的暴露病例总数，$\sum E(A_{1i} \,|\, IR=1)$ 是在 IR=1 的无效假设下的期望暴露病例总数 $= \sum M_{1i}T_{1i}/T_i$，V 是无效假设下的方差 $= \sum M_{1i}T_{1i}T_{0i}/T_i^2$。应用该式计算例 26-1 的资料，得 $\chi_{score} = (1400-948)/\sqrt{369.6} = 23.511$，利用 χ_{score} 值直接查 U 值表，得相应的 $P<0.001$。

近似假设检验的优点是计算简单，在没有计算机及其软件的辅助下仍可计算，同时，在所有层的暴露病例总数较大的条件下，近似检验结果与精确检验结果非常相近，因此，近似假设检验仍是人们常用的检验方法。关于多大样本的资料适于应用近似假设检验的方法，一般性原则是，$\sum E(A_{1i} \,|\, IR=1)$ 或 $\sum (M_{1i}I\hat{R}_{MH}T_{1i})/(I\hat{R}_{MH}T_{1i}+T_{0i})$ 应大于 5 或小于 $\sum M_{1i}-5$，否则最好应用精确检验法。

（二）分层纯计数资料

分层纯计数资料包括累积发生率资料，现患率资料和病例对照研究资料。该类资料的近似假设检验与人时资料的近似假设检验类似，亦是未分层资料的近似假设检验的扩展，即检验统计三元素中的每一元素均需先在每一层单独获得后再相加。具体计分统计是：

$$\chi_{score} = \left[\sum A_{1i} - E \right] / \sqrt{V} \qquad (式 26-25)$$

在所有层的边缘合计固定和无效假设（OR=1）的条件下，暴露病例数的期望值和方差是：

$$E = \sum E(A_{1i} \,|\, OR=1) = \sum_i M_{1i}N_{1i}/N_i \qquad (式 26-26)$$

$$V = Var(A_{1i} \,|\, OR=1) = \sum_i M_{1i}M_{0i}N_{1i}N_{0i}/N_i^2(N_i - 1) \qquad (式 26-27)$$

应用该法对例 26-4 资料进行检验，结果 $\chi_{score} = 3.552$，$P<0.001$。提示吸烟与胃癌发生的联系具有统计学意义。

该计分统计又被称为 M-H 统计,只要总的样本较大,即使少数层的频数较小,该法仍然是适用的。一般来说,只要 $\sum A_{1i}$、$\sum A_{0i}$、$\sum B_{1i}$、$\sum B_{0i}$、E、$\sum M_{1i}-E$、$\sum N_{1i}-E$ 和 $\sum N_{0i}-\sum M_{1i}+E$ 均大于 5,就可使用这种近似检验法。否则,建议使用精确检验法。

三、区间估计

可信区间估计(interval estimation)是流行病学资料分析的基本要求。分层资料的一致效应的可信区间可精确计算,亦可近似估计。近似区间估计方法依据效应指标、资料类型及所用的点值估计方法的不同而异。

(一)率差的区间估计

率差(rate difference,RD)包括发生率差(ID)和累积发生率差(CID),其精确可信区间的计算目前尚无现成可用的方法,近似可信区间的计算方法是用于未分层资料的区间估计方法的直接扩展,主要有以方差为基础的方法和以假设检验为基础的方法。

1. 以方差为基础的方法 应用该法进行区间估计的基本公式是:

$$\overline{RD},\underline{RD}=R\hat{D}\pm Z_{\alpha}\left[\sqrt{V_{ar}(\text{合并 } RD)}\right] \qquad (\text{式 } 26\text{-}28)$$

$R\hat{D}$ 估计值可依据前述的点值估计方法计算。Z_{α} 是 α 值对应的标准正态离差。若为双侧检验,要计算 90% 的可信区间时,$\alpha=0.1$,$Z_{\alpha}=1.645$;如果要计算 95% 的可信区间,则 $\alpha=0.05$,$Z_{\alpha}=1.96$。合并方差 $V_{ar}(\text{合并 } R\hat{D})$ 是层别权重和的倒数($1/\sum W_i$),而 W_i 的计算方法则依据资料类型和点值估计所用方法的不同而略有区别。如果应用直接合并法进行点值估计,则用于点值估计的权重和($\sum W_i$)亦可用于区间估计。如例 26-1 资料的 $I\hat{D}=0.169$,$\sum W_i=10778.947$,则 ID 的 90% 的可信区间是:$0.169\pm1.645\sqrt{1/10778.947}$,得 $\overline{ID}=0.185$,$\underline{ID}=0.153$。

2. 以检验为基础的方法 该法的基本公式是:

$$R\hat{D}(1\pm Z\alpha/\chi) \qquad (\text{式 } 26\text{-}29)$$

式中 $R\hat{D}$ 为率差的点估计值,Z_{α} 为与 α 值对应的标准正态离差,χ 是近似假设检验中计算的 χ_{score} 值。如前所述,例 26-1 资料的 $I\hat{D}=0.169$,$\chi_{\text{score}}=23.511$,则 ID 的 90% 的可信区间是:$0.169(1\pm1.645/23.511)$,得 $\overline{ID}=0.181$,$\underline{ID}=0.157$,该区间与以方差为基础的方法计算出的区间基本相同。

(二)率比的区间估计

率比(rate ratio,RR)包括发生率比(IR)、累积发生率比(CIR)和比值比(OR)3 种。人时资料的发生率比和病例对照研究资料的比值比均可计算出精确的可信区间,但精确计算需对一系列复杂的概率和进行迭代计算,其过程非常复杂,因此,除非资料样本非常小或非常离散,一般精确计算是不必要的。近似方法同样有以方差为基础的方法和以假设检验为基础的方法。

1. 以方差为基础的方法 因率比的方差必须在对数转换后方可估计,所以应用以方差为基础的方法计算率比的可信区间的公式亦是在对数尺度内建立。该法的基本公式是:

$$\overline{RR},\underline{RR}=\exp\left[\ln(R\hat{R})\pm Z_{\alpha}\sqrt{Var[\ln(\text{合并 } R\hat{R})]}\right] \qquad (\text{式 } 26\text{-}30)$$

式中 $R\hat{R}$ 可通过前述的各种点值估计方法获得,Z_{α} 是与 α 值对应的标准正态离差,当 α

已知时，Z_α可查表获得。当 $\alpha = 0.1$ 时，$Z_\alpha = 1.645$。合并方差 $\{Var[\ln(合并\ \hat{RR})]\}$ 的计算则因资料类型和所用点值估计方法的不同而有不同的方法。

（1）人时资料的发生率比的方差：①若发生率比是通过直接合并法估计，则用于直接合并的层别权重和的倒数 $1/\sum W_i$ 就是合并估计值的对数的方差。以例 26-1 资料为例，直接法合并后的 $I\hat{R} = 3.062$，$\sum W_i = 423.889$，根据式 26-30 得 90% 的可信区间（2.827, 3.317）。②若点值估计是应用 M-H 法，则其合并估计值的对数的方差为：

$$Var[\ln(I\hat{R}_{MH})] = \frac{\sum_{i=1}^{N} M_{1i} T_{1i} T_{0i}/T_i^2}{\left(\sum_{i=1}^{N} A_{1i} T_{0i}/T_i\right)\left(\sum_{i=1}^{N} A_{0i} T_{1i}/T_i\right)} \quad \text{（式 26-31）}$$

应用该式于例 26-1，得 $Var[\ln(I\hat{R}_{MH})] = 0.00253$，$I\hat{R}_{MH} = 3.073$，则 $I\hat{R}$ 的 90% 的可信区间（2.829, 3.338），与直接合并法估计的区间基本相同。

（2）累积发生率资料的累积发生率比的方差：①若累积发生率比的点值估计是应用直接合并法，则用于直接合并的层别权重和的倒数（$1/\sum W_i$）就是合并估计值的对数的方差。以例 26-3 的资料为例，经直接合并调整的累积 HBsAg 阴转率比为 5.391，$\sum W_i = 9.264$，则 HBsAg 阴转率比的 90% 的可信区间为（3.15, 9.24）。②若点值估计是应用 M-H 法，则 $C\hat{I}R_{MH}$ 的对数的方差可近似地从下式获得：

$$Var[\ln(C\hat{I}R_{MH})] = \frac{\sum_{i=1}^{N} (M_{1i} N_{1i} N_{0i} - A_{1i} A_{0i} N_i)/N_i^2}{\left[\sum_{i=1}^{N} \frac{A_{1i} N_{0i}}{N_i}\right]\left[\sum_{i=1}^{N} \frac{A_{0i} N_{1i}}{N_i}\right]} \quad \text{（式 26-32）}$$

对例 26-3 资料，已知 $C\hat{I}R_{MH} = 5.497$，应用式 26-32 计算 $Var[\ln(C\hat{I}R_{MH})] = 0.108$，根据式 26-30 算出其 90% 的可信区间为（3.21, 9.42），与用直接合并法算出的区间相近。

（3）病例对照研究资料的比值比的方差：①若比值比（OR）的点值估计是应用直接合并法，则用于合并的层别权重和（$\sum W_i$）的倒数就是 OR 的对数的方差。对于例 26-4 的资料，直接合并的 $O\hat{R} = 1.779$，$\sum W_i = 36.669$，$V_{ar}[\ln(O\hat{R})] = 1/36.669 = 0.027$，其近似 90% 的可信区间为（1.358, 2.331）。②若比值比的点值估计是应用 M-H 法，则 $O\hat{R}_{MH}$ 的对数的方差可依下式求得。即使在资料频率较少的情况下，用该式估计的方差仍然有效。

$$V_{ar}[\ln(O\hat{R}_{MH})] = \frac{\sum G_i P_i}{2(\sum G_i)^2} + \frac{\sum(G_i Q_i + H_i P_i)}{2(\sum G_i \sum H_i)} + \frac{\sum H_i Q_i}{2(\sum H_i)^2} \quad \text{（式 26-33）}$$

式中：$G_i = A_{1i} B_{0i}/N_i$，$H_i = A_{0i} B_{1i}/N_i$，$P_i = (A_{1i} + B_{0i})/N_i$，$Q_I = (A_{0i} + B_{1i})/N_i$ 对例 26-4 的资料，$O\hat{R}_{MH} = 1.792$，应用式 26-33 算出 $V_{ar}[\ln(O\hat{R}_{MH})] = 0.027$，根据式 26-30，$O\hat{R}_{MH}$ 的 90% 可信区间为（1.368, 2.348），该结果与用直接合并法算出的结果相近。

2. 以检验为基础的方法　与以方差为基础的方法一样，该法也是近似区间估计方法。用于率比区间估计的以检验为基础的方法的基本公式是：

$$\overline{RR}, \quad \underline{RR} = R\hat{R}^{(1\pm Z\alpha/\chi)} \quad \text{（式 26-34）}$$

公式中 $R\hat{R}$ 为率比的点估计值，Z_α 为与 α 值对应的标准正态离差，χ 是近似假设检验中

计算出的 χ_{score} 值。在应用 M-H 法求解 $\hat{OR}$ 值后,常应用该法求解 $\hat{OR}$ 的可信区间。该法亦可用于 $\hat{IR}$ 和 $\hat{CIR}$ 的近似区间估计。对例 26-4 的资料,已知 $\hat{OR}_{MH} = 1.792$,$\chi_{score} = 3.552$,利用式 26-34 求 $\hat{OR}$ 的 90% 的可信区间为(1.368,2.348),该结果与应用以方差为基础的方法算得的区间接近。

四、软件实现

1. 纯计数、以 OR 值为主要效应指标资料的分层分析可以在 SPSS 软件中实现。

(1)粗卡方值,OR 值及其 95% 可信区间的估计的 SPSS 实现路径:Analyze—Decriptive—Crosstabes 定义相应的行变量和列变量,勾选卡方检验和 OR 值及 95% 可信区间选项。

(2)分层分析、一致性检验及调整混杂后效应估计的 SPSS 实现:Analyze—Decriptive—Crosstabes 定义相应的行变量和列变量,选入分层变量,勾选卡方检验和 OR 值及 95% 可信区间选项及 Cochran's and Mantel-Haenszel statistics 完成各层效应指标估计及各层间一致性分析及估计去除混杂因素作用后计算合并卡方和调整后 OR 值及 OR 值 95% 的可信区间。

2. 对于人时资料和以率差为效应指标的分层分析效应的合并估计值,包括点估计值、区间估计值和统计学显著性检验,目前常见的统计软件尚无现成的模块或命令直接实现。对以上所提到的不同类型资料,不同效应测量指标,及不同合并效应的估计值方法,核心在于计算各层别效应估计值进行加权的权重。权重 W_i 或 W_{MHi},可根据相应公式,通过 SAS 宏程序或 SQL 过程步编程实现,也可使用最常用的 EXCEL 编程计算得到。

（王 冕 李杏莉 编,张 韬 审）

参 考 文 献

[1] Rothman KJ, Greenland S, Lash TL. Modern Epidemiology[M]. 3rd ed. Philadelphia: Lippincott Williams & Wilkins, 2008.

[2] 李克,俞顺章.队列研究中分层分析方法的应用[J].中国卫生统计,1997,14(5):18-20.

[3] Nathan M, William H. Statistical Aspects of The Analysis of Data From Retrospective Studies of Disease[J]. Journal of the National Cancer Institute, 1959, 22(4):719-748.

[4] Gustaf E, Henrik H, Marie R, et al. Risk of cancer after blood transfusion from donors with subclinical cancer: a retrospective cohortstudy[J]. Lancet, 2007, 369:1724-1730.

[5] 鲍萍萍,陶梦华,刘大可,等.吸烟、饮酒与胃癌关系的病例对照研究[J].肿瘤,2001,21(5):334-338.

第二十七章

交互作用

提要:本章主要介绍交互作用的定义,并对统计学交互作用、生物学中的交互作用、公共卫生学中的交互作用等概念逐一加以阐述,重点讨论常用的识别和测量统计学交互作用的方法。本章还介绍了基因-环境交互作用的常见类型及其识别方式。

疾病的发生,往往是多个因素共同作用的结果,这些因素并非单独发生作用,而是和其他因素一起,产生交互作用(interaction),共同导致疾病的发生。交互作用是流行病学研究中的常用术语,是指某个因素的效应在另一因素的不同水平下发生了改变。本章将重点介绍交互作用的定义及其评价方法。

第一节 概 述

一、交互作用的定义

先看一个案例:以色列缺血性心脏病的病例对照研究数据见表 27-1。

表 27-1 以色列缺血性心脏病的病例对照研究数据

年龄	收缩压	病例	对照	合计
≥60 岁	≥140mmHg	9	115	124
	<140mmHg	6	73	79
<60 岁	≥140mmHg	20	596	616
	<140mmHg	21	1171	1192

若以 OR 为效应尺度,对于年龄 ≥60 岁的研究对象,收缩压 ≥140mmHg 者发生心肌梗死的风险与 <140mmHg 者无差异($OR_1 = 0.95$,$P = 0.9287$);而对于年龄 <60 岁的研究对象,收缩压 ≥140mmHg 者发生心肌梗死的风险是 <140mmHg 者的 1.87 倍($OR_2 = 1.87$,$P = 0.0444$)。

在本例中,高血压导致心肌梗死的风险,在不同年龄段是不同的,可以认为高血压的效应被年龄的效应所改变。此时我们可以认为年龄和血压间存在着"交互作用"。

在研究中,如某一因素的真实效应随着其他因素(一个或多个)水平的改变而改变,则称这些因素间存在交互作用。也有研究者认为,交互作用是指两个或两个以上因素共同作用时,其效应明显不同于这些因素单独作用时的累积(和或积)。如对于表 27-1 所列的以色列缺血性心脏病的研究数据,若高龄高血压患者罹患心梗的风险高于低龄高血压患者患病和高龄正常血压者患病的风险之累积,则说明交互作用是存在的。对于后一定义,由于"累积"可有不同的定义方式(如相乘、相加或者其他),在引用时不加以区分会引起困扰,故本书使用前一定义。

二、交互作用的类别

统计学中常用来分析交互作用的模型有两种:相加效应模型(additive effects model)和相乘效应模型(multiplicative effects model)。为了说明这两种模型,先进行如下的定义:

用 A 和 B 两个变量分别代表两个研究因素,当取值为 0 时表示相应因素不存在,而取值为 1 时表示相应因素存在。令 R_{11}、R_{10}、R_{01}、R_{00} 分别表示 $(A=1,B=1)$、$(A=1,B=0)$、$(A=0,B=1)$ 及 $(A=0,B=0)$ 4 种组合下的风险(如发病率、患病率、OR、RR 等),见表 27-2。

表 27-2　A、B 各种组合下对应的风险

	$B=0$	$B=1$
$A=0$	R_{00}	R_{01}
$A=1$	R_{10}	R_{11}

(一)相加效应模型

以差值反映效应强度(如率差),若下式成立,则称 A 和 B 间没有相加效应的交互作用(no interaction of additive effects)。

$$R_{11}-R_{00}=R_{10}-R_{00}+R_{01}-R_{00} \tag{式 27-1}$$

即 A 和 B 同时作用的效应(率差)强度等于两者单独作用时的效应强度之和。将上式移项,得

$$R_{11}-R_{10}=R_{01}-R_{00} \tag{式 27-2}$$

即当 $A=1$ 时,B 的效应强度(等号左侧)等于当 $A=0$ 时,B 的效应强度(等号右侧)。而若:

$$R_{11}-R_{00}\neq R_{10}-R_{00}+R_{01}-R_{00} \tag{式 27-3}$$

即 A、B 两因素同时作用的效应强度不等于 A 因素单独作用的效应强度与 B 因素单独作用的效应强度之和,则称 A、B 两因素间有相加效应的交互作用。若:

$$R_{11}-R_{00}>R_{10}-R_{00}+R_{01}-R_{00} \tag{式 27-4}$$

即 A 和 B 同时作用的效应强度大于两者单独作用时的效应强度之和,称为协同作用(synergism),或超可加性(super-additive)。而若:

$$R_{11}-R_{00}<R_{10}-R_{00}+R_{01}-R_{00} \tag{式 27-5}$$

即 A 和 B 同时存在的效应强度小于两者单独作用时的效应强度之和,称为拮抗作用(antagonism),或次可加性(sub-additive)。

例 27-1　在研究 A、B 两药共同治疗某病的临床试验中,A 药分两个水平(0=未用,1=使用),B 药也分为两水平(0=未用,1=使用)。按照两种用药情况交叉组合分成四组,并将受试者随机分入,各组有效率见表 27-3。

表 27-3　某药物治疗某病的临床试验数据

A 药	B 药	分组	疗效		合计	有效率(%)
			有效	无效		
未用	未用($B=0$)	1	14	45	59	23.73
($A=0$)	使用($B=1$)	2	20	35	55	36.36
使用	未用($B=0$)	3	30	28	58	51.72
($A=1$)	使用($B=1$)	4	56	4	60	93.33

若以第 1 组（A、B 两药均未使用）的受试者作为对比组，则其他各种因素组合下有效率的率差（RD）见表 27-4。

表 27-4　不同情况下的率差（RD）计算结果

A 药	B 药	
	未用($B=0$)	使用($B=1$)
未用($A=0$)	0.00%	12.63%
使用($A=1$)	27.99%	69.60%

即：$RD_{11/00} > RD_{10/00} + RD_{01/00}$

若这种不一致有统计学意义，则可以说两种药物间存在着相加效应的交互作用，将在第三节探讨相加效应交互作用的检验方法。

（二）相乘效应模型

仍按表 27-2 的格式，以比值（如率比、比数比等）反映效应强度，若：

$$\frac{R_{11}}{R_{00}} = \frac{R_{01}}{R_{00}} \cdot \frac{R_{10}}{R_{00}} \qquad (\text{式 27-6})$$

成立，即 A 和 B 同时作用的效应（率比）强度等于两者单独作用时的效应强度之积，则称 A 和 B 间没有相乘效应的交互作用（no interaction of multiplicative effects）。将上式等号两边同时乘以 R_{00}/R_{10}，得

$$\frac{R_{11}}{R_{10}} = \frac{R_{01}}{R_{00}} \qquad (\text{式 27-7})$$

即当 $A=1$ 时，B 的效应强度（上式等号左侧）等于当 $A=0$ 时，B 的效应强度（上式等号右侧）。而若：

$$\frac{R_{11}}{R_{00}} \neq \frac{R_{01}}{R_{00}} \cdot \frac{R_{10}}{R_{00}} \qquad (\text{式 27-8})$$

即 A 和 B 两因素同时作用的效应强度不等于 A 因素单独作用的效应强度与 B 因素单独作用的效应强度之积，则称 A 和 B 间有相乘效应的交互作用。当式 27-8 中的不等号为大于号时，称为超相乘性（super-multiplicative）；为小于号时，称为次相乘性（sub-multiplicative）。

例 27-2　在一项食管癌与饮酒关系的病例-对照研究中，将受试者按照年龄分层后（≤55 岁，>55 岁），病例组与对照组的饮酒量情况如表 27-5。

表 27-5　食管癌与饮酒关系的病例对照研究数据

年龄(A)	分组	每日饮酒量(B)		合计
		$0\sim79g$($B=0$)	$\geq80g$($B=1$)	
≤55 岁($A=0$)	病例	26	30	56
	对照	310	64	374
>55 岁($A=1$)	病例	105	65	170
	对照	182	45	227

若以年龄≤55岁,饮酒量在$0\sim79g$/天的受试者为对比组,则:

年龄≤55岁,饮酒量在$\geq80g$/天的受试者的患病风险为

$$\mathrm{OR}_{01/00}=\frac{30\times310}{64\times26}=5.59$$

年龄>55岁,饮酒量在$0\sim79g$/天的受试者的患病风险为

$$\mathrm{OR}_{10/00}=\frac{105\times310}{186\times26}=6.88$$

年龄>55岁,饮酒量在$\geq80g$/天的受试者的患病风险为

$$\mathrm{OR}_{11/00}=\frac{65\times310}{45\times26}=17.22$$

见表 27-6。

表 27-6　不同情况下的比数比(OR)计算结果

	饮酒 $0\sim79g$($B=0$)	饮酒 $\geq80g$($B=1$)
年龄≤55($A=0$)	1.00	5.59
年龄>55($A=1$)	6.88	17.22

即:$OR_{11}<OR_{10}\cdot OR_{01}$。若这种不一致有统计学意义,则可以说饮酒和年龄存在着相乘效应的交互作用。将在第三节探讨相乘效应交互作用的检验方法。

有时候,相加和相乘效应的交互作用并不能完全区分。例如,若某资料没有相加效应的交互作用,即式 27-1 成立。若 R_{00} 不为 0,将式 27-1 等号两边同时除以 R_{00},则有

$$\frac{R_{11}}{R_{00}}-1=\frac{R_{10}}{R_{00}}-1+\frac{R_{01}}{R_{00}}-1 \qquad\text{(式 27-9)}$$

当 A 和 B 均有效应时,即$\frac{R_{10}}{R_{00}}\neq1$ 和 $\frac{R_{01}}{R_{00}}\neq1$ 时,上式往往可以推导得

$$\frac{R_{11}}{R_{10}}\neq\frac{R_{01}}{R_{00}}$$

故对于同一资料,没有相加效应的交互作用并不意味着没有相乘效应的交互作用,反之亦然。

根据式 27-6,

$$\frac{R_{11}}{R_{00}}=\frac{R_{10}}{R_{00}}\cdot\frac{R_{01}}{R_{00}}$$

当 R_{11}、R_{10}、R_{01}、R_{00} 均大于 0 时,等号两边同时求自然对数,有

$$\ln R_{11} - \ln R_{00} = (\ln R_{10} - \ln R_{00}) + (\ln R_{01} - \ln R_{00}) \qquad (\text{式 27-10})$$

可见原始尺度下的相乘效应,对应于对数尺度下的相加效应。因此在流行病学研究中,提到交互作用,不能脱离交互作用的定义。

此外,不同的效应指标,也会对交互作用的评价带来影响。如果疾病危险度在研究变量各个水平都不低,那么对于一个效应指标没有统计学交互作用往往就意味着当使用另一个效应指标时存在某种交互作用。例如,两个因素均有效应,若以率比为效应尺度计算,两因素间无相乘效应的交互作用,但是,若以率差为效应指标计算,两因素间则可能存在相乘效应的交互作用。

因此,交互作用的存在与否不仅受所选统计模型的影响,也与所用的效应尺度有关,故 Rothman 建议,为避免混淆,在提到交互作用时,应当用"精确"的词来描述其尺度或测量,如"未检测到偏离了可加性的率差""未检测到偏离了可乘性的率比"等。

例 27-3 以一个虚拟的例子来说明这一问题。如果吸烟为 A 因素,石棉暴露为 B 因素,其与肺癌的关系见表 27-7。

表 27-7 吸烟和石棉暴露与肺癌发病率(/10 万人年)的模拟数据

吸烟	石棉暴露	
	否	是
否	1	5
是	8	40

若以率差为效应尺度,采用相加效应模型,得

$$R_{11} - R_{00} = 40 - 1 = 39 > (R_{10} - R_{00}) + (R_{01} - R_{00}) = 8 - 1 + 5 - 1 = 11$$

则吸烟与石棉暴露之间存在协同交互作用。而如果以率比为效应尺度,采用相乘效应模型,得:

$$R_{11} / R_{00} = 40 / 1 = 40 = (R_{10} / R_{00}) \times (R_{01} / R_{00}) = (8/1) \times (5/1) = 40$$

则吸烟与石棉暴露之间不存在交互作用。

三、交互作用的统计学模型

统计学中的交互作用,一般将其解释为某一因素的效应强度随另一因素水平的不同而发生改变,故统计学上的交互作用又被称为"效应修饰(effect modification)"。而从模型的角度来看,是指广义线性模型(generalized linear models,GLM)中的两个因素所对应变量在所选择的尺度上不满足相加效应的关系。

广义线性模型的一般形式为

$$g(\mu) = \beta_0 + \sum_{i=1}^{p} X_i \beta_i \qquad (\text{式 27-11})$$

模型中,g(.)为联接函数(link function),可以给予不同的设置,从而对应于不同的模型,如若指定 g(.)为恒等联接,则该模型对应于一般线性回归模型,若指定为 Logit 联接,则对应于 Logistic 回归模型,等等。详见有关统计学专著。

令变量 X_A、X_B 分别代表因素 A 和 B,可以是二分类、多分类、等级或数值的,X_{AB} 表示 A 和 B 的交互作用,若

$$g(\mu) = \beta_0 + \beta_A X_A + \beta_B X_B \qquad\qquad\text{（式 27-12）}$$

成立,则可认为在当前的模型下,A 和 B 这两个因素只有主效应,而没有交互作用。

若模型为

$$g(\mu) = \beta_0 + \beta_A X_A + \beta_B X_B + \beta_{AB} X_{AB} \qquad\qquad\text{（式 27-13）}$$

且回归系数 β_{AB} 是有统计学意义的,则可认为 A 和 B 两个因素间存在交互作用。

有时候,在研究 3 个或 3 个以上因素的交互作用时,把 2 个因素的交互作用称为一阶交互作用,3 个因素的称为二阶交互作用,以此类推。但二阶以上的交互作用解释较为困难,故在本章中不进行讨论。

四、交互作用和混杂的区别

在实际研究中,由于某些研究者不关心的因素(第三变量)本身对实验结果有影响,且该因素在研究因素各组间分布不均衡,从而导致对研究因素真实效应的估计出现偏倚,这些第三变量称为混杂因素(confounder)。在研究中,如果研究者在实验前意识到混杂因素的存在,并使其在研究因素各组间达到均衡,那么混杂因素的干扰便会得到控制。

由于混杂和交互作用均表现为多个因素同时存在时使得某一因素的作用强度之表现形式发生改变,因此往往难于区分。一般而言,可以从以下 3 点来分辨:

1. 从本质上来讲,交互作用是研究因素所固有的一种属性,与研究设计无关,是客观存在的;而混杂是由于研究者在实验设计过程中的疏漏所造成的,是可以消除的。

2. 交互作用与研究的真实性无关,作为一种客观效应,是研究者希望报告的,应加以准确而详尽的描述;而混杂则不同,它是对研究真实性的一种歪曲,是研究中要极力避免并防止发生的。一旦发现,要通过适当的统计学方法加以控制,否则将导致对研究因素效应的估计出现偏差。

3. 交互作用可以通过统计学方法进行定量描述和评价,但是不可能去除其影响;混杂则可以在资料分析阶段通过适当的统计学分析方法控制其对研究因素效应估计的干扰。

在统计学上,混杂现象可以理解为在一个模型中,混杂因素本身对应变量有作用,且混杂因素和研究因素间存在相关性,即所谓复共线性(multicollinearity),这将导致检验效能(把握度)下降或回归系数估计反常等现象。值得注意的是,有些因素虽然是混杂因素,但本身也与研究因素间存在交互作用,如在研究肺癌的危险因素时,若吸烟和遗传因素同时存在时,发生肺癌的风险要大于吸烟单独的风险和遗传单独的风险之累积,则可认为两者间存在着交互作用。但在有些家庭中,父亲曾经吸烟,且患有肺癌,儿子受父亲影响,也有吸烟习惯,此时也容易出现因肿瘤家族史与吸烟相关所导致的混杂。这时需要谨慎加以区分和解释。

在统计学模型中,由于纳入某个因素后,导致另一因素的效应估计值出现了较大的改变,而两者的交互作用却无统计学意义,这时我们可以认为这两个因素之间存在混杂;若两者间的交互作用有统计学意义,则应当考虑,这两个因素间是否同时存在着混杂和交互作用。

第二节 统计学交互作用的识别和分析

合理使用正确的统计学方法,找出各种交互作用存在的线索,这对疾病机制的探讨、因果关联的建立很有意义。但由于诸多统计学方法在检测交互作用方面的效率不高,交互作用能正确识别与否,相当程度上依赖于样本含量、模型选择的合理性及效应尺度的选择。本节介绍统计学中识别交互作用的常用方法。

一、分层分析

分层分析既可以用来识别和控制混杂因素,又能用来检测是否存在交互作用。把构成交互作用的两个因素中的一个作为分层变量(如 A 因素),将整个资料分成 k 层。那么交互作用将表现为在 A 因素决定的各层中,B 因素的效应存在着异质性(heterogeneity)。故采用分层分析,比较各层间的效应指标,如相对危险度(RR)、比数比(OR)或率差(RD)等,即可判断是否存在交互作用。如果各层之间的效应指标存在着统计学差异,则可能存在交互作用。

需要指出的是,分层分析往往难以分析多个因素间的交互作用,且无法调整和控制研究中的其他因素,故在应用中受到一定的限制。

二、定量描述

交互作用的定量分析是指用指标定量测量暴露因素间的交互作用。由于相乘效应模型可以看作对数尺度下的相加效应模型,故这里仅介绍 Rothman 提出的以相加效应模型为基础的 3 种交互作用指标。

假设同前,令 R_{11}、R_{10}、R_{01}、R_{00} 分别表示 $A=1$ 和 $B=1$、$A=1$ 和 $B=0$、$A=0$ 和 $B=1$ 及 $A=0$ 和 $B=0$ 4 种组合下的风险。根据交互作用相加模型,可以得到如下指标:

1. 交互作用相对超额危险度(relative excess risk of interaction,RERI)

$$RERI = \frac{R_{11} - (R_{10} + R_{01}) + R_{00}}{R_{00}} \qquad (式 27\text{-}14)$$

当 $RERI = 0$ 时,意味着没有相加效应的交互作用。

2. 交互作用归因比(attributable proportions of interaction,API)

$$API = \frac{R_{11} - (R_{10} + R_{01}) + R_{00}}{R_{11}} \qquad (式 27\text{-}15)$$

交互作用归因比 API 可以评价两因素同时存在时,其危险度中可归因于交互作用的比例,故公共卫生学意义较大。当 $API = 0$ 时,意味着没有相加效应的交互作用。

3. 交互作用指数(the synergy index,S)

$$S = \frac{R_{11} - R_{00}}{(R_{10} - R_{00}) + (R_{01} - R_{00})} \qquad (式 27\text{-}16)$$

当交互作用指数 $S=1$ 时,两因素间没有相加效应的交互作用。而当两因素效应方向相同时,S 偏离 1 越远,往往意味着交互作用越强。

需注意上述各指标只是点估计,存在着抽样误差,若需判断交互作用是否存在,则须通过可信区间或假设检验来实现,但计算相对较烦琐,且使用后面所述的回归分析也可以实现,故这里不再进行介绍。

三、相乘交互作用的回归分析

由于回归模型能在控制了其他因素之后评价研究因素的效应,且诸多传统分析方法,亦能在回归分析中找到相应的解决措施,故在危险度评价中得到日益广泛的应用。流行病学中常用的回归方法包括一般线性模型（general linear model）、Logistic 回归模型、Poisson 回归模型等，以下以广泛使用的 Logistic 回归模型为例，探讨相乘交互作用的识别。

（一）Logistic 回归模型简介

Logistic 回归模型是一种常见的识别相乘效应的交互作用的方法，可用于横断面调查、病例对照研究和队列研究资料的分析。一个带有交互作用的两因素 Logistic 回归模型为：

$$\ln\left(\frac{P}{1-P}\right)=\beta_0+\beta_A X_A+\beta_B X_B+\beta_{AB}X_{AB} \tag{式 27-17}$$

其中 X_A、X_B 分别为代表因素 A 和 B 的变量，可以是二分类、多分类、等级或数值变量，X_{AB} 表示 A 和 B 的交互作用。若 X_A、X_B 均为二分类变量，取值为 0 表示该因素不存在，取值为 1 表示相应因素存在，且 X_{AB} 取值为 0 时表明交互作用不存在，为 1 时表明交互作用存在，则根据 Logistic 回归的原理，

$$OR_{A=1,B=1/A=0,B=0}=\exp(\beta_A+\beta_B+\beta_{AB})$$

而当交互作用不存在，即 $\beta_{AB}=0$ 时，

$$OR_{A=1,B=1/A=0,B=0}=\exp(\beta_A+\beta_B)=OR_{A=1,B=0/A=0,B=0}\cdot OR_{A=0,B=1/A=0,B=0}$$

即不存在相乘效应的交互作用。故检验 β_{AB} 是否为 0 便可判断相乘效应的交互作用是否存在。

估计 Logistic 回归模型的参数，需采用极大似然估计、加权迭代最小二乘（IWLS）估计。对回归系数的检验，常用的方法有 WALD 法和似然比检验（likelihood ratio test）法。WALD 检验每次只能检验一个回归系数，而似然比检验可以同时检验多个因素的联合效应。当两个因素 A 和 B 间互相独立时，使用 WALD 检验和似然比检验的结论相同；当两者间存在相关性时，应当使用似然比检验。目前常用的统计软件（SPSS，SAS 等）都能给出 Logistic 回归的参数估计和假设检验结果。

建模时需注意，如果交互作用项有统计学意义，即使构成交互作用的某因素本身没有统计学意义，那么在最后的模型中也应当包括该因素。如模型中包含 X_{AB}，则模型中必须也包含 X_A 和 X_B。

（二）不同自变量类型下的 Logistic 回归模型

使用回归模型分析交互作用时，研究因素的取值特点对模型的效果和结论的解释有很大影响。以下分别针对不同的研究因素类别，介绍 Logistic 回归模型中交互作用的识别和解释。

1. A 和 B 均为二分类变量时，只需将对应变量分别赋值为 0 或 1，再产生一个新变量为 X_A 和 X_B 的乘积项，作为 A 和 B 的交互作用项。

例 27-4　一项吸烟与肺癌关系的病例对照研究资料如表 27-8。

表 27-8　一项吸烟与肺癌关系的病例对照研究资料

性别	吸烟	病例（$Y=1$）	对照（$Y=0$）	合计
男（$sex=1$）	是（$smoke=1$）	1425	1025	2450
	否（$smoke=0$）	10	56	66
女（$sex=0$）	是（$smoke=1$）	85	82	167
	否（$smoke=0$）	20	58	78

欲建立的 Logistic 回归模型为

$$\text{logit}P = a + b_1 \cdot smoke + b_2 \cdot sex + b_3 \cdot smoke \cdot sex$$

利用极大似然法,估计出的结果见表 27-9。

表 27-9　Logistic 回归模型之估计结果

变量	回归系数(b)	标准误(s_b)	z	P
吸烟(b_1)	1.10	0.30	3.64	<0.001
性别(b_2)	-0.66	0.43	-1.53	0.126
交互作用(b_3)	0.95	0.46	2.07	0.038
常数项(a)	-1.06	0.26	-4.11	<0.001

模型中,是否吸烟(b_1)有统计学意义($P<0.001$),性别(b_2)无统计学意义($P=0.126$),但两者之间存在交互作用($P=0.038$)。由于交互作用有统计学意义,最终的模型中也应当包括本身无统计学意义的性别,即

$$\text{logit}P = -1.06 + 1.10 \cdot smoke - 0.66 \cdot sex + 0.95 \cdot smoke \cdot sex$$

根据模型,可以计算得

$$OR_{女,吸烟/女,不吸烟} = \exp(b_1) = 3.01$$
$$OR_{男,吸烟/男,不吸烟} = \exp(b_1 + b_3) = 7.77$$
$$OR_{男,吸烟/女,吸烟} = \exp(b_2 + b_3) = 1.34$$
$$OR_{男,吸烟/女,不吸烟} = \exp(b_1 + b_2 + b_3) = 4.01$$

可见,吸烟的女性发生肺癌的风险是不吸烟女性的 3.01 倍;吸烟的男性发生肺癌的风险是不吸烟男性的 7.77 倍;吸烟的男性发生肺癌的风险是吸烟女性的 1.34 倍;而吸烟的男性发生肺癌的风险是不吸烟女性的 4.01 倍。注意此时由于交互作用项有统计学意义,一般不单独对某一因素的作用进行解释。

2. 当 A 或 B 为多分类变量时,构建模型须用哑变量。此时会存在多个交互作用项,只要其中一个有意义,那么一般应当将所有哑变量类型都纳入最终模型,此时用似然比检验较为合理。当 A 或 B 为等级变量时,需考虑是按等级还是分类变量将其纳入模型,详见多元统计分析的专著。

3. 若 A 为分类变量、B 为数值变量,此时观察结果与 B 变量间的关系可以认为是一种剂量-反应关系(dose-response relation),而交互作用的存在,意味着在 A 的不同取值下,B 与结果变量的剂量-反应关系的趋势不同。由于传统的方法都是基于模型的(model based methods),在识别交互作用是否存在前,必须假设结果变量与 B 间的关系呈现出某种已知的趋势,故模型的正确指定成为分析是否成功的前提。

如果两个变量都是数值变量,交互作用体现为剂量-反应曲面(dose-response surface),这对建模方法、模型的指定提出了更高的要求。如果再按照分类变量的方法,用两变量相乘来得到交互作用项,将使数据变得非常稀疏(sparse),导致检验效能也急剧地下降。因此,在没有专业依据时,去给模型指定一个交互作用项并不合适。目前常用的解决方法有:

(1)将数值变量离散化,即将数值变量转换为等级甚至无序分类变量。一方面使得协变量组合的个数变少,从而提高检验效能;另一方面也使得模型更为简单,便于解释。然而,这

种转换往往要丢失某些信息,同时,转换时如果机械地将定量变量按某一水准分段,也有可能掩盖了因素的真实效应。

(2)既然对原始数据进行假设不尽合理,在样本含量足够大时,让数据本身来提供一个趋势也许更为合适。但是直接观察原始数据,由于存在着随机误差,使得观察值间是不光滑的,不连续的,阻碍了对趋势的考察。近年来,半参数回归方法(semi-parametric regression model)在统计学中得到了日益广泛的应用。与传统参数方法不同,半参数方法较少去指定模型的具体形式,而是倾向于由数据本身体现出趋势,因此广泛应用于从大量数据中探索数据特征、挖掘数据信息的研究中,如数据挖掘、机器学习等领域。

广义加法模型(generalized additive model,GAM)是半参数回归模型中最常见的模型之一,由 T. Hastie 等提出,其一般形式为

$$g(\mu) = \alpha + \sum_{i=1}^{p} f_i(X_i)$$

其中,$g(.)$ 为广义线性模型中的联接函数,指定方法与广义线性模型相同;$f_i(.)$ 为平滑算子(smooth operator),是利用某一个观察对象周围的观察对象的值来对该值进行估计的运算符,常用的有样条平滑(spline smooth)、分段多项式(piecewise polynomial)等。与传统参数方法相比,GAM 既有可解释性,又更为灵活。

以 Logistic 加法模型为例,一个包含交互作用的模型为

$$\ln\left(\frac{P}{1-P}\right) = \beta_0 + f_A(X_A) + f_B(X_B) + f_{AB}(X_A, X_B)$$

式中 $f_A(.)$,$f_B(.)$,$f_{AB}(.)$ 分别为未指定的函数,其中 $f_{AB}(.)$ 是 A 和 B 两因素形成的二元平滑曲面,如果经假设检验发现其有统计学意义,则这条反应曲面是由不平行的多条剂量反应曲线相互交叉而成,说明在 A 的不同水平下,B 的剂量-反应呈现不同的趋势。对 GAM 模型的估计需采用 back-fitting 和 local-scoring。而检验交互作用是否存在,也即检验 $f_{AB}(.) = 0$,可通过似然比检验来进行。

例 27-5 在一项导致术后感染的诱因研究中,研究者关心的指标有术前血糖浓度(mg/dl)、淋巴细胞百分比(%)。受试对象为 2318 名手术病人,其中 461 人(19.9%)发生了术后感染(Carmen Cadarso-Suarez 等,2005)。

含有交互作用的 GAM 模型需要用 R 软件进行估计:

$$\ln\left(\frac{p}{1-p}\right) = \alpha + f_{淋巴细胞百分比}(淋巴细胞百分比) + f_{血糖}(血糖浓度)$$

$$+ f_{血糖,淋巴细胞百分比}(血糖浓度,淋巴细胞百分比) + f_{年龄}(年龄) + f_{性别}(性别)$$

在用 R 软件估计出回归方程后,检验得交互作用项有统计学意义($P < 0.02$),说明血糖浓度和淋巴细胞百分比间存在着交互作用。与一般参数回归不同,GAM 不给出回归模型的具体表达式,即没有回归系数可供对危险度进行评价。但可以根据估计的模型来进行回代,从而估计出各种自变量组合下的 $\ln(OR)$ 值,并绘制出反应曲面,依靠反应曲面来判断交互作用的形式。实际上,在不同血糖水平下,淋巴细胞百分比增加导致的 OR 变化趋势是不同的。在血糖为 80mg/dl 附近时,OR 随着淋巴细胞百分比的增加而下降,而在血糖为 200mg/dl 附近时,OR 随着淋巴细胞百分比先减少、后增加,呈现出非常复杂的模式。见图 27-1。

以上是以 Logistic 回归为例,探讨相乘效应交互作用的统计学识别。在病例-对照研究、横断面研究和队列研究中,若观察指标为二分类或多分类时,效应指标为 OR 或 RR 时,都可

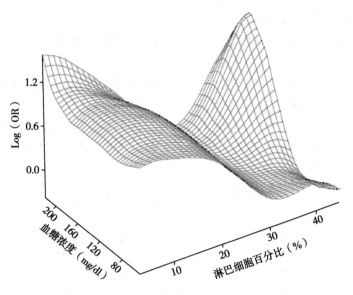

图 27-1　血糖浓度、淋巴细胞百分比与院内感染发生风险的平滑曲面图
（Carmen Cadarso-Suarez 等,2005）

以利用 Logistic 回归进行分析;若观察指标为单位时间(人年)或空间中的事件数,可用 Poisson 回归;若研究的是从开始观察到终点事件发生之间的时间,则可建立 Cox 比例风险回归模型、指数回归模型、Weibull 回归模型,这些方法都可以分析相乘效应的交互作用,建模策略和意义解释均与 Logistic 回归类似,详见有关的专著。

四、相加交互作用的回归分析

在公共卫生领域中,对相加效应的交互作用更为关心。对于相加效应的交互作用,可以采用相加效应模型分析。

一般线性模型是一种最简单的衡量相加效应的模型。用 A 和 B 两个变量分别代表两个研究因素,令 μ_{11}、μ_{10}、μ_{01}、μ_{00} 分别表示$(A=1,B=1)$、$(A=1,B=0)$、$(A=0,B=1)$ 及 $(A=0,B=0)$4 种组合下的观察值的平均水平,见表 27-10。

表 27-10　两个二分类因素各组合下的均数

	$B=0$	$B=1$
$A=0$	μ_{00}	μ_{01}
$A=1$	μ_{10}	μ_{11}

则一个带有交互作用的线性回归模型为

$$\mu = \alpha + \beta_A X_A + \beta_B X_B + \beta_{AB} X_{AB}$$ 　　　　（式 27-18）

该模型实际上是一个方差分析模型。当模型中交互作用项的回归系数无统计学意义时,即 $\beta_{AB}=0$ 时,效应间是可加的。

$$\mu_{11} - \mu_{00} = \mu_{10} - \mu_{00} + \mu_{01} - \mu_{00}$$

若

$$\mu_{11} - \mu_{00} > \mu_{10} - \mu_{00} + \mu_{01} - \mu_{00}$$

表现为协同作用,反之为拮抗作用。

如果观察指标是某事件的发生率,则相加效应的交互作用表现为

$$P = \alpha + \beta_A X_A + \beta_B X_B + \beta_{AB} X_{AB} \tag{式 27-19}$$

此时的效应指标可以是归因危险度(AR)或率差(RD)。但建模时由于应变量为概率P,故不可取值为负或大于1,否则没有实际意义。

例 27-6 仍以例 27-1 为例,以变量 X_A、X_B 分别表示是否使用 A 药和是否使用 B 药,若取值为 0 表示未使用相应药物,取值为 1 表示使用了对应药物。以两者的乘积作为交互作用项,欲建立的相加效应模型形式为

$$P = a + b_1 \cdot X_A + b_2 \cdot X_B + b_3 \cdot X_A \cdot X_B$$

见表 27-11。

表 27-11 一般线性模型对例 27-1 数据的估计结果

变量	回归系数(b)	标准误(s_b)	t	P
用药 A(b_1)	0.280	0.079	3.54	<0.001
用药 B(b_2)	0.126	0.080	1.58	0.116
交互作用(b_3)	0.290	0.112	2.58	0.010
常数项(a)	0.237	0.056	4.27	<0.001

模型中用药间存在相加效应的交互作用。最终的模型为:

$$P = 0.237 + 0.280 \cdot X_A + 0.126 \cdot X_B + 0.290 \cdot X_A \cdot X_B$$

由于交互作用项有统计学意义,故在评价危险度时一般不单独去评价某个因素的作用,而是结合两个因素一起评价。如同时使用 A、B 药与两药都不用时的率差为:

$$
\begin{aligned}
RD &= P_{11} - P_{00} \\
&= (0.237 + 0.280 \cdot 1 + 0.126 \cdot 1 + 0.290 \cdot 1 \cdot 1) \\
&\quad - (0.237 + 0.280 \cdot 0 + 0.126 \cdot 0 + 0.290 \cdot 0 \cdot 0) \\
&= 0.933 - 0.237 = 0.696
\end{aligned}
$$

结果与例 27-1 者相同。

五、交互作用的模型选择

如前所述,交互作用的存在与否与选择的模型密切相关,那么应该如何选择模型呢? Breslow 和 Storer(1985 年)提出了一个办法,即用广义相对危险度模型(general relative risk model)加以拟合,然后采用与研究资料最接近的模型来确定交互作用。

令 ψ 表示相对危险度,β 表示回归系数,λ 表示尺度参数,那么可以建立模型:

$$\ln(\psi) = \begin{cases} \dfrac{(1 + \beta_A X_A + \beta_B X_B + \beta_{AB} X_{AB})^{\lambda} - 1}{\lambda} & \lambda \neq 0 \\ \ln(1 + \beta_A X_A + \beta_B X_B + \beta_{AB} X_{AB}) & \lambda = 0 \end{cases} \tag{式 27-20}$$

该模型中,λ 的不同取值便对应了不同的交互作用。

若 $\lambda = 0$,那么

$$\psi = 1 + \beta_A X_A + \beta_B X_B + \beta_{AB} X_{AB}$$

对应于相加效应的交互作用。

而若 $\lambda = 1$,

$$\ln(\psi) = \beta_A X_A + \beta_B X_B + \beta_{AB} X_{AB}$$

对应于相乘效应的交互作用。在 λ 的不同设定下,构建一系列模型。利用偏差统计量(deviance)来衡量模型拟合效果,并利用 Pearson χ^2 值进行拟合度检验,从而选择最佳模型,以明确资料应采用的交互作用模型。偏差统计量越小,拟合的效果越佳。

为了保证上式中对数符号内的符号永远为正,在对变量进行编码时要注意,尽量将对应最小风险的自变量取值定义为基线,并相应定义自变量。

六、交互作用的图形描述

利用平均响应图(average response plot)来描述交互作用,有助于在资料分析初期摸索交互作用的模式,在解释结论时帮助读者理解交互作用的方向。本节中将简要介绍研究因素为两个二分类变量时的平均响应图的制作和解释。

仍以 A 和 B 两个变量分别代表两个二分类研究因素,取值为 0 和 1,分别代表两个危险因素不存在或存在。若令效应尺度为 OR,用 OR_{11}、OR_{10}、OR_{01} 和 OR_{00} 分别表示以 $(A=0, B=0)$ 为参比时,$(A=1, B=1)$、$(A=1, B=0)$、$(A=0, B=1)$ 及 $(A=0, B=0)$ 4 种情况下的 OR,见表 27-12。

表 27-12 两个二分类因素各组合下的 OR

	$B=0$	$B=1$
$A=0$	OR_{00}	OR_{01}
$A=1$	OR_{10}	OR_{11}

若以横轴代表 A 的水平、实线和虚线分别代表 $B=1$ 和 $B=0$ 的水平,纵轴为 $\ln(OR)$,那么 $\ln(OR)$ 与 A 和 B 的关系之常见类型可表示为图 27-2 的 6 种情形。

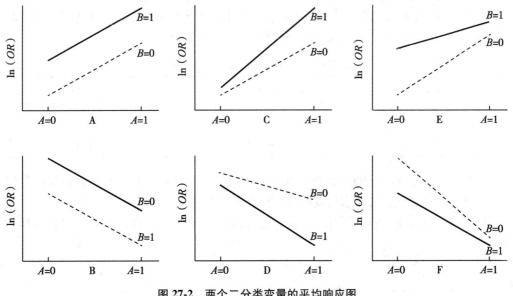

图 27-2 两个二分类变量的平均响应图

图 A、B 中,两条线均平行。图 A 中,A 和 B 单独作用时,均能使 $\ln(OR)$ 增加,图 B 中,A 和 B 单独作用时,均能使 $\ln(OR)$ 减少。A 和 B 共同作用时,两图中 $\ln(OR)$ 均满足可加性。由于对数尺度下的可加性即原始尺度下的可乘性,即

$$OR_{11/00}=OR_{10/00} \cdot OR_{01/00} \text{ 或 } \ln OR_{11/00}=\ln OR_{10/00}+\ln OR_{01/00}$$

此时,回归方程中,交互作用项系数为 0。

图 C、D 中,两条线互相分离。图 C 中,A 和 B 单独作用时,均使 $\ln(OR)$ 增加,当 A 和 B 共同作用时,$\ln(OR)$ 增加的程度大于 A 和 B 单独作用之和,$\ln(OR)$ 不满足可加性。即

$$OR_{11/00}>OR_{10/00} \cdot OR_{01/00} \text{ 或 } \ln OR_{11/00}>\ln OR_{10/00}+\ln OR_{01/00}$$

而在图 D 中,A 和 B 单独作用时,均使 $\ln(OR)$ 减少,当 A 和 B 共同作用时,$\ln(OR)$ 减少的程度大于 A 和 B 单独作用之和,$\ln(OR)$ 不满足可加性。即

$$OR_{11/00}<OR_{10/00} \cdot OR_{01/00} \text{ 或 } -\ln OR_{11/00}>(-\ln OR_{10/00})+(-\ln OR_{01/00})$$

在这两种情况下,回归方程中交互作用项系数与主效应项系数方向一致,即为对数尺度下的超可加性。

图 E、F 中,两条线互相靠近。图 E 中,A 和 B 单独作用时,均使 $\ln(OR)$ 增加,当 A 和 B 共同作用时,$\ln(OR)$ 增加的幅度小于 A 和 B 单独作用之和,$\ln(OR)$ 不满足可加性。即

$$OR_{11/00}<OR_{10/00} \cdot OR_{01/00} \text{ 或 } \ln OR_{11/00}<\ln OR_{10/00}+\ln OR_{01/00}$$

而在图 F 中,A 和 B 单独作用时,均使 $\ln(OR)$ 减少,当 A 和 B 共同作用时,在对数尺度下,$\ln(OR)$ 减少的程度小于 A 和 B 单独作用之和,$\ln(OR)$ 不满足可加性。即

$$OR_{11/00}>OR_{10/00} \cdot OR_{01/00} \text{ 或 } -\ln OR_{11/00}<(-\ln OR_{10/00})+(-\ln OR_{01/00})$$

在这两种情况下,说明交互作用项系数与主效应项系数方向相反,即为对数尺度下的次可加性。

由上图可知,若两因素间没有交互作用,则在某一因素的各水平下,反映效应指标与另一因素之趋势的线段间互相平行;若彼此间互相靠拢或相互分离,则提示可能存在交互作用。同时,根据线段间的关系,判断交互作用的方向也较为方便、直观。

例 27-7 以例 27-4 的资料为例,为探索交互作用的形式和方向,可以利用原始资料计算出各种组合下的 $\ln(OR)$,并绘制成平均响应图。见表 27-13。

表 27-13 各种因素组合下的 $\ln(OR)$

性别	不吸烟	吸烟
女	0.00	1.10
男	-0.66	1.39

由图 27-3 可见,对应于性别的两条线不平行,意味着性别不同时,吸烟导致肺癌的风险不同。表明在对数尺度下,性别和吸烟间呈现出相加效应的交互作用。

但需注意的是,平均响应图有时候较为主观,交互作用是否存在还需要通过假设检验来进行判断。

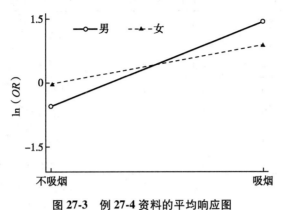

图 27-3 例 27-4 资料的平均响应图

第三节　生物学交互作用

统计学交互作用是一种表现形式,而生物学交互作用更关注于因果关联,强调的是"机制上的交互作用"(mechanical interaction),是充分病因的共同参与,即用暴露等因素导致的生理学变化和(或)生化反应来阐述交互作用的具体机理。但在流行病学研究中,即便能对交互作用的生物学机制有足够清晰的认识,往往也不能精确地预测结局是否发生。原因在于这种生物学机制往往也是一种科学上的简化,无法包含所有的因素、噪音及变异。

影响生物学模型效果的一个关键是,同一现象可以用几种截然不同的机制来阐明。为了克服这一局限性,一些学者提出了一些更为抽象的方法来定义生物学交互作用,这些定义并不依赖任何疾病过程的具体机理模型。本节介绍其中的两种方法:一个是反事实法(counterfactuals approach),在药理学中已有长期的应用(至少追溯到 20 世纪 20 年代);其次是流行病学中更为常用的充分病因法(sufficient cause approach)。

一、反事实法

假设要研究固定队列中两个固定变量 X 和 Y 对于 10 年死亡率 D 的效应。如果 X 和 Y 是二分类变量,队列中每一个随访对象可能有$(X=0,Y=0)$、$(X=1,Y=0)$、$(X=0,Y=1)$ 或 $(X=1,Y=1)$ 4 种暴露组合。进而,对于每一种组合,一个随访对象均有两种可能结局:他们或者存活 10 年 $(D=0)$ 或者没有 $(D=1)$。这样,根据随访对象对任一暴露组合的反应,队列中可能有 $2\times2\times2\times2=2^4=16$ 种类型的随访对象,见表 27-14。表中主体内容是结局$(D=0$ 或 1$)$,列为暴露组合,最后一列为简单说明。对于 1、4、6、11、13、16 这 6 种类型来说,至少有一个因素无效应(既没有单独的效应,也未体现出修饰作用),因此可能无交互作用。其他 10 种类型可以看作一定条件下具有某种类型交互作用。

表 27-14　两个二分类暴露变量的四种可能组合的结局类型

	暴露组合（类型）				说明
	$X=1$ $Y=1$	$X=0$ $Y=1$	$X=1$ $Y=0$	$X=0$ $Y=0$	
1	1	1	1	1	无效应
2*	1	1	1	0	X 和 Y 联合致病（简单相加）
3*	1	1	0	1	Y 拮抗 X 防病（防病拮抗）
4	1	1	0	0	X 无效应，Y 致病
5*	1	0	1	1	X 拮抗 Y 防病（防病拮抗）
6	1	0	1	0	Y 无效应，X 致病
7*	1	0	0	1	相互拮抗（防病拮抗）
8*	1	0	0	0	X 和 Y 联合致病（致病协同）
9*	0	1	1	1	X 和 Y 联合防病（防病协同）
10*	0	1	1	0	相互拮抗（致病拮抗）
11	0	1	0	1	X 防病，Y 无效应
12*	0	1	0	0	X 拮抗 Y 致病（致病拮抗）
13	0	0	1	1	X 无效应，Y 防病
14*	0	0	1	0	Y 拮抗 X 致病（致病拮抗）
15*	0	0	0	1	X 和 Y 联合防病（简单相加）
16	0	0	0	0	无效应（不易感）

* 代表正要讨论的交互作用反应类型

　　表 27-14 中的部分交互作用类型较为典型，易于判断，如类型 8，两个因素单独存在时都不能致病，但同时作用时却足以致病，可称为协同效应。而类型 10 与类型 8 相反，两个因素单独存在时都可致病，但同时作用时却相互抵消，反而不致病，称作拮抗效应。其他交互作用类型则不易识别。

　　现假设 p_k 是某一队列研究中第 k 种类型个体所占的比例（$k=1,\cdots\cdots,16$）。表 27-14 的一个优点就是，只要把相关列中为"1"所对应的 p_k 相加，就可以得到在 4 种所列暴露组合中任意一种情况下队列的平均危险度（发病率比）。因此，得到了下面的一般式：

$$R_{11}=(X=1,Y=1)时的平均危险度$$
$$=p_1+p_2+p_3+p_4+p_5+p_6+p_7+p_8$$
$$R_{01}=(X=0,Y=1)时的平均危险度$$
$$=p_1+p_2+p_3+p_4+p_9+p_{10}+p_{11}+p_{12}$$
$$R_{10}=(X=1,Y=0)时的平均危险度$$
$$=p_1+p_2+p_5+p_6+p_9+p_{10}+p_{13}+p_{14}$$
$$R_{00}=(X=0,Y=0)时的平均危险度$$
$$=p_1+p_3+p_5+p_7+p_9+p_{11}+p_{13}+p_{15}$$

对于一个无任何类型交互作用的队列来说,不同的暴露模式中观察到的平均危险度之间形成危险度可加的关系(相加模型)。没有任何交互作用类型的情况下,只有 p_1, p_4, p_6, p_{11}, p_{13} 和 p_{16} 是非零的。这样,4 种可能的同质暴露模式的发病比例如下:

$$R_{11} = (X=1, Y=1) \text{时的平均危险度} = p_1 + p_4 + p_6$$

$$R_{01} = (X=0, Y=1) \text{时的平均危险度} = p_1 + p_4 + p_{11}$$

$$R_{10} = (X=1, Y=0) \text{时的平均危险度} = p_1 + p_6 + p_{13}$$

$$R_{00} = (X=0, Y=0) \text{时的平均危险度} = p_1 + p_{11} + p_{13}。$$

那么若计算危险度之差,则有:

$$R_{11} - R_{00} = p_1 + p_4 + p_6 - (p_1 + p_{11} + p_{13}) = ((p_1 + p_4 + p_{11}) - (p_1 + p_{11} + p_{13}))$$
$$+ ((p_1 + p_6 + p_{13}) - (p_1 + p_{11} + p_{13})) = (R_{01} - R_{00}) + (R_{10} - R_{00}) \qquad \text{(式 27-21)}$$

等价于式 27-1 和式 27-2。但式 27-1 或式 27-2 可用以描述研究队列之间危险度的差异,而式 27-21 指的是同一研究队列不同暴露条件下所观察到的危险度,反映了暴露与结局之间的因果关系。由于在实际研究中,同一队列不可能出现于不同暴露条件下,故必须用描述性的等式 27-1 来代替因果关系式 27-21。可以通过对各队列间的对比来检验式 27-21,但这样做时须尽量确保无混杂存在。如果检测到了混杂,则必须进行调整(如标准化、协变量调整等),使得研究队列能准确地表现出暴露条件下发生的情况。

二、交互作用的充分病因模型

充分病因(sufficient cause)是指必然导致结果所需条件或事件的最小集。"最小"意味着该集中所包含的条件或事件都是必需的。因此生物学交互作用也可被定义为同一充分病因中两个成分的共同参与,也被称为因果协作用(causal co-action)或联合作用(joint action)。一个成分相当于一个危险因素或变量。若两个成分缺任一都不会导致结果的发生,称为组分间的协同交互作用或协同作用。相反,有些疾病的发生机制可能需要一个因素不存在而另一个因素存在,两因素同时存在则不会导致疾病发生,这称为组分间的拮抗交互作用或拮抗作用。

如果两因素不联合参与同一充分病因,那么将没有病例归因于它们的协同作用。同样,如果需要一个因素不存在而另一个因素存在的充分病因不存在,那么因素的拮抗交互作用也不能预防疾病发生。两因素无交互作用或效应独立,即意味着因素间的联合作用既没有引起疾病,也未能预防疾病。

两因素也可能因竞争致病而相互作用。这时,两因素将不分享同一充分病因,只要有其中之一就可以完成充分病因而致病,因此所有的充分病因都竞争致病。

三、生物学交互作用的反事实法和充分病因法之间的关系

表 27-15 用于说明两者之间的关系,展示了二分类变量 X 和 Y 的可能的九种充分病因。每个方框中的"U_k"代表除了 X 和 Y 以外所有的完成充分病因所必需的组分病因。如果对于某人 $U_k(k=A、B、C、D、E、F、G、H、I)$ 存在,即意味著除了 X 或 Y 外充分病因 k 是完全的,则称该个体有充分病因 k 的危险或对充分病因 k 易感。

表 27-15　两个二分类变量充分病因的 9 种类型

充分病因类型	说明
A	X 和 Y 不相关
B	$X=1$ 必需, Y 不相关
C	$Y=1$ 必需, X 不相关
D	$X=0$ 必需, Y 不相关
E	$Y=0$ 必需, X 不相关
F	$X=1$ 和 $Y=1$ 必需
G	$X=1$ 和 $Y=0$ 必需
H	$X=0$ 和 $Y=1$ 必需
I	$X=0$ 和 $Y=0$ 必需

U = 充分病因的所有其他组分

　　如果已知个体的充分病因危险情况,我们可以推导出任一个体的病因反应类型。例如,不管 X 或 Y 如何,任一处于充分病因 A 危险中的个体注定发病,故该个体在表 27-14 中属于反事实反应类型 1。同样,处于充分病因 B 中且无其他充分病因危险的个体只有 $X=0$ 时不患病,这是类型 6;处于充分病因 C 中且无其他充分病因危险的个体只有 $Y=0$ 时不患病,这是反应类型 4。

一般来说,完全不同的充分病因易感性组合可以产生相同反应类型。虽然如此,但是有几个反应类型对应于唯一的充分病因。协同反应类型(表 27-14 中的类型 8)就是一个例子,对于他们如果且只要 $X=Y=1$ 就发病。导致这样的协同反应的易感性模式是唯一的,只有处于充分病因 F 危险中的个体才属于该模式。

第四节　基因与环境交互作用的分析

随着人类对疾病发生发展过程认识的不断加深,那种认为疾病单纯是由于遗传或由于环境所造成的看法已遭到摒弃。一般认为,绝大多数疾病的发生,既有遗传的因素,又有环境的作用,而且两者的效应往往并非互相独立,呈现出一定的交互作用,称为基因-环境交互作用(gene-environmental interaction)。

一、基因-环境交互作用的定义

Ottman 根据基因与环境对疾病作用的形式,定义了 5 种不同基因-环境交互作用的模式,见图 27-4。

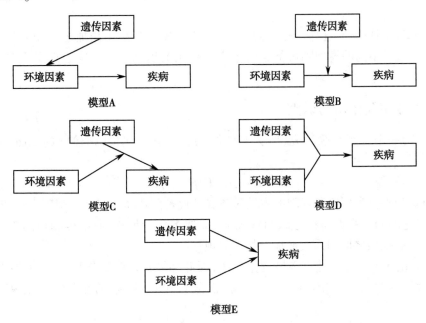

图 27-4　五种基因-环境交互作用的模式图

1. 模型 A　环境是导致疾病的原因,基因本身不直接导致疾病,但能够诱发环境暴露。如常染色体隐性疾病苯丙酮尿症(PKU),当患者有两个致病等位基因(纯合子)时,患者将缺乏一种将苯丙氨酸转换为酪氨酸的酶,从而在出生后导致苯丙氨酸堆积从而引发智力障碍。若出生后给予饮食控制,智力障碍则不会发生。即便患儿并非致病等位基因的纯合子,但由于其母有关酶的缺乏,在子宫内也有可能发生苯丙氨酸堆积。在这里,苯丙氨酸堆积是发生智力障碍的原因,不管有无致病等位基因,苯基丙氨酸堆积导致智力障碍的风险是一样的,故严格来讲,这种关系并非统计学上的交互作用。

2. 模型 B 环境是导致疾病的原因,基因本身不直接导致疾病,但能够加强环境暴露的作用。如干皮病(xeroderma,一种常染色体隐性疾病)、紫外线辐射和皮肤癌的关系。过量的紫外线辐射暴露在一般人群中增加了患皮肤癌的风险,但干皮病患者缺乏一种修复由于紫外线辐射导致的 DNA 损伤的酶,因而具有更高的发病风险。如果这些干皮病患者避免暴露于日光下,他们就不会患此种肿瘤。

3. 模型 C 基因是导致疾病的原因,环境能加强它的作用,但若没有基因,环境单独不能导致疾病。如卟啉症(porphyria variegate,一种常染色体显性遗传病),能引发轻重程度不同的皮肤疾患,包括对阳光过于敏感及皮肤易于龟裂。如果他们暴露于巴比妥酸盐,一种对于正常人本无害的物质,他们会发生严重的损伤,甚至致死。

4. 模型 D 基因和环境必须都存在,才能诱发疾病。如 G6PD 缺乏的个体(X 染色体隐性疾病),具有这种基因型的人食用蚕豆时,会发生溶血。而若正常个体,食用蚕豆不会导致溶血。

5. 模型 E 基因和环境单独就能诱发疾病,但两者同时存在时,能相互协同或拮抗。例如 Alpha-1-抗胰蛋白酶缺陷、吸烟及慢阻肺之间的关系,若个体吸烟但没有 Alpha-1-抗胰蛋白酶缺陷时,发生慢阻肺的风险增加;若个体不吸烟,但有 Alpha-1-抗胰蛋白酶缺陷时,风险同样增加。但若两个原因都存在,则风险大大增加,程度高于两个因素单独存在导致的风险之累积。

在模型 B、C、D 中,交互作用是客观存在的,不管模型是采用相加还是相乘效应。然而对于模型 E,选择不同的模型则可能会带来交互作用的识别问题。这一点需要在应用中加以注意。

二、各种交互作用的识别

若研究为一个病例对照研究,所关心的结果为二分类变量,则建立的 Logistic 回归模型为

$$\text{logit } P = \alpha + \beta_E E + \beta_G G + \gamma GE \qquad (\text{式 27-22})$$

式中,E 和 G 分别代表环境和基因的主效应项,GE 代表两者间的交互作用项。β_G、β_E、γ 分别表示 3 者对应的回归系数。在理想的状况下(即样本含量足够,混杂得到控制等),按照式 27-22 所建立的模型之回归系数往往有如下表现:

模型 A:由于基因完全通过环境发生作用,因此环境对疾病的作用更为直接,故 β_G 和 γ 两项往往无统计学意义。由于基因能诱发暴露,故 G 和 E 间存在着相关性,可用列联相关系数来描述。

模型 B:β_G 无统计学意义,但 β_E 和 γ 有统计学意义。

模型 C:与模型 B 相反,β_E 无统计学意义,但 β_G 和 γ 有统计学意义。

模型 D:两个主效应 β_E 和 β_G 均无统计学意义,但交互作用 γ 有统计学意义。

模型 E:两个主效应 β_E 和 β_G 和交互作用 γ 均有统计学意义。

例 27-8 Vandenbroucke JP 等在一项关于口服避孕药(环境因素 E)和 Leiden 因子 V 基因突变(遗传因素 G)与静脉血栓栓塞的病例对照研究中获得了如下的数据。其中静脉血栓栓塞患者 155 例,健康对照 169 人,又生表见表 27-16。

表 27-16 病例对照研究的叉生表

G	E	病例数	对照数	OR
−	−	36	100	1.00
−	+	84	63	3.70
+	−	10	4	6.94
+	+	25	2	34.72
总计		155	169	

以基因和环境暴露都为阴性者作为对比组,各组的 *OR* 呈现出相乘效应的交互作用。使用 Logistic 回归,估计结果见表 27-17。

表 27-17 Logistic 回归模型估计结果

因素	回归系数(b)	标准误(s_b)	z	P
E	1.31	0.26	5.11	<0.001
G	1.94	0.62	3.11	0.002
GE	0.30	0.98	0.31	0.759

可见虽然环境和基因的主效应都有统计学意义,但在相乘效应的假设下,两者没有交互作用。改用识别相加交互作用的方法,如检验 *RERI* 是否为 0,仍未识别出交互作用($P = 0.177$)。究其原因,可能是样本量过少所致。

三、基因-环境交互作用研究中的设计问题

常见的病例对照研究、横断面调查或队列研究中获得的资料均可用于分析基因-环境间的交互作用。在传统的病例对照设计研究基因环境交互作用时,对照组的选择非常重要。受试者是否被选中应当仅仅决定于其是否患病,而与是否暴露无关。但在实际研究中,病例是从所有的病人中随机抽样所得,可能包含多重暴露,而对照往往来自于某一群体,暴露相对较为单一。因而病例组与对照组间在除了所研究的暴露因素外的其他暴露因素上可能存在着不均衡,从而干扰研究结果。同时对照组病人往往不愿意提供遗传信息,造成这部分受试者基因信息缺失,或者提供错误的信息,导致无法进行分析或得出有偏的结论。鉴于传统的设计方法的不足,有研究者提出其他类型的设计方法,如单纯病例研究、不完全病例-对照研究等。

1. 单纯病例设计 Piegorsch 等提出的单纯病例设计(case-only design)是以某一患病人群作为研究对象,收集研究对象的环境暴露资料,采集患者的生物标本,应用分子生物学技术检测基因型。以具有某一基因型的病例作为类病例组,以无该基因型的病例作为类对照组(当基因型较多时,也可以分成多组资料),采用非条件 Logistic 模型等估计两者在疾病发生中的相乘效应交互作用。单纯病例设计主要用于估计遗传与环境暴露的交互作用,也可以用来估计基因与基因之间的交互作用。

单纯病例研究与传统的病例对照研究相比,交互作用估计精度提高(同样检验效能等条件下,所需样本量少),且可以避免因遗传背景不同所造成的选择性偏倚。但应用时要求基

因型与暴露无关,且只能估计交互作用,不能估计基因和环境因素的主效应。且无法调整其他协变量的作用,即无法控制混杂导致的偏倚。

2. 不完全病例对照研究(partial case-control study)　由于对照组的基因信息不易获得,在病例对照研究中,当对照组缺乏基因信息时,称为不完全病例对照研究。表 27-18 为一个简单的不完全病例对照研究资料的示意。在对照中,由于没有遗传信息,只能获取环境暴露的信息,故得到的数据是不完全的。

表 27-18　不完全病例对照研究基因和环境交互作用的分析

	病例($D=1$)				对照($D=0$)		
E	G		合计	E	G		合计
	+(1)	-(0)			+(1)	-(0)	
+(1)	a_1	b_1	$n_{11.}$	+(1)	-	-	$n_{01.}$
-(0)	c_1	d_1	$n_{10.}$	-(0)	-	-	$n_{00.}$
合计	$n_{1.1}$	$n_{1.0}$	$n_{1..}$	合计	-	-	$n_{0..}$

交互作用的估计值为

$$OR_I = \frac{a_1 \cdot d_1}{b_1 \cdot c_1}$$

标准误为

$$se_I = \sqrt{\frac{1}{a_1} + \frac{1}{b_1} + \frac{1}{c_1} + \frac{1}{d_1}}$$

此时还可以估计环境的主效应

$$OR_E = \frac{b_1 \cdot n_{00.}}{d_1 \cdot n_{01.}}$$

标准误为

$$se_E = \sqrt{\frac{1}{b_1} + \frac{1}{d_1} + \frac{1}{n_{01.}} + \frac{1}{n_{00.}}}$$

利用对数线性模型(log-linear model)也可以对不完全病例对照研究的资料进行分析

$$\ln(\mu) = m_0 + a_0 E + m_1 D + \beta_E D \cdot E + \beta_G D \cdot G + \gamma D \cdot G \cdot E$$

在估计出回归方程后,基因-环境交互作用的 OR 及其标准误可以通过下式估计

$$OR_I = \exp(\gamma)$$

不完全病例对照研究与传统的病例对照研究相比,在估计交互作用、环境的主效应方面精度得到提高(同样检验效能条件下,所需样本量少)。与单纯病例研究相比,它除可估计交互作用外,还可估计环境的主效应,且可调整协变量的作用。但同样要求基因型与暴露无关,且亦不能估计基因的主效应。

不管是传统的研究设计方法,还是单纯病例研究、不完全病例对照研究等新设计方法,从中发现有统计学意义的交互作用均只是给出了基因、环境相互作用的联系线索,不能作为直接证据。

第五节 公共卫生学交互作用

如果暴露或干预的成本或效益通过它们所致的新增病例的增减或其他效应指标来衡量,则以这类效应指标为基础的交互作用称为公共卫生学交互作用。有学者提出,新增病例(发病数)或发病率的可加性偏离与公共卫生交互作用是对应的(Blot 等,1979 年;Rothman 等,1980 年;Saracci,1980 年)。如果由各因素所致的超额新增病例不是可加的,为了预测去除或减少其中任何一个因素对公共卫生的影响,人们必须了解所有因素的各层情况。

假设在一个 10 000 名石棉暴露吸烟者的队列中,平均 10 年死亡危险是 0.020;但是如果所有的队列成员在随访之初就戒烟,其将降至 0.002;如果所有的队列成员去除石棉暴露,死亡危险将降至 0.010;如果每一个对象戒烟且去除石棉暴露的话,将降至 0.001。由此可看出这些效应是不可加的,因为

$$RD_{11} = 0.020 - 0.001 = 0.019 > RD_{10} + RD_{01} = (0.002 - 0.001) + (0.010 - 0.001) = 0.010$$

如果吸烟习惯不改变,去除石棉这一暴露因素将使新增病例数从 $0.020 \times 10\ 000 = 200$ 降至 $0.010 \times 10\ 000 = 100$,但是如果每一个对象在随访之初同时戒烟,其去除石棉将使新增病例数从 $0.002 \times 10\ 000 = 20$ 降至 $0.001 \times 10\ 000 = 10$。因此,去除石棉所导致的效益,戒烟者将比不戒烟者大 10 倍。

综合评价这两种因素交互作用的效应,可以采用交互作用归因比(API)。在本例中,$RR_{11} = 0.020/0.001 = 20$,$RR_{10} = 0.002/0.001 = 2$,$RR_{01} = 0.010/0.001 = 10$,$RR_{00} = 1$,那么

$$API = \frac{RR_{11} - (RR_{10} + RR_{0i}) + R_{00}}{RR_{11}} = \frac{20 - (2 + 10) + 1}{20} = 45\%$$

也就是说,新增病例的 45% 是两者交互作用所致。如果去除两者之一,至少能使新增病例减少近一半。

如果新增病例的降低还不能完整测量公共卫生效益,还可以采用其他效益测量指标(例如,所获得的期望生命年或卫生保健成本降低),此时,公共卫生交互作用将对应于该测量指标的不可加性而不是新增病例或危险度差的不可加性。因为公共卫生交互作用的存在和范围可以随着效益测量指标而变化,所以此概念在代数学上平行于统计学交互作用或效应修饰,并且用于研究后者的统计学方法亦可用于研究公共卫生交互作用。然而,公共卫生交互作用研究的不同点在于,是根据公共卫生环境来选择测量指标,而非根据统计学便利或生物学假定。

（胡志斌 戴俊程 编,李佳圆 审）

参 考 文 献

[1] Rothman KJ, Greenland S, Lash TL. Modern Epidemiology[M]. 3rd ed. Philadelphia: Lippincott Williams & Wilkins, 2008.

[2] 陈峰编. 医用多元统计分析方法[M]. 第 2 版. 北京:中国统计出版社, 2007.

[3] 曾光. 现代流行病学[M]. 北京:气象出版社, 2002.

[4] 赵仲堂. 流行病学研究方法与应用[M]. 第 2 版. 北京:科学出版社, 2005.

[5] Vandenbroucke JP, Koster T, Briët E, et al. Increased risk of venous thrombosis in oral-contraceptive users who are carriers of factor V Leiden mutation[J]. Lancet, 1994, 344:1453-1457.

[6] Ottman R. Theoretical epidemiology: Gene-environment interaction: definitions and study designs [J].

Preventive Medicine,1996,25:764-770.

［7］Carmen CS,Javier RP,Adolfo F. Effect measures in non-parametric regression with interactions between continuous exposures[J]. Statistics in Medicine. 2006,25:603-621.

［8］柏建岭,荀鹏程,赵杨,等. 不完全病例对照研究基因环境交互作用的估计[J]. 中华流行病学杂志,2006,27(1):72-75.

［9］王培桦,沈洪兵,陈峰,等. 叉生分析在基因-环境交互作用研究中的应用与意义[J]. 中华流行病学杂志,2005,26(1):54-57.

［10］魏生才,李明,高敏,等. 寻常型银屑病单纯病例研究[J]. 中国公共卫生,2002,18(12):1451-1453.

第二十八章

多分类资料的分析

提要: 流行病学资料分析多数是探究暴露与结局的关联程度,暴露与结局变量可分为定量资料和分类资料。在分类资料中,常常面临暴露或结局变量为多分类的情况,包括暴露多分类或结局多分类的多种组合。本章按结局变量分为二分类结局资料和多分类结局资料两大类组合,分别阐述了针对不同资料类型的数据分析原理和操作方法,并结合相关案例对结果进行解释,为多分类资料的分析提供了强有力的参考。

第一节 多分类资料分析前的数据准备

一、多分类变量的类型

流行病学研究中,暴露或结局出现两种以上分类的情况非常普遍。根据类别间是否有程度或等级上的差别,可进一步细分为无序多分类变量及有序多分类变量。前者是指资料按照某些属性分成互不相容的多个类别,类别间无等级上的差别,如 ABO 血型、种族、疾病分型、职业类别等;后者则是指各分类间有程度或等级上的差别,又称等级资料,如疗效判定可分为治愈、好转、无效 3 类,血清学反应分为+、++、+++、++++等。

二、多分类变量的赋值和分析前处理

(一) 无序多分类变量的处理方法

对于无序多分类资料,其数量化常用多个二分类(0,1)哑变量表示。通常的赋值方法是:假设某因素 x 分 k 类,则可用 k-1 个二分类变量表示,这时称每个二分类变量为哑变量。如职业分为教师、工人、农民 3 类,可用 x_1、x_2 表示:其中 $(x_1, x_2) = (1, 0)$ 表示教师,$(x_1, x_2) = (0, 1)$ 表示工人,$(x_1, x_2) = (0, 0)$ 表示农民,则若仅有职业 1 个自变量的 Logistic 回归模型 $logit(P) = \beta_0 + \beta_1 x_1 + \beta_2 x_2$,职业为农民时 $logit(P) = \beta_0$,教师为 $logit(P) = \beta_0 + \beta_1 x_1$,工人为 $logit(P) = \beta_0 + \beta_2 x_2$。详见 Logistic 回归章节。

(二) 有序多分类变量的赋值方法

这类资料分为两种情况,一种是数据本身就是有序多分类变量资料,此类资料一般按顺序赋值为 0,1,2……即可。另一种则是根据实际需要,由数值变量资料转化而来。该类资料常用的赋值方法包括以下 3 种:

1. 专业判断法 在流行病学研究中,对连续数值变量较好的赋值方法是根据专业或背

景知识进行赋值。这些背景知识主要来自预试验、相关文献以及专家评议等。根据实际资料分析需要,可将数值变量资料转化为二分类变量(暴露/非暴露)或序次等级资料,如采用WHO 标准($25kg/m^2$)或我国标准($24kg/m^2$)作为身高体重指数(body mass index,BMI)的界值将研究对象分为"超重或肥胖"和"正常"两类,或根据其更细的分级标准划分为"轻体重""正常""超重"和"肥胖"等有序分类。

2. 等间距法 如果对某些连续性观察变量目前尚没有专业的划分依据,而暴露与结局(风险)间存在线性剂量反应关系时,可按照极差大小,等间距地分为多个组别,并以组中值作为该分类赋值。等间距法是有序多分类资料最常见的赋值方法,在使用时应注意间距大小及其实际意义。

3. 百分位数法 某些连续性资料,目前尚没有较为公认的标准,也没有相关研究给出较为统一的截段值,此时可借助百分位数确定暴露分层。其中以四分位间距法和五分位间距法等最为常见。百分位固定分类也应结合资料特点和实际意义,避免盲目分类,否则会使研究的真实效应被掩盖。

一般地,将连续性指标划分为暴露或不暴露,能揭示该因素的风险界值(划分点)的意义,但会损失大量的原始信息,检验效能会降低;而划分为有序等级分类则可以揭示因素与结局的剂量效应关系。因此转化应慎重,确定最终分析变量可能需要不断地摸索和试探。转换变量的处理参考图 28-1。

在实际流行病学研究中,有时会出现个别分类包含的研究对象过少的现象,由此可能造成估计结果的变异大。此时可考虑通过以下途径加以弥补:一是增大分类间隔,增大每一分类的样本量;二是序次分类资料相邻类别的效应无差异时,可直接将相邻的两个类别合并;三是某一层内的格子频数过少时,可在实际频数基础上加上 0.5 进行校正或直接用理论频数替代;四是应用 Mantel-Haenszel 法、确切概率法和移动平均法等统计方法。

因此,分析过程中如何调整分类暴露变量的设置应遵循如下原则:①暴露因素为无序分类资料的,应将原始测量变量转换为虚拟(哑)变量纳入模型;②暴露因素为有序分类资料的,可以先将不同暴露水平转换为哑变量,探测不同暴露水平下发生结局的风险是否存在趋势效应(风险度逐级升高或降低)。若存在明显趋势效应,可将序次分类变量直接纳入模型进行分析,否则,可按顺序将风险一致的暴露等级合并,重新定义有提示风险意义的暴露分类。

例 28-1 一项探究膳食大豆异黄酮(DISI)与乳腺癌患病风险的研究,由于目前无膳食 DISI(mg/d)摄入量的推荐量标准,研究者以对照组 DISI 摄入量的四分位数将暴露水平(mg/d)划分为①<7.64,②7.64~15.60,③15.61~24.80,④≥24.81 四个等级。分析结果见表 28-1,以<7.64 为参照等级,②暴露等级的 OR = 1.40,无统计学显著性;③和④等级提示风险降低;总体风险度降低无线性趋势(P for trend = 0.16)。因此,将①和②,③和④等级分别合并,结果提示,DISI≥15.61 较<15.61 人群的患乳腺癌 OR 为 0.56,DISI有较明显的保护效应。

表 28-1　大豆异黄酮日摄入量的分布(DISI)与乳腺癌患病风险(aOR 与 $95\%CIs$)

DISI	病例	对照	
Median(Q_L,Q_U)(mg/d)	10.20(6.12,22.84)	15.61(7.64,24.81)	
DISI 暴露四分位	N(%)	N(%)	aOR(95%CI)[a]
<7.64mg/d	121(30.3)	104(26.0)	1
7.64-15.60mg/d	136(34.0)	96(24.0)	1.40(0.72~2.72)
15.61-24.80mg/d	55(13.7)	100(25.0)	0.41(0.19~0.85)
≥24.81mg/d	88(22.0)	100(25.0)	0.93(0.47~1.87)
P_{trend}			0.16
DISI 暴露二分类			
低(<15.61mg/d)	257(64.3)	200(50.0)	1
高(≥15.61mg/d)	143(35.7)	200(50.0)	0.56(0.35~0.88)

注:Q_L:下四分位数;Q_U:上四分位数;aOR:调整比值比;95%CIs:95%可信区间;a:调整了混杂因素

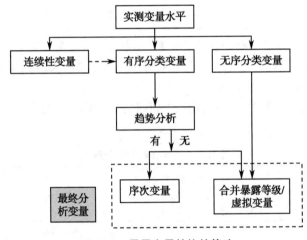

图 28-1　暴露变量转换的策略

(三) 零暴露水平的处理

当暴露为物理变量或时间变量时(如克、包-年、年等),测量值可能为0,趋势分析时,应酌情考虑是否将其剔除。

在删除零暴露组前需注意以下情况:①当资料中多数甚至绝大多数研究对象都为零水平暴露时,盲目剔除零水平组,会降低整个研究的精度及检验效能。②零水平暴露组与其他组基线不一致,组间存在混杂和较大偏倚时,剔除零暴露水平将会造成一系列估计偏差,从而歪曲整个剂量-反应关系。在实际分析过程中,有时很难判断零水平暴露组与其他暴露组间的偏倚程度是否一致,需按照剔除或保留零水平暴露做敏感性分析,若剔除零水平组后,结果变化明显,则应同时报告敏感性分析结果。

由于0不能取对数,可尝试在每一个暴露等级值的基础上均加上一个小正数c,再进行对数转换 ln(c+x)。需注意,对数转换可能会缩小测量等级值之间的间隔,如果原始测量等级跨度就较小,c 值不宜过大,一般取不大于 1 的正数。

三、多分类资料的数据整理

若不考虑有分层因素,根据流行病学研究资料类型不同,多分类资料可整理成两种形式:人时资料的频数表(表 28-2)和非人时资料的频数表(表 28-3)。

在动态随访队列研究中,通常需要观察具体的人时信息,则资料可整理成人时资料的频数表 28-2。

表 28-2　人时资料数据整理表

结局类别(I)	暴露水平(J)				合计
	X_j	……	X_1	X_0	
结局 1	A_{j1}	……	A_{11}	A_{01}	M_{11}
结局 2	A_{j2}	……	A_{12}	A_{02}	M_{12}
……	……	……	……	……	……
结局 i	A_{ji}	……	A_{1i}	A_{0i}	M_{ij}
观察人时	T_j	……	T_1	T_0	T_+

表 28-2 中,若暴露因素为有序多分类资料,可将 X_0 定义为"零暴露水平"或"最低暴露水平",若为无序多分类资料(如宗教信仰或种族),则 X_0 表示为对照水平,一般置于频数表的最右侧。X_j 表示第 j+1 个暴露水平。

在横断面研究、病例对照研究或固定队列研究中,无须考虑人时,其资料可以整理为表 28-3。

表 28-3　频数资料数据整理表

结局类别(I)	暴露水平(J)				合计
	X_j	……	X_1	X_0	
结局 1	A_{j1}	……	A_{11}	A_{01}	M_{11}
结局 2	A_{j2}	……	A_{12}	A_{02}	M_{12}
……	……	……	……	……	……
结局 i	A_{ji}	……	A_{1i}	A_{0i}	M_{ij}
未发生结局	B_j	……	B_1	B_0	B_+
观察人数	N_j	……	N_1	N_0	N_+

四、多分类资料的统计方法概述

流行病学研究的资料分析一般是围绕着暴露因素与结局的关联展开的,为简化描述,本章以结局的类别出发,将资料类型分为:①二分类结局/多分类无序暴露资料;②二分类结局/多分类有序暴露资料;③多分类结局/多分类无序暴露资料;④多分类结局/多分类有序暴露资料;⑤以及多分类时序结局/多分类暴露资料 5 种主要情况分别介绍对应的统计方法,详见表28-4。此外,还应注意暴露因素在群组水平上如果有明显的聚集性,而且这种聚集性在群组水平是独立随机的,则应采用多水平的统计模型。

表 28-4　多分类资料统计分析模型汇总

Y 变量类型	X 变量类型	资料分布描述	单因素分析	多因素分析
二分类	无序多分类	频数/构成比 & 密度率	◇Pearson χ^2	◇广义 M-H 法;Logistic 回归/Cox 风险模型 W 无序暴露变量哑变量转换
二分类	有序多分类	频数/构成比 & 密度率 & 趋势图	◇Pearson χ^2 ◇Mantel 趋势分析	◇广义 M-H 法;Logistic 回归/Cox 风险模型 ◇有序暴露变量探测线性趋势
无序多分类结局	无序/有序分类	频数/构成比 & 密度率	◇联合 Pearson χ^2 ◇暴露有序,联合趋势 χ^2	◇结局为频数资料,无序多分类结果 Logistic 回归分析 ◇结局为人时资料,全时段生存 Cox 模型
有序多分类结局	无序/有序分类	频数/构成比 & 密度率	◇联合 Pearson χ^2 ◇$\chi^2_{回归}$ 分析	◇结局为频数资料,有序多分类 Logistic 回归模型(相邻等级,累积优势 Logistic 回归模型) ◇结局为个体人时资料,间断时间生存 Cox 模型;连续时间累积效应 Cox 模型
二分类/多分类	两水平及以上结构化资料,群组指示变量为分类变量	按群组分层描述频数/构成比 & 密度率	略	◇多水平统计模型

第二节　二分类结局/暴露多分类资料的分析方法

一、资料描述及单因素分析

(一) 暴露为无序多分类资料

在不考虑其他混杂因素的影响,只考虑单一暴露因素(如饮食类型:高脂高蛋白、低蛋白高纤维素、高糖类等)对结局(糖尿病)的影响,资料整理格式见表28-2、表28-3,分布描述多采用构成比或密度率指标。

资料分析过程应先进行联合无效假设检验(即设定 H_0:疾病发生与任何暴露水平均无关),常用方法为 Pearson χ^2 检验(Pearson χ^2 test)。

$$pearson\chi^2 = \sum (A_j - E_j)^2 / E_j, v = J \qquad (式 28-1)$$

其中暴露因素水平为 J,范围从 0 到 j。E_j 表示在联合无效假设成立时 A_j 对应的理论频数。Pearson χ^2 分布就近似于自由度 $v = J$ 的 χ^2 分布。

人时资料的 $E_j = M_{ij}T_j / T_+$

若为频数资料,则 $E_j = M_{ij} N_j / N_+$

应用 Stata 统计分析软件 tabulate 可完成频数资料的 Pearson χ^2 分析。经 Pearson χ^2 检验,若 $P > 0.05$,说明疾病发生与任何暴露水平均无关,则分析到这一步已完成;若 $P \leqslant 0.05$,提示不同暴露类别间结局构成比不一致,因此,可以将多种暴露与对照暴露进行两两组合,直接用四格表 χ^2 检验分析比较任两个暴露水平的差异。注意,暴露为多分类资料的,不宜直接进行两两组合 χ^2 检验,因为类别越多,比较组越多,则发生 I 型错误概率越高。

（二）暴露为有序多分类资料

1. 描述暴露水平与结局风险的趋势图　剂量反应关系可直观通过图形来反映疾病风险度随剂量变化的趋势与特征,常用图式有趋势图、可信限图、半对数图、递增趋势图及平滑图等。

（1）趋势图:趋势图就是以各暴露水平 X_0, X_1, ……, X_j 作横坐标,以平均风险值（发病密度 I,相对比 *HR/RR* 或 *OR*,暴露比）为纵坐标而绘制的曲线,反映各暴露水平下平均危险度的趋势变化。病例/对照比 A_j / B_j 的可信区间可用下列公式计算。

$$R_{low} \sim R_{upper} = \exp\left[\ln(A_j / B_j) \pm u_\alpha \sqrt{V_j} \right] \qquad \text{（式 28-2）}$$
$$V_j = var\left[\ln(A_j / B_j) \right] = 1/A_j + 1/B_j$$

（2）可信区带图:沿危险度估计值的上下可信限分别绘制两条独立曲线,构成可信区带图。该图形与趋势图意义一致,但形象地展示了风险度变化的趋势面。

（3）半对数图:半对数图就是以各暴露水平的原始值为横坐标,以危险度的对数值作为纵坐标,所绘制的图形。该图常作为对数线性回归和 Logistic 回归的前期分析之用。风险比进行转换后,更容易发现暴露水平与风险度之间的线性趋势。

（4）递增趋势图:递增趋势图则是利用各暴露水平与其危险度的增量差值（$I_1 - I_0$、$I_2 - I_1$、……、$I_J - I_{J-1}$）或增量比（I_1 / I_0、I_2 / I_1、……、I_J / I_{J-1}）所绘制的趋势图。可依据图中趋势曲线的斜率（或变化方向）判断变化趋势。与病例对照比趋势曲线相比,递增趋势图对于拐点变化更为敏感。

例 28-2　在一项膳食纤维素摄入量与结肠息肉的关系研究中,纤维素摄取量分为 6 个暴露水平,每个暴露水平对应的病例对照比见表 28-5,各类趋势图见图 28-2。

表 28-5　膳食纤维素摄取量与慢性结肠炎的病例对照比

暴露层(i)	膳食纤维日摄入量(kg)(X)	病例组 A	对照组 B	病例/对照比 (R = A/B)	$R_l \sim R_u$	半对数风险 lnR	增量风险 R_{i+1} / R_i
1	0.1(X1)	10	5	2.00	0.68 ~ 5.85	0.69	–
2	0.5(X2)	30	20	1.50	0.85 ~ 2.64	0.41	0.75
3	0.94(X3)	50	40	1.25	0.82 ~ 1.89	0.22	0.83
4	1.3(X4)	70	70	1.00	0.72 ~ 1.39	0.00	0.80
5	1.5(X5)	80	70	1.18	0.86 ~ 1.62	0.17	1.18
6	1.7(X6)	60	60	1.00	0.70 ~ 1.43	0.00	0.85

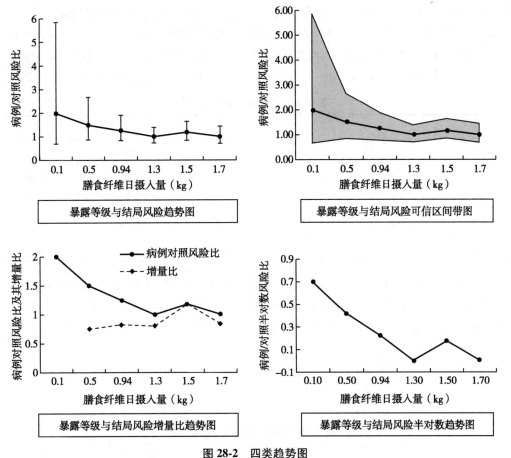

图 28-2　四类趋势图

2. 趋势分析　在上述图形分析的基础上，可进行 Mantel 趋势分析（Mantel trend analysis），以定量分析结果判断研究结局与有序多分类暴露间的线性趋势。该法最早由 Mantel 在 1963 年提出，简便易行。

Mantel 趋势分析需要检验两个层次的假设：无效假设和线性假设。前者是假设结果与多分类暴露因素间是否关联，而线性假设则是检验结果与多分类暴露因素间是否存在线性关系或对数线性关系。无效假设实际上可看作是线性假设的一个特例（即线性关系呈水平直线状）。Mantel 趋势分析的基本公式为：

$$\chi^2_{trend} = \frac{(S-E)^2}{V} \tag{式 28-3}$$

其中 S 是病例合计，E 和 V 分别是无效假设成立时 S 的理论频数及其方差。以上各项参数的计算式较为复杂，请参考相关的统计书籍，stata 软件 tabodds 模块已设计了针对频数资料和人时资料的趋势卡方检验的模块，方便研究者直接应用。

若有序多分类暴露因素与结果间存在线性关系，Mantel 趋势分析具有较好的检验效能。但当结果与暴露因素间呈现 U 形变化趋势时，检验效能接近于零，即使关联强度很强，也会出现假阴性结果。需将暴露水平转换成 n-1 个哑变量后，再进行分析。因此，在 Mantel 趋势分析之前，可先绘制趋势图，初步判断结果与暴露间的变化趋势与关系类型。

例 28-3　在一项有关吸烟与肺癌关系的病例对照研究中，获得如下资料（表 28-6），试分析吸烟量与发生肺癌是否有关? 肺癌发生风险是否会随着吸烟量的增加而增加?

分析步骤:依次以 5、15、25、35 支/天作为各组的平均吸烟量,应用 Stata 软件的 tabulate 命令,先做 Pearson χ^2 检验,Pearson χ^2 = 81.80,P < 0.001;再应用 Stata 软件 tabodds 进行 Mantel 趋势检验{tabodds case expo [weight = weight],ciplot},结果如下,趋势图见图 28-3。

表 28-6 Mantel 趋势分析结果

暴露水平	病例组	对照组	Odds	95%可信区间	
				下限	上限
5	10	80	0.13	0.06	0.24
15	40	30	1.33	0.83	2.14
25	50	25	2.00	1.24	3.23
35	30	5	6.00	2.33	15.46

①无效假设检验[Test of homogeneity(equal odds)]:$\chi^2(3)$ = 81.50,$P < 0.0001$。
②线性趋势检验(Score test for trend of odds):$\chi^2(1)$ = 73.42,$P < 0.0001$。
说明肺癌发生与吸烟有关,χ^2_{trend}值表明肺癌发生风险随着吸烟量的增加而增加(图 28-3)。

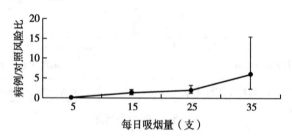

图 28-3 吸烟量与肺癌发生风险的剂量效应关系

二、多因素分析

若研究中出现混杂因素,需进行分层时,同样可用 Pearson χ^2 检验进行分析,但要求每层每个格子的理论频数均应在 5 以上。若各层格子内的理论频数很小时,可采用多元回归方法。

观察结局是二分类资料的(发病/不发病;复发/不复发),要分析多个多分类暴露因素与不良结局的关联度,可采用 Logistic 回归分析;观察结局包含人时信息的,可采用 Cox 比例风险模型。具体方法参见本书相关章节或统计学书籍。

第三节 多分类结局资料的分析方法

在流行病学研究中,当结果为多分类变量的资料,例如在肿瘤病例对照研究中,病例可按癌症位置分成不同亚型,进一步研究特定位置的肿瘤时,有时还要按照组织学特征再进行分类。在队列研究中可以同时观察多种临床结局,结果也是多分类资料。

根据结果是有序分类还是无序分类,是频数还是时序资料,分析的方法有所不同。一般而言,结果是无序分类资料的,需分析暴露与总体或各类结果的关联;若结果是有序分类的,则还增加暴露与结果序次线性关联的内容。本节将介绍 3 种时序分类结局资料类型及扩展 COX 比例风险模型。

一、无序多分类结局

在流行病学研究资料中,若结局有多个类别,但各结局之间无明显的关系,也无明显等级上的次序,这类资料称为无序多分类结局。若无混杂因素存在,仅分析某一个暴露因素与多种结局的关联,可采用联合 Pearson χ^2 检验;若要分析多个暴露因素的影响,则可选择无序分类结局 Logistic 回归模型进行分析。

(一) 联合 Person χ^2 检验

例 28-4　设某一个粉尘暴露队列的研究资料如表 28-7 所示,该研究关注了粉尘暴露与 3 类疾病(D)"喉癌(D_1)""下咽癌(D_2)"及"其他(D_3)"的关联。3 类结局之间关联性不强,现要分析粉尘暴露 J 个剂量组,即低剂量组(0.15mg/m³)、中等剂量组(1.2mg/m³)、高剂量组(5mg/m³),对 3 种癌的影响,共随访观察了 7930 人年。该多分类结局资料分析结果见表 28-8。

根据以上资料描述,分析该资料,需要回答以下 3 个问题:①疾病 D(1~3)发生是否与粉尘暴露有关联;②每类疾病 D_i(i=1,2,3)发生与暴露是否关联;③各类疾病-暴露间的关联有无区别。则对该类资料,应该分为如下分析步骤。

表 28-7　职业暴露煤尘与发生咽喉癌的关联分析数据

疾病(D_i)	暴露水平(J)			合计
	高剂量(A_3)	中剂量(A_2)	低剂量(A_1)	
喉癌(1)	15	13	14	42
下咽癌(2)	14	11	13	38
其他(3)	9	8	9	26
合计	38	32	36	106
暴露人年数	1190	2070	4670	7930

第一步,联合 Pearson χ^2 检验。该检验的 H_0 假设是:暴露与任何位置的肿瘤发生均无关联。只有当所有两两比较均回答为"否"时,才能拒绝 H_0 假设。

计数资料联合 Pearson χ^2 公式为

$$联合\ Pearson\ \chi^2 = \sum_i \sum_j (A_{ij} - E_{ij})/E_{ij} \qquad (式\ 28\text{-}4)$$

其中,E_{ij} 为联合无效假设成立时 A_{ij} 的理论频数。假设有 I 类疾病,J 种暴露水平,该统计量就近似自由度为 i×j 的 χ^2 分布,I=1,……,i。

第二步,做 χ^2 分割,即将多分类结果分解成多个两两组合,再进行 χ_i^2 检验。在队列研究中,可先对任两类结局进行两两组合,然后再进行分析;对于病例对照研究,也是先分割成不同的病例对照组合后,再做两两比较。

$$pearson\ \chi_i^2 = \frac{\sum (A_{ij} - E_{ij})^2}{E_{ij}}, I=1,2,……,i \qquad (式\ 28\text{-}5)$$

第三步,若暴露为有序多分类资料,还可以做联合趋势检验。计算过程如下:

$$\chi^2_{trend} = \sum_i (S_i - E_i)^2 / V_i \qquad \text{(式 28-6)}$$

S_j 是 j 类暴露水平下,发生第 i 种结局的实际观察值的合计,E_i 是理论估计值,V 是方差,χ^2_{trend} 就近似于自由度为疾病分类数 i 的 χ^2 分布。

人时资料的分析过程同上。Stata 等统计软件有分析频数资料和人时资料的 Pearson χ^2 和趋势 χ^2 的分析模块。

表 28-8 职业暴露煤尘与发生咽喉癌的关联分析结果

结局(y)	RR(95% CI)	χ^2	P
总结局	1.63(1.39~1.90)	37.05*	<0.0001
喉癌(1)	1.62(1.26~2.07)	14.48	0.0001
下咽癌(2)	1.63(1.26~2.11)	13.54	0.0002
其他(3)	1.63(1.18~2.24)	9.03	0.0027

* : χ^2_{trend} 值

表 28-8 的资料分析步骤及结果:①应用 Stata 生存分析模块中的 Mantel-Haenszel 命令[stmh exposure, by(outcome)],得暴露剂量每增加一个水平,发生咽喉癌的总体风险增加 1.63 倍($\chi^2_{trend} = 37.05, P < 0.001$),说明暴露与总体结局有剂量效应关系。②按结局分层分析暴露水平与不同结局的关联[by outcome, sort: stmh exposure, by(outcome)],依次检验出哪些分类与暴露水平有关联。结果每一类结局的 Pearson χ^2 值均有统计学显著性($P < 0.001$),显然,不同类别咽喉癌的发生均与职业暴露煤尘有关,且有统计学意义。③似然比检验,煤尘暴露水平与各结局的关联具有一致性[$\chi^2(2) = 0.00, P = 1.0$]。上诉结果表明不同类别的咽喉癌发病风险有随着暴露煤尘量的增加而增加的趋势。

需要注意的是,联合 χ^2 检验并不是多个两两比较 χ^2 检验的简单相加。联合检验的 P 值一般比两两比较的 P 值小。假设 3 个两两比较的统计量分别为 $\chi_1^2 = \chi_2^2 = \chi_3^2 = 6.3$,自由度为 3,$P$ 值均为 0.10,利用 χ^2 值的可加性原理,联合检验的统计量 $\chi_{p+} = 6.3 + 6.3 + 6.3 = 18.9$,自由度为 9,$P$ 值仅为 0.03。另外在应用趋势检验 χ_{T+}^2 处理纯计数资料时也会出现类似问题。所以不能仅凭联合 χ^2 检验 P 值下结论,还需要参考多个两两比较的结果,只要有一个或一个以上的无效假设不成立($P > 0.05$),那么联合无效假设就不成立。

(二)无序多分类结果 Logistic 回归模型

设结局 y 为一组无序多分类变量,取值 0,1,2,……,k;自变量数列 X = (x_1, …… x_m, ……, x_p)。y_0 代表参照结局,Y = (y_1, …… y_i, …… y_k)为除参照结局(y_0)以外的其他结局。各种结局发生概率之和为 1,即 $P_0 + P_1 + \cdots P_i + \cdots + P_k = 1$。发生第 i 种结局的概率为:$P_i(X) = \dfrac{\exp(\alpha_i + \beta_i X)}{1 + \sum_i^k \exp(\alpha_j + \beta_j X)}$,发生参考结局的风险概率为 $P_0(X) = \dfrac{1}{1 + \sum_i^k \exp(\alpha_j + \beta_j X)}$,则第 i 种结局相对于参考结局的优势比 $odds_{i/0} = \exp(\alpha_i + \beta_i X)$。取对数得无序多分类结局 Logistic 回归的基础模型。

$$\ln(odds_{i/0}) = \alpha_i + \beta_i X \qquad \text{(式 28-7)}$$

若要计算第 i 类相对于第 j 类结局的相对优势比,公式为:

$$\ln OR_{i/j} = (\alpha_i - \alpha_j) + (\beta_{i1} - \beta_{j1})x_1 + \cdots + (\beta_{im} - \beta_{jm})x_m + \cdots + (\beta_{ip} - \beta_{jp})x_p$$

多类结果 Logistic 回归模型就是先设定一个参考结局,将其他 k 个结局与参考结局进行比较,构成 k 个子模型,则对应的参数共有 k 个二分类 Logistic 回归子模型。其中 α_i 和 β_{im} 的意义同二分类 Logistic 回归模型的参数意义。则 β_{im} 表示在结局为 y_i 的模型中,x_m 每改变一个单位,发生 y_i 的优势比的对数值。

例 28-5 有研究者欲了解人工流产史与不同类型产后大出血的关系,收集了以下观察数据(表 28-9)。以对照组(y=0)作为参照,用 Stata 软件的 mlogit 命令建立无序多分类 Logistic 回归模型。结果见表 28-10。

表 28-9 不同类型产后大出血发生与人流史关系的研究数据

组别	无人流史(x=0)	有人流史(x=1)	合计
对照组(y=0)n(%)	575(80.5)	143(81.7)	718(80.8)
子宫因素大出血(y=1)n(%)	121(17.0)	21(12.0)	142(16.0)
胎盘因素大出血(y=2)n(%)	18(2.5)	11(6.3)	29(3.2)
合计 n(%)	714(100)	175(100)	889(100)

表 28-10 人工流产对产后大出血类型的无序多分类 Logistic 回归分析结果

大出血类型	系数(β_{im})	Z(P 值)	OR(95%CI)
子宫因素大出血(Y_1)			
常数项(α_i)	−1.56	−15.58(P<0.01)	
人流史	−0.36	−1.42(P=0.157)	0.70(0.42~1.15)
胎盘因素大出血(Y_2)			
常数项(α_i)	−3.46	−14.47(P<0.01)	
人流史	0.90	2.28(P=0.02)	2.46(1.14~5.32)

同时模型中 χ^2 检验统计量为 7.49,与联合 Pearson χ^2 检验的结果也非常接近,两种方法等价。当混杂因素较多,需要分多层时,联合 Pearson χ^2 检验计算较为复杂,可直接选用多分类 Logistic 回归模型,在 SPSS、Stata、SAS、R 等软件包上可完成上述分析。

二、有序结局变量分析方法

若结局有多个类别,但各结局之间有明显的序次关系,这类资料称为有序多分类结局资料。在分析某一个暴露因素与有序结局的关联时,若暴露因素的水平是无序的,即采用联合 Pearson χ^2 检验;若暴露水平也有等级序次关系,则还需要做行列有序(R×C)趋势分析,做 $\chi^2_{回归}$ 检验两者的线性关系。若要控制混杂因素,或分析多个暴露因素的影响,则可选择有序 Logistic 回归模型进行分析。

(一)联合趋势分析

多分类结局和多分类暴露如果存在行列有序的特征,如表 28-11 所示,结局为血脂水平异常的等级,研究因素为体重的梯度变化等级,则应采用(R×C)行列有序 χ^2 检验,除了可分析两分类变量是否存在相关关系外,还可以将联合 Pearson χ^2 分解为线性回归分量 $\chi^2_{回归}$ 和偏离线性回归的部分 $\chi^2_{偏}$,即联合 Pearson $\chi^2_{总}=\chi^2_{回归}+\chi^2_{偏}$。$\chi^2_{回归}$ 是对行列变量间存在线性关系的检验统计量。

在较大样本下,设有序结局变量为 y,有序原因变量为 x,做 x 与 y 的线性回归方程,得 x 回归系数 b,标准误 V_b,x 离均差平方和 l_{xx},y 的离均差平方和 l_{yy},离均差集和 l_{xy},以及模型的决定系数 r^2。则 $\chi^2_{回归}$ 渐近分布公式为:

$$\chi^2_{回归} = \frac{b^2}{V_b} = \frac{l_{xy}^2}{l_{xx}^2} \bigg/ \frac{l_{yy}}{n l_{xx}} = \frac{l_{xy}^2}{l_{xx} l_{yy}} \cdot n = nr^2, \; v=1 \qquad (式28\text{-}8)$$

根据上式,可以通过分析 x 与 y 的线性关系,根据模型的决定系数 r^2 来计算 $\chi^2_{回归}$ 的值,若 $\chi^2_{回归}$ 对应的 P 值<0.05,则可认为 x 与 y 有线性趋势关系,随着 x 的等级增加,y 的等级也增加。

例 28-6 研究肥胖度(x)与血脂水平(y)的关系,x=1,正常体重;x=2,超重;x=3,肥胖,x=4,重度肥胖;y=0,正常,y=1,轻度升高,y=2,中度升高,y=3,重度升高。数据表归纳见表 28-11,分析肥胖与血脂水平的趋势。

表 28-11 肥胖等级与血脂水平的 R×C 行列有序关联列表

血脂水平	正常体重	超重	肥胖	重度肥胖	合计
正常	67	30	16	12	125
轻度升高	22	24	23	20	89
中度升高	4	6	13	18	41
重度升高	2	3	7	14	26
合计	95	63	59	64	281

分析步骤及结果:①应用 Stata 软件的 tabulate 命令,做 Pearson χ^2 分析,得 $\chi^2_{总}=68.62$,$v=9$,$P<0.001$;②应用 Stata 软件的 regress 命令,估计肥胖和血脂水平的回归分析,得模型决定系数 $r^2=0.22$;③根据式 28-8 估计 $\chi^2_{回归}=0.22\times281=61.82$,$v=1$,$P<0.001$;④ $\chi^2_{偏}=68.62-61.82=6.80$,$v=8$,$P>0.50$。说明随着肥胖程度增加,血脂水平呈线性增长趋势。

(二)有序多分类结果 Logistic 回归模型

若观察的多个结局 $Y(y_0, y_1, \cdots, y_i, \cdots, y_k)$ 遵循某顺序或分级标准,即因变量为一组序次变量,则对应的 Logistic 回归方法称为有序结果 Logistic 回归(ordinal logistic regression)。一般而言,有序结果 Logistic 回归模型有 3 种扩展形式,分述如下。

1. 相邻等级 Logistic 模型(adjacent-category logistic model) 相邻等级 Logistic 回归模型是相邻两个结局的相对概率比模型。记结果 $Y(y_0, y_1, \cdots, y_i, \cdots, y_k)$,其中 y_0 为参照结局,记为 0,其他等级用 1,2,$\cdots$i,$\cdots$,k 来表示,自变量记为 $X=(x_1, \cdots x_m, \cdots, x_p)$。

根据 Logistic 模型的通式,发生 i 结局的概率为 $P_i(X) = \dfrac{\exp(\alpha_i + \beta_i X)}{1 + \sum \exp(\alpha_j + \beta_j X)}$,发生 i+1 等级结局的概率为 $P_{i+1}(X) = \dfrac{\exp(\alpha_{i+1} + \beta_{i+1} X)}{1 + \sum \exp(\alpha_j + \beta_j X)}$,则两个相邻等级概率比进行 logit 转换,模型的定义式如下。

$$\text{logit}P_{i+1/i} = (\alpha_{(i+1)} - \alpha_{(i)}) + (\beta_{(i+1)1} - \beta_{(i)1})x_1 + \cdots + (\beta_{(i+1)p} - \beta_{(i)p})x_p \qquad (式28\text{-}9)$$

从该模型的推导可看出相邻等级 Logistic 回归为多类结果 Logistic 回归模型的一种特例。由于结局 i 为等级变量,因此参数 $\alpha_i^* = (\alpha_{(i+1)} - \alpha_{(i)})$ 表示,结局 y 提高一个等级的基线优势(Odds)的对数值。同理,$\beta_{im}^* = \beta_{(i+1)m} - \beta_{(i)m}$ 表示 x_m 每改变一个单位,发生 y 提高到上一个相邻等级的优势比(OR)的对数值。

2. 累积优势或比例优势模型(cumulative-odds or proportional-odds model)　累积优势或比例优势模型是将 k 个有序结局按顺序划分成两类,即大于 i 等级$\{i+1,\cdots\cdots,k\}$的为一类;小于等于 i 的$\{1,\cdots\cdots,i\}$为一类。以小于等于 i 等级的累积概率为参照。根据 Logistic 回归基础推导公式,得该模型的基本公式为:

$$\text{logitP}[Y>i] = -\alpha_i + \beta_1 x_1 + \cdots + \beta_m x_m \cdots + \beta_p x_p \qquad (式 28-10)$$

拟和该模型时要求自变量(x)的效应符合平行线假设,即 x_m 效应值 β_{im} 不随结局划分点不同而改变。但各分割点对应的基线优势累积优势 $OR_i = e^{\alpha_i}$ 是不同的,所以模型结果会报告 k-1 个 α_i,表示自变量 x 取值均为基线水平($x_m = 0$)时,在某一结局 i 分割点,发生 ≤i 结局的基线优势(odds)对数值。β_m 的含义,当固定分界结局和其他 x 变量不变时,令 x_m 增加一个单位,结局 y 提高一个或一个以上等级的优势比的对数值。

累积优势模型是最常用的有序结果分析模型,但要注意在拟和累积比例模型前,应首先确定自变量 x 的回归系数是否与分割点 i 无关。统计方法可采用比分检验(scoretest),Wald 平行线假设检验(又称为 Brant 检验),一些常用软件提供了平行线假设检验的命令,如 SAS 在做累积 Logistic 模型时提供了 Wald 检验结果,STATA 可运行 brant 命令。另外,也可以通过做多个二分类的 Logistic 回归平行线假设进行简单判断。如结局为 4 个等级即 Y=(1,2,3,4),可将结局分为 3 种,即第 1 种:$\{1\}$,$\{2,3,4\}$;第 2 种$\{1,2\}$,$\{3,4\}$;第 3 种$\{1,2,3\}$,$\{4\}$。分别拟和 3 种组合的二分类 Logistic 回归模型,若对某个 x_m 的回归系数 $\beta_1 \approx \beta_2 \approx \beta_3$,则认为资料符合累积优势 Logistic 回归模型,则可进行下一步综合分析。

总的说来,相邻等级模型适合于划分结局序次不多的资料,而累积比例模型可将连续结局按连续等级 i 划分为两类,因此对连续性结局的资料用累积比例模型最为适合。

除以上两个模型外,有序 Logistic 回归模型的另一个扩展模型为连续比模型(continuation-ratio model)。该模型可直接分析 Y 结局的原始测量水平,Y 结局可以是离散的数值或连续的数值。该方法适合于模拟不可逆疾病的各阶段(如骨关节病的各阶段)或用于分析不连续时间内的生存资料,本书不做赘述。

例 28-7　基础研究发现,机体外周雌激素样生长因子(insulin-like growth factor-1,IGF-1)水平与多种慢性疾病(如乳腺癌、结直肠癌、糖尿病等)的发病相关。吸烟可能导致外周 IGF-1 水平增加,现有一项横断面研究收集到 269 个研究对象外周 IGF-1 水平数据及吸烟的分布情况,见表 28-12,请选用合适的分析模型解释吸烟对不同等级 IGF-1 水平的影响。

表 28-12　吸烟与血清 IGF-1 水平的关系

因素	IGF-1 低水平 y=1	IGF-1 中水平 y=2	IGF-1 高水平 y=3	合计
吸烟	23	33	36	92
不吸烟	63	61	53	177
合计	86	94	89	269

分析步骤及结果:①平行线假设检验,应用 Stata 软件的 brant 命令,总模型平行线假设 $\chi^2 = 0.11$,$P = 0.735(>0.05)$,该数据符合平行线假设。②拟合有序结果 Logistic 回归模型,

Stata 软件的 ologit 命令,以 $y=1$ 为参照结局,$y=\{2,3\}$ 为观察结局时,$\alpha_1=-0.61(se=0.15)$;以 $y=\{1,2\}$ 为参照结局,$y=3$ 为观察结局时,$\alpha_2=0.87(se=0.16)$;吸烟的累积风险优势 $OR=1.57(1.00\sim2.50)$,说明吸烟可使 IGF-1 水平增加一个等级的风险增加 0.57 倍。

三、时序资料的多分类结局多元分析方法

(一)随访队列多结局的资料类型

1. 多个结局无序发生 比如与吸烟相关的结局包括慢性支气管炎、心血管疾病、牙龈退化等,这些结局可独立或同时存在于个体中,各结局之间无明显时间关联。描述这类时序关系可用全时间(total time)效应,即进入队列的时间 $t_0(t_0=0)$ 为起点时间,出现每种结局的时间即为独立的观察 t_j,有效观察时间即 t_j-t_0。

2. 多个结局先后有序发生,风险相对独立 多个结局是先后有序发生,且前一个结果是后一个结局的原因,但与前一个结局之前的因素(X)的时间累积效应关系不大。比如酒精滥用→脂肪肝→肝纤维化→肝癌,其中肝纤维化和肝癌之间的关联较强,但肝癌与酒精暴露的蓄积效应的关联并不强,因此认为观察肝癌的时间起点为发生肝纤维化的时间。则描述这类时序关系可采用间隔时间(gap time)效应,即将前一个结局发生的时点 t_{k0} 定为起点时间。这个假设存在一定的局限性,起点都为零。

3. 多个结局且前一个结局是后一个结局的原因,且与前一个结局发生之前的研究因素 X 的时间累积效应关系密切,如恶性肿瘤发病→复发转移→死亡的过程描述。这类时序关系则可采用连续进程时间(counting process time)效应,该模型在整理时序资料时需对中间结局的时点进行测量和定义。

假设一个观察对象总共观察了 15 年,进入队列时间为 $t_0=0$,第 5 年发生第一种结局 $t_1=5$,第 12 年发生第 2 种结局 $t_2=12$,第 15 年发生第 3 种结局 $t_3=15$。以上 3 种时序关系模型示意图见图 28-4,数据整理示意表为表 28-13。

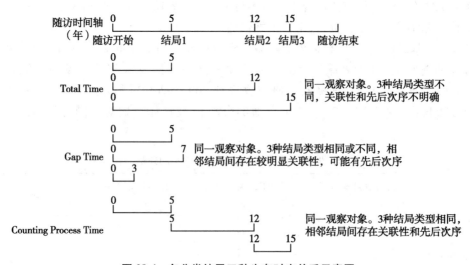

图 28-4 多分类结局三种生存时序关系示意图

表 28-13　多分类结局 3 种生存时序关系示意图（1 例观察对象）

ID	结局类型	随访结果	全时间		间隔时间		连续时间进程	
			起始时间$(t_0)^a$	观察时间(t_k)	起始时间$(t_{k0})^b$	观察时间(t_k)	起始时间$(t_0$ 或 $t_{k-1})^c$	当前结局时间(t_k)
1	1	1	0	5	0	5	0	5
1	2	1	0	12	0	7	5	12
1	3	1	0	15	0	3	12	15

注：a：该对象进入队列的起始时间定义为"0"时点；b：该对象前一类结局发生的时间定义为"0"时点；c：该对象起点时间为连续时点

（二）分类结局 Cox 比例风险模型

设研究一个因素 X（X＝1，为暴露；X＝0，为未暴露）对 k（k＝1，2，……，i）个观察结局的影响。多分类结局生存分析的风险函数常用模型假定：每种结局的基线风险 h_{0k} 多数情况下是不一致的，但因素 X 对每类结局的效应是一致的，则风险模型公式 $HR = \dfrac{h(t, X_k)}{h_{0k}(t)} = e^{\beta}$，是指有 X 因素暴露相对于未暴露，出现任何一类结局平均的风险比（相对危险度）。

但实际情况是暴露因素或干预因素对结局的影响往往是不同的。因此，先按结局变量 K_i 进行类别定义，即将 Y 变量作哑变量转换，再进行生存分析。该模型报告中会对应增加 X 因素对 k（k＝1，2，……，i）个结局的各自 $HR_i = e^{\beta_i}$。

$$h(t, X_k) = h_{0k}(t) \exp(\beta) \qquad (式 28-11)$$
$$h(t, X_k) = h_{0k}(t) \exp(\beta_1 + \beta_2 + \cdots + \beta_i) \qquad (式 28-12)$$

一般而言，无论假设采用哪种时序关系，该风险模型均更接近真实状况，因此多在该模型基础上应用 Cox 比例风险模型对发生各结局的风险比进行估计。全时间时序资料和间隔时间时序资料在整理时间变量时起点时间均处理为 0，因此，分析方法一致；连续时间进程对后续发生的结局除考虑起始时间外，还需要设置中间结局发生的时间变量（表 28-13，"起始时间"变量），分析方法上略有不同。

下面我们分举两个实例分别应用模型 1（式 28-11）和模型 2（式 28-12）分析全时间和连续时间进程时序资料，分析软件为 Stata14.0 软件。

例 28-8　拟评价肥胖控制措施对相关疾病的干预效果。开展了一个类实验研究，以 20 例重度肥胖（BMI>30）无病对象开展体重干预，体重 1 年后降低 2 个 BMI，且持续保持的为有效 X＝0，否则为无效 X＝1；年龄（age）和性别（gender）为混杂因素；观察结局 r 有 3 种情况 1＝高血压，2＝糖尿病，3＝心肌梗死。观察时间为 t_k（年），随访状态 d（1：发生结局；0：失访或截尾）。若将 3 种疾病看成基本独立的结局，该资料可采用全时间生存时序关系的 Cox 比例风险模型。资料整理按表 28-13 中的全时间资料类型录入数据库。

分析步骤如下。风险模型 1：①设立生存分析数据集［stset tk,f（d）id（id）］；②stcox X age gender,cluster（id）strata（r）。风险模型 2：①设立生存分析数据集［stset tk,f（d）］；②对结局变量进行哑变量转换［tab r,g（r）］；③生成按结局分层的研究因素变量 X（1～3）［gen X1＝X * r1；gen X2＝X * r2；gen X3＝X * r3］；④stcox X1 X2 X3 age gender,cluster（id）strata（r）。

若将 3 种疾病看成相互关联，前一个结局是后一个结局的原因，且后续结局与个体进入队列的总时间相关,则可采用连续时间进程时序关系的 Cox 比例风险模型。资料整理按表 28-13 中的连续时间进程资料类型录入数据库。分析步骤如下。风险模型 1:①设立生存分析数据集,注意定义观察时间 t_k 和起始时间 t_0[stset tk,f (d) id(id) time0 (t_0)];②步与全时间模型相同。风险模型 2:①设立生存分析数据集[stset tk,f (d) time0 (t0)];②~④步与全时间模型相同。

以上 4 个风险模型结果汇总见表 28-14。

表 28-14 肥胖控制不良与 3 种结局的 Cox 生存分析[*]

结局	全时间段(n=20)		连续时间段(n=3×20=60)	
	HR(95%CI)	Z(P)	HR(95%CI)	Z(P)
风险模型 1				
肥胖对 3 种结局的平均风险	1.95 (0.88~4.35)	1.64 (0.10)	1.95 (0.88~4.35)	1.64 (0.10)
风险模型 2				
肥胖→高血压	1.87 (0.85~4.14)	1.54 (0.12)	1.85 (0.85~4.03)	1.56 (0.12)
肥胖→糖尿病	11.80 (3.14~44.16)	3.66 (<0.01)	8.84 (2.58~30.35)	3.46 (<0.01)
肥胖→心肌梗死	18.51 (3.29~104.24)	3.31 (<0.01)	10.97 (2.20~54.93)	2.91 (<0.01)

*:调整了年龄和性别因素

该案例数据为模拟数据,从结果来看,全时段和连续时间进程的模型 1 分析结果一致;风险模型 2 更强调了暴露或干预因素对不同类结局的影响差异,以及结局之间不同的时序因果关系,因此估计的效应值(HR)有较大的差异。因此,在进行生存分析前,应充分论证结局之间的关联是否有明确的因果关系,增加结果的真实性。

第四节 多水平模型在分类资料统计中的应用简介

以上的分析方法都是用来分析个体水平的暴露因素(X)对结局(Y)变化的影响,这类暴露因素如年龄、性别、种族等,在个体水平是固化的特征变量,一般称为水平 1 变量。但如果研究对象之间不具备独立性,存在某些地理区划、时间区划或人群特征的聚集性,则个体的 Y 变量的变化除了受个体水平(level 1)变量的影响,还会受到集群指示变量(level 2 及以上)的影响。由水平 1 和水平 2 及以上变量组成的数据集即为多水平资料。具有多层级结构特征的数据统称为多水平资料,一般地,按层次的数量 n 称为 n 水平模型。在数据格式上,多水平资料往往以分类变量的形式出现。

例如,调查农村居民的卫生服务情况,以"两周内是否患病"为观察结局指标。研究者随机抽取 20 个乡镇,每个乡镇分别抽取 4 个行政村,每个村再随机抽取 30 户,共调查 200 个农村居民。该资料具有明显的 4 级层次结构,乡镇→村→户→个体。该资料中,居民的饮食、就医行为、经济水平等在户、村、乡镇的水平上具有相当程度的聚集性,即为多水平资料。水平 1 因素(年龄、性别、经济收入)和水平 2/3/4(户、村、乡镇)因素均会影响"两周内是否患病"这一观察结局。

在选择多水平资料分析方法时,如果不考虑这类资料的层次结构,采用了单水平的分析方法,将多水平的因素均按水平 1 因素的暴露分类变量处理,会导致多水平因素信息的损失,且会使水平 1 因素的效应值误差增大。

多水平模型的统计方法主要根据结局变量的类型,以及资料的层级结构来选择。二分类结局频数资料,主要有两/多水平 Logistic 回归,人时资料有两/多水平 Cox 风险模型;若涉及多分类结局,则有多水平有序/无序 Logistic 回归模型等。多水平模型的原理较为复杂,数理公式及分析思路请参见相关统计学专著。目前,可采用专用的软件 mLwin 进行资料分析,此外,其他常用的统计软件,如 R(nlme 包或 lme4 包)、SAS(glimmix 或 nlmixed 法)、Stata(xt-mixed 命令)软件也开发了相应的统计模块。

(李佳圆　康德英 编,杨艳芳 审)

参 考 文 献

[1] 李晓松.医学统计学[M].第 3 版,北京:高等教育出版社,2014.

[2] 栾荣生.流行病学研究原理与方法[M].第 2 版.成都:四川科学技术出版社,2014.

[3] 陈锋,医用多元统计方法[M].北京:中国统计出版社,2007.

[4] 杨珉,李晓松.医学和公共卫生研究常用多水平统计模型[M].北京:北京大学医学出版社,2007.

[5] 金丕焕.医用统计方法[M].上海:上海医科大学出版社,1993.

[6] Rothman KJ,Greenland S,Lash TL.Modern Epidemiology[M].3rd ed.Philadelphia:Lippincott Williams & Wilkins,2008.

[7] 吴学森,王洁贞.双向有序分类资料线性趋势分析方法的前提条件[J].中国卫生统计,2003,20(4):79-81.

[8] Ana VR.The Study of Group-Level Factors in Epidemiology:Rethinking Variables,Study Designs,and Analytical Approaches[J].Epidemiol Rev,2004,26:104-111.

[9] Michael CC,Fred P.Binary classification of dyslipidemia from the waist-to-hip ratio and body mass index:a comparison of linear,logistic,and CART models[J].BMC Medical Research Methodology,2004,4:7.

[10] Panageas KS,Begg JG,Lamster IB.Analysis of Multiple 2×2 Tables with Site-specific Periodontal Data[J].J Dent Res,2003,82(7):514-517.

[11] Laurent L,Danièle L,Paquerette G,et al.Laryngeal and hypopharyngeal cancers and occupational exposure to formaldehyde and various dusts:a case-control study in France[J].Occup.Environ.Med,2000,57:767-773.

[12] Armstrong BG,Sloan M.Ordinal regression models for epidemiologic data[J].American journal of epidemiology,1989,129(1):191-204.

第二十九章

生 存 分 析

提要:生存分析在医学科学研究中,特别是在流行病学随访研究中具有重要的应用价值。删失数据的存在使生存数据资料的分析具有其特殊性。本章介绍了生存指标的描述、不同组间生存指标的统计学假设检验以及运用 Cox 回归模型分析影响生存过程的主要因素的方法,同时介绍了实现这些分析方法的 SAS 程序。

生存分析(survival analysis)是将终点事件的出现与否和达到终点所经历的时间结合起来的一种统计学分析方法。生存分析在医学科学研究中具有重要的应用价值。

第一节 基本概念与生存时间函数

一、基本概念

生存即活着,是死亡的相反状态。生存时间是指从某个标准时刻(如发病、确诊、开始治疗或实施手术的时间)算起至死亡为止的存活时间。当然,生存分析研究的生存时间是广义的,可以是指上述的生物体存活的时间、也可以指所关心的某现象持续的时间,例如疾病治愈到复发为止之间的缓解期;冠心病病人两次发作之间的时间间隔;病原体作用于机体到发病的时间(即潜伏期)或从开始接触危险因素到发病所经历的时间(即诱导期);合格产品从使用到损坏的时间等。

按照是否观察到研究对象发生所研究的生存事件可将生存时间资料分为完全数据(complete data)和删失数据(censored data)。在随访工作中,如果观察到研究对象发生了研究结局,则研究对象的生存时间是准确的、完整的,这类数据称为完全数据;如果由于某种原因未能观察到研究对象明确的研究结局,则不能确定该研究对象的确切生存时间,这类数据称为删失数据,也称为截尾数据。虽然删失数据所提供的关于生存时间的信息是不完全的,其真实生存时间是不知道的,但这类数据仍提供了部分信息,它表明该研究对象至少在已经经历的时间长度内没有死亡,其真实的生存时间只能长于所观察到的时间 t,在表示删失数据时,常在其右上角放一个"+",表示为 t^+。对于删失数据,既不能简单地弃之,又不能像对待完全数据那样给予充分的信任,需要采取一些技术处理。用于处理这类资料的统计方法称为生存分析。

有时还收集一些因素(称自变量或协变量),以分析这些变量对生存时间的影响,这可以通过 Cox 回归进行分析,因此,Cox 回归可看成带协变量的生存分析。

删失数据的产生原因主要有 2 个：①失访：由于种种原因与研究对象失去联系，或研究对象因其他原因死亡、随访信件丢失等原因导致对他们的随访中断。②研究结束：当研究结束时研究对象还未发生研究结局，即研究对象的生存时间超出了研究结束时间。

二、生存时间函数

生存时间分布有一定规律性，描述生存时间的函数有生存函数、死亡概率函数、概率密度函数和危险率函数。描述生存空间分布规律的函数，统称为生存时间函数。

（一）生存时间函数（survival function）

生存时间函数表示一个个体生存时间长于 t 的概率，又称为生存率、生存概率，常用 $S(t)$ 表示。可用下式来估计：

$$S(t) = \int_t^\infty f(x)d_x \approx \text{生存时间长于 } t \text{ 的个体数／个体总数} \qquad (\text{式 29-1})$$

其中 $f(x)$ 为概率密度函数。

（二）死亡概率函数（failure probability function）

死亡概率函数简称死亡概率，用 $F(t)$ 表示，它表示一个个体从开始观察起到时间 t 为止的死亡概率。

$$F(t) = 1 - S(t) \qquad (\text{式 29-2})$$

（三）概率密度函数（probability density function）

概率密度函数简称为密度函数，记为 $f(t)$，其定义为一个个体死于 $(t, t+\Delta t)$ 小区间的概率的极限。

$$f(t) = lim(\text{一个个体在区间}(t, t+\Delta t)\text{内死亡概率}/\Delta t) \quad \Delta t \to 0 \qquad (\text{式 29-3})$$

在实际计算中，该函数在 t 时刻的取值可用式 29-4 来估计：

$$f(t) \approx t \text{ 时刻开始的区间内的死亡个体数}/(\text{个体总数×区间宽度}) \qquad (\text{式 29-4})$$

$f(t)$ 表示死亡速率的大小。以 t 为横坐标，$f(t)$ 为纵坐标做出的曲线称为密度曲线，由曲线可看出不同时间的死亡速率及死亡高峰时间。纵坐标越高，死亡速率越高；曲线呈单调下降，则死亡速率越来越低；如果曲线呈现峰值，则为死亡高峰。

（四）风险函数（hazard function）

风险函数也称为危险率函数，用 $h(t)$ 表示，其定义为：

$$h(t) = lim(\text{在时间 } t \text{ 生存的个体死于区间}(t, t+\Delta t)\text{的概率}/\Delta t)\Delta t \to 0 \quad (\text{式 29-5})$$

由于计算 $h(t)$ 时用了生存到时间 t 这一条件，故式 29-5 中分子部分是一个条件概率，可将 $h(t)$ 称为生存到时间 t 的个体在时间 t 的瞬时死亡率或条件死亡速率。用 t 作横坐标，$h(t)$ 为纵坐标所绘的曲线，如递增，则表示条件死亡速率随时间而增加，如平行于横轴，则表示没有随时间而加速（或减少）死亡的情况。

在实际计算中，该函数在 t 时刻的取值可用式 29-6 来估计：

$$h(t) \approx t \text{ 时刻开始的区间内死亡个体数}/(\text{生存到 } t \text{ 的个体总数×区间宽度})$$

$$(\text{式 29-6})$$

三、生存分析方法

1. 生存指标的描述包括估计生存时间的分位数、平均数、生存函数，生存时间分布的作图等。

2. 生存指标的假设检验即检验影响因素不同水平的生存过程（生存曲线）是否一致，常用方法有对数秩检验(log-rank test)、Wilcoxon 检验和似然比检验(likelihood ratio test)。

3. 回归分析用于建立生存时间与多个影响因素的回归方程,包括 Cox 模型(半参数模型)回归分析和其他模型回归分析(参数模型)。

第二节　生存函数的估计与统计学比较

一、生存函数的估计

生存时间分布多为正偏态分布,因此,通常选用分位数或中位数来描述生存时间的平均水平。对于生存资料,首先应计算各时间段生存函数的估计值,常用方法有 2 种:乘积极限法(product-limit method)与寿命表法(life table method)。前者主要用于观察例数较少、未分时间区间组的生存资料;后者适用于观察例数较多的资料,通常按时间区间分组。

(一)乘积极限法

乘积极限法简称积限法或 PL 法,由统计学家 Kaplan 和 Meier 于 1958 年首先提出,因此又称为 Kaplan-Meier 法,是利用条件概率及概率的乘法原理计算生存率及其标准误的。

设 $s(t)$ 表示 t 年的生存率,$s[t/(t-1)]$ 表示在活过 $t-1$ 年的条件下又活过 t 年的条件概率,例如 $s(1)$ 和 $s(2)$ 分别表示 1 年和 2 年的生存率,而 $s(2/1)$ 表示活过 1 年者,再活 1 年的条件概率,根据概率的乘法定律

$$s(2) = s(1)s(2/1)$$

一般的有
$$s(t) = s(t-1)\ s[t/(t-1)] \tag{式 29-7}$$

上式是乘积极限法的基本式。

(二)寿命表法

当随访的样本量较大,可将随访资料按生存时间进行分组,在分组资料的基础上应用寿命表的原理计算生存率。由于样本量大,计算的生存率比较稳定。寿命表法时间区间分组不同,计算结果也会不同。

二、生存曲线的比较

以时间 t 为横坐标,生存率 $S(t)$ 为纵坐标所做的曲线称为生存曲线。随时间的增加生存曲线呈下降趋势,其斜率表示死亡速率,曲线下降的坡度越陡,表示生存率下降越快,意味着生存率较低或生存时间短。

生存时间的均数和中位数也是反映一组生存时间平均水平常用的统计指标。但生存时间一般多呈正偏态分布,因此,更适宜选用中位生存时间、25%生存时间、75%生存时间等来概括描述研究人群的生存过程。中位生存时间越长,表示疾病预后越好;中位生存时间越短,表示疾病预后越差。

通过生存曲线可以直观地比较不同组样本的生存情况的差异,然而,样本生存率曲线的差异也可能是抽样误差所致,因此,当有两个或两个以上的生存曲线时,常需要比较它们是否来自同一生存分布。

常用的检验方法有:对数秩检验(log-rank test)、Wilcoxon 检验和似然比检验(likelihood ratio test)。虽然这 3 种检验方法都属于非参数检验法,对生存时间的分布没有要求,但当生存时间的分布为 Weibull 分布或属于比例危险模型时,对数秩检验效率较高;当生存时间的

分布为近似对数正态分布时,Wilcoxon 检验效率较高;当生存时间的分布近似呈指数分布时似然比检验效率较高,当生存时间偏离指数分布时,似然比检验效率不如前两种方法。因此在选择这 3 种检验方法检验生存曲线时,最好对生存时间的分布有个大概的了解。可通过绘制下面两个图形来确定生存时间的分布。

(1) LS 图:横坐标为生存时间 t,纵坐标为 $log(St)$。

(2) LLS 图:横坐标为 $logt$,纵坐标为 $log[-log(t)]$。

如果 LS 图形近似为一条直线,则表明 $S(t)$ 呈指数分布;若 LLS 图形近似为一条直线,则表明 $S(t)$ 呈 Weibull 分布。对于分组数据,如果 LLS 图形近似于一组平行线,则考虑用 Cox 比例风险模型来拟合数据。

由于寿命表法与积限法的条件生存率、累积生存率及其标准误的计算完全相同,所以,当每个时间区间只有 1 个观察值时,寿命表法的计算结果与极限法完全相同。

三、实例与 SAS 程序

例 29-1　某研究者收集了两组急性淋巴细胞白血病患者治疗后的随访资料,淋巴细胞浸润组(LA)18 人,无淋巴细胞浸润组(NLA)25 人,生存时间数据如下,不带"+"者表示已经因急性淋巴细胞白血病死亡,即完全数据,带"+"者表示尚存活,即删失数据。试作生存分析。生存时间单位为月。

LA 组:1,2,3,4,5,7,8,9,10,11,13,14,15,18,19+,20+,21+,23

NLA 组:1,2,3,4,5,7,8,9,10,11,13,14,15,18,19,20+,21,23,26,28,31,37,66,73,124+

例 29-1 资料的生存率计算与比较可应用 SAS 程序(程序 29-1)很方便地计算。

程序 29-1:

```
data eg29_1;
input group x censor @@ ;
cards;
1 1 0 1 2 0 1 3 0 1 4 0 1 5 0 1 7 0 1 8 0 1 9 0 1 10 0 1 11 0 1 13 0 1 14 0 1 15 0 1 18 0 1 19 1 1
20 1 1 21 1 1 23 0 2 1 0 2 2 0 2 3 0 2 4 0 2 5 0 2 7 0 2 8 0 2 9 0 2 10 0 2 11 0 2 13 0 2 14 0 2 15
0 2 18 0 2 19 0 2 20 1 2 21 0 2 23 0 2 26 0 2 28 0 2 31 0 2 37 0 2 66 0 2 73 0 2 124 1
;
proc lifetest data=eg29_1 method=plplot=(s,Ls,LLs);    time x * censor(1); strata group; run;
```

程序 29-1 的说明:

(1)用 data 建立数据集;用 input 语句输入分组变量 group、病例的生存时间(x)和表示是否删失值的变量 censor。group=1 为 LA 组,group=2 为 NLA 组;censor=0 表示完全数据、censor=1 表示删失数据。

(2)用 lifetest 过程求生存函数。选择项"method=pl"表示用极限法求生存函数。选择项"plot=(s,Ls,LLs)",分别画出生存曲线、LS 图、LLS 图。

(3)用 time 语句指出生存时间变量和删失状态变量。其格式为:

生存时间变量名 * 删失状态变量名(代表删失的值)

(4)用 strata 语句指定分组变量,分别计算各组的生存函数,并作各组生存函数的假设检验。如果不用 strata 语句,则不分组,计算全部数据的生存函数。

```
The LIFETEST Procedure

Stratum 1: group = 1

Product-Limit Survival Estimates

                              Survival
                              Standard    Number    Number
    x      Survival  Failure    Error     Failed     Left
 0.000      1.0000       0          0        0        18
 1.000      0.9444    0.0556    0.0540      1        17
 2.000      0.8889    0.1111    0.0741      2        16
 3.000      0.8333    0.1667    0.0878      3        15
 4.000      0.7778    0.2222    0.0980      4        14
 5.000      0.7222    0.2778    0.1056      5        13
 7.000      0.6667    0.3333    0.1111      6        12
 8.000      0.6111    0.3889    0.1149      7        11
 9.000      0.5556    0.4444    0.1171      8        10
10.000      0.5000    0.5000    0.1179      9         9
11.000      0.4444    0.5556    0.1171     10         8
13.000      0.3889    0.6111    0.1149     11         7
14.000      0.3333    0.6667    0.1111     12         6
15.000      0.2778    0.7222    0.1056     13         5
18.000      0.2222    0.7778    0.0980     14         4
19.000*        .         .         .       14         3
20.000*        .         .         .       14         2
21.000*        .         .         .       14         1
23.000         0      1.0000       0       15         0

NOTE: The marked survival times are censored observations.

Summary Statistics for Time Variable x

Quartile Estimates

                  Point     95% Confidence Interval
    Percent     Estimate    [Lower        Upper)
       75        18.000     11.000        23.000
       50        10.500      7.000        15.000
       25         5.000      2.000        10.000
```

图 29-1　例 29-1 LA 组生存分析主要结果

图 29-1 为第一组（group＝1，LA 组）生存函数计算结果。上半部分从左到右各列分别为生存时间（x）、生存率（survival）、死亡率（failure）、生存率的标准误（survival Standard Error）、死亡数（number Failed）、剩余人数（number Left）。下半部分为第一组生存函数的百分位数及其 95% 可信区间。

图 29-2 为第二组（group，NLA 组）生存函数计算结果和生存函数的百分位数及其 95% 可信区间。图 29-3 为两组的生存曲线。

图 29-4 显示，对数秩检验（log-rank test）、Wilcoxon 检验和似然比检验（likelihood ratio test）结果一致，均提示两组的生存曲线差异没有统计学意义。

例 29-2　某医院 1946 年 1 月 1 日到 1951 年 12 月 31 日收治的 126 例胃癌病例生存情况见表 29-1，试用寿命表法计算生存率。

表 29-1　某医院 126 例胃癌患者生存情况

生存时间（年）	期初例数	死亡例数	失访例数	研究结束时存活例数	删失例数
0~	126	47	4	15	19
1~	60	5	6	11	17
2~	38	2	0	15	15
3~	21	2	2	7	9
4~	10	0	0	6	6
5~	4	0	0	4	4

```
                 Product-Limit Survival Estimates

                                   Survival
                                   Standard    Number    Number
          x      Survival  Failure    Error    Failed      Left

       0.000      1.0000        0         0         0        25
       1.000      0.9600   0.0400    0.0392         1        24
       2.000      0.9200   0.0800    0.0543         2        23
       3.000      0.8800   0.1200    0.0650         3        22
       4.000      0.8400   0.1600    0.0733         4        21
       5.000      0.8000   0.2000    0.0800         5        20
       7.000      0.7600   0.2400    0.0854         6        19
       8.000      0.7200   0.2800    0.0898         7        18
       9.000      0.6800   0.3200    0.0933         8        17
      10.000      0.6400   0.3600    0.0960         9        16
      11.000      0.6000   0.4000    0.0980        10        15
      13.000      0.5600   0.4400    0.0993        11        14
      14.000      0.5200   0.4800    0.0999        12        13
      15.000      0.4800   0.5200    0.0999        13        12
      18.000      0.4400   0.5600    0.0993        14        11
      19.000      0.4000   0.6000    0.0980        15        10
      20.000*          .        .         .        15         9
      21.000      0.3556   0.6444    0.0966        16         8
      23.000      0.3111   0.6889    0.0942        17         7
      26.000      0.2667   0.7333    0.0906        18         6
      28.000      0.2222   0.7778    0.0857        19         5
      31.000      0.1778   0.8222    0.0793        20         4
      37.000      0.1333   0.8667    0.0708        21         3
      66.000      0.0889   0.9111    0.0596        22         2
      73.000      0.0444   0.9556    0.0433        23         1
     124.000*          .        .         .        23         0

   NOTE: The marked survival times are censored observations.

          Summary Statistics for Time Variable x

                     Quartile Estimates

                      Point      95% Confidence Interval
          Percent  Estimate      [Lower        Upper)

            75       28.000      18.000        66.000
            50       15.000       9.000        23.000
            25        8.000       4.000        14.000
```

图 29-2　例 29-1 NLA 组生存分析主要结果

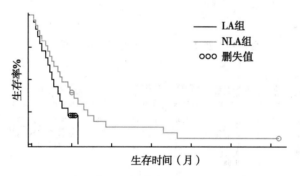

图 29-3　例 29-1 生存分析主要结果(生存曲线)

```
             Test of Equality over Strata

                                            Pr >
       Test        Chi-Square    DF      Chi-Square

       Log-Rank      2.2036       1        0.1377
       Wilcoxon      1.5598       1        0.2117
       -2Log(LR)     3.4627       1        0.0628
```

图 29-4　例 29-1 生存分析主要结果(生存曲线假设检验)

例 29-2　数据用寿命表法计算生存率的可用程序 29-2 计算。

程序 29-2:

data eg29_2；　input ti freq censor @ @ ；　t＝ti+0. 5；　cards；

0 47 0 0 1 9 1 1 1 5 0 1 1 7 1 2 2 2 0 2 1 5 1 3 2 0 3 9 1 4 0 0 4 6 1 5 0 0 5 4 1

；

proc lifetest data＝eg29_2 method＝Lt width＝1；time t * censor(1)；　freq freq；　run；

程序 29-2 的说明

(1)用 data 步建立数据集;用 input 输入生存时间组段下限(ti)、各组段死亡人数或删失人数(freq),此处删失人数为表 29-2 失访例数与删失例数之和,删失状态变量(censor)。censor=0 表示完全数据,即死亡,censor=1 表示删失数据。每个组段的生存时间应以其组中值表示,ti 为各组下限,故各组实用生存时间用 t 表示,t=ti+0.5。

(2)选择项"method＝Lt"表示要求用寿命表法计算生存函数。"width＝1"表示寿命表的组距为 1(即 1 年)。

(3)用 freq 语句指定一个频数变量。本例各组段死亡人数或删失人数(freq)为频数变量。

(4)如果有分组,也可以用 strata 语句分别计算各组生存函数并进行各组生存函数间的假设检验。

The LIFETEST Procedure

Life Table Survival Estimates

Interval [Lower, Upper)		Number Failed	Number Censored	Effective Sample Size	Conditional Probability of Failure	Conditional Probability Standard Error	Survival	Failure
0	1	47	19	116.5	0.4034	0.0455	1.0000	0
1	2	5	17	51.5	0.0971	0.0413	0.5966	0.4034
2	3	2	15	30.5	0.0656	0.0448	0.5386	0.4614
3	4	2	9	16.5	0.1212	0.0803	0.5033	0.4967
4	5	0	6	7.0	0	0	0.4423	0.5577
5	6	0	4	2.0	0	0	0.4423	0.5577

Evaluated at the Midpoint of the Interval

图 29-5　例 29-2 生存分析分析主要结果(1)

Interval [Lower, Upper)		Survival Standard Error	Median Residual Lifetime	Median Standard Error	PDF	PDF Standard Error	Hazard	Hazard Standard Error
0	1	0	3.0545	0.7593	0.4034	0.0455	0.505376	0.071324
1	2	0.0455	.	.	0.0579	0.0250	0.102041	0.045575
2	3	0.0479	.	.	0.0353	0.0243	0.067797	0.047912
3	4	0.0508	.	.	0.0610	0.0409	0.129032	0.09105
4	5	0.0602	.	.	0		0	
5	6	0.0602	.	.	.		.	

图 29-6　例 29-2 生存分析分析主要结果(2)

图 29-5、图 29-6 为例 29-2 寿命表法计算结果。表 29-5 从左到右各列分别为组段(interval)、死亡人数(number Failed)、删失人数(number censored)、有效样本量(effective sample size)、条件死亡概率(conditional probability of failure)、条件死亡概率标准误(conditional probability standard error)、生存率(survival)、死亡率(failure)。图 29-6 从左到右各列分别为组段(interval)、生存率标准误(survival standard error)、中位剩余生存时间(median residual lifetime)、中位剩余生存时间标准误(median standard error)、概率密度函数(PDF)、概率密度函数标准误(PDF standard error)、风险函数(hazard function)、风险函数标准误(hazard standard error)。

四、生存率比较的样本含量估计

用于生存分析样本含量估计的方法很多,其中常用于 long-rank 检验的样本含量估计主要有 Freedman 方法、Lachin-Foulkes 方法及 Lakatos 方法。

1. Freedman 方法　Freedman 方法是原始的 Log-rank 检验时样本含量的估计方法,是其他方法的基础。该样本含量计算方法简单快捷,适用于粗略估计。该方法假设所有患者在试验过程中都具有很好的依从性,并且所有患者都能被顺利随访到研究结束,还假设风险比例能够始终保持不变,生存时间服从指数分布。它并没有考虑删失和时间因素对样本含量的影响,因此估计的样本含量偏差较大。

例 29-3　某临床试验欲研究 TIPS 手术与脊髓改道手术延长出血性食管曲张患者的生存时间有无差别,将 TIPS 手术组设为试验组,脊髓改道手术组设为对照组,随访期为至少 1 年。根据既往研究可知对照组总体 1 年生存率是 45%,预期试验组总体 1 年生存率将达到 65%,采用 log-rank 检验比较两组生存率,试估计样本含量(采用双侧检验,检验水准 $\alpha = 0.05$,检验效能 $1-\beta = 0.85$)。

根据对照组生存率为 45%、试验组生存率为 65%。

通过 PASS 软件计算

①PASS 主菜单选择:

Survival→Legacy Procedures→Logrank Test(Freedman)

②PASS 软件参数设置:

Find(Solve For):Sample Size ▲所求结果为样本含量

One-Sided Test:不选择 ▲表示双侧检验

Power:0.85 ▲检验效能为 0.85

Alpha:0.05 ▲检验水准为 0.05

Proportion in Group 1:0.5 ▲两组样本含量相等

Proportion Lost During Follow Up:0 ▲不考虑删失情况

S1(Proportion Surviving in Group1):0.45 ▲对照组生存率为 45%

S2(Proportion Surviving in Group2):0.65 ▲试验组生存率为 65%

运行结果:风险比为 0.539;两组终点事件发生总例数不小于 101;两组所需总的样本含量为 223。

说明:在 PASS 软件中输入的参数是两组的生存率(1-终点事件发生率),并且默认 S1 为对照组生存率、S2 为试验组生存率,如前后倒转,将对风险比计算造成影响。在 PASS 软件中对 Freedman 方法进行了改进,考虑了删失对样本含量计算结果的影响,当在 Proportion Lost During Follow Up(删失率中填入 P,则最终的样本含量计算结果为:N(adjusted) = N/(1−P)。

2. Lachin-Foulkes 方法　对于临床实验数据,每一个病例随访时间或发生终点事件的可能性都相等的情况很少。如病例收集的时间为 R 年,然后再随访到 T 年,因此随访的时间最短为 T-R 年,最长的为 T 年,而且不是所有病例都会发生终点事件。很多时候试验的复杂性背离了之前的假设使得计算的样本含量无法接受。一般地,如果试验背离了这个方法的假设,则需要增大样本含量以达到预期的检验效能。针对这种情况,Lachin 和 Foulkes(1986年)提出 Lachin-Foulkes 方法。

这是一个简单而又灵活的样本含量计算方法。这个方法假设样本个体在 R 时间段内进入研究,然后再随访一段时间直到达到总时间为 T。因此第一个样本随访时间是 T,最后一个进入研究的样本随访时间是 T-R。本方法考虑到删失数据可能对样本信息的丢失,所以在计算样本含量时将删失率引进了公式;在计算样本含量时利用了随访时间、样本收集时间;考虑了时间因素对样本含量的影响;两组的样本含量分别占样本总数的比例也考虑在内。Lachin-Foulkes 方法充分利用了生存数据的特点。但是该方法所利用的风险率、删失率是一个固定值,而临床试验中情况复杂多变,在不同的时间病例的风险率、删失率可能不同,所以该方法还不能很好地拟合一个合理的生存过程。

例 29-4　某研究考察新方法对某疾病的治疗效果,采用平行对照设计,两组样本含量相等。已知传统方法的两年生存率为 50%,新方法的两年生存率预计能达到 75%,计划第一年用来收集病例,之后随访两年。假设受试者在第一年就统一进入了试验,而且两组删失率都为 15%,问该试验需要纳入多少样本(采用双侧检验,检验水准 $\alpha = 0.05$,检验效能 $1-\beta = 0.85$)。

由题意可知整个试验期限(T)为 3 年,收集病例时长(R)为 1 年,收集完后的随访时长(FT)为 2 年(T-R)。

通过 PASS 软件计算

①PASS 主菜单选择:

Survival→ Legacy Procedures→ Logrank Test(Lachin and Foulkes)

②PASS 软件参数设置:

Find(Solve For):Sample Size ▲所求结果为样本含量

Alternative Hypothesis:Ha:S1≠S2 ▲采用双侧检验

Power:0. 85 ▲检验效能为 0. 85

Alpha:0. 05 ▲检验水准为 0. 05

Proportion in Group 1:0. 5 ▲两组样本含量相等

Proportion Lost to Follow-Up:

Group 1:0. 15

Group 2:0. 15 ▲两组删失率都为 0. 15

S1(Proportion in Group1 Surviving Past T0):0. 50 ▲对照组两年生存率为 50%

S2(Proportion in Group2 Surviving Past T0):0. 75 ▲试验组两年生存率为 75%

T0(Fixed Time Point):2 ▲生存率为两年生存率

R(Accrual Time):1 ▲病人收集时间为 1 年

%Time Until 50% Accrual:50 ▲表示进入试验可能性在时间段内均匀分布

Follow-Up Time,T-R:2 ▲随访两年

运行结果:每组需要 64 个病例,总共需要 128 例。

3. Lakatos 方法　这个方法基于马尔可夫方法。将随访期划分为 K 个相等的时间间隔,假定有两个处理组(试验组与对照组),马尔可夫过程对两组分别建模,但思路相同。假设每个接受治疗的患者在试验开始后的任一时刻 t,可能处于 3 种状态,即:失访(L)、死亡(E)、存活(C)。所有状态构成 1 个状态空间:(L,E,C)。进一步假设,患者失访后不再参与试验,患者死亡后停止观察,即患者进入状态 L 或 E 后将不再转移到其他状态,称状态 L 和状态 E 为吸收状态。各时刻各患者处于各状态的比例称为概率分配向量 D_t。

在随访研究中,样本含量除受统计学要求及治疗效果影响外,还有许多不确定性影响因素,例如患者入组、失访、治愈时间的分布,患者在试验阶段的依从性,以及是否满足比例风险等等。log-rank 检验除考虑最后结局,还考虑了出现结局的时间,并充分利用失访资料所提供的不完全信息。对于具体的试验,本法都能拟合一个独特的生存过程,较好反映实际情况,应用灵活,因此是一种有效、可行的样本含量估计方法,能更好适应临床试验的复杂性和多样性,巧妙解决多种复杂因素并存对样本含量的影响问题。

例 29-5　某研究考察新方法对某疾病的治疗效果,采用平行对照设计,两组样本含量相等。估计现有方法的一年生存率为 50%,新方法的一年生存率为 70%,试验计划收集病例一年,之后两年随访。假设患者在第一年按计划全部进入试验,并且试验组和对照组的删失率都为 5%,预计试验过程中由对照组转移到试验组的患者数为 3%,从试验组转移到对照组的患者数为 4%,该试验需要多少样本才能达到预期的检验效能(采用双侧检验,检验水准 $\alpha =$ 0.05,检验效能 $1-\beta = 0.80$)。

通过 PASS 软件计算

①PASS 主菜单选择:

Survival→Two Survival Curves→Test(Inequality) →Logrank Test(Input Proportion Surviving)

②PASS 软件参数设置:

Find(Solve For):Sample Size　▲所求结果为样本含量

Alternative Hypothesis:Two-Sided　▲采用双侧检验

Power:0.80　▲检验效能为 0.80

Alpha:0.05　▲检验水准为 0.05

Group Allocation:Equal(N1＝N2)　▲两组样本含量相等

S1(Proportion Surviving-Control):0.50▲对照组 1 年生存率 50%

S2(Proportion Surviving-Treatment):0.70▲试验组 1 年生存率 70%

T0(Survival Time):1　▲1 年生存率

Accrual Time(Integers Only):1　▲收集时间为 1 年

Accrual Pattern:Uniform or Equal　▲进入试验的可能性在时间段内均匀分布

Total Time(Integers Only):3　▲试验总时长为 3 年(随访两年)

Controls Lost:0.05▲对照组删失率 5%

Treatments Lost:0.05▲试验组删失率 5%

Controls Switch to Treatments:0.03　▲对照组转移到试验组率 3%

Treatements Switch To Controls:0.04　▲试验组转移到对照组率 4%

运行结果:总共需要 123 个病例,其中对照组 61 例、试验组 62 例。

第三节　Cox 回归模型

一、Cox 回归模型简介

生存分析中除了估算不同时间的生存率外,通常还对影响生存率的因素感兴趣。第二节中通过分组计算生存函数并进行组间生存函数比较,判断分组因素是否对生存函数有影响。对数秩检验、Wilcoxon 检验和似然比检验属于单因素分析方法,适用于欲分析的影响因素较少的情况,同时要求组间在非处理因素方面具有良好的可比性。如果分析的变量较多,造成分组太多、太繁杂,这些方法就不能应用,此时应采用多因素分析方法。

生存时间是生存分析的应变量,由于生存时间通常并不符合正态分布,不满足线性回归模型的要求,不宜以生存时间为应变量进行线性回归。如果以某时点事件结局作为应变量进行 Logistic 回归分析,则生存时间长短的信息未被充分利用。另外生存时间还存在删失数据,线性回归模型和 Logistic 回归模型都不能利用这种不完全数据提供的信息。英国统计学家 Cox 于 1972 年提出的比例风险回归模型(proportional hazards regression model),简称 Cox 回归模型,是目前多因素生存分析方法中较好的一种。

设 $x = (x_1, x_2, \cdots\cdots, x_k)$ 是影响生存时间 t 的 k 个危险因素。设 $h(t,x)$ 为在危险因素 x 的影响下,时间 t 时的风险函数,即 t 时间存活的病例往后一瞬间的危险率或死亡率。又设 $h_0(t)$ 为不受危险因素 x 影响下,时间 t 时的风险率。$h_0(t)$ 一般是未知的。

Cox 回归模型的基本形式为:

$$h(t,x) = h_0(t)\exp\left(\sum_{i=1}^{k}\beta_i x_i\right) \qquad \text{(式 29-8)}$$

其中 β_i 为总体回归系数,可由样本估计获得。β_i 为正时表示该协变量是危险因子,会增加风险函数值,也就是对生存时间出现负的作用,其值越大,生存时间越短;β_i 为负时表示该协变量是保护因子,会降低风险函数值,也就是延长生存时间。

如果假设危险因素 x 在非暴露组取值为 0,在暴露组取值为 1,那么:

$$RR = \frac{h(t, x=1)}{h(t, x=0)} = \frac{h_0(t)\exp(\beta)}{h_0(t)} = \exp(\beta) \qquad \text{(式 29-9)}$$

可以看出 Cox 模型中回归系数的流行病学含义是 0~1 变量 x 的相对危险度的自然对数。

如果 x 为连续型变量,假设其取值为 k 与 k+1 时的相对危险度为 RR

$$RR = \frac{h(t, x=k+1)}{h(t, x=k)} = \frac{h_0(t)\exp[(k+1)\beta]}{h_0(t)\exp(k\beta)} = \exp(\beta) \qquad \text{(式 29-10)}$$

于是

$$\ln(RR) = \beta$$

可以看出连续型协变量 x 的回归系数也表示 x 每增加一个单位时的相对危险度。

式 29-10 表示模型可以改写成以下更容易理解的一种形式:

$$\frac{h(t,x)}{h_0(t)} = \exp\sum_{j=1}^{k}\beta_j x_j \qquad \text{(式 29-11)}$$

式 29-11 左边的比值也就是相对危险度或称为风险比(hazard ratio,HR)。Cox 模型中假定它的大小与时间 t 无关,即任两个个体风险函数的比值与时间没有关系,模型中的自变量效应不随时间发生改变,称为比例危险率假设,简称 PH 假设,这就是这种模型称为比例危险率模型的原因。

用于 Cox 模型参数检验的方法有似然比检验、比分检验和 Wald 检验,这些检验统计量均为 χ^2 值,自由度为协变量的个数。寻找最佳模型时,Wald 检验可以用来剔除变量,比分检验可以用来选新变量,似然比检验可以用来剔除和引进变量。

二、Cox 回归模型实例

例 29-6 30 例大肠癌患者手术后生存资料见表 29-4。术后生存时间 time 以月为单位,

status 表示随访结局(status=1 表示病例死亡,为完全数据;status=0 表示病例失访或尚存活,为删失数据)。3 个协变量分别为:性别 sex(sex=0 表示女,sex=1 表示男)、年龄 age(岁)和确诊到进行手术的时间 dtime(月)。试进行 Cox 回归分析。

表 29-2　30 名大肠癌患者手术后生存资料

time	status	sex	age	dtime	time	status	sex	age	dtime
6	1	0	66	23	8	1	1	66	19
7	1	0	67	21	10	1	1	65	18
8	1	0	63	16	15	1	1	62	22
11	1	0	66	10	12	1	1	64	16
15	1	0	65	15	14	1	1	55	15
12	1	0	59	10	16	1	1	56	8
15	1	0	62	12	19	1	1	58	9
18	1	0	64	9	22	1	1	54	10
20	1	0	58	8	29	1	1	60	7
26	1	0	56	7	35	1	1	55	7
31	1	0	58	10	44	1	1	55	6
41	1	0	53	9	45	1	1	51	8
44	0	0	56	8	56	0	1	55	5
54	1	1	52	6	58	1	1	50	6
59	1	0	48	9	60	0	1	57	3

将表 29-2 的原始数据录入计算机,建立数据库,变量名与表格中相同。将数据库转换为 SAS 数据集(sasuser. dat29_4)。

1. SAS 分析程序

proc lifetest data=sasuser. dat29_4 plot=(LLs);

time time*status(0); strata sex; run;

proc phreg data = sasuser. dat29_4; model time*status(0) = sex age dtime/selection = stepwise sle=0. 05 sls=0. 05 risklimits; run;

(程序 29-3)

2. 程序说明　①利用 lifetest 过程的选择项"plot=(LLS)"绘制不同性别 LLS 图。②Cox 回归的 SAS 过程为 phreg。③model 语句定义 Cox 回归的应变量和协变量。等号左边为应变量,即生存时间,格式为:生存时间变量*终点变量(代表删失的值)。等号右边为协变量。"/"后面为各种选择项。④选择项"selection=stepwise"表示进行逐步回归。常用的回归方法还有"selection=forward"表示向前法筛选变量,"selection=backward"表示后退法剔除变量。最常用的方法为逐步回归法。⑤选择项"SLE="和"SLS="分别指定选入和剔除变量的检验水准。⑥选择项 risklimits 产生 *HR* 的 95% 可信区间。

3. 输出的主要结果　LLS 图(图 29-7)显示不同性别组累积危险率函数曲线,没有交叉,可以认为符合 Cox 回归的 PH 假设。图 29-8 为模型总体检验结果,显示模型有统计学意义,3 种检验方法(likelihood ratio,score,Wald)P 值均小于 0.001。图 29-9 为 Cox 回归的最主要结果,从左到右依次为:变量(variable)、自由度(df)、偏回归系数(partial regression coefficient)、偏回归系数标准误(standard error)、χ^2 值、P 值、HR 值(hazard ratio)、HR 的 95% 可信区间(95% hazard ratio confidence limits)。本例 Cox 回归结果显示,对大肠癌生存率有影响的因素是确诊时间和患者年龄。这 2 个因素的回归系数均为正值,说明两者都是危险因素。

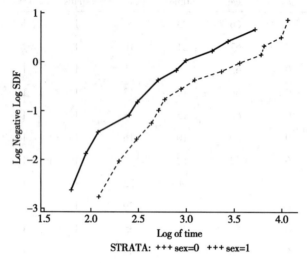

图 29-7 不同性别组累积危险率函数曲线(LLS 图)

Testing Global Null Hypothesis: BETA=0

Test	Chi-Square	DF	Pr > ChiSq
Likelihood Ratio	38.6067	2	<.0001
Score	45.5012	2	<.0001
Wald	24.9164	2	<.0001

图 29-8 Cox 回归分析模型总体检验结果

Analysis of Maximum Likelihood Estimates

Variable	DF	Parameter Estimate	Standard Error	Chi-Square	Pr > ChiSq	Hazard Ratio	95% Hazard Ratio Confidence Limits	
age	1	0.21721	0.06636	10.7129	0.0011	1.243	1.091	1.415
dtime	1	0.21328	0.05647	14.2667	0.0002	1.238	1.108	1.383

图 29-9 Cox 回归分析结果

三、Cox 回归的样本含量估计

Cox 比例风险回归方法在生存分析中应用非常广泛,然而,关于应用该方法究竟需要多少样本含量的问题一直未得到很好的解决。以往,对于 Cox 比例风险回归模型所需样本量往往凭经验去估计,即至少需要相当于协变量个数 10～15 倍的阳性结局事件。

Hsieh 和 Lavori (2000 年)给出了 Cox 回归分析的样本含量估计公式:

$$N = \frac{(Z_{1-\alpha/2} + Z_{1-\beta})^2}{P(1-R^2)\sigma^2 B^2}$$

(式 29-12)

N 为 Cox 比例风险回归模型所需的样本含量,$Z_{1-\alpha/2}$,$Z_{1-\beta}$ 表示给定检验水准和检验功效时的 z 界值;σ^2 为协变量 X_1 的方差;该公式引入了"方差膨胀因子"(VIF),即 $1/(1-R^2)$,R^2

表示协变量(X_1)对其他协变量作回归分析时的确定系数;B 表示对数风险比,P 为删失比例。

该公式适用于任何分布的生存时间,只要满足 Cox 比例风险假定即可。对于不服从正态分布的研究变量,如二分类变量,可用 $p(1-p)$ 来代替方差 σ^2,这里的 p 表示变量取 0 或 1 的比率。该公式不仅仅局限于对单个影响因素的研究,还可以综合考虑其他协变量的影响。这一点在公式中主要体现在 R^2 的取值上。对于单个自变量的研究,R^2 取"0"即可;对于多个自变量的研究,则需要通过回归分析估计 R^2。

例 29-7　欲研究多发性骨髓瘤患者预后的影响因素,总共有 9 个变量,研究者确定了主要变量为 X1(log BUN),对数风险比 B = 1,预计终点事件发生率(event rate) P = 48/65 = 73.8%,按单侧 0.05 的检验水准和 80% 的检验效能,从已有研究中得知 X1 的标准差为 0.3126,在多重线性回归分析中得知 $R^2 = 0.1839$,试估计所需的样本含量。

通过 PASS 软件计算

①PASS 主菜单选择:

Survival→Cox Regression→Cox Regression

②PASS 软件参数设置:

Solve For:Sample Size▲所求样本含量

Alternative Hypothesis:One-Sided ▲单侧检验

Power:0.80 ▲检验效能 80%

Alpha:0.05 ▲检验水准 0.05

P(Overall Event Rate):0.738 ▲终点事件发生率

B(Log Hazard Ratio):1 ▲对数风险比

R-Squared of X1 with Other X's:0.1839 ▲决定系数

S(Standard Deviation of X1):0.3126 ▲标准差

运行结果:需要样本量 106 例。

四、应用 Cox 模型的注意事项

Cox 回归分析的前提条件是协变量需要满足比例风险假定,不满足比例风险假定的协变量不做处理直接纳入多因素 Cox 回归分析后将会给模型结果带来较大偏差。因此,在使用 Cox 模型进行分析之前,需要先检查协变量是否满足 PH 假设。

检查协变量是否满足 PH 假定的方法主要有图示法和假设检验法两种。图示法包括: Kaplan-Meier 法、累积风险函数法、Schoenfeld 残差图法。假设检验法包括:时协变量法、线性相关检验法、加权残差 Score 法、Omnibus 检验法。其中 Kaplan-Meier 法,累积风险函数法和时协变量法较为常用。

1. Kaplan-Meier 法　比较 Kaplan-Meier 法估计的生存曲线的形态差异,若两者趋势基本一致,且无交叉,则认为数据满足 PH 假定。

2. 累积风险函数法　见本节前述介绍。

3. 时协变量(time-dependent covariates,T-COV)法　Cox 本人在 1972 年最初提出比例风险模型时,就指出可以通过引入一个构造的时协变量的方法来检查比例风险假定,即在模型中加入一个含时间的交互效应项,即,$X * f(t)$,$f(t)$ 为时间函数,通过检验该时间效应项的显著性水平,求得协变量的时间效应项的概率 P 值,然后依据事先设定的检验水准来判定其是否满足比例风险假定。

需要注意的是,该方法中时间函数的构建十分关键。在实际研究中,一般拟合变量与时间的一次或二次函数关系式[常见的有 t、t^2、$\log(t)$ 等],确定数据函数关系。

另外,协变量中的无序多分类变量应先转变为 $n-1$ 个哑变量,将哑变量引入回归模型进行分析,而不能直接将无序多分类变量直接引入回归模型进行分析。

五、不满足 PH 假设的处理

若经检验资料不满足比例风险假定,即协变量随着时间和疾病状态的改变而改变,具有时依变量的特点时,已不能利用经典 Cox 回归模型进行多因素分析,可做以下处理:

(1)分层分析:按照不满足 PH 假设的协变量分层,然后进行 Cox 回归分析。分层使每一层适合一个不同的基准危险率,则此层内的危险函数不受其他层的影响。有多个不满足 PH 假设的协变量时,需要分很多层时,分层分析适用性不好。(2)带时依协变量的 Cox 模型:在原始 Cox 比例风险模型中加入该变量和时间的交互作用项来描述其变化对基线风险的影响。调整后的风险函数表达式为:

$$h(t,x(t)) = h_0(t)\exp\left[\beta_1 x_1 + \beta_2 x_2 + \cdots + \beta_j x_{j(t=0)} \times f(t) + \cdots + \beta_p x_p\right] \quad \text{(式 29-13)}$$

上式中,x_j 为时依性协变量,其在 t 时刻的取值为 $x_j(t=0) \times g(t)$。从该表达式不难看出,在控制了 x_j 的变化对基础风险的影响之后,其他协变量仍满足比例风险假定。以调整后的函数为基础构建似然函数,采用极大似然法得到协变量效应估计值。

六、带时依协变量的 Cox 回归实例

例 29-8 为探讨影响 HIV/AIDS 的预后的因素,某研究者对 15 164 例 HIV/AIDS 患者 1995—2015 年的病死情况进行了随访调查,收集了 1995 年时基线 $CD4^+$ 水平、基线是否伴随临床症状、基线是否接受抗病毒治疗作为本研究重点探讨的影响因素,同时调查了患者的性别、确认阳性时年龄、婚姻状况、文化程度、感染途径等等因素作为可能的混杂因素。

1. 协变量 PH 假设的判定

(1)图示法:图 29-10,图 29-11 为利用 Kaplan-Meier 法绘制的基线 $CD4^+$ 水平、基线是否伴随临床症状、基线是否接受抗病毒治疗等因素不同组别的生存曲线,按照两条或多条生存曲线是否交叉重叠的判定原则,结果提示基线随访时 $CD4^+$ 水平、基线是否伴随临床症状不满足比例风险假定,是否接受抗病毒治疗满足 PH 假定。

(2)时协变量检验法:结合图示法对变量比例风险假定的判断结果,运用时协变量检验法,分别构造 3 个自变量各自的时间效应项($X \times t$),通过检验其系数是否为 0 来精确判断是否满足比例风险假定。结果显示,在 $\alpha = 0.05$ 的水平上,基线 $CD4^+$ 水平,基线是否伴随临床症状,基线是否接受抗病毒治疗 3 个变量对生存时间影响的时间效应均具有显著性意义。以精确检验法为主要判定方法,同时结合前述图示法判定结果,综合考虑认为基线随访时 $CD4^+$ 水平、基线是否伴随临床症状、基线是否接受抗病毒治疗这 3 个变量对生存时间的影响效应随时间变化而变化,不满足比例风险假定,为时间相依协变量。

2. 带时依协变量 Cox 回归模型构建 由于基线随访时 $CD4^+$ 水平、基线是否伴随临床症状、基线是否接受抗病毒治疗 3 个主要研究变量不满足 PH 假定,为更准确估计 HIV/AIDS 生存时间的影响因素,拟合时依 Cox 回归模型,将上述 3 个自变量及其时间效应项以及相关

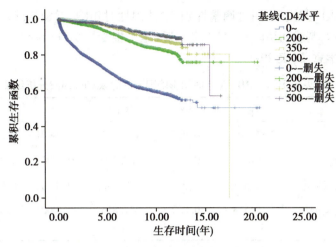

图 29-10　不同基线 CD4$^+$ 计数水平分组的生存曲线

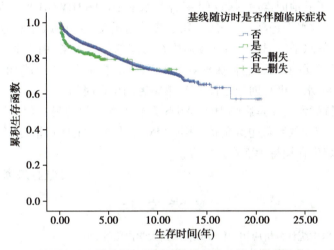

图 29-11　基线是否伴随临床症状分组的生存曲线

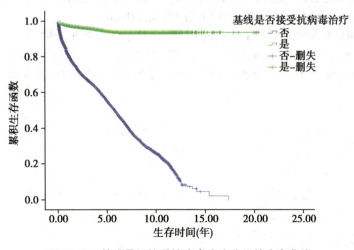

图 29-12　基线是否接受抗病毒治疗分组的生存曲线

调整变量共同纳入回归模型,同时调整性别、确认阳性时年龄、婚姻状况、文化程度、感染途径等变量结果显示,基线随访时 $CD4^+$ 水平、基线是否接受抗病毒治疗 2 个变量及其时间效应项均具有统计学意义(表 29-3)。

表 29-3　HIV/AIDS 生存时间影响因素的时依 Cox 回归分析结果

变量	β	SE	Wald	P	HR(95%CI)
基线 $CD4^+$ 水平	−1.202	0.055	471.141	<0.0001	0.301(0.270~0.335)
基线 $CD4^+$ 水平 * 时间	0.404	0.031	168.540	<0.0001	1.498(1.409~1.592)
基线是否接受抗病毒治疗	−2.538	0.057	1994.582	<0.0001	0.079(0.071~0.088)
基线是否接受抗病毒治疗 * 时间	−0.518	0.032	257.816	<0.0001	0.595(0.559~0.634)

注:校正了性别、确认阳性时年龄、婚姻状况、文化程度、感染途径等变量的影响

结论:在校正了其他因素后,基线 $CD4^+$ 计数水平是影响 HIV/AIDS 人群生存时间的重要因素,基线 $CD4^+$ 计数水平每高一个等级,死于艾滋病相关疾病的风险变为原来的 0.301 倍,表明基线 $CD4^+$ 计数水平为 HIV/AIDS 预后生存时间的保护因素,由于时间效应项的系数为正,表明随着生存时间的延长,这种保护效应逐渐减弱,提示在感染 HIV 的早期,较早采取针对性措施提高 $CD4^+$ 水平更有助于延长 HIV 感染者的生存时间。

感染后接受抗病毒治疗是影响 HIV/AIDS 人群生存时间的另一保护因素(调整后 HR = 0.079),其时间效应项的系数也为负值,表明相对于未接受抗病毒治疗者,接受抗病毒治疗者的保护效应随着生存期持续而更加突显。

(张卫东 编,朱彩蓉 审)

参 考 文 献

[1] 张卫东.SAS v9 医学统计分析应用[M].郑州:郑州大学出版社,2011.

[2] 刘勤,金丕焕.分类数据的统计分析及 SAS 编程[M].上海:复旦大学出版社,2002.

[3] 何清波,苏炳华,钱亢.医学统计学及其软件包[M].上海:上海科技出版社,2002.

[4] 张家放.医用多元统计方法[M].武昌:华中科技大学出版社,2002.

[5] 高惠璇.SAS 系统 SAS/STAT 软件使用手册[M].北京:中国统计出版社,1997.

[6] 胡良平.Widows SAS 6.12 & 8.0 实用统计分析教程[M].北京:军事医学科学出版社,2001.

[7] 靳慧鸣.Logistic 回归和时依 Cox 回归在 HIV/AIDS 预后研究中的应用[D].郑州:郑州大学公共卫生学院,2017

第三十章

系统综述与 Meta 分析

提要：系统综述与 Meta 分析是系统全面总结当前的全部证据，就某一特定问题进行系统分析的研究方法。系统综述和 Meta 分析的结果是形成循证医学中最佳证据的主要来源。

系统综述（systematic review）是对某一特定问题，根据事先确定的研究方案，通过系统检索所有与该主题相关研究证据，通过筛选证据，证据质量评价，最终进行证据合成的一种研究方法。而 Meta 分析（Meta-analysis）作为系统综述中使用的统计方法，可以对来自多个研究的效应值进行定量合成，以获得效应值的综合估计。高质量的系统综述的结果是证据等级最高的证据之一。

第一节 概 述

一、系统综述简史

最早提出系统综述思想的是 Lord Rayleigh（1842—1919 年），他提出"科学不仅提供新事实，而且指出其与老证据之间的关系"。1904 年，著名统计学家 Pearson 首次提出数据合并的概念，并对肠热病疫苗与生存率之间的相关系数进行了合并。20 世纪 20 年代，著名统计学家 Fisher 首次介绍了对若干独立试验结果的 P 值进行合并的方法，被认为是 Meta 分析的前身。1955 年，Beecher 发表了医学领域第一篇真正意义上的 Meta 分析，用以评价安慰剂的疗效。1976 年，英国心理学家 Glass 首次将合并统计量的文献综合研究称为 Meta 分析。到 20 世纪 70 年代，随着随机对照试验的不断产生，样本量悬殊，质量良莠不齐，结论相互矛盾，使临床医生无法判断根据哪个试验的结论来指导临床决策。在这种情况下，Cochrane 提出，"应根据特定病种/疗法，将所有相关的 RCT 联合起来进行综合分析，并随着新的临床试验的出现不断更新，以便得出更为可靠的结论"。随后，Chalmers 医生将这一理论付诸实践，经过 10 年的努力，对产科常规使用的 226 种诊疗方法进行了系统综述，由此开启了循证医学的序幕。过去数十年间，系统综述和 Meta 分析在医学领域的应用越来越广泛，相关方法学的进步，统计软件的发展也越来越丰富，已经逐渐成长为一门重要的医学研究方法。

二、基本概念

Meta 为希腊语词汇,字面意思为"after,more comprehensive,secondary",我国曾翻译为后分析、荟萃分析、元分析、综合分析等。1976 年,Glass 提出"Meta 分析是以综合研究结果为目的而对不同的研究结果进行收集、合并及统计分析的一种方法"。随后,国外其他一些研究者也提出了近似的定义"Meta 分析是一类统计方法,用来比较和综合针对同一科学问题所取得的研究结果。比较和综合的结论是否有意义,取决于这些研究是否满足特定的条件"(Fleiss & Gross,1991)。该定义更为明确,不仅指出 Meta 分析的目的是比较和综合多个同类研究的结果,还进一步指出 Meta 分析具有一定的适用性,澄清了那种任何研究的结果都能进行 Meta 分析的模糊观念。

三、系统综述与传统综述的区别

传统的文献综述是指查阅了某一专题在一段时期内相当数量的文献资料,经过分析研究,选取有关情报信息,进行归纳整理,做出综合性描述。但这种综述往往是定性的,且依赖于综述者的主观分析;在复习文献时缺乏共同遵守的原则和步骤,同类文献由不同的研究者进行综述,结果可能大相径庭。此外,综述者常常注重研究结果统计学上是否"有意义",而统计学是否"有意义"取决于研究样本的大小,许多小样本的研究可能得到的是假阴性的结果。而系统综述则克服了传统文献综述的上述缺陷,具有如下功能:①对同一问题可提供系统的、可重复的、客观的综合方法;②定量综合;③通过对同一主题多个小样本研究结果的综合,提高原结果的统计效能,解决研究结果的不一致性,改善效应估计值;④有可能回答原各研究未提出的问题。

四、Meta 分析的类型

虽然系统综述并不必然包括 Meta 分析,但 Meta 分析作为一种数据综合的分析方法,能够对既往的研究结果进行定量综合,具有其独特优势。根据分析的内容及使用的方法,Meta 分析可分为以下类型。

1. 常规 Meta 分析 当前,常规 Meta 分析主要基于有对照组的直接比较研究,最常见的是基于 RCT 的干预性研究的 Meta 分析。此外,还有队列研究、病例对照研究、群随机对照试验、自身对照试验等的 Meta 分析。其具体的特点和要求在后续章节做进一步的说明。

2. 单组率的 Meta 分析 单组率的 Meta 分析,是一种只提供了一组人群的总人数和事件发生人数,多为患病率、检出率、知晓率、病死率、感染率等的横断面研究。对单组率的 Meta 分析而言,最难的就是控制异质性,进行亚组分析和 Meta 回归分析是其重要的处理方法。

3. 累积 Meta 分析 累积 Meta 分析(cumulative Meta-analysis)是指将研究资料作为一个连续的统一体,按研究开展的时间顺序及时将新出现的研究纳入原有 Meta 分析的一种方法。因此,累积 Meta 分析是在先纳入若干最早发表的研究进行分析的基础上,按时间顺序每加入一个研究后均重复一次分析,可以反映研究结果的动态变化趋势及各研究对结果的影响,也有助于尽早发现有统计学意义的干预措施。

4. 网状 Meta 分析 在临床实践中,若有一系列的药物可以治疗某种疾病,但 RCT 均是药物与安慰剂的对照,而药物互相之间的 RCT 都没有进行或很少进行比较,那么在这种情况下,就需要将间接比较和直接比较的证据进行合并,即网状 Meta 分析(network Meta-analysis)。

5. 诊断性 Meta 分析　因地区、个体、诊断方法及条件的差异,使得发表的关于同一诊断方法的研究结果存在不同甚至是互相矛盾。诊断性 Meta 分析主要是为评价某种诊断方法对目标疾病的诊断准确率。

6. 个体数据 Meta 分析　个体数据(individual patient data,IPD)Meta 分析是近年来发展起来的一种特殊类型,其不是直接利用已经发表的研究结果总结数据进行 Meta 分析,而是通过从原始研究作者那里获取每个参与者的原始数据,并对这些数据进行 Meta 分析。与常规 Meta 分析相比,个体数据 Meta 分析具有以下优点:能够最大限度地纳入未发表的试验或灰色数据,能够进行时间-事件分析,能够更新长期随访的数据,能够进行更复杂的多变量统计分析。但耗费大量时间、资源等是其最大的缺陷。目前,建立在 IPD 基础上的 Meta 分析被称为系统评价的金标准。

7. 前瞻性 Meta 分析　前瞻性 Meta 分析(prospective Meta-analysis,PMA)是指在 RCT 的结果尚未出来之前,先进行系统检索、评价和制定纳入及排除标准的一种 Meta 分析。因 PMA 是在研究开始之前或者进行中就制定好了计划,可以避免各研究间出现较大的差异,同时具有个体数据 Meta 分析的优点。当前认为,PMA 是针对需要进行多中心、大样本研究但现实又不能实现的情况下的最有效方式,但成本非常高、操作困难且需要耗费大量的时间。

8. 其他的 Meta 分析　随着循证医学实践的实际需要的发展以及方法学的进步,其他类型的 Meta 分析还包括:不良反应的 Meta 分析,成本-效果/效用/效益的 Meta 分析,患者报告结局的 Meta 分析,全基因组关联研究的 Meta 分析,Meta 分析的汇总分析等。

第二节　系统综述的步骤和方法

以基于随机对照试验的系统综述为例,考克兰干预研究的系统综述手册(2011 年版)将系统综述的制作过程分为 10 个步骤,即提出问题、制定研究的纳入及排除标准、制定检索策略并检索文献、筛选文献并收集资料、评估纳入文献的偏倚风险、分析资料并在适当的情况下进行 Meta 分析、评估报告偏倚、陈述结果并制作结果摘要表格、解释结果并得出结论以及完善与更新。虽然针对不同主题的系统综述存在一定的差异,但研究步骤大体相同,只是对具体的内容有针对性的要求。本节主要介绍基于随机对照试验的系统综述步骤。

一、确立主题、制订研究计划书

选择正确的选题是系统综述最重要的一步。需要指出的是,不是任何问题都可以进行系统综述,系统综述的选题要来源于医学实践中存在有争议,并且应有一定研究积累的重要问题。为避免不必要的重复,确定系统综述主题后应先进行全面、系统的检索,了解针对该问题的系统综述或 Meta 分析是否已经完成或正在进行? 该主题的系统综述是否有待完善与更新? 若现有系统综述或 Meta 分析质量不高或亟待完善、更新,则可考虑按照一定的报告规范完成一个新的系统综述或更新系统综述结果。

适合进行系统综述的问题应进行明确的定义。一个完整的系统综述问题,应包含根据 PICO 原则来确定的各个要素。即要包括研究对象(participants)、干预措施(interventions)、比较组(comparisons)和结局(outcomes)。例如:对某类肿瘤病人,采用某项新的治疗措施

(干预措施)与采用常规措施(对照组)相比,是否会降低某种疾病致残或死亡的风险? 这个问题就包含了上述 4 个基本内容,是一个比较清晰、内容完整的系统综述主题。

确立研究主题后,应首先着手撰写研究方案(Protocol),通过制定研究过程中文献检索的策略,避免作者根据原始文献的数据信息和实际结果临时改变系统综述的题目和内容,导致结论的偏倚。研究计划书,即系统综述工作指南,主要包括如何分工、设定具体工作目标及完成时间、如何查找所需要的资料和追踪研究进展等内容。由于多数系统综述是对现有文献资料的分析和总结,很大程度上受原始文献数量和质量的限制,需要在充分了解与题目相关的资料信息和内容的基础上才能确定一个好题目。因此,在进行系统综述过程中如果要改变或修正题目或综述的内容,必须明确回答原因及动机,进而对研究计划书的相应内容进行一定的调整,以提高系统综述的质量。

系统综述的研究方案应当先进行注册,后实施。有一些组织和机构提供了免费的系统综述的注册服务,例如英国 York 大学 PROSPERO 系统综述注册(www.crd.york.ac.uk/PROSPERO/)。通过注册的系统综述,其研究方案的质量才可能得到保证。一些高水平的杂志如 Lancet、BMJ 等均要求投稿的系统综述论文,其研究方案必须先进行注册,才能考虑审稿。虽然目前并不是所有杂志均要求注册,但这是今后系统综述发展的趋势。因此,研究者应该在开始进行系统综述研究的时候考虑注册问题。在注册的过程中,必须按注册程序的要求提供系统综述方案所需的技术细节,正因如此,通过注册的系统综述比未进行注册的系统综述,其研究质量更能得到保证。

二、检索和筛选文献

(一) 检索文献

应按照研究方案中制定的检索来源和检索策略,尽可能收集相关的文献资料。通过明确检索问题和需求、确定检索来源(如 Cochrane 图书馆、PubMed、EMBASE、OVID、中国生物医学文献数据库、清华同方数据库、万方数据库、学术会议论文汇编和研究生学位论文等)和检索词、制定并完善检索策略是完成文献检索工作的主要环节。其中规范的检索词是保证文献不遗漏以及今后对系统综述进行更新的保证。

(二) 筛选文献

筛选文献是指根据研究计划书事先拟定的纳入和排除标准,从收集到的所有文献中筛检出能够回答研究主题的文献资料。筛选文献大致可以分为 3 个步骤(图 30-1),一是初筛,即根据检索出的文献线索,如题目、摘要等剔除明显不符合要求的文献;二是全文筛选,对初筛阶段无法确定是否纳入的文献,应通过阅读全文的方式,以确定是否符合纳入标准;三是再筛选,若阅读全文后发现文献信息不全面而无法确定是否纳入,或有疑问和有分歧的文献,应先纳入,根据文献中作者信息,与作者联系获得有关信息后再决定取舍。对于不符合纳入标准或符合排出标准的文献予以剔除时,应列出被剔除的文献并说明其被剔除的原因。

文献检索和筛选过程实施的优劣直接影响整个系统综述质量的高低。应采用文献管理软件(如 EndNote、NoteExpress 软件等),对文献进行管理,实现浏览、去重和排序等工作。同时,文献的筛选工作,应由参与系统综述的 2 个研究者,根据系统综述确定的方案分别进行。如果存在不一致的地方,应将其列出进行讨论,并请研究团队的主要负责人参与讨论,达成一致意见。

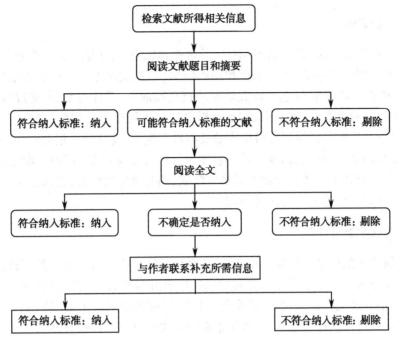

图 30-1 筛选文献基本步骤图

三、纳入文献质量评价

系统综述中对纳入分析的文献需进行质量评估,即应用循证医学文献评价的方法和原则,对纳入的文献针对真实性和可能存在的各种偏倚进行分析和评价。文献质量评价的结果可用于系统综述的不同阶段,从选择研究、资料分析到最终结果的解释,例如可以作为纳入研究的选择标准(最低的质量要求)、探讨质量差异与研究结果异质性之间的相关性、在系统综述敏感性分析和定量分析(Meta 分析)时根据文献质量的高低赋予各个研究不同权重值的依据、作为结果解释的参考等。

既往使用的多个文献质量评价工具由于易受文献评估者的主观因素影响以及各种评价工具间缺少共识的问题,Cochrane 协作组织已不推荐清单或量表等评价工具,而是建议采用偏倚风险评估表。该偏倚风险评估表主要包括 6 个方面:①随机分配方法;②分配方案隐藏(allocation concealment);③对研究对象、治疗方案实施者、研究结果测量者采用盲法;④结果数据的完整性;⑤选择性报告研究结果;⑥其他偏倚来源。针对纳入的每个原始文献研究结果,对上述 6 条依次做出"低风险"(低度偏倚)、"高风险"(高度偏倚)和"不清楚"(缺乏相关信息或偏倚情况不确定)的判断。Cochrane 协作组织提供的 Revman 软件内置了 Cochrane 风险偏倚评估工具,并可提供可视化的评估结果。采用不同的颜色和符号来表示不同的偏倚风险等级,更形象直观反映偏倚情况。上述偏倚风险评估表仅适用于临床随机对照研究的质量评价,对其他不同类型的研究文献有不同的质量评价工具。例如,观察性研究常用的评价工具是 NOS 量表(Newcastle-Ottawa scale);非随机对照研究常用的评价工具是 MINORS 条目。此外,还有其他使用较多的评估工具 CAPS 清单、Reisch 以及 AHRQ 评价等可以参见其他的书籍。

四、提取数据

从文献中提取数据时,需根据预先制定的数据提取表,对所纳入的文献进行数据资料的提取。提取的数据主要包括:文献来源和基本信息(包括文献题目、作者、发表时间、文献来源等)、设计方案及实施情况(包括研究对象的特征和地点、设计类型、实施过程的描述等)、研究方法(包括数据来源、样本选取、数据分析等)、结果测量情况(随访时间、失访和退出情况,分类变量资料应收集每组研究对象人数及事件发生率,连续性变量应收集每组研究对象人数、结局变量均数、标准差、标准误等)、控制偏倚的方法及程度、主要的研究结果等。

数据提取表应有至少 2 名专业人员独立完成,如有争议的部分,应通过第 3 名研究团队的成员参加的情况下,通过讨论达成一致。

五、信息综合与分析

对提取到的文献信息进行综合和分析,是系统综述结果报告与解释的基础,主要包括定性与定量整合分析。前者是对文献资料的描述性合并分析方法,将资料按照不同特征进行汇总,并用表格形式或其他方式,将单个研究结果尽可能地列示出来,是一个整合原始研究并对研究间差异进行描述的过程;后者是指在纳入文献具有同质性且质量较高时,应用各种统计学方法,将多个不同研究的结果合并为一个量化指标,实现增大样本量和提高检验效能的目的,如 Meta 分析,尤其是当多个研究的结果不一致或均无统计学意义时,定量整合分析可以得到更接近于真实情况的综合分析结果。

六、结果报告与解释

主要包括系统评价论证的强度、对临床的适用价值、合并过程中偏倚的控制情况及对今后研究的指导意义等,旨在协助临床医生及卫生决策者对系统综述提供的相关信息进行正确的认识及应用,为进一步研究指明方向。为了规范系统综述/Meta 分析的报告内容和要求,不同研究类型的系统综述/Meta 分析均有相应的报告规范。遵循这些报告规范,将有效提高系统综述/Meta 分析的质量。在准备系统综述/Meta 分析方案时,就应考虑将来报告结果时如何遵循该方案,以提高报告质量。

七、定期更新系统综述结论

发表后的系统综述应定期根据新近发表的原始研究和未发表的灰色文献,对系统综述结论进行更新。更新过程中,亦应该按照前述步骤重新进行检索、分析和评价。需要指出的是,当有新的研究成果发表,特别是设计更为严格,研究样本量较大的研究结果发表后,及时更新系统综述结果是十分必要的。

八、系统综述和 Meta 分析的报告规范

近年来,随着方法学的不断成熟和普及,每年发表的系统综述数量越来越多。但有研究显示,部分系统综述缺乏对关键信息的充分报告,使得系统综述的价值无法实现,甚至造成临床决策的误导。为了改善这种状况,1999 年国际上一个方法学小组发布了 Meta 分析报告指南,即 QUOROM(quality of report of meta-analyses)声明,旨在提高系统综述和 Meta 分析报告的质量。尽管该声明发表后,系统综述的质量有所提高,但仍有超过一半的系统综述未达

到要求,已发表的一些系统综述报告的清晰度和透明度方面仍然不够理想。为此,发布 QUOROM 声明的国际小组又对指南作了修订和扩展,制定了"系统综述和 Meta 分析优先报告的条目:PRISMA 声明(preferred reporting items for systematic reviews and meta-analyses,PRISMA)。该声明由 27 个条目清单以及一个 4 阶段的流程图组成,清单中包括的条目对简明系统综述非常重要,详细内容可以从 http://www.prisma-statement.org/官方网站中获取,此处仅提供文献综述检索及研究选择流程图(图 30-2)和系统综述报告条目清单(表 30-1)。

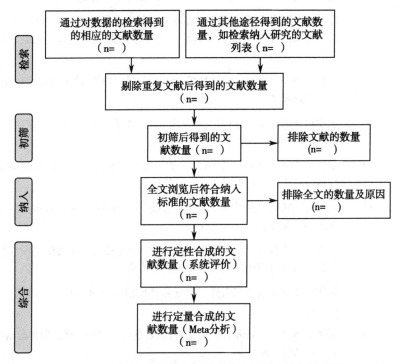

图 30-2　PRISMA 声明文献综述检索及研究选择流程图

表 30-1　PRISMA 声明条目清单

主题	编号	清单项目
标题		
标题	1	明确本研究报告是针对系统评价、Meta 分析,抑或两者兼有
摘要		
结构化摘要	2	提供结构化摘要,根据具体情况应包括:背景、目的、资料来源、纳入研究的标准、研究人群、干预措施、质量评价方法和数据合并方法、结果、局限性、结论和对主要结果的分析、系统评价注册号
引言		
合理性	3	介绍当前的研究背景,根据研究背景介绍开展系统综述研究的理由和依据
目的	4	通过研究对象、干预措施、对照措施、结果、研究设计类型(PICOS),明确清晰的陈述需要解决的研究问题

续表

主题	编号	清单项目
		方法
方案和注册	5	是否有研究方案,如有,则说明方案内容并给出可获得该方案的途径(如网址),如有可能,提供包括注册号在内的注册信息
纳入标准	6	将指定的研究特征(如 PICOS、随访的期限)和报告的特征(如检索年限、语种及发表情况)作为纳入研究的标准,并给出合理的说明
信息来源	7	针对每次检索及最终检索的结果描述所有文献信息的来源(如数据库种类及文献收集的日期范围,对从其他途径获得文献,与研究作者联系获取相应文献的方法)
检索	8	至少说明一个资料库的计算机检索方法,包含所有检索策略的使用,使得检索结果可以重现
研究选择	9	说明纳入研究筛选过程(包括初筛、合格性鉴定及纳入系统综述等步骤,也可包括纳入 Meta 分析的过程)
资料提取	10	描述从研究中提取资料的过程(如预提取表格、独立提取、重复提取),以及从任何研究作者处获得或确定数据的过程
资料条目	11	列出并明确研究变量及获取的研究数据(如 PICOS、资金来源),以及任何推导方式和简化形式
单个研究存在的偏倚	12	描述用于评价每个研究的偏倚危险的方法(提供是在实施阶段或结局阶段),在数据合成过程中是如何使用这些方法的
效应指标	13	说明主要的结局合成指标[如危险度比值比(risk ratio)、均数差(mean difference)]
合成结果	14	描述数据处理方法和合成的结果,如果进行了 Meta 分析,则需指出进行异质性检验的方法(如 I^2)
研究间偏倚	15	详细说明证据体系中可能存在偏倚风险的评估方法(如发表偏倚及研究中选择性报告偏倚)
补充分析	16	对于研究中其他的分析方法进行描述(如敏感性分析、亚组分析及 Meta 回归分析),并说明是否是预先计划的
		结果
研究筛选	17	提供检索、纳入标准、质量评价后纳入研究的数目,每个阶段给出排除理由,最好提供流程图(图 13.5)
研究特征	18	说明每一个被提取资料的研究特征(如样本量、PICOS、随访时间),并提供研究出处
研究内部偏倚风险	19	说明每个研究中可能存在偏倚危险性的评估资料,如有可能,还需要说明对结局水平的风险评估(条目 12)
单个研究的结果	20	针对所有结局指标(有害或有益),说明每个研究:①各干预组结果的简单合并数据;②综合效应估计值和可信区间,最好以森林图形式报告
结果的综合	21	提供每个 Meta 分析的结果,包括可信区间和异质性检验的结果

主题	编号	清单项目
研究间偏倚	22	说明对研究间可能存在偏倚的评价结果(见条目 15)
补充分析	23	如果有,给出其他分析的结果(如敏感性分析、亚组分析及 Meta 回归分析)(条目 16)
讨论		
证据总结	24	总结研究的主要发现,包括每一个主要结局指标的证据强度;并分析它们与主要利益集团的关联性(如医疗保健的提供者、系统综述的使用者及政策决策者)
局限性	25	探讨研究层面和结局层面的局限性(如偏倚的风险)和系统综述的局限性(如文献检索不全面、报告偏倚等)
结论	26	根据其他的证据对结果给出概要性的解析,并提出未来研究的建议
资金支持		
资金	27	描述本系统综述的资金来源和其他支持(如提供数据资料),以及资金提供者在完成系统综述中所扮演的角色

Moher D, et al. The PRISMA Group (2009). Preferred Reporting Items for Systematic Reviews and Meta-Analyses: The PRISMA Statement. PLoS Med 6(7): e1000097. doi: 10.1371/journal. pmed1000097

更多信息可查询 www. prisma-statement. org.

第三节　Meta 分析中的数据分析步骤

通过统计学方法定量合并效应值是 Meta 分析有别于一般意义上文献复习和述评的重要方面。

一、明确资料类型,选择适当的效应指标

研究测量结局的数据类型,一般可分为:①计量资料:即每一个测量结果都是一个具体的数值,通常采用加权均数之差及标准化的均数之差(对照组与实验组均数之差除以对照组标准差)作为效应指标,一般需要提取的数据是每一干预组测量结果的均数、标准差及获得测量结果的研究对象数量。②计数资料:最常用的是 4 个表,可以采用率差(危险度差值,RD)、率比(相对危险度,RR)和比值比(OR)等作为效应指标。③等级资料:即每一个研究对象被分为几个有自然顺序的类别,如疾病病情程度的"轻""中""重"等、治疗效果的"治愈""好转""无效"和"恶化"等。对于这类数据,若分类等级较少,可以采用比例优势(比数)比(proportional odds ratios)模型进行 Meta 分析,若分类等级较多,则可作为连续型数据进行 Meta 分析,也可以选取适当的切割点将多个等级合并成为二分类数据。④时间事件资料:许多医学研究观察变量是某些重要临床事件如疾病进展、死亡等发生的时间,或者是某些特别关注的疾病事件发生的时间。此类资料重点关注的是目标事件发生前经历的时间跨度,最常见的是生存数据。根据所获得数据的不同,可以采用生存率、生存期和风险比等效

应指标。

二、检验纳入研究的异质性

即异质性检验(test for heterogeneity),是检验纳入各文献研究结果的一致性或趋向性。

在合并效应值之前,需要明确研究之间是否存在异质性(即各研究结果之间的差异是否由抽样误差引起)。可以采用由国际循证医学协作组(cochrane collaboration)提供的 Review Manager 软件包对纳入文献进行异质性检验。应用 Cochrane's Q 检验评价各研究结果之间是否存在异质性,用检验统计量 Q 表示,它服从自由度为 k-1 的卡方分布,k 为纳入研究的总数。应用 I^2 统计量描述异质性的大小,$I^2 = [(Q-df)/Q] \times 100\%$,这里的 Q 即前述的 χ^2 统计量,df 即自由度,亦为前述的 k-1。I^2 可反映研究间变异占总变异(包括研究间变异及抽样误差的残差)的百分比。通常认为 $I^2<50\%$,研究的异质性在可接受范围内。

三、效应合并值估计及统计推断

在分析研究间异质性的基础上,选择适当的统计分析模型进行参数估计,得到效应合并值的点估计和区间估计。

以计数资料的经典 Meta 分析方法为例,如果合并各研究之后发现不存在异质性,则采用固定效应模型(fixed-effects model,FEM)计算合并统计量(Review Manager 软件中使用方法为 Peto 法,即改进的 Mantel-Haenszel 法;如果异质性较高,可以采用随机效应模型(random-effects model,REM)进行统计合并,并使用分层分析、敏感性分析、Meta 回归、累积 Meta 分析等方法分析异质性的来源。

确定效应合并值的点估计和 95% 可信区间,然后对所得效应合并值进行假设检验和统计推断。通常采用 u 检验(u test)研究多个同类研究的合并统计量是否具有统计学意义,并使用森林图等图表展示分析结果。如图 30-3 的森林图示例中,分别给出了各个研究的效应估计值和可信区间,并在最下面列出了综合估计的效应值 0.70 及可信区间(0.56~0.87)。

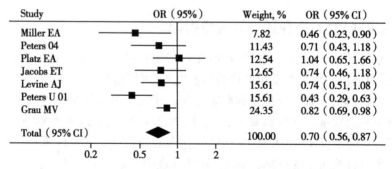

图 30-3 某 Meta 分析中的森林图(Wei,et al. Cancer Epidemiol Biomarkers Prev. 2008;17(11):2958-69.)

四、敏感性分析

敏感性分析是指为保证 Meta 分析结论的稳健性,在排除可能是异常结果的研究后,重新进行 Meta 分析,与未排除异常结果研究的 Meta 分析结果进行比较,探讨被去除的研究对合并效应的影响程度;或根据研究的不同特征分组进行 Meta 分析,既可发现影响 Meta 分析结果的主要因素,亦可通过比较了解研究之间异质性的来源,发现产生不同结论的原因。常用的方法包括:

1. 当各研究结果间无显著异质性时,比较随机效应模型和固定效应模型效应合并值点估计和区间估计的差异。

2. 根据研究质量评价标准,比较全部纳入文献与排除质量较差文献后结果的差异;改变纳入和排除标准,考察结论有无变化。

3. 比较全部纳入文献与排除小样本研究资料后剩余文献之间结果的差异。

4. 根据研究试验方法、研究对象的不同特征对纳入的文献作分层分析,考察结论有无变化。

采用以上方式进行敏感性分析,以考察合并结果和异质性是否发生变化,从而判断 Meta 结果的稳定性。

五、Meta 分析中的偏倚类型

Meta 分析是对原各研究结果的统计合成,它不仅不能排除原始研究中存在的偏倚,而且在文献查找和选择过程中,如果处理不当,还会引入新的偏倚,导致合并后的结果歪曲了真实的情况。

(一) 发表偏倚

发表偏倚(publication bias)是指具有统计学显著性意义的研究结果较无显著性意义和无效的结果被报告和发表的可能性更大。如果系统综述和 Meta 分析只是基于已经发表的研究结果,可能会夸大疗效,甚至得到一个虚假的疗效。近年来的研究发现,医学文献中发表偏倚的问题相当严重。Egger 通过追踪医学伦理委员会批准的研究方案在随后几年发表的情况,总结出:阳性结果的研究发表的可能性是阴性结果的研究发表的 3 倍($95\%CI:2.3\sim 3.9$),并且发表偏倚在临床试验和观察性研究中均存在。此外,阳性结果发表的时间也比阴性结果发表的时间平均要早上 $3\sim 4$ 年。

一个好的系统综述和 Meta 分析应包括所有与课题有关的可获得的资料,即包括已发表和未发表的文章。由于未发表的研究难以获得,实际操作中常常以发表的文献为主,但应尽最大可能收集未发表的研究。当然,也有学者认为,真正未发表的资料可能其设计不够严谨,资料质量比较差,可信性低,因而不易将其结果合并;即使合并,对发表和未发表资料给予相同的权重亦似乎不妥。

在医学伦理委员会或其他机构批准研究之际就将所有的 RCT 进行登记,通过这一系统随访并获得所有研究的结果是解决发表偏倚的根本途径,一些国际组织已经建立这类登记系统。我国也于 2006 年成立了中国临床试验注册和发表协作网(Chinese clinical trial registration and publishing collaboration,ChiCTRPC)。这种临床医学研究管理新模式的创建和应用,将对提高中国临床试验信息透明度和质量、提高医学研究公信度发挥极其重要的作用。但在目前的情况下,只能采取多渠道收集资料,如 Cochrane 协作组织通过手工检索多种语言、大量的医学杂志以获得尽可能多的 RCT,并以此为基础进行 Meta 分析。此外,可以应用统计学方法,计算拒绝结论所需的未发表研究数量的大小,评估发表偏倚对研究结果的影响。具体测量方法有敏感性分析、漏斗图及失效安全数等。

（二）定位偏倚（location biases）

在已发表的研究中,阳性结果的文章更容易以英文发表在国际性杂志,被引用的次数可能更多,重复发表的可能性更大,从而带来文献定位中的偏倚。

英语偏倚（English language bias）英文杂志上发表的 Meta 分析经常将原始文献的语言限制为英语,而非英语国家的研究者也经常用母语在当地杂志发表他们的研究结果。尤其值得注意的是,这些研究者可能更多地将阳性结果发表于国际性的英文杂志,而将阴性结果发表在当地杂志。如果 Meta 分析只是基于英文报告,就可能引入偏倚。

文献库偏倚（database bias）世界上几个主要的医学文献检索库,如 Medline、Embase、Science Citation Index（SCI）,虽然包括了 3000~4000 种杂志,但绝大部分来自发达国家,发展中国家仅占 2%。如果文献仅从这些检索库检索,则可引入偏倚。

（三）引用偏倚

手工检索文献时,通过文章后面所列的参考文献可以进一步查找其他相关文章。但在 Meta 分析中这种途径可能带来引用偏倚（citation bias）,因为支持阳性结果的试验比不支持的试验可能更多地被作为参考文献加以引用。此外,杂志的知名度对文章的引用也会产生影响。

（四）多次发表偏倚

同一研究多次发表会从几方面引入偏倚。首先,阳性结果的研究更容易多次发表或作为会议报告,这就使得这些文章更容易被查到并纳入 Meta 分析中。其次,Meta 分析中如果包括重复数据会高估疗效。多次发表偏倚（multiple publication bias）在单一的研究中不是很明显,但在多中心的临床试验中确实存在,因为除了多中心合并的研究结果外,各个分中心也可能报告各自的研究结果。而对 Meta 分析人员来讲,很难区分两篇文章是一个研究的重复发表,还是来自两个分别的研究。

（五）有偏倚的入选标准（biased inclusion criteria）

通常文献入选标准由熟悉所研究领域的研究者来制定,那么这个标准就可能受研究者知识的影响。对入选标准的处理可能导致某些阳性结果的研究被选择,而阴性结果的研究被排除。例如,某些降脂治疗的 Meta 分析排除那些发生了副反应的研究,虽然副反应与降脂治疗本身无关;但却包括那些有益于心血管的治疗试验,尽管这种益处也独立于降脂治疗。这种不对称的入选标准可能导致选择偏倚。

六、偏倚的检查

Meta 分析中先根据一个基本的入选标准收集全部的研究,再考虑不同的入选标准进行彻底的敏感性分析,这是检查上述偏倚的最佳途径。此外还可以采用漏斗图分析（funnel plots）、剪补法、计算失效安全数（fail-safe number,NFs）等方法来检查偏倚的程度。

（一）漏斗图

漏斗图是指相对于样本量的效应值,是以研究的效应估计值作为横坐标,样本量作为纵坐标画出的散点图,漏斗图分析就是根据图形的不对称程度判断 Meta 分析中偏倚有无的一种简单方法。这种方法是基于治疗效应的精确度随样本量的增大而增加这一事实。样本量小的研究结果通常分散在图形底部很宽的范围内,而随样本量增大,精确度提高,研究结果则集中在图形上部一个较窄的范围内。如果 Meta 分析中没有偏倚,图形构成一个对称的倒置"漏斗";反之,如果图形呈现明显的不对称,表明偏倚可能存在。图 30-4 是一个经典的 Funnel 图,途中黑点代表纳入 Meta 分析的各个研究结果,由于各研究均分布在右侧,显示该

Meta 分析中存在明显的发表偏倚。

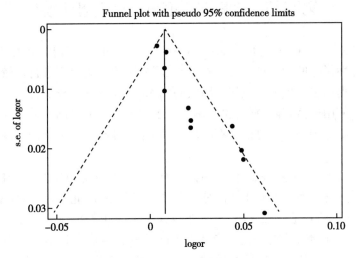

**图 30-4　某 Meta 分析中的 Funnel 图（Zhao，et al.
Int J Cardiol. 2017；226：110-117.）**

　　一个漏斗图是否对称，过去只凭肉眼检查。1997 年 Egger 等人提出用线性回归方程测量漏斗图的不对称性，即定义标准正态离差（SND）等于 OR 值除以它的标准误（SE），即 $SND=OR/SE$；效应估计的精确度（precision）等于标准误的倒数，即 precision = $1/SE$；再以 SND 和精确度建立回归方程：$SND=a+b×precision$。由于精确度主要取决于样本量，小样本的研究在 X 轴上将靠近 0 值。小样本的试验产生的 OR 值可能与总体不同，但因为研究的标准误大，SND 还是接近 0 值。这样一来，小样本的试验在 X 轴和 Y 轴均靠近 0 值（原点）。相反，大样本的研究将产生一个精确的效应估计值，如果治疗有效，也会产生一个较大的 SND。因此，如果 Meta 分析包括的研究是同质的，且无选择偏倚的影响，漏斗图上的各点将分布在通过原点的直线附近，形成一个对称的漏斗图，此时 $a=0$，斜率 b 即指示效应的大小和方向。反之，如果漏斗图不对称，即小样本的研究与大样本的研究结果不一致，回归线将不通过原点，即 $a≠0$。由此可见，通过方程中的截距 a 可以测量图形的不对称性。a 距离 0 越远，漏斗图不对称的可能性越大。进一步可计算 a 值的 90% 或 95% 可信限，并检验 a 与 0 之间的差异在统计学上有无显著性，从而得出图形不对称是否具有统计学显著意义。

　　（二）剪切-添补法

　　剪切-添补法就是首先剪掉初估后漏斗图中不对称的部分，用剩余对称部分估计漏斗图的中心值，然后沿中心两侧粘补上被剪切部分以及相应的遗漏部分，再基于贴补后的漏斗图估计合并效应量的"真实值"。该方法采用迭代算法估计遗漏的研究数目，可以利用 STATA 软件中的 metatrim 模块进行相关的统计分析。当然该方法也有一定的风险性，当 Meta 分析中纳入原始研究过少时，使用剪切-添补法有时会矫枉过正。另外根据对称的原则，增补多个不存在的小样本研究，并在此基础上计算合并效应量，也还存在一些争议。

　　（三）失效安全数

　　Meta 分析中还可以计算需多少阴性研究结果的报告才能使结论逆转，即失效安全数（fail-safe N，Nfs）来估计发表偏倚的程度。失效安全数越大，说明 Meta 分析的结果越稳定，结论被推翻的可能性越小。

第四节　诊断试验的 Meta 分析介绍

诊断试验准确性(diagnostic test accuracy,DTA)Meta 分析的提出,旨在于评估当前所有可得的具有特异性指标的检测证据,或对多个检测方法的有关内容进行比较,为临床医生选择最佳诊断方法提供参考依据。虽然诊断实验的 Meta 分析发展较快,但目前我国国内对于该方法的了解和使用仍然有限,据有关的调查显示国内发表的诊断实验 Meta 分析数据库检索、指标的使用、结论的解释等方面仍存在较大的缺陷。因此,规范诊断试验的 Meta 分析方法十分有必要。

DTA 的 Meta 分析的主要特点有:诊断试验可供综合的结果并非单一指标,包括灵敏度、特异度、预测值等指标,而且这些指标的分布并非正态分布,因此,涉及多变量非正态分布资料的结果综合,而且两者是非独立的,有着非线性关系的相关指标。此外,这些指标的获得是基于特定的界值,因此,不同研究可能基于不同的分类界值得到不同的结果。最后,大量非随机化研究的存在增加了研究间结果的变异。这些特点都增加了诊断试验结果综合的复杂性。

目前在诊断试验准确性评价的 Meta 分析中常用的方法包括常用单个指标(如灵敏度、特异度、似然比等)的合并、综合受试者工作特征法(summary receiver operating characteristic,SROC)、双变量模型法及分层综合受试者工作特征曲线法(hierarchical summary receiver operating characteristic,HSROC)等。

DTA 的 Meta 分析流程遵循一般的系统综述/Meta 分析的流程,但也具有其特点,包括研究质量的评价方法,统计分析的方法。需要说明的是,目前针对诊断试验准确性评价的 Meta 分析尚无专门的报告规范,但随着这类分析的增加,相信在不远的将来会有相应的规范出现。

一、诊断试验研究质量的评价

诊断试验研究质量的评价工具主要有 QUADAS 工具和 Cochrane DTA 工作组标准。

1. QUADAS 工具　QUADAS(quality assessment of diagnostic accuracy studies)是由英国约克大学 Whiting 等于 2003 年制定的专用于系统评价中评价诊断准确性试验质量的工具。QUADAS 工具是目前唯一一个经过严格评价和验证的诊断准确性试验质量评价标准,共 14 个条目,每一条目采用"是""否"或"不确定"评价(表 30-2)。2008 年,Cochrane 协作网推荐 QUADAS 作为 Cochrane 诊断性试验准确性系统评价中质量评价的标准,并将 QUADAS 的第 3 条、第 8 条和第 9 条列入非必须评价条目,因此 Cochrane 诊断性试验准确性系统评价中质量评价的标准最终为 11 条。

2. Cochrane DTA 工作组标准　Cochrane DTA 工作组(cochrane diagnostic test accuracy working group)除了将上述 QUADAS 工具作为推荐使用的评价工具外,还在此基础上针对特定的研究设计制定了附加质量评价条目。特定的研究主要包括延迟验证(需要对研究对象进行纵向随访)研究和诊断比较(避免选择性偏差和独立的多重测试评估),可能附加的质量条目如下:①是否在研究开始前已确定了临界值(cut-off value)? ②研究开始后试验的技术指标是否未发生改变? ③研究是否提供了阳性结果的清晰定义? ④试验操作者是否接受了适当的培训? ⑤治疗是否在测试指标和参考标准执行后停止? ⑥是否报告了观察者间差异(observer variation)的数据,以及是否在可接受的范围内? ⑦是否报告了仪器间差异(instrument variation)的数据。

表 30-2　QUADAS 条目

序号	条目	针对点
1	病例谱是否包含了各种病例及易混淆的疾病病例	疾病谱组成
2	研究对象的选择标准是否明确	选择标准
3*	金标准是否能准确区分有病、无病状态	金标准
4	金标准和待评价试验检测的间隔时间是否足够短,以避免出现疾病病情的变化	疾病进展偏倚
5	是否所有的样本或随机选择的样本均接受了金标准试验	部分参照偏倚
6	是否所有病例无论待评价试验的结果如何,都接受了相同的金标准试验	多重参照偏倚
7	金标准试验是否独立于待评价试验(即待评价试验不包含在金标准中)	混合偏倚
8*	待评价试验的操作是否描述的足够清楚且可进行重复	待评价试验的实施
9*	金标准试验的操作是否描述的足够清楚且可以进行重复	金标准的实施
10	待评价试验的结果判读是否是在不知晓金标准试验结果的情况下进行的	试验解读偏倚
11	金标准试验的结果判读是否是在不知晓待评价试验结果的情况下进行的	金标准解读偏倚
12	当解释试验结果时可获得的临床资料是否与实际应用中可获得的临床资料一致	临床解读偏倚
13	是否报告了难以解释/中间试验结果	难以解释的试验结果
14	对退出研究的病例是否进行解释	退出病例

*为非必选项

二、诊断试验 Meta 分析的步骤及常用软件

诊断试验准确性的 Meta 分析步骤基本遵循系统综述的流程,但其具体的分析内容具有其特点。比如,针对不同的准确性评估指标(灵敏度或特异度等),须分别构建森林图。对灵敏度和特异度合并时,一般采用简单合并模型(固定效应模型)。但近年来随着分析软件的进步,双变量模型(随机效应模型)因其同时考虑了研究间的异质性和指标的相关关系,更为合理,而逐渐成为主流。图 30-5 是一个典型的诊断试验 Meta 分析森林图,展示了分别对灵敏度和特异度进行合并估计的结果及相应的统计检验结果。图中左边为估计的合并的灵敏度及可信区间,右边为估计的合并特异度及可信区间,左右图均有相应的 Q 检验结果,及 P 值,I^2 值。

此外,以前采用传统的综合接受者工作特征(summary receiver operatingcharacteristic, SROC)分析是将各研究的灵敏度和特异度转换成单一的诊断准确度指标,即诊断试验优势

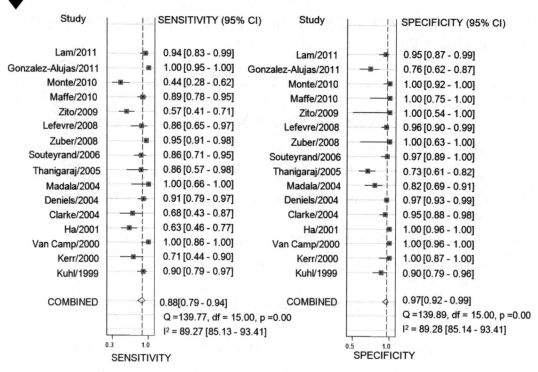

图 30-5 某诊断试验 Meta 分析的森林图（Ren, et al. Ultrasound
Med Biol. 2013; 39(10): 1743-1750.）

比（diagnostic odds ratio, DOR）。该法全面考虑了不同诊断界值下的诊断试验效果，其不足之处是缺乏鉴别灵敏度与特异度的能力，忽略了由于诊断阈值不同产生的效应差异。因此，近年来提出的层次综合受试者工作特征曲线（hierarchical summary receive operatingcharacteristic, HSROC）模型成为主要的模型。该模型采用完全贝叶斯方法拟合，并借助分析软件的

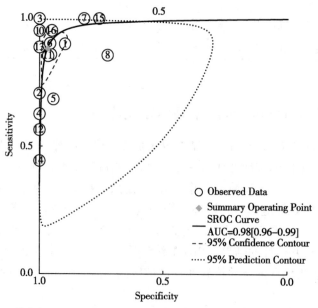

图 30-6 某诊断实验 Meta 分析的层次综合受试者工作特征曲线（Ren, et al.
Ultrasound Med Biol. 2013; 39(10): 1743-1750.）

更新得到了迅速的应用。图 30-6 是一个诊断实验 Meta 分析的层次综合受试者工作特征曲线,分别展示了各个研究的灵敏度、特异度估计值(带圈圈的数字为纳入 Meta 分析的各个研究顺序)以及估计的曲线下的面积和 95% 可信区间[AUC=0.98(0.96~0.99)]。

当前已有 10 多款软件可以用于实现 DTA Meta 分析,且随着方法学更新软件仍在不断被研发。然而,当前多数 DTA Meta 分析软件往往在图形的绘制及方法学更新方面均存在一定的功能性缺失。常见的诊断准确性试验的 Meta 分析软件的功能一览表见表 30-3。其中 Meta-Disc 是诊断试验 Meta 分析中最专业的非编程软件,可进行异质性检验及 Meta 回归分析,可生成森林图、ROC 平面及 SROC 曲线图等。而 Stata、R 由于具有较为全面的功能和优秀的绘图能力也得到广泛的应用。但这 2 个软件需要使用者有一定的编程经验。即使这样,由于这 2 个软件的使用者较多,使用者可以很容易找到较多的相关介绍文章,使用起来并不困难。

表 30-3　诊断准确性试验 Meta 分析所用软件

软件名称	特点			基于理论		计算功能			绘图功能	
	免费	编程	通用	贝叶斯理论	传统理论	自身计算	调用计算	被调用计算	森林图	HSROC曲线
Stata	×	*	√	√	√	√	×	√	√	√
R	√	√	√	√	√	√	√	√	√	√
RevMan	√	×	√	√	√	√	√	×	√	√
Meta-Disc	√	×	×	×	√	√	×	×	√	√
BUGS	√	√	√	√	×	√	×	×	×	×
Meta-Analysis	√	×	√	×	√	√	×	×	√	√
Meta-Test	√	×	×	×	√	√	×	×	√	√
Empower Stats	×	×	√	×	√	√	×	×	√	√
SPSS	×	*	√	×	√	√	√	×	√	×

注:√:具有此功能;×:不具备该功能;*:具有编程与非编程功能;上述标识只针对其 DAT 功能部分

第五节　网状 Meta 分析介绍

一、网状 Meta 分析概述

虽然基于严格设计的随机对照试验的 Meta 分析已经得到了广泛的应用,但在实际研究工作中,仍然有大量不同干预措施的干预效果无直接比较研究的证据,或者虽然有直接比较,但相关的研究较少无法进行传统的 Meta 分析。在这种情况下,可通过对比共同对照措施进行间接比较,来弥补直接证据不足时,难以合并直接证据的难题。这种可以对多种干预措施进行比较的 Meta 分析方法,称之为网状 Meta 分析(network meta-analysis,NMA)。网状 Meta 分析是传统 Meta 分析的扩展,可以同时比较 3 个或 3 个以上的干预措施的干预效果。

网状 Meta 分析的优势在于可以对治疗同类疾病的不同干预措施进行量化比较,并按照某一结果指标效果的好坏进行排序,进而选择最优的方案。

网状 Meta 分析通常涉及 3 个基本假设,即同质性假设、相似性假设、一致性假设。这些假设的评价对网状 Meta 分析结果的有效性和可靠性至关重要。

(1)同质性假设:此假设的检验与传统直接比较 Meta 分析相同,一般用 Q 统计量检验法,若检验结果无统计学差异,可认为纳入研究具有同质性,采用固定效应模型进行合并;否则需要探讨异质性来源,当无法解释统计学异质性时,采用随机效应模型进行合并,或提示不宜对纳入研究进行合并。

(2)相似性假设:为了保证调整间接比较的有效性,要评估纳入研究的研究特征和方法学的相似性。研究特征的相似性指纳入研究人群的特征、干预措施、实施过程、随访方法和时间、结局指标测量的相似性。方法学的相似性指研究设计中各种偏倚水平。如果研究的相似性不足,那么间接比较的评估就无效。

(3)一致性假设:为了将直接证据和间接证据进行定量的合并,需要进行证据的一致性假设检验。当直接证据和间接证据不一致时,通常认为直接证据更为可信。但直接证据并不一定都很确切,有时间接证据的偏倚相对更少。

若既有直接比较结果又有间接比较结果,或同时有多个间接比较结果(如:A vs. B 可以通过 A vs. C 和 B vs. C 获得,亦可通过 A vs. D 和 B vs. D 获得),在决定是否合并这些结果时,则需要进行第 3 个水平的一致性检验。如果各比较结果之间差异小的话,认为符合一致性假设,可以进行合并;如果出现不一致性,常提示直接比较或间接比较证据存在方法学缺陷,或两者临床特征有差异,或两种原因同时存在,此时需探讨出现不一致性可能的原因并考虑是否应合并直接比较和间接比较证据。当前,进行一致性检验仍主要使用 Bucher 法或 Lumley 法。

网状 Meta 分析的方法:除了传统的 Meta 分析步骤外,在进行证据合并的时候,采用的方法主要有 2 种,即经典的频率学方法和贝叶斯方法。

(1)频率学方法是目前主要应用的有倒方差法和广义线性(混合)模型。倒方差法实施相对简单,即将各研究的方差倒数作为权重,对各研究效应进行加权平均,总体效应的方差为权重之和的倒数。频率统计网状 Meta 分析主要用混合模型建模,综合考虑研究间的异质性、混合因素等条件,二分类变量也有用 Logistic 回归建模。频率统计 Meta 分析可以通过 Stata 软件的 gllamm 程序、SAS 软件的 PROC MIXED 或 PROC NLMIXED 来实现。

(2)贝叶斯方法是基于贝叶斯原理发展起来的方法,与频率学方法相比其优势是可以利用后验概率对所有分析的干预措施进行排序,克服了频率学法在参数估计时采用迭代法易出现不稳定结果的局限性,因而估计值更为准确,是当前网状 Meta 分析最为推崇的分析方法。基于贝叶斯理论制作的专业 BUGS(Bayesian inference using gibbs sampling)软件则是当前制作网状 Meta 分析的主流软件。最新版 Cochrane 手册建议使用 WinBUGS 软件进行网状 Meta 分析,但目前该软件尚欠缺绘图功能。但贝叶斯统计中的先验设定不同将会直接导致结果不同,因此,先验设定的合理性在整个网状 Meta 分析中十分关键。

二、网状 Meta 分析的证据质量评估

网状 Meta 分析证据质量评估方法有两种。第一种方法由 Salanti 等提出,基于 GRADE 主要原则和网状 Meta 分析的特点。研究局限性的评估主要结合风险评估和证据贡献图;间接性不仅考虑人群、治疗措施和结果指标的间接性,还考虑间接比较假设是否成立;不一致

性主要考虑直接比较的异质性以及直接和间接证据之间的不一致性;不精确性主要是考虑结果网状 Meta 分析的可信区间;发表偏倚主要依据各组直接比较和组别调整的漏斗图。第二种方法由 GRADE 工作组提出,主要有 4 步:呈现干预措施间直接和间接比较结果、分别对其进行证据质量评估、呈现网状 Meta 分析的结果、评估网状 Meta 分析结果的证据质量。按照 GRADE 在传统 Meta 分析中的应用原则评估直接比较证据质量,间接证据的评估主要依据产生间接结果的直接比较。如干预措施 A 与 B 的调整间接比较结果是基于干预措施 A、B 与 C 得出的,那么调整间接比较的证据质量也是依据两组对比措施的证据质量。若干预措施 A 与 C 所产生的证据质量级别为高级别,干预措施 B 与 C 所产生的证据质量级别为中等级别,那么调整间接比较的证据级别根据低级别证据,即为中等级别证据。当直接和间接证据同时存在时,要按照高级别证据。如直接证据为高级别证据,间接证据为中等级别证据,则网状 Meta 分析的结果为高级别证据。两种方法各有优劣,第一种方法严格按照 GRADE 的主要原则对网状 Meta 分析证据质量进行评估,忽略了间接比较本身的间接性,以及间接比较和网状 Meta 分析最佳样本量;第二种方法基于 GRADE 对直接证据质量的评估,进而对间接证据和合并证据进行评估,忽略了直接证据和间接证据在合并证据中的比例。

三、网状 Meta 分析的步骤和常用软件

网状 Meta 分析的撰写步骤与传统 Meta 分析相似,但在传统 Meta 分析同质性基础上,还需考虑调整间接比较研究间的相似性和直接与间接证据合并的一致性。在传统 Meta 分析两两比较的基础上,还需采用相应软件进行多组比较;结果在呈现传统 Meta 分析结果的基础上,还需呈现网状 Meta 分析结果。

NMA 制作方法目前主要基于分层模型、回归模型、多元分析模型及两步法。前 3 种模型均在贝叶斯框架下实现,两步法则常基于传统频率法。

同时,NMA 常需绘制以下 4 种图形:网状关系图、森林图、网状漏斗图及风险排序图。这 4 种图形所承载的信息不同,其在 NMA 中的功能作用亦不同。其中网状关系图和风险排序图是网状 Meta 分析所特有的图形。

网状关系图的主要作用是反映数据的内在结构关系,是 NMA 中必不可少的图形之一。目前具有绘制相关图形能力的软件主要有 ADDIS 软件、R 软件、Microsoft Excel 软件及 Stata 软件。ADDIS 软件与 Microsoft Excel 软件均为非编程软件,其图形为自动生成,使用较方便。R 软件与 Stata 软件依据编程代码进行绘制,操作过程较烦琐,但其灵活性较好,可按需更改代码程序来绘制反映不同信息的网状关系图。如图 30-7 所示的网状关系图,展示了不同药物间进行比较的研究数量和纳入研究的人数,圆圈表示某项研究包含的研究对象的多少,圆圈间线的粗细表示涉及 2 个治疗药物间比较的研究数量的多少。

排序概率估计是 NMA 分析的一大特色,源于 NMA 中多种干预间利益风险比较的思想,主要通过运用基于马尔科夫链-蒙特卡罗法的贝叶斯统计方法来估算各干预措施在每个等级的概率,并绘制排序概率表和排序概率图,进而计算累积排序概率图下面积(surface under thecumulative ranking,SUCRA),来比较不同干预措施的优劣,该值越大提示干预措施越好。

虽然目前并没有一个分析软件可以完美的实现网状 Meta 分析,目前多采用 R、Stata 以及 WinBUGS 软件进行搭配使用完成分析。常见的策略是使用 WinBUGS 软件完成分析,并使用 R 或者 Stata 等软件绘制各种干预措施的网状关系图和秩排序图,以及 SUCRA。

BUGS(Bayesian inference using gibbs sampling)的运行以马尔科夫链方法为基础,它将所

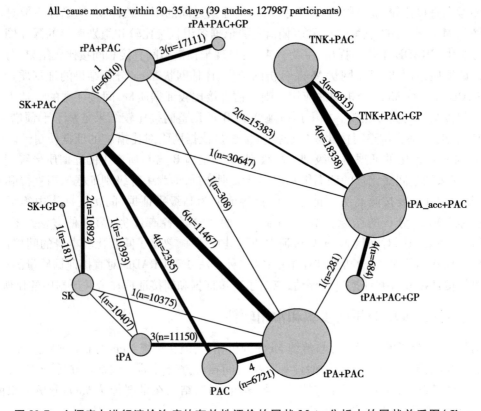

图 30-7　心梗病人进行溶栓治疗的有效性评价的网状 Meta 分析中的网状关系图（Jina-tongthai，et al. Lancet. 2017；390（10096）：747-759.) rPA＝瑞替普酶；PAC＝注射抗凝血药；GP＝糖蛋白抑制剂；TNK＝替奈普酶；SK＝链激酶；tPA＝阿替普酶（非加速灌注）；tPA_acc：＝阿替普酶（非加速灌注）

有未知参数都看做随机变量，然后对此种类型的概率模型进行求解。它所使用的编程语言非常容易理解，允许使用者直接对研究的概率模型做出说明。WinBUGS 是在 BUGS 基础上开发面向对象交互式的 Windows 软件版本，提供了图形界面，允许用鼠标的点击直接建立研究模型。WinBUGS 使用 MCMC 技术从复杂模型的后验分布中产生样本，提供了一个有效的方法估计贝叶斯模型。

WinBUGS 分析的基本流程分为 5 步，构建模型及数据输入（采用编程的方法读入数据）；模型的确定；指定要考察的参数；迭代运算；输出迭代计算结果。虽然 WinBUGS 具有较强的数据处理能力，但绘图功能较弱，需要和其他的软件配合使用。

四、网状 Meta 分析的报告标准

由于网状 Meta 分析的撰写和报告的规范性一直是个难题，而且前期发表的网状 Meta 分析报告存在着各种严重的问题。为此，2015 年有关专家通过讨论发表了针对网状 Meta 分析的 PRISMA 扩张声明，用于指导和规范网状 Meta 分析的撰写和报告。该扩展声明清单在原来 PRISMA 的基础上针对网状 Meta 分析进行了修改和补充，同时增加了 5 个额外的条目，共形成一个 32 条目的清单。具体的条目解读和说明，可以参考有关网站获得进一步的说明（http：//www. prisma-statement. org/Extensions/NetworkMetaAnalysis. aspx）。需要指出的是，在进行网状 Meta 分析时应充分考虑该扩展清单，而不是等到完成分析后再来参考该清单。

五、网状 Meta 分析存在的争议

尽管间接比较和网状 Meta 分析得到了较为普遍的认可及使用,但作为一种新生方法,仍存在一些争议。

第一,当能获得直接比较证据时,是否还需要间接比较证据? 有的研究在纳入间接比较证据时,将仅纳入直接比较的结果与同时纳入直接比较和间接比较的结果都列出来,方便读者参考。Cochrane 手册推荐当两种来源证据同时存在时,应优先考虑直接比较证据。不过,当直接比较的试验数目或样本例数过少,不能综合得出比较结果,而间接比较能获得相对多的试验数目时,可考虑间接比较或综合直接比较和间接比较结果。如果间接比较和直接比较证据出现不一致的情况,应对可能的原因进行详尽探讨。

第二,直接比较与间接比较结果一致性如何? 与直接比较相比,间接比较的偏倚是否较大? 会不会高估疗效? 这是一些学者比较关注的问题。Song 等通过研究已发表的 Meta 分析来判定间接比较结果的可靠性,结果发现 44 项中有 3 项间接比较和直接比较结果有差异,该研究认为,间接通常但并不总是与直接比较的结果一致。当随机对照试验的直接证据缺乏或不足时,间接比较可以提供有用的补充信息。间接比较的可靠性取决于所纳入的试验的内部真实性和相似性。而他在进一步对 3 个实例进行研究后的结果提示,调整后间接比较的偏倚可能小于直接比较的偏倚。但在方法学部分,间接比较仍有一些问题需要进一步研究,如如何更客观地检验不同试验集的相似性假设、分层贝叶斯模型如何用来评价 RD 值。

第三,实际应用中存在的问题。网状 Meta 分析是一种同时综合直接比较和间接比较证据的较为复杂的方法,其可靠性取决于一定的假设条件,这种假设条件比传统 Meta 分析的假设条件要复杂得多。Song 等的研究表明:随着可纳入研究的增多,直接比较和间接比较的不一致性比较先前发现的结果更具普遍性。因此,他们提出应该在对证据的一致性进行充分评估后才能综合直接比较和间接比较的证据,即在纳入间接比较证据时,要充分检验假设条件,保证结果的可靠性。

第六节　Meta 分析软件介绍

Meta 分析的飞速发展离不开各类软件的快速发展,因此有必要熟悉和了解 Meta 分析软件的发展情况。当然,随着 Meta 分析软件的种类增加,如何选择和使用好这些软件也成了一个新的挑战。有关学者整理了 Meta 分析的有关软件和特点,汇总成了表 30-4。

表 30-4　Meta 分析常用软件

软件名称	特点	适用 Meta 分析类型
Stata	收费、编程	几乎所有的 Meta 分析
R 语言	免费、编程	几乎所有的 Meta 分析
SAS	收费、编程	几乎所有的 Meta 分析
SPSS	收费、编程	几乎所有的 Meta 分析
RevMan(Review Manager)	免费、非编程	大部分的 Meta 分析,但不能完成间接比较及网状 Meta 分析

续表

软件名称	特点	适用 Meta 分析类型
CMA（Comprehensive Meta-Analysis）	收费、非编程	除间接比较及网状 Meta 分析之外的所有传统 Meta 分析
Meta-DiSc1.4	免费、非编程	诊断准确性研究、单组率及二分类数据的 Meta 分析
TSA（Trialequential Analysis）	免费、非编程	随机对照试验直接比较证据的 Meta 分析（二分类及连续型数据）
MIX（Meta-analysis with interactive explanations）	收费、非编程	除间接比较及网状 Meta 分析之外的所有传统 Meta 分析
Meta-Analyst3.13	免费、非编程	二分类资料、连续型资料、诊断性研究的 Meta 分析
ITC（Indirect treatment comparison）	免费、非编程	间接比较的 Meta 分析
ADDIS（Aggregate Data Drug Information System）	免费、非编程	二分类及连续型数据、间接比较及网状 Meta 分析
GeMTC（Generate Mixed Treatment Comparisons）	免费、非编程	二分类及连续型数据、间接比较及网状 Meta 分析
WinBUGS/OpenBUGS	免费、编程	几乎所有的 Meta 分析
JAGS（Just Another Gibbs Sampler）	免费、编程	几乎所有的 Meta 分析
Stan	免费、编程	几乎所有的 Meta 分析
StatsDirect	收费、非编程	除间接比较及网状 Meta 分析之外的所有传统 Meta 分析

从该表中可以看出，Meta 分析的软件分为专业软件和通用软件，又根据是否需要编程分为编程软件和非编程软件。但不同的软件的性价比，针对的数据类型、使用的难易程度各有千秋，使用者需要根据自身的需要和基础，选择合适的软件进行分析。下面仅介绍目前使用得最多的 3 个 Meta 分析软件。

一、Stata 软件

Stata 是世界知名的几大综合统计软件之一，在 Meta 分析方面也是主流的统计软件。Stata 的 Meta 分析功能是通过安装的 meta.ado 模块来实现的，包括 metan、metareg、metabias 等常用命令，可完成二分类变量、连续性变量、诊断试验、单纯 P 值、单组率、剂量反应关系、生存资料的 Meta 分析，也可以完成 Meta 回归分析、累积 Meta 分析、网状 Meta 分析等几乎所有的 Meta 分析方法。同时，Stata 还可绘制 Meta 分析的相关图形，如森林图（forest plot）、漏斗图（funnel plot）和拉贝图（L'Abbe plot），亦可排除单个研究行敏感性分析。据悉，Stata 是目前 Meta 分析最受推崇的软件，国外高质量杂志如 JAMA 更倾向于接收 Stata Meta 分析图形。需要说明的是，Stata 下很多新的统计软件包都是通过 ado 文件安装来实现的，因此增加了 Stata 的灵活性。

二、R 软件

R 是新一代的综合应用软件,其特点是免费,灵活。各种新的统计分析方法均可以在该软件平台上得到迅速的更新和使用。R 的大部分统计分析功能以程序包的形式提供,用户可以从 R 软件的官方网站获取各种相应的统计包(package)。R 软件通过相应的程序包完成 Meta 分析,具有功能完整、作图精美等优点。目前常用的 Meta 分析程序包有 metafor、meta、rmeta 等,可以完成二分类及连续性变量的 Meta 分析外,还可以行 Meta 回归分析、累积 Meta 分析、非参数剪补法识别和校正有发表偏倚导致的漏斗图的不对称及对发表偏倚的 Begg's 检验和 Egger's 检验。同时可以绘制森林图、漏斗图、星状图(radial plot)、拉贝图以及 Q-Q 正态分位图(Q-Q normal plot)。R 近些年来发展迅速,逐渐成为主流的统计分析软件,由于使用灵活,并且最新的统计分析方法往往在该平台上首先应用,因此 R 在 Meta 分析方面应用也越来越广。

三、RevMan 软件

Review Manager Review Manager(RevMan)是 Cochrane 协作网制作和保存 Cochrane 系统评价的专用软件,其独特的功能是可以与 Archie 服务器连接。RevMan 由北欧 Cochrane 中心制作和更新,可免费下载及使用(ims. cochrane. org/revman /download)。新版的 RevMan 与之前版本相比,界面更加方便友好,能够输入中文,增加了风险偏倚评估工具表(risk of bias tables)、证据结果总结表(summary of findings tables)、计算器(calculator,可输入效应量、可信区间、标准误、Z 值、P 值进行效应值的转化)、PRISMA 文献检索流程图等。RevMan 可绘制森林图及漏斗图,但不能行 Meta 回归分析、累积 Meta 分析、Begg's 检验、Egger's 检验及绘制拉贝图等。

第七节　系统综述与 Meta 分析展望

通过多年的发展,系统综述与 Meta 分析方法已经在医学研究的各个领域得到了广泛的应用。新的理论和方法也不断涌现,该方法越来越成为一个医学研究必不可少的工具,发挥着越来越大的作用。特别是新的工具软件的出现,使得一些复杂的统计分析方法可以很容易地实现,进而得到大量的应用,推动了系统综述与 Meta 分析的发展。展望系统综述与 Meta 分析的未来发展可能的趋势有以下特点:

1. 应用范围的进一步拓宽　既往的系统综述和 Meta 分析始终集中在医学研究领域,集中在以人为对象的研究,但目前已拓展到对非人类研究的结果进行系统的搜集、整理、评价进而对诸如日常生活中的常见化学物是否有毒性等问题进行回答。例如欧洲食品安全管理机构在 2010 年就提出可以使用系统综述的方法对食品中的添加剂进行安全性评价。最终系统综述将可能涉及所有健康效应评价相关的问题,成为一个标准的评估方法和工具。

2. 系统综述的流程和步骤将进一步规范　随着系统综述应用范围的扩大,每年都有大量的系统综述发表,但随之也带来一系列的问题,比如研究的流程不透明,研究质量的评估五花八门,系统综述报告内容的不规范都引起了研究者们的注意,为此,包括学术杂志编辑、循证医学专家、流行病学家、生物统计专家等各领域的专家共同组建的专家组对系统综述的各个环节进行了分析和研究,推出了一系列的规范,有关的报告规范已经在前面有所介绍,但这些规范的有些内容尚未达成完全的共识。在可以预见的未来,势必会有更多的规范推出并在运用中得到进一步修改,并得到绝大多数学术期刊的认可,从而提高系统综述的报告水平。

3. 集合大量个体信息的数据合成将成为可能　目前的 Meta 分析主要基于文献中的数据,是对各研究结果的统计合成。即使 Meta 分析者对纳入文献中的某些亚组特别感兴趣,但经常遇到的问题是很难获取全部原始数据。随着要求投稿者主动公开研究原始数据的国际期刊越来越多,因此通过汇总原始研究数据,进而进行合成分析成为可能。同时,通过与每项研究作者进行联系还可以了解他们是否有未发表的或未收集到的研究报告,了解目前发表的研究报告与当初的设计是否一致,以及获得进一步的随访资料等。

4. Meta 分析的结果对指导临床个体治疗还有一定困难　临床试验的 Meta 分析所得汇总结果是治疗对一个假定的"平均"的病人的效果,其可信限一般较窄。虽然总的效应估计值通常能够用于大部分病人,但病人之间个体差异是客观存在的,临床医生更关心这种治疗对某个指定病人的疗效如何。因此 Meta 分析者不能仅仅满足于对发表资料进行单纯的统计合成,而应当注意临床问题的各种特殊性,并针对这些特殊性进行分析,从而可以提出更好的意见和建议,更好地指导临床实践。

总之,系统综述和 Meta 分析因为其对于既往研究资料进行综合定量分析的优点,在最近十几年得到了迅猛的发展,应用的领域越来越广泛,也带来一些新的挑战。在可以预见的未来,系统综述和 Meta 分析将作为一门工具日益发展完善,成为人们总结研究证据,探索新的研究方向的有力工具。

(魏　晟 编,詹思延　朱彩蓉 审)

参 考 文 献

[1] Wells GA,Shea B,O'Connell D,et al.The Newcastle-Ottawa Scale(NOS)for assessing the quality of nonrandomised studies in meta-analyses.http://www.ohri.ca/programs/clinical_epidemiology/oxford.asp

[2] Higgins JPT,Green S.Cochrane Handbook for Systematic Reviewsof Interventions Version 5.1.0 [updated March 2011].The Cochrane Collaboration,2011[J].http://www.cochrane.handbook.org.

[3] Whiting P,Rutjes AW,Reitsma JB,et al.The development of QUADAS:a tool for the quality assessment of studies of diagnosticaccuracy included in systematic reviews[J].BMC Med ResMethodol,2003,3:25.

[4] Handbook for DTA Reviews.http://methods.cochrane.org/sdt/handbook-dta-reviews

[5] Moher D,Liberati A,Tetzlaff J,et al.Preferred reporting items forsystematic reviews and meta-analyses:the PRISMA statement[J].J Clin Epidemiol,2009,62(10):1006-1012.

[6] Lumley T.Network meta-analysis for indirect treatment comparisons[J].Stat Med,2002,21(16):2313-2324.

[7] 曾宪涛,Kwong JSW,田国祥,等.Meta 分析系列之二:Meta 分析的软件[J].中国循证心血管医学杂志,2012,4(2):89-91.

第四篇

流行病学应用

第三十一章

传染病流行病学

提要:传染病流行病学是现代流行病学的起源,也是现代流行病学的一个重要组成部分。本章介绍了传染病流行病学的发展,传染病的流行趋势,新发传染病的流行特征及危害。重点讲述了传染过程与流行过程,传染概率、基本繁殖数(R_0)的概念、计算及其应用,以及免疫规划及其效果评价,传染病预防、控制策略和措施。此外,对传染病疫情的常用预测方法进行了简要介绍。

传染病与人类的历史息息相关。过去传染病造成人口大量损失,并可能扭转战争局势,带来政治、社会的变迁;而人类的文化活动,例如,欧洲人越洋探险,会把传染病引入美洲大陆。随着社会的发展和科技的进步,传染病得到了有效控制,死因顺位后移,但人类同传染病的斗争远未结束。随着城市化进程的加快,人类生态环境和行为方式的变化,高密度的城市居住环境为各类新传染病的产生、旧传染病的死灰复燃,甚至快速扩散提供了温床,并对人类生命与健康构成重大威胁,对全球公共卫生提出新的挑战。

第一节 概 述

一、传染病流行病学概况

传染病(infectious diseases)是由各种传染性病原体(如细菌、病毒、真菌、朊粒、寄生虫等)引起的,能在人与人、人与动物或动物与动物之间相互传播的疾病,是许多种疾病的总称。传染病流行病学(infectious disease epidemiology)是研究人群中传染病的发生、发展和传播规律,探索传染病的临床识别标志,评价影响传染病流行的因素,提出预防、控制和消灭传染病的对策与措施的科学。传染病流行病学作为流行病学的主要分支,在人类历史舞台上一直扮演着举足轻重的角色,它是现代流行病学发展的源头,也是现代流行病学的一个重要组成部分。

(一) 全球传染病流行概况

回顾传染病的历史,可以说人类和传染病的交锋经历了非常漫长的岁月。瘟疫、战争、饥荒被称为人类历史悲剧的"三剑客"。在人类和疾病斗争的历史上,传染病如鼠疫、天花、霍乱等给人类带来的死亡与创伤,要远远超过战争。1854 年 John Snow 对伦敦宽街霍乱的分析是传染病流行病学发展史中重要的一页。之后的一个多世纪中,随着科学的进步和流行病学家不懈的努力,特别是20世纪四五十年代抗生素、磺胺类药物及高效杀虫剂陆续投入使用,以及人们生产和生活条件的明显改善,使一些常见的传染病、寄生虫病的发病率和死亡率在世界各国有不同程度的下降。长期以来严重危害人类健康的天花于1977年在全球消灭,这是具有历史意义的伟大成就。

20世纪以来,随着人类生活环境、生活水平和生活方式的变化以及医学的进步,至20世纪末,人类已成功地消灭了天花,正朝着消除脊髓灰质炎的目标努力,并有效地控制了麻风、白喉、鼠疫等多种传染病,全球传染病死亡人数占总死亡人数的百分比也由19世纪的50%~60%下降至20世纪中后期的10%以下。近年来,在许多国家传染病这个人类的第一杀手已让位于心脑血管、肿瘤等其他疾病,医学研究的重点也发生了转移。这一切都使人们忽视了传染病曾经给人类带来的灾难。但是,某些传染病的再发和一些新传染病如艾滋病、军团病、莱姆病、人禽流感、埃博拉出血热等的出现,使传染病的发病和死亡有了明显的回升,提示传染病仍威胁人类的健康,对传染病的危害绝不能低估。

(二)我国传染病流行概况

中华人民共和国成立以来,在"预防为主"的卫生方针指引下,传染病防治工作已经取得很大成就。我国已在50年代消灭了古典型霍乱,60年代初消灭了天花、人间鼠疫等。根据我国部分城市前10位主要疾病的死亡专率及死因构成统计,20世纪50年代急性传染病和肺结核分别居于第2和第3位;而从70年代开始,急性传染病和肺结核的位次已分别降至第8位和第6位;到80年代,传染病(肺结核除外)已退居到第10位以后,肺结核的位次也退居到第7位。2000年我国被世界卫生组织正式确认为无脊髓灰质炎国家,麻疹、白喉、百日咳、破伤风等病的发病率也明显下降,传染病基本得到了控制。尽管当前传染病的危害比建国初期大为减轻,但它的发病数与非传染病相比仍然相当可观。我国卫生工作者所面对的传染病防治任务依然十分繁重。流行性脑脊髓膜炎、伤寒、乙型脑炎发病率的下降并不明显;病毒性肝炎、流行性出血热、狂犬病及细菌性痢疾的发病率居高不下;中华人民共和国成立后已经控制的传染病如黑热病、性病及个别地区已接近消灭的血吸虫病又死灰复燃。这些问题都值得重视。21世纪以来新发传染病在我国不断出现,2003年我国广东地区首先暴发非典型肺炎,后经WHO定名为严重急性呼吸综合征(severe acute respiratory syndrome,SARS),相继在全球32个国家和地区发生和流行。2009年甲型H1N1流感在全球范围内大规模流行,波及我国并引起多起聚集性疫情。因此,传染病防治在今后相当长时间内仍是我国卫生防疫工作的重点。

二、新发传染病流行病学进展

(一)新发传染病的特点

WHO原总干事中岛宏博士在《1996年世界卫生报告》中告诫:"我们正处于一场传染性疾病全球危机的边缘,没有哪一个国家可以免受其害,也没有哪一个国家可以对此高枕无忧"。20世纪末,随着社会经济和医疗科技飞速发展,人类健康和生活环境得到很大改善的同时,却存在着传染病新发和再发的隐患,如抗生素的滥用导致耐药株和变异株病原体的出现(疟疾、登革热、结核、霍乱、流感等);环境改变诱发传染病流行(开垦荒地、砍伐森林引起出血热的发生及扩散,气候变暖导致媒介昆虫超常繁殖,引起登革热和疟疾流行);人类社会行为的改变(人口流动频繁、色情服务及多性伴、食品工业化、机械化生产的加温不足、消毒不严等)助长了传染病的传播。

目前传染病流行的新形式和新情况是：①过去已存在的传染病，发病率增高、范围扩大，如流感；②一些已被控制的传染病如结核、霍乱、血吸虫病、鼠疫及性病等又死灰复燃，卷土重来，再度威胁人类健康；③一些新的传染病相继出现或被发现。这一方面是因为人类科学技术的进步，使人类可以深入荒漠和热带雨林，甚至进入深海，探索太空，到达许多过去难以到达的地方，接触过去不曾接触的传染病，当这些疾病侵袭人类的时候，它们是新发生的，如艾滋病、埃博拉出血热、汉坦病毒肺综合征等；另一方面，一些传染病自古就存在，但人类不认识它们，由于诊断与检出技术的进步而逐渐被发现如莱姆病、戊型肝炎、丙型肝炎、军团病和疯牛病；另外，一些疾病确实是新发生的，在人类进化的同时微生物也在进化，当微生物的进化使它们获得了一种能够导致人类疾病的新性质的时候，一种新的疾病就出现了，如大肠杆菌 O157 肠炎等。

（二）新发现的传染病和病原体

20 世纪 70 年代以来，在世界范围内发现和确认的新发传染病已近 40 种，其中许多新发传染病的危害已为世人共知，如艾滋病、SARS、人感染高致病性禽流感、埃博拉出血热、疯牛病、出血性大肠杆菌 O157：H7 感染、军团病、O139 型霍乱等。表 31-1 按病原体发现年份列举了 20 世纪 70 年代以来新发现的主要病原体及其所致疾病。

表 31-1 20 世纪 70 年代以来新发现的主要病原体及其所致疾病

年份	病原体	所致疾病
1973	轮状病毒	轮状病毒肠炎
1975	微小病毒 B19	5 号病,慢性溶血性贫血中的再障危象
1975	甲型肝炎病毒	甲型肝炎
1976	隐孢子虫	隐孢子虫病,急性小肠结肠炎
1976	埃博拉病毒	埃博拉出血热
1977	嗜肺军团菌	军团病
1977	汉坦病毒	肾综合征出血热
1977	空肠弯曲杆菌	空肠弯曲菌肠炎
1977	丁型肝炎病毒	丁型肝炎
1980	人类嗜 T 淋巴细胞病毒 I 型	T 细胞淋巴瘤白血病
1981	金黄色葡萄球菌毒素	中毒性休克综合征
1982	大肠杆菌 O157：H7	出血性肠炎
1982	伯氏疏螺旋体	莱姆病
1982	人类嗜 T 淋巴细胞病毒 II 型	毛细胞白血病
1983	人类免疫缺陷病毒（HIV）	艾滋病
1983	幽门螺旋杆菌	消化性溃疡
1985	比氏肠细胞内原虫	顽固性腹泻
1986	环孢子球虫	环孢子虫病
1986	人疱疹病毒 6 型（HHV-6）	突发性玫瑰疹
1989	查菲欧利希体	人欧利希病

续表

年份	病原体	所致疾病
1989	丙型肝炎病毒	丙型肝炎
1989	戊型肝炎病毒	戊型肝炎
1992	巴尔通体	猫抓病,杆菌性血管瘤病
1992	霍乱弧菌 O139	新型霍乱
1993	汉坦病毒分离株	汉坦病毒肺综合征
1994	人粒细胞欧利希体	人粒细胞欧利希体病
1995	庚型肝炎病毒	庚型肝炎
1997	高致病性禽流感病毒 H5N1、H7N7 和 H9N2	人感染高致病性禽流感
2002	西尼罗河病毒	类感冒症状、脑炎
2003	新型冠状病毒	传染性非典型肺炎
2008	嗜吞噬细胞无形体	人粒细胞无形体病
2009	甲型流感病毒(H1N1)	甲型流感
2009	发热伴血小板减少综合征布尼亚病毒(SFTSV)	发热伴血小板减少综合征
2013	甲型流感病毒(H7N9)	人感染 H7N9 禽流感
2013	中东呼吸综合征冠状病毒(MERS-CoV)	中东呼吸综合征

这些新发的传染病中有一半已在我国流行,还有一些可能传入我国。预计今后 20 年还将发生 30 余种新传染病。21 世纪仍面临传染病控制的严峻挑战:①越来越频繁的局部区域或全球暴发的多种急、慢性传染病疫情、动物接触疾病以及那些"超级细菌"引起的感染,使人类健康和生命财产受到威胁;②进入 20 世纪 90 年代,至少有 10 个国家具有生产生物武器的能力,美国"9·11"和炭疽事件后,越来越多的人开始意识到,生物恐怖的威胁并不遥远;③艾滋病、结核、丙型肝炎等传染病疫苗研究滞后且长期不能突破。细菌、病毒耐药性愈演愈烈,经典传染病未能被稳定控制等。

第二节 传染过程与流行过程

一、传染过程

传染过程(infection process)是指病原体进入宿主机体后,与机体相互作用、相互斗争的过程,即传染发生、发展直至结束的整个过程。

(一)传染病发生与传播的基本条件

1. 病原体 病原体(pathogen)是指能够引起宿主致病的各类微生物的通称,包括:细菌、病毒、立克次体、支原体、衣原体、螺旋体、真菌和寄生虫等。病原体是一种寄生物,必须从其他生物体内获得生存与繁殖条件。不同种类和型别的病原体其病原学特性、数量、致病力及其侵入门户等不同,因而引起的传染过程也颇有差异。

病原体具有的特性:

(1)侵入门户(invasion door):是病原体侵入机体的"突破口",这是在长期进化过程中生物之间相互适应的结果。侵入门户是指病原体能从该处进入机体并能存活、繁殖的部位。某些病原体有严格的侵入门户,有的病原体适应性较大,有多种侵入门户。病原体的侵入门户与发病机制有密切关系,侵入门户适当,病原体才能定居、繁殖和引起病变,如痢疾杆菌、霍乱弧菌必须经口感染,破伤风杆菌必须经伤口感染。

(2)传染力(infectivity):是指病原体在宿主体内定居、繁殖,引起感染的能力。某病原体的传染力大小可通过感染量(infective dose)来衡量,病原体的感染量是指引起易感机体感染所需的最小剂量。感染量随病原体而异,如痢疾杆菌只需 5~10 个即可引起易感者感染,而伤寒杆菌则需要 105 个,后者比前者大得多。在人群中,也可通过二代发病率(secondary attack rate,SAR)来测量病原体的传染力。有些传染病的病原体具有非常强的传染力,如:天花;而有些相对较弱,如:麻风。

(3)致病力(pathogenicity):指一种病原体侵入机体后引起疾病的能力,也就是感染者中成为临床患者(显性感染)的比重。以病原体引起的具有临床症状的病例数与暴露于感染人数之比作为测量指标。致病力高的如麻疹接近 100%,致病力中等的如流行性腮腺炎约为 40%~60%,致病力低的如脊髓灰质炎仅 1∶300~1∶1000。

(4)毒力(virulence):表示发生疾病的严重度。毒力以严重病例数或致死数与所有病例数之比作为测量指标。毒力强的病原体,如狂犬病、炭疽的病原体;毒力低的病原体,如风疹、水痘的病原体。有些病原体可在实验室条件下减毒,用以制备减毒活疫苗,如脊髓灰质炎疫苗。

(5)侵袭力(invasive power):指病原体侵入机体并在机体内扩散的能力。有些病原体,如钩端螺旋体,可以直接侵入人体引起发病;有些病原体,如霍乱弧菌,需要先黏附在肠黏膜表面才能定居下来并产生肠毒素;有些病原体的表面成分,如伤寒杆菌的 Vi 抗原,能抑制吞噬作用而促进病原体的扩散。

(6)变异性(variance):是由于环境条件或遗传因素的变化而引起,主要发生耐药性变异、抗原性变异和毒力变异。病原体变异对传染病的流行、预防和治疗具有重要意义。

(7)抗原性(antigenicity):是人体感染病原体后,病原体引起宿主机体产生特异性免疫的能力。不同病原体感染后免疫的持续时间有很大差异,如麻疹病毒较流感病毒产生的免疫强而持久。

2. 宿主 宿主(host)是指为病原体提供居留场所,供给病原体营养使之发育繁殖的人或其他动物。宿主不仅能适应环境,接受损害,也能抵御和中和外来侵袭。当机体具有充分的抵抗力和免疫能力时,病原体则难以侵入,或难以在宿主体内生存、繁殖而被迅速排除或消灭。反之,导致感染和发病。与传染病流行密切相关的宿主因素主要包括宿主的年龄、性别、种族、遗传特征、生理功能、营养状态、有无既往感染、行为方式等。

(二)感染谱

机体受到病原体感染后,所产生的传染过程并不完全相同,其范围可以从隐性感染到严重的临床症状或死亡。所以,传染过程不一定都导致传染病,而传染病的发生必然有传染过程。传染过程是在个体中发生的,是一种纯生物学现象。宿主机体对病原体传染过程反应的轻重程度的频率称为感染谱(spectrum of infection),又称感染梯度(gradient of infection)。

不同传染病具有不同的感染谱,一般可概括为 3 大类。

1. 以隐性感染为主 这类传染病隐性感染所占比例很大,临床上表现出典型症状及体征者仅占极少部分,严重的和致死性病例更属罕见,可通过微生物培养、分子生物学检测或免疫学测定证实感染。此种感染状态在流行病学上称为"冰山"现象(iceberg phenomenon,iceberg concept)。许多传染病是以隐性感染为主,如结核病、流行性脑脊髓膜炎、脊髓灰质炎、甲型肝炎等属于此类传染病。

2. 以显性感染为主　这类传染过程中绝大多数呈显性感染,隐性感染只有一小部分。多数感染者有明显临床症状和体征,极少数患者有严重症状或导致死亡,例如麻疹、水痘等。机体感染病原体后是否发展为显性感染受许多因素的影响,包括机体的免疫状态、感染途径、感染剂量以及病原体的致病力等。显性感染在临床上一般经过潜伏期、临床前期、临床期和恢复期。

3. 大部分感染者以死亡为结局　在这类传染过程中,绝大部分感染者呈现严重临床症状,以死亡为结局,如狂犬病等。

就上述 3 种感染类型来看,可概括为显性与隐性感染两大类型。从发现传染源来说,显性感染往往凭临床表现便可诊断;反之,隐性感染必须借助实验室方法才能发现。从预防措施的实施而言,对传染源采取隔离措施,只能对那些以显性感染为主的疾病方才有效,而对隐性感染者,往往因难以查清而不可能将隐性感染者全部隔离,致使隔离传染源的预防措施作用甚微。就疫情统计来说,以隐性感染为主的疾病,由于就诊者仅系全部感染者中的一小部分,因而,即使疫情登记和疫情统计做到无一遗漏,也不可能反映这类疾病在人群中的流行全貌。若要弄清全貌,势必要借助实验室方法,主动进行流行病学调查,方能达到目的。

二、流行过程

流行过程(epidemic process)是传染病在人群中的发生、传播和终止的过程,必须具备传染源、传播途径和易感人群 3 个基本环节。3 个环节必须同时存在,方能构成传染病流行,缺少其中的任何一个环节,新的传染不会发生,不可能形成流行;同样,3 个环节若孤立存在,也不能引起疾病的传播。影响传染病流行 3 环节的因素包括自然因素和社会因素。这些因素相互联系、相互作用、不断变化,使流行过程表现得更加错综复杂。流行过程与传染过程的区别见表31-2。

表 31-2　流行过程与传染过程的区别

	流行过程	传染过程
定义	传染病在人群中发生、蔓延的过程	病原体侵入机体,并与机体相互作用、相互斗争的过程
特点	群体发病	个体中发生,纯生物现象
条件	具备传染源、传播途径、易感人群 3 个基本环节	病原体、宿主
影响因素	社会因素、环境因素	病原体的特性、宿主因素(如年龄、性别、种族、遗传特征、生理功能、营养状态、有无既往感染、行为方式等)
结果	在人群中连续传播	隐性感染、显性感染、死亡

（一）流行过程的基本环节

传染源、传播途径和易感人群 3 个基本环节构成传染病在人群中流行的生物学基础。

1. 传染源（source of infection, reservoir of infection）　是指体内有病原体生长、繁殖并且能排出病原体的人和动物。包括病人、病原携带者和受感染的动物。

（1）病人：是最重要的传染源，特别是那些感染即可引起发病的传染病，如麻疹、天花、水痘等，病人是其唯一的传染源。病人排出病原体的整个时期，称为传染期（communicable period）。传染期一般需依据病原学检查和流行病学调查结果加以判断，它是决定病人隔离期限的重要依据。病人作为传染源的意义主要取决于临床各阶段排出病原体的数量和频度。有些病人在潜伏期末即可排出病原体，如霍乱、痢疾、伤寒、水痘、麻疹和甲型肝炎等。病人的传染性一般在临床症状期最强，严格的隔离措施有助于限制病原体的播散。对于大多数传染病来讲，病人在临床症状消失的同时，即停止排除病原体而不再成为传染源，如天花、麻疹、水痘、流感等。但有些传染病，如细菌性痢疾、乙型病毒性肝炎等在恢复期内仍能排出病原体，可继续作为传染源。

（2）病原携带者（carrier）：病原携带者是指没有任何临床症状而能排出病原体的人。按其携带状态和临床分期的关系，分为 3 类：①潜伏期病原携带者（incubative carrier）：即在潜伏期内临床症状出现前已能排出病原体者。可在潜伏期内排出病原体的传染病较少，如：霍乱、痢疾、甲型病毒性肝炎等。②恢复期病原携带者（convalescent carrier）：指临床症状消失后继续排出病原体者。相关的疾病包括痢疾、伤寒、白喉、流行性脑脊髓膜炎和乙型肝炎等。凡临床症状消失后病原携带时间在 3 个月以内者，称为暂时性病原携带者；超过 3 个月者，称为慢性病原携带者。少数人甚至可携带终身。慢性病原携带者因其携带病原时间长，具有重要的流行病学意义。③健康病原携带者（healthy carrier）：指整个感染过程中均无明显临床症状与体征而排出病原体者。如白喉、脊髓灰质炎等。病原携带者作为传染源的意义取决于其排出的病原体量、携带病原体的时间长短、携带者的职业、社会活动范围、个人卫生习惯、环境卫生条件及防疫措施等。

（3）受感染的动物：某些传染病的病原体在动物间传播，在一定条件下可以传给人，所致疾病称为自然疫源性疾病。如鼠疫、森林脑炎等。也有些疾病是在动物和人之间传播的，并由共同的病原体引起，称为人畜共患疾病（zoonosis），如血吸虫病、狂犬病等。动物作为传染源的意义主要取决于人与受感染的动物接触的机会和密切程度，动物传染源的种类和密度，以及环境中是否有适宜该疾病传播的条件等。

2. 传播途径（route of transmission）　指病原体从传染源排出后，侵入新的易感宿主前，在外环境中所经历的全部过程。传染病可通过一种或多种途径传播。常见的传播途径有：经空气传播（air-borne infection）、经水传播（water-borne transmission）、经食物传播（food-borne infection）、经接触传播（contact infection）、经媒介节肢动物传播（arthropod, vector-borne infection）、经土壤传播（soil-borne infection）、医源性传播（iatrogenic infection）和垂直传播（vertical transmission）。

3. 人群易感性（herd susceptibility）　指人群作为一个整体对传染病的易感程度。人群易感性以人群中非免疫人口占全部人口的百分比表示。与之相对应的是群体免疫力（herd immunity），即人群对于传染病的侵入和传播的抵抗力，可以从群体中有免疫力的人口占全人口的比例来反映。影响人群易感性升高的主要因素：①新生儿增加；②易感人口迁入；③免疫人口免疫力自然消退；④免疫人口死亡；⑤病原体的变异或新型病原体的出现。影响人群易感性降低的主要因素:①计划免疫;②传染病流行;③隐性感染后免疫人口增加。

（二）封闭人群与开放人群中传染病的流行过程

在传染病流行过程中,人群中的个体一般依次经历3个过程,即:易感状态(X)、受到感染并具有传染性状态(Y)和获得免疫状态(Z)。这种类型的传染过程模式被称为 SIR(susceptible,infected,recovered)型。在由 N 个个体组成的人群中,假设每个人均处于这3个状态中的任意一种,则 t 时的人群数为 $N_{(t)}=X_{(t)}+Y_{(t)}+Z_{(t)}$。该模式适合于描述潜伏期短(如麻疹,流行性腮腺炎、风疹、水痘等)的传染病流行过程。

1. 封闭人群中传染病的流行过程 在一个封闭人群中,即人口相对稳定,没有死亡、出生、迁入和迁出的发生。在这样一个最初由 N 个易感者组成的人群中,以接触率 c 随机混合,则易感宿主成为感染者的速度等于发病率。在流行过程中,发病率(I_t)作为患病率函数的公式为 $I_t=cpP_t=cpY_{(t)}/N$,其中 c(接触率)为传染源在单位时间内的平均接触者人数,p 为每个易感者接触传染源的传播概率,P_t 为感染宿主的现患率($P=Y/N$)。

如果一种病原体(如麻疹病毒)被引入一封闭人群,会有一个易感者进入传染状态 Y。封闭人群中流行过程的发生与基本繁殖数(basic reproductive number,R_0)密切相关,R_0 是指在一个完全易感的人群中,每例初始传染源引起第二代有传染性的新感染的平均例数。如果 $R_0>1$,这种疾病将会传播开来。如果 $R_0<1$,则说明病例没有传染性,不能形成流行。从第一例感染者到平均数为 R_0 个易感者被传染的传播过程,取决于接触率、传染概率和该病的传染期。在流行过程发生的初期,感染者人数逐渐增加,随着流行过程的进展,易感者的数量 X 逐渐减少,而且有免疫力的人数 Z 开始增加。此时感染的发生率和现患率将会不断提高,直到易感者人数减少至成为疾病流行的限制性因素,继而,新发病例的数量和感染率开始下降,直到病原体在此封闭人群中消亡,此时人群处于感染状态 Y 的数目为 0。当然,并不是所有的易感者都必须受到感染后,病原体才会消亡。

2. 开放人群中传染病的流行过程 一个开放的人群存在着出生或迁入,死亡或迁出等各种情况,易感者将组成动态队列。在这样的人群中,易感者(X)、感染者(Y)和免疫者(Z)3者的平衡状态取决于 R_0。低 R_0 时,由于有新的易感者不断补充,病原体并未消亡,X、Y、Z 3者的存在处于一种动态平衡状态,产生的新病例数量稳定不变。高 R_0 时,将会形成流行高峰,此后疾病的流行发展为地方性,新病例的产生与数量维持于一个较高的相对稳定水平。

（三）影响流行过程的因素

传染病在人群中流行既是生物学现象又是社会现象。流行过程既受自然因素影响又与社会因素有关。这两类因素是通过作用于传染源、传播途径及易感人群3环节而影响到流行过程。

1. 自然因素的影响 自然因素包括气候、地理、土壤、动植物等因素。其中以气候与地理因素尤为重要。自然因素可直接作用于传染源,对以野生动物为传染源的疾病、虫媒传染病和寄生虫病的影响更大。例如疟疾、乙型脑炎的流行常受气温、雨量和湿度等影响。疟疾病例多在春夏季复发,若蚊密度高,复发病例作为传染源的作用就大。自然因素对传播途径的作用亦大,夏、秋季暴雨可引起洪水泛滥,如当地猪或鼠类中流行钩端螺旋体病,它们的尿可污染水体,当人们接触污染的水体后可导致钩端螺旋体病暴发。自然因素对易感人群亦有一定作用,寒冷季节,人群室内活动多,接触密切,常出现呼吸道疾病的季节性高峰。

2. 社会因素的影响 社会因素包括社会制度、生产劳动及居住生活条件、风俗习惯、卫生设施、医疗条件、文化水平、防疫工作、经济、宗教、社会动荡等人类活动所形成的一切条件。社会因素对流行过程既有促进作用亦有阻碍作用。社会因素对传染病的流行影响较大。

通常情况下,若有一个安定良好的社会制度、较好的生产环境、生活方式、医疗及居住条件,且人们具有较高的经济、卫生、文化水平,则传染病的流行过程会受到极大的抑制。相反,若社会动荡不安,如遭受灾荒、战争、内乱等,则可使人们正常生活条件严重破坏,此时将会促进传染病的流行。

(四) 疫源地与流行过程

1. 疫源地的概念　在一定条件下,传染源向其周围传播病原体所能波及的范围称为疫源地。每个传染源可单独构成一个疫源地。通常把范围较小的疫源地或单个传染源所构成的疫源地称为疫点。若干疫源地连成片并且范围较大时称疫区。所谓疫点,是指同一门户出入的住户,或病人、疑似病人、病原携带者,在生活上密切相关的若干户为范围;所谓疫区,若在农村一般指一个村庄、一个乡或毗邻乡,城市以一个或几个居委会或一条街道为范围。

2. 疫源地的存在与消灭　疫源地范围随病种及时间而变动,其范围的大小取决于3个因素,即传染源的存在时间和活动范围、传播途径的特点和周围人群的免疫状况。例如,一个卧床的传染病患者和一个可以自由活动的病原携带者,两者所形成的疫源地范围完全不同。就传播途径来说,麻疹与疟疾的疫源地范围相差很大,前者属于飞沫传播,故疫源地的范围只限于患者周围很近的范围内;后者通过蚊媒传播,疫源地的范围取决于蚊虫的活动半径或飞程。如日常生活接触在家中引起的伤寒疫源地,其疫源地的范围可能仅限于病家,但如为伤寒水型暴发,则疫源地可能包括整个供水区。此外,传染源周围接触者的免疫状况也很有关系,如果传染源的周围都是易感者,则疫源地范围会波及传播途径所及的整个范围。因此,不同传染病的疫源地范围大小不同,同种传染病在不同条件下,疫源地范围也不相同。

疫源地消灭必须具备3个条件:①传染源已被移走(住院、死亡或移至它处)或消除了排出病原体的状态(治愈);②通过各种措施消灭了传染源排于外环境的病原体;③所有的易感接触者从可能受到传染的最后时刻算起,经过该病最长潜伏期而无新病例或新感染者出现。具备了这3个条件时,针对疫源地的各种防疫措施即可结束。

3. 疫源地是流行过程的必要环节　每个疫源地的发生都依赖于其相联系的疫源地,它又是其后发生新疫源地的基础。一系列相互联系、相继发生的新旧疫源地的过程形成传染病的流行过程(epidemic process)。要了解流行过程,必须弄清疫源地的发生条件。疫源地一旦被消灭,则意味流行过程中断。

第三节　传　染　概　率

一、概念

传染概率(transmission probability)也叫传播概率,是指易感者与传染源接触后成为感染者的概率。传染概率取决于传染源、病原体、易感者的特性以及接触方式。估计人群中的传染概率及其变动状况对于理解传染过程和评价干预措施的效果具有重要意义。

例31-1　在艾滋病的研究中,艾滋病主要通过血液传播、性传播和母婴传播3种方式。

如果一个正常人输入了 HIV 感染者或艾滋病病人的血液,其感染的概率是 95%;而一个 HIV 感染者或已经发病的病人与一个正常人发生性关系的感染概率和性别有一定关系,男传给女的概率是 0.2%,女传给男的概率是 0.1%,男传男的概率要比以上两种方式大得多;如果母亲是一个 HIV 阳性或艾滋病的病人,其感染胎儿的概率是 25%,但如果母亲经过齐多夫定(AZT)抗病毒治疗,其胎儿的感染概率下降到 8%。

二、传染概率的计算方法

计算传染概率有多种方法,本章介绍两种广泛使用的方法:续发率和二项分布。

(一)续发率

续发率也称二代发病率(secondary attack rate,SAR),是指在某些传染病的最短和最长潜伏期之间,易感接触者中与原发病例接触而发生该病的概率。

$$续发率(SAR) = \frac{在某病潜伏期内易感接触者中发病人数}{易感接触者总数} \times 100\% \qquad (式31\text{-}1)$$

计算时,应将原发病例从分子和分母中除去。自原发病例出现后,在该病最短潜伏期至最长潜伏期之间出现的患同种病的病例称为二代病例或续发病例。

续发率通常用来衡量小范围人群(如集体宿舍、班组或家庭等)中的传播概率。通过续发率的分析,可以比较传染病传染力的强弱,分析流行因素及评价防疫措施的效果。

(二)二项分布

传染概率是传染病流行病学的一个基本参数。当易感者接触某种传染性疾病的传播媒介后,出现感染或非感染两种情况,这时对接触一次以上的传染概率可以采用二项分布(binomial models)估计。

设 p 表示传染者与易感者间接触的传染概率,q 表示接触易感者免受传染的概率,即 $q = 1-p$。假定一个人与一个或不同的传染者接触几次,且任一次接触与前一次的接触无关,那么所有 n 次接触而免受传染的概率为:

$$q^n = (1-p)^n \qquad (式31\text{-}2)$$

n 次接触后发生传染的概率则为:

$$1-q^n = 1-(1-p)^n \qquad (式31\text{-}3)$$

在二项分布下,传染概率的最大似然估计为:

$$\hat{P} = \frac{因接触受到感染的易感者数}{与传染者接触总次数} \qquad (式31\text{-}4)$$

$\hat{p}$ 与 SAR 的分子相同,不同点在于分母,在二项分布中,分母为易感者与传染者的接触总数(人次数),而 SAR 中则为与传染者接触的易感者数,如果在二项分布中仅有一次接触,则两个公式就相同了。

例 31-2 在 100 对固定性伴侣(每对中有一方感染)的 HIV 传播研究中发现,在性伴侣易感者中有 25 人受到感染,在研究期间发生性行为的总数是 1500 次,则传染概率最大似然估计:$\hat{P} = 25/1500 = 0.017$。据此可以根据式 31-3 推算发生 n 次接触受感染的可能性,即与一个传染者发生 1 次接触者中,成为感染者的概率为 0.017;发生 2 次接触者中,成为感染者的概率为 $1-(1-\hat{P})^2 = 0.034$。

由于传染病资料不同于一般的医学资料,有其自身的特殊性,感染过程只能被部分观察。若对易感者与传染者的接触情况不了解,可利用其他资料对传染概率进行估计,例如用某一人群的现患率或感染比例等;若难以获得确切的接触次数,则可通过单位时间内的平均接触次数来估计。

传染病的发生可用"流行链"表示:"$t_0 \to t_1 \to \cdots t_i \cdots \to t_T$",表示在第 i 代有 t_i 个病例($i = 0, 1, \cdots\cdots, T$),而在第 $T + 1$ 代及以后没有后续病例发生。其中 t_0 称为"导入病例"或"第0代病例"。在流行链中每一代发病的概率均可用二项分布来描述,因此,整个流行过程可用一系列的二项分布,即链二项分布(chain binomial distribution)模型来描述和分析。不同的传染模式对应的各代的二项分布参数不同,常用 Greenwood 模型和 Reed-Frost 模型(参考理论流行病学)。

三、传染概率比

(一)传染概率比的概念

传染概率比(transmission probability ratio,TPR)属条件测量参数,是衡量一次接触过程中易感者被感染者传染的相对危险性大小的一个测量指标。对于不同的病原体或各种类型的接触,均可通过选择比较 TPR 来测量一个变量对易感性、传染性或两者的综合效应。TPR 也可用于测量不同类型的接触、病原体、传播途径或不同株的病原体的效应。

例 31-3　在一个由疫苗接种者和未接种者组成的人群中研究传染概率,一次传染过程中的感染者和易感者都有可能是已接种者或未接种者,如果用 1 和 0 分别表示接种者和未接种者,将形成 4 种传染概率,即 P_{00}、P_{10}、P_{01} 和 P_{11}。通过计算未接种的感染者传染已接种的易感者的概率 P_{10} 与未接种的感染者传染未接种的易感者的概率 P_{00} 之比,来测量疫苗降低易感性的效应(果);同样,用接种的感染者传染未接种的易感者的概率(P_{01})与 P_{00} 之比,测量疫苗降低传染性的效应;通过比较两类人均是接种者的传染概率 P_{11} 与 P_{00} 之比,衡量疫苗降低易感性和传染性的联合效应,将这 3 种情况下的 TPR 概括为:

(1)相对易感性:$TPR_S = P_{10} / P_{00}$

(2)相对传染性:$TPR_I = P_{01} / P_{00}$

(3)综合效应:　$TPR_T = P_{11} / P_{00}$

(二)传染概率比(TPR)的测定意义

1. 用于测量疫苗降低易感性、传染性的单独效应和综合效应。

2. 用于比较不同人群或同一人群内亚群间某病的传染概率　例如,可通过计算男性(m)与女性(f)间 HIV 的传染概率比,即 P_{mm}、P_{mf}、P_{fm} 和 P_{ff} 之比加以估计不同性接触的传染概率。

3. 用于疫苗预防效果的评价　常通过计算因预防接种而减少的传染概率分值($1 - TPR$)来评价。

例 31-4　用家庭二代发病率(SAR)来估计麻疹的传染概率,对某社区家庭成员使用麻疹疫苗后的调查,结果估算为 $SAR_{00} = 0.85$,$SAR_{10} = 0.15$,$SAR_{01} = 0.50$,$SAR_{11} = 0.09$。对疫苗效果评价可采用下式:

疫苗降低易感性的效果　　$VE_S = 1 - SAR_{10} / SAR_{00} = 0.82$

疫苗降低传染性的效果　　$VE_I = 1 - SAR_{01} / SAR_{00} = 0.41$

疫苗的综合效应　　　　　$VE_T = 1 - SAR_{11} / SAR_{00} = 0.89$

提示该疫苗使人群易感性降低 82%,传染性降低 41%,易感性和传染性联合降低 89%。

第四节　基本繁殖数

一、概念

基本繁殖数(basic reproductive number, R_0)又称基本感染数或基本传染数,是指在一个易感人群中 1 个传染源在其传染期预期直接传播的新病例数。R_0 是传播潜能的重要理论指标,它的估计对了解传染病在人群中的流行状况具有重要意义。维持最低传播的基本繁殖数的临界值是 1,若 $R_0 < 1$,即 1 个传染源在其传染期内不能继发传播 1 个新病例,预示传播趋向终止,不能形成流行;若 $R_0 > 1$,则易感人群中发生某病的流行。但应注意 R_0 不包括由二代病例传染的病例,也不包括没有传染性的二代病例;R_0 是一个均数,当 $R_0 < 1$ 时可能出现特殊传染情况:即发生一个以上的传染性病例,会产生一小簇病例,但并不会持续发生而引起暴发。

二、基本繁殖数的计算

(一) R_0 的基本计算公式

在传染病中,R_0 由 3 个重要因素组成,即接触率 c、传染持续时间 d 和每次确认暴露的传染概率 p。在传染期内,每个传染源的平均接触数是接触率与传染持续时间的乘积(cd)。那么,一个传染源在传染期间引起新的传染者的数量(R_0)是在传染期内的接触数(cd)与每次接触的传染概率(p)的乘积。

$$R_0 = cpd \qquad (式 31\text{-}5)$$

R_0 是由每个传染源引起的新传染病例数,是由接触数量、传染概率及传染时间 3 个变量共同作用的结果,单从 R_0 不能对一次流行时间范围、传染因素的传染力或接触率做出结论。

例 31-5　静脉注射毒品者中 HIV 感染的 R_0 和人群中麻疹的 R_0 均为 9,但麻疹的传染概率高而传染时间短,HIV 则传染概率低而传染持续时间长。如果仅知道 $R_0 = 9$,即只能判断这两种疾病会引起严重流行,但不可能了解它们流行的相对时间范围及传染概率。

(二) 有效繁殖数(R)的概念及其与 R_0 的关系

虽然基本繁殖数的定义要求全部易感,但在一般情况下,一个人群对于某种传染病均具有不同程度的免疫力,这样由传染源引起的新病例的期望数要比 R_0 少,这时称为有效繁殖数(effective reproductive number),用 R 表示。假如一个随机混合人群中易感者所占比例用 X 表示,则

$$R = R_0 X \qquad (式 31\text{-}6)$$

例 31-6　人群中流感的 $R_0 = 9$,假如该人群中有一半人有免疫力,该人群的有效繁殖数为 $R = 9 \times 0.5 = 4.5$。表示一个流感患者平均只能传染产生 4.5 个新的二代病例,而不是 9 例。

一个人群对某传染病的易感性越高,R 则越大。传染病的流行、隐性感染、预防接种等均可引起 R 的变动。

(三) R_0 的间接计算公式

1. 平均发病率和疾病现患率不改变时 R_0 的估计　在一个随机均匀的群体中,如果疾病现患率和平均发病率基本处于恒定状况,则一个传染性病例平均产生一个新的传染性病例,

即 $R=1$。根据式 31-6，$R=R_0X=1$，R_0 可通过易感者的比例倒数得到粗略估计，即：

$$R_0 = 1/X \qquad \text{(式 31-7)}$$

例 31-7 在一个 500 万人口的城市中，1982 年某学者分析了该市麻疹年龄别发病率和免疫水平资料，估计麻疹易感者约 45 万，推测当年的平均繁殖数可用下式计算。

$$X = \frac{45 \text{ 万}}{500 \text{ 万}} = 0.09$$

$$R_0 = \frac{1}{0.09} \approx 11$$

即平均一个麻疹传染源可使其周围约 11 个易感者受到感染。

2. 发病年龄（A）与发病率（I）成反比时，结合平均期望寿命（L）估计 R_0 如果发病率与年龄无关，则平均感染年龄（A）与发病率（I）之间呈反比关系。传染病发病率可通过病例报告或通过一个人群的横断面调查加以估计。如果已知平均期望寿命（L），R_0 可从下式得出：

$$R_0 = L/A \qquad \text{(式 31-8)}$$

平均感染年龄越大，R_0 越小。如麻疹的平均感染年龄约 5~6 岁，风疹为 9~10 岁，由上式可得出麻疹 R_0 值高于风疹 R_0 值的结论。

感染平均年龄可以受某些因素的影响，如预防接种可使平均感染年龄提高。在这种情况下利用上式进行 R_0 估计则欠妥。

三、基本繁殖数与发病率的关系

如果接触类型是简单随机混合类型，即每个个体除与其他个体接触的机会相等外与感染者接触的机会也相等，接触率（c）是不随时间而改变的。假设有恒定的接触率（c）和传染概率（p），则发病率（I_t）可以被表示为具有传染性人群 t 时患病率的一个函数，其公式为：

$$I_t = cpP_t \qquad \text{(式 31-9)}$$

式中：c 表示接触率，p 表示传染概率，P_t 表示 t 时的患病率

从 $I_t = cpP_t$ 和 $R_0 = cpd$ 的计算公式可见，两者均包含 cp，即接触率和传染概率两个因素。R_0 与 I_t 相比，揭示出传染病流行病学中传染源与易感宿主的作用和意义不同，R_0 表示一个传染性病例预期产生的新病例的数量，而 I_t 所反映的是一个易感者在一短的单位时间内被感染的概率。

如果人群内的个体不是随机混合的，而是以群组随机混合的方式存在。可以分为若干个群组，使同组内的个体随机混合，同组内个体接触的机会比异组间个体接触机会多。假定各组的传染概率和传染期相同，那么具有较高接触率的组其 R_0 也较高。由于各组间相互接触，在传染过程中，高 R_0 组将会作为核心人群，促进疾病在低 R_0 组内的传播。

第五节 免疫规划及其效果评价

一、免疫规划

（一）预防接种

预防接种（vaccination）又称人工免疫，是将生物制品（抗原或抗体）接种到机体内，使机体产生对传染病的特异性免疫力，以提高人群免疫水平，预防传染病的发生与流行。

1. 基本要求 疫苗作为一种应用于人类的生物制品,必须满足安全性方面的基本要求,同时又能够以较低的成本获得较大的人群免疫效果。一种理想的疫苗通常满足以下条件:①能够导致类似于自然感染后产生的较强的体液、细胞和局部免疫;②能够产生针对临床疾病和再感染的保护作用;③能够提供长达数年甚至终身的保护;④无或只有非常小的即时副作用,无滞后的能增加其他疾病易感性的副作用;⑤对同一微生物的不同株均能产生免疫保护作用;⑥能够在可行性和伦理学等方面被不同文化背景的目标人群所接受;⑦制备的疫苗不需要专门的处置(如冷链等);⑧不会显著影响同时使用的其他疫苗的免疫效果;⑨成本效益合理。注意有效的疫苗并不一定能满足上述所有要求,尤其是活疫苗的贮存和运输往往需要冷链系统的支持。

2. 预防接种的种类

(1) 人工自动免疫(active immunization):指采用人工免疫的方法,将免疫原物质接种机体,使机体产生特异性免疫。免疫原物质包括处理过的病原体或其成分及类毒素。其制剂可分为:①减毒活疫苗(live-attenuated vaccine):由免疫原性强而毒力弱的活株制成。如结核、鼠疫、布鲁菌活菌苗,脊髓灰质炎、流感、麻疹活疫苗。其优点是能在体内繁殖,刺激机体时间长,接种量小,接种次数少。但由于不加防腐剂,当被污染时杂菌易生长。一般必须冷冻保存。②灭活疫苗(inactivated vaccine):将免疫性强的活细菌(病毒等)灭活制成。优点是无须减毒,生产过程较简单,含防腐剂,不易有杂菌生长,易于保存;缺点是免疫效果差,接种量大。也有将菌体成分提出制成的多糖菌苗,如流行性脑膜炎球菌多糖体菌苗,其免疫效果较一般菌苗为好。③类毒素(toxoid):是将细菌毒素加甲醛去毒,成为无毒而又保留免疫原性的制剂,是一种裂解疫苗,如白喉、破伤风类毒素等。④亚单位疫苗(subunit vaccine):去除病原体中与激发保护性免疫无关甚至有害的成分,提取病原体中可刺激机体产生保护性免疫的抗原成分制备而成的疫苗。如从乙肝病毒 HBsAg 阳性者血浆中提取表面抗原可制成乙肝亚单位疫苗;提取百日咳杆菌的丝状血凝素等保护性抗原成分,可制成无细胞百日咳亚单位疫苗,其内毒素含量仅为全体疫苗的 1/2000,副作用明显减少,而免疫效果相同。⑤全菌体(或病毒)疫苗:是细菌、病毒等病原体的培养物,经理化方法灭活后制成的丧失致病性而保留免疫原性的疫苗,如流脑灭活疫苗、甲肝灭活疫苗等。⑥合成疫苗(synthetic vaccine):是用化学合成抗原表位氨基酸序列法,将能诱导机体产生保护性免疫的人工合成的抗原肽结合于载体上,再加入佐剂而制成。这类疫苗一旦合成即可大量生产,且无血源性疫苗传染的可能性,是理想、安全的新型疫苗。但因其合成肽分子小,免疫原性弱,常需交联载体才能诱导免疫应答。⑦结合疫苗(conjugate vaccine):以往利用细菌荚膜的抗吞噬作用,提取细菌荚膜多糖制成疫苗,但属于 T 细胞非依赖性抗原,不产生 T 细胞介导的细胞免疫,免疫效果较差。目前将荚膜多糖的水解物连接于白喉类毒素,制成结合疫苗,使其成为 T 细胞依赖性抗原,引起 T、B 细胞联合识别,提高了免疫效果。如 B 型流感杆菌、脑膜炎奈瑟菌和肺炎链球菌疫苗。⑧基因工程疫苗(gene engineering vaccine):是将病原的保护性抗原编码的基因片段克隆入表达载体,用以转染细胞或真核细胞微生物及原核细胞微生物后得到的产物,或者将病原的毒力相关基因删除,使成为不带毒力相关基因的基因缺失疫苗。包括重组抗原疫苗、重组载体疫苗、DNA 疫苗、转基因植物疫苗,如 DNA 重组乙肝疫苗、口蹄疫疫苗、莱姆病疫苗等。基因工程疫苗在技术上的飞速发展有可能开创免疫预防的新纪元。目前正在研制的此类疫苗包括疟疾、流感、轮状病毒、HIV 等。⑨单价疫苗和联合疫苗:单价疫苗指只能预防一种疾病,且该疾病的病原体多数只有一种血清型/基因型,如麻疹疫苗;联合疫苗是将多种疫苗制备于同一针剂中,包括多疾病联合疫苗(如麻腮风联合疫苗、百白破联合疫苗)和单疾病多型别联合疫苗(如 A、C、Y、W135 群脑膜炎球菌多糖疫苗)。

(2)人工被动免疫(artificial passive immunization):以含抗体的血清或制剂接种人体,使人体获得抗体而受到保护。由于抗体半衰期短,因而难保持持久而有效的免疫水平。主要在有疫情发生和意外感染时使用。

1)免疫血清:用毒素免疫动物取得的含特异抗体的血清称抗毒素。提取出丙种球蛋白有效免疫成分称精制抗毒素,含异种蛋白少,可减少过敏反应的发生。免疫血清主要用于治疗,也可作预防使用。

2)免疫球蛋白(丙种球蛋白及胎盘球蛋白):由人血液或胎盘提取的丙种球蛋白制成,可作为麻疹、甲型肝炎易感接触者预防接种使用,但不能预防所有传染病,更不能作为治疗制剂滥用。

(3)被动自动免疫:只是在有疫情时用于保护婴幼儿及体弱接触者的一种免疫方法。兼有被动及自动免疫的长处,但只能用于少数传染病,如白喉,可肌注白喉抗毒素 1000~3000 单位,同时接种精制吸附白喉类毒素。

(二) 计划免疫与免疫规划

1. 计划免疫与免疫规划的概念

(1)计划免疫:是根据传染病疫情监测结果和人群免疫水平的分析,按照科学的免疫程序,有计划地使用疫苗对特定人群进行预防接种,最终达到控制和消灭相应传染病的目的。我国自 70 年代中期开始普及儿童计划免疫工作以来,已经取得了巨大成就。各地已自上而下建立起计划免疫组织管理、技术指导和冷链系统,疫苗接种率不断提高,相应传染病的发病率逐年稳步下降。

(2)免疫规划:目前我国预防接种工作已经取得了很大的发展,为了与国际预防接种工作接轨,引入了免疫规划的概念。免疫规划是指根据国家传染病防治规划,使用有效疫苗对易感人群进行预防接种所制定的规划、计划和策略,按照国家或省、自治区、直辖市确定的疫苗品种、免疫程序或者接种方案,在人群中有计划地进行预防接种,以预防和控制特定传染病的发生和流行,通过国家免疫规划的实施,提高群众健康水平和卫生文明水平。免疫规划的内涵和外延比计划免疫更宽泛,一方面要不断将安全有效的疫苗纳入国家免疫规划,另一方面要扩大预防接种的受益人群。从某种意义上讲,免疫规划是对儿童计划免疫的完善和发展,有利于更好地控制疫苗可预防的传染病。

2. 免疫规划的内容　1974 年世界卫生组织提出扩大免疫计划(expanded programme on immunization,EPI),要求 1990 年全球所有的儿童接种率至少达到 90%。2008 年 2 月 18 日我国原卫生部发布了《扩大国家免疫规划实施方案》,规定在现行国家免疫规划疫苗基础上,将甲肝疫苗、流脑疫苗、乙脑疫苗、麻腮风疫苗纳入国家免疫规划,对适龄儿童进行常规接种。在重点地区对重点人群进行出血热疫苗接种;发生炭疽、钩端螺旋体病疫情或发生洪涝灾害可能导致钩端螺旋体病暴发流行时,对重点人群进行炭疽疫苗和钩体疫苗应急接种。通过接种上述疫苗,预防乙型肝炎、结核病、脊髓灰质炎、百日咳、白喉、破伤风、麻疹、甲型肝炎、流行性脑脊髓膜炎、流行性乙型脑炎、风疹、流行性腮腺炎、流行性出血热、炭疽和钩端螺旋体病等 15 种传染病。

3. 免疫程序(immunization schedules)　我国的计划免疫工作的主要内容是儿童基础免疫和成人或特殊职业人群、特殊地区需要接种的免疫程序。免疫程序是根据有关传染病的流行病学特征、免疫因素、卫生设施等条件来确定。原国家卫生和计划生育委员会办公厅关于印发国家免疫规划儿童免疫程序及说明(2016 年版)(国卫办疾控发〔2016〕52 号)制定的免疫规划疫苗的免疫程序如表 31-3。

表 31-3 国家免疫规划儿童免疫程序

接种疫苗	接种时间	接种次数	备注
乙肝疫苗	0、1、6 月龄	3	出生后 24h 内接种第 1 剂次,第 1、2 剂次间隔≥28 天
卡介苗	出生时	1	
脊髓灰质炎疫苗	2、3、4 月龄,4 周岁	4	第 1、2 剂次,第 2、3 剂次间隔均≥28 天
百白破疫苗	3、4、5 月龄,18~24 月龄	4	第 1、2 剂次,第 2、3 剂次间隔均≥28 天
白破疫苗	6 周岁	1	
麻风疫苗(麻疹疫苗)	8 月龄	1	
麻腮风疫苗(麻腮疫苗、麻疹疫苗)	18~24 月龄	1	
乙脑减毒活疫苗	8 月龄,2 周岁	2	
A 群流脑疫苗	6~18 月龄	2	第 1、2 剂次间隔 3 个月
A+C 流脑疫苗	3 周岁,6 周岁	2	2 剂次间隔≥3 年;第 1 剂次与 A 群流脑疫苗第 2 剂次间隔≥12 个月
甲肝减毒活疫苗	18 月龄	1	
出血热疫苗(双价)	16~60 周岁	3	接种第 1 剂次后 14 天接种第 2 剂次,第 3 剂次在第 1 剂次接种后 6 个月接种
炭疽疫苗	炭疽疫情发生时,病例或病畜间接接触者及疫点周围高危人群	1	病例或病畜的直接接触者不能接种
钩体疫苗	流行地区可能接触疫水的 7~60 岁高危人群	2	接种第 1 剂次后 7~10 天接种第 2 剂次
乙脑灭活疫苗	8 月龄(2 剂次),2 周岁,6 周岁	4	第 1、2 剂次间隔 7~10 天
甲肝灭活疫苗	18 月龄,24~30 月龄	5	2 剂次间隔≥6 个月

4. 免疫规划的注意事项 ①接种剂量和部位:使用有效疫苗,正确的接种剂量和接种途径是保证免疫成功的关键。如接种剂量与途径不当,可造成接种事故,如个别基层卫生组织误用卡介苗作皮下接种而发生成批的深部脓肿患者。②预防接种的禁忌证:世界卫生组织规定,具有免疫缺陷、恶性疾病(肿瘤、白血病等)及应用放射治疗或抗代谢药而免疫功能受到抑制者,不使用活疫苗;接种对象正患有发热或明显全身不适的急性疾病,应推迟接种;以往接种疫苗有严重不良反应者,不应继续接种;有神经系统疾病的患儿,如癫痫、婴儿痉挛

等不应接种含有百日咳抗原的疫苗。③冷链：是保证疫苗接种质量的重要措施之一。所谓"冷链"（cold chain）是指疫苗从生产单位到使用单位，为保证疫苗在贮存、运输和接种过程中，都能保持在规定的温度条件下而装备的一系列设备的总称。

二、效果评价

（一）接种率的监测与评价

接种率是掌握各地接种情况的基本资料，也是进行接种率监测和评价的依据，是实施国家免疫规划工作的重要内容。

某疫苗（某剂次）接种率=某疫苗（某剂次）实际（合格）接种人数/应接种人数×100%，其中应接种人数包括达到规定免疫月龄的儿童和上次漏种儿童。

某疫苗（某剂次）累计接种率=某疫苗（某剂次）累计实种人数/该疫苗（该剂次）累计应种人数×100%，其中累计应种人数指该疫苗该剂次上几次冷链运转实施接种后累计实种人数加本次该疫苗该剂次的应种人数。

累计估计接种率=累计实际接种人数/估计年累计应种人数，其中估计年累计应种人数=（上年人口数×出生率）+流动人口中的适龄儿童数。

（二）免疫学效果评价

免疫学效果评价系观察接种者免疫学指标的变化状况。通过测定接种后人群抗体阳转率、抗体平均滴度和抗体持续时间来评价。如脊髓灰质炎中和抗体≥1∶4或有4倍及以上增高；麻疹血凝抑制抗体≥1∶2或有4倍及以上增高等。

（三）流行病学效果评价

包括不良反应观察和试验组与对照组的发病率对比分析。可用随机对照双盲的现场试验结果来计算疫苗保护率和效果指数。

（四）计划免疫管理评价指标

计划免疫工作考核内容包括：组织设置和人员配备；免疫规划和工作计划；计划免疫实施的管理和各项规章制度；冷链装备及运转情况；人员能力建设及宣传动员、监测及疫情暴发控制等。具体考核指标为：建卡率、卡（证）填写符合率、疫苗合格接种率、免疫规划疫苗覆盖率、报表报告完整率。此外，流动人口的接种率、疫苗使用率、免疫成功率、传染病漏报率等指标也常用来评价计划免疫的效果。

第六节 传染病的预防与控制

一、策略

（一）预防为主

预防为主是我国的基本卫生工作方针。我国传染病预防策略可概括为：以预防为主，群策群力，因地制宜，发展三级保健网，采取综合性防治措施。传染病的预防就是要在疫情尚未出现前，针对可能暴露于病原体并发生传染病的易感人群采取措施。

1. 加强健康教育 健康教育可使人们了解传染病防治的基本知识，通过改变人们的不良卫生习惯和行为切断传染病的传播途径。健康教育的形式多种多样，可通过大众媒体、专业讲座和各种针对性手段来使不同教育背景的人群获得有关传染病预防的知识，其效果取决于宣传方式与受众的匹配性。健康教育对传染病预防的成效卓著,如安全性行为知识与艾滋病预防;饭前便后洗手与肠道传染病预防等,是一种低成本高效果的传染病防制方法。

2. 强化人群免疫　预防接种是控制传染病的最重要、最有效、最经济的手段。全球消灭天花、脊髓灰质炎活动的基础是开展全面、有效的人群免疫。实践证明,许多传染病如麻疹、白喉、百日咳、破伤风、乙型肝炎等都可通过人群大规模免疫接种来控制其流行,或将其发病率降至相当低的水平。

3. 改善卫生条件　保护水源、提供安全的饮用水,改善居民的居住环境,加强粪便管理和无害化处理,加强食品卫生监督和管理等,都有助于从根本上杜绝传染病的发生和传播。

(二) 传染病监测

传染病监测是疾病监测的一种,主要是针对传染病的发生、流行以及影响因素进行监测,同时也对国外发生、国内尚未发生的传染病或国内新发传染病进行监测。其监测内容包括传染病发病、死亡;病原体型别、特性;媒介昆虫和动物宿主种类、分布和病原体携带状况;人群免疫水平及人口资料等。我国的传染病监测包括法定传染病病例报告和重点传染病的主动监测。建立和完善疾病监测网络,保证及时识别疫情及预防控制策略。监测网络应该对公共卫生相关信息进行连续、系统的收集和分析迅速实施,从组织体系、人员、设备、技术能力等方面提高监测新传染病的能力,通过监测及时发现新传染源或新的病原体以及影响因素,以便采取有效的应急措施,控制其扩散和蔓延。

为了防止传染病由国外传入和由国内传出,在一个国家国际通航的港口、机场、陆地边境和国界江河的进出口岸设立国境检疫机关,对进出国境人员、交通工具、运输设备以及可能传播检疫传染病的行李、货物、邮包等实行医学检查和必要的卫生处理,这种措施称为国境卫生检疫。在实施国境检疫时,检疫人员必须根据我国对外政策及《中华人民共和国国境检疫法》和《中华人民共和国检疫条例实施细则》所规定的各项办法进行。我国现行检疫传染病及其检疫期限为:鼠疫 6 天;霍乱 5 天;黄热病 6 天。

(三) 全球化控制

继 1980 年全球宣布消灭天花后,1988 年 WHO 启动了全球消灭脊髓灰质炎行动。经过 14 年的努力,全球脊髓灰质炎病例下降了 99.8%,病例数从 1988 年估计的 350 000 例减至 2001 年的 483 例;脊髓灰质炎发病的国家由 125 个降至 10 个。中国在 2000 年也正式被 WHO 列入无脊髓灰质炎野毒株感染国家。为了有效遏制全球结核病流行,2001 年 WHO 发起了全球"终止结核病"合作伙伴的一系列活动,其设立的目标为:2005 年,全球结核病感染者中的 75% 得到诊断,其中 85% 被治愈。2010 年,全球结核病负担(死亡和患病)下降 50%。2050 年,使全球结核病发病率降至 1/1 000 000。

此外,针对艾滋病、疟疾和麻风的全球性策略也在世界各国不同程度地展开。全球化预防传染病策略的效果正日益凸现。

二、措施

疫情发生以后,应针对构成传染病流行的"三环节",根据疫情和灾情,因地制宜地制订突出主导性措施的综合性防制方案。

(一) 管好传染源

1. 传染病的报告　传染病疫情报告是疫情管理的基础,也是国家的法定制度。因此,迅速、全面、准确地做好传染病报告是疾病预防控制机构、医疗机构和采供血机构及其执行职务的人员的重要法定职责。也是全体公民的法律义务。

(1)报告的种类:根据2008年国家颁布的《传染病防治法》规定法定报告的病种分甲类、乙类和丙类,共计39种。

甲类传染病:鼠疫、霍乱。

乙类传染病:传染性非典型肺炎(SARS)、艾滋病、病毒性肝炎、脊髓灰质炎、人感染高致病性禽流感、麻疹、流行性出血热、狂犬病、流行性乙型脑炎、登革热、炭疽、细菌性和阿米巴性痢疾、肺结核、伤寒和副伤寒、流行性脑脊髓膜炎、百日咳、白喉、新生儿破伤风、猩红热、布鲁氏菌病、淋病、梅毒、钩端螺旋体病、血吸虫病、疟疾、甲型H1N1流感。

丙类传染病:流行性感冒、流行性腮腺炎、风疹、急性出血性结膜炎、麻风病、流行性和地方性斑疹伤寒、黑热病、包虫病、丝虫病、除霍乱、细菌性和阿米巴性痢疾、伤寒和副伤寒以外的感染性腹泻病、手足口病。

上述规定以外的其他传染病,根据其暴发、流行情况和危害程度,国务院可增加或减少甲类传染病病种,并予公布;国务院卫生行政部门可以决定增加、减少或者调整乙类、丙类传染病病种,并予以公布。

(2)报告人:任何人发现传染病病人或者疑似传染病病人时,都应当及时向附近的医疗保健机构或者疾病预防与控制机构报告。为了加强传染病信息报告管理,提高报告质量,卫生部于2006年制订了《传染病信息报告管理规范》,规定各级各类医疗机构、疾病预防控制机构、采供血机构均为责任报告单位;其执行职务的人员均为法定报告人。法定报告人发现《传染病防治法》规定的传染病疫情或者发现其他传染病暴发、流行以及突发原因不明的传染病时,遵循疫情报告属地管理原则,依法填写疫情报告卡,按照国务院规定的或者国务院卫生行政部门规定的内容、程序、方式和时限报告。

(3)报告时限:责任报告单位和责任疫情报告人发现甲类传染病和乙类传染病中的肺炭疽、传染性非典型肺炎、脊髓灰质炎、人感染高致病性禽流感的病人或疑似病人时,或发现其他传染病和不明原因疾病暴发时,应于2小时内将传染病报告卡通过网络报告;未实行网络直报的责任报告单位应于2小时内以最快的通讯方式(电话、传真)向当地县级疾病预防控制机构报告,并于2小时内寄送出传染病报告卡。对其他乙、丙类传染病病人、疑似病人和规定报告的传染病病原携带者在诊断后,实行网络直报的责任报告单位应于24小时内进行网络报告;未实行网络直报的责任报告单位应于24小时内寄送出传染病报告卡。对其他符合突发公共卫生事件报告标准的传染病暴发疫情,按《突发公共卫生事件信息报告管理规范》要求报告。任何单位或个人不得隐瞒、谎报或授意他人隐瞒、谎报疫情,否则将视情节严重程度承担相应的行政责任甚至刑事责任。

2. 对传染病病人、病原携带者以及密切接触者的措施 对传染病患者、疑似患者应做到"四早",即"早发现、早诊断、早报告、早隔离治疗"。除患者外,病原携带者常常也是重要传染源,也应争取尽早发现并采取相应措施,使之无害化,因为各种传染病的携带者对于传播疾病的重要性不一样,处理措施也不完全相同,可参阅相关专著。对密切接触传染源,可能受到感染的人,应采取应急预防接种,药物预防,医学观察,隔离或留验等措施,以防止其发病而成为传染源。

3. 对动物传染源的措施 有经济价值的动物如家畜若患有烈性传染病时,可以由兽医部门进行隔离、治疗。对家畜的输出应建立必要的检疫制度,防止瘟疫蔓延。疫区的家畜、畜产品或动物原料必须经过检疫才允许外运。

对绝大部分染病的野生动物而无经济价值时,采取杀灭措施,如鼠类可以杀灭。有些传染病的动物尸体应焚烧、深埋,如患炭疽的动物尸体。

4. 对疫源地环境污染的措施　疫源地环境污染因传播途径不同而采取的措施也不相同。具体措施有消毒和杀虫。

(1)消毒(disinfection):是指消除和杀灭传播途径上的病原体,并非要求杀灭一切微生物(灭菌,sterilization)。消毒可分为预防性消毒及疫源地消毒。疫源地消毒又可分为随时消毒及终末消毒。①随时消毒(current disinfection)指在现有传染源的疫源地对其排泄物、分泌物及所污染的物品及时进行消毒,以迅速将病原体杀灭;②终末消毒(terminal disinfection)指传染源痊愈、死亡或离开后,对疫源地进行一次彻底的消毒。

(2)杀虫:指杀灭有害昆虫,特别是外环境中传递病原体的媒介节肢动物。杀虫与消毒一样可分为预防性杀虫和疫源地杀虫,后者又分随时杀虫和终末杀虫。杀虫方法主要有物理、化学和生物杀虫法。

(二)切断传播途径

对许多传染病来说,切断传播途径常常是起主导作用的预防措施,但因各种传染病传播途径不同,采取的措施也不一样,如对肠道传染病,重点在搞好粪便等污染物的处理及环境消毒;对于呼吸道传染病,重点是空气消毒、通风换气、个人防护(如戴口罩)等;对虫媒传染病,应以杀虫防虫为主;某些传染病(如血吸虫病),由于传播因素复杂,应采取综合性措施才能切断其传播途径。

(三)保护易感人群

保护易感人群的措施主要有预防接种,提高人群免疫力,给予高危人群预防性服药以及个人防护3大类。

(四)传染病暴发、流行时的紧急措施

传染病暴发、流行时,县级以上地方人民政府应当立即组织力量,按照预防、控制预案进行防治,切断传染病的传播途径,必要时,报经上一级人民政府决定,可以采取下列紧急措施并予以公告:

1. 限制或停止集市、集会、影剧院演出或其他人群聚集活动。

2. 停工、停业、停课。

3. 临时征用房屋、交通工具。

4. 封闭被传染病病原体污染的公共饮用水源、食品以及相关物品。

5. 控制或者扑杀染疫野生动物、家畜家禽。

6. 封闭可能造成传染病扩散的场所。

除上述措施外,并可对出入疫区人员、物资和交通工具实施卫生检疫。经省、自治区、直辖市政府决定,可以对甲类传染病疫区实行封锁。封锁大、中城市的疫区或者跨省、自治区、直辖市的疫区,以及封锁疫区导致中断干线交通或者封锁国境的,应由国务院决定。

第七节　传染病疫情预测

近年,传染病呈现全球化流行和蔓延趋势,传染病防治是世界范围相当长时间内公共卫生领域乃至全社会的工作重点。传染病的发生有一定的流行规律,因此,从理论上探求其流行规律,在传染病暴发、流行前预测其发生、发展及影响因素,为制订预防策略和措施提供依据,从而有效地预防和控制传染病。

一、定性预测

1. 流行控制图法　流行控制图法由美国 Shewhat WA 于 1924 年首创,最早用于检验和判断重复实验的准确度和精密度。控制图法应用于各种分布的传染病,对于有季节性流行的病种和具有一定基础发病水平的病种预警效果较好。优点是方法简单,指标容易得到,在疾病监测中是一种较好的预警方法;缺点是不易于发现较小的变化。控制图中绘制三条线,中间线反映序列的平均变动特征,上控制限(upper control limit, UCL)用于监视超高"失控",下控制限(lower control limit, LCL)用于监视过低"失控",若监测序列的当前值处于 LCL 和 UCL 之间,表示监测指标处于"受控"状态(图 31-1)。控制图用于传染病预警时,由于监测序列值过低对于预警而言没有实际意义,一般只取上控制限,当监测指标超出上控制限时发出预警。控制图横轴为发病日期,纵轴为传染病发病数、发病率,虫媒繁殖密度,以及某环境暴露因素水平等指标。

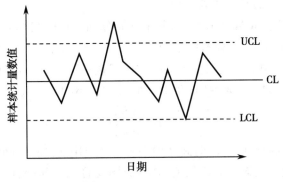

图 31-1　流行控制图

2. 比数图法　又称历史极限法(historical limit method),由美国 CDC 最早提出。比数图法应用于发病数呈正态分布的传染病,比数(R)的计算公式为:$R = A/\bar{X}$,R 的 95% 可信区间:$1 \pm 1.96S/\bar{X}$,A 为当前期某病的发病数,$\bar{X}$ 为该病历史期(既往若干年,如 5 年)同期发病数的均数,S 为该病历史同期发病数的标准差,比数的某容许范围的上限(upper historical limit, UHL),即为预警界值。将比数图法应用于预警时,若当前期的发病数超过预警界值,即 $A >$ UHL,提示当前疾病的发病水平有超高现象,系统发出预警信号。

历史期通常取近 3 年或 5 年,由于历史同期数据相对较少,比如取 5 年的历史同期数据仅有 5 个数据,此时计算均数与标准差不稳定,因此在实际应用中,常采用历史同期及前、后摆动一个时间单位构成历史数据来计算 $\bar{X}$ 与 S。如以月为时间单位,假设当前期为 2016 年 3 月,历史期为 5 年时,经历史同期数据前、后摆动一个观察期后,共获得 15 个历史数据,可用于计算 $\bar{X}$ 与 S。比数法计算的结果,可以直观地表示在条形图上,对于超过预警界值的当前发病数,可以在条形图上表示为不同的图案或颜色。

应用比数图进行预测的优点是简单明确,并易于将结果以条形图的形式传递给流行病学工作者;由于采用与历史同期比较的方法,理论上消除了季节性的影响。缺点是基线数据未剔除暴发,这可能使基线均值升高,导致预警敏感性降低;另外对于发病水平较低的疾病,很多时候并不满足正态的假定,若对不服从分布要求的疾病使用比数图法进行预测可能带来较大的偏倚。

二、定量预测

流行病学数学模型为传染病防制从经验到理论的发展提供了研究方法。流行病学模型在已知某疾病的流行过程、影响因素及其相互关系的基础上,用数学表达式定量地阐述流行过程的特征,是反映疾病生态学的量的制约关系的数学关系式,是疾病传播过程的数学模拟。针对传染病的暴发流行,常用的预测模型包括:时间序列分析法、二项分布分析法等。

1. 时间序列分析法 时间序列分析是根据系统观测得到的时间序列数据,通过曲线拟合和参数估计方法(如非线性最小二乘法)来建立数学模型。通过时间序列分析,可以找到隐藏在序列中的基本变化规律,比如周期性波动,并建立数学模型来定量描述序列的特征,预测序列未来的值。还可以对干扰和改变序列常规表现的某事件进行估计,判断这一外部事件是否对序列产生了显著影响。自回归移动平均模型(auto regression moving average, ARIMA)是一种比较常用的时间序列模型。

ARIMA 模型表示为 ARIMA(p、d、q),其中 p、q 分别为自回归部分和移动平均部分的阶数,d 为差分阶数。设疾病发病率 $X_t = (x_1, x_2, \cdots\cdots, x_t, \cdots\cdots, x_n)$ 为一个在等间隔时间采集得到的相应序列,e_t 为模型中的随机误差项,亦即"随机扰动"。引入后移算子 B,即 $B^m x_t = x_{t-m}$,m 为时间跨度,设 μ 为均数项,$W_t = (1-B)Y_t$,则单纯的 ARIMA 模型可以表示为:

$$W_t = \mu + \frac{\theta(B)}{\varphi(B)} e_t \qquad \text{(式 31-10)}$$

应用 ARIMA 模型的条件:要求时间序列平稳。在应用前检验时间序列样本的平稳性和周期性(作相关图检验)、正态性和零均值(作直方图检验)。若时间序列的正态性或平稳性不够好,则需进行数据变换,常用有差分变换(可利用 SPSS 软件的 transform→Create Time Series)和对数变换(利用 Transform→Compute)进行。一般需反复变换、比较,直到数据序列的正态性、平稳性等达到相对最佳。然后应用 SPSS 统计分析软件的 Analyze→Time Series→ ARIMA 步骤完成模型识别、模型参数(p、d、q)估计、模型诊断以及预测过程。

例 31-8 应用 ARIMA 模型对某省 2013—2016 年流脑发病率进行定量分析和预测。根据资料,设流脑发病率 $X_t = (x_1, x_2, \cdots\cdots, x_t, \cdots\cdots, x_n)$ 为一个在等间隔时间采集得到的相应序列,首先进行模型识别,然后确定模型参数 ARIMA(p、d、q),以 2013—2015 年共 3 年的流脑发病率来进行模型的参数估计,进行多种尝试后从多个 ARIMA 模型提供的信息中选择最优模型,用最优模型对 2016 年的流脑发病率进行定量预测,以 2016 年的发病率为参考,与估计模型的预测值相比较评价预测结果。

2. 二项分布模型 是一种具有广泛用途的离散型变量的概率分布,指统计变量中只有性质不同的两项群体的概率分布。所谓两项群体是按两种不同性质划分的统计变量,是二项试验的结果。即各个变量都可归为两个不同性质中的一个,两个观测值是对立的。因而二项分布又可说是两个对立事件的概率分布。

(1)负二项分布:负二项分布是一种非随机性的聚集性分布模型,即每个单位内阳性个体的存在可能影响其他个体出现的阳性概率。负二项分布是当 Possion 分布中强度参数 λ 服从 T 分布时所得到的复合分布,它改进了 Possion 分布的等概率条件。主要用于个体间发病概率不相等时,聚集性疾病分布模型及生物、寄生虫、微生物学等的分布模型研究。

应用条件是:①"单位时间"或"单位空间"对于个体的发生时间或体积均是"无穷大";

②在研究"单位人群"中某病的患者数时,则"单位人群"中的个体数是"无穷大",且患病率不应太大。其概率函数为: $P(X) = \begin{pmatrix} -k \\ X \end{pmatrix} \pi^K (\pi - 1)^X$。负二项分布的均数与方差分别为: $\overline{X} = k(1-\pi)/\pi$ 和 $S^2 = k(1-\pi)/\pi^2 = \overline{X}/\pi$,则 $S^2 > \overline{X}$。k 为聚集系数,可用来衡量分布离散程度,或聚集倾向的程度。k 值越小,聚集性越大,其随机的可能性就越小。反之,k 值越大,其聚集性越小,随机的可能性就越大。

(2)β-二项分布:β-二项分布是二项分布的推广,属于复合分布,改进了二项分布中的等概条件,并假设个体发病的概率服从 β 分布。它是有限二项概型,主要用于社会中小群体的发病数,小环境内事件发生数的分布模型研究,尤其适用于传染性疾病、遗传度较高的疾病及医学事件等在家庭、社会中小群体中的聚集性研究。假设二项分布中参数 p 是一随机变量,且服从 β 分布时,所构成的复合分布即为 β-二项分布。其概率函数为 $P(k) = C_n^k \dfrac{B(k+\alpha, n-k+\beta)}{B(\alpha, \beta)}$。$\beta$-二项分布的均数与方差分别为: $\overline{X} = n\pi$ 和 $S^2 = n\pi(1-\pi)(1+n\theta)$,其中: $\pi = \alpha/(\alpha+\beta)$,$\theta = 1/(\alpha+\beta)$,$\pi$ 是 p 的均数,θ 是 p 的方差,θ 即为聚集系数。

例31-9　某矿务局居民区发生细菌性痢疾爆发,疫情累及1188户,共5715人,其中发病人数为172人,罹患率为3.01%,每个家庭的平均发病数 $\overline{x} = 0.1448$,方差 $s^2 = 0.3110$,用上述公式对实际资料分别进行负二项分布、β-二项分布拟合,结果见表31-4。拟合结果显示该资料不服从 β-二项分布,但服从负二项分布,估计聚集系数为 $k = 0.1261$,表明此次痢疾爆发具有家庭聚集性。

表31-4　细菌性痢疾爆发家庭聚集情况

阳性数	实际户数	负二项分布	β-二项分布
0	1081	1078.79	1041.61
1	72	72.72	99.64
2	16	21.88	31.33
3	12	8.29	10.88
4	4	3.46	3.12
5	2	1.53	0.83
6	1	0.70	0.13
π		0.4656	0.0301
K		0.1261	
θ			0.1835
χ^2 值		3.6186	24.1923
P 值		0.6055	0.0002

3. 其他　线性回归模型、灰色系统理论、人工神经网络模型、Markov 模型、复杂网络模型等也可用于传染病预测分析。特别是地理信息系统(geographic information system,GIS)和遥感技术的兴起和发展,应用 GIS 进行传染病以及潜在危险因素的空间自相关效应的空间

流行病学分析,能为疾病溯源、卫生决策提供强有力的流行病学证据。

传染病预测预警是目前广泛关注的热点和难点。尽管各种数学模型可运用于疾病预测预警的研究,但各个模型的运用局限于单个或某类病种上,并且预测准确性及敏感性存在差异。随着现代科学技术的快速更新,互联网和社交媒体等数字化手段的应用,使传染病预测预警工作的研究方法和理论已经向学科交叉和综合应用转变,不再局限于原有的流行病学理论。因此,在这种形式下,开展基于中国疫情监测系统的时空大数据传染病预测预警模型研究,提高今后传染病预防控制工作的预见性和主动性,以及突发公共卫生事件应对能力,更显得十分重要和迫切。

(魏俊妮 王素萍 编,谭红专 审)

参 考 文 献

[1] 李立明.流行病学[M].第 3 版.北京:人民卫生出版社,2015.

[2] 詹思延.流行病学[M].第 7 版.北京:人民卫生出版社,2012.

[3] 王素萍.流行病学[M].第 3 版.北京:协和医科大学出版社,2017.

[4] 李琼芬,黄甜,王荣华,等.传染病疫情预测预警模型研究进展[J].中国公共卫生杂志,2016,29(11):1695-1697.

[5] 尹志英,方春福.传染病预警预测方法探讨[J].中国卫生统计,2010,27(2):218-220.

[6] 夏菁,张华勋,林文,等.ARIMA 模型在疟疾发病率预测中的[J].中国血吸虫病防治杂志,2016,28(2):135-140.

[7] Costa AM,Dias DM,Vieira LT,et al.Mortality Trends for Neglected Tropical Diseases in the State of Sergipe, Brazil,1980-2013[J]. Infect Dis Poverty,2017,6(1):20.

[8] Imai C,Armstong B,Chalabi Z,et al.Time series.regression model for infectious disease and weather[J].Environ Res,2015,142:319-27.

[9] 杨维中.传染病预警理论与实践[M].北京:人民卫生出版社,2012.

第三十二章

精神卫生流行病学

提要：精神卫生流行病学是近年流行病学发展的一个重要领域，并已形成一个重要的分支学科。本章主要介绍精神卫生流行病学的概念、发展过程、研究范围及常用研究工具，并对研究设计中需要考虑的一些重要问题进行了初步讨论。

精神卫生或心理卫生（mental health）研究旨在提高公众的心理健康水平、预防和治疗精神疾病、促进精神疾病患者康复和维护精神病人的权益。20世纪50年代以来，随着全球范围内的人口学转变（demographic transition）和健康转变（health transition），精神卫生问题已成为一个越来越重要的公共卫生问题。据全球疾病负担研究估计，以伤残调整生命年（DALYs）计，2015年因精神障碍导致的疾病负担占总疾病负担的比例约为6.6%，占非传染性疾病（non-communicable diseases）疾病负担的11.0%；2015年，精神障碍占总伤残寿命年（YLDs）和非传染性疾病YLDs的比例分别为18.9%和23.5%。

流行病学研究在精神卫生领域的发展具有重要意义。近二十多年来，随着精神障碍诊断分类系统和诊断标准的建立及现代流行病学理论和方法的引入，不论从研究的数量还是质量看，精神卫生领域的流行病学研究都取得了突出的进展，同时也促进了流行病学本身的发展，如行为流行病学（behavioral epidemiology）、社会心理流行病学（psychosocial epidemiology）、社会流行病学（social epidemiology）、生态流行病学（ecological epidemiology）等新领域的出现，都与精神卫生流行病学的发展有着密切的联系。

第一节 概　　述

一、定义

过去精神卫生流行病学研究的焦点主要集中在精神障碍（或精神疾病）的研究，并使用精神病流行病学（psychiatric epidemiology）、精神疾病流行病学（epidemiology of mental illness）或精神障碍流行病学（epidemiology of mental disorders）等作为学科名称。

近年来，流行病学已将研究领域从疾病扩展到了所有的健康相关现象。与此相应，传统的精神病流行病学的研究内容也从精神障碍扩展到精神健康，研究对象从精神障碍患者扩展到普通人群，研究的主题从精神障碍的分布扩展到精神卫生服务的提供、利用以及精神健康的促进。因此，建议使用"精神卫生流行病学（epidemiology of mental health）"这一术语，并进一步将精神卫生流行病学定义为"研究人群中精神健康状态的分布及其影响因素,以促进全人群精神健康水平的流行病学分支学科"。

二、简史

精神卫生流行病学的发展大致起源于 19 世纪,目前正在向生态流行病学时代迈进。生态流行病学认为疾病产生的因素是一个交互作用的多层次系统,因此需要将复杂的环境因素与生物医学因素结合起来进行分析,利用现代信息和生物医学技术,从宏观(环境)到微观(分子生物学)的不同水平上采取干预措施。Mezzich 和 Üstün(2005 年)根据设计的类型和使用的工具不同,将精神卫生流行病学的发展分为四代,简要介绍如下。

(一) 第一代研究

第一代研究大致从 19 世纪中期开始,一直持续到 20 世纪中期。这一代的研究通常针对接受治疗的人群,在研究方法上缺乏系统的设计。如 1838 年 Esquirol 通过对巴黎医院住院病人的统计,发现住院精神病人从 1786 年到 1801 年的 15 年间增加了 15 倍;美国一项研究通过对关键信息提供者(key informants)如牧师、家庭医师的访谈和医院记录,在美国麻州发现了 2632 个"疯子"和 1087 个"傻子";1929 年,Brugger 试图通过普查估计德国图林根邦精神障碍的患病率;Faris 和 Dunham 分析了 1922 年和 1934 年间芝加哥住院精神病人的地理分布,得出距离城市中心越远,精神分裂症的发生率越低的结论。显然,用现代流行病学的要求来衡量,这些研究在科学性上存在一些重要问题,但在当时,这些研究对推动精神卫生运动的发展起了重要的作用。

(二) 第二代研究

第二代研究从第二次世界大战之后开始。战时士兵和战后老兵中出现的精神卫生问题引起了美国社会、政府和学术界的关注,在很大程度上刺激了精神病流行病学的发展。这一代研究主要有两个特点:其一是建立了社区普查(community survey)方法;其二是使用症状清单(symptom checklists)或非定式晤谈(unstructured interview)作为收集资料的方法。这一阶段的典型研究有曼哈顿中城区研究(the midtown Manhattan study),Stirling 县研究和 New Haven 研究等。

(三) 第三代研究

第一代和第二代研究的主要问题之一是在精神病流行病学研究中没有使用明确的诊断标准,因此不同研究结果的可比性非常有限。第三代研究的特点是更多地使用定式访谈资料以确定特定的精神障碍,并且应用了更复杂的统计学方法。Stengel 首先倡议使用具有操作性的、明确的精神障碍诊断标准。20 世纪 60 年代,Horwitz 和 Marconi 在对拉丁美洲的酒依赖研究中,Berner 在澳大利亚精神障碍的研究中开始使用明确的诊断标准;美国精神病学会在 Feighner 和 Spitzer 等人工作的基础上,于 1980 年颁布了美国精神障碍诊断与统计手册(Diagnostic and Statistical Manual of Mental Disorders, DSM)第三版(DSM-Ⅲ)。DSM-Ⅲ 不仅第一次系统地对精神障碍进行了命名和分类,而且明确了各类精神障碍的诊断标准和排除标准。使用系统的分类和明确的诊断标准因此成为第三代精神病流行病学研究的标志。同时对人群的精神病流行病学研究又反过来促进了精神障碍分类和命名学的发展。在这一时期,精神病流行病学研究发展非常迅速,许多国家都进行了自己的研究,多个国家和地区参与的国际合作研究也产生了重要的影响。期间的经典研究有:"流行病学选点研究(the epidemiological catchment area study, ECA)",在美国多个方便的机构和社区取样,使用的访谈工具是与 DSM-Ⅲ分类相应的"诊断访谈提纲(diagnostic interview schedule, DIS)";以及"美国全国共病调查(the national comorbidity survey, NCS)",号称在美国具有全国代表性,使用的工具是"国际复合性访谈提纲(composite international interview schedule, CIDI)"。该研究不仅对应 DSM 系统和国际疾病和相关健康问题第十版(ICD-10)精神障碍部分估计各种精神障碍的患病率,而且调查了精神障碍相关的危险因素。

(四) 第四代研究

前述三代研究尽管在研究方法和研究工具方面各不相同,但都是针对精神障碍的。第四代研究的主要特点是将研究从精神障碍扩展到了精神健康、精神卫生服务、精神卫生政策、精神障碍的社会文化意义及精神障碍的社会文化反应等广阔的领域,被 Kleinman 称为"新一波的文化描述研究"。第四代研究的另一个特点是关注和参与精神卫生政策的形成和发展。其中有代表性的研究包括巴西多中心研究,澳大利亚精神健康普查(the national survey of mental health and well-being in Australia)和世界卫生组织精神卫生调查(the world mental health survey, WMH)。

三、精神卫生流行病学中的一些重要概念

1. 正常与异常　专家们通常无法回答"在某特定人群中,精神状况"正常"和"异常"的比例各是多大?"这样的问题,即使能够回答,各家的意见也很不一致。其原因主要是在精神状况的"正常"和"异常"之间,很难划出一条明确的、可操作的界限。对于躯体健康状况,普通人可以根据是否有不良主观体验来判断,医生可以根据机体结构和机能的改变来判断。但对于精神状况,却没有这么简单。例如,负性情绪体验如焦虑、抑郁、痛苦、悲伤、愤怒等都是某种精神障碍的症状,但有这些情绪体验不一定就是异常的,正常人同样可以出现这些负性情绪体验,例如,亲人去世时出现悲伤、痛苦、内疚、悔恨、愤怒等。不仅如此,在某些情况下完全缺乏这些体验可能是"异常"的,例如某些精神障碍患者不一定就有负性情绪体验,在一定时间内,处于躁狂相的情感障碍患者的主观体验可能很好。又如,"人际关系不好"既可以是个性、价值观念、生活经历和特定社会环境的反映,也可以是人格障碍的具体表现。

因此,一般认为精神状况的"正常(健康)"与"异常(不健康)"之间可能是一个像光谱一样的连续分布,两者之间没有明确的分界。不仅如此,正常与异常的定义,在很大程度上受到社会文化的影响,在一种文化背景中完全正常的行为,在另一种文化背景中可能被定义为异常,例如同性恋。又如,"与神对话"在绝大多数现代社会中是一个精神症状,但在某些笃信宗教的团体中,可能是一种正常现象。社会发展也倾向于将越来越多的心理与行为现象定义为异常,例如赌博行为和吸毒、饮酒、吸烟分别以"病理性赌博""精神活性物质所致精神障碍"的形式列入到了现代精神障碍的分类。

2. 精神症状　传统上将疾病的临床表现分为体征(signs)和症状(symptoms)两大类。症状是指患者主观的不适体验,别人可以观察得到,也可以观察不到。体征则是能够被检查者观察到的异常情况。在精神卫生领域,精神症状与体征之间的界限常常更为模糊。对某些症状,病人可能完全没有主观不适的体验(如夸大妄想);而对某些体征,检查者不能进行直接的观察,只能通过病人的语言和行为进行推断(如心理冲突)。

每一个正常人都会体验到自己精神活动如认知、情绪等的变化。某种精神活动的变化是否构成精神症状取决于如下几个方面:①是否存在主观不适的体验;②是否影响社会功能;③精神活动改变是否脱离现实;④在改变的程度、持续时间等方面是否超过大多数人所表现出

的情况。当然,这些判断的依据大多都不是绝对的,必须进行综合判断才能做出可靠的结论。

值得指出的是,精神健康的个体在一定情境和一定的时间范围内,可以有某些精神症状,孤立的精神症状不构成精神障碍。这正是精神卫生流行病学要重视精神症状研究的原因。

3. 精神疾病与精神障碍　在现代医学中,大多数疾病或疾患的病因、病理机制与临床表现之间的联系是非常清楚的。"疾病(disease)"更多地指向体内生物学结构和功能的改变,而"疾患(illness)"则更多地反映个人的主观体验和行为反应,尽管很多学者并不赞同进行这样的区分。"综合征(syndrome)"则代表着一组特殊的症状,其病因学和临床意义不确定。在表现的一致性、相关性和临床意义方面,"障碍(disorder)"处于疾病、疾患与综合征之间。

在精神卫生领域中,精神疾病(mental illness,mental disease)与精神障碍(mental disorder)这两个词常常被交叉使用。但是,由于大多数精神病理现象的病因和发病机制还没有阐述清楚,因此,目前主要的分类系统均使用"障碍"而不使用"疾病"。值得注意的是,"心理障碍"也不是官方的、正式的术语,虽然很多人将"心理障碍"作为"精神障碍"的同义词使用。

从现象学角度看,精神障碍是由精神症状组成的,但不仅孤立的精神症状不构成精神障碍,而且一组精神症状必须达到一定的严重程度(影响社会功能)或导致痛苦、持续一定的时间,且不能用别的精神或躯体障碍来解释,才能确认精神障碍的诊断。目前,大多数精神障碍的诊断标准包括症状标准、严重程度标准、病程标准和排除标准四个部分,只有同时满足这四个标准的才能诊断精神障碍。

4. 精神病性障碍　精神病性障碍(psychotic disorder)不是一个规范的分类学术语,但目前仍在广泛使用,与"重性精神障碍""严重精神疾病"基本同义。与之相对应的是非精神病性精神障碍或"轻性精神障碍",或神经症性障碍(neurotic disorder)。一般而言,精神病性障碍的程度较严重,包括精神分裂症、情感性精神障碍、偏执性精神病、反应性精神病、脑器质性精神病等。患者缺乏现实检验能力和自知力,其思维、情感、行为与外界环境明显脱节。非精神病性精神障碍一般保持一定的现实检验能力,对自己的疾病具有自知力,能主动寻求治疗,包括各类神经症、人格障碍等。必须指出,重性与轻性、精神病性与神经症性这样的二分法,是过于粗糙和缺乏科学依据的。

5. 共病　共病(comorbidity)是近年来才流行起来的一个概念,指的是个体同时患有两种或两种以上的疾病。在精神卫生领域,由于不同精神障碍之间在临床表现上常有交叉,且大多数精神障碍的病因和发病机制不明确,在目前的诊断分类中,病种之间有时并没有做到相互排斥,因此"共病"现象就具有特别重要的意义。"共病"可能确实是同时存在两种以上的精神障碍,也可能是同一障碍的不同表现,甚至是互为因果的精神病理现象。两种以上的精神障碍可以"共病"(如抑郁和酒瘾),精神障碍与躯体疾病之间也可以"共病"(如抑郁和高血压病)。

6. 精神健康　精神健康(mental health)或称为"心理健康(psychological health)","积极的健康(positive health,与 ill health 相对应)"等目前都没有统一的定义。世界卫生组织将精神健康定义为"个人能够认识他或她的能力,能够应对正常的生活应激,能够有成效地工作,以及能够对他或她的社区做出贡献的良好状态"。但是,到目前为止,还没有普遍接受的全面测量精神健康的指标体系。

第二节　精神卫生流行病学研究的内容

精神卫生流行病学研究的主要内容包括:精神健康状况的描述;精神健康的影响因素研

究;精神障碍的结局研究;精神障碍的临床实验研究;精神卫生服务及相关问题的研究。

一、精神健康状况的描述

人类的精神活动是极为复杂的,对精神现象任何简单的划分都是不完整的、不科学的。一个普遍接受的观点是,人群精神健康状况的分布是以完美的健康为一端,以严重的精神错乱为另一端的连续谱,人群中的大多数人分布在这两端的中间。根据目前精神卫生流行病学的研究实际和将来可能的发展趋势,精神健康状况描述研究主要有如下 5 大主题。

(一) 精神障碍及其分布

描述精神障碍及其在人群中的分布是目前精神卫生流行病学研究得最多的研究内容,主要涉及两个方面。其一是对精神障碍现象的描述,其二是对精神障碍在人群中分布的描述。

1. 精神障碍的现象学研究

(1)精神障碍的症状描述:对精神病理的现象学研究最初是从案例描述开始的,并以此为基础形成了精神障碍的临床诊断概念。现代精神障碍的命名和分类则在很大程度上倚重以社区为基础的流行病学研究,如 DSM 系统和 ICD 系统都进行过较大规模的社区测试。

众所周知,对同一种躯体疾病而言,在不同社会文化背景中,其临床表现是基本一致的。但精神障碍的类型和症状则因社会文化背景的不同而存在一定程度上的差异。例如,在过去几十年间,精神分裂症的亚型发生了明显的变化,在现代社会中,紧张型已经相对少见,而未分化型有增加的趋势。又如许多研究表明,妄想的内容随着时代和文化背景的不同而不同。此外,跨文化研究还在不同文化中发现了一些与文化相关的特殊精神病理现象,如见于马来亚和爪哇的杀人狂症(amok),见于我国南方和东南亚一带的恐缩症(koro)等,被称之为"文化相关症状群(cultural-bound syndrome)",DSM-5 则称之为"痛苦的文化概念(cultural concepts of distress)"。

(2)综合征的确定:一个症状群是不是一个独立的疾病实体,在精神障碍的命名和分类研究中具有重要的意义。通过流行病学研究,建立症状、体征和病程及危险因素之间的联系假说,进而形成诊断概念。近年来,将文化描述方法(ethnographic approaches)与传统流行病学方法结合起来,发现了一些新的综合征,如"神经崩溃"(ataque de nervios)和气功所致的精神障碍。

(3)精神障碍的病程描述:大多数精神障碍表现为慢性病程。在现代社会中,随着生活条件的改善,精神障碍患者的生存期也越来越长。描述精神障碍患者从起病开始的发展变化规律,对于精神卫生政策的发展具有重要意义。

2. 精神障碍的患病率及其人群分布　随着 DSM-Ⅲ 和 ICD-9 提出精神障碍的诊断标准,以及标准化精神障碍诊断工具的开发和应用,从 20 世纪 80 年代至今,已有越来越多的全国性甚至全球性的流行病学报告各种主要精神障碍的区间患病率和时点患病率。由于精神障碍起病缓慢、病程长等特点,关于发病率,到目前为止很少有研究报告发表。

涉及全世界多个国家的世界精神卫生调查使用世界卫生组织主持开发的 CIDI 作为诊断工具。首批参与的 15 个国家和地区报告的 CIDI 精神障碍 12 个月患病率从最低的中国上海(4.3%)到美国(26.4%)不等。我国 4 个省的精神障碍流行病学调查结果表明,精神障碍的一个月总患病率为 17.5%,心境障碍、焦虑障碍、物质滥用障碍和精神病性障碍的一个月患病率分别为 6.1%、5.6%、5.9% 和 1.0%。最近完成的全国精神障碍流行病学调查报告我国心境障碍患病率为 4.06%,其中抑郁障碍 3.59%;焦虑障碍患病率是 4.98%;65 岁及以上人群老年期痴呆患病率为 5.56%;酒精使用障碍患病率为 1.84%。

McGrath 等(2008 年)综述了 383 个全世界范围内有关精神分裂症发病率、患病率和死亡率的研究。他们发现,与一般的估计不同,世界各地报告的精神分裂症发病率和患病率差异有数倍之大。随着人口的迅速老龄化,我国老年性痴呆的患病率和患病人数正在快速上升(表 32-1)。一般而言,大多数精神障碍于青少年期起病,但抑郁症起病较晚;女性报告的焦虑和抑郁障碍是男性的 2~3 倍,而男性罹患物质滥用障碍和反社会人格障碍的更多;从诊断分类的角度看,精神病性精神障碍的分布相对稳定,而非精神病性精神障碍的发病率和患病率的差别相对较大。

表 32-1　中国各种痴呆的合并患病率(95%可信区间)

年份	1990	2010
65~69 岁组	1.8%(0~44.4%)	2.6%(0~28.2%)
95~99 岁组	42.1%(0~88.9%)	60.5%(39.7%~81.3%)
痴呆人数(百万)	3.68(2.22~5.14)	9.19(5.92~12.48)

精神卫生流行病学对特殊人群中精神障碍的分布情况具有特别的兴趣,其主要研究目的在于根据特殊人群精神障碍的分布情况提供有针对性的精神卫生服务。目前研究的热点主要有 4 个方面。①研究初级卫生保健机构就诊的病人和综合性医院普通门诊病人中精神障碍的构成。据估计,在这些病人中,有 6%~11% 可以诊断为抑郁障碍,4%~10% 可以诊断为焦虑障碍。他们因为种种原因不愿意或不知道到精神卫生专业机构就诊。②躯体疾病患者的精神障碍问题。躯体疾病患者的精神障碍有些是躯体疾病(特别是神经系统疾病)的表现,有些是患者对躯体疾病的反应,也可能是"共病"现象。在这个方面,恶性肿瘤患者和艾滋病患者的精神障碍得到了特别的注意。③具有重要精神卫生意义的特殊人群,如大中学生、军人中精神障碍的患病情况。④特殊机构人群,如罪犯中精神障碍的患病率。

世界各地报告的不同人群、不同地区的精神障碍患病率存在较大的差异。一般而言,非精神病性障碍(如抑郁症、焦虑症等)的报告患病率比精神病性障碍的报告患病率差异更大。究其原因,主要有如下几个方面:①在不同社会文化背景中,各种精神障碍,特别是非精神病性障碍的文化概念不同,在一种文化中被认为异常的现象,可能被另一种文化认为是正常的、可以接受的。②在不同人群中,由于某些生物、文化、社会心理因素的影响,某种精神障碍的患病率确实存在差异,例如,各种物质使用障碍在不同人群中的发生情况差异很大。③不同研究使用的诊断标准,以及研究者对诊断标准的掌握存在差异,导致结果的不一致。④不同研究雇佣的访谈员背景(如精神病学专业人员、非专业人员)、抽样方法等研究设计方面的不同导致患病率的差异。至于合计的精神障碍患病率,则更存在覆盖病种不一致的问题。因此,比较不同地区、不同人群、不同研究间精神障碍的患病率时,必须非常谨慎。

(二)精神障碍导致的疾病负担

根据 2015 年全球疾病负担研究的估算,从总体趋势看,全球精神障碍所导致的疾病负担呈增加趋势(表 32-2)。随着人口老龄化的进展,在可以预见的将来,这一趋势不会发生变化。在前 30 种导致 YLDs 的疾病中,1990 年和 2005 年有 9 种为精神障碍,2015 年有 8 种(表 32-3),其中抑郁症在 YLDs 榜上排名第三,仅次于下背痛和颈痛、感觉器官障碍。在各类精神障碍中,导致 YLDs 最多的前三种精神障碍分别是抑郁障碍、焦虑障碍和精神分裂症;

导致 DALYs 最多的前三种精神障碍分别是抑郁障碍、焦虑障碍和物质使用障碍(表 32-4)。

表 32-2　2015 年全球精神与物质使用障碍的疾病负担及 2005—2015 年的变化

指标	2015 年(千)	2005—2015 年的数值变化(%)	占全部疾病负担的比例(%)	占慢性疾病负担的比例(%)
YLDs	149 977.9	16.1	18.8	23.5
DALYs	162 442·3	14.9	6.6	11.0

表 32-3　精神障碍在全球 DALYs 中的排位

精神障碍	1990 年	2005 年	2015 年
抑郁障碍	4	4	3
焦虑障碍	8	9	9
精神分裂症	13	12	12
孤独症谱系障碍	15	17	16
其他精神与物质使用障碍	20	18	19
双相障碍	21	21	21
药物使用障碍	25	19	18
品行障碍	27	26	33
酒精使用障碍	30	28	28

表 32-4　各类精神障碍导致的疾病负担(2015,全球)

	YLDs		DALYs	
	2015 年	2005—2015 年数值变化(%)	2015 年	2005—2015 年数值变化(%)
精神分裂症	15 020.5	19.5	15 516.1	17.7
酒精使用障碍	6321.3	11.1	11 194.3	-3.2
药物使用障碍	9849.4	23.6	16 909.5	23.7
抑郁障碍	54 255.4	18.2	54 255.4	18.2
双相障碍	9004.7	14.9	9004.7	14.9
焦虑障碍	24 643.0	14.8	24 643.0	14.8
进食障碍	1386.1	19.0	1421.7	18.7
孤独症谱系障碍	10 051.5	12.3	10 051.5	12.3
注意缺陷或多动障碍	620.1	0.4	620.1	0.4
品行障碍	5770.5	0.5	5770.5	0.5
特发性发展和智能障碍	3442.1	10.3	3442.1	10.3
其他精神与物质使用障碍	9613.4	18.7	9613.4	18.7

（三）精神症状及其分布

没有精神症状自然不能诊断精神障碍，但存在精神症状不一定构成精神障碍的诊断，这一点已经在前文进行了讨论。事实上，在人群中，相当一部分人存在影响主观体验和社会功能但不足以诊断精神障碍的精神症状。精神症状在人群中的发生情况及其分布，在一定程度上反映人群精神健康的水平，是精神卫生流行病学研究的一个重要方面。目前的研究主要采用各种自评或他评的症状评定量表作为研究工具。但是，这些研究通常合并分析所谓的"因子分"或"维度分"，很少关注人群中单个症状的发生、存在和变化情况。

（四）精神卫生相关行为及其分布

行为是心理活动的外在表现，因此精神卫生流行病学对某些特殊的人类行为具有特殊的研究兴趣。这些行为中，有些在一定情境下构成精神症状，是精神障碍的重要表现，或者直接构成精神障碍诊断，如自杀行为、物质滥用行为、冲动行为、赌博行为、攻击行为、性变态行为等；另一些行为到目前为止没有与精神病理学联系起来，但与精神卫生密切相关，如寻求刺激的行为（stimulus-seeking behavior）、冒险行为（risk-taking behavior）、迷信行为（superstitious behavior）等。

（五）精神健康状况及其分布

上述3个方面都是从精神不健康的角度进行研究，随着健康概念的转变和健康促进运动的开展，近年来越来越多的学者呼吁对"积极的健康（positive health）"进行研究。但是，"积极的健康"的评估比"消极的健康（negative health）"或"不健康（ill-health）"的评估更为困难。在精神卫生流行病学领域，目前从生活质量、幸福感、社会支持等角度入手。到目前为止还没有公认的、可操作的方法对精神健康状况进行全面评估。

二、精神健康的影响因素研究

在精神卫生流行病学领域，不仅精神或心理现象本身是极为复杂的，而且影响精神健康状况的因素也是错综复杂的，到目前为止，大多数精神障碍的病因仍没有揭示出来。这里只从影响因素或相关因素的角度进行考虑。

（一）生物学因素

不论在西方还是东方，精神障碍长期被认为是"灵魂"的问题，与肉体没有关系。在民间，至今为止还有很多人用着魔、附体之类的超自然观念解释精神障碍的产生。然而，辩证唯物主义认为，精神活动是大脑对客观现实的反映，病态心理是大脑对客观现实的不正确的、歪曲的反映。因此，精神障碍一定有其生物学的根源。大量的临床观察和大脑病理解剖研究发现，大脑损伤、肿瘤、感染、脑血管疾病、大脑组织变性和退化等会影响精神活动，导致精神症状，大脑不同部位的病变可以导致不同的精神症状；在动物和人类，使用某些物质（如致幻剂、酒精）可以导致类似人类精神障碍的现象；高热、内分泌改变等全身性疾病患者也可出现精神症状。然而遗憾的是，到目前为止，对多数精神障碍，却没有发现肯定的躯体改变。在中国精神障碍分类与诊断标准（Chinese classification and diagnostic criteria of mental disorders，CCMD）第三版（CCMD-3）所列的十大类精神障碍中，仅有两类是根据病因分类的，即器质性精神障碍和精神活性物质或非成瘾物质所致的精神障碍，其他八类都是从症状的角度划分的，被非正式地称为"功能性精神障碍"，意味着目前不能确定生物学变化与这些精神障碍之间的联系。

(二) 心理因素

很多流行病学研究将心理因素与精神障碍联系起来,其中最重要的应是个性特征、个人经历、亲子关系、心理应激、社会支持、应对方式、情感交流等方面。但在大多数情况下,心理因素并不是独立的,常常与生物学因素和社会文化因素交织在一起,或者说心理因素只是一个中间过程。心理学家曾经提出了多种解释病理和正常心理现象的理论,如精神动力学(psychodynamics)、行为主义(behaviorism)、认知心理学(cognitive psychology)等,这些理论从不同的角度分析正常及异常心理形成的机制,掌握这些理论对认识精神病理现象具有重要的意义。

(三) 社会文化因素

人是社会的动物,社会文化因素必然对人类精神健康状况产生极为重要的影响。从社会与文化的角度探索精神障碍产生的原因,是精神卫生流行病学的一个重要组成部分。

1. 社会阶层与精神障碍　早在 20 世纪 50 年代,流行病学研究就将精神障碍与社会阶层(social class)联系起来。社会阶层代表个体在社会中所处的地位,决定个体对社会资源的占有和基本的生活方式,主要根据受教育程度、职业和收入水平进行划分。在西方国家,研究者一般将社区居民划分为 3 到 10 个阶层。大量流行病学研究得出了基本一致的结论:从整体上看,处于社会底层的群体精神障碍的患病率高且预后较差。例如,美国基础行为科学工作组(basic behavioral science task force,1996)估计,低文化程度、低收入人群的精神障碍患病率是与之对应的高文化程度、高收入人群的 4 倍。

对精神障碍的社会阶层分布的解释,主要有 3 种社会学理论。第一种是功能主义(functionalism)的,认为社会底层的精神障碍患病率较高有两种可能的机制。其一是社会漂移(social drift)作用,即假设开始时各个阶层的人患精神障碍的机会是相等的,但是随着时间的推移,那些精神障碍患者和具有患精神障碍潜在可能性的人在社会流动的过程中越来越穷,不断地向下"漂移",其结果自然是社会底层的人精神障碍的患病率高。其二是社会选择(social selection)作用,即在社会流动过程中,精神健康的个体不断地向上流动到较高阶层,其结果是精神较不健康的个体"沉积"在社会底层,导致处于社会底层的人精神障碍患病率较高。

第二种理论是冲突论(theory of conflict)。这种理论认为,之所以社会底层居民的精神障碍患病率高,是阶层之间的冲突和高阶层的压迫使他们的生活条件恶劣,工作和生活没有保障,遭受到更多的应激和社会歧视,缺乏必要的知识,医疗条件得不到保障。

第三种理论称为"标签论(theory of labeling)",认为处于低阶层的人更多地被贴上"精神障碍"的标签,而一个人一旦被贴上精神障碍的标签,就会受到严重的社会歧视,缺乏社会支持和被社会隔离。

近年来,社会阶层的概念逐渐被社会经济状态(socioeconomic status)所取代。许多学者认为,除了个体的社会阶层外,社区的整体社会文化环境也具有重要的作用。通过对社区情境(context)和生态(ecology)的分析,研究者认为不仅个体所处的社会阶层与精神障碍有密切的联系,情境与社会生态对群体产生的影响也非常重要。

2. 心理社会应激与精神健康　应激(stress)的概念最初是由美国学者 Cannon(1930 年)在动物实验中提出的,他认为机体在遇到危险或挑战的情况下,会产生肾上腺髓质分泌增加和交感神经系统兴奋,使机体处于"战斗或逃跑(fight or flight)"状态。加拿大学者 Selye(1936 年,1950 年)认为,机体在各种不同的外界刺激作用下,产生相同的、非特异性的应激反应,称之为全身适应综合征(general adaptation syndrome)。后来的大量研究发现,各种外界刺激,包括物理的、化学的、生物的和心理的刺激,如果达到一定的程度,都会引起应激反应,后者不仅包括躯体反应,也包括心理和行为反应。

心理社会应激(psychosocial stress)是指社会环境变化通过心理评估后产生的应激反应。人类每天都生活在千变万化的社会环境中,一般意义上的环境变化是精神健康的必备条件,不会引起明显的应激反应。但如果个人通过认知评估,认为外界环境变化超出了自己的应对能力,就会产生程度不同的应激反应。

心理社会应激与精神健康之间的关系非常复杂,目前主要有如下几个方面的研究:

(1)对日常生活事件(life events)的研究:生活事件是指日常生活中可能引起应激反应的事件。这些事件在日常社会生活中的发生频率较高,其来源包括工作(如失业,工作中的人际关系问题,职业相关事件等),婚姻和家庭(如分居、离婚、子女教育等),社会生活(人际关系问题,法律问题,社会歧视等)以及一些特殊的个人遭遇(如受伤、患病等);在性质上可以分为负性生活事件(即个人不期望出现的事件)和正性生活事件(个体期望出现的事件);从事件持续时间上看有些是急性的一次性事件(如财产损失),有些是慢性的持续性事件(如夫妻关系矛盾)。这一类研究在设计上一般是回顾性的,利用定式的生活事件问卷记录过去一段时间(通常是1年、半年、3个月)内生活事件发生的数量和自我评估的影响程度,然后将生活事件与精神障碍的产生联系起来。绝大多数研究结果表明,生活事件与精神健康存在中低等程度关联。一般而言,突然发生的、威胁性的、难以控制的负性事件与精神症状的产生有更密切的联系,而且原来就存在精神症状的人,在遭受生活事件的打击后,产生精神障碍的可能性更大。但是,对这种关联的因果解释则不确定,生活事件可能是某些精神障碍的病因(如焦虑、抑郁),或者诱因(如重性抑郁障碍、精神分裂症),也可能是精神病理现象的结果,即精神不健康的个体可能遭受更多的生活事件。

(2)对重大急性应激事件的研究:各种自然灾害和人为灾难,如地震、洪水、火山爆发、火灾、龙卷风、海啸、战争、恐怖袭击、空难、海难等,常常对一定地理范围内的所有群体构成应激。最近的典型例子有2001年9月11日发生于美国纽约世界贸易中心的恐怖袭击,2005年发生于印度洋的海啸、2008年发生的汶川大地震等。此外,被强奸、被抢劫、被劫持为人质、亲人突然出世、重大财产损失、重大名誉损失(如政治迫害)等几乎对所有受害个体都造成严重的精神创伤。这类事件导致部分受害个体产生应激相关障碍,如急性应激障碍、急性应激性精神病、创伤后应激障碍(PTSD)等。

(3)对早期生活经历的研究:临床观察发现童年期间父母死亡、遭受家庭暴力等创伤性生活经历的长期精神健康后果。到目前为止,大多数研究都是从成年期的精神卫生问题出发,回顾性地追踪童年创伤性经历与成年期不良精神健康状况的关系。20世纪80年代的研究主要从特定精神障碍(如重性抑郁症和自杀)出发,而到90年代,研究者已将注意力转移到研究童年创伤性经历对整体精神健康的影响,而不再从成年期的特殊精神卫生问题入手。而最近的研究则是通过多学科合作,在社区人群中,研究童年应激经历对神经系统发育的影响,并将神经系统的类型与童年期创伤性经历和成年精神障碍联系起来。这些研究存在的一个最大的问题是来自回顾性研究的不可靠性。为了进一步揭示童年创伤经历对成年精神健康的影响,也许需要对受到精神创伤的儿童进行前瞻性的随访研究。

(4)心理社会应激致病的影响因素:即使遭受最严重的心理社会应激,如失去亲人、被关押在集中营等,也不是所有个体都出现精神障碍。大量研究发现,个性特征、个人价值观念、个人经历、个人素质、社会支持、应对方式等因素都影响心理应激过程及其致病作用。最近一项重要的前瞻性研究发现,个体遗传特征对应激过程存在重要的影响,在生活事件的影响下,具有某种基因特征的个体的抑郁症状、抑郁症和自杀行为的发生率更高。

3. 文化与精神健康　广义的文化(culture)是指人类社会中,"知识、信仰、艺术、道德标准、法律、风俗以及个人作为社会的一员所获得的其他能力和习惯的复合体"(Tylor,1871)。狭义的文化则是指人类生活所遵从和表现出的共同的理想、概念、行为规则和对事物的解释方式。

有关文化与精神健康关系的研究起源于工业化初期欧洲人对世界其他地区的探险、殖民、传教和贸易等活动。当时欧洲人从欧洲文化出发,观察和分析其他文化中个体和群体的行为,描述了许多其他民族的文化现象。在此基础上,发展了跨文化精神病学(cross-cultural psychiatry 或 trans-cultural psychiatry)或比较精神病学(comparative psychiatry),比较不同文化中的精神病理现象,特别是西方社会与非西方社会之间精神病理现象的不同。20世纪中期以来,以欧洲文化为中心的"欧洲中心主义"受到了批判,文化相对论(cultural relativism)在跨文化研究中得到了很多的学者支持。后者认为,不同文化对什么是精神病态有自己独特的定义,西方精神病学的概念和分类不一定适合于研究其他文化中的精神病理现象。于是,出现了所谓的"新跨文化精神病学"(new cross-cultural psychiatry),强调以本文化的概念解释成员的精神病理现象。

文化与精神健康的关系可以大致概括为如下几个方面:

(1)精神障碍在不同文化中的分布:比较不同文化中精神障碍的发病率和患病率。因为移民,特别是新移民与本地居民的文化不同,因此移民与本地居民中精神障碍的发病率和患病率之间的差异成为研究的热点。如何选择和使用诊断分类系统和诊断方法是这类研究长期存在的一个问题。

(2)精神障碍在不同文化中的表现:主要研究不同文化中精神障碍症状的异同,如许多研究都发现精神分裂症患者的症状类型和症状内容在不同文化中存在差异,在同一文化的不同发展时期也存在差异。

(3)文化与精神症状的表达:有些研究发现不同文化中,对精神症状的表达存在差异。例如有人提出,同是抑郁症患者,在西方社会中人们较多地以情绪症状表达自己的痛苦,而在东方社会中,人们更倾向于以躯体症状表达自己的症状。

(4)不同文化中的特殊精神病理现象:世界各地都发现了一些与文化相关的特殊精神病理现象,即文化相关症状群。如多见于中国南方和东南亚的恐缩症(koro),见于拉丁美洲、非洲、加勒比海区和澳大利亚的伏都死(voodoo death),见于拉丁美洲等地的着魔恐怖综合征(susto 或 magical death),见于东南亚、南亚和非洲等地的马来模仿症(latah),见于马来西亚等地的杀人狂症(amok),见于北美印地安人中的温地哥(windigo)等。近年来有学者指出,西方社会也存在独特的文化特异性综合征,如慢性疲劳综合征(chronic fatigue syndrome)。

(5)文化作为精神障碍的病因:主要有两个方面。其一是文化变迁(cultural changes)与精神障碍的联系。有关研究发现,快速的社会变迁可能导致精神障碍类型的改变,增加或降低某些精神障碍的发病率和患病率。例如,有学者认为,在快速现代化的过程中,旧的传统价值观念被否定,新的价值观念还没有得到确认,这样一种"信仰真空"状态可能会导致抑郁症发病率的增加。价值观念的改变也将影响社会保障体系,影响社会支持系统,进而影响人们的精神健康。其二是所谓的"文化源性应激(culturogenic stress)",即某种特定文化环境导致的特殊应激。最典型的例子是与性别相关的应激。几乎在所有的文化中,男性都被期望有更高的事业成就,更多地参与冒险性活动,较少地表达自己的情感等;在现代社会中,女性仍然是家庭责任和家务劳动的主要承担者,但与此同时,她们也越来越追求事业上的独立和成就,因而遭受来自家庭和职业的双重压力。在一些发展中社会,女性还被毫无依据地承担生男孩的压力。又如,有学者认为,快节奏和高成就预期实际上是现代社会产生的文化压力。

(6)不同文化对精神障碍的反应:包括对精神障碍患者的认知、态度和行为反应等方面。一般而言,在所有文化中,精神障碍的诊断都是一个耻辱性的标识(stigma),社会对被贴上精神障碍诊断标签的患者,以及患者的亲人都存在一定的偏见(prejudice),即对贴有耻辱性标签的患者不利的错误认识,并在此基础上歧视(discrimination)他们,但其过程、形式和程度存在差异。与此同时,患者和家属作为所在社会文化的一员,也会自觉或不自觉地接受将精神障碍的诊断标签当作耻辱性标签,形成对自己的错误认知,甚至因为背上这个标签而自惭形秽,形成所谓的"病耻感"。

三、精神障碍患者的结局研究

研究精神障碍结局(outcome)的目的主要有3个方面。其一是描述其病程变化情况;其二是了解治疗方案对精神障碍患者的长期影响;其三是为精神卫生政策的制定提供科学依据。

(一)评估精神障碍结局的常用指标

1. 死亡　一项 Meta 分析综述了六大洲、29 个国家的 203 项研究,发现与普通人群比较,严重精神疾病患者的死亡率高 2.2 倍,平均每人损失 10 年寿命。虽然自杀、意外是精神障碍患者重要的死亡原因,但导致这个人群过多和过早死亡的主要原因是慢性躯体疾病,包括心血管疾病、呼吸系统疾病、糖尿病、吸烟相关的疾病和肥胖。

2. 社会功能　临床上通常将治疗效果分为治愈、显著进步、未愈和恶化,但这种对治疗结局的划分缺乏标准化的评估体系。真正体现精神障碍患者结局的指标是社会功能的恢复情况,目前已有多种评估精神障碍患者结局的工具可供选择(见下文)。但社会功能的评定与精神障碍患者病前的社会地位、社会角色、职业,以及所处的社会文化环境有密切的关系。早在 20 世纪 70 年代,国际精神分裂症试点研究(international pilot study of schizophrenia,IS-PP)就发现,与发达国家比较,发展中国家的精神分裂症患者的社会功能较好。这一结果曾在学术界引起过较大的争论,但后来的一些研究也得到了类似的结论。其原因目前仍不清楚,可能与发展中国家的文化对精神障碍患者更为宽容,以及发展中国家社会对精神障碍患者的角色功能要求相对较低有一定的关系。

3. 残障　残障(disability)是指因某种原因导致的功能限制,包括 3 个层面。第一个层面是躯体水平的,如脑和神经系统的损害导致躯体功能障碍;第二个是个人层面的,如自我照顾和日常活动受限;第三个层面是社会层面的,如不能参与社会活动或获得社会支持。对于残障的评估,目前应用比较普遍的是世界卫生组织开发的《世界卫生组织残障评定量表》(WHO disability assessment schedule,WHODAS 2.0)。

4. 生活质量(quality of life)　或称为生命质量、生存质量,学术界对其范畴和评估方法目前仍有争议,但近年来已广泛地应用于各种疾病(包括精神障碍)的治疗效果和结局评估。

(二) 影响精神障碍患者结局的因素研究

影响精神障碍患者结局的因素主要包括 3 大类。①精神障碍本身的特点,如起病时间、亚型和症状特点、严重程度等。②精神障碍患者接受治疗的情况,包括治疗是否延误、是否系统、疗程是否合适、治疗药物的作用和副作用,以及康复治疗等。③社会文化因素,包括患者的社会经济状况、基本生活条件、社区对精神障碍患者的接纳程度、社会歧视等。由于缺乏系统设计的前瞻性研究,这些因素影响精神障碍患者结局的程度和机制仍不十分明确。

四、精神障碍的临床实验研究

由于精神障碍本身及其治疗的特殊性,在进行精神障碍的临床实验研究方面必须注意以下一些问题。

1. 精神障碍的诊断　明确的诊断是临床实验研究的重要基础。但是,一方面大多数精神障碍的病因仍不明确,有关精神障碍的诊断概念在全世界范围仍没有完全统一;另一方面,由于精神障碍的诊断主要依赖于临床表现,特别是精神症状,而对一种精神活动是否精神症状,以及对精神症状意义的判断具有相当大的主观性,因此在临床实验研究中,只能选择那些最具有核心特征、最典型的案例作为研究对象,对于边缘案例、非典型案例则可能会被排除在临床试验研究之外。

2. 随机双盲实验设计　随机双盲设计是临床试验的基本科学要求。但就精神障碍而言,判断治疗效果的主要依据之一是主观色彩浓厚的精神症状,缺乏其他临床领域那样的实验室指标作为疗效评价的依据,因此在双盲方面可能存在一些难以绕过的困难。至于主要通过治疗者与被治疗者之间的交互作用实施的心理治疗,双盲设计就更为困难。

3. 心理治疗　心理治疗是一种个性化非常强的临床干预手段。一方面,即使是同一种心理治疗方法,不同的治疗师的个性、经验和对治疗理论与技术的理解存在很大的差异;另一方面,心理治疗过程中,治疗师必须根据患者的个性、病情严重程度等特殊情况对治疗过程进行适当的调整,因此标准化的心理治疗程序在执行起来是非常困难的。

五、精神卫生服务研究

精神卫生服务的流行病学研究包括 3 个主要部分,即精神卫生服务需求研究、精神卫生服务供给研究和精神卫生政策研究。

(一) 精神卫生服务需求的流行病学研究

在经济学上需求(demand)与需要(need)是两个不同的概念。需要是指物质或服务的匮乏状态,而需求则是指具有购买能力的条件下,对物质或服务的购买意愿。因此,有需要不一定有需求。在精神卫生流行病学领域,精神障碍的发病率、患病率反映了对精神卫生服务的需要,但并不是所有精神障碍患者都寻求且有能力利用精神卫生服务,所以精神卫生服务需求并不能完全用发病率和患病率表达。

大量研究表明,即使在发达国家,也只有一部分精神障碍患者求助于精神卫生专业机构,其他患者或者不寻求任何服务,或者试图自我治疗、寻求超自然力量的帮助,或者从通科医生、综合性医院处获得帮助。世界卫生组织资料表明,美国与加拿大、荷兰、德国接受过治疗的比例依次为 22%,31.7% 和 29.2%,且这些治疗大多数是初级保健医生完成的。遗憾的是,求治于这些机构的精神障碍患者中,仅有一半能够被正确识别,而在被识别的患者中,仅有 1/3 能够得到一定程度的治疗。

　　医学人类学学家 Kleinman 提出,一个人有了不适的主观体验后,首先通过其家人及密切的社交圈子确定是什么性质的问题,是由什么原因引起的,是否需要向外界寻求帮助,以及到哪里寻求帮助。在精神卫生领域,由于人们对精神卫生问题的认知和归因在很大程度上受到社会文化的影响,所以其求助行为(help-seeking behavior)及求助途径的研究具有特别重要的意义。这方面研究的主要问题包括:

　　1. 在特定人群所有精神障碍者中,有多大比例曾经寻求帮助? 决定精神障碍患者求助或者不求助的主要因素有哪些?

　　2. 在曾经求助的精神障碍患者中,有多大比例求助于超自然力量、民间治疗、初级卫生保健机构或综合性医院以及精神卫生专业机构? 影响这些选择的主要因素有哪些?

　　3. 在接受专业治疗的精神障碍患者中,有多大比例的患者能够遵医嘱进行治疗? 哪些因素决定他们遵守或不遵守医嘱?

　　4. 如果患者首诊于初级卫生保健机构或综合性医院,有多大比例的患者被转诊到精神卫生专业机构? 哪些因素影响是否转诊和转诊的途径?

　　5. 药物副反应的发生率及其影响因素。

　　(二) 精神卫生服务供给的流行病学研究

　　这一方面需要研究的问题包括:

　　1. 在特定区域内的精神卫生服务资源,如专业机构数量与水平,专科医生的数量与水平,专科床位的数量与周转率等。

　　2. 区域内通科医生或综合性医院提供精神卫生服务的能力,包括识别、诊断、治疗、转诊的能力等。

　　3. 精神障碍治疗和康复手段,如治疗药物、心理咨询、心理治疗的可获得程度。

　　4. 精神卫生健康教育的开展情况及效果。

　　(三) 精神卫生服务利用水平的综合评估

　　对精神卫生服务的利用是由需求和供给两方面决定的,所以必须对精神卫生服务利用进行综合分析才能反映其真实情况。作者建议对精神卫生服务利用的综合评估从如下 4 个方面进行:

　　1. 求助延误(delay of help-seeking)　指患者及其家属确定精神不正常后寻求帮助,特别是寻求专业帮助的情况,可以用求助百分数和延误时间来描述。决定求助延迟的主要因素包括:①精神障碍的严重程度、病程特点(急性或慢性起病)、症状特点(症状是否容易认知)等;②患者所在社会文化对精神障碍的归因(attribution):对引起精神障碍原因的认识在很大程度上是由患者所在社区的文化决定的,归因不同,求助途径就不一样;③医疗保障、患者及其家庭的经济支付能力;④初级卫生保健机构、综合性医院对精神障碍的识别和处理能力;⑤精神卫生专业机构的可及性;⑥社会对精神障碍患者及家属的歧视程度。

　　2. 诊断延误(delay of diagnosis)　广义的诊断延误是指患者从产生症状到获得正确诊断之间的延迟,狭义的诊断延误指患者就诊于医疗机构后,获得正确诊断之间的延迟,可用百分数和延误时间描述。很大一部分精神障碍患者在患病后首诊于初级卫生保健机构和综合性医院,这些医疗机构能否对精神障碍做出正确的诊断,或者及时将患者转诊于精神卫生专业机构,对能否使患者接受及时有效的治疗具有重要意义。影响诊断延误的主要因素包括非精神卫生专科医生的精神卫生知识水平、精神卫生专业机构的可及性、患者及其家庭的经济承受能力等。

3. 治疗延误(delay of treatment)　广义的治疗延误是指患者从产生症状到接受系统治疗的延迟,狭义的治疗延误则是指从获得正确诊断到接受系统治疗的延迟。影响治疗延误的主要因素包括医疗保障、患者及其家庭的经济支付能力、对医嘱的遵守程度、医疗机构特别是精神卫生专业机构的服务态度和服务水平等。

4. 康复延误(delay of rehabilitation)　精神障碍作为一类慢性疾病,康复是使病人恢复社会功能、重返社区的重要一环。康复延误是指患者没有接受康复服务的比例和(或)从合适接受到实际接受康复治疗的时间延误。影响康复延误的主要因素包括医疗机构和社区提供康复服务的能力、康复服务的可及性等。

(四) 精神卫生政策研究

1. 精神卫生立法与精神卫生政策的现状　世界卫生组织的调查表明,全球40%的国家没有精神卫生政策,30%的国家没有国家精神卫生项目,25%的国家没有精神卫生立法,28%的国家没有精神卫生方面的预算,41%的国家没有对初级卫生保健人员进行精神卫生知识的规范培训。

2. 精神卫生政策和立法的基础研究　有关精神卫生的法律、法规、规划、政策及相应的执行措施的出台,需要有流行病学研究作为基础。涉及的内容除了精神卫生的需求和供给外,还要考虑国家或地区社会经济发展水平、相关的文化信念、现有相关法律的情况等宏观因素。

3. 现有精神卫生政策的评估　对已有精神卫生政策的科学评估是促进政策执行,进一步完善政策的基础。对政策的评估一般分为4个部分:①结构评估:精神卫生政策所需要的基础组织结构是否发生了积极的变化,是否能保障政策的执行;②过程评估:对政策执行过程中的一些中间指标,如机构发展、人力资源水平、经费保障等方面进行评估;③结局评估:评估已经执行的精神卫生政策是否实现了预期的目标,包括阶段性评估和终期评估;④卫生经济学评估:对政策执行的成本-效益、成本-效果等指标进行评估。

4. 准实验研究(quasi-experimental study)　实验研究的目的在于探索新的措施和政策。但以政策发展为目标的实验都在社区进行,存在很多不可控因素,不可能符合严格意义上的实验设计要求,因此只能是"准实验研究"。准实验研究仍要遵循实验研究的基本规则,包括随机原则和对照原则,但双盲方面的要求则非常难以满足。

第三节　常用精神卫生流行病学研究工具

在精神卫生领域,尽管各种生物医学检查(如各种脑影像检查、神经生化检查)发展很快,但研究精神健康状况及其影响因素仍主要依赖于调查表、访谈提纲、问卷、量表、心理测验等工具。本节提出在选择研究工具过程中需要注意的一些问题,并对精神卫生流行病学研究中的一些常用工具做一个非常简单地介绍。读者可参考相关工具书或其他类似资料,以对有关工具获得更进一步的了解。

一、研究工具的选择

目前用于精神卫生流行病学研究的工具至少有数百种,研究同一问题的也有几种甚至几十种之多。显然,只有选择合适的研究工具,才能满足研究目的和设计的需要。

1. 研究工具的适用对象　精神卫生流行病学的研究工具常因研究对象属性的不同而不同。例如,同是测量抑郁症状或抑郁程度的工具,有的是专为儿童设计的,有些是专为老年人设计的;有些适合于对普通人群进行调查,另一些则更适合于临床病人。另外有些工具可能有性别偏向。因此,在选择研究工具时,应考虑这些工具在设计的时候所针对的人群特征。

2. 研究工具的结构　定式(structured)研究工具适合于概念、理论和内容明确、需要进行定量分析的研究,非定式(non-structured)研究工具则适合于对不熟悉的情况进行探索性研究,以便于了解新的情况,提出新的概念和假说。

3. 研究工具的使用者　了解精神卫生状况的途径主要有两个,其一是研究对象的自我报告(self-report),其二是调查者对研究对象的观察。对于前者,被评定者根据研究工具的内容进行回答,可以团体的形式进行,较合适于对敏感问题的研究,使用较为方便,但研究对象必须具有一定的阅读和理解能力。对于后者,调查者通过观察和访谈,对被评定者的相关情况进行评定。在大多数情况下,调查员是经过培训的研究者、访谈员、临床医生、临床心理学家等。如果信息的报告者是被评定者的亲人、朋友、同事或其他熟悉研究对象的人,则他们常被称为"关键信息提供者(key informants)"。一般而言,研究工具在设计时就考虑了使用者因素,在使用过程中不应随意改变。

4. 研究工具的心理测量学特征　主要是指研究工具的信度(reliability)和效度(validity)。信度又称为一致性,体现研究工具在不同使用者之间以及不同评测时间之间的稳定程度。效度又称准确性,体现研究工具反映研究概念和理论构架的准确程度。根据研究工具性质的不同,对信度和效度的要求也不一样。一般而言,心理测验(psychological testing)对信度和效度要求最高,评定量表(rating scale)次之,对一般的调查表的信度和效度要求则视情况的不同而有不同的要求。例如,对于测量特质(trait)的工具,对不同时间测量的一致性要求较高,而测量状态(state)的工具,则只需要考虑一定时间范围内测量结果的稳定性,因为超过一定的时间跨度,测量的状态本身发生了变化。如果一个研究工具反映一个整体概念(如生活质量),则对效度有较高的要求;反之,如果一个研究工具包含了不同的概念,则不存在整个研究工具的效度问题,只需要对测量的每个概念进行效度的考察。

5. 使用研究工具的可行性(feasibility)　这是一个非常重要但又常常被忽视的问题。由于涉及的内容较多,精神卫生流行病学中常常要使用多个研究工具,而很多研究工具的内容非常繁复,需要较长的时间才能完成。在选择研究工具时,必须特别注意使用这些工具的可行性。一般而言,研究工具越是复杂、需要占用研究对象的时间越长,其可行性就越低,结果的可靠性也就越低。因此,设计和选择研究工具时,在能够实现研究目的的条件下,使用的研究工具越简单越好。

6. 研究工具的文化适应性　目前大多数流行的研究工具都是西方学者基于西方文化设计的,不一定适用于我国的实际情况。因此对于引进的国际研究工具,必须仔细考察其文化适应性,除需要考虑中文版本的信度和效度外,还必须注意这些研究工具的文化敏感性(cultural sensitivity)和文化特异性(cultural specificity)。

二、筛查工具

在社区精神卫生流行病学研究中,为了节省成本,通常要使用筛查工具以发现可疑精神障碍患者,然后再对可疑患者进行精神障碍的诊断。目前使用较多的筛查工具有:

1. 一般健康问卷(general health questionnaire,GHQ)这是较早的一个筛查工具,由Goldberg及其同事设计。其完整版包括60个条目,多数条目询问情感症状。简化版有28个条目和12个条目两个版本,其信度和效度均在可接受的范围内。

2. 自评问卷(self-reporting questionnaire,SRQ)这是世界卫生组织设计的,主要用于在初级卫生保健机构就诊病人中筛查精神障碍患者,包括 30 个条目,其中 20 个涉及抑郁和焦虑症状,1 个涉及癫痫,5 个涉及酒精滥用,4 个涉及精神病性症状。世界各国在使用该问卷时,对问卷的长度进行了适当的调整。DSM-5 提出了一个类似的症状自评问卷,共 22 个条目,用于筛查 13 类精神障碍。如果自评者在某一个或多个精神障碍类别上有阳性结果,则进一步使用 DSM-5 设计的针对某类特定疾病的自评问卷进行测试。

3. 个人健康问卷(personal health scale,PHS)由 Mezzich 等设计,只有 10 个条目,其中 6 个是关于情感和躯体症状的,3 个是关于社会功能的,另外 1 个评估对疾病及其临床处理的需要。几分钟内完成,已有了中文版本,并有信度和效度评估资料。

4. 行为异常人员线索调查问题清单　我国重性精神病患者治疗管理项目提出的一个筛查精神病性障碍的筛查工具,共有 11 个条目,由熟悉调查对象的人员填写。

三、精神障碍的诊断工具

精神卫生流行病学研究中,案例的确定(即精神障碍的诊断)是一个主要问题。20 世纪 70 年代以前,研究者们很少使用系统化的诊断工具,致使不同研究之间结果的可比性较差。20 世纪 70 年代以后,出现了美国精神障碍分类与诊断标准(DSM)系统和国际疾病分类系统(ICD,精神障碍部分)的标准化诊断访谈工具。这些工具有些只能由精神卫生专业人员使用,有些则可以由经过培训的普通访谈员使用。标准化诊断工具的使用提高了不同流行病学研究结果的可比性,被大量用于多地区、多中心和多个国家的精神障碍流行病学研究。但是,标准化诊断工具并不能完全解决精神障碍流行病学研究中的案例确定问题,因为精神障碍的诊断在很大程度上依赖专业人员对精神障碍表现的综合判断。目前使用较多的诊断工具包括:

1. 诊断晤谈提纲(DIS)　基于美国精神障碍分类与统计手册第三版(DSM-Ⅲ)设计,非专业人员访谈获取资料,精神科医生分析访谈结果做出诊断。使用该工具的研究有美国在五个地区进行的流行病学选点研究(ECA)。

2. 国际复合访谈提纲(CIDI)　是在 DIS 基础上发展起来的诊断问卷,目前的版本可以产生 DSM-IV 和 ICD-10 两个精神障碍分类系统的诊断。该工具被用于美国的"全国共病调查(national comorbidity survey,NCS)"和世界卫生组织的精神卫生调查(WMH),已有中文版本,已用于最近完成的中国全国流行病学调查和疾病负担研究,以及多项地方性的精神障碍流行病学调查。但对精神病性障碍的诊断能力较差。

3. 标准化神经精神病学临床评估(standardized clinical assessment for neuropsychiatry, SCAN)　基于现症检查(present state examination,PSE)第十版和分类诊断模型(categorical diagnostic algorithm,CATEGO)设计的模块化诊断工具,已被用于英国精神障碍患病率全国普查和世界卫生组织精神分裂症纵向研究。

4. 简短国际神经精神障碍访谈问卷(mini-international neuropsychiatric interview,MINI)由 David Sheehan 等设计,其目的是在多中心临床实验和流行病学研究中产生 DSM-IV 和 ICD-10 诊断。整个访谈只需要 30 分钟,以 CIDI 和 SCID 为校标的研究发现该工具具有较好的效度。

5. 定式临床检查(structured clinical interview for DSM-IV,SCID)　20 世纪 70 年代,美国开始提出精神障碍的诊断标准,如 Feighner 标准(Feighner 等,1972 年)和研究用诊断标准(RDC)(Spitzer 等,1978 年)等,并发展了配合这些诊断标准使用的定式检查提纲。1980 年,美国精神病学会出版了 DSM-Ⅲ后,也随后出版了相应的定式访谈提纲(SCID)。SCID 只能由精神科医生或经过培训的精神卫生工作者使用,与 DSM-IV 配套的 SCID 出版于 1996 年,包括临床和科研两种版本,科研版又根据适用对象的不同,分为患者版(SCID-P)、患者/精神障碍筛查版(SCID-P/PSYSCREEN)和非患者版(SCID-NP)。每个版本又有两个部分,分别用于产生 DSM-IV 轴 I(精神障碍)和轴 II(人格障碍)的诊断。随着 DSM-5 的发布,SCID 版本也将得到更新。

6. 人格诊断问卷(personality Diagnostic Questionnaire-4) Hyler 等编制,共 85 个关于人格障碍的条目,为自评问卷,可产生 DSM-IV 人格障碍诊断。

四、评定残障程度和功能水平的工具

1. 国际功能、残障和健康分类(international classification of functioning, disabilities, and health,ICF) 为了对健康状况的结果分类提供参考性的理论框架,且为描述健康结局提供一套统一的、标准化的术语,世界卫生组织在 1980 年制订并公布了"国际损伤、残障和残疾分类(international classification of impairment, disability and handicap,ICIDH)"第一版,1996 年公布了修订的 ICIDH 第二版,2001 年经第 54 次世界卫生大会通过将 ICIDH 改名为"国际功能、残障和健康分类(ICF)",是评价健康结局的指导性工具。

2. 世界卫生组织残障问卷(disability assessment schedule,WHO-DAS II) 该问卷用于评估精神障碍患者的功能水平和残障程度,能够反映生活的多个方面,且对功能水平与残障程度的变化较为敏感,可以用于精神卫生需求和结局的研究,用于流行病学调查、临床及人群健康的评测。除了总分外,WHO-DAS II 还能分别评定认知、行动、自我照顾、人际关系、日常活动以及社区参与等 6 个方面的功能水平。根据需要的不同,WHODAS 分别有 36 个条目和 12 个条目版本;有自评版本、访谈版本和代填版本。

3. 功能水平大体评定问卷(The Global Assessment of Functioning Scale) 与 DSM-IV 轴五配套,用 100 分制评定社会功能水平和精神障碍的严重程度。

五、症状评定量表

症状评定量表常用于描述各种精神症状在人群中的分布和评估个体精神症状的严重程度,在流行病学研究和临床工作中都使用得非常广泛。从涉及症状的范围看,有全面评定多种症状的量表,也有用于评定某一方面精神症状的量表;从使用方法上看,则可分为自评量表和他评量表两大类。但不管哪种症状评定量表,都不能产生精神障碍的诊断。下面对常用的一些症状量表做一个简单介绍。

1. 症状自评量表(symptom checklist 90,SCL-90) 共有 90 个条目,其汉化版本在我国使用极为广泛,用于评测一周内主要精神症状的频率和严重程度。共有躯体化、强迫、人际关系敏感、抑郁、焦虑、敌对、恐怖、偏执、精神病性 9 个因子和 1 个附加因子。

2. 评定抑郁症状的量表 常用的有 Beck 抑郁问卷(Beck depression scale,BDI)、自评抑郁量表(self-rating depression scale,SDS)、抑郁状况问卷(depression status inventory,DIS)、Carrol 抑郁量表(Carrol rating scale for depression,CRS)、流调中心用抑郁量表(center for epidemiological study scale,CES-D)、抑郁体验问卷(depressive experience questionnaire,DEQ)、抑郁形容词检查表(depression adjective scale,DACL)、老年抑郁量表(the geriatric depression scale,GDS)、汉密尔顿抑郁量表(Hamilton depression rating scale for depression,HRSD)、医院

焦虑抑郁问卷(hospital anxiety and depression scale,HAD)等。表 32-5 列举了在我国常用的抑郁症状评定量表。

表 32-5 抑郁症状评定量表及其特征

适用人群		评定方式	量表名称	英文缩写	描述	条目来源	主要用途
患者人群	抑郁症患者	他评	汉密尔顿抑郁量表(1960 年)	HAMD	17、21 和 24 个条目,基于严重程度的 3 级或 5 级评分法		评估抑郁症状严重程度及抗抑郁药的疗效
			蒙哥马利-艾森贝格抑郁量表(1979 年)	MARDS	10 个条目,同时基于严重程度和时间频度的 7 级评分法	精神症状,全面量表(CPRS)	评估抗抑郁药的疗效
	精神分裂症患者	他评	卡尔加里精神分裂症抑郁量表	CDSS	9 个条目,基于严重程度的 4 级评分法	精神现状检查(PSE)和 HAMD	识别抑郁症状评价自杀风险
	医院躯体疾病患者	自评	医院焦虑抑郁量表(1983 年)	HADS	14 个条目,同时基于时间频度和严重程度的 4 级评分法	对抗抑郁剂疗效敏感的抑郁症的快感丧失这一类症状	筛查
社区人群	普通人群	自评	抑郁自评量表(1965 年)1	SDS	20 个条目,基于时间频度的 4 级评分法	文献收集症状以及与患者面谈	筛查及评估抑郁症状严重程度
			贝克抑郁量表(1961 年)2	BDI	21 个条目,基于严重程度的 4 级评分法	BDI-II 来源于 DSM-IV	筛查及评估抑郁症状严重程度
			患者健康问卷抑郁量表(1999 年)3	PHQ-9	两部分:第一部分 9 个条目,基于时间频度的 4 级评分法;第二部分 1 个条目,基于严重程度的 4 级评分法评估社会功能受损情况	DSM-IV	筛查及评估抑郁症状严重程度

续表

适用人群		评定方式	量表名称	英文缩写	描述	条目来源	主要用途
社区人群			流调中心用抑郁量表(1977年)	CES-D	20个条目,基于时间频度的4级评分法评定	临床文献及已运用的抑郁量表,如BDI、SDS和明尼苏达抑郁量表	流行病学研究
	老年人	自评	老年抑郁量表(1983年)	GDS	30个条目,基于肯定与否定的2级评分法	对比正常人和抑郁症患者	筛查
	产妇	自评	爱丁堡产后抑郁量表(1978年)	EPDS	10个条目,基于时间频度的4级评分法	IDA、HADS和自编	筛查
	7~17岁儿童	自评	儿童抑郁量表	CDI	27个条目,基于严重程度的3级评分法	BDI-I	筛查

注:SDS同时也适用于抑郁症患者人群;BDI同时也适用于抑郁症患者人群,年龄限制为13岁以上;PHQ-9同时也适用于抑郁症患者人群

3. 评定焦虑状态的量表　常用的有恐惧否定评价量表(fear of negative evaluation scale, FNE)、交往焦虑量表(interaction anxiousness scale, IAS)、交流恐惧自评量表(personal report of communication apprehension, PRCA-24)、焦虑自评量表(self-rating anxiety scale, SAS)、状态-特质焦虑问卷(state-trait anxiety inventory, STAI-Form Y)、社交回避及苦恼量表(social avoidance and distress scale, SAD)、社交焦虑量表(social anxiety subscale of the self-consciousness scale)、羞怯量表(shyness scale)、儿童社交焦虑量表(social anxiety scale for children, SASC)、演说者信心自评量表(personal report of confidence as a speaker, PRCS)、贝克焦虑量表(Beck anxiety inventory, BAI)、汉密尔顿焦虑量表(Hamilton anxiety scale, HAMA)等十多种。

4. 评定精神病性症状的量表　常用的有简明精神病量表(brief psychiatric rating scale, BPRS)、阳性症状和阴性症状量表(positive and negative syndrome, PANSS)以及Bech-Rafaelsen躁狂量表(Bech-Rafaelsen mania rating scale, BRMS)。

六、行为评定工具

精神卫生流行病学研究关心的行为可以大致分为两大类,第一类是本身是精神卫生问题,如自杀行为,物质滥用行为等;第二类是影响精神卫生状况的行为,如求助行为(help-seeking behavior)等。前者如Beck自杀意念量表(scale for suicide ideation)、酒精依赖疾患识别测验(the alcohol use disorders identification test, AUDIT)、Russell吸烟原因问卷(RRSQ)等,

后者目前多为研究者自行设计。

七、积极健康的评定工具

虽然人们对"积极健康"的概念越来越关注,但在积极健康的测量方面则还存在许多理论和实际问题。目前常用的测量包括生活满意度、生活质量、幸福感等。

1. 生活满意度量表　Neugarten 等于 1981 年设计了一套测量生活满意度的工具,共包括三个部分。第一部分是生活满意度评定量表(life satisfaction rating scale,LSR),包含 5 个按 1~5 分评分的子量表,由熟知研究对象的人评定。第二部分称为生活满意度指数 A(life satisfaction index A,LSIA),由 20 项与 LSR 高度相关的"同意-不同意"条目组成,由研究对象自我评定。第三部分称为生活满意度指数 B(life satisfaction index B,LSIB),由 12 项与 LSR 高度相关的开放式、清单式条目组成,也是由研究对象自我评定的。

2. 总体幸福量表(general well-being schedule,GWS)　是美国国立卫生统计中心制定的一套定式检测工具,用于评定研究对象的幸福体验,共有 33 个条目,每个条目按 1~6 分评分。

3. 纽芬兰纪念大学幸福度量表(memorial university of Newfoundland scale of happiness,MUNSH)　Kozma 等编制,由 24 个条目组成,主要用于评定老年人的精神健康水平。

4. 生活质量综合评定问卷(generic quality of life inventory-74,GQOLI-74)　国内学者李凌江等编制,用于评定一般生活质量,包括躯体功能、心理功能、社会功能和物质生活状况 4 个维度共 20 各因子,为自评问卷,较强调客观生活质量。

5. 世界卫生组织生活质量问卷(WHOQOL-100)　共 100 个条目组成的自评问卷,在世界各国广泛使用,已有中文版本。

八、应激及相关研究工具

在精神卫生流行病学研究中,心理社会应激(psychological stress)的过程和影响健康的中介因素的研究是一个重要内容。在心理社会应激方面,目前主要涉及生活事件(life events)的评估;中介因素方面,主要包括应对方式、心理防御机制和社会支持等方面。

1. 生活事件的评估　对研究对象过去一段时间内经历的生活事件及其影响程度进行回顾性评估。国内使用较多的有杨德森、张亚林等编制的《生活事件量表》和张明园等编制的《生活事件量表》。此外,针对青少年、大学生群体还有专门的生活事件评定工具。需要指出的是,生活事件量表虽然被称为"量表",但它测量的是一段时间内发生过的事件及其影响,这些事件之间不一定有必然的联系,更不必然反映一个单一的概念。所以,生活事件量表测量的结果,可以对事件的来源进行分类,但不存在所谓的"维度",没有什么"结构效度"之说;信度方面,因为被试可能存在回忆偏倚,回答问卷当时的情绪也可能会影响报告结果,因此生活事件问卷的重测信度很重要,但这个量表不存在分半信度、条目相关性或条目分与总分相关性之类的问题。

2. 应对方式或防御机制的评估　应对方式或防御机制反映个体在处于应激状况时的应对或防御策略。国内常用的有肖计划编制的《应付方式问卷》,Bond 编制的《防御方式问卷(DSQ)》,姜乾金等编制的《特制应对方式问卷》,以及解亚林编制的《简易应对方式问卷》等。

3. 社会支持的评定　社会支持被认为是应激过程中的重要缓冲因素,也有学者将其列为积极健康的评估指标。目前国内使用较多的有肖水源、杨德森编制的《社会支持评定量表》及 Zimet 等编制的领悟社会支持评定量表(perceived social support scale,PSSS)。

九、人格特质评估工具

人格(personality)反映一个人在行为倾向性方面区别于其他人的稳定特征。在精神卫生流行病学研究中,常常需要评估研究对象的人格特征,以及个别人格属性的特点,如自尊、孤独、信任、心理控制源等方面。人格测验较为复杂,有关工具不在此处介绍。

十、其他工具

除上述工具外,在精神卫生流行病学研究中,还有测量应答偏差的工具、评测家庭功能、养育方式、婚姻问题和婚姻质量等方面的工具。

第四节 研究设计中需要考虑的若干问题

Beesdo-Baum 和 Wittchen(2005 年)总结了 21 世纪初期精神障碍流行病学的主要进展和存在的问题(表 32-6)。下面根据国内的情况,提出我国(及其他国家)精神卫生流行病学研究要考虑的一些重要问题。

表 32-6 21 世纪初期精神障碍流行病学的主要进展与问题

主要进展	主要问题
有了大规模一般人群流行病学研究(患病率社会人口学相关因素、共病、起病年龄)	儿童、青少年和老年人群的研究有限
更全面的诊断类别(例如儿童青少年障碍,躯体化障碍,进食障碍,睡眠障碍,与躯体疾病的共病)	诊断覆盖仍不全面(缺乏精神病性障碍、人格障碍的研究)
抽样、设计和统计方法更为成熟	少有前瞻性、纵向、多阶段研究
国际合作(对患病率、危险因素、共病等的联合再分析)	对诊断阈值与疾病之间的边界缺乏有效探索
记录相关联的损害和残障	缺乏诊断特异性的损害和残障评定
粗略记录了精神障碍识别和干预方面存在的问题	缺乏精神卫生服务利用和需求的测量
诊断工具的改善,对理解心理病理学和诊断分类的发展做出了贡献	缺乏对疾病自然病程、持续性、发展通路和轨迹的研究
前瞻性纵向研究和家族遗传学研究数量增加,多集中于儿童和青少年,对分类研究做出了贡献(发现易感性、危险因素和自然病程)	缺乏将遗传、神经生物学、成人精神障碍的发展之间联系起来的研究

一、研究目的

精神卫生流行病学研究的最终目的是提高目标人群的心理健康水平。但是,在这一总目标下,不同的利益集团参与研究的利益是不一样的,因此,研究的目的也不尽相同,这里将精神卫生流行病学的研究目的概括为 3 类。

1. 学术目的 从纯学术的角度进行精神卫生流行病学研究的目的在于发现新问题、积累新知识、提出新概念、发展新理论等,其主要产出为学术论文、学术报告和科研成果。尽管如此,以学术为目的的研究仍然需要考虑研究产出的实际意义和研究本身的可行性。例如,人格障碍的诊断比较困难,完成的可行性有限。又如,烟草使用障碍(tobacco-related disorders)、赌博障碍(gambling disorder)等作为精神障碍的亚类,公众可能很难接受。

2. 政策目的　提出适合社会经济发展、低成本高效益的、可操作的、公众愿意接受的精神卫生政策。以此为目的的研究一般需要在较短的时间内完成。研究设计必须考虑宏观社会经济的影响及对社会稳定和发展的影响,继续解决的重点问题为研究对象。干预研究一般以"准试验(quasi-experiment)"的形式设计。以政策为目的的精神卫生流行病学研究强调当前需要解决的和可能解决的问题,较少关注纯学术意义上的研究。例如,除非针对某种特殊专业的对象,否则研究恐高症(acrophobia)的患病率和相关因素的政策价值非常有限;又如,在我国,赌博障碍的概念还没有被广泛接受,短期内精神卫生政策不会关注这个问题。

3. 市场目的　通过研究,影响公众,提高公众对精神卫生的需求;影响相关机构,增加对精神卫生的投入;影响精神卫生机构,提高服务水平和服务能力。精神卫生流行病学研究也有可能被营利性机构利用作为推广、扩展产品市场的手段。

二、样本的代表性

任何流行病学研究,样本的代表性都是一个核心问题。在精神卫生流行病学领域,这个问题更为重要,因为从本质上看,与躯体障碍相比,精神障碍的生物学基础不明确,其概念、表现、诊断更多地与社会文化因素有关。因此,精神卫生流行病学调查不仅要考虑一般意义上的人群代表性,而且必须考虑社会文化意义上的代表性。反过来说,在将通过特定样本获得的研究结果向更广泛的人群推论时,必须更为谨慎。另外,由于很多精神障碍患者从未求助于专业医疗机构,因此临床研究使用的样本具有高度选择性,在很大程度上不能真正代表一类精神障碍患者。

三、研究的类型

目前精神卫生流行病学领域存在的一个突出的问题,是多数研究都属于横断面研究或者回顾性研究。这类研究只能获得人群精神障碍的患病率,难以获得发病率资料;只能获得与人群精神健康相关的因素,不能对这些相关因素与精神障碍的关系做出令人信服的因果分析;只能反映精神障碍患者即时的,或最多一段时间内的情况描述,不能有效地描述精神障碍患者的生命历程,或者精神症状的发展变化情况,或者自然人群生命历程中的精神健康状况。前瞻性研究、队列研究或实验、准实验研究有望较好地解决这些问题,但需要有较大的资源投入等困难;与此同时,随着社会经济的发展,人口流动越来越频繁,前瞻性研究和队列研究中观察对象的脱落问题,也会在很大程度上影响研究结果的可靠性。

四、研究内容

精神卫生流行病学的研究内容非常广泛,应根据不同研究目的、研究的可行性等多方面进行考虑。重点需要注意的几个问题包括:

1. 对人群精神健康的评估与对精神障碍流行情况及其分布的研究　这是两个既有密切联系但又相对独立的领域。需要特别指出的是,用人群精神障碍的发病率、患病率或精神症状的流行病学研究代替对人群精神健康状况评估的价值是非常有限的,今后应注重精神健康评估体系的建立。

2. 涉及的精神障碍范围　世界上较有影响的精神障碍分类系统(如 DSM-IV, DSM-5, ICD-10)所列精神障碍的种类都很多,目前没有一项研究涉及所有的精神障碍种类。因此,所谓人群中精神障碍的"总发病率""总患病率"实际上只是一个相对的概念。而且将各种轻重程度差别很大的精神障碍合并在一起进行计算的实际价值并不很大。在精神卫生流行病学研究中,尤其是在大样本的研究中,需要根据研究目的和可行性方面的问题,仔细选择涉及的精神障碍范围。目前一方面仍有一些对人群影响较大的精神障碍没有得到充分的研究(如进食障碍),另一方面,一些流行病学研究在价值不大的精神障碍上浪费了不少时间和精力。

3. 精神障碍的亚型问题是否需要　在流行病学研究中对精神障碍的亚型做出诊断,应根据主要的研究目的确定。一般而言,亚型的诊断需要花费大量的人力和财力,如果不是具有特别重要的意义,在大型流行病学研究中不必考虑。

4. 影响因素的范围　对所有影响精神健康的因素进行综合评估无疑具有非常重要的意义。然而,在一个研究设计中,要对所有的影响因素都进行评估是非常困难的;同时,对于很多影响因素,目前仍缺乏可靠的评估方法和工具。

5. 精神卫生服务及其利用　需要考虑的问题包括:精神卫生服务的内涵与外延的确定,包括精神卫生服务的内容和提供者,在研究中都需要确定;精神卫生服务的地理、经济和社会文化可及性;精神卫生服务资源的现状、分布及发展趋势;公众对精神卫生服务的接受程度和利用水平;专业干预与非专业干预、系统治疗与非系统治疗、有效服务与无效甚至有害服务之间(如对受灾居民不合适的干预)的区别和联系等。

6. 精神卫生政策和项目的评估　由于种种原因,目前几乎没有设计严谨的精神卫生政策和项目的评估报告。我国重性精神疾病治疗管理项目已经涉及超过 500 万精神病性障碍患者,建立了全世界最大的精神病性障碍患者数据库,将来应有科学、可靠的评估研究报告。

五、研究对象

1. 社区人群　精神障碍患者生活于社区,对社区人群的研究能够全面地反映精神健康问题存在的程度及其影响因素。大多数以社区人群为对象的精神卫生流行病学研究只涉及社区中的部分人群,目前有关成年人精神健康状况的研究较多,有关儿童、老年人的研究较为缺乏。另外,我国对女性人群的特殊精神卫生问题关注也比较少。

2. 流动人口　适合于研究人口流动导致的特殊危险因素,但抽样和获得研究对象的合作都比较困难。随着社会经济的发展和全球化的快速推进,近年来我国流动人口的增长非常快,如何通过流行病学研究确定人口流动过程中出现的精神卫生问题,是将来需要重点关注的一个领域。

3. 移民　以移民为研究对象特别适合于研究社会文化因素对精神健康的影响。在进行研究设计时,要重点考虑移民的性质(主动移民与被动移民)、移民的社会文化距离(移出与移入地社会文化背景差异的大小)、移民所带来的社会支持系统损失等问题。

4. 特殊职业群体　如学生、军人、矿工等。适宜于研究职业及职业环境对精神健康的影响,研究设计时要特别注意分离与特殊职业相关的影响因素。

5. 边缘人群　由于社会文化因素的影响,同性恋者、贫困人群、边远地区居民等边缘人群很少进入精神卫生流行病学研究的范畴。对登记在册的吸毒者、艾滋病感染者、罪犯等人群,目前已有研究关注这些人群在精神健康方面的特征,精神健康与这些人群特定行为之间的关系,以及这些人群的特殊精神卫生需求。登记人群样本的代表性一般比较差。

6. 死亡人群　适宜于通过回顾性研究,描绘死亡者(如自杀、意外死亡)的精神健康特征及其影响因素。这类研究有时被称为"心理解剖(psychological autopsy)"或"心理社会解剖(psychosocial autopsy)"。由于已经不可能访谈研究对象本人,这类研究需要从关键信息人(key informant),如死者的亲人、朋友处获得相关信息,资料的可靠性存在一定的问题,设计的研究工具应尽量考虑客观性方面可能存在的问题。

六、精神障碍案例的发现与确定

目前缺乏精神障碍诊断的生物学标志,不存在精神障碍诊断的"金标准"。确定案例最可靠的方法是使用通用诊断标准由精神科医生进行现况诊断,发现案例最可靠的方法则是普查。然而,由于人力、研究经费等的限制,根据研究目的的不同,也可以使用以下的方法。

1. 病历记录　使用病历记录可以大量节省人力和研究经费。问题是必须依赖于别人的诊断,且不能发现没有就诊或缺乏就诊记录的案例。在精神卫生服务比较普及的人群中可以考虑采用这种方法。在我国,由于目前精神障碍的就诊率很低,且精神卫生监测和信息管理系统没有完整地建立起来,使用病历记录作为发现和确定案例仅在某些特殊研究中具有价值。例如,研究精神障碍患者的求医路径、分析医疗机构的诊断和治疗水平可以考虑使用病历记录。

2. 线索调查　通过关键信息人如社区领导和社区社会工作者发现案例,再对案例进行诊断。主要问题是容易漏掉处于病程早期的患者和主要表现为阴性症状的患者。由于社会对精神障碍患者存在歧视,关键信息人也难以全面了解所属社区居民的情况。

3. 筛查　通过筛查可以有效地降低精神卫生流行病学研究的工作量。目前存在的主要问题是如何提高筛查工具的敏感性和特异性。一般而言,筛查涉及的精神障碍种类越少,则效果越好。

4. 诊断性问卷　多采用定式评估工具,自评或他评。最重要的问题是难以对研究对象进行深入了解和进行直觉性的判断;此外,诊断的信、效度存在一定的问题,例如,在对同一精神现象的性质判断上,不同评定者之间的一致性较低。

七、现场调查人员

对于案例的发现和确定,精神卫生专业工作者,特别是精神科医生是最佳的人选。但在较大规模的研究中,因为研究经费和人力资源的限制,雇佣精神卫生专业工作者作为现场调查员的可行性很低,即使在发达国家也是如此。因此,目前很多研究,包括一些影响较大的研究都雇佣非专业人员,如学生、志愿者等作为现场调查员。存在的主要问题是,即使经过严格的培训,非专业人员仍然难以满足对调查质量的要求。如何将专业和非专业人员结合起来,以同时满足可行性和研究质量两方面的要求,是今后精神卫生流行病学研究需要探索和解决的重要问题之一。

八、相关的伦理学问题

任何精神卫生流行病学研究都必须遵守相关的伦理原则。下面几个问题需要予以特别的关注和重视。

1. 个人隐私　　在绝大多数社会文化中,精神障碍仍然是一个耻辱性的标识,很多人对精神障碍患者及其亲人存在偏见,在社交、就业、生活等各个领域对他们存在严重的歧视。耻辱性标识、偏见、歧视进一步影响患者的诊断、治疗和康复,影响个人和家庭的正常生活。因此,与一般的流行病学研究比较,精神卫生流行病学调查更必须重视患者隐私的保护。但是,在流行病学调查过程中,个人隐私却有可能受到严重的威胁。例如,在进行社区调查时,调查人员需要有社区知情人(informant)带路,可能导致调查对象隐私的暴露;对筛查可疑阳性的调查对象,需要进行第二次访谈,而筛查阴性的调查对象则不需要,可能会使邻居、同事、朋友等猜测有关精神障碍诊断的信息。

2. 对调查对象的伤害　　很多精神卫生流行病学调查可能涉及患者的创伤性经历,如亲人去世、被绑架、被强奸、被虐待等创伤性事件。访谈过程中提及这些事件,可能导致调查对象产生负性情绪,如悲伤、痛苦、愤恨、羞愧、内疚、愤怒等,需要给予适当的关注和处理。另一方面,教育程度较低的患者可能因为无法理解调查问卷的内容或访谈提及的问题,而感到窘迫,也应予以适当的考虑。

3. 对调查对象提供适当的帮助　　如果发现调查对象有高度危险性的行为,如自杀、攻击行为、意外、走失等,应及时与患者家人沟通并采取适当的处理措施,不应受到隐私保护原则的束缚,而导致对患者或他人生命的伤害;对调查过程中,应根据调查对象的情况,提供有效的健康教育,指导精神障碍患者正确接受专业的精神卫生服务。

（肖水源 编,黄悦勤 审）

参 考 文 献

[1] GBD 2015 DALYs and HALE Collaborators, Nicholas JK, Megha A, et al. Global, regional, and national disability-adjusted life-years(DALYs)for 315 diseases and injuries and healthy life expectancy(HALE), 1990-2015: a systematic analysis for the Global Burden of Disease Study 2015[J]. Lancet, 2016, 388(10053): 1603-1658.

[2] GBD 2015 Disease and Injury Incidence and Prevalence Collaborators. Global, regional, and national incidence, prevalence, and years lived with disability for 310 diseases and injuries, 1990-2015: a systematic analysis for the Global Burden of Disease Study 2015[J], Lancet 2016, 388: 1545-1602.

[3] WHO. Strengthening mental health promotion(Fact Sheet No.220) 2001, Geneva: World Health Organization.

[4] Phillips MR, Zhang J, Shi Q, et al. Prevalence, treatment, and associated disability of mental disorders in four provinces in China during 2001-05: an epidemiological survey[J]. Lancet, 2009, 373: 2041-2053.

[5] Chan KY, Wang W, Wu JJ, et al. Epidemiology of Alzheimer's disease and other forms of dementia in China, 1990-2010: a systematic review and analysis[J]. Lancet, 2013, 381(9882): 2016-2023.

[6] Üstün TB, Sartorius N. Mental Illness in General Health Care: An International Study[M]. New York: John Wiley & Son, 1995.

[7] Walker ER, McGee RE, Druss BG. Mortality in mental disorders and global disease burden implications: a systematic review and meta-analysis[J]. JAMA Psychiatry. 2015, 72: 334-341.

[8] Patel V, Xiao SY, Chen HH, et al. The magnitude of and health system responses to the mental health treatment gap in adults in India and China[J]. Lancet, 2016, 388: 3074-3084.

[9] 汪向东,王希林,马弘.心理卫生量表手册,增订版[M].北京:中国心理卫生杂志社,1999.

[10] 严梦琴,肖水源,胡宓.我国一些抑郁量表的中文翻译与信效度问题[J].中国心理卫生杂志,2016,7: 501-505.

第三十三章

临床流行病学

提要： 临床流行病学是把流行病学的原理和方法应用于临床实践，以临床患者人群和个体为研究对象，针对临床实践中的问题如疾病诊断、治疗、预后、预防及病因等开展研究，以促进临床诊疗水平的提高。本章首先概括地介绍了临床流行病学的定义、发展简史、基本任务以及对临床医学的重要性，然后重点论述了临床流行病学的内容，即针对临床问题进行研究的设计、测量及评价，并介绍了主要临床流行病学方法在临床研究中的应用范围和设计要点。

第一节 概 述

一、临床流行病学定义

临床流行病学（clinical epidemiology）是流行病学的分支。根据国际流行病学学会第六版《流行病学词典》，临床流行病学的定义是：把流行病学的知识、原理和方法应用于研究临床问题，促进临床诊疗水平提高，并有助于临床个体患者医疗决策的制定。

对临床流行病学定义的进一步诠释：研究对象主要为患者；研究范围主要是临床问题，包括病因、诊断、治疗、预后、健康管理及临床决策等；研究方法主要采用流行病学方法；研究目的是提高临床诊疗水平，并提高临床决策的科学性。因此，临床流行病学既是关于临床科研的科学，也是临床实践的组成部分。

二、临床流行病学发展简史

"临床流行病学"最早是由美国耶鲁大学医学院教授 Paul JR 在 1938 年提出。1958 年芝加哥大学出版社出版了 Paul 著的《临床流行病学》，Paul 认为临床流行病学不同于基于现场人群的经典流行病学，它是以患者为对象研究疾病的危险因素，临床医师不仅能治病，也要解决疾病发生的原因，要掌握预防医学知识。

然而，Paul 提出的临床流行病学概念多年未受到临床医学界重视。直到 20 世纪 60 年代末，在北美一批杰出学者的努力下，临床流行病学才得以发展。例如，Paul 在耶鲁医学院的同事 Feinstein AR 教授，发展了 Paul 的临床流行病学理念，1968 年他在《内科学年鉴》上连续发表了 3 篇具有里程碑意义的关于临床流行病学的论文；1985 年，他出版了重要著作《临床流行病学：临床研究的体系结构学》，他把临床流行病学描述为临床研究的体系结构学

(the architecture of clinical research)，积极推动把流行病学方法和统计学方法应用于临床研究中，促进了临床研究的发展；他还创建了《临床流行病学杂志》，传播和交流临床流行病学知识和方法，Feinstein 教授后来被公认为现代临床流行病学之父。在 Feinstein 的建议下，加拿大 McMaster 大学的 Sackett DL 教授在 1969 年领导成立了全世界第一个临床流行病学与生物统计学系，同年 Sackett 在《美国流行病学杂志》上撰文定义介绍临床流行病学，并定义其为把流行病学和生物统计学方法应用于患者服务中，研究诊断和治疗过程，以促进患者的健康。美国哈佛大学医学院的 Fletcher RH 教授和 Fletcher SW 教授 1982 年出版了第一部临床流行病学专著《临床流行病学基础》，简明易懂地介绍了实用的临床流行病学研究方法，该著作至 2013 年已经更新到第五版，对推动临床流行病学发展起到很大的作用。1986 年美国华盛顿大学的 Weiss NS 也出版了《临床流行病学》专著。在他们以及一批学者的不懈努力下，临床流行病学得以迅速丰富和蓬勃发展。到 20 世纪 80 年代，临床流行病学已经成为一个有别于经典流行病学的独立学科，并被广泛接受，甚至被认为是临床医学的基础学科，目前在世界范围很多医学院与大医院，都设立有临床流行病学部门。

1980 年，在洛克菲勒基金会(Rockefeller foundation)和世界卫生组织的资助下，建立了国际临床流行病学工作网(international clinical epidemiology network, INCLEN)，在美国、加拿大和澳大利亚建立了 5 个一级国际临床流行病学培训中心，为全球培训了大量的临床流行病学高级专门人才，并在 18 个国家的 27 所著名的医科大学建立了临床流行病学中心(clinical epidemiology unit)，其中包括我国的华西医科大学和上海医科大学的两个临床流行病学中心，担负着本地区或本国的人才培训和科研工作。

临床流行病学的蓬勃发展还催生了循证医学(evidence-based medicine, EBM)。Sackett 教授是临床流行病学的先驱之一，在临床流行病学理念的推动下，他在 McMaster 大学的医学教育中开展了基于临床问题的教学方式，并开设"严格评价文献"课程，该教学方法后来不断发展，也三易其名，最终于 1992 年以"循证医学"的术语在《美国医学会杂志》上发表，并迅速得到医学界接受。我国在 1980 年引进临床流行病学的概念后，在原卫生部的领导和支持下，通过世界银行的卫生教育贷款项目，1983 年在原华西医科大学、上海医科大学、广州中医学院建立了 3 个"设计、测量、评价(design, measurement, evaluation, DME)"的国家培训中心，现在全国有很多的医学院校对本科、研究生开设了临床流行病学课程，为国内培训了大量的临床流行病学专业人才，并不断地加强学科基础建设。1989 年建立了中国临床流行病学网(ChinaCLEN)，1993 年成立了中华医学会临床流行病学分会，鉴于临床流行病学与循证医学的不可分割的关系以及循证医学的发展，2015 年该分会更名为临床流行病学与循证医学分会。

三、临床流行病学的基本任务及对临床医学的重要性

（一）基本任务

1. 开展临床研究　临床研究(clinical research)是以患者为对象，围绕临床问题，如病因、诊断、治疗、预后、预防、成本效果、临床决策和临床管理等问题开展研究，以提高诊疗水平、改善患者生存质量、提高临床服务效果和效益。

2. 参与临床决策制定　临床医师在制定患者的诊疗方案时，会面临很多因素的影响。例如患者本身的特点和愿望、病因或临床表现的复杂性、诊断或治疗方法的多样性、治疗方法可能存在的不良反应以及患者的依从性等。为达到最佳临床效果，需要综合考虑各方面

因素,并以临床研究获得的各种概率数值为基础,在策略论和概率论的指导下,经过系统的分析、计算,使复杂的临床结局数量化,选出合理的行动方案,这就是所谓的临床决策(clinical decision-making)。临床流行病学的研究结果是临床决策中不可缺少的基础支持及重要科学依据。

3. 培养高素质医学人才 高素质医学人才是具备扎实的专业知识、专业理论和专业技能并且具备创新思维的人才。临床流行病学实践可培养医务人员获取新知识、发现临床问题以及开展临床研究的能力,具备这些能力是成为高素质医学人才的基础。

4. 提高临床医疗服务质量 在临床实践中开展循证医学、采用最佳和最新的证据是提高医疗服务质量的重要内容,开展循证医学实践的基础是临床流行病学知识、最佳的证据、高水平的医师和患者。

(二)对临床医学的重要性

1. 提高临床工作者的临床决策能力 掌握疾病的流行病学知识和研究方法,可提高临床决策能力,例如合理选择诊断方法和治疗方案的能力。

2. 为临床工作者提供实践循证医学的方法 绝大多数临床研究采用的是流行病学方法,只有掌握临床流行病学的基本原理和方法,才能科学地筛选、评价并应用"最佳的临床研究证据"。

3. 为临床研究提供研究方法 临床研究是以患者为对象、针对临床问题开展的观察和实验研究,是产生新的临床证据的源泉。临床研究主要采用流行病学方法进行研究,例如描述流行病学、分析流行病学、实验流行病学和理论流行病学方法。

第二节 临床流行病学的基本内容

临床流行病学的基本内容是关于临床研究的设计(design)、测量(measurement)与评价(evaluation)。

一、设计

临床研究的设计是根据拟研究的临床问题,提出研究目的,考虑实际临床条件,选择合适的研究方法并制定具体可行的临床研究方案。

1. 研究对象的选择 临床研究的研究对象主要是患者。设计时根据研究目的选择合适的对象,尽量做到有代表性(representativeness,generalizability),即研究结果能外推到目标人群。有条件时可采用随机抽样的方法。对患者要有合适的诊断标准(diagnosis criteria)。对符合要求的研究对象,应有明确的纳入标准(inclusion criteria)及排除标准(exclusion criteria)。

2. 设立合理的对照 设立合理的对照是控制非处理因素(混杂因素)影响的重要措施。临床研究中,诊断试验评价、病例对照研究、队列研究和实验研究需要设立对照。

3. 随机分组 开展临床试验时,采用随机分组方法可以较好地控制混杂因素。

4. 估算合适的样本量 临床研究中,为减少统计误差、提高统计效能,应有一定数量的研究对象。应根据研究目的、方法类型、预期的效果、统计学上容许的假阳性率和假阴性率,估算合适的样本数量。一方面可以防止因样本量过少不易说明问题,或结论稳定性不足,另一方面又避免样本量过多而造成不必要的浪费。

5. 明确研究因素 应明确研究因素范围,对研究因素应有明确的定义,必要时需要量化;明确对研究因素的测量方法,尽量采用先进、客观、灵敏和特异的测量方法。

6. 确定结局 对于前瞻性研究,需要确定研究的结局(outcome)变量及其测量方法。在临床试验中,结局变量也可称为终点(endpoint)。结局变量包括主要结局(primary outcome,或称为主要终点,primary endpoint)和次要结局(secondary outcome,或称为次要终点,secondary endpoint),后者又称为替代结局(surrogate outcome)或称为替代终点(surrogate endpoint)。一般而言,主要结局是人们最关心的,例如患者的痊愈、死亡等。但在一些研究中,次要终点也很重要,有时只能采用次要终点,例如对于观察期比较长的前瞻性研究,一般需设定次要终点,例如肿瘤大小的变化、肿瘤是否转移等。

7. 观察、随访及其方法 根据研究的疾病和研究目的确定观察期。例如,对于急性病,观察期长短一般是住院时间,但是对于病程长的疾病,观察的时间要相应延长。对于需要随访的研究,设计时要明确随访时间的长短、随访的方法、随访间隔时间、随访的内容以及随访人员。

8. 盲法设计 在临床研究中,为防止研究对象或观察者主观因素的干扰,可采用盲法设计。

9. 患者依从性问题 患者对研究措施的依从性,可导致偏倚的发生。因此,在伦理允许的基础上,设计中要有提高患者依从性的相应措施。

10. 统计分析方法 设计时应根据研究目的、设计类型、数据类型和分布特征,确定采用哪些统计学的分析方法。

11. 分析可能发生的偏倚 临床研究中,因为研究对象复杂,在研究过程中容易出现这样那样的偏倚(bias),影响研究的真实性。在设计时须对可能发生的偏倚进行估计,并采取相应的措施,以减少偏倚的发生。

12. 医学伦理学问题 临床研究的对象是患者,因此,无论是观察性研究还是实验性研究,都会牵涉医学伦理学问题。有关研究内容必须符合医学伦理,设计方案必须提交医学伦理委员会批准和备案,研究对象(或其监护人)应该知情同意;需要应对突发不良反应事件的预案;要明确研究资料的保密和保存方法。

二、测量

临床流行病学研究中,测量是指对研究因素(例如疾病预后因素)或者研究效应(例如疗效)的测量。要获得真实的研究结果,测量应该具备良好的真实性(效度)和可靠性(信度)。关于测量要考虑的主要问题有:

1. 待测量的因素要有一定的反应性和可度量性 例如试验性的治疗药物,其本身要有一定治疗的作用,而且这种作用要能测量到,例如可以被临床及实验室等检查方法及指标度量。

2. 测量方法有良好的效度和信度 拟采用的测量方法要有良好的效度(灵敏、特异),否则有可能导致偏倚的发生。此外,测量方法应该具有良好的信度,即测量获得的结果稳定、重复性要好。

3. 测量指标的判断标准和临床意义要明确 应尽可能采用先进的、公认的方法进行测量,一方面保证测量的准确性,另一方面也便于与他人的研究结果进行比较。如果进行诊断试验评价,一定要与金标准测量方法进行比较,如果没有金标准试验,要与当前公认的方法进行比较。

4. 测量过程中要做好质量控制　有统一的测量方法,事先制定好标准测量程序(standard operation procedure,SOP),统一培训人员,严格按照制定好的 SOP 去测量,例如,如果设计了盲法测量,就不能随意破坏。有关仪器要标定,试剂要统一。

三、评价

评价是临床流行病学的最基本的内容和特征,循证医学就是在临床流行病学文献评价的基础上发展起来的。临床流行病学中,评价主要是指对研究文献以及临床研究结果,按照临床专业知识、临床流行病学方法的原理以及设计原则,对研究的选题、设计、实施过程以及结果分析进行严格的评价,包括评价其重要性(importance)、真实性(或称为效度,validity)、可靠性(或称为精确性,reliability)及适用性(applicability)。

(一) 评价的基本内容

1. 重要性　结合专业及临床实际,对研究结果的临床价值予以评价,从而确定对提高临床医疗水平的重要意义。

2. 真实性和可靠性　真实性指研究所得结果与真实情况接近的程度,可靠性指研究的可重复性和精确度。一项研究如果能正确反映研究人群真实状况,则说明其具有内部真实性(internal validity)。如果该项结果推广至目标人群仍然具有真实性,表明该项研究结果还具有外部真实性(external validity)。一项无内部真实性的研究,不可能具备外部真实性,但具有内部真实性,不一定有外部真实性。鉴于患者人群的复杂性,对临床研究结果不仅要评价其内部真实性,也要注意评价其外部真实性。

可根据以下 9 个问题快速评价一个临床研究是否具有真实性:①研究目的是否明确? ②所采用的研究方法及设计是否合适? ③研究对象的选择是否合适? ④测量方法是否合适? ⑤研究是否根据其设计方案进行的? ⑥所用的统计学方法是否正确? ⑦有无报告所有研究对象的结果? ⑧是否采取了控制偏倚的措施? ⑨结论是否合理? 如果有一条否定回答,可以质疑该研究的真实性,进一步根据该研究的目的和方法进行严格的评价。

如果研究的样本量太小而且置信区间范围大,说明其可靠性(信度)较差。

3. 适用性　适用性指一项研究结果外推性好,而且可接受程度高。临床医学是一门实用科学,临床研究的新成果的价值,一定要考虑其适用性及其范围。

除了上述具有普遍性的评价要点外,不同类别临床问题的研究,不同的流行病学方法及其不同的设计类型,评价的要点也有所不同。

(二) 不同类别临床问题研究的主要评价要点

1. 病因研究

(1)采用的研究方法和设计是否合理。

(2)方法的论证强度。

(3)暴露与疾病之间的联系强度。

(4)是否存在偏倚,如选择偏倚、回忆偏倚和混杂偏倚。

(5)符合哪些因果判断标准,符合得越多,越有可能是因果关联。

2. 诊断试验评价研究

(1)有无与金标准诊断试验进行比较。

(2)测量是否客观和可靠。

(3)截断点(cut-off point)的选择是否适当。

(4)是否存在偏倚。

(5)诊断试验的真实性如何。

(6)诊断试验的实用性如何,如预测值分析,结果是否适用于研究对象外的人群。

3. 治疗研究

(1)研究对象是否合适,代表性如何。

(2)采用的设计方案是否合适,其论证强度如何。如果是 RCT 设计方案,要分析是否采用了真正的随机法分组,是否做到分配隐匿,是否做了两组均衡性检验。

(3)是否采用盲法设计。

(4)结局指标是否合适。

(5)有无沾染与干扰存在。

(6)研究对象的依从性如何。

(7)是否存在偏倚,如失访偏倚、混杂偏倚等。

(8)统计学意义与临床意义是否一致。

(9)适用性价值如何。

4. 预后研究

(1)有无规定的观察起点,研究对象的观察起点是否统一。

(2)结局指标是否合适。

(3)随访时间是否足够,随访间隔是否合适。

(4)是否存在偏倚,如失访偏倚、分组偏倚、存活病例偏倚、移动偏倚和测量偏倚等。

5. 卫生经济学评价研究

(1)有无进行成本-效果分析(cost-effectiveness),成本-效益分析(cost-benefit)以及成本-效用分析(cost-utility)。

(2)有无进行增量成本-效果分析和敏感性分析。

(3)有无考虑货币的时间价值。

6. 临床决策分析研究的评价

(1)临床决策分析推荐的方案是否真正优于另外的方案。

(2)是否应用敏感性分析对临床决策的不确定性进行了检验。

(3)决策分析的结果是否有重要的临床意义。

(4)分析结果是否适用患者。

(三)不同方法类型研究的主要评价要点

1. 病例报告及病例分析

(1)病例的收集是前瞻性的还是回顾性的。

(2)病例的代表性如何。

(3)有关信息是否全面及真实。

2. 现况研究

(1)样本来源是否明确,有无代表性,样本量是否足够。

(2)研究对象是否存在选择偏倚。

(3)对暴露、事件、混杂因素的测量是否准确。

(4)无应答的情况。

(5)是否存在其他偏倚以及有无控制偏倚的措施。

3. 病例对照研究

(1)病例是否有明确定义。

(2)对照如何选择及其与病例的可比性。

(3)样本量是否足够。

(4)病例与对照的测量方法是否一致。

(5)是否存在偏倚以及有无控制偏倚的措施。

4. 队列研究

(1)人群是否有代表性。

(2)样本量是否足够。

(3)对暴露、结局、混杂因素的测量是否客观和准确。

(4)随访时间是否足够。

(5)失访率如何。

(6)是否存在偏倚以及有无控制偏倚的措施。

5. 随机对照试验

(1)是否真的实施了随机分组。

(2)分组隐匿情况。

(3)有无实施双盲措施。

(4)结局的测量是否客观。

(5)是否进行了意向性分析。

(6)是否存在偏倚以及有无控制偏倚的措施。

美国国家卫生研究院(NIH)网站有专门针对有关方法类型临床研究的评价工具(https://www. nhlbi. nih. gov/health-topics/study-quality-assessment-tools),可以作为评价的参考。

第三节　临床流行病学的主要方法及其设计要点

临床流行病学的主要方法是流行病学研究方法,主要包括观察性研究(包括描述性研究和分析性研究)及实验性研究方法。

一、病例分析

病例分析包括病例报告(case report)和病例系列分析(case series)。病例报告和病例系列分析是属于观察性研究中的描述性研究,没有干预,不设立对照组,是临床流行病学研究的最基本方法。

(一)病例报告

病例报告是临床上针对单个或少数几个病例,如新发疾病、罕见疾病或某些常见疾病的特殊临床表现、危险因素、诊断或治疗方法等进行描述。

病例报告是对罕见病和少见病进行临床研究的一种重要方法。通过病例报告可以获得贴近临床实际、具有临床价值和研究意义的资料,可引起同行的关注,引发研究热点开辟新的研究方向。例如,在临床工作中,临床医师观察发现不明原因的疾病,经过对临床症候、体征以及有关检验结果描述,综合分析,做单个病例报道,对某些可能的暴露因素提供最早的线索,进而提出病因假说。

（二）病例系列分析

单个或几个病案报道提示的病因联系,可能是偶然的联系而不能肯定是病因联系,而很多病例的研究,提出的病因假说更进了一步。病例系列分析又称为系列病例分析,是对一系列(十几例到几千例)相同疾病或一组曾经暴露于某种相同干预措施的一批患者的发病过程、临床特点或临床结局进行描述、归纳总结的研究设计类型。

病例系列分析因不设立对照组,所以不同于病例对照研究、队列研究和临床试验。属于描述性研究,证据级别较低,不能为因果关系的论证提供可靠性证据。但病例系列分析可以帮助临床工作者发现临床问题,建立病因假设,提示研究重点和研究方向。

二、横断面研究

（一）定义和作用

横断面研究(cross-sectional study)是在短时间内查明某人群特定事件以及相关因素的一种调查研究方法。因为调查是在某一时点或在短时间内完成,是时间上的一个断面,故称为横断面调查,调查结果反映的是调查时段的状况,也有人把该研究称为现况研究。横断面研究也是属于描述性研究。

横断面调查可分为普查和抽样调查。临床研究很少开展普查工作,主要采用抽样调查的方法进行研究。

临床流行病学研究中,横断面研究主要用途有:①用于描述事件的分布特征,例如某医院院内感染的发生现状以及分布特点、社区人群某病的患病率等;②危险因素和预后因素分析;③诊断试验评价;④医疗服务质量评价;⑤卫生技术评价;⑥卫生经济学分析。

（二）设计要点

1. 明确研究目的。

2. 确定研究对象范围 根据研究目的和实际条件确定。

3. 确定调查时间。

4. 确定抽样方法和估算样本含量 抽样方法包括随机抽样和非随机抽样,随机抽样的基本原则是使总体中每一个对象被抽中选为样本的机会是相等的。临床流行病学常用的随机抽样方法包括单纯随机抽样、系统抽样、分层抽样、整群抽样和多阶段抽样。

描述性研究常使用抽样调查设计,估算合适的样本含量是抽样调查的关键步骤。①计数资料样本大小与预期阳性率(如患病率、感染率等)、允许误差(样本率与总体率的符合程度)和显著性水平有关。②计量资料样本量大小与总体标准差、允许误差和显著性水平有关。

5. 制定调查表 横断面研究中常会采用调查表(questionnaire,或称问卷)为工具来采集资料。调查表是研究者根据设计的研究目的,将调查内容具体化到一系列问题形式的一种表格,必须包含所有要了解的项目。一般而言,对疾病患病率的调查表需包含 3 部分内容:①一般项目(主要是人口学资料),如年龄、性别、电话、住址等;②疾病资料;③与疾病患病有关的因素。

6. 确定调查方法 确定调查方式,例如询问、通信、查阅医疗记录或现场检查等方式,是询问式填表还是调查对象自填,测量用的是哪种方法等。要注意调查过程的质量控制问题。

7. 确定资料分析方法　包括资料整理方法、统计分析方法等。

8. 预测可能存在的偏倚并制定预防控制偏倚方法。

三、队列研究

（一）定义和作用

队列研究是通过比较暴露因素组与非暴露因素组结局事件发生率差异,从而分析暴露与结局事件关联性的临床流行病学方法,属于观察研究中的分析研究,研究中研究者不人为施加干预,但是需要设立对照组。

队列研究可以用于病因、疗效和预后研究,尤其对于预后研究,队列研究是预后研究的最佳方法。

（二）设计要点

队列研究方法在病因研究、疗效研究和预后研究中设计原则相同,但根据研究目的又有所差异。这里主要以预后研究为例阐述。疾病的预后是对某一个体在接受某种致病因素暴露或患有某种疾病后,其可能发生的各种转归概率的预测。有关预后的研究就是要阐明预后的规律和特点,有哪些可能影响预后的因素,其中有哪些是有利的因素,哪些是不利的因素。预后研究是临床医生经常接触的问题,也是临床流行病学研究的重要课题之一。

1. 明确研究目的,选择暴露因素　要明确研究的结局和暴露因素,这里的暴露因素因研究目的不同而不同。例如,如果是疾病危险因素研究,暴露因素就是可疑的危险因素;如果是疗效研究,暴露因素就是要比较的疗法;如果是预后研究,暴露因素就是预后因素。选择好要研究的暴露因素,是队列研究设计的关键。

2. 研究对象的确定

（1）疾病应该有统一的金标准诊断:尤其当研究对象来自不同的医院时。

（2）明确纳入对象处于病程的阶段:要有统一的观察起点。

（3）研究对象应有良好的代表性:研究对象尽量有代表性,以便结果能够外推到研究对象以外的患者。

（4）应选择容易随访的人群:例如住院患者比门诊患者容易随访。

3. 结局的确定　结局是指观察中出现了预期结果的事件。例如观察一个患者人群的生存情况,死亡即为结局事件。结局的规定,除了应给出明确而统一的标准以便严格遵守外,还要注意疾病往往还会有不同的类型和表现,要有分型判断标准,对一些可疑的表现要记录下来供以后分析。

4. 确定随访期限和随访间隔　以观察人群能够出现一定数量某种结局(如发病或死亡)为限,结局也可以是某种水准的检测指标,如血清、抗体、尿糖、血脂等。一般地,从暴露到出现结局的时间长,观察期限也长,反之亦然,另外,因素暴露的强度也会影响结局的出现,暴露因素越强,结局出现也快,因此观察期限可较短,反之,观察期限较长。此外,设计时也要计划好随访的间隔时间,一般至少 1 年要随访一次。

5. 样本量估计　当研究目的是比较暴露因素的效应,队列研究的样本量取决于以下 4 个因素:①结局事件发生率的高低;②两组事件发生率的差别;③所要求达到的显著性水平(α);④把握度($1-\beta$)。当研究目的仅仅是观察结局事情发生率时,要根据在观察期内结局事件的概率估算样本量。

6. 确定追踪观察和资料收集方法　可从常规登记中收集资料(如出生、死亡、医疗记录、医院病历、档案登记、职业史等),也可定期对研究对象进行访问和医学检查。调查的间隔时间应根据疾病的潜伏期而定,发病快的时间间隔短,反之则长些。

7. 资料分析方法　确定资料如何整理和分析,采用何种统计学方法。

8. 估计可能发生的偏倚并制定控制偏倚的措施　队列研究常见的偏倚是失访偏倚,预后研究常见的偏倚还有分组偏倚、存活病例偏倚、移动偏倚和测量偏倚等。对可能出现的偏倚要注意加以控制,否则会影响结果的真实性。

四、病例对照研究

(一) 定义和作用

病例对照研究是回顾性地调查分析暴露因素与结局事件关系的临床流行病学方法。与队列研究一样,病例对照研究属于观察性方法的分析性研究,研究中不干预,需要设立对照组。病例对照研究中的"病例"并不是一定指患有某种疾病的人,而是代表一种结局。

病例对照研究是临床流行病学研究常用的方法,主要用于病因和预后因素研究。

(二) 设计要点

1. 提出假设　即在一定科学的基础上,对拟研究的因素(如疾病危险因素或预后因素)提出假设。

2. 选择研究对象要求　①诊断可靠:尽可能选择新病例,以避免回忆偏倚。②有代表性:即所选择的病例和对照要能够代表目标人群。③均衡性:病例与对照除了要研究的因素外,其他因素要尽可能地一致,只有这样才可比。④病例和对照都应有暴露于所要研究因素的可能性。⑤病因研究时,对照所患的疾病的病因一定不能与研究因素有关。

3. 确定对照的方法　根据研究对象来源的情况,可以选择成组对照或匹配对照的方法。

4. 估计样本大小　病例对照研究样本估计的基本原则:①暴露者的比例越小,样本量越大;②预期 OR 值越接近于1,样本量越大;③α 越小,所需样本量越大;④对把握度的要求越高,所需样本量越大。

5. 调查表设计　调查表中,对暴露因素应有明确的定义,必要时有量化指标。调查表需要包括的内容:①一般项目(姓名、年龄、性别、籍贯、文化程度、职业等等);②疾病(结局事件)的状况;③研究因素的暴露情况,可疑的因素可以包括多项,每一项中还可以进行量化。

6. 资料收集方法

(1)确定资料来源:资料可来源于医疗记录、登记报告、健康档案、访问、通讯、现场调查、采样检验等。

(2)调查方法:要注意的是对每个调查对象资料的收集的方法应该一致,对病例以及对照的调查时间也应一致。

(3)确定是否采用盲法:为了避免主观因素的影响,病例对照研究实施中也可采用盲法测量。

7. 资料分析方法　选择合适的统计学方法,比较病例与对照有关因素的分布情况,从而分析因素与疾病有无联系及联系的程度。分析时要注意:①成组对照资料与匹配对照资料分析方法不同,不能把匹配对照设计的资料拆分成成组资料分析;②要分析混杂和交互因素的影响;③如果研究因素有量化测量,要分析剂量反应效应。

8. 估计可能存在的偏倚并制定预防偏倚的方法 病例对照研究容易发生因研究对象选择不合理导致的选择偏倚;因回忆暴露不准确和测量不准确导致的信息偏倚;因混杂因素导致的混杂偏倚。设计时要根据实际情况加以估计并做好预防控制措施,例如,当测量有可能容易受研究对象的主观因素影响时,要采用单盲设计方法。

五、实验研究

(一)定义和作用

临床流行病学中的实验研究即实验流行病学(experimental epidemiology),是将研究人群分为实验组和对照组,以研究者所控制的措施给予实验组人群后,随访观察并比较两组人群结局发生率(如发病率、死亡率、治愈率等)的差异,从而判断干预措施的效果。

根据研究目的和研究对象等特点,通常将流行病学实验分为临床试验、现场试验和社区干预试验 3 种类型。临床流行病学研究中的实验研究主要指临床试验。

临床试验(clinical trials)是以患有某病的患者作为研究对象,分为实验组和对照组,以临床措施(例如某种新的药物或治疗方法)为干预措施,通过观察和比较实验组和对照组的临床疗效和安全性,对临床措施的效果进行科学评价。

临床试验研究除了可以评价疗效外,也可以用于预防措施的评价,用于病因和预后的研究。

(二)临床试验的设计方案种类

在临床治疗研究中常用的基本设计方案包括随机对照试验(randomized controlled trials,RCT)、非随机同期对照试验(non-randomized controlled trial,Non-RCT)、自身前后对照试验(before-after study)、交叉试验(cross-over design,COD)、序贯试验(sequential trials)和历史性对照试验(historical controlled trial,HCT)等。

1. 随机对照试验 随机对照试验是将研究对象按随机化的方法分为试验组与对照组,以保证两组的可比性,然后,试验组给予试验措施,对照组给予对照措施,前瞻性观察并比较两组结局的差别。在常用的疗效研究方法中,RCT 是目前公认的标准研究方法,偏性较少,容易获得正确的结论,论证强度比较高。

2. 非随机对照试验 将研究对象分为试验组与对照组,但两组研究对象并非随机分配,而是由研究者决定,或按不同单位、不同地区分组。如以一所医院的患者为试验组,以另一所医院的患者为对照组;或住院患者为试验组,门诊患者为对照组。这种研究方案易为医生和患者所接受,研究工作比较容易进行。但其最大的缺点是两组的基本特征和影响疗效的主要因素分布可能不均衡,缺乏可比性,从而导致结果的偏倚。例如不同医院的诊断标准、收入住院的标准可能不一样,患者来源不同,病情轻重不一样,医院条件、护理和管理水平也可能不一样,这些因素都可影响对患者的疗效。

3. 自身前后对照研究 在试验过程中,患者不分组,将试验分为前后两个阶段。第一阶段用传统疗法或安慰剂治疗,经过一段洗脱期,待药物残留效果在体内完全消失后,开始第二阶段的新疗法治疗,也可用随机化方法决定两阶段的治疗措施,待两阶段治疗结束后比较两种治疗措施的效果。洗脱期的长短因疾病的症状或药物残留作用时间的长短各有不同,有的药物半衰期长,为避免效应的重叠,达到两个阶段起始水平一致,需要较长时间的洗脱期。

自身前后对照研究的优点是:①每个患者都有接受新疗法的机会,患者和医生都乐于接受,消除了志愿者的偏倚,代表性更好;②试验与对照是同一个体,消除了不同个体间的差异,可比性好;③每个病例既作试验,又作对照,所需样本可节省一半;④能为每个患者筛选有效疗法,利于弥补 RCT 研究结果外推的局限性;⑤可用随机双盲方法进行前后两阶段的治疗;⑥单个患者可单个试验,逐步积累到所要的病例数,即可进行总结,比较符合临床实际,可行性较强。

缺点是:①只适用于某些慢性疾病,急性病因为病程短,如果第一阶段治愈了,则不能进行第二阶段治疗;②病情波动太大、变化不定的慢性病也不适用,由于两阶段观察期长,可因病情改变而影响两个阶段的起始水平的可比性;③因为存在洗脱期,研究的周期较长。应当注意,自身前后对照试验与不设对照的治疗前后对比不一样,前者是设有对照,比较两种不同措施效果,而后者是无对照,是比较一种措施治疗前后的差异。不设对照不能区分是治疗措施的效应或是疾病自愈与安慰剂效应,不能评价出治疗措施真实疗效。

4. 交叉对照研究　这是自身前后对照研究的一个特例,在试验过程中,将全部受试患者随机分为两个组,在第一阶段,一组患者用新疗法治疗,另一组患者为对照组,治疗结束后,经过一段洗脱期,无药物残留效果后,两组对换治疗,这样每个患者均兼作治疗组成员和对照组成员。交叉对照研究的优缺点与适用范围与自身前后对照试验相同。

5. 序贯分析　序贯试验(sequential hypothesis testing)又称为序贯分析(sequential analysis),是一种特殊的设计类型。在试验前不规定样本数,患者按入院先后用随机化方法进入试验组或对照组,常需要配对试验,每试验一个或一对受试者后,及时进行分析,一旦可以判定结果时,即可停止试验。

序贯试验的优点是陆续试验,及时分析结果,符合临床患者陆续就医的特点,对患者有利,一旦发现试验药不优于对照药,可立即停止试验;同时节省研究样本数,计算简便。缺点是仅适用于疗效出现较快、单指标判定疗效的治疗措施,如是多指标者应综合为单指标后再试验。

6. 历史性对照研究　在这种方案中,是将某一段时间内实施某疗法的病例的疗效进行总结分析后,用过去另一疗法的疗效作对照,比较两组治疗效果。这是一种非随机,非同期的对照。历史性对照资料,主要是文献资料,也有的来自过去的病例总结。有的研究者对某疗法观察了一定病例后,另用其他疗法再观察一定病例,然后两组进行比较,其性质也属非随机非同期对照。这类对照的优点是研究对象都得到了治疗,临床医师和患者均易接受,较易实施,由于新病例都得到新的治疗,不必另设对照组,因此省钱、省时间。利用它可以得到某种新疗法的最初印象,以后再考虑是否进一步作 RCT。在某些特殊情况下,如疾病预后转归清楚,或疾病的病死率高,则历史性对照可能是较好的研究方法。历史性对照研究的缺点是可比性差,是一种非均衡对照。疾病的自然病程会随时间而变化,不同历史时期,疾病的诊断标准、收治标准、治疗水平、医院管理水平及护理水平等均因时间不同而改变。因此,在进行治疗效果评价时,一般不宜采用历史性对照设计。

(三) 临床试验的设计要点

1. 研究对象选择

(1) 诊断明确:采用公认的诊断方法诊断,不同来源患者的诊断方法要统一。

(2) 要有明确的纳入标准与排除标准:要注意排除可能会产生严重不良反应的患者。

(3) 受试对象有一定代表性:即样本应该具备目标人群的基本特征,以便研究结果能够外推。有条件可以采用多中心研究。

2. 明确随机分组方法　　根据研究目的、对象特点、观察的研究因素、对照设置以及实际条件选择随机方法。临床试验常用的随机分组方法有简单随机分组、区组随机分组、分层随机分组和动态随机分组等。分组过程中,要注意做到分配隐匿。

3. 明确处理因素　　应明确实验研究所采取干预措施的具体情况,如药物的名称、来源、剂型、剂量、用法等。同时,要明确指出对照组是否采取措施,采取何种具体措施(如已知的有效药物或安慰剂)。

4. 对照的设置　　实验性研究设计的一个重要原则就是必须设立对照　对照的方式包括:①标准对照(standard control)或称阳性对照(positive control):是临床上最常用的一种对照方法,即以常规或现行的最好方法(药物或手术)作对照。适用于已知有肯定疗效的治疗措施或预防措施的疾病。②安慰剂对照(placebo control)或称阴性对照(negative control):药物常具有特异和非特异效应,为了排除非特异效应的干扰,常用安慰剂作对照。在所研究的疾病尚无有效的治疗药物或预防措施,使用安慰剂后对研究对象的病情或健康无影响时才使用。③自身对照(self control):即实验前后以同一人群作对比。④交叉对照(crossover control):用于药物配伍或应用顺序的疗效评价。⑤相互对照(mutual control):如果同时研究几种药物或治疗方法时,可以不设专门的对照,分析结果时,各组之间互为对照,从中选出疗效最好的药物或疗法。此外,尚有历史对照、空白对照等非均衡对照,由于这些对照缺乏可比性,除某种特殊情况外,一般不宜采用。

5. 结局以及评定指标　　所选结局变量应能最大限度地反映研究目的和干预措施的效应,而且尽可能选择具有较强客观性的结局指标。有些的疾病需要的疗程很长,所以结局指标可以包括主要结局和中间结局。例如,对于恶性肿瘤的治疗效果,主要结局变量可以是死亡或治愈等,中间结局变量则是干预过程中与主要结局变量有关的变化,例如肿瘤体积是否缩小、肿瘤生物标志物的变化、有无转移等。在治疗研究中,除了疗效结局指标,也要对干预措施可能的副作用的发生率及其严重性进行监测,这样才能全面评价干预措施的效果。

6. 样本量估算　　要根据不同的设计要求,确定合适的样本量。在实际工作中,因研究对象难免有一定失访,一般可在规定的样本量的基础上适当增加 5%~10%。

7. 盲法设置　　临床试验中的盲法设置是指受试对象在分组和谁接受试验措施还是对照措施以及疗效评价等均处于一种"盲"的情况下。如果仅仅受试者"盲"称为单盲;受试者与研究人员均"盲"则称为双盲;如果加上资料分析或报告人也"盲"则称为三盲。盲法的目的是排除受试者与研究者主观因素的干扰,以保证结果能实事求是地反映客观实际的一种科学方法。执行盲法,必须事先严谨设计,对可能产生的情况做周密考虑,尤其对一些可能对患者造成伤害的问题,如治疗效果不佳,可能出现的毒副作用等都应有处理预案,一旦发生,可及时处理,并且不论试验组还是对照组均可得到"一视同仁"的处理。

8. 患者的依从性　　依从性指在临床防治研究中,患者执行所给医疗或预防措施的客观行为的程度。患者的依从性会明显影响研究的质量。因此在研究前须充分考虑到患者不依从的原因。以下一些措施可以改善依从性:应征得患者的同意并积极配合,要向患者讲清参加研究是应承担一定风险的;防治措施尽可能容易执行,尽可能符合患者的生活习惯;改善医疗服务质量,保持良好的医患关系;降低服药遗忘率,如采用长效制剂、缩短随访间隔;得到患者家属的支持等。

9. 观察和随访方法　　明确观察人员和收集资料的方法。观察期主要收集以下 3 方面的资料:①干预措施的执行状况;②结局变量;③影响结局的其他因素信息。如果研究的观察期限较短,在随访终止时一次搜集资料即可,否则,往往需要在整个观察期内分几次随访,随访间隔周期的长短和次数主要视干预时间、结局变量出现时间和变异情况而定。

10. 统计分析方法　根据设计,采用合适的统计学分析方法。

11. 估计可能发生的偏倚并制定预防控制措施　临床试验常见的偏倚有因为研究对象缺乏代表性、失访导致的选择偏倚,有因为没有做到随机化分组而导致的混杂偏倚,有因为观察缺乏客观性或标准导致的信息偏倚,也有发生沾染或干扰。这些都要根据研究的对象和内容进行事前分析以便做好预防控制措施。

12. 医学伦理问题　临床试验研究涉及医学伦理问题。因此有关实验设计要提交医学伦理委员会批准。还要做到:①研究必须有充分的科学依据以保证涉及人群的试验能获得有科学价值的结果;②受试人群能够从研究的结果中受益;③受试者必须是自愿参加并且对研究项目有充分的了解(知情同意);④尊重受试者保护自身的权利,尽可能采取措施以尊重受试者的隐私、患者资料的保密并将对受试者身体和精神以及人格的影响减至最小;⑤新的预防或干预措施一般应当同目前通常进行(标准)的措施比较。

13. 序贯试验的设计要点　序贯试验的设计与其他实验研究的设计有所不同,除了上述的一般设计要点外,序贯试验设计时还要考虑:①选择开放型或闭锁型试验,开放型不预先确定最大样本数,闭锁型须预先确定样本数以防止因样本过大造成迟迟不能得出结论;②选择单向或双向试验,单向试验是只要比较甲方法优于乙方法或甲方法不优于乙方法,双向试验则要比较甲方法优于乙方法还是乙方法优于甲方法,或者甲方法与乙方法有无统计学差别;③规定疗效(试验方法与对照方法的差值);④规定所容许的假阳性率和假阴性率;⑤按照所选方法的公式计算出序贯分析图的边界线方程并作边界线图;⑥边试验边分析(绘制序贯试验线)。

六、诊断试验评价

在临床工作中,常常会面临这样一些问题,一个新的诊断方法值不值得应用和推广? 它们在不同情况下所得的结果说明什么问题? 如何才能有针对性地选择合适的诊断方法等。这些问题都要通过对诊断试验进行科学的评价才能得到解决。

设计要点

1. 金标准的确定　金标准也称标准诊断方法,即当前医学界公认的最真实、最可靠的诊断方法,它能正确地区分患者与可疑患病但实际无病的人。需要注意的是,金标准是相对而言的,只是目前公认的最佳诊断方法,而非绝对最佳。

2. 研究对象的选择　诊断试验的研究对象应来自临床患者,需要选择两组研究对象,一组为“金标准”确诊为“有病”的患者,称为病例组,另一组为“金标准”确认为“无病”的患者,称为对照组,但“无病”的对照组是指没有患所研究疾病的人,并非完全无病的正常人。研究对象应采用随机化抽样的原则,以确保样本的代表性和试验结果对目标人群的可推论性,最好选择同期进入研究的连续病例或按比例抽样的样本。

(1)病例组选择:病例组应包括各种临床类型患者,如症状典型和不典型的、病情不同严重程度的(轻、中、重)、不同病程阶段的(早、中、晚),以及有无治疗史和有无并发症的病例。

(2)对照组选择:对照组最好选择需要与研究疾病鉴别的其他患者,即所选择的对照组与病例组具有许多相似的条件,应包括易与该病混淆的其他疾病,而应慎用志愿者和健康人群。选择对照组要重视在年龄、性别及某些重要的生理状态等方面与疾病组具有可比性。

3. 样本含量的估算　样本量的估计方法,可按照对率作抽样调查时计算样本含量公式的方法或查相应样本量表的方法进行。病例组的样本含量可由灵敏度估计,对照组由特异度估计。

4. 测量诊断试验与金标准的比较应在同步盲法的情况下进行　同步是指诊断试验和金标准诊断方法在同时间对同人群进行检测;盲法是指试验操作者、结果判断者、报告单填写者均不知道"有病"的病例组或"无病"的对照组,以避免主观因素引起的信息偏倚,影响结论的可靠性。在测量的过程中,应明确具体的测量方法和相应的质量控制措施,并严格按标准执行。同时,需考虑到诊断试验可靠性评价的需要,不能忽略对诊断试验的重复性的测定。

5. 诊断截断点的确定　对于连续变量的测量,需要制定合理的区分"有病"和"无病"的分界点。在设计时应考虑好用哪种方法进行截断点的选择。

6. 确定资料的统计分析方法。

7. 估计可能发生的偏倚并制定预防控制方法　诊断试验评价研究常发生的偏倚有选择偏倚、错误分类偏倚和测量偏倚,因此一定要注意质量控制。

七、临床决策分析

(一) 定义和作用

临床决策分析(clinical decision analysis)是医务人员根据临床科研的最新进展以及自身的临床经验,将提出的诊断或治疗新方案与传统方案进行全面比较和系统评价,通过定量的分析(预测可能发生结局的概率),取其最优者进行临床实践、以减少临床不确定性的决策过程。

临床流行病学的研究结果可为临床决策分析提供概率数据,使得临床决策更加科学化。

(二) 决策树分析以及其设计要点

决策分析方法有多种,决策树(decision tree)分析是进行临床决策分析的一种常用的、简单、形象化的决策分析方法。在决策树中,决策的步骤用分枝表示,而相继可能出现的结局则以次级分枝表示。不同决策及其可能结果按它们可能出现的顺序编排。这样,将可能发生的事件按发展程序用树枝的形状加以表达,使其形象化,起到一目了然的作用。

1. 明确目的,确定备选方案。

2. 列出所有可能的直接结局和最终结局,通过一系列决策结、机会结和结局结的连接,展示事件的客观顺序。

3. 确定各种可能出现的概率。

4. 对最终临床结局用适宜的效用的赋值。

5. 计算每一种备选方案的期望值,期望值最高的备选方案为决策方案。

6. 应用敏感性分析对结论进行测试。

八、卫生经济学评价

(一) 定义和作用

卫生经济分析与评价是从卫生资源的投入和产出两个方面,对不同备选方案进行比较分析的方法,其目的就是从经济上研究卫生服务方案的合理性、适用性和可行性。

进行卫生经济分析应遵守效果最优原则、要素组合最优原则和经济合理原则。通过比较、分析选择出投入少、产出多、效益高和可行的最优方案。

（二）常用的卫生经济分析方法

1. 成本-效果分析　所谓效果是指项目目标实现程度。当项目直接效益不能用货币来计量时，就用卫生服务的直接效果来表示，如发病率降低百分比、减少死亡人数、治愈率上升百分比等。成本-效果分析（cost-effectiveness analysis）通过成本-效果比率（成本/效果）来表示其经济活动成果的高低大小。利用成本-效果分析方法，主要是从"效果"相同或相近的各种备选方案中选择一个成本最低或效果最佳的方案。

成本-效果分析的方法有 3 种方式：①费用相同，比较其效果：即在规划方案的费用成本相同时，在不同效果的基础上进行比较，效果大的方案为优选方案；②效果相同，比较其费用：即在不同规划方案提供的效果基本相同时，比较其成本，成本低的方案为优选方案；③对费用和效果进行增量分析：当追加成本时，效果增加，需要进行成本增量成本-效果分析，用追加成本和增长效果相比较来确定增长效果的单位成本，以表示追加成本的效果。

2. 最小费用分析　最小费用分析（cost-minimization analysis）是成本-效果分析的一个简化形式，其应用条件是比较的两方案具有相同的效果或效果差异可忽略不计，直接比较投入成本，以投入成本的多寡作为选择方案的依据。

3. 成本-效益分析　成本-效益分析（cost-benefit analysis）是把项目的投入费用和效果都转化成货币的形式，用货币来评价卫生服务各目标方案的优劣。成本-效益分析的主要内容是研究任一方案的效益是否超过它的资源消耗成本。只有效益不低于机会成本的方案才是可行的方案。将卫生服务中各个项目的效果用货币来表示，使原来不同目标、不同种类的效果指标变成同一个指标，从而使原来难以比较的效果指标可以相互比较。

一般来说，成本-效益分析应使用于具有确定性的因果过程。对于货币在时间上的不确定性可通过寻找适当的贴现率来解决。在计算成本和效益时既要考虑直接成本和直接效益，也要考虑间接成本和间接效益，还要注意一些难以计量的成本与效益。不追求绝对数值的可靠精确，而要求有相对比较意义上的可靠准确。

4. 成本-效用分析　成本-效用分析（cost-utility analysis）是把产出效果转化为某种心理生理需求满足指标，或者说某种生命质量指标，这样就可以使一些产出效果不大相同的项目之间可以进行比较，分出好坏优劣。这种生命质量指标，反映了人们对健康的心理满意程度，称为价值或效用（utility）。

（三）方法的选择

在进行卫生经济评估中，当两个或多个备选方案之间，有固定的相同输出（产出）时，可选用最小费用分析；当两个待评方案有单一的共同产出效果，且产出的效果不宜用货币价值来表示时，可选用成本-效果分析；当有多种不同的产出效果，但是却有共同的最终生命质量功效时，可用成本-效用分析；而多种不同产出效果，均可以转变成货币时，可用成本-效益分析。

（陈　清编，彭晓霞　唐　迅审）

参 考 文 献

［1］Porta M.A Dictionary of Epidemiology［M］.6th ed.Oxford：Oxford University Press,2014.

［2］Morabia A.P.C.A.Louis and the Birth of Clinical Epidemiology［J］.J Clin Epidemiol,1996;49:1327-1333.

［3］Weiss NS.Clinical epidemiology：the study of the outcome of illness［M］.Oxford：Oxford University Press,1986.

［4］Sackett DL,Haynes RB,Tugwell P.Clinical epidemiology:a basic science for clinical medicine［M］.New York, Little Brown,1985.

［5］Sackett DL.Clinical Epidemiology:What,Who,and Whither［J］.J Clin Epidemiol,2002,55:1161-1166.

［6］Fletcher RH.Alvan Feinstein,the Father of Clinical Epidemiology,1925-2001［J］.J Clin Epidemiol,2001,54: 1188-1190.

［7］Fletcher RH,Fletcher SW.Clinical Epidemiology:The Essentials［M］.5th ed.Philadelphia:Lippincott Williams and Wilkins,2013.

［8］Parfrey PS,Barrett BJ.Clinical Epidemiology:Practice and Methods［M］.2nd ed.New York:Humana Press,2015.

第三十四章

循证卫生决策

提要：广义的循证医学包括循证临床实践和循证卫生决策，其核心是遵循现有最佳证据开展科学决策。本章重点介绍了循证卫生决策的定义、要素、指导原则、步骤以及我国循证卫生决策面临的挑战等内容。

第一节 概　　述

循证思想指的是利用科学证据指导实践，它要求一切实践都要基于现有最佳的科学证据进行，这是循证思想的精髓所在。英国医学研究会于 1948 年开展了世界上第一个临床随机对照试验（randomized controlled trial，RCT），该研究运用了科学的设计思路肯定了链霉素在治疗肺结核中的疗效。RCT 作为评价临床干预措施疗效的金标准受到大家广泛认可，但当时由于临床上开展的 RCT 研究出现了不一致甚至矛盾的结果，使得 RCT 的研究结果无法继续指导临床实践。因此，Cochrane 在 20 世纪 70 年代提出整合与评价、证据，以期更好的指导临床决策。虽然当时"循证思想"的理念还未完全树立起来，但循证思想已经开始被逐渐地应用到临床实践中。RCT 的出现很好地控制了混杂因素并减少了偏倚，是临床研究新纪元的里程碑，也为后来进行循证医学研究提供了重要的证据来源。以伊恩·查默斯（Iain Chalmers）为首的团队，历时 14 年，于 1989 年完成的一项研究震惊了当时的医学界。研究发现，在产科使用的 226 种方法和措施中，经临床试验证明：20% 有效（即疗效大于副作用），30% 有害或疗效可疑，50% 缺乏高质量的研究证据；这一结果引发了当时医学界的激烈讨论。引入有效治疗措施、淘汰无效甚至有害治疗措施的呼声越来越高，一个崭新的医学名词（或学科）呼之欲出，即循证医学（evidence-based medicine，EBM）。循证医学这一名词首先由 Gordon Guyatt 于 1991 年提出，1992 年加拿大 McMaster 大学的一批学者以循证工作组的名义在 JAMA 上发表了一篇题名为《循证医学：医学实践教学新模式》的文章，这是循证医学首次在重要医学文献中亮相。随后，该杂志又刊登了该工作组《解读医学文献指南》的 30 多篇系列文章，这为之后的循证医学教育和研究提供了宝贵的资源。

如果将生物医学研究分为 3 类：基础研究、转化研究和应用研究。循证医学则是用于解决应用型研究与临床实践之间的沟壑问题，目的是将应用型研究的结果更好地用于指导临床实践，其应用的对象主要是单个的病人而循证卫生决策则更倾向于如何在人群中开展实践。

然而，目前大多人对循证医学的了解多限于个体诊治层面的循证临床决策（evidence-based clinical decision-making),即:有意识地、明确地、审慎地利用现有最好的证据制定关于个体病人的诊治方案。与之对应的基于群体层面的循证卫生决策(evidence-based healthcare decision-making)则是由局限于个体患者的临床决策向宏观群体决策的放大。在讲述循证卫生决策之前需要把基于个体的循证临床决策和基于群体的循证卫生决策加以区别,见表34-1。

表 34-1 循证临床决策和循证卫生决策的区别

特征	循证临床决策	循证卫生决策
证据质量	多为试验性研究(如随机对照试验 RCT)	多为观察性(横断面研究)、半试验性研究、时间序列分析
证据数量	较多	较少
决策人员	单个人	团队
决策对象	个体	群体
决策适用范围	因人而异	普及人群
决策模式	单一学科	多学科、多部门
干预对象	病人	健康人
干预效果	需治疗人数(number needed to treat, NNT)通常较小	需治疗人数(NNT)通常较大
干预措施数量	通常为一个	通常为多个
引导策略	不易制定系统的引导策略	易制定系统的引导策略

第二节 循证卫生决策的基本概念

一、循证卫生决策的定义

通过上述对循证临床决策和循证卫生决策的比较,可以发现循证卫生决策的一些特点。目前国内外尚无统一一致的循证卫生决策定义,本文列出两条认可度较高的定义供读者参考。

(1)循证卫生决策指的是对社区中主要影响健康的问题采取科学的干预措施以提高人群健康水平而进行的决策过程。

(2)循证卫生决策指的是有意识地、明确地、审慎地利用现有最佳的科学证据,综合考量人群的价值取向、可用资源以及所处的时代背景和社会环境,在人群健康保护、健康促进以及疾病预防等方面做出最佳决策,见图34-1。

过去的决策形式常常是根据主观意见而定,即意见导向式决策。近年来,越来越多的学者呼吁卫生决策应该综合权衡现有最佳证据、可用资源以及人群价值取向进行。但当前的很多决策主要是受到价值观和资源情况的影响较大,证据并非占据主导地位,决策者对于各

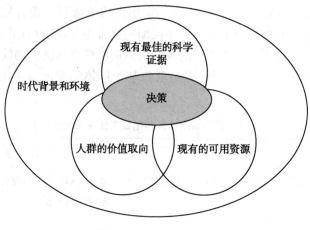

图 34-1　决策图

类研究所得到的结果也并没有给予足够的重视。由于迫于有限资源的约束、卫生服务需求日渐增长的压力以及群众的呼声、媒体的介入、政府的要求和社会各界的加入使得卫生决策过程需要更加透明、公开的进行,这就要求各种决策需要建立在科学证据的基础之上。1999年英国政府白皮书《现代化政府》中写到:政策的制定应该是基于已有的最佳证据,而不是为了应对短期的外界压力;治本而非治标;看结果而不只是看采取了什么行动;应该是灵活、创新的而不是封闭、官僚的;对待民众,应该是促进依从而非回避或欺骗。政府应该将政策的制定视作是一个连续的学习过程而不是一系列的一次性行为。我们要加强对证据以及研究成果的利用以便更好地理解有待解决的问题。

二、循证卫生决策的必要性

(一)提高决策的科学性

循证卫生决策的对象是人群,因此一旦决策失误就可能会对社会、经济等造成较大的影响。比如,如果将中国高血压治疗指南的舒张压从 95mmHg 降低到 93mmHg 时能够在一定程度上降低我国心脑血管疾病的发病率,但是这 2mmHg 阈值的改变也意味着我国每年至少要增加 1000 万高血压患者;假设 50%的患者接受治疗,每人每天需 2 元钱,则全国每年治疗高血压的费用将会增加近 36.5 亿元人民币,同时也会给这些因阈值调整而被诊断为高血压的患者带来一定的心理负担。阈值的调整是否合理应该经过科学的循证过程,综合考量由此带来的利与弊,并进行一定的卫生经济学评价来确定是否需要调整阈值。如果阈值的改变能够显著降低我国心脑血管病的发病率且利大于弊则决策合理;反之,如果该调整不能显著降低心脑血管疾病的发病率反而带来严重的卫生经济学负担则不宜做出该项决策。循证卫生决策是一项庞大的系统工程,决策恰当利国利民,决策失误则会得不偿失。

(二)医疗卫生资源短缺的压力

一个国家或地区每年关于医疗卫生领域的决策会有很多,但由于受到人力、物力以及财力的限制,因此并不能在短时间内解决所有的健康相关问题。如何分配资源以实现价值收益的最大化,也是循证卫生决策需要考虑的内容之一。通常我们需要将本地区的医疗卫生问题按照轻重缓急进行排序并根据价值收益比确定优先解决的问题,在确定优先顺序时决策者不妨思考以下几组问题:①卫生问题引起的公共卫生负担有多大? 是不是需要采取行动？②问题是否可干预或解决？③如果问题得以恰当解决,能获得多大的健康收益？能否改善健康公平性？能否在当前或未来产生积极的影响？④解决方案需要多大的投入？是否负担得起？投入-产出比如何？⑤现有条件下的可行性如何？Paul Glasziou 在循证决策中一直倡导提高价值、减少浪费,即资源利用最小化、价值收获(人群关于健康的获益)最大化。

(三) 减少医疗滥用

医疗滥用(medical overuses):指的是一项医疗实践所带来的害处大于其所带来的益处。包括两种类型:①检查手段(包括筛检)的滥用导致的过度诊断(overdiagnosis)。狭义的过度诊断是指当一个人在没有出现任何与某种疾病有关的临床症状时通过一系列的检查手段被提前诊断为患有某种疾病但这种疾病可能终身不会出现临床症状或导致死亡的发生。广义的过度诊断是指通过一些灵敏度和特异度高的检查手段或者是通过改变阈值,把健康人归类为处在某种疾病初期或低危期的措施。②过度治疗:给予的治疗措施是不必要的或不恰当的。现实中很多的驱动因素会导致医疗的滥用,比如:病人高估疗效低估危害、医生为了避免医疗纠纷给病人开具比较齐全的各类检查等。

世界上每年有很大一部分的医疗资源用在过度诊断上,虽然这些诊断措施是有效的,但是筛检项目的效用遵循收益递减规律,当这些筛检项目被过度使用时就会收到很低甚至相反的效果。例如每五年一次子宫颈癌涂片检查可以减少 83.6% 的宫颈癌发生率,如果每三年进行一次涂片检查,宫颈癌的发生率可以降低 91.2%,增加涂片检查的频度,增加了 7% 的效果;然而不良反应的数目与参加筛检的人数成直线关系,参加筛检的人数越多出现不良反应的人数也就越多。因此,当筛检总数增加到一定数目时,筛检的净效益将会随着筛检人数的增加而下降。

某些癌症或肿瘤终身不会产生症状或引起死亡的发生,但一些灵敏的诊断技术可以在其还处在良性期的时候就将其鉴别为不正常或畸形使得这些“病人”不得不接受治疗。盲目扩大疾病的定义就意味着即使是一直处在低危条件下的人群可能也要被贴上永久性疾病的标签,甚至有些人需要终身接受治疗。这样会导致一些本可以从良性疾病中受益的人群将接受治疗,结果反而降低了生活质量。在美国每年有超过 2000 亿美元花费在不必要的治疗上,由过度诊断所导致的累积疾病负担已经对人类健康构成了威胁并且这种威胁还在继续增大。

大量过度诊断和过度治疗导致医疗资源的浪费也在呼吁循证卫生决策者要从制度上规范医疗环境减少不必要医疗资源的浪费。循证医学追求的是医疗卫生服务措施必须有效。Muir Gray 曾提出:医疗卫生服务首要的原则必须保证其所提供医疗卫生服务的益处大于害处。医疗卫生服务所提供的干预措施必须是经过科学研究证据充分证明的益处大于害处,但当前仍有大量无效干预措施依然活跃在临床及公共卫生实践中,而可惜的是我们并不知道正在使用的这些干预措施中哪些是无效的,这就亟待使用循证的方法将这些无效措施寻找出来。淘汰无效措施,将有益措施尽早引入医疗卫生实践是每个循证决策者最大的愿望。

三、循证决策三要素

循证决策的制定常常需要兼顾科学的证据(evidence)、可用资源(resource)以及价值取向(value),其中价值取向不仅包括目标人群的价值取向也包括决策者的价值取向。

（一）证据

首先是现有的最佳证据,证据指的是可以获得的用来证明某种假设或观点的事实依据或信息,证据最早出现在法律领域中。对于卫生工作者来说,证据就是某种用来做出评价和决策的数据形式,包括流行病学定性和定量的数据、各种研究以及评估的结果等。"现有"指的是现实中存在的具体证据而不是理论上存在的证据,流行病学家一直都强调证据必须是在现实中存在并且可以找到依据的;"最佳"指的是当下被同行认可的解决某一问题的一致性结论。牛津循证医学中心对研究证据进行了等级划分,见表34-2。在缺少高等级证据时下一级的证据便是现有最佳证据,在缺少高质量证据时,临床医生的经验也可以作为最佳证据加以利用。

除了牛津医学中心对证据等级进行划分外,另外一个证据等级评分系统是 GRADE（grading of recommendations assessment,development and evaluation）,见表34-3,GRADE 评分系统的出现成为证据发展史上的一个里程碑事件。该证据评分系统主要应用于指导综述和指南类的制作,它可以应用于很多方面,比如:诊断、筛检、预防、治疗、康复、公共卫生等。该系统主要有两个优点:一是明确指出在什么样的条件下来自于一项研究的证据可以加分或减分;二是它要求系统综述者明确评判出影响研究结果证据质量的每一个决定因素,该评分过程可以通过 GRADE profile 软件实现。

但值得注意的是证据虽然是决策过程中不可或缺的一部分,但并不是决策过程中的唯一考量依据而且证据其本身并不是决策。

表 34-2　牛津循证医学中心——证据等级（2009 年 3 月）

等级	治疗/预防病因/危害	预后	诊断	鉴别诊断/临床症状流行性研究	经济学和决策分析
1a	随机对照试验（RCTs）的系统综述（同质,纳入的研究同质性较好）	队列研究的系统综述(同质);经过不同人群验证的临床决策规范（Clinical Decision Rule 用于评估预后的算法及评分系统）	1 级诊断研究的系统综述(同质);来自不同临床中心的 1b 级研究证据形成的临床决策规范(用于诊断分类的算法及评分系统)	队列研究的系统综述(同质)	1 级经济学研究的系统综述(同质)
1b	置信区间较窄的随机对照试验	随访率在 80% 以上的队列研究;经一个人群验证过的临床决策规范	具有良好参考标准的验证性队列研究;经一个临床中心证实的临床决策规范	具有良好随访的队列研究	基于临床合理成本或替代方案分析;证据的系统评价;多种方式的敏感性分析

续表

等级	治疗/预防 病因/危害	预后	诊断	鉴别诊断/ 临床症状 流行性研究	经济学和 决策分析
1c	全或无(若在该治疗方法出现前,全部患者均死亡,但现在该方法的出现可使某些患者免于死亡;或者该方法出现前某些患者死于该疾病,但该方法可使全部患者免于死亡。)	全或无病例系列	特异度或灵敏度很高的诊断试验	全或无病例系列	成本效益分析
2a	队列研究的系统综述(同质)	回顾性队列研究的系统综述;或对照组不采取干预措施 RCTs 的系统综述(同质)	2 级证据以上诊断性研究的系统综述(同质)	2b 级及以上证据研究的系统综述(同质)	2 级以上经济学研究的系统综述(同质)
2b	队列研究,或低质量的随机对照试验(比如随访率低于80%)	回顾性队列研究;在随机对照试验中对不采取任何干预措施的对照组病人进行的随访研究;未验证的或仅对原研究人群中的部分人群抽样验证的临床决策规范	具有良好参考标准的探索性队列研究;未验证的或仅对原研究人群中的部分人群抽样验证的临床决策规范	回顾性队列研究或随访较差的队列研究	基于临床合理成本和替代方案的分析;对证据或单个研究受限的综述;多种形式的敏感性分析
2c	基于"结局"的研究;生态学研究	基于"结局"的研究		生态学研究	审计结果;基于"结局"的研究
3a	病例对照研究的系统综述(同质)		3b 级及以上证据研究的系统综述(同质)	3b 级及以上证据研究的系统综述(同质)	3b 级及以上证据研究的系统综述(同质)
3b	病例对照研究		非连续性研究;没有使用一致参考标准的研究	非连续性队列研究;样本量很小的研究	基于有限可选方案或成本以及不佳的数据质量,但对本研究进行了包含临床敏感性变量的敏感性分析

续表

等级	治疗/预防 病因/危害	预后	诊断	鉴别诊断/ 临床症状 流行性研究	经济学和 决策分析
4	病例系列分析;低质量的队列研究和病例对照研究	病例系列分析;低质量预后性队列研究	低质量或非独立参考标准的病例对照研究	病例系列分析或作废的参考标准	缺少敏感性分析的研究
5	未经严格文献综述或基于生理学、实验室研究的专家经验、意见及一些基本常识				未经严格文献综述或基于经济学理论的专家经验、意见及一些基本常识

Produced by Bob Phillips, Chris Ball, Dave Sackett, Doug Badenoch, Sharon Straus, Brian Haynes, Martin Dawes since November 1998. Updated by Jeremy Howick March 2009.

表 34-3　GRADE 证据等级评分表

研究类型		
基本 得分	+4	RCTs/RCTs 的系统综述
	+2	观察性研究(比如:队列研究、病例对照研究)
质量		
依据		盲法以及分配的过程
		随访和失访
		数据少(样本量<200)
		其他方法学的缺陷(比如:不完全报告、主观结果)
得分	0	未涉及
	−1	涉及 1 项
	−2	涉及 2 项
	−3	涉及 3 项及以上
一致性		
依据		研究内或研究之间效应一致的程度
得分	+1	在研究内或研究之间存在(或不存在)剂量反应关系;或通过调整混因素后效应值增加
	0	全部或大多数的研究显示相似的结果
	−1	研究之间缺乏统一性(比如矛盾的研究结果)
直接性		
依据		研究结果和研究人群的普遍性(研究人群是否和最终应用的人群一致)
得分	0	研究结果和人群具有广泛的普遍性
	−1	涉及 1 项
	−2	涉及 2 项及以上

续表

效应值		
依据		与对照组相比报告的 *OR*、*RR*、*HR* 的值
得分	0	不是所有的效应值都有显著性且>2 或<0.5;或者效应值没有显著性
	+1	所有研究或 meta 分析的效应值都>2 或<0.5
	+2	所有研究或 meta 分析的效应值都>5 或<0.2

注:GRADE 证据等级评分总得分可分为 4 个等级:高(评分≥4),中(评分=3),低(评分=2),极低(评分≤1)

(二)价值取向

价值取向,包括决策者的价值取向和人群的价值取向。做出某项决策的受益人是谁,是决策者还是群众,这是决策过程中需要考虑的问题,循证卫生决策中的价值取向主要体现的是人群的价值取向。

在进行循证卫生决策时不能忽略价值取向的重要性。只有在决策过程中加入价值取向的考量才能使决策结果更趋向科学化。平衡医疗卫生服务资源最好的方法:一方面是要求临床医生能够正确的判断出每个病人的实际需要是什么,另一方面是需要决策者判断出目标人群的实际需要是什么,然后给出科学、合理的治疗或干预措施的建议。

(三)现有的可用资源

医疗资源的利用须着眼于当下,实事求是地进行;决策也须建立在现有可用资源的前提下进行,不能拆东墙补西墙。可用资源的多寡往往是一项决策成功与否的关键,因为无论决策做得多好,若资源不支持这项决策就会导致决策无法实施。在当下医疗资源需大于供的现状下,如何合理的分配可用资源开始逐渐成为问题的关键。目前最新的资源分配原则是以合理、有效地利用现有资源为前提,依据最大群体成本效益的分配模式把所有可能采用的干预措施进行综合比较,优先采用成本效益比最大的干预措施从而制定出最符合人群需要、具有最大群体成本效益的干预措施。

医疗资源在人群中的分配一方面是指资源在不同疾病及不同疾病亚组人群中的分配情况,一方面是指资源在可及性不同的人群中的分配情况。只有公平、合理的分配医疗资源才能得到预期的实际效果。公平分配资源并不是每个病人(或正常人)都得到相同的资源配给,而是每个病人都能得到最恰当的治疗措施从而避免医疗资源的浪费。按需分配的医疗资源配给模式或许可以实现资源的人群价值收益最大化。

四、影响循证决策的三环节

政策的制定是一个政治活动过程,因其受众面大,所以须在科学证据的前提下进行。循证卫生决策过程主要受到三个环节的影响:产生证据、总结和传播证据、利用证据进行决策。

1. 产生证据 医疗卫生决策所需的证据必须通过科学的研究方法产生。这类研究的特点是以人群为研究单位,其结果可以直接指导临床实践和制定公共卫生政策。

2. 总结和传播证据 科研结果只有得到广泛传播才能被充分利用,实现更大的价值。与过去相比,在互联网信息时代下,各种数据库触手可及,各种最新、最前沿的知识也触手可及,通过互联网的形式传播信息是目前主流的证据传播形式。但总结证据对大多数卫生工作者来说是一个不小的挑战,考科蓝图书馆提供了权威的系统综述和 Meta 分析是当今医学决策领域最权威、最可靠的证据来源之一。同时决策者也可以自己对各种文献证据进行总结,形成自己新的判断。

3. 利用证据进行决策　循证卫生决策是针对群体而进行的人群决策,是一种更为严谨的政策制定过程。因此必须基于现有最佳科学证据的基础之上进行,同时也需要兼顾资源和价值取向。

第三节　循证卫生决策的步骤

一、循证卫生决策的指导原则

2016 年 9 月,世界卫生组织于丹麦首都哥本哈根召开的欧洲地区委员会第 66 届会议中强调了循证卫生决策的重要性。该届会议的主题是:加强证据、信息及研究成果在欧洲地区卫生政策制定中应用的行动计划。在卫生决策中加入科学证据的目的是减少健康领域的不公平性以及更好的改善人群健康状况。这届大会的中心思想是强化多学科、多部门在利用证据进行卫生政策制定中的作用并使这些决策与联合国可持续发展目标中的健康相关问题及“健康 2020 政策框架(health 2020 policy framework)”保持一致。

以下的 5 条原则是该行动计划的指导原则,这些原则的目的是为了科学、系统的综合证据,帮助制定出更好的决策,提高人群的健康状况。

1. 证据第一　Muir Gray 曾说过证据是不完美的,公共卫生实践者应该努力寻找现实中的最佳证据而不是理论上的最佳证据。在进行一项决策时会受到很多因素的影响,因此任何一项决策都须在可获得的最佳证据基础之上科学、有效地进行。采纳一个结构化的流程或者协商一致的工具来鉴别、产生和使用证据进行决策会使整个决策过程显得更具有透明性和负责性,并且能够增加公众对决策的信任度,虽然实现这一点比较困难但却非常重要。

2. 因地制宜　在某个人群中得出的研究结果,最适用于该人群干预措施的制定。但也不仅限于该地区,也可以为相邻地区或国家的决策提供参考。

3. 投资创新　加强国家及相关机构在科研及获得健康信息能力建设方面的投资是值得的,因为这些创新力量的加强可以推动整个卫生服务系统及公共卫生事业的发展。

4. 多学科、多部门合作　虽然其他部门在证据支持上需要卫生部门的协助,但卫生部门在进行卫生决策时也需要来自多学科、多部门的证据支持,比如环保、教育、公安等部门的支持。多学科、多部门合作决策的重要性会越来越凸显出来。

5. 健康信息的管理　数据管理机制应当保护个人的隐私,应该在相关国家以及国际法律的约束下进行收集、整合和分析人群健康监测以及健康研究的相关数据。

该行动计划强调的关键领域:

(1)加强国家健康信息系统建设,统一健康监测指标;

(2)建立一个能够优先支持公共卫生研究的国家健康研究体系;

(3)增强国家层面的循证决策能力;

(4)充分发挥证据、信息以及科研在实施健康 2030 以及其他地区性卫生政策中的优势。

在实际实施过程中,很多因素会影响到循证卫生决策的进行,比如研究成果没有引起足够的重视或者研究者没有把一些决策者和公众感兴趣的问题说清楚,这些都可能导致研究结果不能被决策者及时发现并应用到决策之中。另外,研究的时间截点晚于决策者进行决策的时间也会导致研究成果不能被决策者利用。有时即使存在相应的证据并且证据已经被政府部门评估过,但决策者们也会选择忽视或者只是简单的选择那些符合决策者意愿的证据。

此外,一个由政策制定者和实际实施者联合设计的方案可能会更加符合实际情况、更便于操作实施。只有通过深入实践,发现真实存在的问题,使用正确的方法收集问题相关的真实信息从而提高卫生决策的质量,增加研究的实际价值,真正实现提高人群健康水平的目的。另外,研究者在进行科研工作的同时也应该适当的掌握一些国家战略方针以便研究者可以及时了解政府决策者的需求从而调整自己的研究计划(包括研究内容和研究时间的安排)以适应决策的需要。

二、循证卫生决策者必备的技能

1. 能够提出决策的核心问题　实施循证决策首先需要具备的技能是提出恰当的问题。在开始决策之前,决策者必须仔细斟酌需要解决的具体问题是什么,然后再进行下一步的操作,因为弄清楚需解决的问题是进行循证决策的关键一步。没有具体而清晰的问题就盲目地检索资料、查找文献,首先可能会出现检索策略构建不完善,其次检索结果可能会比较混乱增大信息提取的难度。

2. 能够区分不同的证据及其最佳适用范围　进行循证决策的人员还需掌握不同研究设计的优缺点,辨识某种研究设计是否是解决此类问题的最佳设计。

3. 能够检索到所需的文献　检索到解决该问题比较全面的文献。尽可能全面的掌握了关于这一问题的全部研究文献或结果作为参考才有可能找出解决这一问题的最佳方法。

4. 能够评估相关研究的科学质量　具备评估文献研究质量的能力才能从众多的文献中选出有价值的高质量文献。

5. 能够判断研究结果在类似人群中的外推性与在本地人群中的适用性　比如一项研究的样本量的大小、样本的代表性如何都会影响到该研究结果的外推性。研究对象年龄分布、文化教育程度及其他社会经济学特征与政策应用的目标对象是否存在异质性及异质性的大小,这些都会影响到该研究结果在人群中的适用性。

6. 能够将依据证据的决策付诸实践　纸上得来终觉浅,绝知此事要躬行。循证决策从来都不是纸上谈兵,决策者应当具备将研究成果转化为卫生政策的能力从而真正地把研究成果转化为提升人群健康水平的基石。

三、循证卫生决策的步骤

一套科学的循证决策流程是决策成功的必要组成部分,只有认真的完成每个步骤才能得出系统、科学、可靠的决策结果,任何一个环节的缺陷都可能导致整个决策过程的失败(图34-2)。

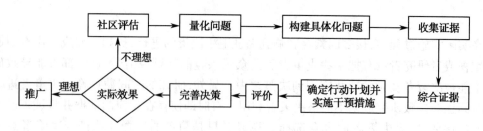

图 34-2 循证卫生决策流程图

（一）社区评估

作为循证卫生决策的第一步,社区评估可以帮助决策者了解社区的健康需求及其他的基本情况。社区评估的过程可以使研究者和社区居民在最开始就建立一种相互理解、和谐的伙伴关系同时可以了解干预措施在实际执行过程中会遇到什么样的阻碍。公共卫生监测是了解社区人群健康问题和疾病状况的一种必要手段,公共卫生监测对于社区评估也非常重要,比如常规收集的疾病监测和健康状况的数据资料可以用来分析社区中人群的疾病和健康状况。疾病或健康监测一般是在国家或省级层面开展,公共卫生监测是一种对人群健康相关数据持续、系统的动态收集、整理和分析的连续性过程,有时需要对结果做出必要的解读并向社会公开。因此一些健康问题可以被持续追踪记录,比如死亡、传染病、慢性病、出生缺陷等。当然,除了国家或省级部门统一要求的数据收集形式外,其他一些数据收集形式也可以用来描述社区某种特定的健康需求,比如用电话、入户调查、讲座等形式收集社区人群的健康相关数据,这些途径获得的数据是现有数据库中没有涉及并且不能从现有数据中转换得到,因此是对常规数据收集形成的一种重要补充。结合已有的数据和新收集的数据可以对社区的总体情况进行较为全面的了解。

上述只是从定量的角度收集社区的相关数据进行评估。除了定量方法外,定性的方法可以帮助更直观地了解社区的健康状况。定性数据的收集方式可以采用简单的观察、采访及问卷等形式。获得定性数据的分析更需要资料整理者仔细阅读社区居民的答卷并把定性的主观答案按照预先设定的不同条目进行归类,使用这种方式可以将定性数据转换为定量数据便于统计分析。

每一种数据收集方法都不可能尽善尽美,都有各自的优缺点,因此需要权衡专家意见、预算及时间等方面综合考量做出选择,通常情况下只有来自不同收集方法的数据才能对某一问题进行全面的描述。

证据的来源可以从原始资料获得,也可以从二次资料加工中得到。虽然一份社区评估调查一般能在 3~6 个月完成,但是收集原始资料通常还是比较费时的,有时需要长达数年。所以社区需求评估通常还是依赖于二次资料,即对地方、州（省）、国家常规收集的数据资料进行整理和分析。相比于设计严格的原始数据资料,二次数据最大的优势就是省时、经济。但二次资料也有其不足之处,其最大的不足主要是设计上没有达到研究者的要求。公共卫生监测系统为测量某些疾病的频率提供了必要的数据,但在获得目标人群基线数据资料时,一些其他形式的调查有时也是需要。社区评估需要评估的方面主要包括人群中的健康状况、危险因素、易感人群、健康问题的严重程度和范围、预防的机会以及潜在的利益相关者等方面。

（二）量化问题

估计疾病或健康相关问题的频数以对其进行量化的描述。一旦确定了目标干预人群就需要评估人群中现有疾病的频数,描述疾病或健康相关问题频率的指标主要有发病率和死亡率等。虽然疾病发病率的指标可以代表特定时期某种疾病的发生情况,但由于随访比较困难,所以这一指标往往很难获得。此外,处理动态变化的人群可以采用一种更为精确的方式——以人时为单位计算的发病密度,用人时作为分母统计研究期间目标人群中有患病风险的总体。患病率也为管理者在制定社区健康服务计划时提供了必要的信息。虽然发病率和死亡率的指标可以用来评估公共卫生项目的有效性,但往往很难做到追踪长达数年的时间观察某项公共卫生项目的结果或影响,而且这种终末结局的发生在人群中也可能是较少地甚至是罕见的。因此中间结局或许是评价一项公共卫生项目或人群干预措施较好的选择。比如:①降低乳腺癌死亡率的一个恰当的中间测量指标是 50 岁以上女性人群每年的筛查率;②降低肺癌风险的中间终点指标是不吸烟率;③降低心血管疾病的中间终点指标是规律锻炼率;④降低艾滋病感染风险的中间终点指标是安全套的使用率。

虽然国家或省级部门的疾病数据通常用率描述,但是用相似的率估计人口较少的地区时可能会发生偏差。主要的问题是当人群中疾病发生较少时,疾病的率就会受到质疑。对人群中健康问题进行量化描述,最合适的方法是将健康问题(比如某种疾病的患病率)按照人群、地域和时间进行分层描述。按照人群进行分层可以鉴别出人群中健康问题风险最大的亚群;根据地域的特点把健康问题进行分层可以发现问题最严重的区域,可以帮助判断干预措施实施的范围;按照时间的特点把健康问题进行分层可以追踪健康问题随时间的变化特点,也可以把时间分层蕴含于某一时代的出生队列之中观察这些人健康问题的情况。把健康相关问题按照三间分布的特点进行描述不仅可以掌握疾病在人群中的分布状况还可以形成相关的病因假设。任何一项新的人群干预措施在实施之前都需要了解人群中目标健康问题的状况,这有助于确定高危的亚群,通过对高危亚群进行干预可以最大的减少疾病的危害,获得最大的收益。

(三)构建具体化问题

托宾·韦伯斯特曾说过:"欲获得确切的答案,必须一开始就提出具体的问题"。劳德·李维斯图尔斯也说过:"真正的科学家是那些提出关键问题的人,而不是可以正确回答问题的人"。决策者通常会用较宽泛的语言来表达关心的问题,比如降低高血压的发生率。宽泛、模糊的语言只会使得文献检索无从下手。所以需要将问题精确地表达出来,构建具体化的精确问题是检索策略构建的第一步,否则就会因为问题描述的不准确导致检索到的证据不能很好地帮助到决策。最后不仅浪费了人力、物力还影响决策的进程和质量。

在构建具体问题时建议组织不同背景最好是跨学科、跨部门的人员进行讨论。因为每个成员都代表不同的利益方并且能够从自己专业角度对同一个问题给出不同的考量,不同的观点综合在一起可以把问题分析的更加客观、全面和透彻。

在构建具体化问题时可以参考 PI/ECOS(population,intervention/exposure,comparison,outcome,study design)原则进行。

P:指人群。包括健康人群以及具有某种待研究疾病的人群。对研究人群的基本特征进行描述或限制,如:年龄、性别、特定健康或疾病状态等。

I/E:干预措施/暴露。决策者需要在人群中进行的某种干预措施或人群中某种健康相关危险因素的暴露情况。临床上对病人而言最简单的干预措施通常是某种治疗措施。比如,了解某种治疗措施有效性的问题,也可以是某种诊断检查措施,比如影像学的检查。对于人群而言,干预措施可能是对不良健康行为的干预,比如戒烟、限酒、参加体育锻炼等。

C:对照组。可以和"I"形成对比的一组病人或人群,用来评价和衡量"I"的实际效果。

O:结局。决策者感兴趣的结局或终点事件,比如人群中某种疾病的发病率或死亡率降低、某种疾病得以提前预防等。

S:研究设计的类型。证据分为不同的等级,每一种研究设计可以用来回答不同的研究问题,研究设计本身也代表着不同的证据等级。因此可以依据所需要文献的证据等级或解决某一问题的最佳研究设计选择适当的研究设计类型。

（四）收集证据

循证过程的基础是全面找出与某一研究问题相关的高质量证据。一旦某种卫生问题被具体化,通过查找和阅读相关的文献可以收集到所需要的证据,从而帮助制定出有效的干预措施来解决这一问题。证据的主要来源形式是经过同行审查后在期刊杂志上发表的各种科研论文。除此之外,还包括通过其他资料,如会议摘要或汇编、政府报告等未经公开发表的文献。当今社会互联网技术的快速发展为迅速获得有价值的信息提供了便利的条件。决策过程中需要的信息可以从教科书、政府报告、期刊、学术会议及互联网等途径获得,但最重要的获得途径是期刊杂志上公开发表的学术论文。在面对海量信息资源时就需要遵循系统化的检索方法进行文献检索,系统化的检索过程不仅可以使检索方式更加科学、可信,同时也保证了在接受同行审查时得出相同的结果。

1. 文献检索时需要重点检索以下 3 类文献

（1）原创性研究（original research articles）:此类文章是研究人员通过试验、项目等收集原始数据撰写的原创性文章。文章中提供了研究方法、结果以及研究意义等方面的详细信息可以让读者了解试验的整个过程也为试验的可重复性提供了参考依据。因此只有对原创性文献进行研读才能了解研究的整个过程,为后期的文献以及数据整合提供必要的基础和依据。

（2）综述类文献（review）:此类文献是对某一具体问题就已知的知识进行系统的总结,可以分为定性和定量两种类型。前者是对不同的观点进行汇总提炼,其局限性在于并非总是遵循系统化的方法因而主观性较大。后者是以扩大样本量为基本原理,对某一特定问题的许多单个研究结果进行定量整合的一种分析方法,它遵循系统化的原则,通常称这类文献为系统综述（systematic review）,系统综述最常用到的统计分析方法是 Meta 分析,所以通常又把此类研究称为系统综述和 Meta 分析。但此类研究也有一个无法避免的问题,就是异质性的问题。目前世界上比较认可的系统综述数据库是考科蓝图书馆。

（3）指南（guideline）:指南是临床医务工作者、公共卫生工作者在实际工作中的指导原则,目的在于提高临床和公共卫生干预措施的效果,指南是一种正式的说明。指南是把复杂又专业的研究结果转换为容易被临床和公共卫生实践过程所接受和利用的信息,指南的本质也是综合了大量研究结果和系统综述制定出来指导医疗卫生实践活动的一种规范化的行为准则。

2. 文献检索步骤　信息的时效性是在循证决策时需要重点考虑的方面。处在信息化的今天,每天都有大量的研究结果发表。此时,利用互联网检索各种数据库平台成为每个医疗卫生从业者必备的技能,可是如何开展科学的文献检索工作又是摆在每位医疗卫生工作者面前的一道难题。系统化、规范化的文献检索步骤（图 34-3）是循证决策成功的关键。文献检索的方法读者可以参考 EBBP（evidence-based behavioral-practice）官方网站上在线培训版块（training modules）中检索证据（search for evidence module）的相关内容。

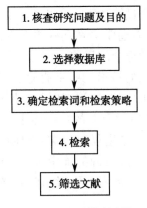

图 34-3 文献检索步骤

（1）核查研究问题及目的（详见上文）。

（2）选择数据库：在清楚检索问题后就需要选择数据库。数据库的选择是否合适会影响到检索结果的可靠性，选择数据库的原则是尽可能全面的覆盖目标文献。生物医学领域使用最广泛应用的数据库主要有 MEDLINE 和 EMBASE，数据库检索平台主要有 OVID 和 PubMed。读者可选择合适的数据库进行文献检索也可以使用数据库检索平台进行跨库检索。但是仅检索这些数据库和数据库检索平台有时是不够的，还有比如 Web of Science、ClinicalTrials. gov 等也需要根据实际情况进行必要的检索。此外，Cochrane Library 是目前世界上公认的收录系统综述和 Meta 分析高质量文献的权威数据库，很多在 Cochrane 上发表的系统综述和 Meta 分析可以直接用于指导卫生决策。Cochrane 协作网有一个姊妹网——Campbell Collaboration 该网站旨在制作、保存和传播社会学相关干预措施的系统评价，可为公共卫生决策及其他领域决策提供高质量、可靠的证据。Health Technology Assessment Database/卫生技术评估数据库、EPPI/伦敦大学循证决策与实践证据和协作中心数据库等专业数据库也为循证卫生决策提供了参考信息。

（3）确定检索词和检索策略：检索词可以分为主题词和副主题词（自由词）。主题词有时候也叫关键词是描述检索对象特征的专业术语，检索策略的优劣取决于主题词的灵敏度和特异度。副主题词或自由词是对主题词的补充，通常由一些同义词、近义词、化学名及商品名等组成，使用副主题词是为了达到查全的目的。灵敏度表示检索结果是否包含了全部的相关文献，即决策需要的文献是否包括在检索结果里；特异度代表决策需要的文献占检索到文献的比例，即需要从多少数量的文献里找到目标文献。很多数据库都要求使用标准主题词，一方面是便于查全题录，另一方面是为了使检索更规范化，这些主题词可以在"医学主题词，MeSH"术语表中找到。尽管部分数据库，如 MEDLINE 支持使用非关键词就能完成一次全面的检索，但在进行系统综述和 Meta 分析文章撰写和投稿时常常需要作者提供相应的检索策略。系统化，规范化的检索策略是一项综述制作成功的关键。检索策略的构建读者可以参考 PI/ECOS 原则设计，也可参考在权威杂志上发表的一些系统综述的检索策略进行制定。因此，系统化、规范化的检索同样也是进行循证卫生决策时需要考虑的。

（4）检索

1）已发表文献的检索：首次检索到的文献量可能很大而且结果中会包括大量不相关的文章。很多检索平台（比如 PubMed、OVID）可以对文章进行限定帮助检索者缩小检索范围，如限定文章类型可以排除社论或点评等，对研究对象（动物或者人类）、发表时间等进行限制也可以排除部分文章。另外可以通过综述类文章的参考文献找到决策者感兴趣的文章。此外还可以对作者进行检索,同一作者通常会在同一主题上发表多篇文章。决策者或研究者可以通过对检索的不断深入而达到查全的目的。

对于卫生决策者来说有倾向性的检索一些专业的数据库是需要的,因为大海捞针式的无针对性的检索数据库只会降低工作效率,浪费时间。所以决策者首先应该了解目标文献最可能在哪些数据库中找到,并从检索专业的数据库平台或数据库检索平台开始,如2001年由马萨诸塞州大学建立的公共卫生循证实践计划(evidence-based practice for public health),该网站提供循证公共卫生实践资源的检索平台。进入主页后可以看到按照证据高低进行排序的4个层级,依次是循证指南、系统综述、预置检索策略检索发表文献和最佳实践。

数据库检索结束后并不代表文献检索的终止,数据库中检索到的文献都是公开发表的文章。然而在实际工作中仅检索数据库中的文献是不够的,决策者还需要检索相关的灰色文献及某些会议摘要,必要时还需要进行适当的手工检索。

2)灰色文献的检索:以上介绍的是如何在公开发表的数据库中进行文献检索,但公开发表的文献有其自身的局限性,比如期刊更倾向于发表阳性结果的研究导致最后检索出的文献发生偏移,所以在实际操作中决策者还需要收集一些有意义的灰色文献。公共卫生课题中有很多的资料是无法在公开出版的期刊和书籍中找到,比如国家政策性文件颁布的详细过程以及相关的数据。主要原因有:①由于竞争项目或其他时间的安排没能把研究结果写作完成;②杂志倾向于发表阳性的研究结果。因此就需要决策者具备检索灰色文献的能力,灰色文献主要包括政府工作报告、书籍、会议记录、未公开发表的文章以及其他无法通过数据库(如MEDLINE)检索到的资料。有时这些灰色文献可能会改变决策的结果。相关领域的专家可能是灰色文献最好的突破口,可以请专家提供一些信息查找相关的灰色文献。

卫生决策者通常不仅仅想知道项目的结果是什么,更想知道这项干预措施具体实施的过程是怎样的。所以收集灰色文献有时候可能还是不够的,这时我们就需要采访关键信息提供者。一项政策或干预措施在执行过程中会遇到很多的问题,然而这些问题是很难在公开发表的科研文献中找到的。已发表文章在其研究方法部分描述的也不够全面,无法囊括到研究实施过程的方方面面并且很多优秀项目或政策的评价都没有发表过而且随着项目的进行,当下正在进行的具体措施可能与已经发表文献内容不一致。这种情况下采访这样一个关键信息提供者就非常有价值了,信息提供者可以是项目的专家也可以是某个领域有多年经验的教授、学者或者是了解项目干预措施的地方项目主管。决策者可以通过文献、网站、同行专家推荐等方式寻找关键信息提供者,并对相关的问题进行一一问询。最后把访谈的信息进行整理、合并提取重要信息帮助形成决策。若必要时,后期可以追踪随访这些关键信息提供者。这种方法的优点是可以搜集到大量的信息,但是主要的缺点是反馈信息的质量没有得到有效的控制,所以需要一双专业、敏锐的眼睛识别这些信息。

3)专业会议:各行各业每年都会召开大量的学术会议,医疗卫生领域也是如此,这些会议通常会介绍一些重要的或最新的干预研究。卫生工作者可以收集那些经过同行评议过的会议摘要或论文汇编获得对决策有帮助的信息,也可以关注会议报告人,必要时还可以给他们发邮件进一步咨询相关事宜。

就像文中提到的那样,由于公共卫生覆盖范围之大及检索策略的不一致性使得文献检索可能不是一门精确的学科,但是系统化的文献检索对循证决策来说至关重要。

(5)筛选文献:将收集到的全部文献按照与研究主题相关性进行筛选,文献筛选过程读者可以参见本书第三十章有关文献筛选过程的相关内容。

(五)综合证据

对文献进行筛选后就需要对文献的信息进行归纳提取形成决策中可参考的证据形式。面对大量的检索结果如果不对文献进行及时的整理,大量的文献堆积在一起只会使整个决策过程变得更加困难,所以在文献检索和证据收集的过程中就需要对文献进行系统化的管理。一般来说按照文章的研究类型,比如原创性文章、综述类文章(包括系统综述和 Meta 分析)、指南等可以把文献资料进行不同的分类并用文献管理软件(如 EndNote)进行集中管理,可将文献进行不同的标识以方便后期快速查找相应的文献。

对证据进行综合时,通常会有两种可能的情况:一个是对原创性研究的综合;另一种是对非原创性研究(又叫二次研究,如系统综述和 Meta 分析、临床指南等)的综合。在进行文献综合时,可以使用创建数据矩阵(包含行和列的电子数据表)的方法提取决策需要的信息。进行证据综合的人员可以按照矩阵中的条目从每一篇入选的文章中摘出所需的信息将信息汇总处理。数据矩阵创建的目的是便于将每篇文章的关键信息进行有序化的整理。创建横标目时应该仔细考虑每一列的主题(需要提取的内容)如何选择,因为主题的恰当与否将直接决定每一篇文献信息提取的充分与否。如果开始时主题选择有误,在数据提取的过程中需要更改主题条目会使得工作量增大影响决策进度。一般情况下,较为实用的做法是将每一列的主题设置为主要作者、发表时间、文章类型、研究设计类型、方法学特征(研究人群、样本量、干预措施等)、与内容相关的结果(具体的数据和指标的提取)。当然,在进行信息提取前,有必要与相关的人员包括政府官员、大学教授、专家学者以及公共卫生工作者等进行充分的商讨,争取用最低的工作量和工作时间提取出关键、有用的信息。

(六)产生决策并把决策按重要性进行排序

在进行决策时往往会形成不止一种的决策方案,因此决策者可能面临多种决策的选择。此时就需要对不同的决策方案进行优先排序。但是公共卫生决策一般是由多人进行决策完成,由于群体决策偏重于少数服从多数的"一致性"使得最终的结果是一种"妥协"的结果,因此决策的结果未必能够达到最佳效果。不断地更新决策专家小组成员可以弥补因集体决策所带来的负面效应,最常用的方法是德尔菲法(图 34-4)。它是由一群匿名的专家组成的团队,专家利用从不同途径获得的信息就某一个决策方案达成一致意见。是一种获得专家意见并进行精炼的有用工具,最适用于大型、长期的问题,比如:策略的规划、环境的评估。该法不适用于常规的决策过程,但适用于专家在地理位置分布差别较大的情况,该法的专家组成员分散在各地,虽然该法是匿名反馈的,但专家组成员并不是匿名入选的而且专家组的目的也是明确的。选择专家组成员是使用该法的第一步。专家组成员构成多样、背景多样,人数控制在 30 人之内。该法利用一系列的问卷进行信息收集,开始时问卷的问题较普通,随着了解的加深,问题也将越来越专业、越来越具体,一开始以自由回答为主后期以多选为主。一个成功的德尔菲法应包括以下三点要素:合适的专家组、有效的问卷、总结好专家的意见。

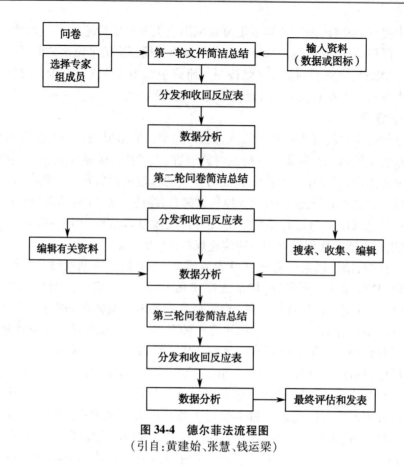

图 34-4　德尔菲法流程图
（引自：黄建始、张慧、钱运梁）

（七）确定行动计划并实施干预措施

在确定最后的方案时有一个必不可少的步骤：理论联系实际。在确定最后的政策干预措施之前需要先进行小规模的预试验，一是可以观察在实施中遇到的具体问题，二是可以对措施的结果进行初步的评估。价值观、社会正义、政治氛围等都会在干预措施的实施中发挥影响，导致实际效果可能和理论上有差别，所以只有经过在小规模社区评估过证明有效的措施才能进行大面积的推广。

经过预试验证实决策有效后，在具体实施决策之前还需要进行项目的需求评估、设定目标、详细的行动计划、选择和培训工作人员。

1. 需求的评估　在实施项目或政策前需要对整个项目或政策的资源需求情况进行全面的了解，主要包括以下 3 个方面：

（1）财力：资金的来源、可直接使用额度、使用过程中的限制情况、约束情况以及注意事项有哪些？

（2）人力：需要多少项目工作人员，对人员背景有什么样的要求，需要对项目人员进行什么样的培训？牵涉到多部门合作的人员应该如何定位和安排？

（3）物力：项目实施过程中需要用到哪些物资（如各种检测设备、耗材、移动运输车），对一些基础设施的要求，比如体育锻炼场所、医院等。

2. 设定目标并制定详细的行动计划

（1）所有设定的目标都需要有证据提供支持不能凭空设定目标；

(2)目标的设定要建立在以预防为主的指导方针下进行,即目标是通过在人群中提供健康教育、健康服务干预从而达到疾病预防和促进健康的目的;

(3)所有目标都应该旨在推进政策或干预措施的执行并且这些目标需要在计划时间内完成;

(4)目标的语言表达应该准确、清晰,不能使用笼统和模糊的语言;

(5)目标的结果是可测量的,目标的评价过程需要有一些可测量的指标以便于对目标的完成情况进行适当的评估。

3. 制定出详细的行动计划 只有制定严格地按照行动计划时间表推进项目,决策的执行情况才能在规定的时间内完成从而及时地对干预措施进行评估,掌握政策的实施是否达到了促进人群健康的目的。

时间表的制定可遵循以下几点原则:

(1)掌握总体情况,把总目标细化成若干具体的小活动并对活动进行分类和分组;

(2)明确活动进行的时间顺序,确定哪些需要最先开展;

(3)明确各项活动开始和结束的时间,给每个目标规定适当的完成时间。

4. 选择和培训工作人员 一支受到专业培训的队伍是保障项目成功的前提。为了保证项目顺利、高质量的实施对工作人员的统一培训显得非常重要。在进行人员培训时应该有区别的进行,应针对不同的需求进行培训。需注意的方面主要有:

(1)应该具体到每一位工作人员应该接受哪些方面的培训;

(2)由谁来负责培训;

(3)培训的时间、方式和频次;

(4)是否需要考核通过后才能开展工作;

(5)项目实施期间是否需要对工作人员进行考核,包括考核方式和频次。

为了使项目顺利进行除了需要对项目工作人员进行培训外也应该对社区居民进行相关的培训,比如培训居民如何规范的执行健康干预措施、对社区居民进行健康宣教和政策宣讲等。

(八)评价

评价是对政策及其实施背景进行分析的过程,目的是为了明确在政策实施过程中是否需要做出调整,同时评估政策导致的有意或无意的结果及政策是否达到了既定的目标。通过对政策进行评价,可以:①对资源的使用情况进行及时评估;②通过评价可以获得必要的信息并借此及时对项目存在的不合理之处进行修改;③帮助确定政策的实施是否有效;④为未来的某些决策提供信息。

评价可以依次分为需求评价、实施评价(过程评价)、影响评价、结果评价等。具体内容读者可参见本书第四十二章。

对于评价指标的选择:在健康相关的政策中,健康指标的测量可以用来对政策的完成情况进行评价。通常需要针对评价的项目制定出科学、系统的指标评价体系对该政策进行评估,虽然目前还没有统一的指标评价体系,但评价指标主要包括社会人口学特征、健康状态、健康危险因素、生活质量、卫生资源消费等方面的改善情况。

(九)完善决策

决策是一系列的过程而不是一次性的行为,一项决策制定出之后并不是一成不变而是需要在实施过程中发现政策存在的不足,然后不断收集新证据对决策做出合理的调整,达到不断对决策完善的目的。

第四节 我国实施循证卫生决策的挑战和展望

一、我国实施循证卫生决策的挑战

循证卫生决策在我国开始实施的时间并不长,所以在实际实施过程中会遇到这样或那样的阻力和障碍。

首先,最大的阻力来自于学者和政策制定者们的观点不同。像世界上很多国家一样,我国的健康研究者和政策制定者活动在不同的领域,使得双方不能及时有效的沟通,这种沟通障碍会导致学者的研究成果不能被决策者有效利用。

其次,一个可以把研究成果转化为政策的常规机制在顶层设计上常常是缺失的,结果导致一些公共卫生政策并没有很好的建立在良好的研究证据基础之上。

第三,证据的缺乏,尤其是本国设计严谨的高质量证据的缺乏。目前我国的很多决策都是借鉴或建立在发达国家研究证据的基础之上,比如美国、英国和澳大利亚等。一方面是因为我国在这方面的研究起步较晚而且公共卫生领域的研究从实施到出结果一般需要很长时间。比如北京大学公共卫生学院李立明教授领衔的 50 万人群队列研究(“中国慢性病前瞻性研究项目”)从建立到目前已经有 13 年了,最近该队列已相继在国际顶级医学杂志上发表了相关的论文,这对我国相关卫生政策的制定具有非常重要的指导意义。另一方面我国历来比较重视基础研究而在公共卫生领域资助的重大项目较少,导致我国缺少基于大型人群队列研究的前瞻性结果。另外,我国还缺乏有效的数据共享机制。各级政府的各部门常规收集各种类型的数据资料和全国性的调查数据,但在数据共享上却存在着壁垒,信息孤岛现象依然很严峻。

第四,大量系统综述和 Meta 分析论文的质量良莠不齐。系统综述和 Meta 分析(同质)本是处在证据金字塔塔尖的最高证据形式,但由于很多作者对系统综述和 Meta 分析方法掌握得不够完整、对研究问题的定义不够准确、对文献检索的不够全面以及在数据合并时对异质性不够重视等使得系统综述和 Meta 分析质量参差不齐。有时在同一时期对相同问题进行的系统综述和 Meta 分析时,不同作者得出不同的结论。

因此,为了提高我国循证卫生决策的现状,以下几点是需要考虑的。

(一)对循证公共卫生教育和科研的投入

卫生政策的制定具有很强的地域性,所以适合本地区决策的证据十分必要。其他国家适用的相关研究在我国并不一定也适用,所以我们应该积极开展国人健康领域相关的前瞻性人群队列研究,重视以人群为基础的研究,突出现场在证据产生过程中的重要作用。在项目资助上应该向公共卫生领域倾斜,给循证科研工作者提供良好的基金支持环境,同时应根据研究设计的特点来确定对其科研资助的周期。

在教育和培训方面的投资是培养能力所必需的,只有培养循证决策的意识、提高循证决策的能力才有可能实现循证决策,因此循证卫生决策应该被列入到医学研究生必修课程当中。同时研究者们也应当端正学术态度,重视生产基于中国人群健康方面的高质量证据,重视长期积累避免求短求快的短期科研行为。

(二)证据向决策的转化

如何有效的帮助基础和人群研究成果转化为证据并指导人群健康行为的改变是需要学

者和决策者共同思考的问题。良好的顶层设计与健全的体制机制是实现循证决策所必需的。研究成果转化为国家或地区政策方面的价值应该得到认可和鼓励,但把研究成果转化为循证决策的依据还需要在研究者和决策者之间搭建一所沟通的桥梁。建立一个有效的学者和政策制定者双方对话交流的机制,加强双方之间的理解,使决策者与科研人员可以了解彼此的工作动态也是非常必要的。此外,卫生决策的制定不仅需要证据的支持同时也需要依靠特定的社会环境并且政策的可行性、可负担性、价值收益、优先性等都应该被考虑到。中国作为迅速发展的国家,经济状况和基础设施正在迅速的发生变化。这种快速的变化给循证决策的开展带来了不小的挑战,因为一项严谨的研究往往需要很长的时间才能完成。等到一项研究完成时,社会的结构已经发生了变化,相应的决策对证据的需求也发生了变化。因此,为了确保一项研究结束时还能对政策的制定起作用就需要研究者和政策制定者保持紧密的联系和交流。

(三) 专业杂志与协会的积极作用

专业的学术期刊应该对文章的发表进行严格的把关,一些质量不高文章的发表只会给决策带来更多不必要的麻烦和负担。专业杂志可以在循证相关文章(如系统综述和 Meta 分析)的出版指南上发挥积极的作用,引导大家朝着更加严谨的循证方向前进。另外,杂志也应该秉承宁缺毋滥的态度提高发表文章的门槛尤其是系统综述和 Meta 分析类的文章。杂志应该对自己发表的每一篇文章进行严格的把关,通过杂志社的严格把关高质量的证据就相对比较容易被检索到并得以广泛传播,同时良好的循证实践也可以有依据的开展,比如抗高血压研究与循证治疗的措施就是很好的例子,我们也相信这种成功是可以在循证卫生决策中复制的。

(四) 吸取经验教训,提高决策水平

循证决策并不是十拿九稳,也会有失败的时候。决策者应该从失败的决策案例中吸取经验教训,努力提高决策水平。比如英国于 2012 年实施的问题家庭计划(troubled families programme),从中可以学习到以下几点:①不轻易对事件做出缺乏全面考量的决策;②不在没有试点的情况下把某项措施在全国范围内开展;③明白基于某项既有研究结果的资助不一定会带来与报告结果相吻合的实际产出;④不期望对某一问题的某些决定性因素采取的干预措施能够在整个地区或人群中产生巨大的效果。

此外,良好的学术团体、学会和协会可以作为学者之间沟通的平台用来讨论如何使相关的研究成果向政策方面转化从而使高质量的研究成果能够更好地为卫生决策服务。

二、我国实施循证卫生决策的展望

循证医学从诞生到现在不过二十多年的时间,但它给医学领域带来的变革式的冲击却不亚于任何一种新治疗方法的发现。可以毫不夸张地说,循证的思想彻底改变了传统的临床实践模式,并且循证思想在医疗卫生领域的迅速传播也使得其在这一领域的应用越来越受到重视,由此也催生并促进了循证卫生决策的发展。近些年,循证决策也受到过一些学者的抨击和质疑。但值得注意的是,循证思想只是一种思想或者说它更像一种工具,它所产生的结果或影响往往取决于使用它的人而不在于它本身。一个学科从诞生走向成熟并不是一帆风顺,它需要经历一个蜕变的过程或许这个过程中会充满质疑、充满争吵,但相信经过一番思辨的过程后,糟粕被抛弃精华被保留,而使循证的思想也会得到净化和升华,走向更加积极、科学的一面。

循证卫生决策在我国才刚刚起步,国家在制定优先发展战略的同时越来越重视科学决策、循证决策。伴随着"十九大"的胜利召开,我国进入了新时代。在"没有全民健康就没有全面小康"的号召下,我们有理由相信循证决策的理念将会迎来属于它的春天。伴随着良好的知识储备、正确的态度、积极的实践、充足的投入,我们会迎来一个更高效、更科学的循证决策体系。

（沈忠周　曲翌敏　江　宇 编,唐金陵 审）

参 考 文 献

[1] 黄建始,张慧,钱运梁.循证公共卫生[M].北京:中国协和医科大学出版社,2012.

[2] Muir Gray,唐金陵.循证医疗卫生决策[M].第 2 版.北京:北京大学医学出版社,2004.

[3] Kohatsu ND,Robinson JG,Torner JC.Evidence-based public health[J].American Journal of Preventive Medicine,2004,27(5):417-421.

[4] Brownson RC,Fielding JE,Maylahn CM.Evidence-Based Public Health:A Fundamental Concept for Public Health Practice[J].Annu Rev Public Health,2009,30:175-201.

[5] 唐金陵,Glasziou P.循证医学基础[M].第 2 版.北京:北京大学医学出版社,2016.

[6] 扈学俸,韩笑然,杨祖耀,等.诊断切点的改变对中国高血压、高血脂、高血糖患病率的影响[J].中华预防医学杂志,2017,51(5):369-377.

[7] Miller AB,Wall C,Baines CJ,et al.Twenty five year follow-up for breast cancer incidence and mortality of the Canadian National Breast Screening Study:randomised screening trial[J].BMJ,2014,348(9):g366.

[8] Session Regional Committee for Europe.Action plan to strengthen the use of evidence,Information and research for policy-making in the WHO European Region[R].2016.

[9] Jacobs JA,Jones E,Gabella BA,et al.Tools for implementing an evidence-based approach in public health practice[J].Prev Chronic Dis,2012,9:E116.

[10] Bonell C,McKee M,Fletcher A.Troubled families,troubled policy making[J].BMJ,2016:i5879.

[11] Jiang F,Zhang J,Shen X.Towards evidence-based public health policy in China[J].Lancet,2013,381(9882):1962-1964.

第三十五章

遗传流行病学

提要:本章主要介绍遗传流行病学研究的概念、发展简史、主要研究内容、公共卫生应用及常用的研究方法,如家族聚集性分析、双生子分析、养子分析、遗传度估计、简单分离分析、复合分离分析、参数与非参数连锁分析、传递不平衡分析、通径分析、关联研究等。此外,也简单讨论了 Hardy-Weinberg 定律的应用、常见的偏倚及其控制、遗传流行病学的挑战等。

第一节 概 述

流行病学与遗传学等相关学科交叉融合,逐步发展成为一门新兴学科——遗传流行病学(genetic epidemiology)。近三十年来,随着分子生物学技术与生物统计学方法等相关学科的飞速发展,遗传流行病学研究已经从关注孟德尔疾病即单基因疾病到更多地关注肿瘤、糖尿病、哮喘和心血管疾病等常见病,并逐渐拓展到长寿等健康领域,而基因组学、蛋白质组学、代谢组学等相关组学的飞速发展也带动了遗传流行病学研究的变革。

一、发展简史

1866 年,奥地利科学家 Mendel 提出了遗传因子的分离和自由组合定律。1908 年,英国数学家 Hardy GB 和德国医生 Weinberg W 发现的遗传平衡定律。1910 年,Morgan 提出了基因学说(gene theory)和基因连锁与互换定律。这些定律构成了遗传流行病学的基础,至今仍在广泛使用。

1875 年,Francis G 建立了双生子分析方法。1918 年,Fisher 建立了多基因性状的测量模型。1921 年,Sewall W 首创了通径分析。1960 年,Falconer 提出了数量性状遗传的概念和研究思想。1971 年,Morton 发展了综合分离分析方法。在基因等遗传信息可以获得之前,遗传流行病学就可以根据表型信息评价疾病家庭聚集性和遗传模式,从而进行病因推断,这些都成为遗传流行病学的经典方法。

早在 1954 年,Neel 和 Schull 首次提出了流行病学遗传学(epidemiology genetics)的概念。1978 年,Morton 和 Chung 首次提出了遗传流行病学(genetic epidemiology)这一术语,认为"遗传流行病学是一门研究人群中有相同遗传背景的亲属间病因、分布和疾病的关系的学科"。1982 年,Morton 进一步将遗传流行病学定义为研究亲属中疾病的病因、分布、控制及人群中疾病遗传病因的学科。其中,亲属可以是同卵双生子,也可以是一个种族;遗传可以是生物性的遗传,也可以是文化教养的传递。按 Morton 的这个定义,凡有家族或种族聚集性的疾病或群体中遗传原因不明的疾病都在遗传流行病学的研究之列。1984 年,另一个重要的遗传流行病学家 King 提出遗传流行病学是研究疾病是如何以及为什么在家族或种族中聚集的一门学科,回答下列 3 个主要问题:①疾病在家族或种族中是否有聚集现象存在;②如果有聚集现象存在,那么疾病的这种聚集是由于共同暴露的环境因素、教养传递还是由于生物遗传的易感性;③如果有生物遗传的作用,那么这种易感基因是如何遗传的。2005 年,《Lancet》杂志破天荒地连载了 7 篇系列文章介绍遗传流行病学及其方法,在开篇中 Burton 等将遗传流行病学定义为"一个与传统流行病学紧密结合、关注家族性(特别是遗传性)病因和基因-非遗传病因联合效应的学科"。

虽然从 1977 年以后,以遗传流行病学为标题词的文章如雨后春笋般出现,但是一般认为,遗传流行病学正式形成于 20 世纪 80 年代,1985 年,《Genetic Epidemiology》杂志创刊,标志遗传流行病学学科逐步走向独立。从上述遗传流行病学定义的变迁不难看出,无论如何表述,遗传流行病学都离不开流行病学,是流行病学的一个重要分支学科。作为一个独立的学科,与传统流行病学相比,遗传流行病学强调遗传因素和家庭相似性以及遗传-环境交互作用;与医学遗传学相比,遗传流行病学强调研究对象为人群,同时关心环境因素与疾病或健康的关系以及遗传-环境交互作用;与群体遗传学相比,遗传流行病学强调研究遗传因素与疾病或健康的关系,也研究环境因素与疾病或健康的关系以及遗传-环境交互作用;与统计遗传学相比,遗传流行病学更加关注流行病设计、相关生物学机制及统计模型应用的合理性。

经典的遗传流行病学研究更多地关注孟德尔疾病,即单一基因的突变对疾病的发生有重要作用,就目前所知,单基因疾病中大约 1200 个基因符合孟德尔法则。最近 30 年,肿瘤、哮喘、糖尿病和心脑血管疾病等常见病(被称为复杂性状疾病或复杂疾病或非孟德尔疾病)的研究也已经广泛使用了遗传流行病学的方法,以适应复杂多基因病因学的发展,包括多基因的多重突变,多基因之间的复杂交互作用及基因和环境因素之间的关系。为了适应这些发展,复杂疾病的研究通常需要有效的基因标志物、先进的统计方法和高效的基因工作平台。遗传流行病学由于其融合了流行病学、遗传学、统计学等多学科优点及自身的飞速发展,成为理清这堆"乱麻"的最快的剪刀。

相比国外的发展,我国遗传流行病学起步并不晚。1980 年,钱宇平、沈福民等流行病学家在国内引入这一研究领域并开办遗传流行病学学习班。1985 年,中华流行病学会遗传流行病学学组在北京成立,沈福民为组长,标志着我国遗传流行病学的新里程开始。其后,我国遗传流行病学的研究人员开展了大量相关研究,学科得到长足发展。

二、概念

一般认为,遗传流行病学是研究人群中疾病或健康状况的原因、分布规律和防治措施及其效果,特别是疾病遗传相关病因及其传递规律和遗传-环境交互作用的一门学科。这里,研究人群可以是亲缘关系较远的民族、种族,也可以是亲缘关系较近的家庭、同胞等;病因包括遗传病因(从单个核苷酸改变到染色体异常),也包括环境病因;遗传可以是生物学遗传物质传递,也可以是文化教养传递;环境因素指广义的环境因素,包括自然环境(生物、物理和化学)因素,也包括人文和社会环境因素、行为、营养等非遗传因素。

三、研究内容

现代遗传流行病学研究内容包括 3 个主要组成部分:①研究亲属疾病的病因以揭示家庭聚集性原因;②研究人群疾病的遗传性病因及其传递规律;③研究遗传-环境和(或)遗传-遗传病因的交互作用。和一般的流行病学一样,遗传流行病学研究对象是人群,包括家系人群和一般人群,对应的分别是家系为基础的研究(family-based study)即家系研究和群体为基础的研究(population-based study)即群体研究,两者的研究内容有交叉也有区别。

(一) 家系研究

经典的遗传流行病学研究对象是家系。所谓家系是指有血缘关系的家庭,由不同代的家庭成员构成。家系可以很大,也可以较小,其基本单位是具有相应遗传性状的先证者及其父母,即核心家系。所谓先证者是指家庭中独立被发现的具有相应遗传性状的成员,一个家系中可能有不止一个先证者。家系研究往往从先证者开始,逐步调查到家庭的其他成员。由于家系成员之间的血缘关系,各个研究对象相互并不独立,使得一般的流行病学分析方法不能在家系研究中使用。随着统计学、生物信息学、计算机等学科的发展,对扩展的家系即包括了除具有相应遗传性状的先证者及其父母之外的更多家庭成员的资料分析也不再困难。家系研究可以评价遗传性状(疾病)的家庭聚集性并判断原因,可以检验其遗传模式和传递规律,可以研究相应的遗传标记和易感基因并定位疾病基因,也可以评价基因-基因交互作用和基因-环境交互作用,是遗传流行病学的重要手段和研究内容。在遗传流行病学的家系研究中,应该注重流行病学相关原则,如家系抽样方法、相关偏倚控制等。

(二) 群体研究

遗传流行病学群体研究的研究对象是无血缘关系的一般人群,如社区人群。在群体研究中,既可以探索所研究人群中相关遗传性状的分布、规律及其影响因素,也可以评价该遗传性状的家庭聚集性(familial aggregation),同时,也可以研究疾病发生发展过程中遗传因素的病因作用以及遗传-环境因素的交互作用等。这里提及的遗传性状即受遗传因素影响的性状,包括可观察到的各种表型性状,既包括经典的单基因疾病、染色体疾病、糖尿病、肿瘤、心脑血管疾病等复杂疾病的疾病性状,也包括任何遗传特征如发色、血型、肤色、身高等。经典流行病学的研究设计如现况研究、病例对照研究、队列研究和移民流行病学研究等均可用于遗传流行病学研究,但是因为遗传流行病学更加关注遗传因素、遗传特征和规律等不同于经典流行病学的危险因素,故遗传流行病学也有其独特的研究方法,如病例交叉设计等。

现代医学认为,人类几乎一切正常性状和疾病都受到遗传因素影响,所以遗传流行病学的研究对象非常广泛。传统的遗传流行病学受到研究方法和技术等方面的限制,主要研究孟德尔疾病即单基因疾病。随着相关学科的发展,现在遗传流行病学已经完成了从主要研究孟德尔疾病到主要研究非孟德尔疾病的转变。包括传染病在内,遗传因素的病因作用在不断被人类认识和发现,如白喉毒素易感基因定位于 5q,以及对传染病的个体易感性的关注,如携带 CRC5Δ32 等位基因的 HIV 感染者发展成为艾滋病的危险性较低,传染病已经成为遗传流行病学研究的一个新的热点,特别是 HIV/AIDS、结核病等重大传染病日益受到遗传流行病学家的关注。此外,长寿等健康相关领域也逐渐进入遗传流行病学研究范畴。

四、遗传流行病学的公共卫生应用

（一）高危人群的识别、干预与监测

遗传流行病学研究识别遗传危险因素或疾病基因,进而估计人群的遗传负荷,识别高危人群,包括新生儿筛查等。对于单基因疾病,识别出隐性致病基因的携带者,对他们进行合理的婚育指导,可以大大降低相应疾病的发病率,如血友病、地中海贫血、色盲等。对于某些疾病,识别出相应的致病基因携带者,可以采取措施控制环境诱因,预防疾病发生。同时,对于复杂疾病,遗传流行病学的研究对环境-遗传交互作用进行了更多的评价,有利于制定并采用合理的干预手段与措施。例如,位于人类第 17 号染色体上的 BRCA1 是最早定位的乳腺癌和卵巢癌基因,通过识别人群中 BRCA1 的突变,可以识别乳腺癌和卵巢癌的高危人群,通过改变高危人群的环境暴露状况,如不吸烟或者戒烟、适当运动等,降低高危人群的乳腺癌和卵巢癌罹患风险。对高危人群的长期监测,可以了解人群遗传危险因素的动态变化,为制定相应的防制策略提供客观依据。

（二）遗传咨询

每个医学相关专业的人可能都或多或少地会被问到,"我得了某某疾病,我的小孩会遗传吗?"诸如此类的问题。遗传流行病学的研究有助于回答此类问题。在充分的遗传流行病学研究基础上,可以判断某个疾病/性状是否有明显的遗传倾向以及遗传的概率有多大等。再发风险率估计是重要的方法之一,可以根据孟德尔定律来直接估计或者使用 Bayes 逆概率法和概率树来进行估计。

（三）个体化预防与新诊断指标

个体化预防可以大大提高人类的医疗水平,是未来发展的方向之一。遗传流行病学的研究结果例如某些在疾病早期的遗传变异指标可能成为新的诊断指标,一些已经商业化,开始服务公众,如 BRCA1 和 BRCA2 基因筛选乳腺癌。

第二节　经典遗传流行病学分析方法

一、家族聚集性分析

家庭聚集性(familial aggregation)研究是经典遗传流行病学的一个核心问题,在很多情况下,也是遗传流行病学研究的开始,因为疾病或者性状的家族聚集提示了其受遗传影响的可能。对于一种疾病/性状在家庭中的聚集现象,并不总是意味着有遗传物质在家庭中传递,区分环境因素和遗传因素在家族聚集性中的作用,一般须采用遗传流行病学的独特方法如双生子分析法、半同胞分析法、养子分析法、通径分析等。

判断所研究疾病是否存在家族聚集性,可采用病例对照研究、队列研究、现况研究等流行病学设计进行研究。在遗传流行病学研究中,下列结果通常提示有家族聚集性:①患者亲属的患病率或发病率大于普通人群的患病率或发病率;②患者亲属的患病率或发病率高于对照亲属的患病率或发病率;③患者亲属的患病率或发病率随亲缘级数的降低而逐渐升高;④有家族史患者亲属的发病风险高于从群体中随机抽取患者亲属的发病风险;⑤对某些数量性状,如血脂水平等,亲属对之间的相关大于非亲属对之间的相关。疾病或遗传性状可以分为质量性状和数量性状,两者的研究方法和分析指标略有不同。

（一）质量性状

病例对照研究是研究质量性状家族聚集性最常用的方法。在一般的流行病学研究中，会询问病例和对照是否有家族史即家族中是否有具有相应质量性状疾病的成员；在遗传流行病学中，通常会较详尽询问病例和对照间接获得每个亲属（通常为一级亲属和二级亲属）详细疾病史，也可能直接询问病例和对照的亲属关于疾病的详细信息。

表 35-1 糖尿病家族史与 2 型糖尿病的病例对照研究

2 型糖尿病	有家族史	无家族史	合计
+	250	750	1000
−	100	900	1000
合计	350	1650	2000

表 35-2 2 型糖尿病家族聚集性研究

	糖尿病	无糖尿病	合计
2 型糖尿病患者亲属	800	3200	4000
对照亲属	400	1600	2000
合计	1200	4800	6000

一般的流行病学研究中会将家族史资料整理成为表 35-1 的格式，有家族史的研究对象患 2 型糖尿病的危险性是没有家族史的研究对象的 3 倍（$OR=3.0$），提示 2 型糖尿病具有一定家族聚集性。进一步分析结果如表 35-2，OR 从 3 下降到 1，可见表 35-1 的结果受到了研究对象亲属数量的偏倚，病例组的亲属数量明显多于对照组，此时即使没有家族聚集性，假定其患病风险相近，那么亲属数量越多，获得阳性家族史的概率也就越大，因为这里的家族史阳性是指任一规定亲缘关系的亲属为糖尿病患者即为阳性，与罹患糖尿病亲属数量无关，而亲属数量越多，有亲属罹患糖尿病的可能性就越大，即获得阳性家族史的概率也就越大。其实，家族聚集性的研究结果除了可能受到亲属数量的影响外，还可能受到下列因素的影响：①研究对象亲属的年龄分布：几乎所有的疾病都有一定的发病年龄并随着年龄变化，一般亲属年龄越高有阳性家族史的可能性就越大。②研究对象亲属的亲缘关系分布：两个个体血缘关系的远近可用亲缘系数来形容。亲缘系数指两个个体携带相同的等位基因的比例。父母、同胞和子女是一级亲属，亲缘系数为 1/2；叔、伯、姑、舅、姨、祖父母、外祖父母等为二级亲属，亲缘系数为 1/4；堂/表兄弟姐妹等为三级亲属，亲缘系数为 1/8。双生子为比较特殊的亲属，如果是同卵双生子，亲缘系数为 1；如果是异卵双生子，则和普通同胞相同，亲缘系数为 1/2。如果一个疾病/性状受到遗传因素影响，那么血缘关系越近，亲属的患病率越高，有阳性家族史的可能性越大。③研究人群的疾病频率：在相同样本量的情况下，如果一个人群的疾病频率越高，有阳性家族史的可能性就越大。除此之外，抽样的代表性、表型的识别、疾病基因的遗传特性如外显率、基因-基因交互作用、环境-基因交互作用等都可能偏倚研究结果，具体的分析策略与统计学处理措施可以参考相关专业书籍，这里限于篇幅不再讨论。总之，家族聚集性的研究结果的解释需要慎重，上述的偏倚在其他的设计类型中也可能存在，需要加以认识与预防。

除了病例对照研究设计之外，现况研究也常用于家族聚集性分析。通过现况调查，了解随机抽取的人群中研究对象的患病情况进而调查患者亲属的亲缘关系及患病情况并计算相应人群患病率。如果在所研究的人群中,患病个体的一级亲属患病率>二级亲属患病率>三级亲属患病率>一般人群的患病率,或者计算不同亲属再发风险比(不同亲缘级数亲属患病率与一般人群患病率之比),患病个体的一级亲属>二级亲属>三级亲属,则提示该疾病有家族聚集性。需要注意的是,再发风险比对于患病率较高的疾病(如患病率50%),则其不可能超过2,不同疾病的再发风险比也不适宜直接比较。

(二) 数量性状

估计并比较随机选择的家庭中亲属对的相关系数是评价数量性状家庭聚集性的常用方法,与一般的流行病学或统计学处理方法并无不同。如果亲属对之间的相关系数大于非亲属对之间的相关系数,或者是相关系数随一级、二级和三级亲属的亲缘关系逐步降低,都提示该性状可能有家族聚集性。理论上,数量性状的家族聚集性分析也可以使用质量性状的分析方法,如血压可以按照血压界值130/90mmHg来划分为正常与高血压,进而评价高血压的家族聚集性如何,但是这样的处理无疑损失信息。

二、双生子分析

双生子分析法、半同胞分析法、养子分析法、通径分析等遗传流行病学方法不仅可以回答家族聚集性是否由遗传因素所致,还能回答遗传因素的作用程度即遗传度。所谓遗传度是指在人群中遗传因素对多因子疾病的相对作用大小。遗传度是相当于群体而言的指标。一般来说,遗传度越高,遗传因素对疾病的影响可能越大,在遗传度高的人群中开展遗传流行病学研究的效率会高;相反,遗传度越小,遗传因素对疾病的影响可能越小,很难发现感兴趣的遗传效应。在实际计算时,遗传度可能会高估,甚至某个疾病/性状的遗传度可能超过100%,一方面可能是该疾病/性状并非多基因疾病/性状,也可能观察到的相应结果是偏倚或混杂的结果。

为了评价家族聚集性的可能遗传效应,需要假定相应的生物学遗传模型,最常用的为加性遗传效应模型,使用方差组分分析来加以区分和评价遗传效应和非遗传(环境)效应。大多数性状/疾病都是由遗传因素和环境因素共同作用所致,家系成员中表型的总变异可以分解为遗传因素引起的变异和环境因素引起的变异。遗传因素引起的变异又可分为加性遗传效应和显性遗传效应。用表型的方差表示表型变异,记为σ_Y^2,它可分解为遗传方差(σ_G^2)和环境方差(σ_E^2),遗传方差又可以分为遗传加性(additive)效应方差(σ_A^2)和遗传显性(dominant)效应方差(σ_D^2)。因此,考虑最简单的情况,$\sigma_Y^2 = \sigma_A^2 + \sigma_D^2 + \sigma_E^2$。其中,遗传方差占表型总方差的比例$\dfrac{\sigma_A^2 + \sigma_D^2}{\sigma_Y^2}$,称为广义遗传度(broad heritability),多用 H 表示;遗传加性方差占总方差的比例$\dfrac{\sigma_A^2}{\sigma_Y^2}$,称为狭义遗传度(narrow heritability),用 h^2 表示。由于遗传加性效应可以反映等位基因的效应,可由亲代传递给子代,所以我们常说的遗传度多指狭义遗传度。一般,遗传度是针对定量的遗传性状,对于质量遗传性状或疾病,使用遗传度需要谨慎。

以双生子分析法(twin study)为例探讨遗传度的估计。双生子是研究人类性状和疾病遗传学的极佳对象,所以早期的遗传流行病学的主要研究对象为双生子,双生子研究提供了大量的遗传流行病学基础数据,至今仍是一种重要的遗传流行病学分析方法。一般双生子可以分为同卵双生子和异卵双生子,前者有完全一致的遗传物质,后者有50%的相同遗传物质。大多数双生子的生活环境相同,即使是在母亲的体内,环境依然相同。因此,理论上,通过两种双生子的同病一致率或数量性状相关系数的比较,可以定量估计遗传因素的效应。同病一致率(concordence rate,CR)为双生子同时受累的对子数占全部观察的双生子对子数的比例,通常用百分比表示。假定疾病或数量性状是完全由于遗传因素造成,则同卵双生的同病一致率或相关系数应为100%,而异卵双生子则视遗传方式不同而异,不超过50%。

(一)质量性状

对于质量性状,估计同病一致率后可按 Holzinger 公式估计某病广义遗传度 H 值:

$$H = \frac{C_{MZ} - C_{DZ}}{100 - C_{DZ}}$$

例如某学者观察到同卵双生子哮喘的一致率为80%,异卵双生子的一致率为20%,H = (80-20)/(100-20) = 75%。

Falconer 提出了一个建立在阈值模型基础(图35-1)上的公式,可由相关系数 r 求得狭义遗传度 h^2:

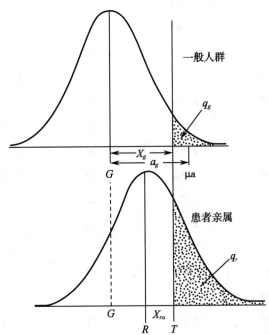

图35-1　一般人群的易患性分布和患者亲属的易患性分布图

G:一般人群;R:患者亲属;T:阈值;μa:患者的易患性均数;q_g:一般人群患病率;q_r:患者亲属患病率

$$r = \frac{X_g - X_{ra}}{a_g}$$

$$SE(r) = \sqrt{\left(\frac{1}{a_g}\right)^2 \left(\frac{1-q_r}{a_r^2 N}\right)}$$

同卵双生 $h^2 = r$;

一级亲属 $h^2 = 2r$;

二级亲属 $h^2 = 4r$；

三级亲属 $h^2 = 8r$。

式中：r 为相关系数；h^2 为遗传度；2，4，8 为亲缘系数 $1/2$，$1/4$，$1/8$ 的倒数；X_g 为一般群体易感性均值与阈值的正态偏差；X_{ra} 为亲属易感性均值与阈值的正态偏差；a_g 为一般群体易感性均值与患者易感性均值间的正态偏差；X_g、a_g 值是根据 q_g 查"正态分布 X 和 a 值表"（表35-3）而得；X_{ra} 值是根据双生子的发病一致率（C_w，即 q_r）查"正态分布 X 和 a 值表"而得；C_w 是同卵双生子的发病一致率，C 是一致的对子数，D 是非一致的对子数，$C_w = \dfrac{C}{C+D}$；N 为患者亲属中患病人数。

表 35-3　正态分布 X 和 a 值表

q%	X	a	q%	X	a
0.01	3.719	3.960	2.50	1.960	2.323
0.05	3.291	3.554	3.00	1.881	2.268
0.10	3.090	3.367	3.50	1.812	2.208
0.15	2.968	3.253	4.00	1.751	2.154
0.20	2.878	3.170	4.50	1.695	2.106
0.25	2.807	3.104	5.00	1.645	2.063
0.30	2.748	3.050	5.50	1.598	2.023
0.35	2.697	3.003	6.00	1.555	1.985
0.40	2.652	2.962	6.50	1.514	1.951
0.45	2.612	2.952	7.00	1.476	1.918
0.50	2.576	2.892	7.50	1.440	1.887
0.55	2.543	2.862	8.00	1.405	1.858
0.60	2.512	2.834	8.50	1.372	1.831
0.65	2.484	2.808	9.00	1.341	1.804
0.70	2.457	2.784	9.50	1.311	1.779
0.75	2.432	2.761	10.00	1.282	1.755
0.80	2.409	2.740	15.00	1.036	1.554
0.85	2.387	2.720	20.00	0.842	1.400
0.90	2.366	2.701	25.00	0.674	1.271
0.95	2.346	2.683	30.00	0.524	1.159
1.00	2.326	2.665	35.00	0.385	1.058
1.50	2.170	2.525	40.00	0.253	0.966
2.00	2.054	2.421	50.00	0.000	0.798

（Falconer 简化表）

例如已知慢性肾病的群体患病率为 5%，首先查"正态分布 X 和 a 值表"：$X_g = 1.645$，$a_g = 2.063$；其次 200 对同卵双生子中有 60 对共同发病，故 $Cw = \dfrac{60}{140+60} = 30\%$，即同卵双生子发病的一致率为 30%；查"正态分布 X 和 a 值表"：$X_r = 0.524$；代入遗传度计算公式得：

$$r = \frac{X_g - X_r}{a_g} = \frac{1.645 - 0.524}{2.063} = 0.54$$

$$SE(r) = \sqrt{\left(\frac{1}{a_g}\right)^2 \left(\frac{1-q_r}{a_r^2 N}\right)} = \sqrt{\left(\frac{1}{2.063}\right)^2 \left(\frac{1-0.3}{1.159^2 \times 100}\right)} = 0.035$$

同卵双生的 $h^2 = r$，故该多基因遗传病的遗传度经利用双生子一致率估算得 54%（95%CI：47.1% ~ 60.9%）。

（二）数量性状

对于数量性状，遗传度可直接由亲属间的相关系数 r 来估计，并与亲缘系数 R 有关：遗传度 $h^2 = \dfrac{r}{R}$

某学者研究 200 对双生子的血压水平相关系数，同卵双生子的相关系数为 0.80，异卵双生子的相关系数为 0.35。同卵双生子的遗传度 $h^2 = r = 0.80 = 80\%$，异卵双生子的遗传度 $h^2 = 2r = 70\%$，可见血压水平的遗传度在 0.70 ~ 0.80。在数量性状的分析中，可以使用多元统计模型来拟合偏回归系数，以校正性别、年龄、运动习惯等可能的混杂因素，估计的遗传度可能更少受到偏倚影响。近年来国外有关利用双生子进行遗传度估计的研究多是使用 Mx 软件进行结构模型拟合（http://griffin.vcu.edu/mx）。

在遗传度的解释中，必须注意的是大多数情况下估计遗传度使用的是表型而非基因型，错误分类几乎是难以避免的。同时，适当校正一些环境因素的效应可能降低总的方差，而不会改变加性遗传效应方差，即狭义遗传度会相应增加。估计遗传度的一个原因就是至少遗传度可以粗略反映一个疾病/性状发生发展中是否遗传因素在其中起了作用，是否值得进一步开展遗传流行病学研究。

三、养子研究

养子研究（adoption study）又称养子女研究，提供了又一种遗传因素研究方法，主要的研究假设是如果所研究疾病或性状具有遗传性，那么生物学上相关的个体（兄弟姐妹、父母或是子女）患病的危险性比收养的亲属高。养子的特点是当长期同非养子生活在一起，两者间无血缘关系，但有共同的生活环境。养子分析通过与其同胞及生身父母和寄养同胞或养父母的相似性比较，可研究遗传与环境因素相对作用的大小。可以采用队列研究、病例对照研究等研究设计。虽然这种方法非常直截了当，而且特别适用于那些已知环境因素起很大影响作用的疾病，但在选择研究对象时困难重重，特别是在中国的传统文化下，此研究很难开展。在早期的重症精神分裂的研究中就发现，母亲为重症精神分裂患者的子女即使在出生后即送往养父母正常的家庭寄养，其重症精神病和其他精神问题的发病率依然远高于同样出生后即送出寄养但母亲无精神问题的养子发病率，提示重症精神分裂症受遗传因素影响。

四、继养子研究

继养子，即半同胞，是指同父异母或同母异父的兄弟姐妹。继养子研究也称半同胞分析,可分析疾病或遗传性状来自父方或母方。通过比较同母异父或同父异母的同胞与同父母的同胞患病率的差异,可以推断相关遗传物质的亲代来源。对于相对罕见的疾病或遗传性状,一般通过绘制半同胞分析家系系谱图来分析,如同母异父的半同胞皆有此病则遗传来自母亲,同父异母的半同胞皆有此病,则遗传来自父亲;同样,如同母异父的某一父方的子女有此病,则遗传来自该父,同父异母的某一母方的子女有此病,则遗传来自该母方。

五、通径分析

通径分析(path analysis)是一种经典的分析遗传和非遗传效应的方法,基于线性回归,所以理论上适用于病因呈线性组合的情况。经典通径分析使用标准化的表型,通过构建回归方程,估计标准化回归系数即通径系数,分为遗传、教养和环境 3 类,通径系数之和为 1。与前述的方差组分模型不同,通径分析的模型更加灵活,也可以区分遗传因素和教养传递的各自效应。通径分析可以在 SAS 和 SPSS 等常用统计软件中实现,具体参考相关书籍。

通过通径图(path diagram)可以估计两个个体同一表型、同一个体不同表型、不同个体两种表型的预期相关,可定量、直观地阐明遗传因素或环境因素对所研究表型性状的决定程度,并可分析遗传因素、教养传递和环境因素对家庭每个成员表型性状的影响。根据研究目的和专业知识构建通径图,通径模型需要考虑生物学意义。观察的变量一般使用方框,未观察的变量使用圆圈,变量间因果关系使用单向箭头,相关关系使用双箭头,大小用通径系数表示,具体的建模规则参考相关专业书籍。由于通径系数是标准化的回归系数,所以各通径系数的大小可以相互比较。各通径上变量间接因果关系等于该条通路上各变量间通径系数之积。各研究变量对因变量总的影响等于所有可能通路的通径系数总和。通径系数不仅可以反映通径图中两变量间直接的因果关系或相关关系的强度,而且还能反映中间变量间间接的因果关系,从而得到一些其他统计方法难以得到的结果。

因为通径模型较灵活,也易于实现,但是构建的通径模型通常都不是唯一的,使用通径分析必须小心谨慎,特别是不能忽略变量间相关的生物学意义和可接受性。

六、简单分离分析

当某种性状显示出家族聚集性以及一定的遗传效应时,简单分离分析(simple segregation analysis)可以用来检验家系中表型分布是否符合孟德尔遗传。若对某病疑为单基因遗传,可作家系谱图的分析,计算子代同胞间分离比即子代同胞中患者所占的比,比较其与该病假定遗传方式所决定的理论分离比是否一致。如所观察的分离比同理论分离比相一致,那么对该病遗传方式的假设成立。分离分析可以确定一个疾病或遗传性状的遗传模式。以上是简单分离分析的理论基础,相关统计分析可以在 Segranb 等软件中实现。

(一) 常染色体隐性遗传

如果拟调查的疾病或遗传性状怀疑是常染色体隐性遗传病,那么患者的父母大多数是携带者。通常通过先证者来收集家系,如果父母亲都是携带者的话,那么势必遗漏双亲是该病的携带者而子代同胞中无病例的各小家系,此时估计分离比肯定偏高,如果这种调查法识别出了该人群中的所有病例,一般称作完全截尾确定法。截尾是指把那些家系中无病例的家系漏掉了,丢失了原本应该纳入分离比计算分母中的无病的同胞组。如病例收集效率较低,人群中该病的频率也很低,那么被确定为先证者的病例就不会完整,这时所采用的调查方法称为不完全确定法。这时由于诊断和收集病例的不完整,使得家系被调查到的概率取决于家系中的患者数,故它的偏倚更大。因此在进行分离比的调查时,尤其是隐性遗传病要对先证者以及同胞数加以纠正。

常用的简单分离分析方法按照确认概率($\pi = A/R$,其中 π 为患者被确认为先证者的概率;A 为相互独立确认的患者数;R 为调查得到的患者总数)分成 3 类:

(1)完全确认(complete ascertainment):即 $\pi = 1$,包括先验法(a priori method)、最大似然法(maximum likelihood method)和单病例法(singles method)等。

(2)不完全确认(incomplete ascertainment):即 π 大于 0 小于 1,包括同胞法(sib method)、通用先证者法(general proband method)和最大似然法。

(3)子女总数校正法(刘祖洞氏校正法),直接校正遗漏掉的子女,适用于完全确认,同胞组人数至少 2 人。

下面以单病例法(Li-Mantel-Gart 法)为例,简单介绍常染色体隐性遗传简单分离分析的应用。该方法较精确,比先证者法更接近于用最大似然法所估计的分离比值,计算也较简单,需要确定单病例的同胞组并计算其数,故本法称单病例法,用于完全确认。其计算公式如下:

$$P = \frac{R-J}{T-J}$$

式中:P 是欲待校正的估计分离比,R 是患儿总数,T 是同胞总数,J 是家庭内同胞中只有一例患者的家庭数。

标准误的估计公式 $= \sqrt{\dfrac{(R-J)(T-R)}{(T-J)^3}}$

现怀疑某疾病为常染色体隐性遗传病,在人群中发病率较低,收集家系情况如表 35-4。对于这种可能的单基因遗传病,通常先假设其遗传模式再加以检验,此例中可用患儿及其同胞组的调查资料作先验的求证,即假定它在同胞组中的分离比约为 0.25,考虑到可能的确认偏倚,故使用 Li-Mantel-Gart 法校正。

表 35-4　某病的家系调查资料

同胞组大小	家庭数	同胞数	患儿数	仅发生一例患儿的家庭数
2	4	8	5	3
3	9	27	12	6
4	6	24	7	5
6	4	24	5	3
7	2	14	6	0
8	2	16	4	0
合计	27(N)	113(T)	39(R)	17(J)

完全确定的单病例法估计分离比

$$P = \frac{R-J}{T-J} = \frac{39-17}{113-17} = 0.229$$

$$s.e._p = \sqrt{\frac{(R-J)(T-R)}{(T-J)^3}} = \sqrt{\frac{22 \times 74}{96^3}} = \sqrt{0.00184} = 0.0429$$

所以,估计该疾病的分离比 $P=0.229(95\%CI:0.145\sim0.313)$,估计的 P 值的 95% 可信区间包括 0.25,不能拒绝该疾病可能为常染色体隐性遗传的假设,可初步认为其为一常染色体隐性遗传病。

(二) 常染色体显性遗传

对于群体中患病率较低,可能为常染色体显性遗传的疾病或性状,可以直接使用 Roberts 法加以检验,公式如下:

$$\chi^2 = \frac{\left[(A-N)-1\right]^2}{A+N}$$

其中,A 为患者子女数,N 为正常子女数

例如,在某人群中,调查一罕见的家庭聚集性疾病,共调查 200 个家系,有 450 个子女,其中 234 个为患者,先证者都为亲代即家系中的父亲或母亲,配偶的另一方皆正常。若假设本病为常染色体显性遗传病,现父母因配偶的一方为患者,则其婚配型为 Aa×aa(其中 A 为显性的致病基因,a 则为正常基因),这种婚配型的子女中该病的分离比约为 0.5。根据上述假设,本次调查的患病子女数理论值应为 450×0.5=225 个,其余 225 个为正常,实际观察到的患者数为 234 个,其余 216 个正常,相应的卡方估计为:

$$\chi^2 = \frac{\left[(234-216)-1\right]^2}{234+216} = 0.642, P>0.05,$$ 故根据目前的调查不能拒绝原假设,本病的分离比符合常染色体显性遗传病的分离比,可能为常染色体显性遗传。

上述的分析无疑假设了最简单的情况。通常在作显性性状的分离分析时,如不通过有特殊性状的亲本,只通过同胞组中的患者进行家系调查,就会漏掉 Aa×aa 和 Aa×Aa(A 为致病性基因)婚配中未见患病子女的家系,故一般作显性性状调查时应通过亲本(即家系中的父母一代)开展。同时,在显性遗传中,杂合子与纯合子在表型上很难区别,如 $\overline{A\times a}$ 可以是 AA×aa 也可以是 Aa×aa 这两种婚配类型;$\overline{A\times A}$ 可以是 AA×AA,也可以是 Aa×Aa 或 Aa×AA 这 3 种不同婚配类型。如果在群体中 A 的频率较高,分析时若不区分纯合子与杂合子,就会造成很大偏差,在这种情况下可应用 Smith 法来做无偏估计(Smith 法略,可参考相关专业书籍)。

七、复合分离分析

复合分离分析(complex segregation analysis)是遗传流行病学研究的重要方法,是人类和医学遗传学上经典的分离分析方法的拓展。它以综合方式研究人类质量性状和数量性状在家系中的传递方式,在多基因的影响中分离出可能的主基因(major gene)及其效应。复合分离分析不仅能利用各种家系资料,而且可以检测复杂遗传模式,同时考虑环境因素的作用。

当某种性状显示出家族聚集性以及一定的遗传效应时,符合分离分析可以检验这种疾病的家族聚集性是符合主基因模型(主基因是指除随机性环境因素、非随机性家庭环境因素又称教养继承性和微效多基因作用外,那些外显率较高,对多基因性状或疾病的易感性影响较大的基因)、多基因模型(即疾病受到多个微效应基因影响)还是两者的联合模型;如果符合主基因模型,那么遗传模式是显性还是隐性,等位基因频率如何,每个基因型外显率如何;如果符合多基因模型,遗传度是多少。这些问题的解答可以给遗传模型的选择提供重要的线索,同时,分离分析所得的相关参数可以作为连锁分析的参数。

进行复合分离分析首先是收集满足一定条件的家系,给所有家系成员进行表型分型(定性或定量)。然后,在一般模型下用最大似然法估计观察到的家庭成员间表型关联,接着用

限制模型进行拟合,限制模型包括主基因模型(显性、共显性或者隐性)、混合主基因模型(主基因+多基因)、非主基因模型和环境模型等,把拟合的每个限制模型最大似然结果和一般模型进行比较以确定最佳模型。通常可以使用似然比检验,比较限制模型和一般模型的$-2\ln L$,估计 Akaike's 信息标准(AIC),$AIC = -2\ln L + 2k$,其中 k 是模型中参数个数,最佳节俭模型通常选择 AIC 最小模型。

分离分析可以通过使用多种遗传流行病学软件包计算,包括 SAGE(statistical analysis for genetic epidemiology)、PAP(pedigree analysis package)和 SOLAR(sequential oligogenic linkage analysis routines)。

某学者收集病理性近视眼家系 90 个,在 SAGE 软件中进行复合分离分析,部分结果如表 35-5,在收集的家系中,显性模型、隐性模型和共显性模型均被接受,主基因模型也被接受,但是根据 AIC 最小原则,共显性模型是最优模型,提示病理性近视眼可能是孟德尔共显性遗传模式。

表 35-5 病理性近视眼的复合分离分析

参数	一般模型	环境模型	无传递模型	显性模型	隐性模型	共显性模型	主基因模型
个数	8	2	5	3	3	3	4
$-2\ln L$	1352.17	1625.98	1572.74	1361.00	1363.10	1354.29	1357.10
AIC	1368.17	1629.98	1582.74	1367.00	1369.10	1360.29	1365.10
χ^2		273.81	220.58	8.83	10.93	2.12	4.93
df		6	3	5	5	5	4
p		<0.05	<0.05	>0.05	>0.05	>0.05	>0.05

第三节 现代遗传流行病学分析方法

一、连锁分析

连锁分析(linkage analysis)是证实人类性状或疾病遗传方式的最有效、最准确的方法之一。其基本原理是:假定基因在染色体上呈线形排列,距离较近的基因可能连锁,那么如果致病或导致性状的易感主基因存在,这个基因一定在一对染色体上,即使并不知道这个易感主基因所编码的蛋白质,也可以通过染色体上已知位点的基因即标记基因和该易感主基因(目的基因)的连锁关系分析将其定位于染色体上。该假设的主基因和标记基因的连锁与否就可以用统计学方法加以度量,如用目的基因和标记基因连锁遗传和随机遗传的两个比值之比的对数值来判定这两个基因是否连锁。现在的已知连锁分析本质上均属于相关分析。

连锁分析是常见的基因定位方法之一,定位包含主要疾病危险基因的染色体区域,目的是检验已知染色体位置的遗传标志物和疾病位点的连锁。如果一个遗传标志物(标记基因)和一个疾病位点在同一染色体上且位置足够接近,它们的等位基因比独立基因(也就是说,如果他们分布在不同的染色体上或者在一个染色体上相距较远)更可能共同传递给子代。

一般连锁分析,首先需要收集含多受累成员的家系,获得家系成员的表型信息和 DNA 样本,并对所有样本进行基因分型,然后检验疾病位点和基因型标志物的连锁关系。连锁可以通过参数和非参数的方法进行检验,前者需要使用等位基因频率、外显率之类的来自于分离分析的参数。

(一) 参数连锁分析

经典连锁分析是标记基因和目的基因均符合经典的 Mendel 遗传的连锁分析。这些基因遗传方式明确,通常为完全外显。经典连锁分析包括直接法或家系分析法、Bernstein 统计法、Fisher u 统计法和最大似然法等,其中以最大似然法最为常用,家系分析最为直观。

连锁分析是通过估计家系中遗传标志物和疾病位点重组率(θ)来评价两个独立位点分离,进而检验 θ 是否显著小于自由分离的理论值 0.5。使用各类数据库,可以方便获得经染色体定位的遗传标志物,并对家系成员进行基因分型,疾病易感基因位点可以根据表型特定遗传模式下的包含疾病等位基因频率和基因型外显率等一系列参数的间接推断。参数连锁分析指的正是此项分析必须选定遗传模式和其他参数。

最大似然法可以用来估计重组率(recombination frequency,θ)并检验无效假设 $\theta = 0.5$。重组率 θ 为双杂合子产生重组型配子的比例,即重组型配子在总配子中所占百分比。通常把具有 1% 的重组率($\theta = 0.01$)的两个位点的相对距离称为一个图距或称为一个厘摩(centimorgan,cM)。使用公式 $P_i(\theta) = \theta^r \times (1-\theta)^{nr}$,可以在任何给定 θ 下估计观察到的第 i 个家系中一定数量的重组和不重组的似然值(概率),其中,r 和 nr 代表重组数和不重组数,i 为家系数。通过计算不同重组率时获得不同家庭概率乘积与无连锁时的获得不同家庭概率乘积之比,θ 最大似然值就是在获得最大似然值时的 θ。连锁检验可以通过比较两个似然值完成,备选假设($\theta<0.5$)和无效假设(无连锁)($\theta = 0.5$)似然比的两倍自然对数符合卡方分布。重组率为 θ 的优势对数值(logarithm of the odds,LOD),由于历史的原因,连锁分析检验使用以 10 为底的对数而不是使用以自然对数,连锁分析的最大似然法一般可获得 LOD 值。一般当 LOD>3 时,提示肯定连锁;当 LOD≥2 时,提示可能连锁;当 LOD<-2 时,提示不连锁;当-2<LOD<2 时,尚需更多的家系资料,不能判别是否连锁。Lods 法又称对数优势记分法(log odds score)或对数概率比记分(log probability ratio score),是 1974 年由 Haldance 和 Smith 提出的,后经 Morton 多次修改而成。

以往的连锁分析,一般先确定家系的婚配类型,再查表进行分析,而且对于家系的选择要求较高,一般需要家系中有多名患者。现在,随着计算方法的改进和计算机使用扩展,连锁分析更容易实现,目前可用的软件包括:LINKAGE,GENEHUNTER,SAGE 等。

(二) 非参数连锁分析

非参数连锁分析是另一种常见的连锁分析方法。与参数连锁分析的最主要的差别在于,这种方法不需要选定遗传模式,但是也不能确定重组率。在进行复杂疾病的连锁分析时,具有一定的优势。虽然名为非参数分析,但是其中的大多数方法或多或少的都要使用一些参数,只不过不依赖于传统的遗传相关参数而已。非参数分析方法的种类较多,大致可以分为以下几类:按研究的性状不同可分为数量性状和质量性状分析;按分析的手段可分为血缘一致性(identify by descent,IBD)和状态一致性(identify by state,IBS)分析;按分析的对象可分为受累同胞对和受累亲属对分析;按位点数量可分为单位点和多点位分析。下面以受累同胞对分析为例,进行简单介绍。

关于 IBD 和 IBS 的概念介绍:

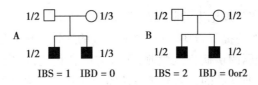

图 35-2　不同家系中 IBD 和 IBS

　　IBS 是指两个同胞有相同的等位基因,因而对于图中的两个家系可以很容易地确定 IBS。确定 IBD(同胞间相同的等位基因来源于同一个亲代的等位基因),对于图 1A 家系是比较容易的,同胞间相同的"1"等位基因其实来源于不同的亲代(第一个子女来源于母亲,第二个子女来源于父亲)。然而,在实际情况下,即使亲代的基因型已知(特别是存在纯合子的亲代),也不能确定子代间的 IBD,即使亲代都是杂合子,如图 35-2 中的第 2 个家系,也不能确定 IBD,因而需要家庭其他成员资料,通过统计估计可能的 IBD 概率。

　　同胞对分析的基本假设是,如果一个遗传标志物和疾病位点距离很近,那么可以预期在受累同胞对中有血缘一致性(identical by decent,IBD)标志物等位基因的超额共享,这一现象与遗传模式无关,但是明确遗传模式的情况下效能更高。如果一个遗传标志物独立于疾病位点(无连锁),那么受累同胞对共享 0,1,2 个 IBD 等位基因标志物的概率分别是 0.25,0.5 和 0.25。另一方面,如果遗传标志物和疾病位点相邻,那么受累同胞对可能共享更多的 IBD 等位基因,其相应的概率不同于理论数。例如,对 400 例受累同胞对进行基因分型,其中 40 对没有 IBD 等位基因(10%),240 对共享一个 IBD 等位基因(60%),120 对共享 2 个 IBD 等位基因(30%)。所观察到的 IBD 共享现象可以考虑受累同胞对更多共享 1 个或 2 个 IBD 等位基因,提示标志物和疾病位点之间有连锁。可以使用多种方法来验证这个结果的真实性,方法之一就是由 Wittemore 等提出的评分检验。每个家系可以通过 IBD 等位基因的共有程度获得一个评分,通过无效假设下理论分值的成对比较或多对比较进行连锁检验,也可进行基于似然度的检验。值得注意的是,同胞对是最简单的亲属对,非参数 IBD 共享连锁分析可以通过其他类型亲属对甚至是各种亲属对混合获得,整体上 IBS 为基础的连锁分析方法效能低于 IBD 为基础的方法,而家系中受累亲属对间 IBD 能明确确定的可能性越大,效能越高。目前非参数连锁分析可用的软件包括 GENEHUNTER 和 MERLIN 等。

二、传递连锁不平衡分析

　　连锁不平衡(linkage disequilibrium,LD)是关联研究的重要基础之一。LD 被定义为等位基因在两个或两个以上位点非随机地同时出现,共同传递。当两个位点彼此相距较近时,他们的等位基因可能在几代人中共同传递。这种共分离的现象就是 LD。从概念上来说,LD 是一种特殊的连锁。一般来说,在连锁不平衡中两个位点通常是连锁的,然而,连锁并不一定总是连锁不平衡。两个位点的 LD 衰减通常发生在两个位点之间有重组现象发生时,衰减的速度取决于标志物间的重组率。一般来说,标志物位点和疾病位点的距离越近,连锁不平衡的衰减越慢,这就使得 LD 可以用来作为一种疾病基因定位的工具。

　　传递连锁不平衡检验(transmission/disequilibrium test,TDT)基于连锁不平衡观察可能的易感标记等位基因传递给患病子代的概率,既是一种特殊的关联研究,也是一种特殊的连锁分析方法。早期的 TDT 检验要求 3 个家系成员的核心家系即 2 个亲代和 1 个受累子代,其中至少 1 个亲代携带杂合基因。这个检验的零假设是如果等位基因和疾病风险有关,那么它由亲代传给子代的概率比理论上的随机概率(50%)要高。

在存在连锁不平衡的前提下,TDT 方法比非参数的连锁分析方法(同胞对,亲属对等)灵敏度高,对于遗传效能较弱的疾病也能检测,而且与后者相比,达到同样的检测效能所需的样本量大大降低,而且与非参数的连锁分析方法需要家系中有多个受累亲属不同,TDT 只需一个患病者,资料收集较容易,此外不受群体分层偏倚影响。

表 35-6　核心家系中父母基因型和患病子女基因型分布

父亲基因型	母亲基因型	患病子女基因型	未传递等位基因型	家系数
R/R	R/H	R/R	R/H	20
R/R	R/H	R/H	R/R	10
R/H	R/H	R/R	R/H	30
R/H	R/H	R/H	R/H	10
R/H	R/H	R/R	R/R	20
H/H	R/H	R/H	H/H	20
R/H	H/H	R/H	R/H	10
R/H	H/H	H/H	R/H	20
R/R	H/H	R/H	R/H	10

表 35-7　父母基因型中传递/未传递等位基因分布

传递等位基因	未传递等位基因		合计
	R	H	
R	40	120	160
H	80	60	140
合计	120	180	300

例如某学者调查了 150 个肝癌的核心家系,考察基因位点 A 的 R 等位基因(其余等位基因标记 H),家系中父母基因型和患病子女基因型以及推断的未传递子女基因型如表 35-6,进一步可以整理为传递与未传递 R 等位基因分布的表 35-7,计算如下:

$$TDT = \frac{(120-80)^2}{120+80} = 8$$

相当于配对 $\chi^2 = 8, df = 1, P < 0.05$,提示 R 等位基因与肝癌致病位点存在传递连锁不平衡。

此后,Spielman(1998 年)提出了同胞 TDT(sib-TDT,s-TDT)的方法,使用家系中所有的患病与未患病的同胞而不考虑双亲来进行分析。后来,考虑到绝大多数复杂疾病的发病年龄较晚,父母的基因型获得困难,又发展了单父母家系的分析方法-1-TDT。S-TDT 和 1-TDT 的相关计算较复杂,可以在 TDT 软件中实现。同样,随后 TDT 被扩展可以分析多遗传标志物。Martin 等人发展了家系不平衡检验,将这个方法扩展到用来分析整个家系数据,而 Rabinowitz 和 Laird 进一步扩展了 TDT 检验使之成为以家系为基础的关联检验(family-based association test,FBAT),可以使用 FBAT 程序进行。

三、关联研究

复杂疾病是一组非孟德尔遗传病,有较强的遗传异质性。对于复杂疾病的关联研究(association study)目前主要有两种通用的方法;一是候选基因方法,二是全基因组筛选。关联分析方法最常用的是病例对照研究设计。

如果在一项关联研究中发现某等位基因同所研究的某表型性状间的关联有统计学意义,那么该结果可能因混杂或样本选择偏倚所致的人为的阳性结果,或者该等位基因同另一位点上的某直接影响疾病表型表达的等位基因存在连锁不平衡,当然也可能该等位基因本身直接影响该疾病表型的表达,此即易感基因。第二种结果虽然不能直接确定易感基因,但是可以帮助缩小定位易感基因遗传区域和范围。此外,在关联研究中,研究者常常探索可能的基因-环境交互作用和基因-基因交互作用。

在关联研究中需要特别注意多重比较问题,当所比较的疾病或标记基因具有多个时,应该作多重比较(multiple comparison)校正以缩小假阳性的可能,校正的方法目前尚无满意的手段,一般沿用 Bonferroni 的方法,但是该方法偏保守,而且遗传流行病学的研究中不完全是检验次数的问题。除了假阳性外,假阴性错误在关联研究中也应该尽量降低,决定关联研究中统计效能的主要因素是样本量、联系的强度和间接研究时使用的标志物和疾病位点的 LD 程度等。

(一)群体关联研究

以人群为基础的病例对照研究是最简单也是最直接的检验群体关联的方法。通常比较病例组和对照组的特定等位基因频率(或者基因型频率),如果结果提示病例组中特定基因型(或者等位基因)和对照人群相比有统计学差异,那提示遗传标志物和疾病之间有关联,或者是和该疾病致病位点存在连锁不平衡。比值比(OR)是一个常用的关联研究指标,在遗传流行病学病例对照研究中,OR 比较的是病例组携带(或者暴露于)某个特定的危险基因型(或者是危险等位基因)比数与对照组的比数,一般需要假设特定的遗传模式(显性、隐性或者相加)来计算遗传研究的 OR。年龄、性别等协变量需要调整时可以使用 Logistic 回归来进行估计。对照需要来自产生病例的同样人群,且与病例无血缘关系,通常与病例在社会和人口学特征诸如年龄、性别等方面匹配。一般流行病学研究设计的原则和方法大多数适用于此方法。在一般人群中开展的群体关联研究需要特别关注可能的群体分层偏倚,此外需要对研究对象相关基因分布进行哈迪温伯格平衡检验(相关方法见后),特别是对照组。

例如,某学者开展 A 基因的群体关联研究,结果如表 35-8,假定为显性遗传,计算可知含 A 基因型的 $OR = 25.50(95\%CI:12.94-50.26)$,提示 A 基因可能与该病有关。

表 35-8 病例组和对照组的 A 基因型分布

基因型	病例组	对照组	合计
AA/Aa	101	20	121
aa	20	101	121
合计	121	121	242

(二)家系关联研究

为了避免群体分层偏倚,许多研究人员提出了以家系为基础的病例对照研究(即病例和相应的对照来自于同一个家系），又称之为家系关联分析（family association analysis），其中较为有影响的是单倍型相对危险度（haplotype relative risk，HRR）和 TDT（详见前述方法）。单倍型相对危险度是以患者双亲基因中未传递的基因形成拟"对照"，再通过传统的病例对照研究加以分析，是一种关联分析方法，其有效性依赖于研究家系组成和随机婚配人群。既往的家系研究，先证者的识别往往来源于各类医疗机构，不可避免地存在选择偏倚，今后的研究中应该大力开展社区人群为基础的家系关联研究，依托于日渐成熟的电子健康系统和各类生物样本库，遗传流行病学将迎来新的发展契机。

（三）全基因组关联研究

虽然对常见疾病的生物医学研究已经进行了几十年，这些疾病的病因依然不清。这些常见疾病往往病因复杂，对他们的可能候选基因或者机制的认知非常有限。全基因关联研究（genome-wide association study，GWAS）假定如果遗传因素确实会增加患病的危险性，那么可遗传的变量必然存在于这个基因组内，不再局限于特定的候选基因。通过评价整个基因组的大量常见和相对罕见遗传变异，全基因关联方法提供了一个快速定位疾病基因的方法。2002 年，第一个全基因关联研究由 Ozaki 等报道。此后，随着单倍型图谱的完成和相关基因分型平台（最大 500K）的建立，以及高通量基因分型和全基因组测序等技术的飞速发展，GWAS 研究发现了更多糖尿病、心脑血管疾病、肿瘤等重大疾病的新易感基因或新机制，截至 2017 年 8 月 31 日，已经发表 3092 个研究涵盖 39 205 个 SNPs。在发现大量的易感基因之后，以易感基因作为工具变量如孟德尔随机化等方法，成为今后遗传流行病学的重要发展方向之一。但是，假阳性、可重复性差、价格昂贵等挑战依然不容忽视，新技术不能代替合理的设计和科学的解释。

第四节　遗传流行病学相关问题

一、Hardy-Weinberg 平衡定律

（一）基本概念

英国数学家 Hardy GB 和德国医生 Weinberg WW 先后分别于 1903 年和 1909 年提出群体遗传学中的一个基本定律，称为 Hardy-Weinberg 平衡法则，简称 H-W 平衡定律，指在一个大的随机婚配的群体中，如果没有出现新的突变，没有任何形式的自然选择，也无明显的人群迁移及随机的遗传漂变，那么该群体中的各基因型的比例可以一代代保持稳定不变。此定律是遗传流行病学的研究基础之一。

（二）应用

假定一个群体中一个位点上共有两个等位基因 A 和 a，A 的等位基因频率为 p，a 的等位基因频率为 q，且 $p+q=1$。那么在一个随机婚配的群体中，基因型 AA，Aa 和 aa 的基因型频率分别是 p^2，$2pq$ 和 q^2，且和为 1。

下面以实例演示如何进行基因型频率的 H-W 平衡检验。某学者采用频数匹配的病例对照研究设计开展肿瘤坏死因子 β（tumor necrosis factor-β，TNF-β）基因的群体关联研究，收集病例组和对照组基因型分布如表 35-9，以对照组为例，可以计算对照组 TNF-β*2 等位基因频率 p 为 $(24×2+61)/(116×2)=47\%$，所以，如表 35-10 所示，TNF-β*2/2 基因型理论值为 $116×p^2=116×0.47^2=25.6$，依次 TNF-β*1/2 基因型理论值为 $116×2pq=57.8$，TNF-β*1/1 基因型理

论值为 $116 \times q^2 = 116 \times 0.53^2 = 32.6$，分别计算卡方值并累加后卡方值为 0.36，自由度为基因型数-1，此例为 2，查相应的卡方界值表，可知 $P > 0.05$，提示所选的对照组 TNF-β 基因符合 H-W 平衡。

表 35-9　TNF-β 基因型在病例和对照中的分布

	TNF-β*2/2	TNF-β*1/2	TNF-β*1/1	合计
病例	40(40.4%)	44(44.4%)	15(15.2%)	99(100%)
对照	24(20.7%)	61(52.6%)	31(26.7%)	116(100%)
合计	64	105	46	215

表 35-10　对照组的 H-W 平衡检验

对照	TNF-β*2/2	TNF-β*1/2	TNF-β*1/1	合计
观察值	24	61	31	116
理论值	25.6	57.8	32.6	116
χ^2	0.10	0.18	0.08	0.36

可以利用 Arlequin 软件进行 Hardy-Weinberg 平衡检验，也可以计算基因频率和基因型频率（http://anthropologie.unige.ch/arlequin/ methods.html）。

二、常见偏倚及控制

(一) 群体分层偏倚

以群体为基础的复杂疾病病例对照研究中最有可能出现的偏倚是群体分层偏倚（population stratification bias），即由于病例和对照分属不同种族、祖先来源、孤立或隔离人群，或病例或对照人群中最近混入一些不同来源的人群而组成新的亚人群以致出现了一种假的疾病同标记基因间的联系，偏倚的发生需要各亚人群的等位基因分布不同或患病率不同。这实际上是一种人群分层不同所带来的混杂现象。以群体关联研究中表 35-9 的数据为例，如果该研究人群来自表 35-11 中的两个亚人群，其 OR 均为 1，可见如此大的 OR 也可能是偏倚的结果。

表 35-11　病例组和对照组的 A 基因型分布

基因型	亚人群 1			亚人群 2		
	病例组	对照组	合计	病例组	对照组	合计
AA/Aa	100	10	110	1	10	11
aa	10	1	11	10	100	110
合计	110	11	121	11	110	121

理论上来说，当病例和对照各亚人群的等位基因分布相同或患病率相同，就不会有群体分层偏倚。所以从病例和对照来自同一人群或者病例或对照人群的分层均衡时，那么由人群分层造成的偏倚效应可以得以控制。如前所述，即使存在群体分层，TDT 的分析结果也不受影响，所以群体关联研究的结果可以用家系研究加以验证。此外，Devlin 等提出的基因组

对照方法和使用祖先遗传信息标记物校正,也可以控制该效应。

(二)错误分类偏倚

错误分类偏倚在遗传流行病学研究中很常见,从家庭聚集性分析,到连锁分析和关联研究,都会涉及相关问题,包括暴露的错误分类如基因分型错误,也包括表型的错误分类。特别是对于复杂疾病来说,表型异质性非常明显,同一种表现可能不是同一种疾病,很多疾病也有着截然不同的亚型,有着不同的遗传模式,使得当前的很多研究结果重复性很差。一般流行病学中控制错误分类偏倚的手段同样适合遗传流行病学,对于基因分型可以采用更精确的分型技术和方法,相信随着科技的进步终将解决,但是表型分类错误的控制可能就不是这么乐观了,目前很多的疾病并非一种而是一类。遗传相关的疾病可能在性别、发病年龄、临床表现等诸多方面影响着表型的判断。当然,规定尽可能详尽的纳入排除标准和采用金标准诊断是有效的手段,但是且不说很多疾病在研究之初甚至现在依然没有一个真正的金标准,即便是有金标准,很多也不具有可操作性,比如成本过于昂贵或者创伤性太大等。同时,过于严苛的研究对象纳入和排除标准也可能会大大限制研究结果的外推。

(三)选择偏倚

和错误分类偏倚一样,选择偏倚自遗传流行病学诞生就一直伴随着我们,从早期的以家系为主的分离分析和连锁分析,到目前热门的 GWAS 研究,都面临着选择的研究对象是否具有代表性,是否合适的挑战。早期的遗传流行病学研究中,先证者及其家系并非来自社区人群,一般也不是随机或者概率抽样,对协变量也缺乏必要的控制。近二十年热门的关联研究同样也需要关注选择偏倚,包括诸多的 GWAS 研究在内,病例组和对照组的源人群或靶人群很难界定。虽然在当今的遗传流行病学中这些问题受到了更多的重视,但是以社区人群为基础在概率框架下抽样的家系研究和群体关联研究依然缺乏。

三、挑战

(一)样本量估计

众所周知,样本量估计是流行病学的研究设计中的重要内容,但是到目前为止,遗传流行病学,特别是家系相关设计中尚无有效的样本量估计办法,更多的靠研究者经验估计(群体关联研究和交互作用评价样本量估计可以参考 QUANTO 软件、TDT 的样本量估计可以参考 TDT-PC 软件)。这可能主要与家系并非单一个体,不同的家系规模、类型、受累家系成员数等所能提供的研究效力不同有关,一般规模大、受累成员多的家系可以提供更多的信息,比如 100 人的家系的信息远远多于 10 个 10 人的家系所能提供的信息。此外,研究的遗传标记物及其数量、遗传模式、可能的交互作用、分析方法等也影响着研究所需要的样本量,使得遗传流行病学的样本量估计较传统的流行病学设计更加复杂。目前看来,相当数量的遗传流行病学研究可能样本量不足,但是是否如某些专家提出的 5000 人的下限样本量也值得商榷。

(二)复杂疾病

在方法学的介绍中也间断提及了复杂疾病对遗传流行病学的影响。复杂疾病本身的明确诊断,可能是遗传流行病学的巨大挑战。疾病或性状的复杂,使得很多研究的表型确定即存在错误或不一致。随着社会的进步与发展,与人口老龄化相关的疾病会更多地进入遗传流行病学的研究视野,无论是以往关注的已知疾病还是可能新发现的未知疾病,表型异质性都是影响遗传流行病学研究结果有效性的重要问题。随着基因分型技术的进步,检测成本大大降低,对复杂疾病的研究将进入更加深入的领域,可能遗传流行病学的关注点会重新回到经典的遗传流行病学方法上,因为以家系为基础的遗传流行病学方法在复杂疾病的复杂病因认识以及相对罕见遗传变异研究等方面有着全基因组关联研究等现代方法无法比拟的优势。在复杂疾病的个体化诊断、治疗和预防上,遗传流行病学应该发挥更大的作用。

(三) 社会变迁

社会的变迁带来人类疾病谱的改变和人口特征的变化。高血压、糖尿病、阿尔茨海默病、肿瘤等慢性退行性疾病随着人口老龄化日趋严重,这些成因复杂、表型复杂的疾病对遗传流行病学提出了更大的挑战。同时,人口学的变化也在无时无刻不影响着遗传流行病学研究,除了老龄化外,最明显的是家庭规模的缩小,使得获得的家系通常规模不大,而且随着人口流动的加速,获得完整家系的难度也越来越高。同时,人们对隐私的担忧,也使得很多人拒绝参加相关的研究,研究的代表性受到很大挑战。当然,社会的变迁也给遗传流行病学提供了机遇,人类基因组计划等相关遗传信息公共数据库的完成,加之电子健康信息系统和人群生物样本库的不断发展和完善,特别是相关样本和数据的开放,使得遗传流行病学迎来新的发展契机和便利。

(四) 基因及表观遗传标记检测

遗传流行病学的相关研究成果,带来了个体化预防、诊断和治疗的可能。基因及表观遗传标记的检测,带来了评估疾病风险便利的同时也带来了安全性的隐忧,特别是在中国的文化背景下,遗传相关信息不仅与个人有关,也与家族特别是后代的生活息息相关。

总之,遗传流行病学是流行病学的分支学科,在任何时候都应该在关注遗传病因的同时不忽略非遗传因素的影响,而遗传流行病学的飞速发展更加需要强化研究设计、抽样方法、分析策略和偏倚控制等传统流行病学手段。

(付朝伟 编,黄　涛 审)

参 考 文 献

[1] 徐飚.流行病学原理[M].上海:复旦大学出版社,2007.

[2] Khoury MJ, Beaty TH, Cohen BH. Fundamentals of genetic epidemiology[M]. New York: Oxford University Press, 1993.

[3] Rothman KJ, Greenland S, Lash TL. Modern Epidemiology[M]. Lippincott Philadelphia: Williams & Wilkins, 2008.

[4] The NHGRI-EBI Catalog of published genome-wide association studies. http://www.ebi.ac.uk/gwas/search?query=GWAS(2017-09-10)

[5] Burton PR, Tobin MD, Hopper JL. Key concepts in genetic epidemiology[J]. Lancet, 2005, 366(9489): 941-951.

[6] Davey SG, Ebrahim S, Lewis S, et al. Genetic epidemiology and public health: hope, hype, and future prospects [J]. Lancet, 2005, 366(9495): 1484-1498.

[7] Visscher PM, Wray NR, Zhang Q, et al. 10 Years of GWAS Discovery: Biology, Function, and Translation[J]. Am J Hum Genet. 2017, 101(1): 5-22.

第三十六章

分子流行病学

提要：流行病学工作者及其他生命科学工作者将分子生物学理论和方法应用到人群的疾病防治和健康促进工作中，将传统流行病学与新兴的分子生物学技术相结合，形成了新的学科分支——分子流行病学。分子流行病学主要通过对生物标志的研究，在分子水平阐明疾病的分布、发生、发展规律及其影响因素．随着人类基因组学、精准医学、大数据等领域的快速发展，给分子流行病学提供了新的发展机遇和挑战。

第一节　概　述

自 20 世纪 70 年代以来，人们对生命的认识逐步深入到生物的基础物质核酸和蛋白质水平，生命科学进入"分子"时代，产生大量新兴和交叉学科。流行病学及其他生命科学工作者将分子生物学理论和技术应用到人群的疾病防治和健康促进中，形成了一门极具发展前景的新学科分支，即分子流行病学（molecular epidemiology）。分子流行病学是将传统流行病学与分子生物学、分子遗传学、分子免疫学、分子微生物学、基因组学、蛋白组学等交叉融合而形成发展起来的，其代表了流行病学发展的一个重要方向，对流行病学本身的发展和疾病控制工作都产生了重大而深远的影响。

一、分子流行病学的定义

分子流行病学中的"分子"是指应用分子生物学理论和技术来解决医学问题，而"流行病学"则是指运用流行病学研究方法去研究人群生物样本中所检测到的结果，将实验室数据转化为对人群中疾病病因、发病机制的诠释。根据分子流行病学发展现状和防治疾病、促进健康的要求，将分子流行病学定义为："分子流行病学是研究人群中疾病/健康状态相关生物标志的分布及其影响因素、医学相关生物群体特征及其与人类疾病/健康的关系，制定防治疾病、促进健康的策略与措施的科学。"

分子流行病学的研究首先必须确定生物标志（biological markers 或 biomarkers）。生物标志主要是指能代表生物结构和功能的可识别（即可检测）的物质特征。由于生物的生命现象极其复杂，而且可以说任何生命现象都具有物质基础，所以生物标志的范围非常广泛，包括细胞的、生化与分子生物学的、免疫学的、遗传的或生理功能的等等。广义地说，分子流行病学研究一切生物标志，但目前应用较多的主要是分子生物标志，如核酸、蛋白质、脂类、抗体等生物大分子物质。这些与疾病或健康状态相关的生物标志（即可识别的物质特征）就构成了分子流行病学的测量指标。

从分子流行病的定义可以看出它有以下特点：研究对象是人群及医学相关生物群体等；研究任务是描述人群中疾病或健康状态的生物标志的分布情况以及影响因素；研究方法有基于病例（或个人整体特征）的流行病学调查研究方法，基于生物标志的调查研究方法，同时也研究生物标志的检测和现场应用的实验室方法；研究特征是基于生物标志的群体研究设计，其中生物标志可以是暴露标志、效应标志或易感性标志。

二、分子流行病学的发生与发展

（一）产生背景与条件

分子流行病学产生的背景主要有两方面：一是流行病学自身发展中，急需一门分支学科来应对传统流行病学不能解决的问题；二是相关学科的理论和方法快速发展，为流行病学分支学科的形成提供了基础条件。

1. 疾病预防控制的需求

（1）传染病防治中出现新的课题：主要表现在：①病原微生物的多样性和多变性。传染病流行规律与传播机制愈显复杂，向多因素发展；病因由单病因单效应发展至多病因多效应。使得我们在追踪传染源、确定传播途径、阐明流行规律及制定防控措施等方面遇到许多困难，难以获得满意的效果。②随着抗生素的广泛应用，病原体的耐药性不断增加，严重危害人类健康，应用传统方法不能很好地阐明耐药性的发生、发展和传播规律。③新的传染病不断出现，急需在早期应用最快的方法发现疾病的发生，也希望通过环境微生物群落的研究与监测，获取更多信息，为传染病的防控提供依据。这些传统流行病方法不能很好解决的问题亟待新的分支学科。

（2）对于慢性非传染性疾病而言，基于暴露（干预）与发病率或死亡率关联的"黑箱原理"式的传统流行病学研究方法已经不能满足新时期疾病防制和健康促进的要求。

（3）人群易感性差异：人类作为生物群体，不仅有性别和种族差异，更有性别内、种族内及个体间的遗传差异，这些基因的多态性会造成不同个体或不同群体间传染病和慢性非传染性疾病的易感性不同。这种易感性差别会影响疾病的发生和流行，同样也会影响防控措施的效果。而传统流行病学方法在确定这些差异及其在疾病发生、发展和防治中的意义等方面常显得无能为力。

（4）医学新病因假设的验证：随着分子医学的发展，基础医学和临床医学在分子和基因水平上提出很多新的发病机制和病因假说，如分子肿瘤学中，毒物与生物大分子的加合物、癌基因、抑癌基因、酶代谢基因改变与肿瘤发生的关系等，不仅需要利用流行病学在人群中进行研究和验证，更需要评价它们作为生物标志用于肿瘤筛查的效果。

在遇到上述难题以后，学者们意识到，如果以一系列疾病发生、发展的中间事件而不是仅以发病结局为测量指标，来研究疾病的分布规律、影响因素以及评价干预效果，将极大地提高流行病学研究的效能；如果将个体间的遗传易感性纳入疾病病因或危险因素的研究与防治效果评价中，将可获得更好的效果。但关键问题是如何测量这些中间事件以及易感性。分子生物学理论的快速发展和分子生物学技术的大量涌现，为解决这一难题带来了可能。

2. 分子生物学理论和技术的发展　20世纪后期，基因和蛋白质水平的研究不断深入，分子生物学理论和技术得到了飞速发展。

（1）分子生物学理论的发展：如DNA双螺旋模型、遗传中心法则、遗传密码、RNA反转录、操纵子学说、基因突变、断裂基因、基因表达调控等理论的发展,使许多生物和医学难题得以阐明。

(2)伴随理论的发展,分子生物学技术日新月异:如各种凝胶电泳、聚合酶链反应(polymerase chain reaction, PCR)、DNA测序、蛋白质测序、分子杂交、基因重组与克隆、色谱分析等技术,使人们对核酸、蛋白质等生物大分子的检测鉴定水平大大提高。因此,一直困惑流行病学工作者的疾病发生、发展过程中的一系列中间事件和个体易感基因的检测和鉴定问题,有可能获得满意的解决办法。

(3)其他交叉学科的飞速发展,例如分子微生物学、分子免疫学、分子病理学等也为流行病学应用提供新的研究成果:阐明了多种病原体的分子特征、发现了许多疾病发生、发展过程中的分子生物学变化,建立了一系列这些事件的检测鉴定方法。

(4)组学和高通量检测技术的发展:随着人类基因组计划而发展起来的生物芯片技术和新一代测序技术凭借着其显著的优势和巨大的潜力,近年来应用范围不断扩大,为基因和蛋白质结构和功能的深入解析及高通量检测提供了更为有效的手段。

这些理论和技术的成熟与发展赋予了流行病学新的特征,使得研究者们在流行病学研究和分析中开始大量采用生物标志作为客观评价指标,来解决关于疾病发生发展过程中的中间结局/事件以及易感性的测量问题,并探讨其影响因素及最佳防治策略和措施,从而最终形成了一门新的学科——分子流行病学。

(二)分子流行病学的发展历程

1. 分子流行病学概念的演变 1972年,Kilbourne在美国传染病学会第十届年会上做了题为"流感的分子流行病学"的学术报告,首次使用"分子流行病学"术语,相关论文在1973年发表于《传染病学》杂志。1977年,法国学者Higginson对分子流行病学做了初步解释,即应用精细技术进行生物材料的流行病学研究。这一阶段,分子流行病学主要是研究传染性疾病,因此可以说是传染病分子流行病学的诞生。

20世纪80年代以后,分子生物学技术发展迅速,分子流行病学也开始被应用到肿瘤、心血管疾病等慢性非传染性疾病的研究中。1982年Perera和Weinstein提出"癌症分子流行病学"(molecular cancer epidemiology),并定义为:癌症分子流行病学是一种方法,这种方法应用先进的实验室技术结合分析流行病学,以在生化或分子水平确定人类癌症病因中起作用的特异性外源因素和(或)宿主因素。1986年有学者提出:分子流行病学的核心是把先进的实验室方法和分析流行病学结合起来,从而查明环境和(或)宿主因素。1993年,Schulte等出版了《分子流行病学——原理和实践》专著,书中提出了分子流行病学的定义:"在流行病学研究中应用生物标志或生物学测量;这里的生物标志包括生物学体系中发生的事件的生化的、分子的、遗传的、免疫学或生理学的信号;这些事件代表致病因子与所致疾病之间连续过程中一个个不可分割的环节"。1996年第14届国际流行病学学术会议上,Saracci提出:分子流行病学研究狭义上讲是测量作为暴露或效应的生物标志——信息大分子,即DNA、RNA和蛋白质,广义上讲则包括任何实验的、生化的测量。这些概念的发展极大地丰富了分子流行病学的内涵,扩大了研究领域。

2. 分子流行病学与人类基因组流行病学 随着人类基因组计划(human genome project, HGP)的实施和迅猛发展,人类基因组流行病学(human genome epidemiology, HuGE)应运而生。1998年,Khoury和Dorman首次提出了人类基因组流行病学的概念:应用流行病学与基因组信息相结合的研究方法,开展以人群为基础的研究,评价基因组信息(基因或基因变异及其相应编码的产物)对人群健康和疾病的流行病学意义,是遗传流行病学与分子流行病学交叉的前沿领域。随着 HGP 的顺利进行,世界各国又启动了人类基因组多态性计划(human genome diversity project,HGDP)、环境基因组计划(environmental genome project,EGP)等,并且产生了基因组学(genomics)、蛋白质组学(proteomics)等。HuGE 从其本质上说,是基于核酸生物标志(基因组特征)的分子流行病学研究。近年来,基因组学检测平台快速发展,研究者可以在全基因组范围选择上百万个单核苷酸多态性(single nucleotide polymorphisms,SNPs),快速筛查这些遗传标志与特定表型如某种疾病的相关性,并辅以多个独立的研究进行后期的验证和筛选,这种研究方法称为全基因组关联研究(genome wide association study,GWAS)。该方法特别适用于鉴定常见的复杂性疾病如肿瘤、心脏病、糖尿病等的易感基因。自 2005 年美国《科学》杂志首次报道了年龄相关性视网膜黄斑变性的 GWAS 以来,各种复杂疾病如糖尿病、冠心病,以及肺癌、乳腺癌等多种肿瘤的 GWAS 成果陆续在国际权威期刊上发表。到目前为止,全球发表的 GWAS 文章已近 2000 篇,对 200 余种疾病和 400 余类性状开展研究,发现了 1.4 万余个相关遗传位点。

可以相信,在不远的将来,根据分子流行病、基因组流行病学、分子遗传学等研究成果开展的个体化疾病预防控制和治疗,将会对人类健康事业做出更大贡献。

3. 分子流行病学在国内的发展 我国从 20 世纪 80 年代初开始进行分子流行病学研究,虽然起步较晚,但经过不断努力,已取得了较快的发展。早期的分子流行病学研究仅局限于传染病,研究内容主要是针对造成某一疾病流行的病原体,在基因水平上分析其序列特征,从而更准确地解决传染源和传播途径及有关的流行病学问题。1992 年,本章作者曾在《中华流行病学》杂志 1992 年第 4 期分 7 章连载,系统地介绍了"分子流行病学研究及其应用",介绍分子流行病学的产生、定义、研究内容、研究手段及其应用。本章作者当时将分子流行病学暂定义为"分子流行病学是利用分子生物学原理和技术,从分子乃至基因水平上研究医学事件在人群和环境生物群体中的分布及其决定因素和调控手段的学科"。这一定义将分子流行病学的研究对象从人群扩展到人群和环境生物群体,研究内容从传染病扩展到医学相关事件,包括传染病、慢性非传染性疾病和健康状态等。1997 年,第四届中华流行病学会委员会首次设立分子流行病学学组。近十多年来,我国学者无论在新发传染病病原体的快速鉴定、基因工程疫苗的研制和应用,还是在肿瘤、心血管病等慢性非传染性疾病的全基因组关联研究等方面均取得了显著进展,在某些领域已处于国际前沿。目前,分子流行病学已经发展成为我国流行病学研究中最为活跃的研究领域之一。

4. 分子流行病学的应用 现状分子流行病学经过三十多年的发展,已经形成比较完整的理论和方法体系,在传染性疾病的研究和预防控制中做出了突出贡献,如流感病毒的变异及其监测,艾滋病病人及 HIV 感染者的监测及病毒变异和耐药性研究,SARS 等呼吸道传染病以及霍乱、痢疾、病毒性腹泻等肠道传染病暴发或流行中传染源、传播途径的确定,疫苗相关病例的判定,病原体耐药性及其传播规律,预防接种效果评价等;而且在慢性非传染性疾病,如肿瘤、心脑血管疾病、糖尿病等的病因和发病机制以及个体易感性等的研究中,同样做出了巨大贡献。

分子流行病学在疾病的预防控制中发挥着越来越重要的作用,尤其是近年来发展很快,主要表现在:

(1)研究内容更加丰富:分子流行病学从最初研究传染病开始,如传染源和传播途径的确定,以及病原体检测鉴定等,目前也包含疾病和健康状态相关生物标志的分布、影响因素、人群易感性、防治效果评价及病原生物的群体进化与变异规律和检测手段研究等。

（2）研究手段越来越多：除应用传统流行病学的群体调查研究方法外，分子流行病学还应用一些独特的现场和实验室方法。在分子流行病学产生初期，主要检测手段是质粒图谱、核酸分子杂交、抗原抗体技术等。目前采用先进的生物芯片技术和质谱技术检测生物大分子如核酸、蛋白质和酶等日益普及，检测效率大幅提高。

（3）应用范围不断扩大：随着分子流行病学的快速发展，其应用已从预防医学，逐步拓展到基础医学、临床医学、生物学、遗传学、环境科学和人类学等研究领域，并取得了一系列成果。

（4）系统流行病学正在兴起：当前，分子流行病学所倚重的各种分子生物学检测技术正在经历重大变革。包括基因组学、转录组学、表观组学、蛋白组学、代谢组学等新兴组学研究领域正随着高通量检测技术的日新月异而蓬勃发展。这些组学研究的发展推动分子流行病学研究不再局限于单一的分子标志与疾病的关系，而是将传统流行病学理论和多维度的组学数据相结合，形成一个与疾病或表型相关的数据网络系统，这种新的研究模式整合了大量的信息，包括遗传易感性、表观遗传改变、基因表达、代谢、肠道微生物这些信息都整合进人群研究中，为深入理解疾病发生的内在分子机制提供了一个全面、系统的全新视角。因此，系统流行病学的概念应运而生，其已经逐渐成为一个由流行病学人群观察、干预研究与系统生物学概念交叉形成的新兴学科。

可以预见，随着分子流行病学、遗传流行病学、人类基因组流行病学以及系统流行病学的发展，一个以生物标志为结局测量的流行病学新时代必将到来，人类在揭示疾病自然史、疾病的"冰山现象"、疾病流行规律等方面会取得突破性进展，为制定更加有效、便捷、实用的疾病预防控制策略和措施提供科学依据。

三、与传统流行病学的关系

流行病学早期主要研究传染病，并以观察病例发生或死亡为基础进行流行病学描述和分析。因此，学者称其为以"病例为基础"的流行病学时期。19世纪后期到20世纪初，微生物学及免疫学等相关学科的发展，使我们不仅可以了解传染病的发病情况，还可以了解目前或既往病原体的感染情况，随之人们认识到了疾病的"冰山现象"（图36-1）。流行病学工作者意识到，以"病例为基础"的流行病学所能研究的仅是"冰山"的顶部，而更大的、隐没在"海水"中的部分——"海水下面的冰山"，对防治疾病、促进健康来说具有重大的流行病学意义。由此，流行病学，尤其是传染病流行病学进入了第二个阶段，即以"病例和感染为基础"的流行病学时期，这一时期的传染病流行病学和血清流行病学等得到了快速发展。但慢性非传染性疾病在这一时期得益不多，因为还不具备检测慢性病在"海水"中的那部分的能力。

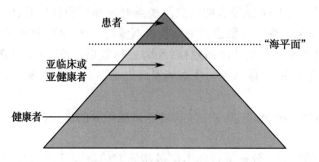

图 36-1　疾病的"冰山现象"

分子生物学的发展,使人类对疾病的认识提高到了一个新的阶段,即任何生命现象都具有生物分子基础,疾病的发生、发展过程也表现为一系列相关分子事件(molecular events)的相互作用及分布变迁,传染病是这样,慢性非传染性疾病也是这样,这就是分子水平的疾病自然史,也称为健康-疾病连续带(health-disease continuum,HDC)(图36-2)。这些与疾病发生、发展密切相关的分子事件,称其为"疾病相关分子事件"(disease-related molecular events),对可以检测的分子事件,称其为"分子生物标志"。通过疾病相关分子事件(或分子生物标志)的流行病学研究,可以深入了解疾病的发生、发展规律,认识"冰山"的全貌。至此,流行病学进入"分子时代",即以"病例、感染、分子事件为基础"的流行病学。由于"感染"和"分子事件"本身都是"生物标志","病例"也具有相关的"生物标志",因此也可以认为这是一个以"生物标志为基础"的流行病学时期,或称为以"人群中生物标志的分布为基础"的流行病学时期。

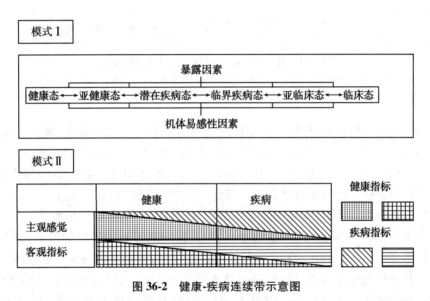

图36-2　健康-疾病连续带示意图

过去,传染病流行病学和慢性非传染性疾病流行病学虽然同属一个学科,但其概念、研究方法、研究内容等方面都存在着巨大差异。进入"分子"时代或"生物标志"时代,两者才真正得到了统一。分子时代也使人类疾病和健康的流行病学研究融为一体。因此,有学者提出,与其说分子流行病学是流行病学一个新的学科分支,倒不如说其是流行病学发展的一个新阶段。

分子流行病学与传统流行病学既是一个统一体,又有各自不同的特征,它们的关系见图36-3。在图36-3,我们把从暴露到疾病发生的连续过程称为暴露-发病连续带(exposure-disease continuum,EDC),从暴露到健康的连续过程称为暴露-健康状态连续带(exposure-health continuum,EHC)。

由图36-3可以看出,传统流行病学在研究暴露与疾病关系时,常常使用"黑箱"原理。虽然发病和死亡测量可以直接反映人群疾病和健康状态,但由于黑箱的存在,使暴露与疾病关系的判断显得缺乏直接证据;而且对于疾病易感性的研究也仅仅限于在整个发病过程中的粗略估计,无法判断EDC进程中不同阶段的易感性情况。分子流行病学则不仅可以阐明EDC/EHC进程中不同阶段的暴露-效应关系(即因果关联),也可以研究EDC/EHC不同阶

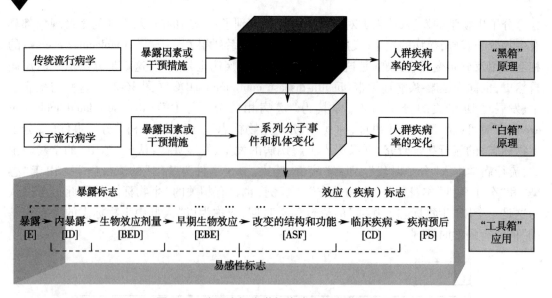

图 36-3　分子流行病学与传统流行病学的关系

（E：exposure；ID：internal dose；BED：biological effective dose；EBE：early biologic effects；
ASF：altered structure and function；CD：clinical disease；PS：prognostic significance）

段机体易感性的具体特征和意义,以揭示传统流行病学中的"黑箱"秘密,使其成为"白箱",以阐明疾病发生、发展过程及其规律;而"白箱"中的各种生物标志,又可以成为分子流行病学进一步研究的工具,作为暴露标志、易感性标志、效应标志研究人群中疾病/健康的影响因素、防治策略与措施,并准确评价其效果。因此,从"黑箱"到"白箱",再到"工具箱"是分子流行病学研究的重要内容,也是分子流行病学对流行病学发展的最大贡献。

　　但是分子流行病学不是一门独立的学科,它是传统流行病学研究的发展和深入。它虽然应用了许多分子生物学的技术对生物标志物进行检测,能比较客观地反映暴露水平,但课题设计和资料分析仍采用传统流行病学的基本理论和方法。此外,需要注意分子流行病学与遗传流行病学的区别和联系,当研究疾病进行遗传(基因)与环境交互作用分析时,遗传流行病学与分子流行病学所采用的研究技术和分析方法基本一致。但遗传流行病学一般以家系研究为重点,着重关注所研究疾病是否存在家族聚集性及其产生原因,疾病在家系中的传递方式等问题,其观察指标有同病率、遗传度等,这和分子流行病学不同。

第二节　生物标志

　　分子流行病学研究实际上是将生物标志的检测技术应用于常规的流行病学研究中。生物标志是分子流行病学的核心概念和理论基础,因此在分子流行病学研究中,生物标志的区分、选择和测量具有根本的意义。

一、生物标志的种类

　　生物标志总体上说有 3 类:暴露生物标志(exposure biomarker),简称暴露标志(exposure marker, M_{exp});效应生物标志(effect biomarker),简称效应标志(effect marker, M_{eff});易感性生物标志(susceptibility biomarker),简称易感性标志(susceptibility marker, M_{sus})。生物标志的

分类不是绝对的,就某一种生物标志而言,它们的概念是相对的:比如某基因的突变,当研究影响其分布的原因时,它是因变量,是效应标志;但当研究其与疾病发病的关系时,该突变又成了影响因素或暴露标志。因此,生物标志的分类应根据具体情况而定。

（一）暴露生物标志

与疾病/健康状态有关的暴露因素的生物标志称为暴露标志,主要包括外暴露标志(external exposure marker,EEM)、内暴露标志(internal exposure marker,IEM)和生物效应剂量标志(biologically effective dose marker,BEM)。

1. 外暴露标志 是指暴露因素进入机体之前的标志和剂量,如病毒、细菌、生物毒素、环境生物物质等。可分为生物性和非生物性两类。生物性因素指病原微生物如细菌、病毒、寄生虫等,主要用于病原生物的分型、分类和检测鉴定,病原生物进化变异规律研究,以及传染病病原体传播途径的研究等。非生物性因素主要包括外在的化学、物理因素等,是确定与内暴露和早期生物效应相关的暴露剂量或比例,如环境中的有毒元素和化学物质含量、空气中大气颗粒物(PM2.5)的浓度、饮食因素构成等,为进一步的内暴露和早期效应研究提供证据。

2. 内暴露标志 是指暴露因素进入机体之后的标志。内暴露剂量不仅能反映多种途径暴露的总水平,而且能避免机体在吸收、代谢的生物转运过程中个体差异的影响,定量地显示体内组织和器官的实际暴露水平和分布。对于生物性病原因子来说,内暴露标志可以是生物病原因子本身、其代谢产物或与宿主体内生物大分子的结合产物,如病毒整合基因、生物毒素-DNA 加合物等;对于非生物性病原因子,内暴露标志可以是体内转运分子、代谢产物或与宿主靶体结合物等。

3. 生物效应剂量标志 是指暴露因素进入机体以后,经过一系列转运、转化而最终起生物活性作用的暴露标志。它是反映靶细胞分子内接触剂量的生物标志物,主要包括 DNA 加合物(DNA adduct)、蛋白质加合物(protein adduct)等。

（二）效应生物标志

指机体中可测出的生化、生理、行为或其他改变的指标,是机体暴露后产生功能或结构性改变的生物标志。主要包括早期生物效应标志(early biological effect marker,EBEM)、结构和功能改变标志(altered structure and function marker,ASFM)及疾病标志(disease marker,CDM)等。

1. 早期生物效应标志 由于结合到靶组织上的外源性物质的持续作用,引起组织细胞的生物改变,从而产生疾病前期的生物标志,称为早期生物效应标志。由于早期生物效应常是暴露因素直接作用的结果,应用此类标志物可以更好地研究不同暴露因素的作用强度和作用机制。早期生物效应标志主要包括细胞毒性反应,染色体畸变,DNA、RNA 和蛋白表达,DNA 甲基化水平,以及细胞功能的一些早期变化(如 DNA 修复以及免疫功能的改变)等。外周血因其容易获得,已成为检测早期效应标志的主要来源(红细胞、白细胞、血浆、血清、DNA 及 RNA 等)。此外,其他一些组织来源,如皮肤、宫颈和结肠组织切片、表皮组织刮片或痰液中的上皮细胞等,均可用于早期生物效应的检测。

2. 结构和功能改变标志 主要反映的是化学物造成的组织器官损伤、形态改变和功能失调,是在暴露-疾病连续带中更接近观察终点,即疾病发生的标志物。此时,一些增生或癌前病变可能已经发生,通过标准的病理学方法即可检测。一些更早期的病变则可以通过增殖试验、凋亡试验和细胞分析等反映细胞周期调控早期事件的试验方法进行研究。结构和功能改变标志通常来自于靶器官的组织。

3. 疾病标志　是从暴露到疾病整个过程中最后一组标志物,与机体亚临床症状的出现密切相关,是机体病理状态的反映。在致病机制、早期诊断及个体化精准治疗等方面有着重大意义。目前,人们已发现多种对肿瘤及其他疾病具有一定辅助诊断价值的标志物,如血清甲胎蛋白(AFP)、癌胚抗原(CEA)、前列腺特异性抗原(PSA)、血清谷草转氨酶(AST)等。但这些标志物灵敏度和特异性还不够高,因此主要用于疾病的辅助诊断,不能作为疾病诊断的主要依据。

(三)易感性标志

易感性生物标志是关于机体对外源暴露生物易感性的指标,即反映机体先天具有或后天获得的对暴露外源物质产生反应能力的指标。如环境化学物在暴露者体内代谢酶及靶分子的基因多态性,属于遗传易感性标志。环境因素作为应激原时,机体的神经、内分泌和免疫系统的反应及适应性,也可反映机体的易感性。目前,疾病易感性研究主要关注遗传易感性,即由个体遗传背景差异所导致的不同个体对同一疾病易感程度或治疗反应的强弱,主要用于筛检易感人群,保护高危人群。易感性主要与宿主的遗传特征,以及生长发育、营养、免疫、机体活动状态等有关。宿主在不同疾病阶段,可以具有不同的易感性标志,对一种疾病,不同人群也可以有不同的易感性。

遗传易感性生物标志是机体稳定存在的遗传性的可测量指标,这种生物标志可以是基因型的改变,如某个基因的缺失,某段未知染色体片段的拷贝数变异(copy number variation, CNV)或者单核苷酸多态性SNP;也可以是功能学或者表型的改变,如代谢表型、DNA修复能力等。随着人类基因组计划及环境基因组计划的完成,越来越多的基因及其多态性被发现,这些基因大多行使机体的日常功能,多态性的改变可能影响其参与的多个生物学途径,如细胞分化、细胞凋亡、细胞周期调控以及DNA修复等,从而导致一系列健康异常状况的出现。目前,遗传易感性研究根据其研究设计的不同特点,可以分为以下两种主要类型:

1. 候选基因策略的易感性研究　候选基因策略就是研究者根据已知的基因结构或功能特点,提出某个或某些(通常是几个或几十个)基因可能与待研究疾病易感性存在关联的科学假设。基于这样的科学假设,选择位于特定基因上的一定数量的遗传标志,并对其与疾病易感性的关系进行研究。这种研究设计的优点是开展比较容易,科学假设明确,便于阐述遗传标志与疾病易感性的潜在作用机制,缺点是单次研究所涉及的基因和遗传标志数量有限,效率不高。

2. 全基因组关联研究策略的易感性研究　遗传易感性研究策略的发展依赖于遗传标志检测技术的进步。日益降低的检测成本和不断提升的检测通量,促使遗传易感性研究不断衍生发展,全基因组关联研究(GWAS)应运而生。全基因组关联研究利用高通量的基因分型平台同时检测几十万甚至上百万个单核苷酸多态性(SNP),同时具有大样本量和多阶段验证的设计特点,研究效率很高。此外,基于GWAS数据还可以开展拷贝数变异(CNV)分析,拷贝数变异是一种基因重排导致的大片段基因组序列拷贝增加或者减少,其突变率高于SNP,与人类疾病易感性密切相关,也在多种疾病易感性研究中进行了探索,但由于CNV分析过程复杂,相关研究开展远不如SNP普及。

二、生物标志的选定

1. 生物标志的筛选　根据EDC/EHC模型,宿主疾病/健康状态从暴露到结局,发生很多生物特征的变化,但具有代表性且能够作为生物标志的可能只是其中很小一部分。因此

EDC 不同阶段的候选生物标志的特性、在疾病过程中的意义、检测方法等都需要进行深入研究,然后根据研究目的和生物标志与所要代表 EDC 进程中特定阶段的关联程度进行筛选。如乙肝病毒(HBV)感染的生物标志有 HBsAg、抗 HBs、HBcAg、抗 HBc、HBeAg、抗 HBe、HBV-DNA 等。如果关注的是病毒早期感染,由于体内尚未产生抗体,只能选择 HBV-DNA 或 HBsAg 等病毒标志为生物标志。如果关注的是 HBV 在群体中的总感染水平,则 HBV 抗原和特异抗体都应作为生物标志。

2. 生物标志的特性研究　主要包括:①分子特性:即生物标志的化学结构和组成、物理特性、稳定性等;②时相特性:即生物标志在不同 EDC 阶段的表现和意义;③个体内变异:由于生物标本采集时间、部位等不同,即使同一个体生物标本检测的结果也可能具有一定差异;④个体间变异:不同生物体之间生物标志检测结果的差异;⑤群体间变异:不同生物群体(如年龄、性别、民族等)生物标志检测结果的差异;⑥储存变异:生物标志的生物特性、储存条件、储存时间等都会影响其检测结果。

3. 检测方法的实用性及可信性　在初步选定生物标志以后,需要对其检测方法的实用性进行探讨。由于流行病学研究样本一般较大,生物标志检测花费较高,同时需要一定仪器设备和实验室条件;因此,应探讨生物标志检测的"最佳"方法,即成熟稳定、操作简便、标本容易采集,同时还要考虑与其他研究的可比性等因素,而不能盲目追求所谓的"最新"方法。所谓可信性是指同一标本使用同一方法多次检测结果的变异程度高低。

4. 检测方法的有效性　在生物标志检测方法应用之前,需进行人群有效性研究,即灵敏度和特异度。此处要区分流行病学的灵敏度和实验室检测中所谓的敏感性的不同,后者一般指某实验方法在标本中能够检出所检测物质的最少含量。

三、常用的生物标志

1. 传染病的生物标志　可用于传染病研究和预防控制的生物标志有多种类型,比较常用的见表 36-1。

表 36-1　传染病研究常用的生物标志

类别	生物标志	意义
病原体核酸	病毒和细菌 DNA、RNA,质粒 DNA、噬菌体 DNA、转座子 DNA,病原体基因多态性等	病原体特征研究,病原体分类、检定,传染源、传播途径确定,耐药检测及机制研究,人群感染状况等
病原体蛋白	病原体特异蛋白(包括酶蛋白)结构、表达量及功能活性	同上
病原体抗原	蛋白抗原,多糖抗原,脂类抗原	病原体分类、检定,传染源、传播途径确定,人群感染状况等
人血清抗体	血清 IgG、IgM 等	人群感染状况、免疫水平,疫苗接种效果评价等
人体基因组	基因结构、表达、调控,基因多态性	机体易感性

2. 慢性非传染性疾病的生物标志　见表 36-2。

表 36-2　慢性非传染性疾病常用的生物标志

类别	生物标志	意义
核酸类	基因组、癌基因、抗癌基因、修复基因、酶代谢基因结构、功能及多态性,mRNA;病原体DNA、RNA 等	疾病诊断及分布,疾病易感性、环境危险因素研究,健康状态评价,人类学研究等
蛋白类	蛋白质结构、表达量及功能活性	疾病诊断及分布,疾病易感性、环境危险因素研究,健康状态评价等
酶类	酶的结构、表达量及功能活性	同上
抗原抗体类	疾病特异抗原、抗体	疾病诊断及分布,疾病易感性、环境危险因素研究等
其他类	糖类、脂类、激素类、多胺类、细胞因子类等	疾病诊断及分布,病因研究,疾病易感性,健康状态评价

第三节　主要研究方法

一、测量指标与标本采集

(一) 指标的选择

1. 生物标志选择的原则　在分子流行病学研究中,应根据研究目的的不同,选择相应的生物标志。若要研究暴露及其水平与疾病的关系,则选择暴露标志物;探讨暴露引起的生物学效应及其与疾病的关系,可选择效应标志;研究易感性在疾病发生发展中的作用,则必须确定易感性标志;需要进行多方面的综合研究,就要选择多项(类)生物学标志等。生物标志的选择还需符合下列原则:

(1)生物标志的独特性:即进行检测的生物标志应特异(即特定生命现象的特异反应)、稳定(即在特定的条件下,可以稳定出现)。

(2)生物标志的便利性:用于检测生物标志物的标本在采集和储存方面比较方便。

(3)检测方法的实用性:生物标志物的检测方法比较简单、灵敏度和特异度高、实用,而且操作规范,便于与同类研究结果比较。

2. 测量指标的选择

(1)暴露指标:可以是危险因子也可是预防和治疗等保护性因子。选择何种生物标志作为暴露指标应考虑:最好能代表接触剂量或生物作用剂量;前者便于以后进行大样本人群研究和制定疾病防治策略措施,后者对进一步研究早期生物效应等具有意义。当然,分子流行病学除进行暴露生物标志测量外,同样研究非生物因素暴露与疾病/健康状态(生物标志)的关系。

(2)效应指标:一般以最早期生物效应标志作为探索暴露因素的致病作用或干预措施的短期效果的评价指标,如抗体产生、代谢异常、基因表达异常等;选择结构和功能改变作为确定暴露的致病作用和早期诊断、早期预防的指标;应用临床诊断标志作为干预措施长期效果评价或预后的指标。

(3)易感性指标:传染病易感性指标一般选择抗体水平,而易感基因及其表达产物等常作为心脑血管病、恶性肿瘤、糖尿病、遗传病等慢性非传染性疾病的易感性标志。近年来也有进行机体易感基因与传染病发生、流行关系的研究。

（二）生物标本的采集

分子流行病学需要从生物标本这个载体中获取信息，标本来源一般包括病原标本和人体的生物标本。通常将储存有一种类型或多种类型生物标本，并能保持它们的生物活性以供研究之用的系统称为生物标本库（biological specimen bank，BSB），如血清库、组织库、病原生物库等。生物标本库建立的要点有：①在采集和储存过程中不能受到"污染"，包括外界生物的、化学的和其他标本的"交叉污染"，这里的"污染"不仅指微生物的污染，也包括其他生物物质或标本的混入；②储存的生物标本在任何时候进行检测都可以获得一致的结果；③所有的生物标本都应有详细的背景材料和鉴别标识。

常用的生物标本有：病原生物标本、血液（血清、白细胞）标本、组织标本、其他生物标本（如唾液、胃液、尿液、精液、头发、媒介生物等），其采集和储存要保证标本内各种生物大分子、细胞结构等不被破坏。生物标本的储存方法视生物标本的性质而定，一般应低温保存（-20℃短期或-80℃液氮长期储存）。

二、研究方法

一般来说，流行病学的描述性、分析性和实验（干预）性研究方法都可以应用于分子流行病学。由于分子流行病学研究可以使体外和体内的暴露剂量准确测量、机体内微细的形态结构和功能变化能早期察觉、错误分组和错误诊断的现象大大减少等，从而样本量不需要太大，提高了研究的效能。同时，分子流行病学研究常常需要比较复杂的实验室检测手段，因此，一般不进行大规模的现场研究。

1. 描述性研究　描述性研究在分子流行病学中一般用于人群感染状况调查、易感（免疫）水平评价等，也用于追踪传染源和传播途径。在现况研究中，样本量估计除按统计学要求外，还要考虑实验室条件、标本采集等方面的某些限制，通常样本量不宜过大。当然，如果检测方法简便或研究确实需要，也可进行大样本研究，如人群感染状况调查、免疫水平研究等。对于了解某一地区人群对某种疾病的免疫水平，如采用二阶段或多阶段抽样，WHO推荐的样本数为300~600人，每一年龄组25人左右，并认为此样本量可满足多目的的血清学调查需要。描述性研究中，可以得出生物标志发生率（如抗体阳转率）、检出率（如感染率）等；对于数值变量资料也可计算均数（如抗体几何平均滴度）、标准差等。

2. 病例对照研究　病例对照研究以其样本小、周期短等优点为分子流行病学所采用。分子流行病学病例对照研究有如下优点：病例与对照分类比较准确；病例组能以不同遗传特征等分为几个亚组，可以提高研究效率；生物标志测量较一般性观察真实性高；对效应修饰作用分析效果好。

3. 病例-病例研究　在进行基因-环境交互作用研究时，病例对照研究所需样本仍然很大，给分子流行病学研究带来困难。因而，有学者提出了病例-病例研究（case-case study）也称单纯病例研究（case-only study）、类病例对照研究（case-control-like study），相似的还有病例系列研究（case series study）等一些新分子流行病学方法。其基本原理是，根据病例一定特征将其分为两组或几组，然后进行类似病例对照研究的分析方法；如研究环境因素A和遗传/机体因素B与疾病C的关系，可分别以A或B的特征将病例分为C1、C2组，然后比较C1组与C2组之间B或A的差异。病例-病例研究对环境因素与遗传因素之间的交互作用评价具有独特的价值。评估交互作用比评估相同大小主效应所需样本量大许多,如果所测定的交互作用和主因素(环境或基因)的 *OR* 值相似,则评估交互作用所需样本量大约是评估主因素样本量的 4 倍。

4. 队列研究　既往分子流行病学较少进行队列研究,主要原因:一是样本较大、标本的实验室检测费用较高;二是标本采集难度大,实验室检测比较费时等。近年来,随着生物芯片等新的分子生物学技术的出现,实验室检测工作变得较为容易,队列研究也将会逐渐为研究者所采用。

5. 巢式病例对照研究　巢式病例对照研究是基于队列研究的病例对照研究,其避免了队列研究样本较大、病例对照研究不易收集既往标本的缺点,非常适合分子流行病学研究。

6. 实验性研究　实验性研究或干预研究在分子流行病学研究中应用较多,主要用于疫苗效果评价、疾病预防干预因素效果评价以及临床上应用的疗效评价等。常用的有随机对照试验、干预试验等。

三、实验室检测

(一) 生物标志物检测

在生物标志物选定和收集完成后,需要选择适当的方法进行检测。由于流行病学研究样本量较大,实验室检测需要一定仪器设备和实验条件,因此检测方案应选择成熟稳定、操作简便的方法,而不要盲目追求新方法、新技术。

分子流行病学常用的检测方法分为分子生物学技术、血清学技术和免疫学技术。其中分子生物学技术应用最广泛,如核酸技术、蛋白质研究技术、免疫学技术等。近年来,分子生物学技术有了突飞猛进的发展,尤其是实施人类基因组计划后,出现了二代测序技术和高通量芯片检测平台。基因组学、转录组学、表观组学、蛋白组学、代谢组学等新兴组学技术为分子流行病提供了新的研究方法,使分子流行病学研究人员能够从更系统全面的角度解析分子生物标志。

(二) 常用实验室检测技术

1. 核酸技术

(1)核酸凝胶电泳:核酸凝胶电泳是核酸分离、纯化最基本和最常用的方法,一般指琼脂糖凝胶电泳(agarose gel electrophoresis)和聚丙烯酰胺凝胶电泳(polyacrylamide gel electro-phoresis,PAGE),前者一般分析大片段核酸,如几千碱基(kilobase,kb)至几十、甚至上百 kb 的 DNA 片段,像脉冲场凝胶电泳(pulsed field gel electrophresis,PFGE)可以对几十 kb 以上的核酸片段进行有效分离;后者用于小片段核酸的分离和分析,如小片段 DNA、RNA 等;如果是核酸直接进行电泳,如质粒、RNA 等,获得的图谱成为核酸电泳图谱;如果 DNA 片段较大或研究需要,经过限制性内切酶酶切以后再进行电泳获得的图谱,被称为核酸酶切图谱或限制性酶切图谱,这些具有特征性的条带谱型被称为限制性片段长度多态性(restriction fragment length polymorphism,RFLP)。

(2)聚合酶链反应:聚合酶链反应(polymerase chain reaction,PCR)是根据体内 DNA 在引物和 DNA 聚合酶的作用下,以一条链为模板合成互补链的原理,逐步发展起来的一种体外 DNA 扩增方法,该方法快速、灵敏、特异,其可以检出生物标本中只有一个拷贝的 DNA 片段;PCR 技术不仅应用于检测特定 DNA 和 RNA 片段的有无及其序列特征,也应用于特定 DNA 片段的制备和基因克隆等。PCR 技术的出现是现代分子生物学技术发展的重要里程碑。目前使用的 PCR 技术除常规方法以外,还有定量 PCR、原位 PCR、免疫 PCR、实时荧光定量 PCR、随机引物 PCR(RAPD)、单链构象多态性 PCR(SSCP-PCR)、反转录 PCR(RT-PCR)等。

(3)核酸杂交:核酸杂交(nucleic acid hybridization),也称分子杂交(molecular hybridization),是根据 DNA 双链分子变性和复性两大特征而发展起来的。将一条已知序列的特定 DNA 片段标记为基因探针(gene probe),检测被测标本中是否具有基因探针的互补序列。常用核酸分子杂交方法有:原位杂交、斑点杂交、转印杂交(包括 Southern blot 检测 DNA 和 Northern blot 检测 RNA)等。核酸分子杂交是用已知序列检定 DNA 或 RNA 未知序列最常用的方法。

(4)核酸测序:核酸序列也称 DNA 测序(DNA sequencing),近年来发展很快。HGP 的顺利完成就是 DNA 测序技术的完美应用。通过核酸测序可以分析所要比较的任何 DNA 片段(或基因)之间碱基序列的异同。SNP 研究被认为是揭示人类发病及其易感性极具美好前景的领域,SNP 分析可以应用 PCR 技术,也可以应用核酸测序技术。

(5)高通量测序:高通量测序技术又称深度测序或下一代测序技术,是测序技术发展历程的一个里程碑,该技术可以对数百万个 DNA 分子进行同时测序。这使得对一个物种的转录组和基因组进行细致全貌的分析成为可能。主要技术有 454 公司的 GSFLX 测序平台、Illumina 公司的 Hiseq 和 Miseq 测序平台以及 Life Technologies 公司的 Iontorrent PGM 和 Ion proton 测序平台。高通量测序技术利用芯片进行测序,可在数百万个点上同时阅读测序,大大提高测序效率,且具有可定量、成本低等特点。主要用于基因组测序、转录组测序、基因表达调控、转录因子结合位点的检测以及甲基化等研究领域的应用。

2. 蛋白质研究技术　对于生物体来说,核酸是遗传物质,蛋白质是生物体遗传特征和生物功能的具体表现,比如细菌外膜蛋白。因此,对细菌蛋白质进行分析是细菌鉴定的重要内容。在特定条件下,提取生物体全部或部分蛋白质进行电泳分析,其在染色后的条带所构成的谱型称为蛋白质图谱,如细菌的外膜蛋白图谱分析已成功应用于多种细菌的分型和检定。

与核酸图谱相似,分子量相同或相近的蛋白质并不一定是同一种蛋白质,因此需要对其进行特异性分析。蛋白质经过电泳分离后,再转印到特殊的固相载体上,如硝酸纤维素膜等,然后应用特异抗体进行检测,这种方法称为蛋白质转印杂交(Western blotting)技术。

3. 酶学技术　蛋白酶是生物体内重要的功能分子,其分离检定技术与蛋白质相似,但要求一定的条件(如温度 4~6℃、特定缓冲液等)。蛋白酶可以进行功能检定和结构检定,如用组织化学的方法定性检测细胞、组织内某种酶的存在与否,定量测定某种酶的活性等;生物标本内的蛋白酶经过凝胶电泳分离再进行特异染色可以确定其分子量,并进行不同生物体间的异同比较,如近年来分子流行病学中应用的多位点酶电泳(multilocus enzyme electrophoresis,MEE)法。

4. 生物芯片技术　生物芯片技术是通过缩微技术,根据分子间特异性地相互作用的原理,将一系列识别分子(如 cDNA、DNA、蛋白质、抗体、寡核苷酸等)有序地点阵排列于硅芯片或玻璃芯片表面而形成的微型生物化学分析系统,以实现对细胞、蛋白质、基因及其他生物组分的准确、快速、大信息量的检测。早期生物芯片仅用于基因检测,称为基因芯片,目前该技术已扩展为蛋白质和抗体芯片、多糖芯片及神经元芯片等。生物芯片的特点是:检测系统的微型化,对样品等需要量非常小,上样量仅几微升;研究效率明显提高,可同时测定大量生物特征,如同时研究上万个基因和上千个蛋白的表达变化;能更多地揭示基因之间表达变化的相互关系,从而研究基因与基因之间内在的作用关系;检测基因表达变化的灵敏度高,可检测丰度相差几个数量级的表达情况;自动化程度高,节约费用和时间,提高实验进程和效率。生物芯片技术的应用将为分子流行病学的发展带来新的发展机遇。

5. 组学技术　宏基因组是指环境中全部微生物基因的总和,其以生态环境中全部细菌和真菌基因组 DNA 为研究对象。宏基因组学是通过非微生物培养的方法对环境中微生物菌落进行调查研究的一门新兴学科。其主要研究对象为菌落中的细菌、古细菌、真菌和病毒等微生物,其主要目的是通过对微生物菌落中微生物的多样性、种群结构及其动态改变、各成员之间相互关系及与环境之间的相互关系等方面的分析,揭示更深层次的遗传与进化规律。宏基因组学不需要对微生物增殖培养,直接从特定的环境中提取微生物基因组 DNA,采用高通量测序的方法进行核酸测序。在新发传染病的病原学研究中,宏基因组学可提供重要的方法,通过对比不同人群间基因的差异,发现新的病原体,为疾病的防控提供依据。

(三) 实验中的质量控制

实验室检测中的质量控制极为关键,决定生物标志物检测结果的真实性和可靠性,其要点如下:

1. 一般实验质量控制

(1)标本采集和储存采集的主要影响因素有:采集部位、时间和方法。储存的影响因素有储存温度、时间和标本介质等。

(2)试剂和材料同一测定指标最好使用同一批次的试剂材料;确需使用二批以上试剂材料,则不同批次要进行对比分析和标准化。

(3)仪器原则上在使用前统一调校,不要随意更换,特别是有量度的仪器设备。

(4)实验方法一项研究中,对于一种生物标志测量方法要统一。

(5)操作规范每一步骤都要制定操作规范,要保证操作者内(即同一操作者)和操作者间(即不同操作者)的可重复性。

2. 设立多重对照为保证检测质量,可以设立多种对照,而且可以采取"盲法"。

(1)标准对照含有某种生物标志,并已知其含量的生物标本。

(2)空白对照不含某种生物标志(或生物分子)的生物标本。

(3)重复对照来源于同一份待测生物标本具有不同编号的多份生物标本。在实验中可以利用盲法在实验样本中加入一定量的阳性对照、阴性对照和重复对照,以监督和控制检测质量。

3. 重复试验

(1)实验室内重复试验为控制实验室内操作偏倚,在同一实验室内不定期进行实验室内不同操作者之间的交叉重复试验。

(2)实验室间重复试验为控制实验室间测量偏倚或检验实验室内结果可靠性,可在不同实验室进行同一批标本的检测,核查其一致性。

四、资料处理与分析

(一) 流行病学常用指标分析

流行病学常用分析指标如疾病率、暴露率、比值比 OR 和相对危险度 RR 等,都可应用于分子流行病学研究。有些指标的含义可能有些变化,如生物标志发生率、检出(阳性)率等;对于连续变量资料也可计算均数、标准差等。

（二）基因与环境的交互作用

基因与环境的交互作用是分析基因或基因型与环境因素在疾病发生中的交互作用，可以揭示易感基因和环境因素在疾病发生中的交互作用方式和强度。在分子流行病学中，可用于生物标志与相关暴露因素的交互作用分析。常见的病例对照研究、病例-病例研究、横断面研究或队列研究中获得的资料均可以用于分析基因-环境的交互作用，其中病例对照研究所需样本量较小，应用较多。目前用于交互作用分析的方法有很多种，最常用的有叉生分析、Logistic 回归、多因子降维法（multifactor dimensionality reduction，MDR）。近几年以决策树为基础的非参数统计方法也可用于交互作用分析，例如分类和回归树（classification and regression trees，CART），随机森林（random forest，RF）、FlexTree 等。随着 GWAS 和高通量测序技术的发展，产生了大量的复杂生物信息数据，对于研究基因-基因（环境）交互作用，尤其是高阶交互作用的统计学计算方法是一项重大的挑战，分阶段进行交互作用分析可以克服计算方法的困难。

（三）遗传学分析

遗传学分析主要有遗传多态性分析和遗传关系分析。遗传多态性是指通过分析目标等位基因和基因频率在疾病组和对照组中分布差异，判断基因多态性是否与疾病风险存在关联。遗传关系主要分析指标有：不同生物群（个）体之间的遗传一致性（如相似系数 S）和遗传差异（如遗传距离 D）。

分子流行病学研究中，常用共显性模型、显性模型、隐性模型、相加模型等遗传模型来估计不同等位基因与表型之间的关系。假定一个多态性位点上存在两种等位基因 A 和 B，A 为野生等位基因，B 为突变等位基因，那么 AA 即为野生纯合型，AB 为杂合型，BB 为突变纯合型。共显性模型是以野生纯合型 AA 为参比组，探讨杂合型 AB 和突变纯合型 BB 分别对表型的影响（AB vs AA 和 BB vs AA）；显性模型是以野生纯合型 AA 为参比组，探讨（AB+BB）对于表型的影响（AB/BB vs AA）；隐性模型是以（AA+AB）为参比组，探讨突变纯合型 BB 对表型的影响（BB vs AB/AA）；相加模型主要是评估随着突变等位基因 B 个数的增加对于表型的影响。

在人类的基因组中，相邻的 SNPs 等位位点更倾向于以整体遗传给后代，位于同一条染色体上某区域相关联的 SNP 等位位点称为单体型。单体型分析可以综合多个位点的信息，从而更全面的评估位点基因多态性对疾病的影响。这类数据先进行 Hardy-Weinberg 平衡分析，然后进行单倍体与表型间分析。常用 R 软件中的 Haplo. stats 软件包完成，如 Haplo. em，Haplo. score，Haplo. glm 等分析方法。

（四）分子进化分析

分子进化分析（molecular evolutionary analysis）是用核酸测序技术结合计算机软件分析，确定病原体之间的亲缘关系和突变时序及其时间，以研究病原体的进化情况及其传播关系。分子进化分析一般有下列几个步骤：

1. 基因/核酸序列数据库检索当完成一个基因或核酸片段序列测定后，首先要确认这个序列是否为新的序列，或与已有序列进行比较。这是需要检索国际上的基因/核酸序列数据库，如美国的 GenBank 数据库、欧洲的 EMBL 数据库等。

2. 序列同源性分析如果所测序列与检索出的某个（些）序列完全相同，则它们的同源性为 100%；如果有差异，则计算其同源性的百分率；如果没有发现相同或相似的序列，则可能是一个新的序列或新的基因。

3. 计算机软件分析根据需要选择合适的计算机软件,将要比较和分析的基因/核酸序列输入计算机,利用 MEGA7.0、DNAMAN 等软件进行分子进化分析及进化树的绘制。

（五）生物医学大数据分析

生物医学相关的大数据技术和相关应用主要包括:基于高通量测序的个性化基因组、转录组和蛋白组研究,单细胞水平基因型和表型研究,人类健康相关微生物群落研究,生物医学图像研究等。相关生物医学大数据分析任务均具有数据密集和计算密集的双密集性特点。而大数据研究方法主要有 3 个方面:①在软硬件平台方面,需要利用云计算等计算体系实现快速、有效的数据分析;②在大数据存储方面,需要利用智能化存储和检索系统;③在大数据分析挖掘方面,需要生物信息专业人才团队来专门从事大数据分析。生物医学大数据的存储、传输、高性能计算分析和云计算等,是目前生物医学大数据在计算层面的主要需求和瓶颈问题。

五、研究设计

（一）研究设计

1. 研究目的和路线　根据欲解决的科学问题,初步选择研究路线(表 36-3)。

表 36-3　生物标志的研究路线及意义

研究路线	研究生物标志	研究目的和意义
1	EEM→IEM	外暴露与内暴露的关系,确定暴露标志的有效性
2	EEM→BAM	外暴露对生物作用标志的影响,确定暴露标志的有效性
3	EEM→EBEM	外暴露对早期生物效应的影响,确定暴露的生物效应
4	EEM→ASFM	外暴露对结构和功能改变的影响,探讨暴露的致病性
5	EEM→PM	外暴露对病理标志的影响,探讨暴露的致病性
6	EEM→CDM	外暴露对临床疾病标志的影响,探讨暴露的致病性
7	EEM→HCM	外暴露对健康状态的影响,探讨暴露的健康效应
8	IEM→BAM	内暴露与生物作用标志的关系,确定内暴露标志的有效性
9	IEM→EBEM	内暴露对早期生物效应的影响,确定内暴露标志的有效性
10	IEM→ASFM	内暴露对结构和功能改变的影响,探讨暴露的致病性
……	IEM→……	余类推,似研究路线 5、6、7
……	BAM→EBEM	生物作用标志与早期生物效应的关系,探讨暴露效应真实性
……	BAM→ASFM	生物作用标志与结构和功能变异的关系
……	BAM→……	余类推,似研究路线 5、6、7
……	EBEM→ASFM	确定早期生物效应的致病意义
……	EBEM→……	余类推,似研究路线 5、6、7
……	ASFM→PM	探讨 ASFM 的病理意义及早期诊断价值
……	ASFM→……	余类推,似研究路线 6、7
……	Mexp + Msus → EBEM, ASFM,PM,CDM,HCM	探讨不同暴露和易感性因素与效应结局的关系

2. 设计要点

(1)研究目的:在进行研究设计时,首先要明确通过该项研究可能阐明或解决的问题是什么? 充分考虑创新性、实用性和可行性。

(2)测量指标:根据研究目的和研究路线确定。测量指标有两类,一类是结局指标(应变量),另一类是影响因素指标(自变量);在分子流行病学设计中,结局变量一般是生物标志指标,后一类则可能是生物标志,也可以是其他影响因素。

(3)测量方法:对于生物标志的检测方法,要结合研究目的和实验室条件合理选择;最好是成熟的检测方法,如果是新方法要考虑检测结果与其他方法结果的可比性。还要考虑是进行数值测量,还是分类测量。

(4)调查方法与样本:确定所要进行的调查研究方法,如描述性、分析性或干预(实验)性研究;样本选择:样本来源的地区和人群、样本大小,标本采集和储存的要求。

(5)结果与分析:在设计中要预测研究结果,根据选择的测量指标和测量方法确定资料分析方法,即率或比分析、定量分析、遗传关系分析等。

(6)质量控制:在注重现场质量控制的同时,要特别重视实验室的质量控制,制定监控和核查计划。

(7)注意事项:在研究的不同阶段都要注意一些关键问题及其处理办法,最好有预实验。

(二) 常见偏倚

1. 选择偏倚　除样本的选择偏倚外,还可出现标本的采集偏倚(如采集的部位、时间、机体状态、方法等不同造成的偏倚)。如果标本来自不同的生物标本库,更要注重偏倚的控制。

2. 信息偏倚　主要是检测偏倚、样本储存偏倚。检测偏倚包括:操作偏倚、试剂(材料、仪器)偏倚、方法偏倚等;样本储存偏倚主要指由于生物标本储存条件和时间不同造成检测结果偏倚。

3. 混杂偏倚　由于设计原因,也可以产生混杂偏倚。

第四节　分子流行病学应用

一、传染病的预防控制

分子流行病学能够更加准确和快速解决传染病相关病原体的检测和进化变异规律、传染源、传播途径等流行病学问题。

(一) 病原体的分离和检测

在传染病防制中,首要任务之一是准确查明病原体;因此研究病原生物的分子分型/分类和检测鉴定是传染病分子流行病学的重要使命。以往病原体的检测分型主要依靠血清学和生化学,但病原体的表型特征存在不稳定性和易变性,而遗传学基因分型稳定可靠。以分子流行病学为基础的基因特征分型,可以作为病原体鉴定和诊断的重要依据。基于 16S rRNA 和 DNA 随机多态性扩增(RAPD)的细菌基因分型,或者主要的毒力因子也可作为病原体鉴定的重要依据。例如流感嗜血杆菌的主要毒力因子是 b 型荚膜,因此 b 血清型被视为致病菌。在幽门螺杆菌中,其主要致病毒力因子是细胞毒素蛋白 CagA,因此 CagA 阳性菌株致病性较强,易引发胃部病变。近年来在细菌中发现的规律成簇间隔短回文重复序列(clustered regularly interspaced short palindromic repeat，CRISPR）也可以用于细菌的分型。在细菌进化过程中，CRISPR 位点新的间隔序列获取和旧的序列剔除，使得 CRISPR 位点具有极高的多态性，据此可以对细菌进行快速分型。

随着生物毒素病因研究的不断深入，其作为外暴露标志的意义受到人们的重视，并已取得可喜成绩，如霉菌毒素、藻类毒素等在恶性肿瘤发病中的作用等。

（二）病原体进化变异规律研究

虽然目前多种传染病和寄生虫病得到了有效的控制，但新的传染病也在不断出现，如 SARS、艾滋病等。究其原因，一是生物在不断进化变异中，人类生活和生产活动、自然环境改变等加速了它们的进化变异；二是对人类来说病原生物和非病原生物是相对的，有时是可以互相转变的，如病原生物丢失致病基因、非病原生物获得致病基因、条件致病菌等；三是自然界中许多微生物以前人类并没有接触，随着人类活动范围不断扩大，这些微生物与人类发生密切接触可能会成为新的病原体。有鉴于此，新病原生物的出现也就很自然了。因此，研究病原生物群体的遗传关系（如相似系数 S，遗传距离 D）和进化变异规律（如遗传进化速率及遗传关系树分析等）已成为分子流行病学的重要研究内容。如研究流感病毒变异规律对阐明流感流行规律、预测流行趋势及预防流感流行都是非常重要的。

（三）传染源追踪

分子流行病学的发展引入的新的分子生物学技术，为传染源的追踪和确定传播途径提供更为准确的依据和更便捷方法。根据病原体的基因型或其他分子生物学特征，我们可以判断它们之间的遗传关系，从而确定传染源或传播途径。例如 2011 年德国等地发生肠出血性大肠杆菌肠炎暴发，通过运用分子生物学技术，确诊是新型 O104∶H4 大肠杆菌并追踪到传染源-从埃及进口的葫芦巴豆种子。我国在高致病性禽流感 H7N9 病毒的溯源和传播途径的追踪中，利用分子流行病学的方法对比分析最终确定 H7 和 N9 的基因来源，认为感染病毒与活禽市场暴露有关，为防控措施提供理论依据。

（四）确定传播途径

传染病流行中传播途径或传播媒介的调查通常使用排除法，同时尽可能在媒介物中分离到引起流行的病原体或检测到病原学标志。分子流行病学的发展引入一些新的分子生物学技术，从而可以更准确地确定传播途径。如 1981 年美国俄亥俄、佐治亚、密西根等州发生 Salmonella muenchen 菌感染的急性肠炎暴发，最初调查未能确立传播途径。进一步调查研究发现，在密西根地区，76%的病人有大麻暴露史，而对照仅为 21%，从病人家获得的大麻标本中分离出 S. muenchen 菌株，每克高达 10^7；但这些菌株与从其他来源的菌株在表型上无法区分，既往也没有大麻作为病原菌传播途径的报道，因此无法做出结论。然而，通过质粒谱分析发现，所有与暴露大麻有关的菌株都含有两个质粒（3.1 和 7.4MD），而在对照菌株中却没有这两个质粒，从而确认含有这两个质粒的 S. muenchen 菌株具有克隆关系，是本次暴发的病原体，传播途径是大麻；根据大麻去向预测其他地区的流行情况，也被后来的事实所证明。

（五）人群易感性研究

人们对传染病和寄生虫病的易感性水平高低可以从两个方面评判：一是特异性免疫水平；二是对该病原体致病的遗传易感性。第一方面常用血清学生物标志进行评判，如血清中特异性抗体的有无与水平高低。第二方面可用基因标志进行评判。如非洲疟疾流行很严重，每年造成上百万人患病，数万人死亡；研究表明：西部非洲人群 HLA 特定抗原基因的分布与疟疾发病的严重程度有密切关系;这为进一步确定疟疾易感性标志,筛选高危人群,以及制定防治措施提供了资料。在对艾滋病的遗传易感性研究中表明:不同基因特征的人群对 HIV 的易感性也具有很大差异。

二、慢性非传染性疾病的预防与控制

随着疾病谱改变,以肿瘤、心脑血管疾病、高血压、糖尿病等慢性非传染性疾病逐步取代传染性疾病,严重威胁人类健康。分子流行病在慢性非传染性疾病的病因探索、发病机制研究、个体易感性、高危人群的确定、早期诊断、个体化治疗及防控措施的制定和效果评价等方面,同样做出了巨大贡献。

(一) 探索疾病的病因及发病机制

分子流行病研究中提出的各阶段的生物标志,可以探讨疾病发生过程中各个因素间内在关系,基于基因和蛋白分子水平的致病机制,为确定暴露和疾病间的因果关系提供更可靠的证据。对暴露标志、效应标志和易感性标志的研究反映了从暴露到疾病发生的整个过程,打开了传统流行病学中的"黑匣子",为病因学研究和预防措施评价开辟新的途径。

(二) 评估个体易感性和确定高危人群

虽然环境因素在慢性非传染性疾病发病中具有重要作用,但机体易感因素也不可忽视。研究表明:心脑血管病、恶性肿瘤、糖尿病等慢性非传染性疾病都有易感性相关基因标志存在;目前,相关的研究主要集中在易感等位基因频率、遗传多态性(尤其是单核苷酸多态性 SNP)与慢性非传染性疾病的相互关系,以及基因-环境交互作用等方面。

全基因组关联(GWAS)已成为目前揭示重大复杂性疾病致病基因及其遗传易感性的最主要方法。至 2015 年,全球发表的 GWAS 文章已近 2000 篇,这些研究发现了 1 万多个与疾病或性状相关的常见变异。近些年,研究对象为中国人群,研究性状为肿瘤的 GWAS 论文已有 20 余篇。此外,分子流行病学还可以根据环境危险因素与遗传易感性的相互作用来确定疾病的危险度,进而更准确的筛选对特定致病因子敏感的易感人群。

三、健康状况及风险评估

关注健康是 21 世纪医学的重要课题,分子流行病学不仅要研究疾病,同样也要研究健康状态。从 EHC 模型中可以看出,从暴露到各种健康状态是一个连续的过程;因此,通过人群中健康状态相关生物标志的分布及其影响因素的研究,如生长、发育和衰老等,可以为阐明健康分布规律、制定促进健康的策略和措施、评价干预效果提供科学依据。

四、疾病防治策略及效果评价

(一) 传染性疾病的预防控制

对传染性疾病的预防控制的评价主要有两方面内容:①预防接种效果评价:如疫苗接种,可以检测体内免疫抗体产生情况来判断免疫效果;也可以对干预措施是否降低了感染率等情况进行分析。②预防接种相关发病研究:在预防接种过程中,有时会发生疫苗相关病例或逃逸病例,前者是疫苗接种以后,在该病的最短与最长潜伏期内发生的病例,可以从病人分离出该病的菌株或毒株;后者是疫苗接种以后在有效保护期内发生了该病的病例。第一种情况可能是疫(菌)苗株发生突变而具有致病性或是偶合的野生株感染;第二种情况可能是野生株或疫苗株发生了突变,使疫苗株的预防接种不能保护野生株的感染。此时,只有应用分子流行病学方法对病人分离菌株或病毒株与疫苗株和野生株进行研究,如核酸序列分析等,方可得出明确结论。

(二)慢性非传染性疾病预防控制

分子流行病学不仅研究疾病的危险因素,而且研究从危险因素暴露到疾病发生过程中一系列尚未知晓的事件,因此可以为慢性病的三级预防特别是第一、二级预防提供更科学的依据。如肿瘤的发生可以分为以下几个阶段:诱导阶段-起始阶段-转化阶段-形成阶段-临床阶段,了解这些阶段后,就可以有针对性的采取预防措施,如减少或避免致癌性暴露、预防致癌因素激活、阻断与易感基因的交互作用、抑制癌前状态的发展等。

在进行慢性非传染性疾病的预防控制效果评价中,传统流行病学常遇到一些难题,一是这类疾病的潜隐期长,如果以疾病率的变化为指标则周期长,影响因素复杂,给研究工作带来很大困难;二是慢性非传染性疾病发病的因素多,在采取多种措施后测量其疾病率的变化,无法准确判断不同干预措施在疾病防治中的效应。分子流行病学采用最早期的生物效应标志为结局进行测量,大大缩短了效果评价的时间,也使不同措施的效果评价更加客观和准确。如在食管癌防治研究中,如果降低亚硝胺摄入量或应用亚硝胺阻断剂,进而研究人群中亚硝胺 DNA 加合物的水平或以细胞癌基因激活、抑癌基因突变作为测量指标,可极大地提高预防措施效果评价的效能。

(三)治疗效果评价

在临床疗效评价的随机对照实验(RCT)中,如果应用生物标志作为效应测量指标,可以提供直接效应证据,节约人力、物力和时间,有时可能是唯一可行的方法,如基因治疗效果评价等。

第五节 展望与机遇

传染病和慢性非传染性疾病的重大公共卫生需求,给分子流行病学提出了新的问题。随着基因组学、后基因组学、蛋白组学、代谢组学和生物信息学等学科的发展和融合,生物标志检测技术、计算机技术、信息技术和统计学方法等不断引入,高通量测序和宏基因组分析、蛋白芯片分析等技术应用,分子流行病学又面临着新的发展机遇。

1. 新发传染病病原体快速、准确、简便的检测　面对新发的传染病,需要利用各种分子生物学技术尽早发现病原体,能够快速的检测,这就需要更高灵敏度和特异度的检测方法。现代分子诊断技术在传染病快速检测中的应用,可以做到传染病的早期发现。例如,在埃博拉疫情防治中,可以根据病毒序列比对,从病毒基因组中筛选出高度保守的序列,设计引物及 TaqMan 探针,进行快速检测。检测的灵敏度高达 2.86×10^7 pfu/L,且与日本脑炎病毒、黄热病毒及登革热病毒无交叉反应,特异度高。

2. 病原体耐药和毒力变化的规律　对传染病做出有效的防控措施,就要对其耐药和毒力变化规律进行研究,明确耐药和毒力增强的原因,阐明耐药和毒力相关基因传播的机制。新德里金属 β 内酰胺酶 1(New Delhi metallo-β-lactamase Ⅰ,NDM-1)耐药基因的出现,产生的"超级耐药菌"引起关注。我国 25 个省市发现 blaNDM-1 阳性菌株,其中广东地区阳性率高达 39.49%。研究这些耐药基因的检测靶点和水平转移机制,能够给防治多耐药、高毒力致病菌提供新的方法和理论依据。

3. 慢性非传染性疾病的三级预防和效果评价　在慢性非传染性疾病研究中,分子流行病可以研究疾病的危险因素从暴露到疾病发生的全过程,为慢性病的三级预防提供理论依据。另外在慢性病预防控制效果评价中,可以将早期生物效应标志作为结局进行测量,会大大缩短效果评价时间。

4. 慢性病的致病机制和易感性研究　为了更好防控慢性非传染性疾病,暴露的测量应更加科学、准确;应测定到更细微效应标志;易感性研究深入到单个核苷酸和氨基酸水平。另外,罕见或低频的 SNP、基因组拷贝数变化、插入序列和甲基化等表观遗传学对复杂病因的慢性病提出新的致病理论,而以往的传统流行病研究往往忽略了这些方面的影响。因此对糖尿病和肿瘤等疾病研究,应在单核苷酸多态性(SNPs)和表观遗传学领域进行深入研究。

5. 精准医疗下的分子流行病学　精准医疗(precision medicine)是以个体化医疗为基础、随着基因组测序快速进步以及生物信息与大数据科学的交叉应用而发展起来的新型医学概念与医疗模式。精准医疗的前提是精准诊断和分子水平的病因研究,并结合现代流行病学和预防医学、临床诊断学和治疗学、分子医学,使传统的医疗模式走向整合化。大多数疾病不是单基因改变引起的,是多基因交互作用、基因环境交互作用所致。因此对环境因素和易感基因交互作用的研究,是慢性非传染性疾病研究的热点,而分子流行病学能够更好阐明基因-基因、基因-环境交互作用。可以筛选出对特定环境危险因素敏感的个体及亚群,为精准医疗提供可靠的前提。在流行病学人群大样本资料研究的基础上,针对不同的地区、种族、年龄、性别、环境和职业等进行分类,制定对应的疾病防治策略。

6. 大数据、大队列等的研究　对分子流行病的影响疾病发病机制的深入认识和分子病理学发展,疾病分类越来越细,细化的分类标准会限制研究的样本量,因此需要多中心和互联网云数据才能得到令人信服的结果。现代信息化管理系统产生了大数据和云计算等技术,出现样本量超过 10 万的人群研究,结合分子流行病学方法,能更好地理解疾病发生、发展的生物学机制。但如何对不同研究中心和平台的数据进行整合,将生物的基因数据和环境数据相结合,将是分子流行病学需解决的问题。基于大样本的复杂病因疾病的队列研究,为此类疾病的致病机制和防治策略提供可靠的理论依据。

随着这些问题的解决和相关学科的不断发展,分子流行病学会更加完善,和不同的学科融合,能够更加有效的防控疾病,促进健康。

(段广才　陈帅印 编,陈大方 审)

参 考 文 献

[1] 李立明.流行病学[M].第 6 版.北京:人民卫生出版社,2007.

[2] 曾光.现代流行病学方法与应用[M].北京:北京医科大学、中国协和医科大学联合出版社,1995.

[3] Schulte PA,Perera FP.Molecular Epidemiology,Principles and Practice.[M].Utah:Academic Press,1993.

[4] 徐德忠.分子流行病学[M].北京:人民军医出版社,1998.

[5] 詹思延.流行病学[M].第 7 版.北京:人民卫生出版社,2013.

[6] 段广才,祁国明.分子流行病学研究及其应用(I-VII)[J].中华流行病学杂志,1992,13(4)-1993,14(4): 248-250.

[7] 段广才,陈帅印.分子流行病学进展-机遇和挑战[J].中华流行病学杂志,2016,37(8):1059-1062.

第三十七章

生殖流行病学

提要：生殖健康是人群健康的重要内容之一，生殖流行病学是应用流行病学方法研究生殖现象和生殖健康状态的分布及其影响因素，开展生殖相关的环境、行为、遗传等影响因素和病因学研究，为生殖相关健康问题的防治提供依据。本文将着重介绍流行病学在生殖健康研究中的应用和常见生殖现象的流行病学。

第一节 概　　述

一、基本概念

生殖健康强调应该重视人生各个阶段的生殖过程和功能。世界卫生组织将生殖健康定义为："生殖健康是指在身体、心理和社会的完好状态中完成生殖过程，而不仅仅是生殖过程中没有疾病和紊乱"。这个概念意味着：人们具备生殖能力，妇女能安全地妊娠和分娩，婴儿能存活并能健康地成长；人们能够没有健康危害而实现生育调节，有安全和满意的性生活。

生殖流行病学（reproductive health epidemiology）是近年来发展迅速的流行病学分支学科，它是应用流行病学方法研究人群与生殖有关的行为、环境和健康保健方面的问题，探索有关危险因素，提出促进生殖健康的策略和措施，最大限度地提高人群生殖健康水平的科学。生殖流行病学运用流行病学和社会科学的研究方法，研究生殖疾病或性健康事件的自然史、分布特点和变化趋势，进行有关生殖与生育调节、出生人口数量的调节与质量的提高、妇幼保健与性健康等内容的研究，目的是消除生殖和婴幼儿成长过程中有关疾病和死亡的危险，使妇女、儿童及全人群处于完好的身体、精神和社会适应状态。

生殖流行病学研究涉及范围广泛，包括发育、生殖系统成熟、怀孕和妊娠、分娩和后代的健康在内的许多方面。近几十年来，从国外到国内，生殖流行病学研究受到普遍重视，与医学遗传学、妇产科学和儿科学等临床医学学科的广泛合作极大促进了生殖流行病学的快速发展。

二、生殖流行病学的历史与现状

生殖流行病学的起源可追溯到 19 世纪的维也纳。当时，瑞士产科大夫 Smmelweiss 通过比较 1847—1849 年不同产房的产妇产褥热死亡率，发现由医生及实习生接生的产房产褥热死亡率远高于由助产士接生的产房。经过调查，Smmelweiss 发现造成这种差异的可能原因是助产士在两次接生的间隔洗手,而实习生不洗手。19世纪末到20世纪初,现代生殖流行病学得到了很大的发展。欧洲和美国相继建立了出生和死亡登记制度,为卫生工作者研究孕产妇和婴儿死亡的危险因素提供了基础数据,使得政府有可能采取相应的公共卫生措施来降低这些危险因素。如规范产前检查、提供高危产妇妊娠早期筛检、孕妇补充叶酸预防新生儿神经管畸形等。

近20年来,生殖健康受到广泛重视,为了获得有关生殖健康的流行病学资料,世界卫生组织以及部分国家和地区采用经典流行病学研究方法开展了一系列生殖流行病学研究,如不孕症的流行病学调查、流产和出生缺陷监测等。

三、生殖流行病学研究的意义

流行病学方法可以用来解释生殖现象的分布规律,发现和确定生殖健康问题,阐明其原因,提供干预策略与措施,并对干预或规划项目进行评估。流行病学研究在生殖健康领域的应用包括:

1. 描述生殖现象的流行状况 流行病学通过对不同地区、不同时期和不同人群的生殖现象状况的描述,了解生殖健康问题的分布,分析影响生殖健康分布因素的历史变迁、地区变异和人群特征,为探索影响生殖健康的危险因素、建立病因假设提供线索,并为分析性研究提供基础资料。

2. 识别生殖健康问题的病因或危险因素 流行病学分析性研究可以检验从描述流行病学获得的有关生殖健康问题的病因假设,并可通过实验流行病学研究来验证假设。例如:既往描述性流行病学研究报道了孕妇肥胖和死产存在相关性。基于这样的证据,一项在瑞典开展的57万人的队列研究进一步探讨了孕妇肥胖对出生结局的影响,最终证实了孕妇肥胖与死产有显著相关性,同时还发现妊娠期间孕妇BMI剧烈上升会增加60%的死产风险和30%的新生儿死亡风险。

3. 发现和确定生殖健康问题高危人群 流行病学对危险因素和疾病病因的研究有助于识别生殖健康问题的高危人群,并在相应的目标人群中开展干预措施研究和评价。例如,高危型人乳头瘤病毒(HPV)感染是宫颈癌的致病因素,近期一项来自北欧人群的研究通过HPV感染情况来筛查宫颈癌高危人群,发现这种方法与经典的帕氏涂片法相比具有更高的筛查效率。随着检测成本的下降,基于胎儿游离DNA的无创检查方法正在逐渐取代传统的基于血清学标志物和超声检查技术的唐氏筛查方法,这将有助于更好的实现对于出生缺陷的早期预防。

4. 辅助生殖治疗的安全性和效果评价 目前,接受辅助生殖治疗的人数及通过辅助生殖技术诞生的子代人口数量均持续快速增加。辅助生殖治疗过程中外源性激素、配子机械操作、重复B超监测等外源性潜在风险暴露是否会对母亲及子代的健康状况产生影响,正在逐渐成为生殖流行病学研究热点。此外,尽管辅助生殖技术已经发展至第三代,但超过一半的夫妇接受辅助生殖治疗后仍然难以实现怀孕或活产。因此,辅助生殖技术治疗的有效性也受到研究者的关注。在采用植入前遗传学诊断技术,提前鉴定胚胎质量,可有效避免缺陷或畸形儿的产生。这些都需要开展相关领域的生殖流行病学研究进行深入探索。

5. 评价避孕节育方法的效果 生育调节关系到妇女个人生命价值、家庭建设和社会发展,避孕策略和措施的不断改善有助于妇女自我选择最理想和恰当的避孕方法。目前的避孕节育措施有绝育、宫内节育器(IUDs)、口服避孕药和皮下埋植剂、杀精剂等,新的避孕节育方法还在随科学的发展而不断出现。既往的流行病学研究发现早期的避孕药物可能与脑血管病发病危险性增高有关,这些流行病学证据对避孕药制剂的发展起到了重要的作用。目前,流行病学已广泛应用于对生育调节方法及药品的近远期效果的评价。

6. 提供预防和控制生殖健康问题的策略及措施 生殖流行病学研究的根本目的之一是制定针对生殖健康问题的干预措施,控制和减少人群危险因素暴露水平、预防疾病的发生。目前,通过生殖流行病学研究,对一些已知的危险因素的干预措施已经获得了全面的评价,形成了有效的公共卫生干预方案和策略,并在人群中广泛推广。例如在孕产期保健领域,专业助产技术(skilled birth attendance)的推广使全球孕产妇死亡率大幅度下降;在预防HIV/AIDS 传播策略中向 HIV 感染的妇女提供阻断病毒垂直传播的抗病毒治疗、剖宫产分娩和新生儿人工喂养等。在生殖系统肿瘤防治方面有些国家和地区已开始向年轻妇女推广HPV 疫苗免疫接种。但还有许多生殖健康问题的危险因素和干预措施仍不明确。针对不同生殖健康问题的全人群及高危人群的生殖保健干预策略还有待大量的流行病学研究提供决策依据。

四、生殖流行病学研究进展和问题

流行病学工作者已经在生殖健康的各个领域开展了研究,包括性发育、性行为、避孕方法、意外妊娠、人工流产、生殖道感染、不孕不育、出生缺陷和计划生育服务等。在 WHO 的框架下,已经就不孕不育、低出生体重、死产等生殖问题开展了一系列全球化的调查或数据分析。除了生育中的有关问题,与生殖有关的事件包括月经初潮、第一次生育、绝经等也是研究内容。近年来,生殖系统肿瘤和辅助生殖技术的不良影响相关研究也逐渐增多。诊断技术、遗传学和分子生物学技术的发展为危险因素的研究提供了便利,从而为进一步防治有关生殖问题提供依据。

(一) 主要研究领域

1. 不孕不育研究 试管婴儿的诞生是不孕不育研究的重大成就。对不孕不育的研究包括不孕不育的分布、影响生育力的遗传、内分泌、环境和行为因素、诊断和治疗措施评价等。近年来男性生育力下降和女性生育力保持正在逐渐成为重要内容之一。

2. 妊娠合并症研究 以妊娠糖尿病、先兆子痫等为典型代表的妊娠合并症成因复杂,受多种因素共同影响。如果能够较好控制则可以有效避免,并提高活产率和降低孕产妇死亡率。因此目前妊娠合并症研究正越来越受到研究者重视。

3. 出生缺陷研究 继发现叶酸缺乏与神经管缺陷的病因学关联后,生殖流行病学研究通过大规模的随机对照实验证明了孕期补充叶酸可以降低神经管缺陷危险性。对出生缺陷的二级预防研究集中在通过产前诊断和选择性终止妊娠来减少出生缺陷儿的产生。

4. 围生期保健研究 迄今为止,孕产妇和婴儿死亡依然是发展中国家重要的公共卫生问题。不良妊娠结局的发生率及其遗传和环境影响因素、围生期保健服务质量和可及性、不同国家和地区的妇女、儿童生存状态及健康保障政策和体系,都是生殖流行病学研究关注的热点问题。

5. 生命早期不良暴露对子代健康影响的研究 近年来各类生殖发育不良结局均呈现高发趋势,严重影响我国广大人民的生殖健康,并对后代质量产生严重危害,给国家、社会和家庭带来了沉重负担。根据健康和疾病的发育起源学说(DOHaD 理论),大多数不良生殖结局、儿童疾病乃至成人慢性病的起源都可追踪到胚胎和胎儿期,甚至于更早的配子发生期。

生命早期的各类影响因素是生命体发生疾病的最早病因,其作用甚至决定了个体未来的健康状况。

我国从提出计划生育和优生优育的国策以来,非常重视生殖健康的研究。通过大力发展孕产期保健,建立出生缺陷监测网,我国大多数地区的孕产妇和婴儿死亡率已处于较低水平。目前,出生队列研究正在兴起,全国有多地已建立了多个各具特色的出生队列。这些队列人群资源未来将为我国生殖流行病学研究提供丰富资源。

(二)存在的问题

1. 研究对象的选择单位 一般是每对夫妻,研究结局可以是不孕、流产、早产等生殖结局。由于生殖现象从暴露到发生结局的时间通常较短,因此,队列研究在生殖流行病学研究中发挥了相对重要的作用;而病例对照研究方法在研究一些生殖结局时(如死产)可能存在较大的信息偏倚。

2. 选择偏倚难以控制 生殖功能异常通常没有明显的临床症状,研究对象的征募往往取决于对象是否就诊。而对象就诊与否可能受其认知、需求、社会经济地位和当地医疗服务水平等多种政策、文化、社会和心理因素影响。因此确定此类研究对象时,易出现选择偏倚。

3. 生殖研究有可能存在一些不常见的混杂因素 生殖健康问题的发病危险性是连续的,同样的个体(或夫妻)其发病危险性可能重复出现,如流产等。许多生殖结局如不孕、自然流产、出生缺陷、死产以及新生儿死亡等相互间存在关联,并非独立事件,而研究母亲因素对生殖结局的影响时还必须考虑父亲在遗传和行为等因素方面所起的作用。因此,在生殖研究分析中,需充分考虑混杂的特定作用,仅考虑单一的研究终点,或调整有关的生殖终点和既往的生殖史,均可能会歪曲研究结论。

第二节 常见异常生殖现象的流行特征

当前,不孕不育、异常妊娠结局等生殖现象日益严重。不安全性行为仍然严重威胁人类生殖健康。尽管避孕已在全球范围内迅速推广,但每年仍然有8000万妇女发生计划外或意外妊娠,而其中有4500万妊娠被终止。因此,异常生殖现象的流行病学现状仍十分严峻。本节将主要讨论生殖流行病学研究较多的一些常见生殖问题,包括不孕不育、自然流产、早产、低出生体重和出生缺陷。

一、不孕不育

(一)定义

不孕(infecundity 或 sterility)是指不能成功受孕,丧失生育下一代的能力。不育(infertility)是指实际或临床上未能生育,且生育下一代的能力受限,其中包括不孕。不育分为原发性不育和继发性不育,原发性不育是指一对夫妻暴露于妊娠可能状态1年及以上(亦有标准将这一时间定义为2年及以上,目前的主流观点为1年)而未妊娠者;继发性不育是指一对夫妻既往妊娠过,暴露于妊娠可能状态1年及以上而未能再妊娠者。在生殖力的实际研究中,常用的研究指标包括不孕不育和生育力低下(subfertility)。

(二)分布

世界卫生组织2010年公布的190多个国家和地区的数据显示,全球20~44岁有怀孕意愿的女性中原发性不孕症患病率为1.9%,继发性不孕患病率为10.5%。1990—2010年,尽管不孕症患病率有下降趋势,但是由于全球人口的增加,受不孕症困扰的夫妇的数量从4200万人上升至4850万。总体来看,亚洲南部地区、撒哈拉以南非洲地区、北非、中东、中东欧、中亚较高,2010年和1990年相比,撒哈拉以南非洲地区、中亚和南亚地区呈现下降趋势,其他地区均保持稳定。2017年最新数据显示,我国育龄期夫妇不孕不育总体患病率为15.5%,整体呈现西部山区不孕率高于东部沿海地区,农村高于城市。

(三) 危险因素

1. 人口学和社会因素　不孕不育危险随着年龄的增高而上升,这种趋势在35岁后更加明显,但小年龄组的不孕不育流行状况尚缺乏充分的描述。已婚妇女随年龄的增长,不孕率升高。有报道指出不孕不育发生率与文化程度也存在关系,这与高文化程度人群生育意愿的下降有关。美国的人群数据显示黑人不孕率高于白人。我国的数据也指出汉族妇女不孕率较少数民族低。

2. 吸烟　许多病例对照研究和队列研究结果都表明吸烟者不孕的危险性增高,即使调整了可能的混杂因素,这种关联依然存在。与不吸烟者比较,吸烟者生育时间显著推迟,而且存在剂量反应关系。吸烟被认为也是男性不育的一个危险因素,研究发现男性吸烟可能会降低精子的密度、运动能力,影响精子的功能。

3. 性传播疾病　目前已知淋球菌、沙眼衣原体和支原体等可引起女性生殖道的急慢性感染,导致慢性盆腔炎,进而引起整个输卵管闭锁而造成不孕。未生育且有多个性伴的妇女可能增加感染机会而导致输卵管不育的风险。另外,感染性传播疾病后机体的器质性病变和免疫功能变化也可影响妇女的生育能力。在性传播感染中,沙眼衣原体感染是目前证据最多的病原体,约有20%的下生殖道感染的妇女发展为盆腔炎,3%发生不孕,2%导致不良妊娠结局。淋病被认为是引起继发不育和生育力低下的常见病因,这些病原体也可引起男性不育。近年来在非洲撒哈拉以南地区出现的人口显著下降,一方面是由于大量成年人感染HIV,另一方面也与妇女感染HIV后的不孕不育有关。

4. 避孕和人工流产　队列研究显示,口服避孕药停用后会出现妊娠延迟的现象,部分妇女停用避孕药后5年仍未怀孕。另有研究表明,使用宫内节育器的妇女可能产生妊娠延期,可能为宫内节育器引起盆腔炎而继发导致不育。人工流产可能因造成子宫内膜损伤、子宫和盆腔继发感染而造成继发不育,尤其是非法人工流产导致继发不育危险性增加。

5. 职业危害因素　国内外学者对职业暴露与不育的关系进行了很多研究。职业因素如高温、电离辐射、铅、无机汞、氯丙烷、甾酮类等可直接干扰精子的形成或激素调节而影响男性生育力。有研究报道皮革制造工、接触放射线、接触有机溶剂可通过影响精子机能而增加男性不育的风险。

6. 遗传因素　男性和女性的生育能力都已被证明与遗传因素有关。大量遗传关联研究已经证明多囊卵巢综合征(polycystic ovarian syndrome, PCOS)、卵巢功能早衰(premature ovarian failure, POF)等引起女性不孕的重要因素受到遗传变异或突变的密切影响。而男性无精子或少精子症的发生也受到遗传因素的调控作用。

7. 其他　妇女体重过轻可能引起不育,剧烈的体育锻炼也可能改变激素水平和月经周期,从而导致不育。有证据显示慢性营养不良会影响妇女的生育力。有些药物如激素和避孕药能导致不育。此外,服用可卡因和大麻可能会影响生育力,造成不育的发生。

二、自然流产

自然流产(spontaneous abortion)是一种常见的不良妊娠结局,也是妇产科的常见疾病。大约10%~28%可识别的妊娠以自然流产告终,如果将没有临床表现的早早孕丢失也包括在内,这一比例将达到全部妊娠的1/3。

(一)定义

世界卫生组织对自然流产的定义为:宫内妊娠未满28周(从末次月经算起)的非故意妊娠终止,且胎儿在排出母体前已经死亡,我国也采用此定义。自然流产为妊娠中比较常见的一个结局。不同研究报道的自然流产率差别很大,这是因为不同人群自然流产的危险因素可能不同,用以验证妊娠及自然流产的方法也不同。

(二)分布

近年研究显示,全球自然流产发生率维持在15%左右,美国2011年报道的流产率约为13.5%,个别地区如埃及、肯尼亚等也曾有报道达到或超过20%。我国近年来数据显示流产率在6%~14%;从地区分布上看,自然流产的比例存在明显的地区差异。贫困国家或地区的自然流产比例明显高于相对富裕地区。我国自然流产发生率基本与世界平均水平接近,而且呈现出城市低于农村的现象。

(三)危险因素

1. 人口学和社会因素　自然流产的危险随妇女年龄的上升而增加,其上升趋势从30~35岁开始明显加大,而且染色体异常及正常的胎儿自然流产发生率均有上升。基于中国慢性病前瞻性项目(CKB)队列的一项研究表明,文化程度较高者自然流产率显著低于文化程度较低者,具有大学文化水平者较仅有小学文化者其流产风险降低34%。此外,家庭收入水平较高者自然流产发生率也显著低于较低者12%。

2. 遗传因素　染色体异常在自然流产中起着重要的作用,大约35%~55%的自然流产发生在有染色体异常的胎儿。16号染色体三体和四体者流产率约为100%,21三体约60%~70%流产,某些性染色体三体者约20%~40%流产,因此染色体异常的活产儿以性染色体畸形较为多见。另外一些自然流产的染色体是正常的,但可能有器官形态异常而导致胎儿死亡。如染色体正常而神经管缺陷者,常在宫内死亡而流产,染色体正常的妊娠发生自然流产者占10%左右。

3. 行为因素　吸烟已经被证明与自然流产相关,能够增加30%~120%的相对危险度,且呈剂量-反应关系。经常性的饮酒也已经被大量人群研究证明是自然流产的危险因素。国外的多项研究结果提示咖啡因摄入与自然流产危险性有关。丹麦的一项研究发现,与孕前每天摄入<75mg咖啡因者相比,孕前每天摄入>900毫克咖啡因的妇女发生自然流产风险增加72%。

4. 流产史　有研究表明,发生一次自然流产的妇女再次发生自然流产的危险性是没有自然流产史者的1.6倍,并且再发自然流产的危险性随自然流产次数的增多而增多。自然流产的再发危险与前次自然流产染色体是否正常有关,前次染色体正常的自然流产再发危险性是前次染色体异常的自然流产的2倍。关于人工流产是否增加以后妊娠的自然流产的危险性问题,有证据表明一次人工流产不会增加以后早期自然流产的危险性。但对于多次重复人工流产的意义,由于样本量的局限,目前尚难开展研究。有研究发现,是否人工流产可能与妇女的人口学和生活方式如:吸烟、饮酒、年龄有关,如不控制这些潜在的混杂因素,可能得出错误的结论。

5. **职业危害因素** 对于职业危害因素与自然流产的关系研究较多。某些职业暴露,如孕妇暴露于铅、二硫化碳、乙烯、乙二醇、乙醚、废弃麻醉剂等,孕妇的丈夫暴露于氯乙烯、三溴氯丙烷、放射线等,均可使自然流产的危险性增大。有研究发现,暴露于有铅的工作环境中的妇女自然流产率较高,且存在剂量反应关系。丈夫暴露于放射线的孕妇发生染色体异常的自然流产较多。

6. **避孕措施** 研究宫内节育器与自然流产的关系时需考虑两种情况:受孕前使用过宫内节育器和带器妊娠。许多研究表明,孕前使用宫内节育器与自然流产无关,但带器妊娠使自然流产的危险性升高2~3倍,即使在妊娠早期取出节育器者,这一危险性仍然存在。此外,目前认为孕前服用口服避孕药不会增加妇女发生自然流产的危险性,尽管有个别研究发现相反的结论。

三、早产和低出生体重

(一) 定义

早产(preterm birth)是指妊娠在满28周至不满37周间分娩者。分娩出的新生儿一般体重小于2500克,身体尚未发育成熟。早产约占所有分娩数的5%~13%,早产儿约15%于新生儿期死亡,另有8%虽能存活,但会遗留智力障碍或神经系统后遗症。

低出生体重(low birth weight,LBW)是指出生体重小于2500克的早产儿或宫内发育迟缓(intrauterine growth retardation,IUGR)儿,后者又叫足月低体重儿。通常把出生体重小于1500克者称为非常低出生体重(very low birth weight);把出生体重小于1000克者称为极低出生体重(extremely low birth weight)。

为便于不同国家和地区之间的比较,WHO建议出生体重应该在出生第一天,最好在出生1小时内进行测量。出生体重是反映胎儿宫内发育成熟程度的定量指标。

(二) 分布

早产是新生儿死亡的首要原因。全球每年有超过1500万早产儿出生。60%以上的早产发生在撒哈拉以南地区和亚洲。其中印度352万、中国117万、尼日利亚77.4万、巴基斯坦74.8万、印度尼西亚67.6万。非洲的马拉维、科摩罗、津巴布韦、赤道几内亚、莫桑比克等是早产的发生率最高的地区,维持在16%~17%。白俄罗斯、拉脱维亚、芬兰等欧洲国家早产发生率约4%~6%,处于全球较低水平。2011年我国14个省(直辖市、自治区)的数据显示中国大陆的LBW发生率为6.1%。LBW发生率呈现农村高于城市,经济落后地区高于经济发达地区的现象。有一项欧洲的研究表明自2008年金融危机以来,低出生体重的发生率有增加趋势;澳大利亚一项研究表明1986—2014年,早产发生率从5.1%上升至7.1%。

(三) 危险因素

胎儿宫内生长发育受母体与胎儿双重影响,既包括先天遗传因素,也包括后天环境因素,如孕妇的疾病史、妊娠并发症、不良行为生活方式等。目前认为早产与LBW的危险因素主要包括以下几方面:

1. **孕妇一般状况** 20岁以下及35岁以上的孕妇早产发生率较高,有证据表明称20岁以下的孕妇早产发生率是25~29岁孕妇的2倍;≥35岁组LBW发生率(4.25%)显著高于20~24岁组(2.74%),而<15岁的未成年产妇LBW发生率更高(10.9%)。孕妇的身高和体重同样影响LBW的危险性。WHO有研究显示怀孕前体重、身高、孕前的身体质量指数

（BMI）及中上臂围与 LBW 危险性有关。低 BMI 会增加 35% 的早产风险,超重或肥胖会导致早产率升高 26%。

2. **母亲营养**　孕期营养不足,如缺乏蛋白质、脂肪、糖类、维生素及微量元素等,会造成胎儿宫内发育迟滞,可能引起早产。2016 年 Zerfu 等研究发现,膳食多样性水平较低的孕妇早产的发生风险是膳食结构丰富的孕妇的 4.61 倍。目前尚无有力证据证明叶酸补充剂对于早产的保护作用。大部分发展中国家的低出生体重儿由妊娠早期营养不良所致的宫内生长迟缓所引起。许多研究表明,孕前及孕中期母亲的营养状况对婴儿出生体重影响重大,如孕妇缺铁、缺钙会影响胎儿的正常发育,孕妇缺锌可使低出生体重危险性增加 2 倍。维生素与胎儿发育关系密切,孕期若维生素摄入不足可影响胎儿发育。

3. **不良生活方式**　许多研究发现妊娠期吸烟与早产、LBW、宫内生长迟缓等有关。早在 20 世纪 50 年代开始就不断有证据表明孕妇吸烟者生育 LBW 发生率是不吸烟者的两倍。被动吸烟,特别是在妊娠晚期被动吸入尼古丁也会使孕妇早产。2015 年一项研究表明,每日 100mg 咖啡因摄入量会增加 28% 的早产风险,但与 LBW 无关。随后由欧洲 9 个国家对孕期饮酒与妊娠结局进行的多中心研究发现,孕期饮酒者的早产和 LBW 发生率与非饮酒者有显著差异,LBW 的比例随饮酒量的增加而增加。

4. **妊娠期疾病**　妊娠期疾病会影响胎儿在宫内的正常生长发育,引起早产。早产是 LBW 的主要原因,工业化国家几乎一半的 LBW 是由早产引起。据估计,早产儿的 LBW 危险性比足月儿增加约 16.25 倍。妊高征可因中小动脉痉挛而导致胎盘供血不足及胎盘功能减退,引起胎儿宫内生长迟缓。此外,遗传基因异常、宫内感染、内分泌失调也会使胎儿在宫内发育迟缓,增加 LBW 的危险。近年来陆续有人关注妊娠期口腔感染如牙周炎与早产和 LBW 的关系,认为口腔感染和泌尿生殖道感染类似,也可引起 LBW。

四、围生期感染

（一）定义

围生期感染(perinatal infection)是指围生期内孕、产妇与胎儿、新生儿的细菌、病毒、螺旋体、衣原体及原虫感染。母亲感染病原体后可以经胎盘、羊水途径、经生殖道逆行途径、分娩时经产道或产后经母乳喂养途径感染子代。围生期感染不仅可以影响胎儿的正常生长发育,引起早产、死胎、先天缺陷等危害,还可能使子代终生感染,并且对孕、产妇的身心健康造成严重危害。

（二）流行现状

新生儿各类病原体感染约占新生儿疾病的 90%。细菌性感染是造成许多新生儿死亡的重要原因。我国有研究发现细菌感染,尤其是葡萄球菌和大肠杆菌感染占新生儿感染的 92.4%。目前,对胎儿或新生儿危害最为严重的病毒感染有 HIV、风疹病毒、乙肝病毒、巨细胞病毒等。母亲孕期原发风疹病毒感染可通过胎盘导致胎儿宫内感染,引起胎儿死亡、早产、先天性风疹综合征(congenital rubella syndrome,CRS)等后果。其发生率和致畸率与感染时胎龄密切相关,尤以孕早期为最高。

（三）感染类型

1. **乙型肝炎**　乙肝病毒的母婴传播主要发生在围生期。感染乙肝病毒的孕妇所生的婴儿中,约 20%~30% 会成为乙肝病毒携带者,而如果孕妇的 HBeAg 阳性,则约 85% 的婴儿会感染乙肝病毒。我国是乙肝高发国家,人群中 HBsAg 携带率约为 10%,育龄妇女 HBV 感染率为 7.6%,因此预防乙肝病毒的围生期母婴传播,对于提高我国的人口质量极为重要。目前,全面覆盖的计划免疫政策实施下,我国儿童的 HBsAg 携带率已下降到低于 1%。

2. 艾滋病　近年来,在艾滋病高发的国家和地区,儿童艾滋病病毒感染者呈逐年上升趋势,感染艾滋病病毒的孕妇发生母婴传播的危险率是 30%~40%。随着母婴阻断措施(抗病毒治疗、剖腹产、人工喂养)的实施,发达国家艾滋病母婴传播率已下降至 2% 左右。在多因素分析中,与围生期艾滋病病毒传播有关的唯一危险因素是基线期母亲的病毒载量,*OR* 值达到 2.72。

3. 弓形虫感染　妊娠期感染弓形虫也会对妊娠结局产生严重的不利影响。陈玉昆等人 2014 年研究发现,采用酶联免疫吸附试验检测 2993 例孕妇外周血中弓形虫 IgM 和 IgG 抗体,将感染者分为急性感染组、既往感染组、活动性感染组,并从非感染者中随机抽取健康者作为对照组,观察结局发生率。结果显示以上 3 组及对照组不良妊娠结局发生率分别为 14.0%、1.9%、5.8% 和 1.5%。发现急性感染组和活动性感染组不良妊娠结局发生率与对照组比较均显著上升。

五、出生缺陷

(一) 定义

出生缺陷(birth defects)又称为先天异常(congenital anomalies),是指胚胎在宫内因遗传或环境危险因素而引起的先天性畸形(可表现在体表或体内)或生理功能障碍,即形态结构的异常和功能、代谢、行为、精神、遗传的异常。出生缺陷不仅易造成胎儿早期夭折如流产、死胎等,也是导致婴儿期死亡的重要原因之一。存活者也会由于治疗困难而致终生病残。

(二) 常见的出生缺陷及其频率

根据世界卫生组织最新统计数据显示,发达国家、中等收入国家和低收入国家的出生缺陷发生率分别为 4.72%、5.57% 和 6.42%。我国出生缺陷发生率约为 5.6%,与世界中等收入国家的平均水平接近,每年新增出生缺陷数约 90 万例,其中肉眼可见出生缺陷约有 25 万例。全国新生儿出生缺陷发生率排名前 5 位的分别为先天性心脏病、多指(趾)、总唇裂、脑积水、马蹄内翻。先天性心脏病的发生率上升趋势明显,而神经管缺陷发生率呈下降趋势。

(三) 分布

完善的监测系统可以反映出生缺陷发生率的长期变动。中国出生缺陷检测中心数据显示,2015 年我国的出生缺陷总发生率呈现上升趋势。但具体到各种疾病,则分别呈现不同的变动趋势。如我国的新生儿出生缺陷发生呈下降趋势,发生率从 1988 年 27.0/万下降到 1996 年的 13.6/万,2011 年则下降至 4.5/万。研究者认为这种下降主要得益于产前超声诊断技术的普及以及育龄妇女补充叶酸的措施。需要注意的是除了危险因素本身作用的影响,诊断技术和条件的改善、登记报告制度的改进、病名编码的变更,及产前诊断和选择性终止妊娠的广泛应用等都有可能影响出生缺陷的长期趋势。不同国家或种族出生缺陷发病率不同。如新生儿出生缺陷在英国的发病率约为 3‰,美国为 0.5‰,欧洲大陆约为 1‰;Downs 综合征在法国发病率为 38/万,美国为 13/万,中国为 2.53/万。由于不同国家资料缺乏可比性,出生缺陷率的差别难以断定。

(四) 危险因素

1. 种族　从美国疾病控制中心出生缺陷监测系统(MACDP)的历年监测资料可看出,白人的出生缺陷率显著高于黑人,包括脊柱裂、无脑儿、唇腭裂、气管食道瘘、幽门狭窄或闭锁以及尿道下裂。特别是非西班牙裔白人的发病率最高。

2. 母龄、父龄及出生序次　分娩时母亲年龄在 35 岁及以上,尤其是 40 岁及以上,所产婴儿患先天愚型的危险性增高。类似的分布也可见于其他染色体异常疾病。北京大学出生缺陷监测中心的分析结果表明,单纯母龄大,对 NTDs 的发生频率无明显关系;但若同时伴随出生序次(在兄弟姊妹中的排行顺序)增高,则 NTDs 发病风险明显增高。美国疾病控制中心的出生缺陷监测资料显示,美国白人中父龄≥40 岁者子女出现出生缺陷的风险增大 20%。在调整母亲年龄后,未观察到父亲年龄是独立危险因素。

3. 性别　许多出生缺陷均存在明显的性别差异,流行病学调查数据显示神经管缺陷和围生儿畸胎瘤发生率均表现为女性明显高于男性。

4. 社会经济阶层和教育程度　苏格兰一项研究显示母亲所隶属的社会经济阶层越低,无脑畸形率越高。我国北方省市监测资料表明,在母亲文化程度与总出生缺陷率及神经管缺陷率的关系中,母亲为文盲或半文盲,总出生缺陷率及神经管缺陷率均最高。

5. 遗传因素　一般认为,由遗传因素如染色体畸变、基因突变导致的出生缺陷约占 20%~30%。常染色体变异易导致新生儿的先天愚型,性染色体变异可导致生殖系统发育异常、骨骼畸形及内分泌障碍等。常见的出生缺陷如多指或并指、先天性聋哑属单基因遗传病,多数疾病都是遗传和环境共同作用的结果,如无脑畸形、脑积水、脊柱裂、多数先天性心脏病、唇裂并腭裂、先天性髋关节脱位、马蹄内翻等多基因遗传病。我国 8 省市出生缺陷监测资料显示,近亲婚配发生神经管缺陷、唇腭裂等常见缺陷和总出生缺陷的相对危险度为 3.9~5.4,并且单基因病和多基因病等出生缺陷都受近亲婚配的影响。

6. 营养状况　怀孕期间如蛋白质和热量严重供给不足,将严重影响胎儿的生长发育,特别是脑的发育。宫内发育迟缓有时也会促使出生缺陷的发生。研究证明孕妇补充叶酸能显著降低子代神经管缺陷的发生。因此,孕妇需要平衡的膳食和足够丰富的营养以预防出生缺陷。

7. 感染　母亲孕期感染,特别是妊娠前 3 个月的感染可引起多种出生缺陷。例如,风疹病毒感染可引起先天性心脏病;弓形虫感染可导致脑损害及智力低下等。妊娠感染的不同结局常取决于感染的严重程度和感染时间的早晚。现已证明能导致胎儿出生缺陷的病毒有风疹病毒、巨细胞病毒及刚地弓形虫。可能与胎儿出生缺陷有关联的病毒有 Ⅱ 型单纯疱疹病毒、B 组柯萨奇病毒、水痘病毒、委内瑞拉马脑炎病毒、梅毒螺旋体及泌尿道感染的病原物等。

8. 疾病史　约 3.5% 的出生缺陷是由于母亲疾病引起的,其中由传染病引起的约占 2%,由糖尿病引起的占 1.4%,归咎于其他疾病者小于 1%。

9. 药物　许多学者对孕妇用药与出生缺陷的关系开展了研究。某些抗肿瘤药、麻醉止痛剂、抗情绪兴奋剂、抗生素与出生缺陷有比较肯定的关系,并且在妊娠早期初次服药的危险性更大。

第三节　生殖流行病学研究方法

生殖流行病学可用于评估生殖健康需求、监测生殖健康问题变化趋势、监测生殖保健项目执行情况、评价干预的效果和影响、衡量生殖健康水平的地区差异。

生殖流行病学中常用指标包括以下 3 类:①反映事件的发生,例如:活产、孕产妇死亡、妊娠并发症等;②反映对象特征的现状,例如妇女避孕方法使用率、小儿低出生体重的情况;③反映卫生机构特征的现状,例如卫生机构提供产前保健、医院实施剖宫产的情况。绝大多数指标使用绝对数(例如孕产妇死亡数、提供基本产科保健的卫生机构数)、率(例如婴儿死亡率是指每 1000 个活产中的婴儿死亡数)、构成比(当年孕妇中接受过破伤风免疫的孕妇构成比)、平均数(结婚平均年龄)或分类指标。

生殖流行病学常用的研究方法涉及各类主要流行病学方法,包括描述性研究、分析性研究(病例对照研究和队列研究)和实验性研究。

一、描述性研究

(一) 历史常规资料分析

主要是利用医院和其他保健单位经常积累的常规资料,进行描述性流行病学研究。利用此方法,可以在较短的时间内总结出相关的流行病学信息,此类研究要求医疗单位的记录比较完整,而且研究易出现选择偏倚。出生缺陷研究常采用常规资料分析,如我国出生缺陷研究最初的流行病学资料就是从历史常规资料分析所获得。

(二) 横断面研究(cross-sectional survey)

横断面研究用于调查一定时间内特定人群中生殖健康相关事件的分布及其影响因素,为进一步的分析性研究提供基础资料。例如,对孕产妇死亡的人口学特征及社会经济学因素的横断面研究能确定孕产妇死亡的高危人群;描述应用宫内节育器(IUD)妇女罹患盆腔炎(PID)的研究能反映潜在的危险因素。影响生殖健康结局的主要因素有生育年龄、生育数、生育间隔、产前保健、分娩方式、避孕使用和环境、遗传诸多因素,其中年龄对于大多数健康结局的影响较大,计算不同年龄段的生殖健康相关事件患病率,对识别处于最易感或最高危的特定年龄组人群很有帮助。

(三) 纵向研究(longitudinal survey)

纵向研究是在一个比较长的时间内对特定人群进行连续多次调查,以观察某疾病或健康结局随时间改变的动态变化。近期欧洲一项生育率趋势及其决定因素的纵向研究发现,1970—2010 年,总生育率已经从 3.4 下降至 1.9。而与此相对应的是女性参加工作的比例从 22.4% 上升至 40.2%,由此可见,生育率的改变与女性的职业选择关系密切。

(四) 监测(surveillance)

监测是长期、系统地在特定人群中收集与生殖健康有关的卫生事件的资料,可提供对生殖健康服务实施及其效果的有用的信息,还可根据需要进行分析性及实验性研究,并可对相关的预防、保健对策与措施的效果以及卫生服务质量予以评价。目前在生殖健康方面开展的监测主要有生育率监测、孕产妇死亡和 5 岁以下儿童死亡率监测、流产监测和出生缺陷监测。然而,目前的出生缺陷研究很难获得真正的发生率,其原因在于难以查明所有的出生缺陷病例。由于大多数的出生缺陷发生于妊娠的最早期,直接的观察异常困难,而且许多有缺陷的胚胎在孕早期就已死亡,所以难以获得真正的发病率。而且,胚胎缺陷、母体的选择性排斥、诊断性筛查等都可能影响胚胎的生存,进而影响出生缺陷发病率的估计。此外,由于进行产前诊断不是随机的,有缺陷胎儿的母亲采取人工流产的决定也不是随机的,这种选择性的人工流产可能成为某些出生缺陷研究的偏倚来源。

二、分析性研究

有关生殖问题的病因研究复杂,各因素之间往往互为联系,各妊娠结局也并不是相互独立的,而且存在一些特殊的偏倚。传统流行病学方法在探讨生殖问题的危险因素方面,仍然需要根据生殖问题的具体情况优化研究设计、提升研究质量控制水平。如在自然流产的危险因素研究方面,尽管早在70年代就发现自然流产可能与一些环境暴露有关,甚至在研究环境危险时可以将妊娠丢失作为一个敏感的指标,但事实上,自然流产的危险因素研究并没有得到非常确切的结果,各个研究的结果往往并不一致,许多结果只是弱相关或不相关。出现这种现象的可能原因之一就是目前的流行病学方法在探索轻度效应时研究效率不高,因此其研究是具有挑战性的。

(一) 病例对照研究(case-control study)

病例对照研究是发现生殖健康相关卫生事件影响因素的常用方法,已广泛应用于不孕不育、自然流产和出生缺陷等的病因研究。尤其是在出生缺陷的研究中,由于出生缺陷的发病率一般只有1%~4%,因此病例对照研究显示了其特有的优势。与传统的病例对照研究相比,生殖研究有其自身的特点。首先,在研究对象的选择上与传统病例对照研究不同,病例的选择单位可以是个人,可以是一对夫妻,还可以是患儿及其父母。第二,资料的收集涉及核心家系全部成员,而不局限于直接的观察对象。第三,病例的定义和选择往往受对象是否就医、是否有统一的诊断方法等影响,易造成选择偏倚。

(二) 队列研究(cohort study)

从妊娠开始至队列研究所关注的结局产生时间较短,因此队列研究在生殖领域应用广泛。在研究对象选择时,应尽可能从妊娠较早的阶段纳入研究对象,条件允许的话也可以从妊娠前就进行纳入,这样做的优点在于能够更好地采集研究对象在妊娠早期,甚至是妊娠前的暴露对妊娠结局或子代的健康的影响。在前瞻性队列研究中,可以采用生存分析方法,也可以采用 Logistic 回归模型等多因素分析方法。在研究设计时,应充分考虑研究对象的既往孕产史,因为怀孕史通常与目前妊娠的危险性有关,例如既往有过自然流产的妇女再发生自然流产的风险更高。因为,如果以前的自然流产也是由此次研究的暴露因素引起的,那么调整既往自然流产史可能会严重扭曲对危险度的估计。

三、实验性研究

流行病学实验已广泛应用于生殖健康相关研究中。如近年来世界各国针对补充叶酸预防神经管缺陷方面已完成多项大规模人群实验研究。已经明确在孕前服用 0.4-0.8mg 叶酸补充剂能够有效防止神经管畸形的发生。此外,在辅助生殖领域,最近的随机对照试验证明,对于那些多囊卵巢综合征患者,采用冷冻胚胎移植相比于新鲜胚胎移植可以获得更高的活产率,并可以避免卵巢过度刺激征。总之,实验性研究方法因其在消除偏倚、控制混杂方面的优势,已经在生殖健康领域应用广泛,是评价生殖健康干预策略和技术的有效方法。

四、研究方法进展

流行病学的主要研究方法如巢式病例对照研究、病例队列研究等,都已广泛应用于生殖领域中,而遗传流行病学的发展更促进了出生缺陷的研究。除此之外,在生殖领域中还有一些特殊的研究方法。

(一) 待孕时间研究(time-to-pregnancy study)

近些年在生育力研究方面发展和使用的一种方法称为待孕时间研究,或称等待妊娠的时间研究,该方法在发现对生殖健康有害的暴露因素方面很有价值。与通常的不孕症研究相比,待孕时间研究可以更充分地利用信息,对于中途退出者(终止妊娠)的信息也可以应用生存分析的方法加以利用。

待孕时间研究分为前瞻性和回顾性两种。前瞻性的待孕时间研究是指以准备怀孕的妇女作为研究对象,了解她们的暴露情况,并随访观察,直到出现研究结局,包括怀孕、重新避孕或者达到最大随访时间而没有怀孕等,通过分析比较,探索暴露和生育力的关系。回顾性的待孕时间研究通常以已怀孕的妇女作为研究对象,调查她们怀孕前的暴露情况及等待妊娠的时间,通过分析比较,探索暴露和生育力的关系。

前瞻性研究中,暴露信息比较准确;而在回顾性方法中,暴露和等待妊娠时间都是通过回忆得到的。当暴露少见或罕见时(如职业流行病学研究),回顾性待孕时间研究可能是唯一可行的生殖研究方法。回顾性方法和前瞻性方法对研究对象的选择不一致,使得结果也有差异。在前瞻性队列研究中,研究对象是准备怀孕的人;而在回顾性待孕时间研究中,研究对象是已妊娠的人,但这样的设计会漏掉人群中不育的夫妻,从而影响暴露与不育的研究。要克服这种问题,可采用从一般夫妻中随机抽样的研究方法。

在待孕时间研究中,除了暴露资料与结局资料的收集以外,月经周期的资料显得尤为重要,等待妊娠时间的长短就来源于月经周期的资料。每个月经周期只能提供一次怀孕机会,等待怀孕的时间实际上是以月经周期作为自然计数单位。

为充分利用所有月经周期的资料,可按照月经周期分层,假定层间有固定的生殖率比(即暴露组每一个月经周期的怀孕概率与非暴露组的怀孕概率之比),分析时可应用离散的Cox 比例风险模型,并通过此方法,控制可能的混杂因素。

此外,进行前瞻性队列研究时,研究对象通常不可能仅限于刚刚准备怀孕的夫妻,也包括那些已经试图怀孕一段时间的夫妻。资料的分析可采用生存分析的方法。

(二)遗传和环境交互作用研究

尽管不能确定大多数出生缺陷的病因,但是在出生缺陷的发生中,遗传因素和环境因素都发挥着作用,可能还存在交互作用。在致畸物解毒代谢过程中,一些基因可起关键作用,这些基因缺陷可能与其他因素交互作用造成出生缺陷。

研究遗传与环境交互作用的传统流行病学方法是病例对照研究,但由于混杂因素的影响,有时此类研究会得到假相关,因此近年来已出现一些新的研究设计,即不设对照的病例对照研究,具体包括:

1. 单纯病例研究(case-only study) 此类设计只有病例组,而无对照组。研究者可以通过比较有环境暴露史和无暴露史的出生缺陷婴儿的基因型,评价遗传与环境的交互作用。由于遗传因素在人群中的暴露率非常低,研究环境与基因交互作用时,用传统的病例对照研究,所需的样本量非常大。单纯病例研究能够有效研究环境暴露与基因之间的交互作用。单纯病例研究具有病例对照研究的优点:适用于罕见疾病的病因研究,相对省时省力,花费较少,易于实施。因为用来估计或检验效应的研究对象只有病例,避免了病例对照研究中对照的选择偏倚,也避免了病例与对照间可能存在的不均衡现象。单纯病例研究的病例选择与病例对照研究的研究对象选择原则是相同的。

2. 病例-父母对照研究(case-parental control study) 以出生缺陷患儿作为病例,通过识别其父母未交换的等位基因,形成虚构个体,作为遗传学上的对照。这种设计需要有患儿父母的基因信息,其实施相对也是比较容易。但其主要缺陷在于,这种"对照"可能不能够代表未患病的人群的基因型,特别是在父母的基因型与生殖问题有关时。

3. 患病亲属对研究(affected relative-pair study)　通过研究患病亲属对的基因分布探索交互作用。常用的一种患病亲属对研究为患病同胞对研究(affected sib-pair study)。应用患病亲属对研究可以根据暴露情况对患者进行分层分析,而且可为连锁分析提供信息。但因其需要家庭中出现至少两个病例,所以病例的数量受到限制。研究评价的是位点的连锁,而不是某一基因。

4. 反向配比设计(counter-matching design)　从队列或者具有某种危险因素的人群中获取对照以进行巢式病例对照研究的一种方法,其主要原则是按暴露因素(或暴露因素的替代变量)进行分层抽样以评价那些较为少见的感兴趣因素。回归参数估计可用 Cox 回归或条件 Logistic 回归等。

作为研究基因和环境交互作用的新工具,以上 4 种方法有各自的适用条件和局限性,而并不能替代病例对照研究,因此在研究设计时应根据具体条件采用适宜的研究方法。4 种方法的比较见表 37-1。

表 37-1　评价基因与环境交互作用的几种方法特征

	单纯病例研究	病例-父母对照	患病亲属对	反向配比设计
研究对象	病例	病例及其父母	家庭中的第二个病例,先证者,及父母	病例
对照	无	根据父母基因型而得到的基因型的理论分布	根据孟德尔定律而得到的等位基因的理论分布	与病例配比的潜在对照的分层随机抽样集
评价	乘法模型	基因与疾病的关联,乘法模型	位点与疾病的连锁,乘法模型	复杂疾病的基因与环境交互作用
假设	基因与暴露相互独立	符合孟德尔定律	符合孟德尔定律	基因与暴露相互独立
局限	不能单独评价暴露或基因的作用,连锁不平衡	父母一方或双方,不能评价暴露的作用,连锁不平衡	家庭中出现 2 个或以上病例,不能评价暴露作用,不能评价具体的等位基因	当两因素都较为罕见,交互作用较合适时,反向配比功效较高,但相应的需要大样本量

随着基因技术的发展、新的生物学假说的提出,遗传和环境交互作用的分析将会进一步扩展。这不仅有益于研究出生缺陷,而且会为研究生殖、妊娠和发育等问题的方法学带来深远的意义。

第四节　防治策略和措施

生殖健康问题关系到国家的人口质量、人群健康和妇女儿童健康发展。目前,孕产妇死亡率在很多发展中国家仍居高不下,而在已知的一些生殖健康危险因素中,许多是可以通过各种有效措施加以预防和控制的。各类生殖现象的危险因素不尽相同,具体的防治策略和措施也会有所差别。

一、策略

1. 全人群策略 国家应强调生殖健康的政治、社会和公共卫生意义，向全人群提供公平、可及的生殖健康基本医疗服务。要对全人群开展生殖健康教育和健康促进，改变人群的不良生活行为方式，改变一些不良的环境暴露，从而达到预防的目的。

2. 高危人群策略 对于具有危险因素的人群，应在健康教育的基础上，加强病因预防、减少暴露，提供早期检出服务和指导，必要时采取一些治疗措施。如对职业人群的保护，对性传播疾病的高危人群的教育和保护等。

二、措施

促进生殖健康仍需遵循三级预防战略。一级预防可以从源头上防止一些不良妊娠结局的发生，而早期发现可以及时控制出生缺陷等生殖健康问题的出现，在最大程度上避免带给社会和家庭巨大的精神和经济压力。

1. 一级预防 指病因预防，即防止和减少人群中有关生殖健康的危险因素的发生，推迟或防止临床症状的发生。

2. 二级预防 目的是早发现、早诊断、早治疗，及时发现危险个体，对于已经患病的个体采取积极的治疗措施加以控制，防止疾病加重或复发。

3. 三级预防 目的是在疾病发生后，防止和减少机体机能丧失，减低和防止残疾发生，降低病死率。

4. 防治的具体措施

(1)提倡健康的生活行为方式：包括戒烟、限酒、减少咖啡因的摄入、合理的营养结构等。

(2)积极防治性传播疾病。

(3)提倡适宜的婚育年龄，广泛开展遗传咨询，加强婚前检查、指导和教育。

(4)围孕期保健：定期产前检查，孕期的合理营养、防感染、慎用药，开展产前诊断，发现问题应及时处理(如适当的人工流产和终止妊娠)。

(5)生殖问题的临床治疗：如不孕不育症的治疗，习惯性流产的治疗，出生缺陷的治疗等。

(6)积极开展生殖健康的科学研究和培训工作。

（杜江波　靳光付 编，叶荣伟 审）

参 考 文 献

1. Danni Z, Chunyan L, Taiwen W, et al. Factors associated with spontaneous abortion：a cross-sectional study of Chinese populations[J].Reprod Health.2017,14(1)：33.

2. Zeng Y, Hesketh, Therese. The effects of China's universal two-child policy[J].Lancet.2016,388(10054)：1930-1938.

3. 梁玉红,李同博,周令,等.中国出生缺陷趋势预测分析[J].中国公共卫生.2014,30(6)：779-780.

4. Jin L, Jin L, Yu J, et al.Prevalence of Neural Tube Defects and the Impact of Prenatal Diagnosis in Three Districts of Beijing, China[J].Paediatr Perinat Epidemiol.2017,31(4)：293-300.

5. Rossen LM, Ahrens KA, Branum AM.Trends in Risk of Pregnancy Loss Among US Women,1990-2011[J].Paediatr Perinat Epidemio,2018,32(1).

6. Blencowe,H,Cousens S,Chou D,et al.,Born too soon：the global epidemiology of 15 million preterm births[J].

Reprod Health,2013,10(Suppl 1）:S2.

7. Lallemant,M,Le CS,Samba L,et al,Mother-to-child transmission of HIV-1 in Congo,central Africa.Congolese Research Group on Mother-to-Child Transmission of HIV[J].AIDS,1994,8(10):1451-1456.

8. Syndrome AI.Children born to women with HIV-1 infection:natural history and risk of transmission.European Collaborative Study[J].Lancet,1991,337(8736):253-260.

9. Cnattingius S,Villamor E.Weight change between successive pregnancies and risks of stillbirth and infant mortality:a nationwide cohort study[J].Lancet,2016,387(10018):558-565.

10. Arbyn M,Verdoodt F,Snijders PJ,et al.Accuracy of human papillomavirus testing on self-collected versus clinician-collected samples:a meta-analysis[J].Lancet Oncol,2014,15(2):172-183.

11. Mascarenhas MN, Flaxman SR,Boerma T.et al.National,regional,and global trends in infertility prevalence since 1990:a systematic analysis of 277 health surveys[J].PLoS Med,2012,9(12):e1001356.

12. Nour NM.Premature delivery and the millennium development goal[J].Rev Obstet Gynecol,2012,5(2):100-105.

13. Zerfu TA,Umeta M,Baye K.Dietary diversity during pregnancy is associated with reduced risk of maternal anemia,preterm delivery,and low birth weight in a prospective cohort study in rural Ethiopia[J].Am J Clin Nutr,2016,103(6):1482-1488.

14. US Preventive Services Task Force.Folic Acid Supplementation for the Prevention of Neural Tube Defects:US Preventive Services Task Force Recommendation Statement[J].JAMA,2017,317(2):183-189.

15. Chen ZJ,Shi Y,Sun Y,et al.Fresh versus Frozen Embryos for Infertility in the Polycystic Ovary Syndrome[J].N Engl J Med,2016,375(6):523-533.

第三十八章

行为流行病学

提要：行为流行病学是应用流行病学方法研究人类行为和疾病、健康的关系的学科。本章将介绍行为流行病的基本概念，重点讨论健康相关行为在人群中的分布和影响分布的因素。同时阐述行为数据的测量方法、行为流行病学研究设计和应用，以展示行为流行病学的研究过程。

第一节 概 述

一、行为与行为流行病学

（一）行为流行病学产生背景

医学科学技术的进步，不仅大大延长了人类的平均寿命，也促使疾病谱和死因谱发生了相应改变，慢性非传染性疾病逐渐成为全世界致死和致残的主要原因。在此期间，世界各国在慢性病的防治方面进行了大量积极的探索。20 世纪 50 年代以来，美国为降低心、脑血管病和恶性肿瘤等慢性病的高死亡率，曾一度把工作重点放在扩大医疗，发展高精尖的医疗技术和设备等方面，造成医疗费用直线上升，1960—1978 年，美国卫生经费支出由 270 亿美元飙升至 1920 亿美元，但慢性病的死亡率未明显下降。后续研究发现，行为和生活方式是导致慢性病的第一危险因素，其比重高达 48.9%，而非原先认为的医疗服务的不足；据此，美国政府转变思路，将工作重心放到干预和改变人们的行为上，最终使慢性病的死亡率大幅度下降。随后美国、英国、澳大利亚等西方发达国家相继建立了行为医学学科，并大力发展行为干预研究。80 年代后，全球大多数国家陆续进行了行为流行病学方面的研究，在健康行为理论、研究方法以及干预手段等领域取得了长足的进步，在传染病、非传染病以及伤害事件预防和控制中发挥了有效作用。行为流行病学正是在这样的背景下孕育、产生和发展起来的。

（二）行为流行病学概念

"行为流行病学"（behavioral epidemiology）这一术语最早出现于 20 世纪 70 年代末。1985 年，美国疾病预防控制中心的 Mason 和 Powell 首次对行为流行病学进行了界定："从流行病学传统观点看，行为流行病学是研究行为与疾病的流行病学关联，识别与疾病有因果关系的行为，并在关系确认后，根据判断出的病因提出预防方法；从非传统观点看，行为流行病学是对行为本身进行研究的流行病学，即应用流行病学的方法研究与疾病相关行为的分布及其影响因素,从而提出对不良行为的干预措施"。

2001 年,我国学者施侣元在其主编的《流行病学词典》中对行为流行病学的定义为:行为流行病学是流行病学的一个新的分支,主要研究行为因素和与行为相关的疾病在人群中的分布规律及其影响因素,并研究如何改变行为因素促进和维护健康、预防疾病,同时进行措施效果评价的科学。目前国内相关研究领域普遍使用此定义。

(三) 行为流行病学研究内容

行为流行病学的研究内容主要包括 4 个方面:

1. 行为作为与疾病和健康相关的因子的研究,确定影响健康的行为以及这种行为对疾病流行的影响。

2. 研究作为病因的行为在人群中的分布,通过流行病学调查或行为危险因素监测,描述健康相关行为的人群分布特征。

3. 探讨行为的形成原因或影响因素,为行为干预策略的制定提供依据。

4. 行为干预及效果研究 在确定影响健康的行为在人群中的分布特征及其影响因素的基础上,运用行为改变的方法和技巧,采取综合的措施(手段)促进行为的转变,从而形成健康的行为;并对行为干预的效果进行评价。

二、行为和健康的关系

人类行为是指具有认知、思维能力并有情感、意志等心理活动的人对内外环境因素刺激所做出的能动的反应。其有狭义与广义之分,狭义的行为是形之于外,可以被人直接观察和记录、测量的,如一个人的言论、行动等;而广义的行为除外显行为外,还包括不能被直接观察到的思想、意识、情感、态度、动机等潜在行为。

(一) 行为与健康的关系

行为与健康之间有着十分密切的关系。无论是慢性非传染性疾病、伤害,还是传染性疾病,行为因素均有着十分重要的作用。从日常生活习惯、不良嗜好、体力活动,到生产行为、违规行为等都与健康息息相关。常见疾病的主要行为危险因素见表 38-1。

表 38-1 常见疾病的主要行为危险因素

疾病	行为危险因素
心脑血管疾病	吸烟、高胆固醇饮食、久坐、应对不良
癌症	吸烟、不合理饮食、过度饮酒、应对不良
慢性肺部疾病	吸烟、环境暴露
艾滋病	交叉使用注射器、无保护性行为
意外伤害	饮酒、疏忽、不采取安全措施

行为对健康的影响除表现在上述对健康的直接影响外,人们还可以通过调整或改变行为,控制自身暴露在危险因素下的机会,来间接影响健康。对人群行为和生活方式进行干预已被各国实践证实是慢性病防治的重要手段,行为干预可使高血压发病率下降 55%,脑卒中(脑出血和脑梗死等)下降 75%,糖尿病下降 50%,肿瘤下降 33%。

（二）行为对疾病流行的影响

1. 行为对慢性病流行的影响　慢性病是全球最主要的公共卫生问题之一，据《全球疾病负担》报告，2015 年死于慢性病的总人数约为 4000 万，占全球死亡总数的 70%，大量研究表明，慢性病的发生与生活方式、环境危险因素等密切相关，因此又被称为生活方式病，不良的行为和生活方式，如不合理膳食、不良嗜好（吸烟、饮酒等）和缺乏体育锻炼等，均是慢性病的致病因素，能够增加慢性病的患病风险，提高慢性病的患病率。

2. 行为对传染性疾病流行的影响　近 30 年来，人类已发现和确认了近 40 种新的传染病，如艾滋病、疯牛病等传染病的传播流行与人类的行为密不可分。除了传统的慢性传染性疾病外，很多急性传染性疾病如 SARS、H1N1 等，也发现与人类密切活动有关。人类的诸多行为如生产行为、日常生活行为、不良行为方式、人口流动、滥用抗生素和杀虫剂等，均可对传染病的流行产生影响。

3. 行为对伤害流行的影响　伤害已成为严重的公共卫生问题，与慢性病、传染性疾病一起构成了危害人类健康的 3 大疾病负担，并且近年来伤害的威胁呈现持续上升趋势，其预防和控制越来越受到世界各国的重视。伤害发生的原因复杂、涉及面广，受到多种因素的影响，其中人群行为因素具有十分重要的作用。1998 年我国道路交通事故原因中，人的因素占 92.77%（其中机动车驾驶员占 84.25%）。在影响伤害发生的诸多行为因素中，不采取防护措施、违规行为、吸烟和饮酒以及疏忽行为较为常见。

第二节　健康相关行为及其影响因素

一、健康相关行为

健康行为（health behavior）的定义方式多种多样，Conner 和 Norman 将其定义为人体在身体、心理、社会各方面都处于良好状态时的行为表现。Gochman 将其定义为"与保持、恢复和促进健康相关的个人属性（如信念，期望，动机，价值观和感知等认知因素），人格特征（情绪和情感状态，个性特质），以及外显的行为模式、行动和习惯"。Kasi 和 Cobb 将外显的健康行为又分为预防性和保护性行为（preventive and protective behavior），疾病行为（illness behavior）以及疾病角色行为（sick-role behavior）等。

公共卫生领域的研究者更习惯于使用健康相关行为（health-related behavior），即个体或群体与健康和疾病有关的行为。按其对行为者自身和他人的影响，健康相关行为又可分为促进健康行为（health-promoted behavior）和危害健康行为（health-risky behavior）两大类。前者指个体或群体表现出的、客观上有利于自身和他人健康的行为；后者指偏离个人、他人和社会健康期望、不利于健康的行为。

（一）促进健康行为

促进健康的行为具有以下特点：①有利性：行为表现有益于自身、他人和整个社会的健康，如不吸烟；②规律性：行为表现规律有恒，不是偶然行为，如坚持锻炼；③和谐性：个体行为表现出个性，如选择运动项目，能根据环境调整自身行为使之与其所处的环境和谐；④一致性：个体外显行为与其内在的心理情绪一致，无矛盾；⑤适宜性：行为的强度能被理性地控制。

促进健康行为可分为以下几类：

1. **基本健康行为**　指日常生活中一系列有益于健康的基本行为,如合理营养、充足睡眠、适当锻炼等。

2. **戒除不良嗜好**　不良嗜好主要指吸烟、酗酒和滥用药物等。

3. **预警行为**　指预防事故发生和事故发生后的正确处理,如驾车时使用安全带,进入工地戴安全帽,发生车祸后的自救与他救等。

4. **避开环境危害的行为**　主动回避生活和工作的自然环境与社会心理环境中对健康有害的各种因素的行为,如离开污染的环境或采取措施减轻环境污染、积极应对紧张事件等。

5. **合理利用卫生服务**　指合理、正确使用医疗保健服务以维护自身健康的行为,如预防接种、定期检查、及时就医和自我保健等。

(二) 危害健康行为

危害健康的行为具有以下特点:①危害性:行为对人、对己、对社会健康有直接或间接的、明显或潜在的危害作用;②明显性和稳定性:行为非偶然发生,有一定的作用时间和持续时间;③习得性:危害健康的行为都是个体在后天的生活经历中形成的。

危害健康行为可分为以下几类:

1. **不良生活方式**　生活方式是指人为生存和发展而进行的一系列日常活动的行为表现形式,是社会和文化背景的一种复合表达,可以认为,生活方式是一种更为持久的行为模式。不良生活方式是一组习以为常、对健康有害的行为习惯,如吸烟、酗酒、高脂高盐饮食、缺乏体育锻炼等。目前已公认,不良生活方式可导致许多疾病,尤其与慢性非传染性疾病的发病有直接关系。

除上述日常生活中较为常见的不良生活方式外,吸毒和多性伴等特殊不良行为也对健康构成严重威胁。吸毒可直接产生成瘾行为,导致吸毒者身体的极度衰竭,静脉注射毒品还可能导致感染乙型肝炎和艾滋病;而多性伴行为可能导致性病和艾滋病。

2. **致病性行为模式**　致病性行为模式是导致特异性疾病发生的行为模式,较常见的是 A 型行为模式(type A behavioral pattern,TABP)和 C 型行为模式(type C behavioral pattern,TCBP)。A 型行为者脾气急躁,有强烈的竞争意识和高度的时间紧迫感,喜欢竞争,好斗,遇事易冲动,容易产生攻击行为;由于 A 型行为者冠心病发病率、复发率和病死率均比非 A 型行为者高,因而 A 型行为又叫"冠心病易发性行为"。C 型行为模式是一种与肿瘤发生有关的行为模式,C 型行为者忍让谦虚,爱压抑自身情绪,对社会过度依从,其宫颈癌、胃癌、结肠癌、肝癌、恶性黑色素瘤的发生率比非 C 型行为者高 3 倍左右。

3. **不良疾病行为**　指个体从感知到自身患病到疾病康复过程中所表现出来的不利于健康的行为,如讳疾忌医、不及时就诊、不遵从医嘱、自暴自弃等。

4. **违规违章行为**　指违反社会法律、规章制度的行为,如违规驾驶、违章操作、攻击行为等,是工伤事故、交通事故等伤害发生的重要危险因素。

二、行为及其影响因素

(一) 行为的分布

行为的分布与疾病的分布一样,包括了人群、时间和地区分布,是指某种行为在一定的人群、时间和地区上形成聚集性。这种分布聚集性的形成来自于行为的流行。

在社会学范畴中,流行是指在社会允许的范围内,一种新的相互影响的社会性行为,作为新的行为方式和思维方式在社会及群体成员中普及的过程,其结果是形成一定规模的一时性集合现象。行为的流行可视为行为普及过程的一种特殊类型,其结果是导致某种行为在一定的人群、时间和地区上形成聚集性分布特征,构成行为的"三间"分布。

1. 人群分布 人群可根据不同的自然或社会属性,如年龄、性别、民族、职业、宗教、婚姻与家庭、流动人口等进行分组或分类。不同特征(如年龄)的人群,在行为方式上存在很大的差异。

(1)性别分布:男女性由于在生理、心理、思维、智能、情感等方面的差异,导致在性格、习惯、能力、兴趣、生活方式等行为特征上存在差异。

(2)年龄分布:人类行为的发展受到不同年龄期生理发展水平和社会生活环境的影响,因而人在婴儿期、幼儿期、学龄期、青春期、成年期的不同阶段表现出不同的行为特点。例如,学龄期儿童容易发生各种行为问题,如品行障碍、行为障碍等。青春期由于其生理和心理的发展特点,该时期的青少年更容易发生各种冒险行为,如尝试吸烟、酗酒、吸毒以及多性伴等行为。

(3)职业分布:不同职业的人群,由于其工作性质不同,自身的知识背景不同,所暴露的职业环境和职业精神紧张度也不同,因而在行为表现上存在明显差异。从事高精神紧张度的职业,容易导致酒精依赖、自杀等行为问题。

(4)民族和种族分布:不同民族或种族由于所处定居点的自然环境和社会环境不同,社会经济状况和医疗保健水平不同,文化背景和风俗习惯的不同,使不同民族和种族在行为特征上存在差异。例如我国贵州省少数民族与汉族人群进行对比发现,少数民族居民吸烟、饮酒和喝生水等危害健康行为的发生率高于汉族,而定期测量血压、主动寻求卫生保健知识以及患病后及时就诊等促进健康行为低于汉族。

2. 地区分布

(1)国家和地区分布:不同国家和地区之间,由于经济状况、社会制度、地理位置、文化背景等方面存在差异,因而人群的行为方式存在较大不同。不同国家在卫生行为习惯方面也存在差异。人群吸烟、饮酒等嗜好行为在不同国家也相差较大,在发达国家,女性吸烟率高达22%,而发展中国家仅为9%。

(2)城乡分布:城市与农村由于经济状况、生产方式、生活条件、卫生状况、人口密度、交通条件、工业水平、动植物分布等情况不同,因而人群在多方面的行为均存在差异。例如:①城乡居民在饮食行为上存在较大区别。2002年全国营养调查显示,农村居民平均每人每天消费食盐为11.1g,明显高于城市居民的9.7g。②个人卫生习惯,城市居民优于县镇,而县镇优于农村。③城乡居民对卫生服务的利用情况不同,农村患病居民选择就医的概率和就医支出的水平均低于城镇患病居民,并且城镇老年人比农村老年人更多地利用住院服务。④城镇居民比农村居民更多地参加体育锻炼。2001年中国群众体育现状调查结果表明,我国16岁以上的城镇体育人口比例为28.9%,而农村只占人口总数的12.4%。

3. 时间分布 近几十年来,社会的不断发展给人类创造了越来越丰富的物质条件,越来越多的人追求平衡的饮食、良好的卫生、医疗保健和教育等,这些促进健康的行为使得人群总体健康水平得到了极大提高。但另一方面,久坐不动、高脂饮食、吸烟、饮酒、药物滥用、多性伴等危害健康的行为也日益增加。近年来我国人群的性初始年龄不断提前,使得性活跃人群不断扩大,并且过早开始性行为者以后发生不使用安全套、多性伴等危险性行为的风险更大,从而导致人群性传播疾病感染、意外妊娠以及由此导致的人工流产增加。

人类的行为随时间的变化还可呈现一定的季节性和周期性。例如,人们喜欢将出行安排在每周的最后一天,因而一周中交通事故的高峰也处于星期日。另外,每逢节假日,人群外出旅游、探亲、购物等行为增加;在一些特殊的节假日如中国的春节、中秋节等,人们聚餐增多,饮酒、暴饮暴食等行为也增加。某些职业行为也存在明显周期性,如农业生产、行业培训、健康体检等。

(二) 影响行为流行的因素

人的行为由内因和外因共同作用而产生。内因主要是指行为主体心理上的因素如需要、动机、个性、价值观和认识等。外因主要指人类的行为环境,包括自然环境和社会环境。内因是行为产生的直接动力,外因是行为产生的外在条件(诱因),外因通过作用于内因而发挥作用。个体行为的产生是行为发生流行的基础,环境因素可影响众多个体的行为,从而影响行为的流行。因此,影响行为流行的因素可包括个体内在因素和环境因素两大类。

1. 内在因素　人的意识、信念、态度、个性等内在心理因素均可影响其行为的产生。例如,个体是否采取安全措施与其自身的安全意识密切相关。自我效能是个体对自身在未来能够完成某种工作任务或行为活动的一种信念,决定个体是否会尝试该工作或该行为。研究发现,缺乏回避吸烟自我效能的青少年相信吸烟能为他们提供情感和社会方面的益处,从而持续他们的吸烟行为。

2. 环境因素　人类的行为环境包括自然环境和社会环境,与自然环境相比,社会环境对行为的影响更为广泛,在人类行为的流行过程中具有更重要的作用。

(1)自然环境因素:自然环境指与人类生活和行为相互联系、相互影响的自然条件的总和,包括人类生活于其中的一定地理环境、生物环境和地下资源环境等。地形地貌、气候及生物等自然环境因素均可影响人的行为。

(2)社会环境因素:社会环境是指人类生存及活动范围内的社会物质、精神条件的总和。广义指整个社会经济文化体系,包括人类所处的社会政治环境、经济环境、法制环境、科技环境、文化环境等宏观因素。狭义仅指人类生活的直接环境,如家庭、劳动组织、学习条件和其他集体性社团等。社会经济的发展提高了人们的健康水平,也导致一些不利于健康的行为增加。如,饮食结构的改变,相对于过去,人们现在对精制食品,高脂、高胆固醇食品的摄入增加,天然食品的摄入减少,营养素摄入不均衡,从而导致肥胖、心脑血管疾病等疾病患病率的增加。

1)社会制度和法规:社会制度是一定历史条件下一定组织在某种活动领域中各种基本行为规范的综合系统,是调节、制约人们社会行为的重要手段,目的在于保证群体的共同利益。社会制度对人类的行为具有广泛的影响和调节作用,教育制度作为社会制度的一个重要组成部分,决定了社会成员受教育的权利和机会,因此决定了社会成员系统的接受健康信息的可能性,进而对社会成员的有关态度和行为产生影响。医疗保险制度与人们的健康相关行为关系更为密切。医疗保险制度指医疗保险费用的负担方式,直接影响着人们的就医行为。

法规是国家制度认可,并由国家强制力保证实施的社会行为规范,具有教育、威慑和惩罚的作用,是调节和控制人们行为的最强有力的手段。对于健康相关行为,世界各国的有关法规已涉及 20 多个方面的问题,我国有关法律包括《食品卫生法》《传染病防治管理法》《药品管理法》《国境卫生检疫法》和《道路交通安全法》等。这些法规的制定在维护和促进人类健康方面发挥了积极的作用。例如禁止酒后驾驶,要求机动车驾驶人、乘坐人员使用安全带等,这些法规的制定对减少交通意外事故的发生以及由此导致的人口伤亡具有重要作用。

2)社会文化生产力水平:社会文化生产力水平的提高和物质生活资料的丰富,使得合理、健康地消费生活资料完全由人的主观能动性所决定,这就为文化因素对健康相关行为的影响提供了广阔的空间。文化对行为的影响不仅仅限于个人,而是包含了整个人群,并且将长期存在。文化诸现象如教育、风俗、宗教信仰、亚文化等,均可对人的行为产生影响。例如在男男性行为人群中,安全套的使用率较低,其中一个重要因素就是群体文化中对安全套的认知存在误区,认为同性性行为不会怀孕,因此不必使用安全套。

3)大众传播:大众传播是指专业机构通过报纸、杂志、广播、电视、互联网等媒介向为数众多、范围广泛的不特定人群传播信息的过程。大众传播是传递健康信息的最有力工具,也是调节和约束人们行为的重要武器。例如,大众传媒通过对少数社会成员的违规行为、违法行为及违纪行为进行曝光,引发社会关注,倡导公众对越轨行为进行批判、谴责和制止,激发越轨者的良知与自责,从而终止其越轨行为。大众传播还可以通过健康节目、公益广告等引导人们采取促进健康的行为。

4)社会支持:社会支持是个体通过正式或非正式的途径与他人和群体接触,并获得信息、安慰及保证。支持可以被看作是对进行健康行为的鼓励,相反缺乏支持会阻碍健康行为的形成。有益的支持可以为患者营造一个健康的氛围,支持提供者(如医生、护士、照顾者等)所表现出来的良好的合作、积极的爱好和信仰,都使得患者更能坚持长期的治疗。家庭是社会支持的重要组成部分,个人疾病的恢复、不良嗜好的戒除、心理疾病的治疗等都不能离开以家庭为主的社会支持。随着互联网的普及,青少年网络成瘾的比例逐年上升,如何才能消除或减弱其网络成瘾,其中最为重要的就是家庭成员的支持与帮助。因此,了解家庭因素对人们形成和建立促进健康行为的作用,有助于更好的设计以家庭为基础的健康教育规划,从而促进家庭成员采取有利于健康的行为方式。

第三节 行为的测量

一、行为测量的方式

行为因为其特殊性,开展测量较为复杂和困难。行为不仅分为外显行为和内隐行为,一些心理状况也会对行为的形成和发展产生重要影响。因此在测量行为时,需要通过独特的测量方法,避免混杂因素的干扰,获取真实的信息。目前常用的行为测量方法如下:

(一)观察

观察是在自然条件下或不施加任何控制的条件下观察调查对象的行为,包括姿势、动作、表情、语言等,记录其出现的时间、地点、条件、程度、频率和后果等。按观察者的角色可以分为完全参与观察、半参与观察与非参与观察;按观察对象可分为直接观察和间接观察(如物质痕迹观察、行为标志观察)。其优点是可以得到有关社会行为的详细的、第一手的资料。特别适用研究隐秘性行为的调查,如在娱乐场所直接收集、计数使用过的安全套。其缺点是存在一定的主观性、片面性和表面性。

(二)行为访谈

行为访谈是研究者通过交谈和观察,了解调查对象的精神活动、评估其行为的一种方法。一般来说,它有3个基本目标:收集调查对象的基本信息;获取做出诊断或其他重要决定的必要资料;与调查对象建立联系、以便于继续评估和开展干预。通常情况下应根据研究目的制定访谈大纲,参考定性访谈中采用的信息饱和原则确定访谈人数。访谈资料一般也利用定性方法进行分析。访谈法与观察法均适用于对隐蔽人群开展相关行为问题的调查,例如艾滋病高危行为的研究。访谈法的优点是能够较为深入的了解行为特征及影响因素,但缺点仍是主观性和片面性较强。

(三)量表测定

量表测定是用标准化及量化工具来评定个体行为与心理健康的程度、内容和范围,有自评和他评两种形式,量表必须具备标准化、常模、信度和效度等基本条件。常见行为评价量表包括健康行为评估中的生活事件量表、自杀量表和酒精依赖量表等。在行为测量中量表的使用应严格按照使用说明确定调查对象,在使用中务必清晰解释各项条款,以确保调查对象完全理解并做出正确的答复。量表测定的优点是简单、快捷,特别善于将定性变量转变为定量变量。但缺点是部分经典量表来自国外,其研究背景、量表阐述方法与习惯与国内不同,完全照搬可能出现问题。同时自测量表的设计要求较高,其信度效度评价过程较为复杂。

(四)实验室测量

实验室测量是对个体生理反应,如呼吸、心跳、血压、生物电活动(脑电、皮电、肌电)等进行测量的一种方法,这些生理反应从某种意义上是心理、情绪的一种外显方式,属于广义行为的范畴,对这类行为可借助仪器和实验室手段,用生理生化和物理方法进行测量。其优点是测量结果准确,重复性好,缺点是多数健康行为都较难用单一实验室测量方法进行描述。

(五)计算机技术

随着计算机科技的发展,应用相关的技术进行行为测量有了非常大的进展。简单来讲可分为硬件测量(如计步器,电子药瓶)和软件测量两种(如利用 twitter 等社交媒体上的用语习惯等判断用户行为模式)。随着大数据和互联网+技术的运用,利用计算机技术测量行为已经出现极大的进步空间。学校利用学生一卡通使用地点和时间的分布数据,可以分析出学生的行为模式,如男男性行为者等。其优点是接近于普查的数据,避免抽样误差,缺点是对研究对象的网络黏合度要求高,同时还涉及网络安全、隐私保护及因果推断谬误等问题。

(六)敏感问题调查

在行为流行病学的研究中,经常会涉及诸如性行为等人们的禁忌、隐私和秘密。美国社会学家 Warner SL 在 1965 年首次提出了敏感问题的调查与统计处理技术,也称随机应答技术(randomized response technique,RRT)。RRT 使用特定的随机化装置,根据概率论知识计出敏感问题特征在人群中的分布。它避免了被调查者在没有任何保护的情况下直接回答敏感问题,从而能取得被调查者的信任,获得较为真实的资料(具体介绍详见本书第七章)。

二、行为测量中的偏倚

测量的真实性和准确性首先和行为的概念构建相关,因此行为学研究特别强调通过研究假设确定关于目标行为"真实性"的理论定义。由于研究视角不同,不同的学派对于行为概念的理论假设和定义有所区别,如早期的行为主义者侧重于呈现客观的可测量的部分,而一些质性研究者则对调查者与被调查者在访谈过程中所共同构建的行为解释更感兴趣。

行为学研究中可能存在系统误差和随机误差,流行病学语境中偏倚属于系统误差。从行为测量的过程来看,偏倚可来自于应答者(respondent),测量工具(instrument)和研究情景

（situation）3 个方面。

来自于应答者的偏倚主要涉及研究对象的代表性,信息理解和回答的准确性、完整性等。这与被调查者对问题的理解程度、合作性以及调查员的素质、技巧等有关。对于测量工具而言,行为因素的定义(详细准确的说明)及合理的量化直接影响行为测量的效度和信度。情景偏倚则是指不同的环境(如自然状态,偶发事件,时间限制等)对行为测量的影响及分析。

对于来自于应答者的偏倚,研究者可根据研究对象的特点进行有针对性的处理,如在一对一问答中采用调查对象习惯的提问方式,在调查过程中采用鼓励,尊重的技巧营造适宜的氛围等。例如在调查中若涉及隐私性问题,如性行为、安全套使用等,可能导致无应答偏倚。除了上述方法改善应答环境,以获取受访者的信任和支持之外,还可以结合观察法,统计其接待客人数,收集并计算安全套数量等补充方法纠正应答者偏倚。

对于测量工具的偏倚,回答或报告的准确性可通过其他变量的测量来核实,如对吸烟行为的核查可检测被调查者血液、尿液或唾液中尼古丁的代谢物。或者利用大数据分析,获取多个方面互为印证的数据。如调查某人群的饮食和睡眠习惯,则可以通过手机软件和网购信息及快递数据网络等获得多方面的测量数据用于分析。

对于情景偏倚,运用标准化和文化适宜的量表等方式进行控制。例如在对居民进行自保健康资料调查时,由于受访人群存在不同的健康期望和健康标准。因此自报健康资料往往受到个体社会学特征等因素的影响,而产生切点位移偏倚。导致自报健康资料的应用受到一定限制。事实上,可以通过健康情景问题确定被调查者的健康评判标准,发现性别、年龄、文化等因素的切点对健康评价结果的影响,通过统计模型对上述评价做出校正,使结果适于比较。

第四节　行为流行病学研究方法

一、行为监测

（一）行为监测定义

针对公共卫生需求的行为监测是一个系统和连续的收集、分析健康相关行为及其危险因素数据,反应行为的趋势和疾病流行之间的关联。行为监测是健康促进和疾病预防控制的一个重要策略。特别是在慢性疾病的防制中,行为监测具有领先于疾病报告系统反应潜在的疾病流行风险的优势。如艾滋病的监测体系能识别相关行为危险因素的流行现状,并反映潜在的疾病流行风险;但由于艾滋病从暴露、感染到发病的时间间隔较长,依靠病例报告系统反映的疾病流行趋势则会延迟一定时间出现。

从流行病学监测的分类上来讲,目前的行为监测属于第二代疾病监测的范畴,是在第一代监测(血清学和临床监测)的基础上,增加行为学监测调查发展而来,例如在艾滋病领域广泛应用的高危人群哨点监测。

（二）国内外行为监测系统简介

美国行为危险因素监测系统是由美国疾病预防控制中心主持的公共卫生监测系统之一,于 1984 年建立。整个系统以州为单位开展按月连续性电话询问调查,主要搜集成年人中与疾病发生、发展或死亡有关的行为危险因素资料,包括吸烟、饮酒、缺乏体育锻炼、不良饮食、不使用安全带等,为卫生管理部门制定、评价预防政策及干预措施提供有力的参考依据。

1991 年美国建立了全球第一个"青少年健康危险行为监测系统"(youth health risk behavior surveillance system,YRBSS)。该监测建立在全国性网络基础上,每 2 年进行一次全国监测,在 1991—2005 年先后成功开展了 8 次大规模的监测活动。

中国行为危险因素监测系统是由中国疾病预防控制中心主持的公共卫生监测系统之一,于 1996 年依托于中国世界银行第七次卫生贷款项目——健康促进子项目建立。此系统的应用为政府部门制定、评价预防政策及干预措施提供有力的参考依据。在此系统运行的经验和基础上,中国疾病预防控制中心慢性病预防控制中心于 2004 年制定了中国慢性病及其危险因素监测方案,将吸烟、饮酒、不合理膳食、缺乏身体活动等行为纳入常规监测工作。

我国的艾滋病防治非常重视高危行为的监测工作,1999 年在全国范围开始主要针对艾滋病相关行为危险因素开展综合监测,至 2009 年将原有的血清学哨点和综合监测点整合为一套哨点监测系统,为追踪特定人群艾滋病性病相关危险行为随时间的变化趋势,并对艾滋病性病的预防干预计划和干预效果评价提供相关信息。

二、行为干预

(一) 行为干预的概念及策略

在现代社会,导致个体死亡的主要因素有四类,其中各个因素的贡献比例分别为:行为与生活方式(吸烟、饮酒、消费类型、职业危险因素等)约占 50%,生物遗传约占 25%,环境(自然和社会)约占 15%,医疗卫生服务(预防、治疗和康复)约占 10%,从中可见行为在健康与疾病之间扮演着日益重要的作用。相比其他 3 类因素,个体对自身行为有较大的可控性和可支配性,改变起来相对容易,因此行为干预作为一个有效手段被广泛运用于各类疾病的预防工作中。

从行为医学的角度看,行为干预是指在行为诊断和分析基础上,运用行为改变的方法和技巧,采取综合的措施或手段促进行为转变,建立健康的行为方式;而在行为流行病学中则更加强调针对人群影响健康的行为加以改变。这些干预是在一定行为干预理论指导下,结合具体情况,采用不同的干预策略进行干预,如个体干预、人际干预、机构干预、社区干预、政策干预等。

(二) 行为改变理论

1. 以心理学为基础的行为改变理论　行为改变是一个动态且复杂的过程,有公共卫生研究表明,以理论为基础的目标行为改变成功率更高。目前针对各类疾病开展的行为干预项目形式多样,其中大多数都是以借鉴或来自于心理学范畴的相关理论作为指导,常见的有健康信念模型、保护动机理论和社会认知理论等。

(1)健康信念模型:健康信念模型(health belief model,HBM)认为行为是一系列核心信念的结果,这些核心信念是个体对疾病的认识,包括以下几方面:①对疾病易感性的认识:即对可能患病风险的认知,如"我患肺癌的可能性很高"。②对疾病严重性的认识,即对疾病危害程度的认知:如"肺癌是一种严重的疾病"。③对行为产生所需代价的认识:即对行为改变将产生的生理、心理等方面反应的认知,如"戒烟会使我焦躁不安"。④对行为产生效益的认识:即对行为改变将带来的利益的认知,如"戒烟会省钱"。⑤行为线索:即驱使行为发生改变的信息刺激,一般分内外部两类,如内部刺激,经常有刺激性呛咳的症状;外部刺激,如电视上对吸烟有害健康的宣传。⑥健康动机：即对获得健康的意愿，如"我担心吸烟可能会影响我的健康状况"；可知觉的控制感：即对自身能否实现行为改变的信心，如"我相信我能戒烟"。

根据健康信念模型，若个体知觉到某种疾病的威胁，并认识到采取相应措施将有效降低患病的危险性，则其将产生改变危害健康行为的动机，而个体对自身实施行为的能力的自信程度将决定其在行为改变上的坚持性，因此进行行为干预时重点应放在提高个体对疾病的认识以及对行为改变的控制感两方面上。

（2）保护动机理论：保护动机理论（protection motivation theory，PMT）认为健康行为由五种成分构成：①严重性：即对疾病危害性的认知，如"胃癌是一种严重的疾病"；②易感性：即对患病风险的认知，如"我患胃癌的可能性很高"；③害怕作用：即对疾病的恐惧，如"想到我有可能患胃癌，我就感到害怕"；④反应有效性：即对改变行为能促进自身健康的认知，如"改变我的饮食习惯可以改善我的健康状况"；⑤自我效能感：即对自身能否实现行为改变的信心，如"我相信我能改变我的饮食习惯"。

保护动机理论是对健康信念模型的延伸和扩展，两者都认为认知过程在态度和行为改变之间起着调节性作用，但保护动机理论更综合、深入地分析了行为转变的内在机制和过程。这一理论认为环境和个体中有关健康威胁的信息引发个体出现威胁评价（严重性、易感性和害怕）和应对评价（反应有效性和自我效能感）两个认知过程，而威胁评价和应对评价共同形成保护动机，导致行为的发生或保持。当个体意识到健康威胁很严重、自身为疾病易感人群、认为行为改变有好处、行为改变的代价少、有信心和能力改变行为时，个体的保护动机达到最大化，并促使个体出现健康行为反应。

（3）社会认知模型：社会认知模型（social cognitive theory，SCT）认为行为是由预期、动机和社会认知3因素所决定的。预期包括3方面，分别为：

1）对情境结果的预期：即对"某种行为可能有危险"的预期，如"吸烟可能导致肺癌"；对干预结果的预期：即对"某种行为可能减轻对健康危害"的预期，如"戒烟可以减少患肺癌的机会"；自我效能的预期：即"个体对自身是否能完成某一行为的预期"，如"只要我想，我就能戒烟"。

2）动机：即由特定需要引起，欲满足需要的心理状态和意愿，根据动机概念，行为是受其结果支配的，如"戒烟后可能产生的焦虑感，将导致个体放弃戒烟行为"。

3）社会认知：在社会认知模型中除了把个体视为信息加工者外，它还将个体置于他人和更为广阔的社会环境下，对个体的规范性信念加以测量，如"那些对我来说很重要的人都希望我戒烟"。

社会认知理论的主要观点认为个体在特定的社会情景中，并不是简单地接受刺激，而是把外界刺激组织成简要的、有意义的形式，并把已有的经验运用于要加以解释的对象，在此基础上才决定行为方式。相较健康信念模型和保护动机理论，该理论强调社会认知在行为的转变中的重要作用，行为的强化有助于行为的巩固或中断，在探讨为什么存在知而不行等情况上更具有解释力度。

以这些理论为指导进行的干预项目在各类疾病的预防与控制上取得了较为良好的效果。根据健康信念模型的指导，对高血压患者进行相关干预，结果发现干预组患者在行为能力与血压控制方面较接受常规教育的对照组效果更明显；一项针对1000多名巴拉马儿童开展的以保护动机理论为基础的艾滋病干预项目的结果显示，他们在艾滋病相关知识、性的认知和安全套使用意图方面有长期的保护性改变;而社会认知模型中对自我效能的研究已被广泛用于戒烟、成瘾行为、体育锻炼、危险性行为等各种行为干预领域中,Krista 对非裔美国人危险性行为相关因素进行分析后发现,高危人群在抵御诱惑的自我效能感上明显低于一般人群。

(4)健康行为改变整合理论:健康信念模型、保护动机理论、社会认知理论,各自都是从一个或几个角度来阐述行为的发生,存在一定局限性,同时这些理论都由不同的概念组成,而这些变量之间存在一定重复性,健康行为改变整合理论则是在此基础上构建的整合模型,试图以"一致"方式对健康行为进行研究(图 38-1)。

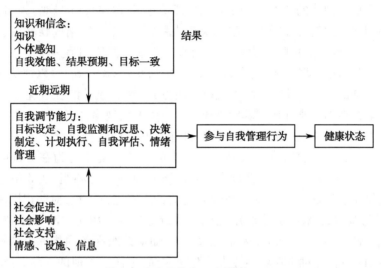

图 38-1　健康行为改变整合理论模型(Polly R,2009)

健康行为改变整合理论(integrated theory of health behavior change,ITHBC)在以往理论基础上增添了一些新变量以更为全面地预测行为的改变,它认为健康行为受三个因素影响,包括知识与信念(knowledge & beliefs)、自我调节能力(self-regulation skill and ability)以及社会促进(social facilitation)。与其他理论相一致,ITHBC 亦肯定知识和信念在行为改变中的重要作用,知识的丰富将提高个体对相关疾病的认识程度,从而产生动机,这是行为改变的先决条件,但在个体感知层面上,除了其他理论具有的自我效能与结果预期概念外,还增加了目标一致性(goal congruence),即对行为改变过程中产生的紧张、焦虑、争吵等负性事件的解决这一新的概念。根据以往研究,知识和信念似乎只能导致行为改变的发生,对于维持行为改变的状态作用不大,据此 ITHBC 创造性提出了提高自我调节能力这一观点,通过目标设定、自我监测、决策制定、计划执行、自我评估和情绪管理等一系列手段确保行为改变的实践活动能持续进行,最终达到将新建立的健康行为逐渐纳入日常生活方式中的目的。理论中关于社会促进的概念则从社会影响、社会支持以及个人、家庭和医疗机构间的协商合作等较为宏观的角度来探讨行为改变机制。该理论在预防女性骨质疏松症上取得了良好的效果。

2. 以社会网络为基础的行为干预理论　以心理学为基础的行为改变理论均是从个体角度着手,通过提高个体对疾病的认知能力,加强个体的自我管理能力,以达到改变危害健康行为的目的。但一些传染性疾病的流行与人际交往行为有密切关系,例如艾滋病主要通过危险性行为和共用不洁注射器吸毒等途径在人群中扩散,这些自主行为一般发生在密切接触或具有特定关系的群体中,并且依赖双方的相互作用。因此在此类疾病的预防中,研究人员已不再局限于从个体角度对行为进行干预,而是谋求从更为宏观的社会层面对疾病的传播加以遏制,社会网络干预正符合上述要求。

社会网络(social network)是指社会行动者及其之间关系的集合,通过点和线实现对社会网络的形式化表达(图38-2),在公共卫生领域,线即代表疾病传播的路径。通过对社会网络的建构,可以明晰团体内部成员的社会关系以及各个成员在团体中所处的地位,而其中尤以桥梁人群以及核心人员两类型在疾病传播中起重要作用。桥梁人群是指把两个网络连接起来以形成一个更大网络的一类人的集合(图38-2中的17、23、35号等),在现实生活中他们是不同社会网络之间信息和资源传播的关键人物,若其中一网络间疾病流行或相关危险行为流行,那么疾病或相关危险行为就有可能通过桥梁人群传到另一网络中去。核心人员则是指对网络成员来说关联最密切的人(图38-2中的6、8、28号等)。以往认为不同的社会群体通常有其特殊的价值标准、行为准则和生活方式,对其成员的社会化影响很大,Jeffery等的研究亦证实社会网络领导者与其网络成员在行为上表现出高度的一致性。在社会网络理论基础上开发的首领中心干预模式便是在目标人群中确定群体首领或亚群体中关键人物,并取得他们对研究的支持,利用其号召力和影响力达到健康行为在亚群体中扩散的目的。例如,Amirkhanian等人将男男性行为人群(MSM)随机分为两组,实验组通过由网络领导者向成员提供艾滋病预防建议、倡导安全性行为的方式进行干预,对照组则采取常规干预模式,3个月后与基线数据比较,实验组无保护性行为报告率由71.8%下降到48.4%,与多性伴发生无保护性行为比率由31.5%降至12.9%,而对照组在各项指标上均鲜有改变。随后Kelly等人在保加利亚对286名年轻吉普赛裔MSM也作了类似的干预研究,结果显示实验组在无保护性交指标上干预效果显著优于对照组,证明基于社会网络进行的干预亦能够适用于流动人口。

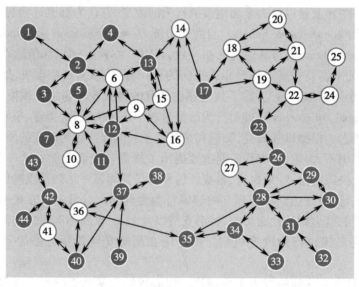

图38-2 社会网络示意图(Thomas W. Valente,2012)

（三）行为干预的一般步骤

行为干预包括行为评估、制定干预计划、干预实施和干预效果评价4个基本步骤,这4个步骤之间紧密联系,缺一不可。针对危害健康的行为,对其进行行为评估,确定行为改变的关键点,有针对性地制定行为干预计划,确定干预策略、干预过程、干预效果评价等具体实施过程,有目的、有方向、有条理、有步骤地实施干预,并对干预过程以及干预结果进行评价。

1. 行为评估 行为评估是依据心理学的理论和方法对人的心理、行为品质及其水平做出鉴定,是为制定干预计划、实施干预和评价干预效果服务的调查研究工作。在面对人群的健康问题和行为问题时,运用观察、行为访谈、量表评定、实验室测量等方法收集资料(主要包括社会人口学信息、流行病学信息、行为与环境信息等),并对这些资料进行分析、归纳、推理和判断,对个体或群体的健康状况和引起健康问题的行为进行评估,了解个体及群体差异,确定其性质和程度,从而为行为干预的实施奠定基础。

行为评估的内容主要包括行为描述、界定潜在的生态情境事件、问题行为前后的立即性事件、维持问题行为的后果、个体已经拥有的功能性替代行为、沟通方式、强化行为事件、成功的努力和经验等。

2. 制定干预计划 制定干预计划是在行为评估的基础上,针对行为改变的关键点,有目的性地制定行为干预的步骤,以保证干预的顺利进行。制定干预计划主要包括以下几个方面:①确定健康危害和引起健康危害的行为因素;②确定行为干预的目标人群及数量;③确定干预策略(认知策略、信念和态度策略、发展技巧策略、自我监督策略、社会支持策略、社会系统工程策略等);④确定干预活动的内容、方法和日程;⑤确定干预项目的资源配置以及干预评价方案。

此外,干预计划的制定还应考虑当地的需求、资源、卫生服务利用、健康或行为问题的影响程度以及未来的发展趋势等。在制定干预计划的过程中,还应遵循管理学所要求的实事求是原则和系统性原则,即目标明确、动态和发展地考虑问题、群众参与、广泛联系和信息交流、注重实效、争取最大产出及可持续发展等。

3. 干预实施 干预实施的内容主要包括:在计划基础上制定实施进度表、进一步动员目标社区或对象人群、形成并完善项目组织与工作网络、制作传播材料、开始宣传工作、进行人员培训、全面展开多层次多方面的干预活动、对活动进行过程评估和督导、收集反馈信息和建立资料档案为项目评价做准备等。

此外,在干预的过程中,必须进行质量监督与质量控制,其核心任务是使干预活动按照计划进度和质量运行,并在运行过程中及时发现存在的问题,与有关部门沟通、协调,妥善解决问题,使干预项目始终向着目标前进。

三、行为评价

（一）行为干预的效应

行为干预的效应包括两个方面:其一是行为改善效应,即健康危险行为的改变(减少)或健康行为的增加;其二是健康效应,如群体的发病率、死亡率下降或健康水平提高。一般来讲,行为的转变要经历一个较长的过程,转变后的保持也比较困难。行为改善后,又需要经过一段较长时间(滞后期)才能观察到健康效应。因此,在行为干预规划的评价中要注意上述两种效应的测量和区别。在行为改善效果不佳时,也许并非干预措施本身的问题,而可能是实施过程未达到设计要求或相应的配套措施不足等。在行为干预后没有发生相应的健康效应时，如果理论假设无误及滞后期足够的前提下，需要考虑行为改善的实际效果（程度）如何。

（二）行为干预评价的设计

行为干预措施在社区规划实践中，一般难以做到逐个给予，而是整组或群体地给予，这属于社区干预试验设计。干预组与对照组的分配一般也难以做到随机化，这就需要采用类实验设计。行为干预评价常用的类实验设计类型有：

1. 单组自身前后比较设计（one group before/after design）　不设对照组，通过对目标人群干预的前后比较来评价干预效果。优点是设计与操作简单，节省人力、物力。但影响结果真实性的因素很多。

2. 非等同比较组设计（nonequivalent control group）　是用组间配比的方式为干预组选择对照组，保证了组间的可比性。通过对干预组干预前后的自身变化、对照组在相同时期前后的自身变化的比较，以及比较两组变化量的差异，来评价干预的行为改善效应和健康效应。优点是可以剔除时间因素、测量与观察因素等对评价结果正确性的影响。

3. 简单时间序列设计（simple time-series design）　不设对照，干预前后分别对目标人群进行多时点的效应测量，可反映效应本身的变化趋势和干预效果的变化趋势。有助于推断因果关系，但周期长，实施困难。

4. 复合时间序列设计（multiple time-series design）　既设对照组，又进行多个时点的观察，在控制历史性因素的影响和观察变化趋势方面有明显优势，但花费大，有对照组失活的可能。

从医学伦理上讲，一种好的干预措施应当为全人群的健康服务。在干预评价研究中，应该注意对照组的"善后"处理，即应将评价有效的措施也服务于对照组。在类实验设计中，有一种拼接设计如下（图38-3）。

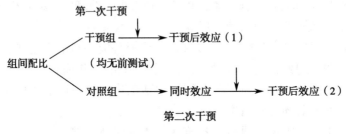

图38-3　类实验的拼接设计

干预与对照两组的分配一般不是采用随机化方式进行，因此为类实验设计。两组在第一次干预前均不做测试（相当于基线调查），这就避免了测试偏倚（test bias）。对照组在同干预组做了第一次干预后效应的比较后，也给予干预处理（第二次干预）。由于两组未做处理前测试，第一次干预后两组效应的差异既可能是由干预引起，也可能归于两组的选择偏倚（可比性不好），但对照组第二次干预前后的比较可以解决这个问题。对照组干预前后的自身比较存在随时间自发变动的偏倚，而这又可以在第一次干预效应的两组间比较中得到解决。因此，拼接设计简单易行，合乎医学伦理，并且综合起来可以较好地控制有关偏倚，值得在社区行为干预规划中推广应用。

此外，对于已经被证明科学有效的干预措施（如安全套推广），公共卫生部门通常采用拥有多中心的大型的监测系统来收集、分析数据,进而评估其有效性。

(范双凤 栾荣生 编,孙业桓 审)

参 考 文 献

[1] 叶孙岳.静态流行病学研究进展[J].中国公共卫生.2016;32(3):402-405.

[2] Chris B,Alberto O,Piero M.Modeling the Interplay Between Human Behavior and the Spread of Infectious Diseases[M].New York:Springer,2012.

[3] 李鲁.社会医学[M].北京:人民卫生出版社,2003.

[4] 余金明.健康行为与健康教育[M].上海:复旦大学出版社,2010.

[5] 杨志寅.行为医学[M].北京:高等教育出版社,2008.

[6] 詹思延.流行病学进展[M].北京:人民卫生出版社,2010.

[7] Woodward EN,Pantalone DW.The Role of Social Support and Negative Affect in Medication Adherence for HIV-Infected Men Who Have Sex With Men[J].Journal of the Association of Nurses in AIDS care.2011.

[8] Cunningham AJ.Using Twitter to Measure Behavior Pattern[J].Epidemiology,2012,23;764-765.

[9] 杨雅平,刘庆敏,任艳军,等.健康情景问卷方法在自报健康水平校正中的应用[J].中华流行病学杂志,2011;32(3):306-310.

[10] 简·奥格登.健康心理学[M].严建雯,陈传锋,金一波,等译.第3版,北京:人民邮电出版社,2007.

[11] Ryan P.Integrated theory of health behavior change:background and intervention development[J].Clinical nurse specialist CNS.2009;23:161.

[12] 李十月,曹越.社会网络理论及其在男男性行为人群艾滋病干预中的应用[J].公共卫生与预防医学,2011,22:1-4.

第三十九章

健康流行病学

提要：本章介绍了健康流行病学的概念和发展历程，通过对健康的定义、维度及其影响因素讨论，系统地阐述了健康流行病学的特征、研究内容、健康测量概念及其指标。在健康流行病学研究中，健康测量除了传统的人口学、生理学、心理学、疾病和死亡指标之外，目前，更关注综合性评价指标，如反映人口素质的生命素质指数(PQLI)、反映生命质量的质量调整生命年(QALY)、伤残调整生命年(DALY)，以及COOP/WONCA功能状态量表和SF-36量表等。本章还详细介绍了健康流行病学研究中两个重要内容，即健康促进和健康风险评估。

健康流行病学经历了萌芽、形成和不断完善的发展过程。健康流行病学概念的提出在一定程度上克服了流行病学过去片面强调研究病人及其症状的缺陷，作为流行病学中的一个重要分支学科，健康流行病学更侧重于从人群的健康人及其影响健康因素开展研究，将积极的健康观和促进健康的行动提到了重要的位置，健康流行病学具有自身的思维方式和明确的研究内容，使流行病学的研究范围更加完善和丰富。

第一节 概 述

一、健康流行病学的概念与研究内容

（一）健康流行病学的概念

健康流行病学（epidemiology of health）的概念最初是由Merrell等人提出来的。1950年，Merrell在分析传统流行病学的不完整性基础上，指出应该建立一门健康流行病学分支学科，应用经典的流行病学研究方法，以健康为研究对象，探索影响和促进健康的各种因素，提出保持和促进健康的策略和措施。传统流行病学研究的是患者群体及疾病发生的影响因素，属于负向健康，而健康流行病学研究的是健康人群及其维持健康的因素，属于正向健康。健康流行病学概念的提出在一定程度上克服了流行病学过去片面强调研究病人及其症状的缺陷，将保持和促进健康这一积极的行动提到了重要的位置，使流行病学的研究内容更加完善。之后，经过美国学者Stallones、Golden和日本学者重松逸造等对健康流行病学概念不断完善，形成目前较为公认的健康流行病学定义：健康流行病学研究人群健康状况的特征及变化规律，并探索维持和促进健康的影响因素，制定促进健康的策略和措施。

（二）健康流行病学的特征

健康流行病学特征包括：以健康作为研究切入点；关注不同生命阶段健康的变化过程；

探索保持、促进人群健康的影响因素,制定促进人群健康的策略和措施。

（三）健康流行病学的研究内容

随着健康流行病学的发展,健康流行病学的研究内容和研究范围不断扩展和完善。目前,健康流行病学的主要研究内容包括以下几个方面:①健康的自然演变过程;②影响健康的相关因素;③健康评价的方法和指标;④促进健康的策略和措施;⑤健康促进项目的设计、实施和评价;⑥健康风险评估方法;⑦健康管理的方法及效果评估。

二、健康流行病学的发展过程

（一）健康流行病学概念的提出与完善

自 20 世纪 50 年代 Merrell 提出了健康流行病学的概念之后,1975 年美国 Texas 大学公共卫生学院教授 Stallones 指出:疾病和健康是生命过程的两种现象,仅仅研究疾病是不全面的,应把保持和促进健康的因素作为流行病学研究的主题,这与把疾病流行的因素作为流行病学研究的主题是同等重要的。美国 Harvard 大学教授 Golden（1975 年）也提出类似的观点,并将此演绎为如下表达式:

$$\frac{D}{H+D}+\frac{H}{H+D}=1$$

式中 D 为"疾病"（diseases）的缩写,H 为"健康"（health）的缩写。Golden 教授指出:传统流行病学只关心人群（H+D）中的病人（D）,即以 D/H+D 为研究对象,忽略人群中的健康人（H）。他认为只有同时将 H/H+D 作为研究对象,即研究人群中健康人的状况,流行病学才更加完整,而且,也真正体现了流行病学是以全人群为对象的一门医学学科。

然而,实际情况远比上述表达式所描述的复杂。在流行病学调查中,要区分病人与非病人是比较容易的,但非病人并不能完全等同于健康人。"非病人"是一个十分复杂的概念,它可以指潜在的病人,如具有某些疾病危险因子的高危人群或尚未发病但已具有某些异常指标的人（如空腹血糖受损者）,也可以指不同水平和层次的健康者,例如生理上无疾病的或表面上健康但精神抑郁的人。事实上,在非病人中,从潜在的患者到高水平的健康者之间,存在着多个过渡阶段或独立状态。日本学者重松逸造（1977 年）又将流行病学的内涵发展为如下形式:

$$\frac{D}{H+HD+D}+\frac{HD}{H+HD+D}+\frac{H}{H+HD+D}=1$$

重松逸造指出:在人群中不仅有疾病（D）和健康（H）状态,而且还有一个过渡阶段（HD）,即亚健康人群,只有对人群中这 3 部分人的情况均进行研究,才是完整的流行病学研究。这一观点强调了"健康"在流行病学研究中的重要性,使"健康流行病学"这一概念在医学界得到普遍认同。健康流行病学逐渐成为流行病学的一个新领域。

（二）健康流行病学的实践及发展

1. 健康流行病学的实践　1954 年,英国 Kent 郡的儿科医师们选择了 1064 名 10~11 岁的儿童,分别调查和测试他们的体力、耐力、智力、情感状态,以及其他一些与他们自身和家庭有关的特征,从而寻找影响健康的因素。调查结果按疾病状态、体力测试、智力测试、Rorschach 墨迹测试等分别进行评分,然后按得分多少把调查对象分为优秀、及格和不及格 3 组。结果发现在优秀组中确实存在着某些共同的因素,如优秀儿童组在出生时平均体重超过 8 磅、入学前大多受到过严格的教育、居住环境良好、母亲在孕期摄入充足的维生素等。

该研究被认为是真正意义上的现代健康流行病学研究实践的开始。

作为健康流行病学的一种尝试,Kent 郡儿科医师们的研究已经提出了一些关键性的问题,如健康的定义应该是什么,影响健康的因素有哪些,如何测量健康等。尽管该研究只是一个回顾性的研究,但作为最早的健康流行病学调查,其意义仍是十分重大。

此后,健康流行病学的纵向研究在不同人群中开展起来。其中具有代表性的有美国 Bell B 等人在 1963 年进行的"正常年龄进程研究"。该研究对一批西班牙-美国战争中的士兵进行长期随访,观察他们的健康状态的变化,并推断这群人进入老年后的健康水平。美国 Duke 大学的研究者在这一时期也开展了两项纵向研究,旨在回答"随年龄的增长,人的体格、精神和社会适应性的变化过程,哪些因素影响这些变化过程"。

2. 健康管理的实践与发展

(1)健康管理的起源及其发展:20 世纪 70 年代以来,健康管理成为健康流行病学研究一个新的发展趋势。健康管理是指针对健康需求对健康资源进行计划、组织、协调和管理过程,是对个体或群体进行全面监测、分析、评估、提供健康咨询和指导,并对健康危险因素进行干预、管理的全过程。健康管理运用成熟尖端医学技术检测和观察研究人类健康、亚健康人群和患病群体精神躯体变化、并研究这个群体生理-病理状态发生发展全过程及其变化规律。健康管理学是近年来由于医学模式的转变而兴起的涵盖流行病学、诊断学以及预防医学、临床医学和信息科学等多学科交叉的现代应用医学的新学科。但流行病学研究方法是其核心内容。

美国保险业经研究发现,大部分健康人仅用很少的医疗费用,而一小部分人却不合比例地用掉了大部分医疗费用。对于保险业来说,找到那些可能导致高费用的群体并采取措施来减少他们的医疗费用尤为重要,即通过对医疗保险客户(包括病人以及高危人群)开展系统的健康管理来控制疾病的发生或发展,达到降低实际医疗支出,减少医疗保险赔付损失的目的。

美国夏威夷医疗保险公司实施了"健康通行证"(health pass)计划,其主要目标是降低健康风险,改善长期健康状况;降低医疗支出;鼓励健康行为转变。自 1990 年启动到 2001 年已有 213 590 人参加了此计划,其主要成果表现在:①降低总的医药花费,计划参加者比不参加者平均少花费 200 美元,每年总计划节约 440 万美元;②减少住院时间,参加者平均住院时间比不参加者少 2 天,平均节省 509 美元;③减少健康危险因素,有 6 个或者更多健康危险因素的参加者的数量从 21% 减少到 14%,有 3~5 个健康危险因素的参加者的数量从 56% 减少到 52%,而有 2 个和 2 个以下健康危险因素(健康危险因素较少者)的参加者的数量则从 24% 增加到了 34%。

通过多项健康管理项目实施,美国在慢性病的预防控制方面取得了显著成效。在 1965 至 1975 年间,冠心病患病率下降了 40%,脑血管疾病患病率下降了 50%;在 1978 至 1983 年间,高胆固醇人数下降了 2%,高血压人数下降了 4%,冠心病发病率下降了 16%。在 1970 至 2000 年间,仅在美国就有 1400 万人免于因心血管疾病而死亡。

20 世纪 90 年代美国开始实行"健康人民"(healthy people)计划,该计划项目由美国联邦卫生和社会服务部牵头,与地方政府、社区和民间专业组织合作,每 10 年 1 次,计划、执行、评价,循环反复,旨在不断地提高人群的健康水平。目前,"健康人民"计划已经进入第二个 10 年,称为"健康人民 2010"(healthy people 2010)。该计划包括两个主要目标,28 个重点领域和 467 项健康指标,两个主要目标是:提高健康生活质量,延长健康寿命;消除健康差距。在 467 项健康指标中,10 项是重点健康指标分别是:①运动;②超重及肥胖;③烟草使用;④药物滥用;⑤负责任的性行为;⑥精神健康;⑦伤害与暴力;⑧环境质量;⑨计划免疫;⑩医疗保健覆盖率。此外,健康流行病学的研究在儿童发育、妇女保健、老年人健康、长寿的奥秘以及长寿基因的探索等领域有了更广泛的开展。与此同时,健康流行病学的一些研究技术、方法和指标也得到了相应的发展,这为健康流行病学的进一步发展奠定了坚实的基础。

(2)我国健康管理实践的发展:20 世纪 90 年代末,健康管理的概念在我国开始传播。2003 年后,以健康服务需求为导向,以健康体检为主要形式的健康管理服务行业得到快速发展。2005 年后,中华医学会健康管理学分会、中华预防医学会健康评估与风险控制专业委员会等相继成立,标志着我国健康管理研究与实践开始步入较快发展的轨道。2008 年中国科技部组织实施了第一个与健康管理相关的国家支撑计划课题"中国人个人健康管理信息系统的构建与应用"。有学者在国家高技术研究发展计划资助下,研发亚健康状态分子筛选评估系统和远程监测与干预系统,可存储海量健康体检信息并进行智能化评估,同时可利用小型化、一体化监测设备进行健康信息的无线采集。目前该成果已在一定规模人群中推广应用。截至 2014 年底,已批准的健康管理相关国家自然科学基金项目已达 370 项,累计金额近 2000 万元。课题内容涉及流行病学、分子遗传学、信息化技术多个方面,如健康管理信息系统研究、疾病预警预测与综合评价指标体系研究和个体化移动健康管理研究等。在 2014 年举办的第 8 届中国健康产业论坛上,健康管理学界开始关注移动健康服务与体检大数据、移动健康产业发展和健康信息服务的探讨。

健康管理实践迅速发展和研究的不断深入,有力地推进了健康流行病学的发展,目前已成为健康流行病学领域的一个重要内容。

第二节　健康的概念

健康流行病学的目的在于发现和验证健康的自然演变过程及其影响因素,其研究思路和方法学与传统流行病学相似。在研究疾病的流行因素过程中,我们首先需要确定的是疾病的定义,然后按照研究确立的疾病诊断或评价标准进行流行病学调查。但是,在健康流行病学的实践中面临一个重大的理论问题,即什么是"健康"? 在健康流行病学研究中如何界定"健康(health)",这是必须详细讨论的前提问题。

一、健康的定义

所谓健康观是指人们对健康的看法,有积极的健康观和消极的健康观。消极的健康观认为,"无病就是健康"。这种定义属于生物医学模式,它使医生容易操作,因而被广泛接受,其缺陷是认识过于狭隘,仅从外表观察,考虑疾病的生理、病理学变化,而忽视了生理和心理相互作用更为复杂的过程。

1948 年 WHO 在其宪章中明确提出:"健康不仅仅是没有疾病和虚弱,而且是心理、生理和社会适应方面的完好状态"。这一定义引起了医学工作者和社会学家的广泛重视。首先,该定义明确指出健康不仅仅是没有疾病,纠正了"没有疾病就是健康"这一狭隘认识;其次,定义把躯体和精神纳入健康的范畴,克服了以往健康概念的片面性。但是,该定义部分词汇比较笼统、模糊,如,"完好状态"较难界定和评价,而且"完好状态"这一目标过于绝对化,医学科学作为一个主体难以接受和实现这一目标。为此,1957 年 WHO 进一步提出:健康是个体在一定环境、遗传条件下,能够恰当表达自身行为功能的状态。

1987 年,世界家庭医师学会(WONCA)提出,为改进 WHO 健康定义过于抽象化的问题,用"最佳的"一词代替 WHO 健康定义中的"完全的"一词,健康是相对于每一个人的可能性和具体的生活条件而言的。WONCA 进一步提出评价健康的"丧失",比评价"健康"本身要更容易些,"健康丧失"即对功能状态进行评价,具有可操作性。WONCA 在充分研究的基础上,提出了 COOP/WONCA(Dartmouth primary care cooperative research network/world organization of national colleges, academics and academic associations of general practitioners/family practitioners)功能状态量表,从而形成评价健康的新的工具。

近 30 多年来,一些学者从系统论的角度出发探讨健康的定义。系统论的健康定义认为:健康是协调的、以各自然系统正常运转为特征的动态平衡状态。健康是个体能长期适应环境的身体、情绪、精神以及社会方面的能力。该定义的核心是把人体健康放到整个外环境中来认识,强调健康是以各自然系统正常运转为特征的动态平衡,健康是这种平衡的表现和产物。

二、健康的维度

为进一步理解健康的内涵,需要把健康所包含的各个侧面(维度)具体化。根据健康的定义,健康包含身体状态、心理状态、社会功能状态、角色功能和总体健康感受五个维度。

(一)身体状态

身体状态反映个人体能和活力的状态,一般要求躯体结构功能正常,具有完成基本生活活动的能力。主要包括以下几个方面:

1. 自我照料　指个人自己照顾自己的能力,如进食、穿衣、洗澡、排泄等。

2. 躯体活动能力　指躯体直接发出的一些活动,如屈体、弯腰、行走等。

3. 迁移能力　指身体活动范围的大小,如骑车或利用其他交通工具的能力、室内外基本活动、是否长期卧床等。

4. 体力活动能力　指个体进行一些常见的体力活动的能力,如购物、负重、爬楼等。

(二)心理状态

心理状态指个体正确认识自己并及时调整自己以适应外界环境变化的一种心理活动,在健康维度中有以下几方面的内容:

1. 情感过程　指个体感知外界事物后所产生的一种情绪体验,包括正向的与负向的体验,如痛苦、抑郁、焦虑、紧张、喜悦等。

2. 认知功能　认知功能包括时间、地点定位以及一些基本的心理活动过程,如注意力、记忆力、思维和想象等。

(三)社会功能状态

人总是属于一个特定的社会网络,社会要求个人必须具备履行其所承担的责任和义务,以及从事各种社会活动的能力。社会功能状态主要体现在:

1. 社会资源　指个人的社会网络与社会联系,包括网络的数量与质量。数量指朋友、亲属、邻居、同事的数目,质量指各种人际关系的紧密程度。个人通过社会网络可以获得精神方面和物质方面的支持,前者如同情、激励和尊重,后者如经济帮助等。

2. 社会接触　指个人的社会交往。根据接触的范围与深度可分为密切接触(如亲属、亲密朋友间的接触),一般性接触(如参加集体活动)以及社会整合(属于某个团体组织,并以成员身份进行活动,如教徒)。

(四) 总体健康感受

是指个人对自身健康状况的总的评价和期望,主要包括 3 个方面:

1. 现时健康体验　指个体对目前的健康状态和生活状况的总的判断,综合反映个体的健康意识、生活态度和人生价值。

2. 未来健康期望　指个体根据现在的情况来判断自己未来一定时间内健康的变化,体现个体对未来生活的期望、信心和选择。

3. 满意度与幸福感　满意度是指个人的需求和愿望得到满足时所产生的主观合意程度。它产生于特定事件的价值体验,是个体有意识的主观判断。而幸福感是对全部生活的综合感觉状态,它产生于自发的精神愉悦和活力感。在健康结构中,满意度反映个体对健康需求的满足程度,幸福感反映个体对自身健康水平的总的判断。

上述每个维度既彼此相连,又相互独立,共同构成健康的立体结构。而且健康是连续的。消极的健康观认为,健康的对立面是疾病,健康具有二维性。然而,根据系统论的健康观,健康和疾病是相对的,从完全健康到最差的健康状态(疾病、死亡)是一个连续谱。人的生命活动的全部过程存在着一个相互关联的状态:健康-病前状态-疾病-死亡,良好的健康处于一端,死亡处于另一端,两者之间可以相互移行、流动、转化。每个具体的人在健康-疾病的连续统一体中占有一个位置,并随着个体的内外环境状况的改变而不断变化着。

三、影响健康的因素

现代生物-心理-社会医学模式将影响个人和群体健康的因素概括为 4 大类,即生物学因素、环境因素、卫生服务因素和行为与生活方式因素。

1. 环境因素　包括自然环境和社会环境,人类的健康问题大多与环境有关。污染、人口和贫困是当今世界面临的严重威胁人类健康的 3 大社会问题。①自然环境是一种生态系统,是人类赖以生存的物质基础。生态破坏与环境污染必然对人体健康造成危害。这种危害与其他因素相比,具有效应慢、周期长、人数多、范围大、后果重的特点。②社会环境因素涉及政治、经济、宗教、文化、教育、人口状况、科技发展等诸多因素。政治动乱、战争、贫穷、愚昧、居住拥挤等社会因素都对健康构成很大的威胁。

2. 行为与生活方式因素　主要指由于人们自身的不良行为生活方式给个人、群体乃至社会的健康带来的直接或间接危害,包括危害健康的行为和不良生活方式。危害健康的行为是指一些偏离个人、他人及社会健康期望的、有明显健康危害的经常性行为,如吸烟、吸毒、性乱、不遵守交通规则等。不良生活方式是指在一定环境条件下所形成的有害健康的生活意识和生活行为习惯的总称,如不合理饮食、缺少锻炼、精神紧张、生活不规律等。危害健康的行为和不良生活方式现已成为危害健康、导致疾病和死亡的主因。位列我国死因顺位前三位的恶性肿瘤、脑血管病和心脏病,在世界范围内广泛流行的艾滋病都与不良的行为与生活方式因素息息相关。

3. 卫生服务因素　主要包括医疗服务和卫生保健系统的水平与质量,卫生服务的范围、内容和质量直接关系到人的生、老、病、死及由此产生的一系列健康问题。

4. 生物学因素　主要包括遗传因素以及病原微生物、寄生虫的致病因素。人体是由分子、细胞、组织、器官和系统构成的高度复杂的有机体,新陈代谢、生长发育、免疫反应、修复愈合等生命现象很大程度上取决于个体遗传基因的影响,某些遗传或非遗传的内在缺陷、变异、老化会导致人体发育畸形、代谢障碍、内分泌失调和免疫功能异常等。细菌、病毒等病原微生物会引起人们感染传染病和寄生虫病。在社区人群中,如年龄、民族、婚姻、对某些疾病的易感性、遗传危险性等特定人群特征,是影响该社区健康水平的生物学因素。

第三节　健康测量及其指标

一、健康测量的概念及其发展

健康测量(health measurement)是健康流行病学研究的重要手段,通过对健康概念进行分解、量化,运用特定的测定工具(如调查问卷、量表)或其他医学检测手段,收集研究对象的有关数据资料,描述其健康状况或分布特征。

由于健康定义的不断发展,健康测量的内容、方法、指标也经历了一个逐渐发展的过程。20世纪中叶以前,由于医疗保健事业尚不发达,疾病和死亡严重威胁着人类的健康和生存。在这一阶段,死亡率、发病率、患病率等指标,作为健康测量的重要指标,还能反映当时的人群健康水平和社会经济文化状况。

20世纪中叶以后,威胁人类健康的主要疾病由过去的传染病转变为慢性非传染性疾病,心脏病、脑血管病和恶性肿瘤跃居疾病谱和死因谱的前列。由于这些疾病的病程较长、治愈率较低,用发病率、死亡率等指标来反映人群健康状况已不再敏感。而且,慢性非传染性疾病的发生与发展除与生物学因素有关外,还与心理、行为、生活环境以及其他一些社会因素密切相关。因此,传统的死亡指标和疾病指标已不再能够满足对现代健康问题进行全面描述的需要。健康测量的范围从疾病和死亡统计指标扩大到心理、行为、生活方式、社会功能、生理功能、生长发育、营养状况、智力等多方面的测量。

二、健康测量的特征

对健康测量具有以下特征:

1. 从测量负向健康扩大到测量正向健康　在生物医学模式时代,衡量一个人是否健康都是从疾病、死亡等健康的负向角度来考虑的。而在今天,人们开始从健康的积极方面来考察一个人的健康状况,例如主观健康、生活满意度、社会交往能力等。

2. 从客观测量扩大到主观测量　以往的健康测量通常是根据体征、生理和生化等客观指标来判定健康状况,而忽视主观感受在健康测量中的价值。现代健康测量的趋势是强调精神因素和主观方面的测量,重视个体对自己内外环境的真实体验以及对未来健康状况的期望等方面的评价。

3. 从数量测量扩大到质量测量　人的健康可以由两个侧面进行评价,一个是生命的数量,一个是生命的质量。前者是指人生存时间的长短,可用期望寿命等指标来衡量;后者是指人生存状态的优劣程度,可用生命质量指数等来衡量。在过去的健康测量中,更多的是考虑生命的数量,而较少考虑生命的质量。现代健康测量更强调对生命质量的评价,越来越多的测量生命质量的指标被运用于健康测量。

4. 从一维测量扩大到多维测量　在生物医学模式时代,主要是从生理或者从疾病的角度来认识健康,着重于从人的生物属性评价健康,而忽视了人的社会心理特征。事实上,当外界因素作用于人体后,人往往通过调整自己的内环境来对这种刺激做出反应。其中既有生理变化,也有心理变化,以及由生理和心理变化所带来的行为变化。这些变化还将在一定程度上影响人的社会适应能力。不同社会背景或具有不同特征的人,对同一种刺激物的反应及其转归通常是不一样的,有时即使是具有相同特征的人,其反应与转归也未必相同,因而在健康方面表现出多种形式。如果只从一维的角度去测量健康,难以反映真正的健康状况。因此,现代医学试图从生物、心理和社会等多维角度去测量健康。

5. 健康终点事件由死亡扩大到功能状态　过去的健康测量的终点事件是死亡或发病,而现在的健康测量的终点事件以功能状况、社会适应能力、生命质量等的优劣程度等作为健康测量的指标。显而易见,一个带病或者带残的人与一个健康人存活相同的年数,他们的生命质量是不一样的。对于非健康者,在评价他的健康状况时应扣除他在带病状态下耗损的健康寿命。在测量健康时,必须考虑其功能状态是否完好,并以此作为度量其健康状况的重要依据。新的健康测量方法把躯体、心理、社会功能的完好状态和个人对生活及社会的适应能力作为健康测量的终点事件。

6. 从单纯的健康评价扩大到健康风险评估　健康风险评估包括个体健康风险分级方法和群体健康风险评估模型。前者通过收集个人的健康信息,对个体的健康状况及未来患病或死亡的危险性用数学模型进行量化评估,其主要目的是帮助个体综合认识健康风险,鼓励人们纠正不健康的行为和习惯,制定个性化的健康干预措施并对效果进行评估;后者则是对服务人群的健康进行整体评价,提出促进人群健康水平的策略和措施。

三、健康测量指标的分类

健康是一个复杂的生物学和社会学现象,涉及人的生理、心理和社会生活等多个侧面,其内涵抽象,外延广泛。根据不同的研究目的和需要,可以从不同的角度去考察健康问题。因此,对于测量健康状况的指标可以有多种分类。对健康指标进行分类并不是单纯地为了一定要将某个指标归入某一类,而主要是为了更清楚地了解各类指标的性质、使用范围以及各个指标之间的联系与区别,以便更合理、更有效地选择和使用健康指标。

(一) 按照测量的内容分类

根据积极健康观,健康测量的内容可以包括生理健康、心理健康和社会健康 3 个维度,相应的健康测量指标也包括 3 个方面:生理学指标、心理学指标和社会学指标。这种划分标准与 WHO 提出的 3 维健康概念相吻合。

(二) 按照测量对象分类

根据测量对象的不同,可以分为直接测量和间接测量。直接指标是指可以直接测量观察对象的健康状况指标,例如生长发育指标、营养状况指标、机体功能指标等。间接指标是指通过测量人的生活环境和其他因素以间接反映健康状况的指标,例如人口学特征的指标(年龄、性别、职业及其构成等)和社会经济状况指标(人均国民生产总值、识字率、每千人口床位数等)。

(三) 按照测量的方式分类

按测量方法可分为客观指标和主观指标。客观指标是指通过物理检查和各种实验室检查手段获得的生理、生化等方面的指标。这类指标能够较客观地反映实际存在的可以测量到的健康现象,但难以反映人们的主观感受和心理活动。主观指标是指通过自我报告的形式来反映人的主观感受、心理活动等的指标。两者相结合更能够反映人的整体健康状况。

（四）按测量的水平分类

单一指标是指测量健康状况的某个侧面或者某个具体的要素的指标，例如心率、血压、肺活量等。单一指标仅仅提供健康状况的个别信息，难以整体、综合地反映健康的实质，属于低水平的测量。而综合指标是指通过某种方法或法则将多个指标或影响健康的多个因素结合起来产生的一个新指标。综合指标是将构成健康的各个维度整合起来，提供一个综合的评价分值，以便直观、明确地判断个体或群体的整体健康状况，综合指标有利于不同人群之间的比较，是评价健康状况的较为理想指标。例如生活质量指数、质量调整生命年等。

四、常用的健康测量指标

（一）人口学指标

人口学指标是指反映群体数量、结构、素质及其变化方面的指标，由静态人口、动态人口和人口素质 3 部分组成。静态人口指人口数量和构成，而动态人口主要指出生、死亡所致的自然变动和迁出迁入所致的社会变动。其中较重要的指标有：人口数量、年龄性别构成、成人识字率、出生率、总和生育率、人口增长率等。

（二）生理学指标

生理学指标是指反映人的生物学特征方面的指标，由生长发育、遗传代谢和营养状况 3 部分组成。在健康测量中，比较重要的生理学指标有：身高、体重、肺活量、血压、月经初潮的平均年龄、每日平均摄入热量等。

（三）心理学指标

心理学指标是指反映人的心理活动的一些指标，主要通过一些测量情绪、情感、认知、个性、智力等方面的量表获得，如焦虑自评量表、UCLA 孤独量表、明尼苏达多相人格测量量表、艾森克个性问卷、Beck 抑郁问卷等。

（四）疾病指标

疾病指标是指反映人的健康受到疾病或其他外来伤害而造成的损害的指标，包括疾病频率、疾病构成、疾病严重程度和伤残等指标，其中较重要的指标有：发病率、患病率、病死率、生存率、疾病构成比、残疾率、残疾原因构成等。

（五）死亡指标

死亡指标包括死亡水平、死亡原因、死因构成和顺位等，其中较常用的指标有：总死亡率、年龄别死亡率、死因别死亡率、死因构成比、婴儿死亡率、新生儿死亡率、孕产妇死亡率和期望寿命等。

（六）综合评价指标

综合指标是指从多个角度全面反映个体或人群的健康状况的指标，例如反映人口素质的生命素质指数（physical quality of lifeindex，PQLI），反映生命质量的质量调整生命年（quality-adjusted life years，QALY）、伤残调整生命年（disability-adjusted life years，DALY）等。此外，综合指标还采用量表的评价方式测量健康，如 COOP/WONCA 功能状态量表，SF-36 量表等。

1. COOP/WONCA 功能状态量表 世界家庭医生组织（WONCA）于 20 世纪 80 年代提出用 COOP/WONCA 功能状态量表来评价个人健康总体健康状况，该量表从生理适应性、情感、日常活动、社会活动、健康变化、整体健康和疼痛等 7 个方面对个体的功能状态进行评价,每个问题分成 5 等级,被评价对象选择其中一个选项,按评价量表中的分数累计,做出健康状况的综合评价。

2. SF-36 量表 SF-36(the MOS 36 item short form health survey) 即健康调查简表,是在 1988 年 Stewarts 研制的医疗结局量表的基础上由美国波士顿健康研究发展而来,最初用于慢性病医疗结局的研究,并在应用中获得良好的信度和效度,被认为是具有广泛应用前景的生命质量测量工具。1991 年以后,SF-36 的不同语种版本问世,1998 年浙江大学医学院社会医学教研室翻译了中文版的 SF-36。目前,SF-36 主要应用于以下方面:第一,人群健康状况的测量,如从 1992 到 1996 年,有多项研究在调查人群生命质量的基础上,利用 SF-36 制定了美国人、英国人和澳大利亚人不同年龄、性别的 8 个正常值;第二,疾病程度的评价,通过 SF-36 测量患病对生命质量影响的程度,有研究报道糖尿病患者的生活质量普遍下降,其中以情绪角色功能下降最显著,并发现随着病程延长,糖尿病患者的躯体角色功能降低,并发症数量越多,躯体功能越差;第三,干预措施效果的评价,如药物疗效、手术方式和预防措施的评价等。SF-36 含 8 个维度,每个维度含 2~10 个条目,共 36 个条目,分别属于“生理健康”和“精神健康”两大类。这 8 个维度是:①躯体健康:指健康原因导致生理活动受限;②社会功能:因为生理或情感原因使社会活动受限;③躯体角色功能:因为生理健康原因导致角色活动受限;④躯体疼痛:指疼痛程度及其对日常活动的影响;⑤心理健康:指心理压抑和良好适应;⑥情绪角色功能:因为情感原因导致角色活动受限;⑦精力:指个体对自身精力和疲劳程度的主观感受;⑧总体健康:指个体对自身健康状况及其发展趋势的评价。此外,还包括一项健康变化指标,用于评价过去一年内健康的变化程度。

第四节　健康促进

一、健康促进的定义与内容

1. 健康促进的定义　健康促进(health promotion)一词早在 20 世纪 20 年代已见于公共卫生文献,20 世纪 80 年代以后开始受到重视。目前,健康促进工作在全球迅速发展,内容不断扩大。1986 年第一届世界健康促进大会的重要文献《渥太华宪章》中对健康促进的定义是:“健康促进是促进人们提高、维护和改善他们自身健康的过程、是协调人类与他们环境之间的战略,规定个人与社会对健康各自所负的责任。”强调了健康促进对于提高人类健康水平的意义。美国健康教育学家 Green LW 教授提出:“健康促进是指一切能促使行为和生活条件向有益于健康改变的教育与环境和支持的综合体”。其中环境包括社会的、政治的、经济的和自然的环境,而支持即指政策、立法、财政、组织、社会开发等各个系统。强调了健康促进应该包括健康教育和环境改变及各项支持,是一个指向行为和生活条件的“综合体”。

2. 健康促进的内容　包括:①健康促进涉及整个人群的健康,包括人们日常生活的各个方面,而不是仅限于造成疾病的某些特定危险因素;②健康促进主要是直接作用于影响健康危险因素的活动;③健康促进采用多学科、多手段的综合方法促进群体的健康,包括传播、教育、立法、财政、组织、社会开发及当地群众自发性地参与维护健康的活动;④健康促进特别强调群众的有效和积极地参与,要求进一步启发个体和群体对自身健康问题的认识并做出决策;⑤健康促进主要作用于卫生和社会领域,而非单纯的医疗服务,它包括广泛的专业合作。

二、健康促进的活动领域

1986 年发表的《渥太华宪章》明确指出了健康促进涉及的 5 个主要活动领域:

1. 制定能促进健康的公共政策 健康促进的含义已超出卫生保健的范畴,把健康问题提到各个部门,各级政府和组织的决策者的议事日程上。健康促进明确要求政府部门制定促进健康的政策,要求非卫生部门实行健康促进政策,其目的就是要使民众更容易做出有利于健康的选择。

2. 创造支持的环境 健康促进强调必须创造安全的、满意的和愉快的生活和工作环境;系统地评估快速变化的环境对健康的影响,以保证社会环境和自然环境有利于健康的发展。

3. 加强社区的行动 社区民众有权决定他们需要什么以及如何实现其目标,因此提高社区民众健康水平和生活质量的真正力量是他们自己。充分发挥社区力量、积极有效地参与卫生保健计划的制定和执行,挖掘社区资源,帮助人们认识自己的健康问题,并提出解决的办法。核心问题是赋予社区以当家做主、积极参与和主宰自己命运的权利。社区开发在于利用现有的人力、物力资源以增进自我帮助和社会支持,并形成灵活的机制,促进公众参与卫生工作和指导卫生工作的开展。这就要求社区能够充分、连续地获得卫生信息和学习的机会以及资金的支持。只有在社区层面上进行健康教育与健康促进项目,才能获得人人参与的结果。

4. 发展个人技能 健康促进通过提供健康信息、健康教育和提高生活技能以支持个人和社会的发展。这样做的目的是使群众更有效地维护自身的健康和他们生存的环境,并做出有利于健康的选择。促成群众终身学习,了解人生各个阶段的主要健康问题,建立自我保健意识,学会处理慢性疾病和意外伤害的技能,学校、家庭、工作场所和社区都有责任这样做。这种活动需要通过教育的、职业的、商业的和志愿者团体努力,以及在这些机构内部来完成。

5. 调整卫生服务方向 卫生服务在健康促进中的责任是要求个人、社区组织、卫生专业人员、卫生服务机构和政府共同承担。他们必须在卫生保健系统中共同工作以满足健康的需要。卫生部门的作用不仅仅是提供临床治疗服务,还必须坚持健康促进的方向,为全人群的健康服务。调整卫生服务也要求更加重视卫生研究与专业教育和培训的转变。这就要求卫生服务部门态度与组织的转变,并立足于把对一个完整的人的总的健康需求作为服务对象。

三、健康促进的基本策略

1. 倡导(advocacy) 倡导政策支持;倡导激发群众对健康的关注;倡导卫生及相关部门去满足群众的需求和愿望;倡导支持环境和提供方便,使群众更容易做出健康选择。

2. 赋权(empowerment) 帮助群众具备正确的观念、科学的知识、可行的技能,激发其健康潜力;使群众获得控制影响自身健康的决策和行动的能力,以保障人人享有卫生保健及资源的平等机会;使社区的集体行动能在更大程度上影响和控制与社区健康和生活质量相关的因素。

3. 协调(mediation) 健康促进需要协调个人、社区、卫生机构、社会经济部门、政府和非政府组织(NGO)等在健康促进中的利益和行动,组成强大的联盟和社会支持体系,共同努力实现健康目标。

第五节　健康风险评估

一、健康风险评估的概念

健康风险评估(health risk appraisal)是一种评价健康风险的方法或工具,用于描述和估计某一个体未来发生某种特定疾病或因为某种特定疾病导致死亡的可能性。具体做法是,根据所收集的个人健康信息,对个人的健康状况及未来患病或死亡的危险性用数学模型进行量化评估。这种分析的目的在于估计特定事件发生的可能性,而不在于做出明确的诊断。其基本原理是:通过收集个人生活方式及健康危险因素信息,进行风险评估,针对一种或多种特定原因造成的死亡或患病风险给予定量的预测或评价。然后,通过进行健康咨询或健康干预,帮助个人改变健康危险因素,进而降低患病或死亡的危险。这是健康管理的关键环节。

目前健康风险评估已逐步从死亡危险评价扩展到以疾病为基础的危险性评价。疾病危险性评价及预测一般有两种方法。第一种是建立在单一危险因素与发病率的基础上,将这些单一因素与发病率的关系以相对危险性来表示其强度,得出的各相关因素的加权分数即为患病的危险性。这种方法简单实用,不需要大量的数据分析,是健康管理中健康风险评估的主要方法之一。第二种方法是建立在多因素分析基础上,即采用统计学概率理论的方法来得出患病危险性与危险因素之间的关系模型。这种方法的典型代表是 Framingham 的冠心病模型,目前被广泛应用。Framingham 模型也被很多机构作为建立其他模型的基础,并由此演化出适合自己项目的评价模型。

二、健康风险评估的基本步骤

现通过举例,说明健康风险因素评估的具体步骤。例如,男性,41 岁,公司经理,平时应酬较多,吸烟,20 支/天,常饮酒,6 次/周,每周跑步运动 3 次,平均每天跑 500m。体检显示:超重15%,血压:180/94mmHg,血胆固醇 5.7mmol/L。评价该男子因冠心病发生死亡的危险。

1. 收集死亡相关资料　收集当地各性别、年龄组前 10~15 位死因、死亡率(平均死亡率),以表格形式列出,见表 39-1 第 2 列。

2. 收集个人危险因素资料　通过文献的评阅与分析,考察所研究的疾病的主要危险因素,如行为生活方式、环境因素、生物遗传因素和疾病史等,见表 39-1 第 3 列。

3. 将危险因素转换成相应的危险分数　危险分数是根据当地流行病学调查结果,具有某种危险因素的人群其发生相关疾病危险性,如表 39-1 第 5 列,该患者收缩压 180mmHg,其因冠心病死亡的危险分数为 2.7。危险分数 1.0 表示个体发生某病死亡的概率大致等于人群平均水平;危险分数<1.0 表示个体发生某病死亡的概率小于当地平均水平;危险分数>1.0 表示个体发生某病死亡的概率大于当地平均水平;危险分数越大,死亡概率越大。

4. 计算组合危险分数　当只有 1 项危险因素时,组合危险分数等于该因素的危险分数。如有多种危险因素,则需要计算组合危险分数,其计算公式如下,$P_Z = (P_1 - 1) + (P_2 - 1) + (P_n - 1) + \cdots + Q_1 \times Q_2 \times \cdots \times Q_m$。$P_Z$ 为组合危险分数,P_i 为大于或等于 1 的各项危险分数,减去 1 以后相加；Q_i 为小于 1 的各项危险分数，直接将各项危险分数相乘。本案例中冠心病的危险因素有 8 项，组合危险分数要考虑每项危险因素对冠心病死亡率的综合作用。收缩压为 180mmHg，危险分数为 2.7，舒张压为 94mmHg，危险分数为 1.2；吸烟 20 支/天，危险分数为 1.5；其余各项危险分数均小于或等于 1.0。因此，计算组合危险分数，$(2.7-1.0) + (1.2-1.0) + (1.5-1.0) + 0.7 \times 1.0 \times 1.0 \times 0.5 \times 0.9 = 2.715$。即冠心病的组合危险分数为 2.715，列于表 39-1 第 6 列。因其他疾病发生死亡风险可按此方法评价。

5. 计算存在死亡危险 即在某一种组合危险分数下，死于某一种疾病的可能性。存在死亡危险 = 平均死亡率 × 组合危险分数。如某人冠心病的组合危险分数为 2.7，平均死亡率为 1355/10 万，则此人冠心病的死亡危险 = $1355 \times 2.7 = 3659/10$ 万，即此患者今后 10 年冠心病死亡的概率为 3659/10 万。综合该患者因其他疾病风险因素评价，其总死亡概率为 8144/10 万，见表 39-1 第 7 列。

表 39-1 某 41 岁男性健康危险因素评价表

死亡原因 (1)	死亡概率 $1/10^5$ (2)	疾病诱发因素 (3)	指标值 (4)	危险分数 (5)	组合危险分数 (6)	存在死亡危险 (7)	可改变危险因素 (8)	新危险分数 (9)	新组合危险分数 (10)	新死亡危险 (11)
冠心病	1355	收缩压(mmHg)	180	2.7	2.7	3659	140	1.7	1.2	1626
		舒张压(mmHg)	94	1.2			88	1.0		
		胆固醇(mmol/L)	5.7	0.7			—	0.7		
		糖尿病史	无	1.0			—	1.0		
		体力活动(min)	500	1.0			—	1.0		
		家族史	无	0.5			—	0.5		
		吸烟(支/天)	20	1.5			戒烟	1.2		
		体重	15%	0.9			—	0.9		
脑溢血	142	收缩压(mmHg)	180	2.4	2.8	398	140	1.3	1.5	213
		舒张压(mmHg)	94	1.2			88	1.0		
		胆固醇(mmol/L)	5.7	1.0			—	1.0		
		糖尿病史	无	1.0			—	1.0		
		吸烟(支/天)	20	1.2			戒烟	1.2		
肠癌	78	饮酒(次/周)	6	3.0	3.0	234	3	1.2	0.63	65
		肠炎	无	1.0			—	1.0		
		直肠镜检查	无	1.0			1 次/3 年	0.63		
其他	2848	—	—	—	—	3853	—	—	—	3261
合计	4423	—	—	—	—	8144	—	—	—	5264

6. 计算评价年龄 查阅相应的健康评价年龄表（表 39-2），即可得出评价年龄，表中的评价年龄是根据当地流行病学研究结果，通过死亡概率，预测相应的评价年龄（由于该表篇幅较大，故本章仅节选其中一部分）。表 39-2 中左边第 1 例为男性死亡危险值，中间部分的

数值是个体实际年龄的末位数,主体部分是评价年龄值。本案例 41 岁男性患者存在死亡概率为 8144/10 万。查阅评价年龄表,左边一列中无此数值,此数值介于 7570 和 8380 之间,该患者实际年龄末位数为 1,查表得前者的评价年龄为 44 岁,后者为 45 岁,因此得出该男性患者评价年龄为 44.5 岁。评价年龄高于的实际年龄,说明该患者发生死亡风险大于当地人群的平均水平,即该患者发生死亡风险高于平均水平 3.5 岁。

表 39-2　健康评价年龄表(部分)

男性存在死亡危险	实际年龄末位数					女性存在死亡危险	男性存在死亡危险	实际年龄末位数					女性存在死亡危险
	0	1	2	3	4			0	1	2	3	4	
	5	6	7	8	9			5	6	7	8	9	
...							14340	50	51	52	53	54	6850
2120	30	31	32	33	34	1220	15530	51	52	53	54	55	7440
2310	31	32	33	34	35	1330	16830	52	53	54	55	56	8110
2520	32	33	34	35	36	1460	18260	53	54	55	56	57	8870
2760	33	34	35	36	37	1600	19820	54	55	56	57	58	9730
3030	34	35	36	37	38	1760	21490	55	56	57	58	59	10 680
3330	35	36	37	38	39	1930	23260	56	57	58	59	60	11 720
3670	36	37	38	39	40	2120	25140	57	58	59	60	61	12 860
4060	37	38	39	40	41	2330	27120	58	59	60	61	62	14 100
4510	38	39	40	41	42	2550	29210	59	60	61	62	63	15 450
5010	39	40	41	42	43	3780	31420	60	61	62	63	64	16 930
5560	40	41	42	43	44	3020	33760	61	62	63	64	65	18 560
6160	41	42	43	44	45	3280	36220	62	63	64	65	66	20 360
6830	42	43	44	45	46	3560	38810	63	64	65	66	67	22 340
7570	43	44	45	46	47	3870	41540	64	65	66	67	68	24 520
8380	44	45	46	47	48	4220	44410	65	66	67	68	69	26 920
9260	45	46	47	48	49	4600	47440	66	67	68	69	70	29 560
10190	46	47	48	49	50	5000	50650	67	68	69	70	71	32 470
11160	47	48	49	50	51	5420	54070	68	69	70	71	72	35 690
12170	48	49	50	51	52	5860	57720	69	70	71	72	73	39 250
13230	49	50	51	52	53	6330	61640	70	71	72	73	74	43 200

　　7. 计算增长年龄　是指通过干预后,降低危险因素后可能达到的预期寿命。计算方法:对被管理者进行健康管理,去除了可改变的危险因素后,计算出新的存在死亡危险值,查

阅评价年龄表,得到的即为增长年龄。表39-1第8至第11项是计算增长年龄的计算过程。本案例41岁男性患者遵医嘱,通过降压药治疗,血压达到正常水平,成功戒烟,减少了影响健康的危险因素,重新计算得到组合死亡风险分数为1.2,计算得该患者冠心病的死亡危险=1355×1.2=1626/10万,综合其他危险因素改变,该患者总死亡概率为5264/10万,查表39-2得到增长年龄为40.5岁,低于实际年龄41岁,说明通过健康管理,其危险因素得到有效控制。

8. 评估报告　根据被评估对象的生活方式、行为方式、身体功能指标、疾病状态、环境因素、家庭因素、精神因素等,对个人的健康状况及未来患病或死亡的危险性撰写量化评估报告。

三、健康风险评估的评价方法

1. 个体评价　主要通过比较个体的实际年龄、评价年龄和增长年龄3者的差异,了解危险因素对寿命可能影响的程度及降低危险因素后寿命可能增长的程度。如果评价年龄高于实际年龄,说明被评价者存在的危险因素高于人群的平均水平,即死亡概率可能高于当地同年龄性别组的平均水平。增长年龄与评价年龄的差值反映被评价者接受健康管理后降低危险因素,能延长的寿命的年数。根据个体的实际年龄、评价年龄和增长年龄3者数量差异,评价结果可以分为以下3种类型,见图39-1。

(1)健康型:指被评价者的评价年龄小于实际年龄,其个体危险因素低于评价水平,预期健康状况良好。如某人的实际年龄为47岁,其评价年龄为44岁,说明其危险因素低于平均水平,其预期健康状况良好(图39-1A图)。

(2)自创性危险因素型:指被评价者的评价年龄大于实际年龄,而且评价年龄与增长年龄之差值较大。其个体危险因素高于平均水平。如某人的实际年龄为41岁,其评价年龄为44岁,增长年龄为36岁,评价年龄大于实际年龄,而增长年龄小于实际年龄,评价年龄和增长年龄之差为8岁,说明危险因素属自创性,可以通过改变不良行为因素,降低健康危险度,能较大程度延长预期寿命(图39-1B图)。

(3)难以改变的危险因素型:指被评价者的评价年龄大于实际年龄,但评价年龄与增长年龄之差值较小。如某人的实际年龄为41岁,其评价年龄为47岁,增长年龄为45岁,评价年龄和增长年龄均大于实际年龄,且相差只有2岁(图39-1C图)。其个体的危险因素主要来自生物遗传因素与相关病史。这些危险因素,通常难以改变。因此,通过健康管理来降低这类危险因素的可能性小,延长预期寿命的余地小。

2. 群体评价　在个体评价的基础上,对人群的健康危险状况进行评估的方法。

(1)人群的危险程度:根据个体评估结果,可将人群分为健康组、危险组和一般组3种类型。根据人群中以上3种类型人群所占比例确定哪种人群危险程度最高,将其列为健康管理的重点对象。危险组人群比重越高,人群的危险水平越高,越要加强健康管理。

(2)危险因素属性分析:通过分析自创性能够消除的危险因素的比例,分析生物遗传因素和疾病史等难于消除的危险因素的比例,估计健康管理后预期的效果。

(3)分析危险因素对健康的影响:分析人群中多种危险因素对寿命可能影响的程度,发现其中对人群健康影响最大的危险因素,从而制定有针对性的健康管理策略。

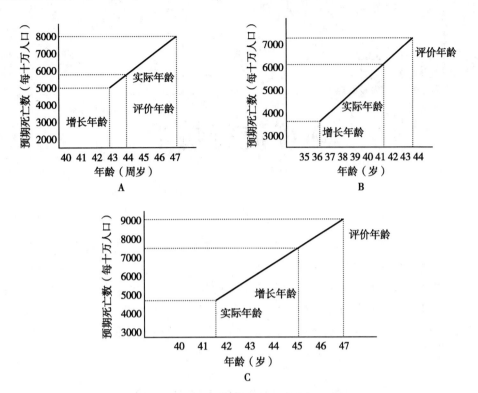

图 39-1　健康危险因素评价三种类型示意图

（A:健康型;B:自创性危险因素型;C:难以改变的危险因素型）

（施　榕编,吕　筠审）

参 考 文 献

[1] 李立明.现代流行病学[M].第 2 版.北京:人民卫生出版社,2008.

[2] 祝墡珠.全科医学概论[M].第 4 版.北京:人民卫生出版社,2013.

[3] 陈君石,黄建始.健康管理师[M].北京:中国协和医科大学出版社,2004.

[4] 施榕.预防医学[M].第 3 版.北京:高等教育出版社,2013.

[5] 施榕.全科医生科研方法[M].第 2 版.北京:人民卫生出版社,2017.

[6] Joseph S.Good Health is Good Business[J].Journal of Occupational and Environmental Medicine,2006,48, 533-537.

[7] Ann S.Population Health Management[M].Chicago:Health Administration Press,2003.

第四十章

环境流行病学

提要: 环境与健康和疾病的关系是环境医学研究的基本问题,同时也是流行病学研究的重要领域;环境流行病学是环境医学和流行病学的一门交叉学科。它应用流行病学的原理和方法,研究区域环境质量差异对人类健康的影响及其规律。本章主要介绍环境流行病学的基本概念、环境暴露测量方法、健康效应的评价和流行病学主要研究方法,并列举了雾霾暴露与健康效应、室内燃煤排放与肺癌、硒缺乏与克山病等相关研究实例。

第一节　环境流行病学概述

环境与健康的关系是医学研究的一个基本问题。人类大多数疾病的致病因素主要存在于人类所处的环境中。探讨环境与健康的关系在疾病预防控制中具有重要价值。由于流行病学原理和方法在这一研究领域中的广泛应用,逐步形成了一个流行病学分支学科——环境流行病学(environmental epidemiology)。

环境流行病学起源于对自然因素引起疾病的研究,如地方性氟中毒、地方性甲状腺肿等。自20世纪50年代以来,环境污染引起的公害病相继出现。为了查明病因,各国广泛开展了环境流行病学调查,其目的不仅要阐明环境污染与健康之间的比较直接和即时的因果关系,还要揭示环境污染对人群健康潜在的和远期的危害。在巴黎举行的环境污染物对健康影响评价的国际会议,将暴露-效应关系问题列为主要议题,并认为它是决定污染控制政策的主要基础之一。

阐明环境对人群健康的影响,需要运用自然科学的分析技术,了解环境的物理、化学和生物学特性;运用生物学和医学的先进理论和技术,认识机体受到环境因素影响时所引发的机体内各种生理、生化和病理学反应。而流行病学可成为连接上述两者之间的桥梁。通常在进行环境与健康关系研究时,根据研究目的、范围、对象的要求,采用环境流行病学的研究方法:即应用宏观与微观,人群调查与实验室研究相结合的方法。

环境流行病学是环境医学和流行病学的一门交叉学科。它应用环境卫生学和流行病学的理论和方法,研究区域环境质量差异及其对人群健康的影响规律,即阐明环境暴露-效应关系。环境流行病学的研究目的是探索环境病因,并为制定环境卫生标准和采取预防措施提供依据。

一、研究对象及特点

（一）环境流行病学的研究对象

环境流行病学的研究对象主要是区域环境差异以及人群的健康状态。所谓区域环境差异是指某一特定区域内的物质和能量组成与邻近地区物质和能量组成的差别现象。区域环境差异的原因包括天然因素和人为因素。譬如我国的大小兴安岭、长白山、燕山、太行山、吕梁山、五台山、秦岭、六盘山、祁连山、天山、昆仑山以及云贵高原、青藏高原等地区历史上碘缺乏病流行较严重，表现在上述地区环境碘含量极少，这种现象属天然的区域环境差异；又如日本的富山县神通川流域，历史上曾大规模暴发"痛痛病"。原因在于神通川上游铅锌矿的选矿废水和废渣人为地污染河水，导致该地区环境介质中镉含量异常高，这种现象属人类活动造成的区域环境差异。

无论是天然还是人为因素引起的区域环境差异，都可对该地区居民的健康造成影响，使得该地区部分人群出现健康状况异常。

（二）环境流行病学研究的特点

环境流行病学除与传统流行病学共有的特征外，在内容和方法上有其自身的特点：

1. 环境流行病学　是研究某个或某几个环境因素对人群健康产生的影响。因而首先应从生物学上对该环境因素产生疾病或健康效应的可能性加以考虑和论证。例如调查某波段的微波对人中枢神经系统的危害，那么首先应从理化特征、动物实验等证实该环境暴露因素是否具有这方面的效应。

2. 环境因素　对人群健康影响不仅反映为疾病，而且表现为反应较广的健康效应谱。因此，环境流行病学不仅研究疾病的分布规律，而且更经常地研究疾病前的状态，以揭示特殊环境对人群健康的影响。

3. 在探讨环境因素对人群健康影响时，通常有两种情况：①已知暴露因素，研究其对健康的影响。如某地湖水污染对人群健康危害的预警研究。②出现健康异常，探索引起健康异常的暴露因素研究。如前述日本关于"痛痛病"的研究。

4. 环境流行病学特别注意暴露-效应关系和暴露-反应关系的研究，这是制定环境卫生标准和环境质量标准的根据，同时也是制定环境卫生政策、法规、条例的重要依据。暴露-效应关系是指环境暴露导致的人体健康效应，如空气中颗粒物的短期或长期暴露均会对人体健康产生不良的效应，短期急性症状表现为眼鼻刺激、咳嗽、发热等，远期效应可导致慢性病患者的死亡率升高等；暴露-反应关系则是指环境暴露水平与人体不良反应之间的关系，强调环境污染与人群不同的健康效应终点之间的剂量效应关系。

5. 环境流行病学研究的最终目的是消除污染、改善环境、保护人群的健康。通过环境暴露和健康监测，及时发现有害的环境因素及其对健康的损害，继而采取有效措施，防止和控制疾病流行。

二、研究内容及方法

（一）环境流行病学研究内容

环境流行病学研究范围甚广，归纳起来主要研究内容包括：一是环境暴露，二是健康效应，同时还要研究两者的联系。如图 40-1。

1. 环境暴露测量　环境暴露测量是指调查并描述健康危害物在区域环境介质中的分

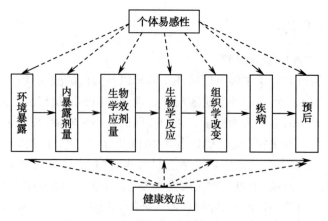

图 40-1　环境暴露和健康效应间的关系

布情况、时空波动、理化形态、转化规律、负荷水平以及人群暴露情况等。

环境暴露水平是居民接触的环境因素的平均水平,是通过对环境因素在环境中的时空分布的实测结果求出的平均值。通过环境暴露水平的测量,可估算居民接触剂量。因此,环境暴露水平的测量要求精确可靠、有代表性。环境暴露测量可分为两类:环境测量和个体生物测量。

(1)环境测量:通常采用对环境因素进行抽样测量的方法来估计个体暴露量。但这种方法不够精确,从而使用起来有一定的局限性。譬如研究空气污染对当地居民健康影响时即是如此。因为居民生活环境、工作环境、个人活动空间不同,所以个体暴露量可能会有较大差异。对某一种污染物来说,它可能通过呼吸道、消化道、皮肤直接接触等不同方式进入人体。因此通过对环境因素抽样测量来估计个体暴露量时,要考虑到摄入途径对总暴露量的影响。有鉴于此,近年来常采用个体空气采样器来估计个体暴露量。

(2)个体生物监测:测量人体组织器官、体液中的有害物质或微量元素的浓度以代表人体的实际暴露水平,称为体内负荷。尽管这种生物剂量也存在着变异,但比环境测量的精确性高。对于化学性质稳定、有蓄积倾向的物质,体内负荷的测量更为合适。对于在体内易被代谢和转化的物质,则可测定其代谢产物在体内的水平,以估计该物质的体内负荷。这种测量虽属暴露水平的间接测量,但对于估计个体负荷-效应关系却具有直接的重要意义。

2. 健康测量　探索环境对健康的影响,有必要对居民的健康状况进行精确的测量。要尽量发现早期的功能改变,作为健康危险的预警信号。环境健康学者应与基础学科、临床学科等学科密切协作,探讨发现早期健康损害的敏感和特异的指标。

高危人群(population at high risk)的健康调查是早期发现环境不利因素危害的重要途径,因此环境流行病学家对高危人群特别关注。高危人群包括敏感人群和高暴露人群。高危人群是环境流行病研究的重点人群,在制订预防措施或卫生标准时应给予特别的注意。

所谓敏感人群(population at high sensitive)是指在一般人群出现健康效应的某种暴露水平以下时,有一部分人已发生健康效应,即易受侵害的人群。例如,部分居民对神经毒物特别敏感,这部分居民就是神经毒物污染的敏感人群。部分心肺病患者对 CO 非常敏感,这部分人群就是 CO 的敏感人群。

所谓高暴露人群(population at high exposure),就是暴露于某种可能引起健康损害的污染物的水平较高或机会较多的人群。例如,部分居民高暴露于噪声、振动、烟雾,这部分居民即是此类噪声、振动、烟雾的高暴露人群;部分居民暴露于高功率微波(High Power Microwave,HPM)的机会较多,这部分居民就是HPW的高暴露人群;如在日本的水俣湾被甲基汞污染期间,当地的渔民就是甲基汞的高暴露人群。

3. 环境暴露与健康效应　在进行环境流行病学调查时,环境暴露测量和人群健康效应测量是最基本、最重要的研究内容。只有在获得两者科学的、正确的数据或资料后,才能够将环境暴露与健康效应联系起来进行分析、推理并做出结论。

研究环境污染物负荷与人群的健康效应,阐明暴露-效应关系,以此找出污染物在环境中的临界水平,将为制订环境卫生标准或环境质量标准提供科学依据;同时可对原因未明的环境性疾病或人群健康异常进行调查研究,提出并证实环境病因线索,从而采取有效的预防控制措施;同时也可研究环境中多因素在体外及体内的相互作用及其对健康的影响。

(二)环境流行病学研究方法

传统流行病学研究方法包括描述性流行病学研究(主要包括生态学研究和现况研究);分析流行病学研究(包括病例对照研究和队列研究);实验性和理论性流行病学研究(包括现场试验、社区试验、数理模型研究等)。由于环境流行病学研究的内容有其本身的特点,在采用这些基本方法时应有所选择。

1. 已知暴露因素,欲研究其健康效应　例如电焊作业产生金属烟尘等有害气体对作业者健康影响的研究;爆破作业时产生大量岩石粉尘及各种有害气体对施工者健康影响的研究;火箭发射时产生化学成分复杂的烟雾对发射者健康影响的研究等。此类研究,可采用现况研究、队列研究和现场试验等研究方法。进行流行病学调查时,应根据该暴露因素的健康效应谱,结合研究目的,选择观察指标。研究对象除了病人外,还应包括没有表现出临床症状的暴露人群。观察指标应尽量选择能反映机体生理功能及生化代谢轻微改变的敏感而特异性强的指标。

2. 出现临床表现或健康异常后,探索环境病因　例如近年来我国学者对启东肝癌、林州食道癌、宣威肺癌、大骨节病、克山病等的病因研究;又如对日本痛痛病和水俣病等进行的病因研究。此类研究,可先进行现况研究、病例对照研究,以获得暴露与健康效应之间的可能联系。待找出导致健康异常和临床表现的主要危险因素后,再选用队列研究或实验流行病学方法加以证实。

在上述两种情况下,都涉及暴露(外暴露/内暴露)测量和健康测量问题。选择合适的暴露测量方法、健康效应指标及调查研究对象(普通人群/易感人群/高危人群),在环境流行病学研究中起非常关键的作用。

近年来,一些特殊类型的环境流行病学研究设计也在实际工作中得到应用,如定组研究、病例交叉研究、空间流行病学、基因-环境交互作用、时间序列分析、风险预测模型等方法。这些研究方法各自有其特殊的优缺点,在研究环境与健康的效应时,需要根据研究目的、研究期限、需要控制的混杂因素等进行综合选择。

三、研究应遵循的基本原则

进行环境流行病学调查,应避免把环境与机体割裂开来,孤立和片面地进行研究。一般应遵循以下几个基本原则:

1. 调查设计要有可比性　揭示环境暴露人群与非暴露人群之间在健康反应上的差异,在无标准可依时,要严格选择非暴露人群作为对照,以便比较。由于暴露-反应关系,常隐蔽于某一个环境负荷水平和人群组合之中,故应该根据环境负荷和人群组合等情况设立若干个暴露-反应梯度组,如划分轻重污染区,按不同年龄、性别的人群进行分组,以便于调查资料的对比分析。对暴露区和非暴露区人群的患病率或死亡率以及某种效应的出现率,须用标准人口构成加以标准化换算之后,才能进行比较。

2. 获取资料要注意有效性 对所要调查的某种疾病或病前效应的判断依据,须事先加以统一,并排除采样或检测方法中的干扰因素。对调查对象的询问、体检,对死亡病例诊断依据的复核等,均应取得有效的完整资料,做出正确结论和判断,并提供准确的参数。此外,还要注意环境中可能的多因素联合作用。在研究某一已知因素时,力求排除其他因素的干扰;在研究原因不明的健康异常或疾病时,力求探明主导因素和辅助因素的作用。

3. 调查样本要具有代表性 很多情况下,环境污染物或某种有害因素对人群健康影响是低浓度、长时间的慢性危害,这类研究一般需要大样本。一般采用抽样调查,要求抽取的样本有代表性。

4. 环境暴露和健康效应间因果关系的判断要遵循生物学和流行病学的合理性 判断某一环境暴露因素与健康和疾病间的因果关系应遵循流行病学的因果判断原则,如:①疾病或相关健康效应的患病率和发病率在暴露人群中要显著高于非暴露组人群;②在患病的群体中对该因素的暴露率比没有患病的群体更高;③时序上要符合暴露于该因素在前,经过一个潜隐期后,出现相关健康效应或疾病;④宿主对暴露因素的反应谱中存在着逻辑上的由轻到重的不同生物学效应;⑤宿主对该暴露因素的反应是有规律的出现的,即通常机体在暴露前是不存在该暴露的内暴露剂量的,如果存在的话,疾病恶化时该体内剂量应当增加;⑥如果暴露于该致病因子,在实验动物、志愿者或自然暴露下的其他人群中的发病率同样要高于非暴露组;⑦去除该暴露因子后,疾病的发病率应当明显下降;⑧通过对宿主暴露的预防后,疾病的发病率明显下降,甚至消灭该疾病等。

随着流行病学研究领域的逐步扩大和生物信息学的不断发展,以探索环境与健康关系为目标的环境流行病学将会有更广阔的发展前景。

第二节 环境暴露测量

环境流行病学研究领域需要解决的最重要的问题是对环境暴露和健康效应两方面的评价。环境暴露测量是环境流行病学研究的首要步骤。

与普通人群的暴露相比,特殊环境暴露有其自身的特点:①特殊物理因素,如激光辐射、雷达微波、电离辐射、噪声、振动、极端气候条件等;②特殊化学因素,如坑道掘进时产生的矽尘,火箭发射时产生化学成分复杂的烟雾等;③特殊生物因素,如森林等野外环境可能遇到的森林脑炎病毒,茅草、丛林等户外作业时可能遇到的毒蛇、蚂蟥等。

部分特殊环境暴露易被感知,比如有特别气味或色彩的氮氧化物、硫化氢、沥青、三硝基甲苯、粉尘等;但部分特殊环境暴露却无法被感知,但又实实在在影响到人,如超声波、次声波、电磁场、无色无味化学污染物如 CO、CO_2 等。

环境暴露测量需要多学科和多领域专家的共同努力,如环境健康学者、毒理学家、职业病学家、流行病学家、临床医师、工程师、化学家、数学家和社会科学家等。在评价人体健康危害和确定暴露反应关系时,暴露测量与毒理学占有同等重要的位置。

环境暴露测量的手段和方法在不断增多和完善。环境暴露测量可以使用直接的方法，包括环境变量的测定（如室内空气交换率）、污染物的环境采样或个体监测、生物监测；也可采用间接的方法如高性能计算机的模拟以及问卷调查等。

一、基本概念

（一）环境暴露定义

所谓环境暴露（environmental exposure），是指某一个体接触了一定浓度的某种环境物质并达到一定接触时间。环境暴露是健康影响因素接触并作用于人体的状况。这种因素可能是接触过量的环境污染物，也可能是特殊条件下摄入必需元素的不足。

环境流行病学中的环境暴露可以包括研究对象的任何个体特征，或个体所接触的与健康效应有关的任何因素。这些因素可能：①引起生理效应；②诱发或预防疾病；③造成研究因素与健康效应的混杂；④改变其他因素的作用；⑤有确定的健康效应。环境暴露也包括个体先天的或后天获得的因素以及社会经济状况等。

（二）环境暴露的分类

1. 外暴露　外暴露（external exposure）有广义和狭义之分。广义的外暴露是指实际存在于环境中的有害因素的量，通常的环境监测即是测量这种暴露；狭义的外暴露是指暴露因素接触或进入机体（如摄入）的量。

污染物的理化性质影响人体摄入。不同的化学物质，颗粒大小不一样，摄入的情况也不尽相同。例如一些工农业生产活动引起大量粉尘飞扬，当空气中的颗粒物直径$>5\mu m$，容易被阻留在鼻咽部等上呼吸道部位；颗粒直径$<1\mu m$，则很容易随气流进入下呼吸道。不同的化学物质，由于溶解性的不同，摄入情况也不尽相同。易溶于水的气体，如SO_2、甲醛在上呼吸道湿润的环境中容易被吸附；不易溶于水的NO_2、光气则可进入细支气管和肺泡。

2. 内暴露　内暴露（internal exposure）是指进入体内被机体吸收的量。对于摄入性暴露因素来说，摄入物质只有一部分被吸收；因此，吸收量＝摄入量×吸收率。

不同物质间吸收率有很大差异，例如金属汞在肠道内几乎不吸收，而甲基汞在肠道几乎被完全吸收。同一种物质的吸收率可能因人的生理状况不同而呈现很大差异；如铅在空腹时吸收比在饱腹时多，铅在儿童的吸收比成人快。

在测量内暴露时，有时还要考虑器官的暴露。普通的环境流行病学研究常常不具备足够的实验室条件，因此很难测定靶器官中有毒物质的浓度。遇到此种情况时可通过生物材料的监测来估计靶器官的暴露量。

3. 局部暴露　局部暴露（local exposure）是指环境因素对机体的局部作用。局部暴露又可分为刺激作用和穿透作用。

（1）刺激作用：刺激作用（irritant effect）是指环境中物理因素或化学物质对皮肤和黏膜产生的刺激作用。如过氧乙酰硝酸酯对眼黏膜的刺激，其作用大小取决于溶解性和渗透性。又如物理因素紫外线对眼和皮肤的刺激作用，噪声对听觉的刺激作用等。

（2）穿透作用：穿透作用（penetrating effect）是指有些理化因子能穿透皮肤，直接作用于机体的组织器官。一些物理因素如电离辐射和电磁辐射可直接穿透皮肤。一些化学物质可经皮肤黏膜吸收，如有机磷农药、化妆品等，这取决于该物质的性质，以及环境温度、湿度，同时也与皮肤的性质和皮肤健康状况等密切相关，同一个人不同部位的皮肤变异很大。

以上关于暴露的分类是按暴露于环境因子的部位分的，还可按暴露因素多少而分类。

一般来说,环境中的有毒有害因素不是单独存在的,例如空气污染物的成分就很复杂。在研究暴露对健康的影响时,应该综合考虑多种因素的联合暴露和联合效应。

二、暴露测量方法

(一)外暴露测量

环境测量的方法可以很简单,也可以很复杂。例如判断特殊环境颗粒物污染的程度,可以由有经验的调查者打分的方法;可以现场仪器测量,如使用红外颗粒物测定仪测量颗粒物浓度;也可从现场采集样品带回实验室仔细分析,如使用电子显微镜观察颗粒物的形态和大小。

1. 现况暴露的采样和测量

(1)测量目的:现况暴露测量主要用于横断面研究和前瞻性研究,以分析目前的暴露与现在或将来疾病的关联;也可用于回顾性研究和病例对照研究,以现在暴露水平估计以往的暴露。

(2)测量计划:在制订测量计划时,应考虑测量因素类型;收集资料类型;采用的设备和技术;采样的持续时间、地点、频率;个体监测还是环境测量;研究经费是否到位。

(3)污染物的选择:选择什么样的污染物进行采样和测量,取决于研究目的本身。如测定地下通道内的空气污染物,首先要列出所有的原材料;然后对地下通道进行检查,列出所有与原材料有关的中间产品和终产品;根据原材料和终产品清单,选择需要测量的污染物。如研究石棉与肺癌的关系,需要考虑是只测量石棉,还是应包括已知的其他可能混杂因素。

(4)环境采样方法:环境采样的目标是获得研究个体暴露量的估计值。通常使用两种主要的采样策略:一是区域环境的固定采样,二是研究对象的个体采样。

在空气污染与健康的研究中,区域环境的固定采样可以包括大气中心监测站的监测,住宅和交通车辆等微环境的测量。区域环境的固定采样可分为主动采样和被动采样。主动采样需用采样泵。被动采样应用被动扩散型徽章式采样器。

个体采样技术适合于小规模的流行病学研究。方法是让研究对象携带采样器,而把采样头放在呼吸带上。采样时间和采样频率可在一定范围内进行调节。采用个体采样器的优点是所采气样是呼吸带的气体,因而有较好的代表性;缺点在于采样速率不是由调查对象的呼吸频率所决定,而且个体采样器监测的化学物质种类有限。

(5)采样对象的选择:在环境流行病学研究中,常用两种方法选择采样对象。一种是随机选择采样对象,然后将有相同暴露的个体合并分组;二是先将有相同暴露的个体分层,再在不同层中随机抽取个体进行测量。

暴露层的设置需符合下列标准:工作性质相似;有害物质相似;接触环境相似;可以明确分类。暴露层的确定需要负责暴露测量的卫生医师、工程师、管理人员密切配合。负责健康效应分析的流行病学家也应到现场观察各个区域的暴露测量,了解测量对象选择中可能产生的偏性,所选对象的合作情况等。

(6)采样频率和范围:在确定暴露区域后,需要确定采样的范围。包括采样频率、采样时间、采样周期及样品在采样周期内的分布。根据不同的化学物质及其健康效应类型决定采样的时间和策略。既有较高的时间分辨率,又有适当精密度的资料对流行病学研究有价值。

(7)采样仪器和分析方法的选择:广义的采样和分析方法包括选择采样仪器、样品的现场采集和处理、保存和运输、实验室分析方法的选择以及实验室的质量控制措施。目前,许多污染物的采样和实验室分析都有一种或多种标准方法可供选择。有时,对一种污染物有多种方法可以使用,需要选择最佳方法。

(8)常用分离检测方法:不同的污染物使用不同的或相似的分析方法。以空气污染物为例,常用的分离方法有色谱法,如气相色谱、液相色谱和薄层层析色谱。常用的分离方法可实现几百种不同污染物的分离。

2. 既往暴露的测量和估计　对过去的暴露,最好能找到过去测量的记录。过去的测量记录有3种情况:

(1)有完整的测量记录:如过去的测量资料是为流行病学研究而特别收集的,其设计方法也有效,有不同地区或人群组的暴露,则该资料和目前测量的资料一样有效。如该资料并非为流行病学研究而收集,应用该资料时要小心,要弄清楚资料测量的目的及测量的时间范围。

(2)无完整的测量记录:造成过去测量资料不完整的原因可能是测量区域比较局限,或测量过程使用了较落后的方法,或测量的污染物并不是所要研究的污染物。原则上如果已有测量记录和待测环境污染物两者有一定的相关性,则不完整的资料可用来估计过去一段时间内待测污染物的暴露量。在此环境暴露的研究过程中,应先估计不同暴露地区、暴露群组、暴露时点的暴露水平,然后再将研究个体分配到不同的暴露区组中。

(3)没有以往的测量记录:当没有任何以往的测量记录可用时,对过去污染物暴露的描述只能大致估算,并只能局限于群组暴露而不能用于估计个体暴露。

(二)内暴露的生物学测量

生物学测量又称为生物监测,指对人体组织、体液中的有害物质或微量元素等进行的测量,以代表人体的内暴露水平,即"生物剂量",也称体内负荷。体内负荷虽存在个体差异,但比环境测量的准确性要高。对一些在体内易被代谢的化学物质,可测量其代谢产物,以估计体内负荷。

1. 各种化学物的生物监测材料　WHO特别强调了几种化学物质及其检测的生物材料:砷检测的生物材料为血、尿、头发;镉检测的生物材料为血、尿、粪、肾、肝、胎盘;铬检测的生物材料为尿;铅检测的生物材料为血、尿、发、粪、肝、肾、骨、胎盘;无机汞检测的生物材料为血、尿、肾、脑;甲基汞检测的生物材料为血、脑、发;有机氯杀虫剂检测的生物材料为脂肪组织、血、乳汁;五氯苯酚检测的生物材料为尿;多氯联苯检测的生物材料为脂肪组织、乳汁、血;氯化有机溶剂检测的生物材料为血、呼出气;一氧化碳检测的生物材料为血(检测 COHb)、呼出气。

2. 生物监测的优缺点　在估计环境因素的暴露量时,生物监测较环境监测结果要精确。进行生物监测时无须考虑暴露途径,不用分析空气、水和食物等的暴露物。一些特殊的生物材料监测结果,可同时反映不同人群的暴露情况,如乳汁监测结果可反映母亲的内暴露及婴儿的外暴露。

生物监测的缺点和局限性主要表现在不方便。进行生物监测时,研究者需要考虑伦理道德、资料保密、受试者基本权力的保障等问题。另外,生物监测只适用于摄入人体或被人体吸收的化学物质,而不能用于噪声、电磁辐射等物理因素的暴露评价;同时不能用于在暴露部位上直接起作用的物质,如:臭氧(O_3)、二氧化硫(SO_2)等的暴露评价。

3. 生物效应的标记物测定　近年来,生物标志物研究进展很快,它不仅可以作为生物剂量或体内负荷的标志,又可作为机体对外来物反应的特征。同时生物效应标记物测定可提供既往暴露的线索,指示毒物的吸收剂量或靶组织中的剂量。生物学暴露测量的生物效应标记物可以是 DNA 加合物,也可以是蛋白加合物,例如测定由烟雾中 β-萘胺成分所诱导的蛋白加合物。

4. 外源性化合物的测量 生物样品采样计划应规定机体的采样部位、时间和数量。如外源性化合物为致癌物,常采用特异性方法测量致癌物及代谢产物或致癌物所形成的加合物。蛋白质加合物也可用来测量对致癌物的暴露。尿中致突变活性的测量是非特异性的;致癌物生物学效应的测量有基因突变、染色体畸变、微核试验、姐妹染色单体交换等。这些测定也是非特异性的。

5. 内源性化合物的测量 对内源性物质的测量应当对它们在体内的分布有足够的了解。内源性物质与机体的自身稳定性有关并受到年龄、生理周期的影响,此外,内源性化合物的测量个体差异非常显著。

6. 生物样品测量的质量控制 环境流行病学研究中有时会使用到为其他用途收集的生物样本,这时要注意样品的质量。环境流行病学研究应当建立标准采样步骤,收集临床样品,并及时记录意外情况。同样,实验室也应有一套质量控制程序。记录样品收集到分析的时间,并应尽量减少储存时间。不同实验室之间的结果差异应有标准衡量并定期测定。

7. 生物样品库的应用 生物样品库是为了将来检验而对样品的系统采集和保存。生物样品库的应用有下列优点:①方便相关研究;②避免疾病诊断以后的生物学测量;③将新的测量方法用于以前收集样品的测量,可缩短暴露和健康效应分析的时间。生物样品库的缺点是维持费用较高,另外对样品的储存技术有一定要求。

第三节 环境健康效应的评价

环境健康效应(environmental health effect)是指某种环境因素作用于机体后,引起机体一定的应答性反应。环境健康效应一词的概念极为广泛,它包括对立的两个方面,即环境因素和机体反应。环境因素可指特异单一的或多种因素的混合系统乃至无法判明的复杂的环境污染;机体反应可指特异单一的、非特异多相的乃至完全无法确知的复杂反应。

一、人群对环境异常变化的反应

对于环境因素引起的机体反应一般可分为 5 种情况:①污染物在体内负荷增加,但不引起生理功能和生化代谢活动的变化;②体内负荷进一步增加,出现轻微的生理功能和生化代谢变化,这种变化无病理生理学意义且属可逆性的;③引起了某些生化代谢或生理功能指标明显改变并足以导致组织或器官出现有意义的变化,但未见到明显临床症状;④出现明显临床症状,成为临床性疾病;⑤出现严重中毒或死亡。参见图 40-2。

为什么在同一人群里,同样的环境条件下反应不同呢?这是因为个体条件不同造成的。每个人在年龄、性别、健康状态、经济文化水平、对环境因素的敏感性等方面差异是很大的,所以反应也不同。因为个体感受性不同,所以人群对异常环境所产生的健康效应不是单一的,而是由一个多层次、连续的健康

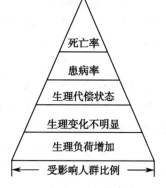

图 40-2 人群对环境异常变化反应呈金字塔型分布

效应谱所组成。由于环境医学所面临的研究对象多为弱效应,因此,仅从疾病的角度去观察环境因素的健康危害是不合适的。

二、健康效应机体功能的测量

在进行环境流行病学调查时经常需要测量居民机体的功能。无论被调查者是否健康,是否有临床表现或亚临床表现,都需要测量某些器官系统功能的改变。反映各系统功能的指标很多,下面列举一些功能测量常用的方法和指标。

1. 神经系统　神经行为功能检测或神经生理、生化检测是环境流行病学调查中较常用的指标。很多物理因素、重金属、有机溶剂等对神经行为和神经生理、生化有影响。如环境中的电磁波、电离辐射、噪声、一氧化碳、锰、铊、无机铅、无机汞、有机汞、四乙基铅、苯、汽油、甲苯、二甲苯、甲基溴化物等。

(1)智能测试:某些人体必需微量元素如碘的摄入不足,引起的克汀病伴有智能发育障碍;某些毒物如铅、甲基汞的过量摄入也可引起智能发育障碍。常用的智商测验工具有:贝利智能量表、韦克斯勒智能量表、丹佛量表等。国内也有根据我国研究改进的各种智能量表。

(2)神经行为检查:某些神经毒物可引起神经系统损伤,往往在出现明显的症状或体征之前,一些精细的神经行为即已发生改变。测量人群神经行为的改变有助于评价环境污染物对健康的影响。神经行为检查方法很多,常用的方法有测量感觉运动时间,如视觉运动反应时值测验;测量视觉分辨能力,如闪光融合试验等。而当前在环境流行病学调查中常用的是 WHO 推荐的"神经行为功能核心测试组合(WHO neurobehavioral core test battery,NCTB)"。根据 NCTB 所提供的 7 类组合,分别从情感状况、简单反应时、数字光度、手敏捷度、数字译码、视觉保留记忆、目标追踪等方面制定具体参数进行评价。

(3)神经生理生化检查:脑电图、肌电图等测量仪器可用于环境流行病学调查。某些神经化学物质也可以作为神经功能的指标。如测定尿中的去甲肾上腺素、多巴胺、5-羟色胺、5-羟吲哚乙酸的含量,可反映汞污染对人群神经系统的危害;测定乙酰胆碱及其降解酶——胆碱酯酶的活性可反映有机磷农药对人体健康的影响。

2. 心血管系统

(1)心血管系统症状调查表:英国伦敦卫生学院设计的"心血管病流行病学标准调查表",目前已译成多种文字,在世界许多国家使用。

(2)心血管系统功能测量:测量指标有心电图、血压、血清胆固醇、脂蛋白等。心电图和血压是心功能测定最常用的指标。血清胆固醇和脂蛋白可以反映机体脂类代谢和动脉硬化的可能性。

(3)X 线胸片:研究测量心界形状和大小,可作为环境流行病学研究的一个指标。

3. 造血系统和血液系统　造血系统和血液系统这两大系统极易受环境物理和化学因素的影响。如 CO 可引起 COHb 血症;电离辐射和苯可损伤造血细胞;铅可导致红细胞内 δ-ALA 脱水酶活性改变,进而使卟啉代谢紊乱;吸入相当低浓度的 AsH_3 即能引起急性出血,甚至致死;某些芳香烃,包括苯胺类染料和维生素 B_1 衍生物在内,可引起高铁血红蛋白血症。

另外,还有很多环境因素在引起疾病或健康异常时,间接影响血液系统,如空气污染所致慢性肺部疾患,常导致继发性巨细胞性贫血;镉所致慢性肾疾患时,也可导致贫血。因此,血液的检查对阐明环境健康效应具有重要意义。

血液样品的检查对于很多环境因素影响都有意义。检测时应考虑两方面,即血象的变化和血液化学成分的变化。

4. 呼吸系统

(1)呼吸道症状询问调查:进行咳嗽、吐痰、喘鸣、呼吸困难等呼吸道症状询问调查,可以反映空气污染对呼吸系统的损伤程度。通过比较不同地区呼吸道症状的发生率,可以分析判断环境污染的危害程度。

英国医学研究委员会(BMRC)研制了一套"呼吸道症状标准调查表"。该表经反复修改,最后由美国胸科学会和美国国立心肺研究所肺病科出版。目前 BMRC 调查表已经译成多种文字,在很多国家投入使用。

(2)呼吸功能测量:可用呼吸功能测量仪测量肺功能。常用的指标有用力肺活量(FVC)、用力呼气量(FEV)、最大呼气流速(PEFR)和气道阻力等。这些指标的测量,能很好地反映下呼吸道的功能。在空气污染严重的地区,特别是空气中 SO_2、O_3、NOx 浓度增高时,人群中这些指标值的变化尤为明显。

(3)X 线胸片:一般环境流行病研究不常用,主要用于粉尘危害的调查等。但在研究粉尘的早期危害时,肺功能检查比 X 线胸片检查灵敏。

5. 消化系统　肝脏是人体主要的物质代谢器官和解毒器官,许多毒物的代谢产物、多种酶和免疫球蛋白是在肝内生成。这些化学物质的变化可以反映肝功能的变化,因此测定这些物质的量或活性,可作为特殊环境因素影响肝功能或某些肝外器官功能的灵敏指标。

胰脏是消化器官,又是内分泌器官;既分泌胰蛋白酶和淀粉酶,又分泌胰岛素。因此,常测定这些分泌物的变化来反映胰脏受损情况。

(1)生化指标:某些污染物可引起肝功能损伤。这种损伤主要表现为:包括转氨酶、乳酸脱氢酶、碱性磷酸酶等一系列酶活性指标的改变;血糖、血脂、人血白蛋白、血清球蛋白、胆红素、胎儿甲种球蛋白等的变化,此外还可测定肝微粒体酶。

(2)物理仪器:常用的有 X 线造影,同位素扫描,超声波等。这些主要用于临床诊断,目前尚不适用于流行病学研究。

6. 骨骼、肌肉系统　环境中许多化学物质对骨骼、肌肉系统产生损害。如铅中毒常伴有痛风;砷中毒可致骨、关节损伤;石棉致肺损伤常伴骨关节肥大;三氧化二磷可致颌骨坏死和牙根周围脓肿;镉中毒,因肾受损而继发骨质疏松、骨软化及骨折(痛痛病);氟化物中毒可引起氟骨症、关节炎、肌肉痛甚至出现肌肉萎缩。骨骼、肌肉系统受损的测量,常从 3 方面进行,即生化、生理和 X 线片。

(1)X 线片:氟和镉污染区的人群,常通过 X 线片来确定有无骨损伤,并判定损伤程度。

(2)生理指标:涉及儿童生长发育情况,可测量身高、体重、胸围、头围等指标;一些情况下,肌肉的病变可引起肌电图的改变,如砷污染可引起肌电图的改变。

(3)生化指标:通常是检测血、尿中的生化成分,间接反映毒物所致骨损伤情况。如血清碱性磷酸酶活性增加、尿钙排出增加、尿钙/磷比例增大,是镉所致骨损伤的早期表现,也是镉所致健康效应的灵敏指标。

7. 泌尿系统　特殊环境中的化学、物理因素，很多可致肾损伤。出现的急性或慢性肾损伤取决于这些环境因素的浓度、暴露的强度和时间。镉、汞、砷、铬、乙二醇等都是肾脏毒物，这些毒物可引起肾小球和肾小管的损伤，导致肾小球滤过功能的改变和肾小管重吸收障碍。

在慢性肾损伤中最常见的是肾小管受损伴吸收障碍。早期肾损伤只能依靠实验室检查，但多种因素引起的肾损伤是相似的。因此，肾功能的实验室检查，往往缺乏特异性。主要的实验室检查有：

（1）尿颗粒物镜检：在高危险人群中，检查时若发现显微镜下血尿，应警惕存在泌尿道肿瘤的可能性。

（2）肾浓缩试验：本试验是在限制液体摄入情况下，测量尿的比重。此方法简便，但受尿糖、尿蛋白或其他因素如高血压、低蛋白饮食的影响。

（3）肾小球滤过功能检验：即尿蛋白检查。正常尿中仅含少量蛋白。当尿中出现高分子蛋白时，说明肾小球受损；出现低分子蛋白尿时，说明肾小管受损。一般情况下，蛋白尿的出现比氨基酸尿或糖尿要早，是肾损伤的早期表现。目前这些检查已较广泛地用于环境流行病学调查。

（4）肾小管功能检验：从肾小管排泄或重吸收的所有物质，都可以作为肾小管功能的指标。通过酚红和马尿酸排泄试验，可了解肾小管的功能是否完全。但因其需要住院作清除率试验，所以不适于现场的大规模调查。β-微球蛋白排出增加是镉暴露致肾小管损伤的指标。

（5）酶学检测：肾脏毒物必然损伤肾细胞，使细胞内的特异酶被释放到管腔中。肾脏各部位有不同的酶，因而检测这些酶可以反映肾脏不同部位损伤。如尿中酸性磷酸酶活性增高，反映肾小球受损；尿中碱性磷酸酶活性增高，反映近曲小管受损；尿中乳酸脱氢酶和碳酸酐酶增高，反映远曲小管受损；有些在血清中没有的酶，在毒物损伤肾脏以后，出现于尿中，如甘氨酸氨基转移酶等。在许多化学物质引起的肾小管损伤时氨基肽酶活性增加。

由于比功能、形态改变出现得早，故酶学检查是灵敏和定位评价肾损伤的方法。但是因为费用高和需要特殊的实验室，故在环境流行病学调查时，它的应用受到限制。

8. 皮肤　皮肤损伤的测量主要是临床检查，也可考虑某些免疫指标和病理指标。特殊环境因素对皮肤的损伤主要有接触性皮炎、皮肤色素沉着症、皮肤角化、皮肤痤疮、皮肤癌等。一些环境因素如铬、甲醛、某些化妆品可引起接触性皮炎；砷可引起皮肤色素沉着、皮肤角化和皮肤癌。

多氯联苯（PCB）可引起严重的皮肤症状反应。1968年日本米糠油事件即由多氯联苯引起。临床表现为皮肤变暗；皮肤痤疮；指甲、唇、牙龈棕色色素沉着；脚底和手掌皮肤脱落；眼有乳酪样排泄物；全身麻木无力、关节肿胀。在日本米糠油事件中，前后共有10 000多人中毒，出现包括皮肤症状在内的多种病理反应。

9. 免疫系统　免疫功能分为细胞免疫和体液免疫。特殊环境因素对机体的危害常表现在免疫功能的改变，可使机体的免疫功能增强，出现变态反应；也可使机体免疫功能受到抑制。

免疫功能的检测是环境流行病学研究中的常用指标。通常采用的免疫指标是非特异性的，如唾液溶菌酶活性、血清杀菌活性等。这些指标虽然比较灵敏，但是特异性差，通常用来观察特殊环境污染对健康的早期影响。

10. 生殖系统和遗传　特殊环境很多物理化学因素对生殖和遗传有损伤作用。例如镉、铅、硼、有机溶剂等可对男女生殖系统有毒性作用,引起细胞突变,导致畸胎、流产和肿瘤,有些还导致遗传病;又如日本原子弹爆炸以后对暴露人群生殖和遗传的影响,该研究深入,证据充分。另外,2,4,5-T 致胎儿小头畸形、反应停致胎儿短肢畸形、己烯雌酚致少女阴道癌等,这些环境医学的经典研究实例,留下了非常惨痛的教训和记忆。

(1)特殊环境因素对生殖和遗传的影响常表现在以下几方面:①对性腺的影响:常出现性功能紊乱和生育能力降低;常可引起生殖细胞突变,导致遗传损害。②对遗传功能的影响:环境致突变物可引起细胞突变,其后果是不受孕、不着床、流产、死胎、先天畸形、先天智力低下、肿瘤、遗传性疾病等。③对胎儿的影响:常可引起胎儿中毒,影响发育、畸形、死胎;诱发胎儿体细胞突变,导致畸形、肿瘤、死胎等。④对人类基因库的影响:所谓人类基因库是指人群生殖细胞内所具有的,能传给下一代的全部基因总和。基因库与基因组不同,基因组是指单一个体所具有的全部基因。基因库则是各种各样的基因型在人群中的分布。人类所以有多种遗传性疾病,就是因为在每一世代的基因库中,具有构成对人类有害的人类遗传负荷。

(2)人类主要的遗传性疾病可以分为 4 类:①染色体异常:如唐氏综合征;②显性突变:如家族性息肉、肝卟啉病等;③隐性突变:如血友病,糖尿病等;④多基因突变:如唇腭裂、无脑畸形、先天性心脏病等。

通常情况下,这些遗传性疾病在整个人群中按一定频率出现。当环境因素对人类基因库产生影响时,遗传疾病发病频率明显升高。开展出生缺陷的流行病学监测是发现环境因素对人类基因库有害影响的重要手段。目前,世界上很多国家都已开展这方面的工作。

(3)用于生殖系统和遗传受损的环境流行病学研究的指标有:①性功能的询问调查:询问男性性功能情况,以及有关因素的调查;询问女性月经史、月经量、痛经、闭经等情况。②女性阴道细胞学检查:妇女妊娠结局调查、出生缺陷登记等。③精子检查:精液量、精子计数、死精子和畸形精子比例。④遗传监测:DNA 检测、遗传疾病登记、血淋巴细胞染色体畸变、姐妹染色单体交换、流产胎儿染色体检验等。⑤生化检查:检查男女性的性激素水平,可反映毒物的暴露情况。例如铅可引起男性血清睾酮和女性尿中己烯雌酚水平的改变;检测女性尿中绒毛膜促性腺激素可作为早孕的指标,通过绒毛膜促性腺激素的检测,可了解毒物暴露与流产的关系。

环境健康效应测量的功能指标很多,本节内容仅罗列一些在环境流行病学中常用的指标及其方法。

第四节　环境流行病学研究方法的应用

环境流行病学研究方法包括传统的描述性流行病学、分析性流行病学、实验性和理论性流行病学方法。由于环境流行病学的研究内容有其本身的特点,因此,在应用这些基本方法时应有所选择。

环境流行病学的应用研究包括以下主要方面:已知环境因素的暴露对人群健康影响的危险度评价;已知疾病的环境病因探索;卫生标准的研究;特定环境因素的人群健康效应谱研究;除此之外,环境流行病学研究还用于人群中干预措施的效果评价,多种病因因素交互作用研究等。

用环境流行病学方法研究不明原因疾病的病因,已有不少范例。如 20 世纪 50 年代的日本水俣病病因研究;20 世纪 60 年代的日本痛痛病病因研究;20 世纪 70 年代我国烧热病病因研究;2005 年"高致病性禽流感"病因的探讨等。下面将举例说明环境流行病学在实际工作中的应用。

一、雾霾暴露与健康效应

改革开放近四十年来,我国的社会经济得到了飞跃性的增长。与此同时,经济发展的环境负荷也随之增加。随着我国城市化进程加速推进,能源大量消耗、机动车快速增长,尤其是重工业废气的排放、机动车尾气的排放以及煤炭的燃烧等造成了严重的大气污染,并且污染类型由燃煤型污染逐步转变为交通和燃煤混合型污染。大气污染已经成为影响我国社会发展的瓶颈问题,该问题已经对国家的可持续发展起到严重制约作用。大气污染引发的健康问题日益凸显。特别是近几年来,我国各地霾天气频发,且持续时间长,霾对公众健康造成了极大威胁,已经引起了全社会的高度重视,区域性霾问题已经成了当前我国急需解决的重要问题之一。

霾是颗粒物和气体污染物导致的可察觉到的能使能见度降低的污染天气。颗粒物(particle matter,PM)是指能够长时间悬浮在大气中的呈固态和或液态的颗粒物质的总称。在实际工作中,常常使用空气动力学直径(aerodynamic diameter,Da)来实行颗粒物分类。Da ≤10μm 的颗粒物称为可吸入颗粒物(inhalable particles,IP),也称为 PM10。可吸入颗粒物又可分为空气动力学直径介于 2.5~10μm 的粗颗粒物(coarse particles,PM2.5-10)和空气动力学直径小于等于 2.5μm 的细颗粒物(fine particles,FP),也称为 PM2.5。

截至 2014 年,我国城市尤其是北方城市空气质量的首要污染物仍是颗粒物,对大气污染颗粒物进行分析发现其主要为 PM2.5,其次为 PM10 和 O_3。

有学者对 2004—2009 年上海某医院的慢性阻塞性肺疾病急性加重病例进行研究,发现在不同的组别中(按入院后肺功能检查结果分成轻度、中度、重度 3 组),COPD 和大气污染严重程度均呈现强烈的正相关。有学者对美国、日本、欧洲以及我国兰州、武汉等地空气 PM10 暴露水平与健康效应影响研究进行 Meta 分析,结果发现大气 PM10 浓度每增加 $10\mu g/m^3$,其健康终点发生的危险度均会上涨,当健康效应终点为总死亡率时,成人相对危险度为 1.0430;当健康效应终点为慢性支气管炎时,全人群相对危险度为 1.0460;当健康效应终点为呼吸系统住院时,全人群相对危险度为 1.0130。

还有学者收集武汉市环境监测数据以及相应年份的死因报告和 120 接诊数据,采用时间序列中半泊松分布链接的广义相加模型分析空气污染物及其组分所致心肺疾病的超额死亡风险。结果显示,武汉 PM_{10}、SO_2、NO_2 浓度每上升一个四分位间距,滞后 2 天的非意外事件死亡风险分别增加 1.63%、2.79% 和 3.90%,滞后 0~1 天的呼吸系统疾病死亡风险分别增加 5.47%、5.64% 和 6.74%,滞后 1~2 天的心血管系统疾病死亡风险分别增加 3.73%、3.60% 和 6.30%;该研究显示,PM_{10}、SO_2、NO_2 及空气颗粒物主要组分(包括黑炭、重金属)可增加心肺系统疾病的死亡风险,具有一定的剂量效应关系,且具有季节易感性,即冷季甚于热季;颗粒物粒径越小,其引起的呼吸系统和心血管系统疾病超额死亡风险显著提高。

我国有研究采用半参数广义相加泊松回归模型(GAM)方法,在控制了混杂因素,如时间长期趋势、季节趋势、气象因素、日历效应等影响的基础上,分析了沙尘暴频发地区大气中PM2.5与呼吸、心血管系统疾病日门诊人数的关系,结果发现两者存在较强的相互关联。有研究者对在医疗数据库收录的110篇同行评议时间序列研究进行了全面的、系统的审查和分析,以评估PM2.5和每日死亡率和住院率的范围以及疾病和年龄之间的关联证据。他们通过分层分析地理区域来确定的全世界的证据,最终基于23个总括性死亡率的评估,得出PM2.5每增加$10\mu g/m^3$,死亡的风险就会增加1.04%(95%CI:0.52%~1.56%)。在世界范围内有很大的区域变化(0.25%~2.08%)。PM2.5对呼吸道疾病的影响则更大于对心血管疾病的影响,其影响程度分别为1.51%(95%CI:1.01%~2.01%)和0.84%(95%CI:0.41%~0.41%)

"中国大气污染与居民健康效应研究"(China air pollution and health effects study, CAPES)系统性地分析了我国主要大气污染物与城市居民日死亡率的关系。CAPES纳入的城市包括鞍山、北京、福州、广州、杭州、香港、兰州、南京、上海、沈阳、苏州、太原、唐山、天津、乌鲁木齐、武汉和西安。该研究显示,PM10、PM2.5、PM2.5-10、SO_2、NO_2、CO、O_3的急性暴露能显著升高居民每日总死亡、心血管疾病死亡率和呼吸系统疾病死亡率。

鉴于我国大气颗粒物污染的严峻性,有学者搜集了我国113个主要城市的PM10年平均浓度和同年我国城镇居民健康资料,用以评价我国大气PM10污染对居民的健康影响,并粗略估计了健康经济损失。该研究结果表明,大气PM10污染对我国113个城市的居民造成了较大的健康损失,引起29.97万例过早死亡,9.26万例慢性支气管炎,762.51万例内科门诊,16.59万例心血管疾病住院和8.90万例呼吸系统疾病住院。折算成货币后,大气PM10污染造成的健康经济损失高达3414.03亿元,其中过早死亡所占经济损失最大,其次为慢性支气管炎、内科门诊、心血管疾病和呼吸系统疾病住院。

环境与健康之关系的研究是一个综合性研究领域,涉及许多学科,存在许多急待研究的课题。如多因素联合作用的研究;环境污染物对健康早期损害的发现等。相信在未来的环境与健康的研究中,环境流行病学将会发挥积极作用。

二、云南宣威肺癌发病危险因素的研究

云南省宣威市(原宣威县)肺癌的病因研究同样是运用环境流行病学方法探讨病因的一个例子。宣威是比较贫困的山区,全县人口基本上为汉族农业人口且流动性小。宣威女性肺癌死亡率居全国首位。1979年以来,中国预防医学科学院,云南省、地、县卫生防疫部门密切合作,在全县人口范围内,围绕室内燃煤空气污染与肺癌发病关系进行了多学科系统研究。

研究结果表明,室内燃煤排放出大量以苯并(a)芘为代表的致癌性多环芳烃类物质是导致宣威肺癌高发的主要危险因素。居室内空气中苯并(a)芘平均浓度与肺癌死亡率之间呈现出明显的剂量-反应关系。

通过改炉改灶措施,减少了空气中的苯并(a)芘浓度,不仅明显地改善了室内空气质量,而且使得当地居民肺癌死亡率显著下降。

尽管上述研究结果表明燃煤造成的室内空气污染是宣威肺癌高发的主要危险因素。但

何兴舟等对 370 个核心家系中所进行的遗传流行病学研究结果提示宣威肺癌发病可能同时与多基因遗传有关,不同个体对外界毒物的反应可能与代谢酶的遗传多态性有关。环境致癌因素和机体内遗传因素共同作用,导致肺癌发病。

三、克山病的病因探讨

克山病发现已经 100 多年了。1935 年在黑龙江省克山县该病第一次引起学术界注意,众多学者开始研究,1936 年因地命名为克山病。克山病分布于全国 15 个省(自治区)。327 个县(市、区、旗),病区人口 1.24 亿。克山病的确切病因尚不清楚。像克山病这种严重危害边远地区弱势人群健康及经济发展的疾病,不搞清病因就无法开展针对病因的一级预防。

20 世纪 60 年代以后,国内对克山病的病因进行了很多探索工作。对克山病病区内外环境的大量调查表明,克山病病区均处于低硒地区,病区内的水、土、粮食等均处于低硒状态;病区易患人群处于低硒营养状态;克山病患者的头发、血液、脏器中的硒明显低于非病区居民;我国科学家证实了硒缺乏是克山病的一个基本病因。

以上研究结果,说明了克山病与环境缺硒有关,因而提示了克山病的病因线索。然而,上述研究均是以病区和非病区为单位收集的资料,应用的是生态学研究的方法,不能确切估计个体的暴露情况。这些资料可能会因组间构成的差异而导致错误的结果。为排除这一可能的混杂因素,近年的一些研究将以病区和非病区为单位改为以个体为单位进行生物效应指标的测量,然后比较暴露组与非暴露组或病例与非病例之间的各生物学效应指标水平的差异。这种分析性的流行病学研究工作,又将硒与克山病的关系之研究引深了一步。

为进一步探讨缺硒在克山病病因学上的意义,我国不少研究工作者又采用了实验流行病学的研究方法,对硒预防克山病进行干预研究。一些实验结果证明口服亚硒酸钠可以预防克山病的发生,进一步证实环境低硒在克山病的发生上是极其重要的因素。

克山病的发生与硒缺乏有关已经得到公认,但是克山病的病因不是单一的。硒缺乏为主要相关因素,蛋白质缺乏、维生素 E 缺乏、肠道病毒、真菌毒素等多种因素都可能与克山病的发病有关。当然要证实这些假说,同样需要做大量分析性和实验性流行病学调查研究工作。

(杜可军 闫永平 编,黄 薇 审)

参 考 文 献

[1] 谭红专.现代流行病学[M].第 2 版.北京:人民卫生出版社,2008.

[2] 郭新彪.环境健康学[M].北京:北京大学医学出版社,2006.

[3] 潘小川.关注中国大气灰霾(PM2.5)对人群健康常态[J].北京大学学报(医学版),2015,57(3):377-379.

[4] 陈学敏.环境卫生学[M].第 4 版.北京:人民卫生出版社,2001.

[5] Miquel Porta.A Dictionary of Epidemiology[M].6th ed.New York:Oxford University Press,2014.

[6] Hansel NN,McCormack MC,Belli AJ,et al.In-homeair pollution is linked to respiratory morbidity in form-ersmokers with chronic obstructive pulmonary disease[J].Am J Respir Crit Care Med,2013,187(10):1085-1090.

[7] 刘文先,高振,木合塔尔·阿尤甫,等.基于中国不同地区流行病学调查的慢性阻塞性肺疾病患病因素

分析[J].医学综述,2013,19(7):1243-1246.

[8] 何兴舟.室内燃煤空气污染与肺癌及遗传易感性[J].实用肿瘤杂志,2001,16(5):369-370.

[9] 陈婕,赵茜,刘贝贝,等.交通来源大气污染对慢性阻塞性肺部疾病患者呼吸道氧化应激和炎性反应的影响[J].中华预防医学杂志,2016,50(5):411-417.

第四十一章

营养流行病学

提要: 本章从营养流行病学发展简史和基本概念入手,介绍了膳食暴露的测量方法,包括膳食记录法、24 小时膳食回顾法、膳食史法和食物频率法、人体测量法以及实验室营养相关指标的测量;并重点介绍了描述性研究、分析性研究和实验性研究、系统综述、膳食模式分析研究方法在营养流行病学中的应用;同时阐述了营养流行病学在公共卫生实践中的意义。

第一节 概 述

任何一门学科的出现,都是历史发展的需要与必然。流行病学的任务是研究人群中疾病与健康状态的分布及其影响因素,并研究防制疾病及促进健康的策略与措施。营养流行病学就是在探讨膳食因素与健康和疾病关系的过程中,形成的一门学科。

一、营养流行病学简史

在中国,饮食文化源远流长。西汉经典中医著作《黄帝内经》曾提出"五谷为养,五果为助,五畜为益,五菜为充,气味合而服之,以补精益气"。其含义为人们需以谷、肉、果、菜等类食物的相互配合以补充营养。东汉《神农本草经》以及李时珍的《本草纲目》中,提出食物的药用价值。在西方,欧洲文艺复兴和工业革命使实验科学有了突破,食物中的多种营养成分被分离、测量,其功能被相继揭示。

200 年前,研究者们就开始应用流行病学的基本方法确认营养素与疾病的关系。维生素 C 缺乏与坏血病的关系,是流行病学发展史上里程碑式的典范。18 世纪中叶,出海远航的水手经常遭受坏血病的折磨。1775 年,James Lind 医生开始了治疗坏血病的实验研究,他将患病水手分为多个组,比较不同食物的作用,结果发现柠檬和橘子治疗坏血病的疗效最好。Lind 医生在实验中所采用的方法被誉为开创了临床试验的先河。此后,1912 年波兰科学家 Kazimierz Funk 进一步证实了坏血病的主要病因是由于维生素 C 的缺乏所导致的。18 世纪末到 19 世纪初,地中海沿岸国家以及美国南部以玉米为主食的地区,癞皮病猖獗,以皮肤粗糙、腹泻及精神失常为特征。Goldberger 采用流行病学的方法证实了营养素缺乏是导致癞皮病的主要病因。工业革命后,以蒸汽机为动力的大型碾米机在亚洲出现,以精白米为主食的广大亚洲地区出现了数以万计的脚气病患者。Takaki 通过添加奶及蔬菜有效地控制了脚气病。后来,研究者发现引起脚气病的根本原因是由于硫胺素的缺乏。

1935年在我国黑龙江省克山县首次发现了地方性心肌病,被命名为"克山病",该病主要分布于荒僻的山丘、高原及草原地带。杨光圻等人通过流行病学调查观察到克山病的发生与缺硒有关,通过补充亚硒酸钠可有效地预防该病的发生。

由于我国地区经济发展及各民族生活习惯的不同,仍有许多营养缺乏疾病。如我国部分省份有不同程度的缺碘地区的存在,导致部分地方性甲状腺肿的流行。缺铁性贫血目前仍存在于各类人群中,佝偻病也较多地出现在我国的幼儿中,尤其寒冷地区为重。

随着经济的迅速发展,生活水平的提高,不良的生活习惯以及营养过剩引发的健康问题日益突出。超重或肥胖、糖尿病、高血压、心脑血管疾病、恶性肿瘤,这些代谢相关的疾病的发病率一直保持在上升趋势。《中国的膳食、生活方式和死亡率:六十五个县的调查研究》报告了有史以来规模最庞大的关于膳食、生活方式与疾病死亡率的流行病学结果。此外,我国还相继建立了若干个大型队列,例如规模为50万样本量的中国慢性病前瞻性研究项目、规模为20万人的泰州人群健康跟踪调查,规模为18万例的中国高血压随访队列等,随着大型研究队列的建立,将逐渐揭示营养、生活方式与慢性病发生发展的关系,并为其一级预防和治疗提供理论依据。

二、营养流行病学的定义及其目的

营养流行病学是应用流行病学方法研究膳食因素在疾病发生、发展中的作用,监测人群营养状态,制定和评估人群健康的膳食模式,研究健康和疾病状态与膳食因素及其他生活方式(如体力活动等)的关系及协同作用的科学,是营养学与流行病学的交叉学科。

营养流行病学的主要研究目的在于监测食物消费、营养素摄入量和人群营养状态;探索膳食因素与疾病的关系;确定膳食因素在人类与营养相关疾病中的作用,特别是在慢性病中的重要作用;预防疾病和改善人群健康状况。

三、营养流行病学的发展与展望

膳食暴露因素非常复杂,暴露通常是连续变量,且变化范围有限。在获取膳食暴露资料的过程中,调查对象很少能够按照时间顺序清楚地表述他们膳食的变化。因此,营养流行病学研究最大的限制是缺少可靠的膳食评价方法。

营养流行病学的主要任务是探索膳食与疾病的因果关系,因此,前瞻性的队列研究和随机化干预研究更具有说服力。前瞻性大型队列研究(通常10万人以上),只要基线调查时的调查项目比较全面,那么经过十几年的随访跟踪,最后可以获得大量具有较强说服力的证据,尤其是可以同时研究多种慢性病的病因。人群干预研究,其最大的优点在于,通过随机化分组的方式,可以将混杂因素降到最低程度。因此,如果是有足够的样本量以及有平行对照的随机化试验,则可为病因学研究提供比较确凿的证据。目前,干预研究的一个新的趋势是在高危人群中采用生物学标志物作为研究的中间终点,而非以传统的疾病的发生作为观察终点,从而增强研究的可行性。

第二节　膳食暴露的测量

一、膳食暴露变量的选择

营养流行病学研究最主要的暴露变量是膳食摄入。人类摄取的食物成分包括成千上万种,有些已广为人知,有些知之甚少。且多种膳食和多种食物成分间的相互作用和影响,增加了某个因素作用研究的复杂性。正确地选择膳食暴露变量是营养流行病学研究中的重要问题。

(一) 食物成分

食物成分种类多,功能复杂,主要包括两大类:营养素和生物活性食物成分。营养素(nutrient)是机体为了维持生存、生长发育、生理功能、体力活动和健康,以食物的形式摄入的物质。而生物活性食物成分不是维持机体生长发育所必需的营养物质,但对维护人体健康、调节生理功能和预防疾病发挥着重要的作用。人体所需的营养素有蛋白质、脂类、碳水化合物、矿物质、维生素和水共 6 大类。不能在体内合成,必须从食物中获取的营养素,称为"必需营养素";因其需要量多,膳食中所占比例大,蛋白质、脂类、碳水化合物被称为"宏量营养素";矿物质和维生素需要量较少,膳食中所占比重也小,被称为"微量营养素。矿物质中又分为常量元素和微量元素,常量元素在人体内含量相对较多,微量元素在人体内含量很少。作为能量来源的主要是碳水化合物、脂类、蛋白质;促进生长与组织修复的主要是蛋白质、矿物质和维生素。调节生理功能的主要是蛋白质、维生素和矿物质,其作用包括维持物质代谢的动态平衡及内环境的稳态。

具有生物活性的食物成分主要包括来自植物性食物的黄酮类化合物、酚酸、有机硫化物、萜类化合物和类胡萝卜素等;也包括来自动物性食物的辅酶 Q、γ-氨基丁酸、褪黑素及左旋肉碱等。这些成分具有重要的生理功能,参与了生理功能的调节和慢性病的防治,已成为现代营养学的一个重要研究内容和热点问题。

(二) 食物和食物组

在膳食暴露测量中,理想情况是直接计算出实际营养素的摄入量。然而,营养素摄入量需要有标准的食物成分表,遗憾的是目前许多食物成分数据尚未获得。因此,在实际工作中,以食物为基础测量膳食暴露最为常见。当研究膳食中的某些成分与疾病的关系时,通过研究食物和食物组(同一类食物)与疾病的关系可为进一步探索食物中的某些特殊成分提供线索。由于食品种类多且复杂,可将食物组进行分类,从而为人群膳食指导和膳食病因学研究提供更全面的信息。

如果某营养素与疾病的关系只能从一种食物中观察到,则该食物中所含的其他因素可能也与疾病有关,这些因素对该营养素与疾病关系可产生混杂作用;如果某病既与膳食某一成分的摄入量又与含有该成分的多种食物有关时,则增加了该成分与疾病发生之间的因果关联。

(三) 能量摄入

在探索营养素摄入和疾病的关系时,要特别注意总能量摄入,因为能量摄入水平可能是疾病的一个最初决定因子。人体的能量消耗包括基础代谢、体力活动、食物的热效应 3 个方面。基础代谢是维持生命的最低能量消耗,影响基础代谢的因素包括体格、不同生理及病理状况、环境条件。体表面积大者、机体质量大、肌肉发达者基础代谢水平高,炎热或寒冷,过多进食时基础代谢水平增高。体力活动所消耗的能量与肌肉、体重、活动时间和强度有关。肌肉发达者、体重越重者、活动时间越长、强度越大者消耗的能量越多。而食物的热效应是指三大产能营养素碳水化合物、蛋白质、脂肪的吸收和加工的代谢值,是人体因摄食而引起能量的额外消耗。其中能量消耗最高的是基础代谢,其次是体力活动,最低是食物的热效应。

个体间能量摄入变异的决定因素主要包括体力活动、代谢效率、体型。能量摄入、体型、代谢效率、体力活动的净余额决定了一个人体重的增减。在进行营养素摄入效应的研究中，可应用回归模型对资料进行分析，在回归方程中通常将总能量作为调整变量，评价控制总能量之后营养素摄入量的效应，而不是直接评价营养素的绝对摄入量的效应。在大规模营养流行病学研究中，还可通过测定体重、身高、腰围、臀围、并计算体质指数（BMI）以及腰臀比（WHR）等方法来反映肥胖和超重程度，从而间接反映总能量摄入情况。

二、膳食暴露的测量方法

（一）膳食记录法

膳食记录法（diet record，DR）或称膳食日记（diet diary）是由受试者记录一天或几天内摄入的所有食物的详细清单以及重量或体积，对其食物和营养素摄入量进行计算和评价的一种膳食调查方法。

收集资料时，受试者要同时记录摄入食物的名称、摄入情况和摄入量。理想情况下是用一台标准秤准确称量出受试者餐盘中所有食物的摄入量，但受试者在实际操作过程中，步骤烦琐，可行性相对较差，因此，一般会采用其他的一些方法或工具来帮助测量和量化食物摄入量。

膳食记录的准确性和完整性是保证膳食暴露资料真实性的重要原则。在膳食记录法实施过程中，常见有 4 种误差：①由于受试者对研究认知度缺乏，导致积极性的缺乏。因此调查人员应热情、耐心讲解，使受试者了解研究的重要性和他们在膳食与健康或疾病的研究中可能起到的关键作用。②受试者在进行膳食记录时的详细程度，决定了信息偏倚的大小。因此，实验前应对受试者进行培训使其掌握记录方法，数据采集完成后，及时与受试者一起回顾膳食记录内容。③由于一些原因没有及时记录下来而延时记录时，会存在回忆偏倚。④膳食记录的复杂程度会影响受试者的膳食行为。当记录含有多种成分混合膳食时，由于比较烦琐，受试者为了减轻负担、记录方便，可能会选择一些容易记录的简单食物。再如，受试者会倾向于选择那些被社会认为对健康有益的食物，从而改变了原有本身的饮食习惯。

膳食记录法的主要优点在于通过直接测量获得食物重量，准确性高，不存在回忆偏倚；采用开放式调查，可以了解有关食物的更多细节，因此特别适用于存在文化多元性的人群调查。其不足之处在于由于需要坚持记录，对受试者的负担较大，因此这种方法对受试者的积极性要求较高。受试者在食物记录的干预过程中，易出现追随性和饮食行为的改变。

（二）24 小时膳食回顾法

24 小时膳食回顾法（24-hour dietary recall）简称 24 小时回顾法（24-hour recall），是通过询问调查对象过去 24 小时实际的膳食摄入情况，对其食物和营养素摄入量进行计算和评价的一种方法。

资料收集可以通过面对面询问、电话或电脑交互询问的方式进行。受访者通常是调查对象本身，但对幼儿、记忆力受损的老年人或精神异常的成年人，受访者也可以是其父母或其他看护者。调查时间一般控制在 15～40 分钟。

采用 24 小时膳食回顾法收集膳食数据时，常见有 3 种误差：①回忆偏倚：即受试者对膳食摄入的信息回忆不准确所致。受试者的回忆能力与年龄、性别、理解力、情绪、注意力等多种因素有关。因此，应加强膳食调查员的培训，提高提问技巧，帮助受试者回忆他们所吃过的食物，可以降低回忆偏倚。②信息偏倚：即对食物摄入量的准确估计的误差。让受试者以标准的重量或体积单位表示出膳食摄入量可能比较困难,可以在受试者进行膳食回忆时,应用各种估算工具,帮助其对食物量大小或多少进行更为准确的估计。③摄入食物的细节描述:调查员必须试着询问所有细节性的问题。目前,计算机自动采集系统也可以帮助提供所有食物的描述细节,减少信息误差并大大减轻调查员的负担。

24 小时回顾法的优点在于时间短,受访者负担小;食物的摄入能够量化,可以获得个体或者大样本人群的膳食营养摄入状况的信息;由于信息的收集是在就餐行为之后发生,对调查对象的饮食行为以及饮食习惯的影响较小;不依赖受访者的长期记忆、应答率较高,对受访者的文化程度要求也不高。该方法的局限性表现为由于依赖于短期记忆获得所食食物的种类和数量,因此对 7 岁以下儿童及 75 岁以上老人的膳食调查,该方法不适用;为获得准确的膳食信息,需要有经验的调查员参与,尤其是对食物份额大小的准确估计,因此调查员培训成分相对较高。

(三) 膳食史法

膳食对某些慢性疾病(如心血管疾病、肿瘤等)的发生发展起到重要作用,短期暴露的膳食记录通常不能代表长期膳食的暴露,因此对以往远期膳食的测量具有重要意义。目前对于远期膳食的时期并没有明确的界限,在文献中一般认为 10 年以上的膳食回忆即为远期膳食。

资料的收集主要通过食物频率表或相应的食物的结构化问卷来进行。需要注意的是膳食史调查通常无法包括食物烹调、分量等相关信息。故食物频率表及结构化问卷中食物项目的设置极为重要,需要符合所调查时期的膳食结构及相应的人群特征。

远期膳食资料收集通常在病例对照研究设计中应用较多,误差来源主要有 3 种:①选择偏倚:包括入院率偏倚、时间-效应偏倚。在时间-效应偏倚中,疾病通常经过较长时间的发展过程,由于无明显病状而被归入健康对照组内,导致膳食因素与疾病相关性的低估。此外,在具有长期发病进展期的疾病研究中,通常会发生与致病相关的暴露期之后的膳食改变,这种偏倚对病例对照研究结果的影响是最为突出的。随着有关膳食与疾病相关性知识的传播与普及,这种偏倚会越来越大。②信息偏倚:主要包括调查者偏倚、回忆偏倚、报告偏倚等。③混杂偏倚:在远期膳食回忆的病例对照研究中,应遵循随机的方法选择研究对象或在多个级别的中心进行研究,尽可能保证病例和对照的除暴露因素以外的特征一致性,并在统计分析中注意校正各种混杂因子。在方案设计和调查问卷设置时综合考虑到人群特征、所关注的膳食因素及食物类别的特征,并培训调查员进行面对面访谈收集膳食回忆数据,在调查中避免诱导性提问以尽量获取真实信息。

(四) 食物频率法

食物频率法(food frequency method)是通过询问调查对象在过去指定的一段时间内某些食物的摄取频率或(和)食用量来进行的膳食调查。进行食物频率法的调查时,调查问卷应考虑调查对象摄入的食物种类。以调查个体或群体经常性的食物摄入种类,根据每日、每周、每月甚至每年所食用各种食物的次数或食物的种类来评价个体或群体的膳食营养状况。经常用于膳食营养与健康相关的流行病学调查研究中,以研究既往膳食习惯与某些慢性疾病的关系。

食物频率法调查表应包括食物名单和食物的食用频率。食物名单的确定要根据调查的目的,选择调查对象经常食用的食物,含有所要研究营养成分的食物或调查对象之间摄入状况差异较大的食物。如要进行综合性膳食摄入状况评价,则应采用调查对象的常用食物;如研究与营养有关的疾病和膳食摄入的关系,则应采用与相关疾病有关的几种食物或含有特殊营养素的食物。在实际应用中,可分为定性、定量和半定量3种食物频率法。

在使用食物频率法时应注意以下几点:①过长的食物名称会引起调查对象的疲倦和反感,最终将影响调查对象的依从程度和数据的准确性,因此应选择经常食用的食物。②如果以调查摄入的食物与特定研究的营养性疾病之间的关系为目的,则需要根据《食物成分表》选择一些营养素含量丰富的食物,添加到食物频率法的食物列表中。③由于食物频率法对过去的食物及食物平均摄入量进行调查时可能偏差较大,一般不适合应用于食物摄入量的调查。④设计调查表应充分考虑调查对象的文化习俗等背景。不同民族饮食习惯不尽相同,因此,设计食物名单时应多参考当地居民的饮食习惯。

食物频率问卷法的主要优点是能迅速获得日常食物摄入种类和摄入量信息,反映长期营养素摄入模式;食物频率法通常以一种自填式的形式出现,对调查员要求不高,受试者的负担也较小,应答率高,同时不影响受试者的饮食习惯;数据处理过程可以计算机化,费用低,适用于大规模的前瞻性研究。主要不足之处在于需要对过去较长时间的食物摄入情况进行回忆,存在回忆偏倚;不能提供每天之间的变异信息;当前的膳食模式会影响对过去膳食的回顾;受试者的负担取决于食物频率问卷中所列食物的种类、数量、复杂性和量化过程,因此对调查问卷的编制和验证要求较高,与24小时膳食回顾法和膳食记录法相比,食物频率法对食物摄入量的量化不够准确。

(五)其他膳食评价方法和新技术

1. 单个食物的选择性研究 单个食物的选择性研究是根据某些食物(通常未烹饪)的测定结果或食物成分表(主要是营养素)及这些食物的消费量计算而得的。例如,丹麦对膳食中有机磷和氨基甲酸盐的膳食摄入量研究就是利用1995年的丹麦全国食物消费量调查和1996—2001年丹麦农药残留检测项目的数据进行计算得出的。

该方法可利用现有的数据,不需要进行样品采集。但部分研究根据研究目的可能会采集一类或多类食物样品。其样品一般为市售食品,无须烹饪加工。其优点在于可以充分利用已有的数据库信息;工作量小;样品采集容易;费用低。但不能反映烹调加工对实际摄入量的影响;所涉及的食品样品不能代表整个人群的膳食;只能对人群的化学污染物和营养素的摄入量做出较初步的评估。

2. 双份饭法 双份饭法需要收集调查对象在调查期间的全部膳食进行实验室的测定。这些膳食样品是经过烹调加工的,是调查对象消费的所有食物。资料的收集一般由厨房或家庭准备两份膳食,一份供调查对象食用,并且准确称量调查对象实际消费的食物的重量,另一份混合成一个或多个食物样品进行实验室测定,最后将得到的化学污染物和营养素的含量与调查对象实际消费的食物重量相乘,即算出每个调查对象的膳食摄入量。

3. 称重法 称重法是应用各种称量工具对某一饮食单位(集体食堂或家庭)一日三餐中每餐各种食物的重量进行称重,了解食物摄入情况,计算出每人每日各种营养素的平均摄入量的膳食调查方法。称重法一般调查3~7天,为了使调查结果具有良好的代表性和真实性,最好一年四季每季分次调查,至少应在冬春和夏秋各进行一次;调查对象的选择和样本量的大小应有足够的代表性。主要步骤包括:①准确记录每餐各种食物(包括调味品)的名称;②准确称取每餐各种食物烹调前后的毛重、舍去废弃部分的净重、烹调后的熟重以及剩余饭菜的重量;③计算生熟比(烹调前各种食物的可食部分的重量/烹调后熟食物的重量),食物的实际消耗量(烹调后熟食重量-熟食剩余量),然后按生熟比计算出摄入的各种食物的生重;④统计调查期间的就餐人数,如被调查对象在年龄、性别和劳动强度上差别较大,则折算出标准人日数(标准人指轻体力劳动的 60kg 的成年男子);⑤计算调查期间每人每日各种食物平均摄入的生食物重量;⑥按食物成分表计算每人每日各种营养素的摄入量。

4. 记账法　记账法是通过记录一定时期某一饮食单位食物消耗总量和进餐人数,计算每人每日各种食物的平均摄入量的膳食调查方法。主要步骤包括:①记录各种食物的消耗量:开始调查前称量并记录该饮食单位各种食物的现存量,然后详细记录每日各种食物的购入量和废弃量。在调查周期结束时,称量剩余食物。将每种食物的最初存量,加上每日购入量,减去废弃量和最后剩余量,即为调查期间消费的各种食物的总量。②记录就餐总人数或计算进餐总人数的标准人日的营养素摄入量。

5. 膳食调查的信息化与电子化　目前可用于膳食调查和评估的相关的信息化技术包括:个人数码辅助(手持式电脑,以手写笔或键盘进行输入)、手机(各调查者的手机服务器终端可输入数据并共享)、专用电脑(带有相应的硬件和软件设施的程序化电脑)、网络(直接在互联网上相应的网站或软件上进行操作)、摄像与录音、基于扫描与感应(利用扫描食物条码或动物感应器等进行膳食评估)等。

三、人体测量

身高与体重是最容易得到的人体测量数据,可综合反映蛋白质、能量及其他营养素的摄入、利用和储备,同时反映机体、肌肉、内脏发育和潜在能力。身高受遗传与环境因素的影响,处于生长发育阶段的人群,身高可反映营养状况,而对于成年而言,单纯身高测量不能反映营养状况,需与体重结合计算标准体重及体质指数来反映能量和蛋白质的营养状况。体重则反映身体各部分及各种组织重量的总和。婴儿体重对营养状况较为敏感,是跟踪儿童生长发育状况的常规方法。而对于成年人,体重的变化可以反映能量的营养状况。身高与体重的联合应用目前较为常用。常见的指标包括:相对体重(%)=(实际体重-标准体重)/同身高标准体重×100%;理想体重(kg)=身高(cm)-105、体重指数(BMI)=体重(kg)/身高$(m)^2$、效力指数=体重/身高^p、体型指数。

人体通常被划分为两大代谢区,即脂肪质(储藏脂肪)和瘦体组织(去脂肪组织,包括肌肉、骨骼、细胞外液等)。当考虑疾病与整个体型的关系时,身体代谢区经常是影响某种疾病的决定因子。脂肪质由甘油三酯组成,主要储存脂肪,但并不包括体内的所有脂肪组织,如各种细胞中的脂质或在细胞膜和神经系统中的脂肪等均不包括在内。人体的脂肪分布多样,包括皮下脂肪、腹内脂肪、肌肉组织中的脂肪,脂肪本身在皮下的分布存在着较大的个体差异。目前脂肪分布的测量方法主要包括腰围、臀围、腰围-臀围比、上臂围、腰围身高比和三头肌-肩胛下皮褶厚度比等几种常见的方法。瘦体组织即非脂肪成分,与高度活跃的代谢过程有关,所以营养需求主要与该区的大小有关。瘦体重非常不均匀,如果已知瘦体重,脂肪质即为总体重减去瘦体重。

水分只存在于瘦体重部分(脂肪组织中水分含量很低),且不同个体体内瘦体重的水分含量相对稳定。根据动物实验获得的数据,估计瘦体重中水分的比例为 0.732。所以,瘦体重=身体总水分/0.732。身体总水分的测量方法包括稀释法和通过身高与体重的测量来完成。稀释法是将一种可分布于身体总水分的某种物质如氧化氘(即重水)定量供给机体,经过足够时间在体内"混匀",然后测定这种物质在体内水分中的浓度,用提供的这种物质的总量除以该浓度,即可得到身体总水分的测量值。通过身高与体重的测量也可以完成身体总水分的测量。成年人瘦体重与身高呈线性关系。可通过下面公式分别计算男性和女性身体总水分含量。男性身体总水分=2.447−0.09516×年龄+0.1074×身高+0.3362×体重；女性身体总水分=−2.097+0.1069×身高+0.2466×体重。可见，通过对身高与体重的测量在流行病学调查中更为简便快捷。

肥胖程度的测量已成为当前流行病学研究中最常用的人体测量内容。肥胖通常以身体脂肪百分比来表示。在流行病学研究中，估计相对身体组成的方法需要综合考虑身高、体重、皮褶厚度和体围。随着科学技术的进步，人体组成的测量方法不断完善，目前可以从原子、分子、细胞、组织系统和整体五个不同水平进行人体组成的测量。测量技术可以通过化学分析法进行直接测量。也可以通过间接测量法从直观的围度测量法、水下称重法、皮褶厚度、生物电阻抗法以及双能量 X 射线吸收比色法（DEXA）。其中，皮褶厚度是在流行病学研究中应用最为广泛的一种身体测量方法。其方法为采用皮褶厚度计即卡钳进行测量。每次测试前将指针调至零点，卡钳压强保持在 $10g/mm^2$，面积为 $20\sim40mm$。测量部位通常有肩胛下角、胸部（位于男性腋前线和乳头的斜向连线中点处）、腹部（脐水平线与右锁骨中线交界处，沿躯干长轴方向。使用左手拇指和食指将特定解剖部位的皮肤连同皮下组织捏起，右手握皮褶厚度计测量距左手拇指捏起部位 1cm 处的皮褶厚度；右手拇指松开皮褶厚度计卡钳钳柄，使钳尖部充分夹住皮褶；在皮褶厚度计指针快速回落后立即读数。一般要求在同一部位测量 3 次，取平均值为测量结果。测量皮褶厚度可用于评价集体营养状况和肥胖程度，也可以反映人体皮下脂肪含量及推算人体密度；测量不同部位的皮褶厚度还可反映机体皮下脂肪的分布情况；此外，由上臂围合肱三头肌皮褶厚度还可以计算上臂肌围合上臂肌面积。该方法技术简单、无损伤、经济、易于携带，受试者容易配合，适合现场试验的操作。该方法的局限性在于，皮褶厚度计无法对身体所有脂肪（如腹内和肌肉内脂肪）进行测量；由于皮下脂肪在全身的分布非常不均匀，使得在一处或几处测得的皮褶厚度难以代表全身的脂肪构成。

四、实验室营养相关指标的检测

实验室营养学研究主要通过反映食物和营养素膳食摄入量的生化指标来判断当前个体对某种营养素的缺乏程度。营养素的摄入量、营养素的吸收、在体内的转运、分布、代谢和排泄等因素均可以影响该营养素在血液和组织中的含量。与膳食相关的生化指标在营养流行病学中的应用主要体现在 3 个方面：①替代膳食摄入量：常用获得食物摄入量的方法包括 24 小时膳食回顾法、食物频率表法、称重法等。通过这些方法可以获得个体或群体膳食及营养素的摄入量。但由于方法本身的局限性，同一种类的食物，不同样本间营养素含量也不尽相同，即便是同一个样本，不同部位的营养素含量也存在细微的差别，因此难以获得准确的摄入量。选取相应的生化指标就能为相关研究提供有用的补充信息，甚至可以替代膳食摄入量优先选择的方法。②反映机体营养状况：一些情况下，某种膳食营养素的摄入量并不能很好的反映机体营养状况。如经常把血清铁蛋白作为判断机体铁营养状况的指标，而不用于推测膳食铁的摄入量。生化指标反映的是机体或组织暴露的"绝对剂量"，要比单纯使用膳食摄入量更有优势。③验证膳食调查的结果：无论哪种膳食调查方法所获得的膳食摄入量，在一定程度上都存在测量误差。生化指标的测定，不受测量误差的影响，更加准确地反映了膳食摄入量。

第三节　营养流行病学的研究方法

一、描述性研究

横断面研究(cross-sectional study)又称现况研究,是研究特定时点与特定范围人群中有关变量(食物消耗量、营养状况等)与疾病或健康状况的关系,即调查该特定群体中的个体是否患病和是否具有某些变量或特征的情况,从而探讨具有不同特征的暴露组和非暴露组的患病情况或患病组与对照组的暴露情况,从而提出病因线索。

1. 24h 膳食回顾法在横断面研究中的应用　Novotny 等人开展了一项研究,调查亚裔、西班牙裔和非西班牙裔白人青少年钙摄入量差异的原因。在选择膳食评估方法时,调查人员考虑了食物摄入量与文化差异所致的食物烹饪方法所引起的潜在差别,因此需要记录特殊的食物烹饪方法。此外,受试者的年龄为 11~19 岁,调查人员怀疑年轻的参与者可能不具备完整记录食物的能力。基于这些问题,整个调查过程在接受过严格培训的调查员指导下,帮助受试者完成了 24 小时膳食回忆法。研究结果显示,牛奶消费量与每组儿童钙摄入量具有相关性。在 24 小时膳食回顾的细节中提示牛奶用量与苏打水消耗量成相关性,特别是在西班牙裔青少年中,而亚裔儿童倾向于摄取较低钙含量的高脂肪乳制品(例如冰淇淋和奶昔)。

2. 食物频率表法在横断面研究中的应用　设计针对不同的饮食文化和生活习惯的人群的食物频率表非常重要。MAHES 是一项跨学科研究,旨在研究生活在美国东北部的西班牙裔成年人饮食和健康问题。调查人员根据西班牙裔健康和营养调查和第二次 NHANES 的数据,修改了"Block"FFQ 版本的食物清单,通过比较食物频率表法和 24 小时膳食回顾法之间的营养摄入量来评估修订的食物频率调查问卷。使用 FFQ 来评估水果和蔬菜摄入量及其与总同型半胱氨酸(Hcy)和 C-反应蛋白(CRP)的关系。结果观察到血浆 CRP 和 Hcy 浓度与水果和蔬菜摄入频率有明显的剂量-反应关系。如果调查人员没有做出初步预调查来修改和测试 FFQ 并验证其有效性,那么在这个横断面分析中可能找不到这种重要的关系。

二、分析性研究

(一) 病例对照研究

病例对照研究是以患有某病的病例和未患该病的对照为研究对象,通过询问其既往的膳食情况,比较病例组和对照组的暴露比例差异,探讨疾病与膳食暴露的关系,从而寻找可能的膳食危险因素。由于病例已患病,暴露发生于发病之前。鉴于这种情况,食物记录和反映最近摄入量的 24 小时回顾不适用于本研究设计,因为主要暴露可能在疾病发生前便已经发生。因此,食物频率法通常作为病例对照研究的主要选择方法。但病例对照研究常存在选择偏倚和回忆偏倚。许多疾病都与膳食有关,使对照人群的选择较为困难;研究对象的参与意愿受保健意识等因素的影响,人群的保健意识又与膳食密切相关,由此可产生研究对象的选择偏倚。回忆偏倚是病例对照研究信息偏倚的主要来源。调查时病例的膳食模式可能已经改变,对过去膳食史的回忆偏倚以及目前病情对回忆准确性的影响,都可对与膳食有关的疾病危险度的估计产生偏倚。

（二）队列研究

膳食暴露的队列研究是将一定范围内未患某种疾病的人群按是否暴露于某膳食因素或暴露程度进行分组,追踪观察(通常为10年或更长时间)后比较不同膳食暴露组的发病率,计算膳食因素与疾病关系的相对危险度。由于是在疾病发生前收集研究对象的膳食信息,可提供暴露和疾病因果关系的证据,避免病例对照研究中易产生的回忆偏倚。随访中对膳食暴露可进行重复评价,并可同时检验膳食对多种疾病(包括对总死亡)的影响。还可通过疾病监测系统和生命统计记录获得随访对象的信息,降低失访偏倚。队列研究有一个明显的优势,可在发生任何疾病之前记录膳食摄入量;因此,饮食信息不被疾病的诊断所影响。

队列中基线膳食评估的目的是估计当前摄入量。考虑到大多数营养物质的日常变化很大,因此,若选择24小时膳食回顾或食物记录,则每次必须收集2天或更多天的记录。鉴于队列必须很大才能发现暴露组之间每一个显著差异,收集和分析24小时膳食回顾和食物记录便显得昂贵且不切实际。一项关于护士的健康队列研究跟踪调查了122 000名妇女的饮食、生活方式和健康状况,主要通过食物频率表法收集了饮食摄入情况。因此,队列研究中首选的饮食评估方法是食物频率法。作为替代方案,研究人员可以从较小的队列成员样本中通过多个食物记录收集更详细的膳食信息。如果要确保两种测量方法之间不存在偏倚,要十分严谨地选择队列的样本。早期开展的队列研究,如Framingham心血管研究和檀香山心脏研究,最初使用单次24小时膳食回顾法,后来采用研究特定的食物频率法。

三、实验性研究

（一）随机对照试验

将实验对象随机分为实验组和对照组,实验组还可分为不同水平的干预。通过随机和双盲的方法来控制各种可能的偏倚。因此,与观察性研究相比,此类研究较好地控制了各类偏倚对研究结果的影响。Hermann等(1981年)将血压正常但血清胆固醇高的1232名男性(其中80%吸烟)随机分到膳食干预与戒烟组或对照组,在随机分组前剔除了已进食低脂膳食的男性。膳食干预包括减少饱和脂肪和胆固醇的摄入量,同时增加总的碳水化合物和纤维的摄入量。在干预1年后干预组血清胆固醇含量与对照组相比降低17%,5年后干预组非致死性心肌梗死和致死性冠心病比对照组低47%($P = 0.03$)。随机化研究特别适于评价膳食微量成分,如微量元素和维生素,但只有在保证实验措施安全有益的前提下,才能在人群中进行这样的试验。

（二）社区干预试验

社区干预试验(community intervention trial)可用于病因学研究和预防措施或方法的评价。研究补充不同水平的膳食微量成分对降低疾病发病的效果,以确定特定暴露和健康或疾病之间的因果关系。由于存在医学论理学问题,膳食干预试验可不设立对照组而采用自身对照,或者设立对照组但不进行随机分组而用自然人群,维持其原有的膳食模式,在营养流行病学干预研究中这种设计更具可行性。膳食的干预试验可独立进行,如我国的食管癌人群膳食干预试验、芬兰的吸烟男性服用α-生育醇和β-胡萝卜素试验;也可纳入疾病的综合干预试验中,如美国的冠心病多危险因素干预、上海的脑血管病社区干预试验等。

膳食的干预试验往往受到其长期性、依从性、选择性和伦理学等问题的限制。从膳食暴露变化到预期疾病发病率变化所需时间较长,尤其是对于癌症等有较长潜隐期的疾病可因随访时间不足而出现阴性试验结果。干预试验的长期性也导致了对象依从性降低,在试验期间,当对照人群认为干预措施有效时,会自发地改变膳食方式而接受试验组的膳食行为(沾染偏倚),从而部分地掩盖了干预措施的真实效益。干预试验的受试者往往是志愿者,有较强的健康意识和参与积极性。例如,在志愿者中进行增加叶酸摄入与降低结肠癌发病的干预试验,由于大多数受试对象具有较强的健康意识,已经从膳食中摄入了较多的叶酸,其叶酸摄入水平并不低,因此,进行叶酸补充试验可能观察不到补充叶酸的效果。

四、系统评价与 Meta 分析

循证医学的示范和推动作用以及营养学对循证实践的客观需要催生了循证营养学的兴起。循证营养学是系统收集现有的最佳证据,结合专业知识在制定营养政策与营养实践中的应用。而在循证医学的实践中,对证据的论证强度进行分类时,系统评价被列为最高等级的证据,说明系统评价是循证研究的一个非常重要的方法。

系统评价是一种全新的文献综合方法,指针对某一具体问题(如临床、卫生决策、基础医学、医学教育等问题),系统、全面地收集已发表或未发表的相关研究,采用严格评价文献的原则和方法,筛选出符合质量标准的文献,进行定性或定量合成,得出当前最佳的综合结论。Meta 分析是一种统计分析方法,将多个独立、可以合成的临床研究综合起来进行定量分析。

五、膳食模式分析

在研究膳食与疾病的关系中,传统的方法主要探索单一营养素或者食物与人体健康的关系,没有考虑营养素或食物之间的相互作用,因此具有一定的局限性。

膳食模式是指日常的各种食物组成,包括所消费的食物种类及其数量的相对构成,从整体上考虑相关的某类或几类食物或营养素摄入与健康的关系。因此,膳食模式分析正逐渐成为传统单一营养素或食物研究的补充方法。膳食模式分析是将所有食物、营养素作为整体进行研究,其统计分析方法包括评分法、数据驱动法以及两者的综合方法。

(一) 评分法

评分法是以现有的膳食指南或其他科学的饮食建议为基础,通过将个体的饮食与之比较进行评分的推理方法。可分为 4 种,包括营养充足评分或营养密度评分、膳食多样化评分、食物组评分和指数型评分。

营养充足评分是通过比较实际营养摄入量和推荐摄入量来评价人群或个体的膳食质量,指标包括营养素充足比和平均充足比。营养充足比是某营养素的平均摄入量占该营养素推荐摄入量的百分比。平均充足比是各营养素充足比的平均值,即各营养素充足比之和除以营养素种类。营养密度评分是通过总能量中的营养素含量来评价个体的膳食质量。

膳食多样化评分是指膳食中包含不同类别的食物,或者同类别中不同的食物。通过对一定期间内膳食中食物数量或食物组数量的评分来评价膳食质量。

指数评分法是以目前的膳食指导为基础建立的,主要包括膳食平衡指数(diet balance index, DBI)、膳食质量指数(diet quality index, DQI)和健康膳食指数(healthy eating index, HEI)。

(二) 数据驱动法

数据驱动法是膳食调查数据为基础运用统计方法来确定膳食模式的种类,主要包括因子分析、聚类分析和潜在类别分析。

因子分析(factor analysis)是根据食物变量之间的相关程度,将食物变量聚类成几个主要类别(公因子),再根据专业知识确定这些公因子代表的实际含义。因子分析分为探索性因子分析和验证性因子分析两种。主成分分析是因子分析中最常用的方法,是从多个变量之间的相关关系入手,利用降维的思想,将多个变量化为少数几个互不相关的综合变量的统计方法,该方法可以有效地探索出与疾病危险因素相关的因子。

聚类分析(cluster analysis)是根据膳食特征将个体归为相互独立的类别,膳食相近的归为一类,膳食差别较大的归在不同类。在膳食模式研究中,聚类分析法根据研究对象的饮食特点,将其聚成不同类别,然后根据各类别人群饮食的特点,确定各类别的膳食模式特征,解释不同人群膳食模式的特点及其与各种疾病间的关系。经常使用的膳食特征包括食物消费频率,食物能量百分比和食物平均摄入量等。

潜在类别分析(latent class analysis,LCA)是以模型为基础的聚类方法,其目的在于利用潜在类别解释食物摄入量之间的复杂关联。虽然这种分析方法能更灵活地运用膳食数据,但使用的人比较少。

(三)综合方法

综合评分法和数据驱动法的方法,包括降秩回归、偏最小二乘回归,既利用了评分法的信息,又基于当前的研究,综合了评分法和数据驱动法的优点。

降秩回归(reduced rank regression,RRR)是分析膳食模式的一种新方法,类似于因子分析。这种方法是通过建立食物摄入变量的线性函数解释反应变量(如营养素、生物标志物等)的变异。因为疾病相关营养素和疾病特异生物标志物与疾病的发展具有相关性,所以用降秩回归分析方法得到的膳食模式可以更好地阐述疾病病因中膳食的重要性。

偏最小二乘回归法(partial least-squares regression,PLS)是介于主成分分析和降秩回归之间的一个折中的方法,通过建立有预测能力的回归模型解释营养素或生物标志物的变异。LEE 等结合了主成分分析和聚类分析的优势提出了一个新的降维分析方法——小树变换(treelet transform,TT),相比于主成分分析,每个 TT 因子包含少量的自然分组的变量。

第四节 营养流行病学在公共卫生实践中的应用

一、调查人群营养状况

国民营养与健康状况是反映一个国家或地区经济与社会发展、卫生保健水平和人口素质的重要指标。世界上许多国家,尤其是发达国家均定期开展国民营养与健康状况调查,及时颁布调查结果,并据此制定和评价相应的社会发展政策,以改善国民营养和健康状况,促进社会经济的协调发展。中国于 1959 年、1982 年、1992 年、2002 年分别开展了 4次全国性营养调查或营养与健康监测工作,历次调查结果对了解中国城乡居民食物摄入、膳食结构和营养水平、营养相关慢性疾病的流行病学特点及变化规律、评价城乡居民营养健康水平、制定相关政策和疾病防制措施发挥了积极的作用,也为制定《中国食物与营养发展纲要》《中国居民膳食营养素参考摄取量》和《中国居民膳食指南》等提供了基础数据。

二、膳食营养素参考摄入量的评估

膳食营养素摄入量应适于不同年龄、性别、劳动、生理状态人群。中国营养学会于 1998

年成立了"中国居民膳食营养素参考摄入量专家委员会",于 2000 年出版了《中国居民膳食营养素参考摄入量》。包括 4 项内容:平均需要量(EAR)、推荐摄入量(RNI)、适宜摄入量(AI)和可耐受最高摄入量(UL)。平均摄入量是根据个体需要量的研究资料制定的,能够满足某一特定性别、年龄及生理状况群体中 50% 个体需要量的摄入水平。推荐摄入量是可以满足某一特定性别、年龄及生理状况群体中绝大多数(97%~98%)个体需要量的摄入水平。长期摄入 RNI 水平,可以满足身体对该营养素的需要,保持健康和维持组织中有适当的储备,主要用途是作为个体每日摄入该营养素的目标值。适宜摄入量是通过观察或实验获得的健康人群某种营养素的摄入量,其主要用途是作为个体营养素摄入量的目标。可耐受最高摄入量是平均每日可以摄入某营养素的最高量,这个量对一般人群中的几乎所有个体都不至于损害健康。

三、膳食指南的制定

膳食指南是根据营养科学原理和人体营养需要,结合当地公共卫生问题和食物生产资源,以良好科学证据为基础,提出的对食物选择和身体活动的指导意见,是健康教育和公共政策的基础性文件,是国家推动实现食物合理消费及改善人群健康目标的一个重要组成部分。各国膳食指南制定的基本原则是以食物为基础、关注膳食模式、基于最新的科学证据、考虑本地粮食供应和可持续性、关注建议目标的可行性和实用性。

通过制定膳食指南,可直接或间接地通过营养工作者、教育工作者、卫生工作者、政策制定者传播给公众,引导居民合理消费食物保持健康;另一方面作为政府发展食物生产及规划、满足居民合理的食物消费的科学根据。膳食指南推荐的饮食建议能更好促进食品生产和供应、改善居民健康状况、减少医疗费用,最终促进社会经济的发展。

四、研究营养在慢性病中的作用

营养与慢性病的发生、发展密切相关。尤其是随着社会经济的发展,疾病模式和膳食模式转变,慢性病呈现高发态势。营养对慢性病控制的影响更加突出,平衡合理的营养膳食是预防与膳食相关慢性病的基本保证。

目前国家卫生计生委疾病预防控制局对现有慢性病及其危险因素监测、营养与健康状况监测进行整合及扩展,开展中国成人慢性病与营养监测、中国居民心脑血管事件报告、中国儿童与乳母营养健康监测、中国居民慢性阻塞性肺病监测、农村义务教育学生营养状况监测、中国食物成分监测等。支持长期、连续、系统地收集信息,建立覆盖生命全过程的慢性病及危险因素和营养监测系统,全面掌握我国居民营养状况,主要慢性病患病及相关影响因素的现况和变化趋势,为政府制定和调整慢性病防控、营养改善及相关政策,评价防控工作效果提供科学依据。此外,相关的队列研究为营养与慢性病的变迁和病因学研究提供了科学依据。如中国慢性病前瞻性项目(CKB)是一项基线募集研究对象达 50 余万人的超大型自然人群队列,其健康结局与当地发病和死亡监测系统有机整合,并建立有生物样本库,为探索环境与遗传因素及其交互作用对慢性病的影响提供重要保证。

为有效控制慢性病,从国家到地方开展了很多健康促进和慢性病综合干预项目,并将平衡膳食作为其中一项重要措施。实施开展了一系列的健康促进项目,如全民健康生活方式行动、中国健康知识传播激励计划、国家食品营养标签健康教育行动等。同时,也开展了一系列的营养干预项目,如贫困地区儿童营养改善试点项目、山东省省部共建减盐防控高血压项目等。因此,慢性病的预防和控制越来越受到全球的关注,慢性病的控制离不开合理营养、平衡膳食。中国食物与营养发展纲要(2014—2020年)也把控制营养性疾病作为发展目标之一,明确提出"居民超重、肥胖和血脂异常率的增长速度明显下降"的目标。

（杨　洁编,黄　涛审）

参 考 文 献

[1] Willett W.Nutritional Epidemiology[M].3rd ed.Oxford:Oxford University Press,2013.

[2] Weaver CM,Heaney RP.Calcium in Human Health[M].New York:Humana Press,2006.

[3] Wilson T,Temple NJ.Nutritional Health:Strategies for Disease Prevention[M].New York:Humana Press,2001.

[4] 谭红专.现代流行病学[M].第2版.北京:人民卫生出版社;2008.

[5] 吕全军.营养流行病学[M].北京:科学出版社;2017.

[6] 詹思延.流行病学[M].第7版.北京:人民卫生出版社;2014.

[7] 张继国,张兵.膳食模式研究方法的进展[J].卫生研究,2013,42(4):698-700.

第四十二章

管理流行病学

提要：管理流行病学是现代流行学的一个重要分支,是流行病学原理和方法在卫生管理工作中的具体应用。本章将围绕卫生管理中的计划、实施与评价3个基本环节,重点介绍卫生计划的制定、实施方案与质量控制,评价的基本原理与类型,以及现场调查评价模式等。

第一节 概 述

管理流行病学(managerial epidemiology)是流行病学发展过程中一个新兴的重要分支,其本质是流行病学的原理和方法在卫生事业管理中的应用,主要体现在卫生项目的计划、实施和评估,临床工作的质量控制和制定规范化的工作指南等。计划、实施与评价是卫生管理过程中的3个基本环节,管理流行病学的内容也主要围绕这3个环节展开。

一、管理流行病学溯源

管理流行病学是现代流行病学与卫生管理学相结合进而衍生出的一个新的研究领域。流行病学与卫生管理学的研究对象都是人群,学科研究的终级目标都是疾病控制与人群健康促进,这两个共同点促使了学科的交叉融合。20世纪60年代初,加拿大流行病学家Anderson和Sackett首次提出流行病学是制定社区卫生计划的基础学科。70年代,美国耶鲁大学将流行病学的基本理论、方法与卫生管理的有关内容(如计划、实施与评价等)有机结合起来,形成了一套新的教学方案,目的是培养学生具有卫生服务的计划、控制和评价的能力,使他们能够更好地满足未来管理工作的需求,能够向卫生组织和机构提出控制及消灭影响人类健康的危险因素、预防与控制疾病的策略和方法。

1975年3月,国际流行病学协会专门召开了有关明确流行病学在卫生服务计划、管理及评价中的作用的国际会议。1982年,由北美大学卫生管理项目协会出版的《新的流行病学-对卫生管理的挑战》一书中提出了在卫生管理教育中发挥流行病学作用的一些新思路,并介绍了管理流行病学的几种模式。1984年,由Alan Dever主编的《流行病学在卫生管理中的应用》一书出版,该书列举了流行病学在卫生管理中应用的具体内容与方法,形成了管理流行病学特有的内容体系。

20世纪80年代,我国医学院校中开始建立卫生管理专业,参考发达国家经验,也都把流行病学列为教学计划中重要的基础课程。1992年,胡善联主编的《管理流行病学》一书出版,该书介绍了流行病学原理与方法在卫生管理各环节的具体应用,并结合我国实际情况,将卫生防疫、管理工作中的若干问题作为案例进行介绍与分析。1996年第十四届和1999年第十五届国际流行病学大会都专门设立了与流行病学有关的卫生管理研究的分会场,说明学术界对管理流行病学发展的重视。

1999年,Spasoff首次以教科书的形式出版了《流行病学与卫生政策》一书,该书以卫生政策的制定与评价循环过程为核心,系统介绍了管理流行病学的内容,包括人群健康状况评价方法以及卫生政策的选择、实施与评价的方法等。2006年,Alen Dever主编的《管理流行病学:实践、方法和概念》一书出版,在流行病学原理与方法被广泛应用于卫生管理、医院与公共卫生机构的卫生服务的计划、实施与评价等的背景下,该书强调了流行病学基本原理的重要性,同时还介绍了管理流行病学在卫生服务方面的应用,并结合具体例子阐述其具体步骤。目前,管理流行病学正受到越来越多人的重视,得到越来越广泛的应用,并已初步形成了一套较为全面的理论体系。

二、管理流行病学用途

管理流行病学通过社区诊断(community diagnosis)获取卫生管理所需的基线信息。卫生管理中的每一项决策(decision-making)都是以卫生信息为依据。管理流行病学也可应用于分析与评价现行卫生政策,为决策者制定政策和决策提供科学依据。此外,在形成、制定和实施卫生计划过程中,管理流行病学也发挥着重要作用。

(一)收集和掌握社区卫生的基线信息

社区诊断是制定合理有效的卫生项目计划的前提条件,也是收集卫生信息的重要途径。因此,正确的社区诊断将为卫生管理活动的开展提供必不可少的基线资料,如在制定卫生计划前,应通过流行病学调查,收集有关人群健康状况、人口的性别年龄构成、社会和环境条件以及卫生服务等方面的资料。

(二)提供卫生决策的依据,确定策略与措施

在卫生管理过程中,为了制定或修改卫生政策,决策者常常需要利用可获得的卫生信息,如流行病学的常规监测和登记资料、专题调查资料等。通过调查发现主要问题,确定优先或重点领域,建立目标和指标体系,选择策略和措施。

(三)影响决策过程,提高决策和管理水平

管理的基本职能之一是评价(evaluation)和监督(monitoring),其目的是通过评价和监督,在多个项目或方案中选择最佳者,并判断达到预期目标的程度。对于管理流行病学而言,评价和监督的基本方法包括监测、现场调查等流行病学方法。在卫生项目的实施和评价过程中,管理者可以通过应用流行病学方法收集有用信息,然后根据这些信息及时发现问题,调整策略和措施,提高工作质量和效率。在临床实践中,临床医生可以通过运用流行病学的原理与方法,制定系统的疾病服务规范(如临床操作指南、技术服务和管理指南等),以此来保证病人在医疗服务机构中能够获得有效、经济的服务。

(四)形成和制定卫生计划

计划(plan)是管理活动最基本的职能,而制订计划的首要前提就是要有足够、全面、科学、准确的信息。流行病学学科的特点与内容决定了其在提供卫生信息方面的重要作用。在制定计划过程中,公共卫生工作者可以通过社区诊断和疾病负担分析等,发现主要的卫生问题,确定需要重点防治的疾病,发现高危人群及主要危险因素,从而制定并实现计划目标。

（五）实施卫生计划，进行质量控制

控制（control）也是管理的基本职能之一。质量控制对于卫生计划的顺利实施意义重大，它可以保证卫生计划的实施能够达到预期的目标，取得预期的效果。其常用方法是：在计划实施过程中，运用流行病学的原理和方法，收集并分析真实可靠的信息资料，将结果反馈给卫生计划管理者，以便及时决策，防止或纠正计划执行中的偏差，达到计划的预期效果。

第二节　流行病学与卫生计划

卫生计划是对未来卫生服务统筹设计的过程，是经过优选了的行动方案，包括卫生事业发展计划、疾病防治计划等。卫生计划的目的是在现有的卫生资源与信息条件下，通过统筹安排与科学计划，达到提高卫生服务能力的目的。计划工作的好坏，将直接影响到卫生事业各项活动的开展和卫生事业的发展。足够、全面、系统、科学的信息是制定计划的前提条件，流行病学调查在这方面起着无可替代的作用。例如，对疾病与健康的分布、特征、动态趋势、影响因素等的调查，对某地区卫生资源的数量、种类、分布及使用状况的调查，以及对卫生计划执行情况等的调查。制定卫生计划的主要步骤包括：①明确需要优先或重点控制的疾病；②提出影响疾病频率的因素，确定疾病的控制目标；③确定控制疾病的策略与措施；④制定具体的实施计划。

一、明确需要优先或重点控制的疾病

不同疾病对人群健康的影响程度不同，对人们在生活、生产、学习与工作等方面造成的影响也不同，依据疾病在上述各方面的影响程度的大小，可以明确需要优先或重点控制的疾病。在这一过程中，其主要参考指标可以是发病率、患病率、死亡率、病死率等一般的疾病与死亡测量指标，也可以是潜在寿命损失年（potential years of life lost，PYLL）、伤残调整生命年（disability-adjusted life year，DALY）、家庭负担指数（family burden index，FBI）、社会负担指数（social burden index，SBI）等疾病负担指标。确定优先或重点控制疾病的主要方法有：①直接排序法，即将有关疾病或死亡的指标按从大到小排序，排在前几位的可确定为优先与重点控制的疾病；②专家咨询法，即以专家咨询的方式，综合多位专家的评分排序结果，确定优先与重点控制的疾病；③综合评价法，即以发病率、死亡率、伤残率与伤残调整生命年（DALY）等指标为疾病的重要性评分，同时以技术可行性、经济可行性与公众反映及接受程度等为疾病控制措施的可行性评分，综合这两部分结果最终得出其综合评分，并以此来确定卫生计划中需要针对的目标疾病。

二、确定目标疾病的控制目标

目标即在限定的时间与限定区域范围内预期达到的目的，可以分为宏观和微观两个类型。图 42-1 为制定目标疾病控制目标的技术路线。由图 42-1 可知，要确定目标疾病的控制目标，首先需通过流行病学的现况调查方法来获得以下两方面的资料：一是疾病当前的发病、患病与死亡水平，其可作为计划中疾病频率的基线水平；二是影响疾病频率水平的因素，通常可以从生物与遗传因素，行为与生活方式因素，环境、社会与心理因素以及卫生服务因素这 4 方面进行分析。上述两方面资料，既可以用于预测疾病若干年内的发病、患病与死亡水平，也可以用于疾病频率主要影响因素的进一步筛选。

获得上述资料后,下一步便是确定计划目标的参考值,其方法是根据计划要求,通过调查与论证,充分估计卫生政策支持及卫生资源支持的程度、疾病的主要影响因素可被控制与改善的程度以及可能存在的障碍,进一步提出疾病频率等指标在限定时间内将下降的水平,此水平即可作为计划目标的参考值。

最后一步是规范干预措施。要达到计划目标,就需要对目标人群进行干预。干预措施须针对与上述计划目标相关的主要影响因素且必须规范化,有明确的指标量化标准。

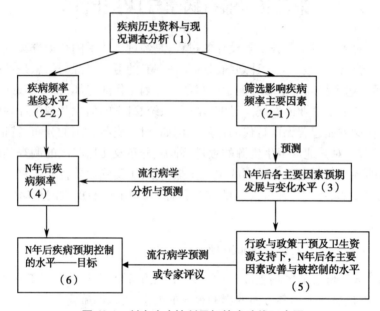

图 42-1　制定疾病控制目标技术路线示意图

三、确定控制目标疾病的策略与措施

确定控制疾病的策略与措施是为了更好、更有效地实现卫生计划中的疾病控制目标。策略是为达到计划目标,以现有卫生政策为基础,指导全局的工作要点,是一套指导和确定如何管理、分配与控制资源的工作规则。措施是具体实施的手段与方法,是实现策略的一系列的安排与操作。制定策略与措施的主要步骤包括:①根据疾病控制目标,参考既往工作经验,确定主要的干预措施;②论证策略与干预措施的可行性与适宜性,包括政策、技术、资源保证及群众可接受性等,并进行成本效益分析;③规范策略与干预措施,包括制定措施的具体标准与要求、测量方法、质量控制及实施后应达到的覆盖率等。

第三节　卫生计划实施与质量控制

卫生计划与方案的成功实施有两个关键点:一是实施方案的设计,二是质量控制。实施方案的设计是卫生计划成功的基础,没有好的实施方案,将无法在现有卫生资源、现有社区人群基础条件上,达到预期目标。在有了好的实施方案后,质量控制可以保证卫生计划按照设计内容实施并达到预期目标、取得预期效果。

一、计划实施方案的基本内容

一个完整的卫生计划实施方案应包含以下7项内容:①开展活动的机构、采用的卫生资源、时间、地点及方法等,这是首先应该明确的问题。②制定卫生计划的区域总目标,及根据各地区原有疾病频率及干预措施的实施水平确定的各地区的计划目标。要注意的是,目标的确定应考虑该地区原有水平,因此,全面准确的疾病资料等对制定目标非常重要。③制定质量控制方案,并产生一系列工作文件以指导各项活动的开展与落实。质量控制方案的内容一定要全面、详细和科学,在制定质量控制方案时要给予足够的时间及人、财、物的支持,因为它既是项目计划现场实施质量的保证,也关系到预期目标的实现与否。④制定纵横协调机制并确定协调工作内容,这是保证实施疾病控制计划尤其是综合性疾病控制计划时,能获得卫生部门内外协作的基础。⑤制定卫生人力发展计划与培训计划,良好的人力发展与培训,也是保证项目计划实施质量、取得预期效果的基础。⑥编制经费预算表并落实经费来源,内容包括一次性投资的费用与经常性费用,这也是项目计划得以开展的前提条件。⑦确定工作进度日程表,这是制定实施方案的基本内容之一,科学合理的工作进度安排将提高项目计划实施的效率,有助于达到预期目的。

二、计划实施的质量控制

除了项目计划实施方案的设计与规划,卫生计划的实施尚需要严格的质量控制。质量控制是指在整个项目计划的实施过程中,对主要活动和重要事件的信息收集、分析和反馈,以保证项目计划的正确实施。因此,质量控制的对象不仅是结果还包括过程。对计划实施进行质量控制的主要目的是:①及时掌握干预措施的落实情况,并测量其覆盖率;②掌握卫生服务系统运转情况、服务提供情况及服务对象的满意度;③掌握卫生资源的提供、分配与利用情况;④保持信息系统运转通畅,以提供及时、全面、准确的资料;⑤获得有关政策支持的状况。由于控制贯穿于整个项目计划的实施过程中,控制的内容常常涉及与项目计划内容有关的所有领域。因此,控制工作应通过行政组织系统地组织和开展,所需收集的资料包括常规登记报表、统计报表、专题调查、情报交流等,必要时也需组织专门调查以收集难以从常规资料中获得的信息。

控制标准是测量卫生计划实施效果和工作情况的尺度。确定标准的具体方法为:首先,从一个完整的计划程序中选择控制标准的关键点;之后,从这些关键点上了解卫生计划工作的进展过程。要注意的是,这些关键点上的情况须能较好地反映各阶段各地区的计划目标,对计划发生偏离时反应须是最为敏感的,并且获得该关键点上指标信息的方法是经济可行的。各级管理人员可以根据从这些关键点中输出的信息来掌握有关工作的进展及过程。同时,可以利用常规报表、抽样调查资料、会议汇报及现场观察等方法,按照质量控制标准定期测量实际工作的结果。当质量控制中测量的实际结果与标准不符合时,应及时对偏离进行分析以找出原因,提出纠正措施并落实,并观察纠偏措施的效果和评价措施的有效性。

第四节　评价与评价研究

评价是管理流行病学的核心内容。卫生管理的方方面面都需要科学、合理的评价,如卫生计划的制定、社区卫生服务需求分析、卫生服务项目的实施与医院管理等。通过评价,可以获取有效的卫生信息,做出合理科学的决策,提升卫生管理的水平,更好地服务社会,达到预防控制疾病、促进人群健康水平的目的。

一、评价的概念与范围

有计划就应该有评价。评价本身的定义是根据明确的目的来测量对象的属性,并将这种属性变为客观定量的数值或主观效用的过程或行为。从管理学角度来讲,评价就是判断计划实施后达到预期目标的过程,即对卫生计划项目的目的、执行过程、产出、效益和影响进行系统客观的分析,根据分析结果确定预期目标及主要指标的实现程度。美国公共卫生学会于 1978 年提出:"评价是确定成果达到其目标程度的过程"。例如,在对卫生保健项目进行评价时,评价就是尽可能系统、客观地确定项目的适宜性、可及性、有效性和效率,以及卫生服务对改善人群健康的预期目标的影响。

预期目标就是计划目标,它是通过相应的策略与措施实施后实现的,然而相应的策略与措施实施后能否达到预期的计划目标,在计划制定与实施阶段仍然是一个假设,有待实施后所产生的结果来证实。当把上述策略与措施看成为达到预期计划目标的干预措施,那么评价就是验证干预措施的效果。根据以往的工作经验,卫生管理评价的干预措施往往不是单一因素,而是较复杂的复合因素,因而对其效果的评价是比较困难的。此外,从卫生管理学角度来看,评价应针对卫生项目的全过程,并不仅仅是针对干预措施的效果。因此,对计划制定、实施及结局都应进行评价。计划的可行性及实施的质量是结果评价的重要前提。

评价的目的是通过评价判断计划实施后达到预期目标的程度。通过评价可以达到以下效果:①实现选择最佳的计划方案的目的。比较不同项目在同一个社区或人群实施后所能取得的效果、效益及效能等,或比较同一个项目在不同社区或人群中实施后得到的结果来选择最佳的方案计划,从而达到以最小投入获取最大效益与影响的目的。②通过及时有效的信息反馈,对项目计划实施过程中出现的问题提出改进建议,同时也为未来新的项目计划的决策,提高项目管理水平,优化卫生资源的筹集、分配与利用等提出建议。③通过分析寻找失败的原因,总结经验教训,在开展下一次相同或相似项目计划时,提高组织水平,提升服务质量及管理水平,完善健全信息管理系统,提高项目计划的效益、效率与效果。

评价的范围主要包括卫生计划、卫生服务需求评价、卫生服务项目评价和医院管理与临床指南等,具体如下:

1. 卫生计划制定　一个成功的卫生计划的前提条件是有足够的卫生信息。流行病学研究可为卫生计划的制定提供足够、全面的信息。在计划制定的过程中,通过社区诊断,发现主要卫生问题,确定重点疾病、高危人群及主要危险因素,从而制定计划目标。

2. 卫生服务需求评价　卫生服务需求评价是社区卫生服务工作者主动地运用科学方法(如流行病学、社会学和人类学的研究方法),对社区各方面情况进行考察,收集社区人群疾病与健康状态的资料,发现社区中存在的主要卫生问题,利用社区现有的卫生资源,通过实施卫生干预措施来解决社区的主要卫生问题的过程。

3. 卫生服务项目评价　卫生服务评价是以卫生服务计划要求为标准进行的评价,是卫生服务计划的继承和发展。通过对卫生服务的过程、结果、成本、效益与满意度等进行评价,巩固已经取得的成效,发现存在的问题,及时采取相应措施,防止类似问题的发生。一项成功的评价,必须依据项目进程应该达到的目标来进行,目标说明愈具体、愈明确,评价工作就愈客观和准确。

4. 医院管理与临床指南　从流行病学发展起来的循证医院管理(evidence-based hospital management)是指遵循最佳的科学证据,结合医院实际情况做出决策,对医院实施科学管理。循证医院管理通过收集、整理、分析并应用最佳的科学证据,综合考虑医院的组织结构、医疗资源、成本,结合个人的管理经验做出管理决策,其强调对最科学管理依据的学习和借鉴。此外,临床指南是以最佳医学科学证据为依据,帮助医生和患者就某一特定健康问题选择恰当医疗措施的重要工具,帮助医生和病人针对某一特定临床问题做出恰当处理,选择适宜的卫生保健服务,从而达到临床疗效最佳、降低医疗成本、合理控制费用、提高服务效率的目的。

二、评价的类型

评价的分类方法有很多。Venney 于 1984 年提出将评价按项目计划形成与发展过程分为 3 类,即适宜度评价、过程/进度评价和结果评价。

(一) 适宜度评价

适宜度评价(relevancy evaluation)主要通过论证方式,在项目计划正式实施前进行。对现场调查或常规资料的全面掌握及充分的数据分析是进行适宜度评价的基础。通过论证方式进行适宜度评价的重点主要有:①项目计划与现行的卫生政策、社会经济政策及社会经济卫生文化发展水平是否相适应;②项目计划提出的卫生问题及预期目标是否与人群的卫生需求相适应;③项目计划实施所需的卫生资源是否能够得到满足。进行适宜度评价时应注意,评价前应有对所要评价问题的第一手基础资料,以保证评价的科学性。

(二) 过程/进度评价

过程/进度评价(process/progress evaluation)是在项目计划实施后到总结评价之前进行的评价。其主要通过对计划的实施进度与过程进行监督和控制,来检查项目计划的干预措施的实施和落实情况。过程评价的内容主要是进度检查,包括项目计划覆盖率、计划开展的质量、相关资源的提供与利用情况及对影响项目计划有关因素的分析等。通过过程评价,可随时掌握目前项目计划开展的情况与预期目标的完成程度,还可及时发现问题反馈给决策者,以保证项目计划的顺利实施,必要时对项目计划及时进行调整。许多医院目前均采用 ISO9000 对医疗服务质量开展评价即是过程评价的一个例子。

(三) 结果评价

结果评价(outcome evaluation)是指对开展项目计划后所产生的结果进行评价,其往往在项目计划执行结束时或干预措施落实一段时间后,阶段性结果出现时进行。前者为一次性总结评价,后者为多次阶段性总结评价。多次阶段性总结评价的优点是可做结果动态性观察。在确定项目计划干预措施与结果之间的因果关系时应注意以下几个问题:①干预措施与卫生结果两者之间应存在着关联(association):关联与相关(correlation)不同,相关只是统计学上的两个变量间的相互关系的变化规律,两者不一定存在实际的关系;②干预措施和卫生结果之间应有明确的时序关系,即干预措施应在卫生结果之前;③排除或控制其他干扰因素的影响,这些因素可能影响干预措施与卫生结果之间关联的真实性;④在其他条件相同的地区,对相似人群实施相同的干预措施应产生相同或近似的结果;⑤项目计划实施后产生的某些难于解释的甚至反向的结果,不应轻易排除。具体而言,结果评价又可分为 4 种类型。

1. 效果评价　效果是衡量规划、项目、服务机构经过实施活动所达到的预定目标和指标的实际程度。效果评价(effectiveness evaluation)是指对项目计划中干预措施实施后取得的效果,即对目标卫生问题的解决程度及计划预期目标的完成程度进行评价。干预措施是针对具体卫生问题所采取的措施。目标卫生问题是指在制定项目计划时明确的所要解决的健康问题,如降低发病率、死亡率、患病率、提高期望寿命、生活质量等。效果评价的主要目的在于对项目计划的价值做出科学的判断。例如,某个项目的目标是降低社区人群某种危险因素的水平,则评价应通过对项目执行后危险因素的水平与项目初期的水平的比较来衡量效果。

2. 效益评价 效益指实施项目计划后取得的有效产出,一般以货币量度衡量。有效产出的测量基础是卫生效果。效益评价(benefit evaluation)是指实施项目计划所投入的成本与所产生的卫生效益间的比较分析,卫生效果转换成货币量度即为效益。

3. 效率评价 效率评价(efficiency evaluation)是指干预措施实施后,卫生服务量与质的变化(产出)与项目实施所投入的资源之间的比较评价,也就是每单位资源投入所产生的符合质量要求的服务量。

4. 影响评价 影响评价(impact evaluation)是项目计划实施后在项目实施地区内对卫生与社会经济发展的贡献和影响以及所产生的预期结果的可持续性(sustainability)的评价。

三、评价研究

评价研究与评价工作相互联系又相互区别。评价工作是评价研究的前提和基础,评价研究是评价工作的深入和发展。评价工作一般采用描述性研究方法。评价研究则主要应用流行病学实验或类实验(quasi-experiment)及分析流行病学研究等方法,对特定时间及特定社区人群采取规范化的干预措施后产生的效力(efficacy)或效果(effectiveness)进行评估。效力是指一项新的项目计划所产生的影响(impact)或结果(outcome)的范围和程度,即在一个特定的人群中,在规定的项目计划的作用下,干预措施是否产生了所期望的变化。

开展评价研究的前提是建立科学的、有理论依据的假设。假设某项目计划(或干预措施)可以引起特定社区人群中的某些卫生变化,通过评价研究则可以提供证据支持干预措施与结果之间的因果关系,而从中获得将项目计划或干预措施推广到其他社区或人群的理论依据和实施经验。

评价研究的方法相比评价工作,要求更为严格。因此在设计评价研究方案时,应充分应用流行病学研究方法的原理和分析技术,并在实施过程中有效控制各种影响因素的干扰。卫生管理中,各种社会因素的影响比较复杂,评价研究又常常需要大量的资讯,一般情况下超过了社区卫生机构的承担能力,因此,需要多方面(如:卫生行政部门与专业研究机构)的支持和合作。

评价研究的一般过程和方法如下:①提出一个符合实际的科学假说;②确定评价的因素(如某项干预措施),并与影响因素(如社会经济发展水平)严格区分开来;③确定评价的效应指标(如社区的期望寿命、传染病的发病率等);④严密地设计评价的方案(如现场实验或类实验等);⑤从常规资料(如疾病监测)或通过流行病学调查收集信息;⑥对所收集的资料作统计学处理并做出科学的解释;⑦对评价结果进行报告。

四、评价模式

卫生管理学和管理流行病学针对的都是社区人群,故评价研究大多要以社区为研究现场。现场调查是收集评价信息的重要方法,相对于其他方法而言,现场调查具有以下两点优势:①现场调查前可以制定科学合理的评价程序,按照评价的目的与要求选择目标人群,按评价要求选择调查内容;②现场调查前可以制定明确的卫生信息分析策略,进而对评价结果的价值判断及其推广的范围做出估计。基于现场调查的评价多通过对比分析干预措施实施前后的现况调查结果得出评价结论,为提高评价的效力,干预前应进行随机化分组,设立平行对照。

基于现场调查的评价模式主要有以下几类:

(一)实验评价模式

该模式的方法是将选定的目标人群的社区,随机分成实验社区和对照社区,前者实施干预措施,后者不予实施。在实施一定时间后作现况调查,获得评价的效应指标的资料。最后将两个社区的结果进行比较分析,获得评价结论。

若两组社区的基线情况不明,则该方法存在不能评价干预措施实施后所产生的净效果的问题。对此可以通过在干预措施实施前对两组社区作一次现况调查的方法来解决。由于掌握了实验社区与对照社区的基线资料,评价时既可作前后对比分析,又可作与平行对照之间的对比分析。但是,这样的设计也有缺憾,即增加了工作难度,且第一次调查容易对第二次调查产生干扰作用,从而影响结果评价。排除重复调查所产生的偏倚的一个比较方便的解决办法是,将实验组和对照组事先随机地分成两个亚组,然后分别在干预措施实施前后随机地各调查其中一个亚组。

该模式的优点是:①由于设立了对照,可以控制混杂偏倚;②分组及干预措施的实施采用了随机化原则,减少了人为因素的干扰;③时间序列关系明确,即先有干预措施,再有效应指标的测量值的改变。

(二)类实验评价模式

在实验评价模式中,若分组过程未遵循随机化的原则或没有设置平行对照,则被称为类实验评价模式,具体可分为 3 种情况。

1. 前后对比研究　在选定的社区中实施干预措施前后各进行一次现况调查,不设平行的社区对照。干预措施实施前的调查也可称为基线调查,基线资料也可利用常规资料获得。这种设计方法在干预措施实施持续一个较长时间的情况下,较难解释前后对比的结果差异是由干预措施导致的,还是由其他影响因素导致的。因此,在对结果进行解释时,需要谨慎,最好能排除社会因素等影响因素的干扰,避免偏倚。

2. 平行对照对比研究　对选定的两个社区(组)的人群分别实施和不实施干预措施,然后作现况调查并平行比较得出结果。这种设计中,应注意两个社区(组)的基线情况应基本一致,至少在明显的影响因素上要均衡。最好在干预措施实施前作基线调查,并对基线调查结果作均衡性分析和比较,对两组构成有显著差异的影响因素,可考虑在统计分析时作调整和分层分析。

3. 项目计划目标比较研究　项目计划目标实际上也可理解为一种对照形式,因为计划目标往往是在现况(基线)调查基础上或通过专家咨询、评议、预测而得的,有相当的科学和理论依据。在这种设计方案中,可仅在干预措施实施后进行一次现况调查,然后与项目计划目标比较;也可在干预措施实施后的不同时期,分多次进行现况调查,每次调查结果分别与计划目标比较,观察与预期目标间的差距,作动态分析。这种评价模式的优点是过程比较简单,且容易实施,但由于未做实施前的基线调查,对干预措施实施的效果的估计比较粗略。

在类实验评价模式中,由于对照不如实验性研究那样合理,或多或少存在已知的或潜在的混杂因素上的不可比性,因此在评价干预措施结果时应注意:①在评价的开始以及实行过程中,要尽可能排除其他事件的干扰;②尽力排除干预措施实施前的调查对实施后的调查的干扰;③尽力降低社区自身发展规律对结果的影响,特别是作前后对比研究时,更是如此。

(三)非实验性评价模式

非实验性评价模式与前两类评价模式的最大区别在于其干预措施的实施不是预先设计的,而是在评价研究开始时,各种干预措施可能已经开始实施。进行这类评价模式的具体做法可以是将过去已经或目前正在接受各项干预措施的社区人群作为观察组,将过去或目前均未接受这些干预措施的社区人群作为对照组,对两组作现况调查,或前瞻性观察一段时间之后,再分别作现况调查,比较两组调查的结果,得到评价的结论。

该模式较实验评价模式和类实验评价模式在实际操作上的可行性要高,但对干预措施实施结果评价的可信性和评价效力则弱一些,常用于常规项目计划的评价。

(四)案例研究

案例研究又称典型调查,它类似于解剖麻雀的方法。所谓典型是指同类事物特征的集中表现,抓住典型可以帮助对事物特征作深入的了解。案例调查的关键是抓住一个合适的典型。因此,这类研究应在对事物进行全面分析的基础上有目的地选择典型的人或社区作深入的分析。

案例研究是获取第一手资料的最好方式,往往在对事物进行初始分析时采用。它的局限性在于没有对照,也不能进行定量分析并与项目计划目标等资料做对比分析,只能提供进一步研究的线索。

上述4种评价模式各有其优点和局限性,在实际工作中应视具体情况合理应用,且还应注意以下3点:①最好有时间序列上的评价,即基于干预措施实施的动态变化、效果产生与变化的规律及持续时间的久暂等做出评价;②干预措施应标准化或规范化,即干预措施应有明确的定义、量纲和实施标准,以便对比分析时的结果解释;③评价往往以社区等群体为观察单位,因此在样本含量估计和统计分析时不能套用一般卫生统计学方法来进行。

五、卫生服务需求与项目评价

卫生服务需求评价和卫生服务项目评价是评价工作和评价研究中的两个重要内容。

(一)卫生服务需求评价

卫生服务需求评价是社区卫生工作者主动地利用科学的方法收集社区内居民身体健康状况、社区内可利用的卫生资源以及卫生资源的利用情况等资料来对社区居民健康状态进行描述,并确定社区内需要优先解决的卫生问题和居民实际卫生服务需求的过程。流行病学研究方法是进行社区卫生服务需求评价的主要工具,几乎所有的流行病学方法均可采用。

1. 卫生服务需求评价的内容　卫生服务需求评价的内容从需求的范围、大小、主体、来源等角度出发,主要包括以下5个方面:

(1)当地有哪些卫生问题及其范围和严重程度:评价内容既涉及当地居民的各种疾病频率(如发病率、死亡率、患病率等),即疾病的人群、时间和空间上的分布特征,也包括当地的各种社会和自然环境与条件,前者通过现况调查获得资料或直接利用疾病监测资料,后者通过社会学定性调查方法(如访谈居民、管理者和医护人员,及各种座谈会与讨论会等)进行了解。

(2)应优先解决的卫生问题:评价待解决卫生问题的优先性主要是为了最大限度地发挥

卫生资源的作用,在卫生资源有限的条件下,根据一定的原则来确定需要优先解决的卫生问题,对其施加必要的干预措施以达到预期目标,能增加单位成本的效益。

（3）目标人群的有关特征：采用相应的流行病学和统计学方法对目标人群的社会、经济、人口等方面的特征进行详尽的描述和分析,有助于确定重点和高危人群,使预防和控制疾病的措施更有效地开展。

（4）重要疾病或优先卫生问题的原因和影响因素：查明原因及影响因素是为了针对不同原因或因素,采取相应的对策与措施,起到事半功倍的作用。

（5）社区可利用的资源：卫生机构、政府、社区、其他组织以及居民的资源均可用于卫生服务工作。通过需求评价,可以搞清哪些资源是可利用的,哪些资源是尚待开发利用的。

2. 卫生服务需求评价的步骤　卫生服务需求评价主要是在获取有用信息,并完成信息分析的基础上找出需要解决的问题、问题的原因和问题涉及的人群、社区等的特征,以及社区资源的利用和开发。评价工作一般要通过以下几个步骤进行：①提出卫生服务需求评价所要解决的问题,并对问题做出理论上的分析和论证；②社会学定性调查,考察社区现场,掌握背景资料；③收集完整、可靠的信息,做出社区诊断；④提出调查研究的初步结果；⑤根据问题的普遍性、严重性、紧迫性、可干预性、效益性等确定需要优先解决的问题；⑥通过文献综述和深入的调查研究(如现况调查、病例对照研究等),对优先问题有更为深入的了解；⑦对所涉及的目标人群做出其社会、人口学和环境等方面的详尽描述,为今后干预措施的提出和实施提供线索和依据；⑧应用原因树分析法、鱼骨图法等分析方法,综合分析需优先解决的卫生问题的发生原因；⑨通过当地已有资源和筹集的外来必需资源的开发利用,针对需优先解决的卫生问题,提出并实施相应的措施,通过重新配置和优化管理程序来提高社区资源的使用效率。

3. 卫生服务需求评价的目标　通过卫生服务需求评价应达到以下目标：①掌握社区存在的卫生问题；②明确需优先解决的卫生问题及其程度及范围；③掌握目标人群的特征(如健康状况分布特征)；④了解优先卫生问题的原因及影响因素；⑤获取有关组织或机构的支持和必需的资源。

（二）卫生服务项目评价

卫生服务项目评价的目的是通过对卫生服务项目开展过程的各个环节及需要、结果等进行评价,掌握项目的实施进展,确定预期目标的实现程度,分析影响结果的主要因素,从而进一步修改与完善项目,提高卫生服务项目产生的效率与效益。

1. 卫生服务项目评价的内容　卫生服务项目评价主要包括以下6个方面的评价内容：①需要评价：评价的重点是卫生服务项目提出的问题与目标是否与人群需要相适应,现有的卫生资源等是否能满足项目实施的要求,及如何重新设计和改革才能满足需要。②过程评价：描述方案在执行过程中所发生的事件以及发生的背景和意义,主要围绕项目实施进展、出现的问题与原因等内容开展。③成本评价：对达到一定目标的情况下消耗的资源的一种评估,核心是卫生资源的提供与利用情况的评估。例如,提供某项卫生服务所消耗的人、财、物的成本,治疗某种疾病投入的费用,其他具有相同产出的替代疗法的成本等。该评价主要运用经济学上成本测算与分析的一些方法。④满意度评价：主要包括服务受益方、服务提供方等的满意度评价。通过对服务受益方,即接受卫生服务的社区人群对提供的卫生服务质量、卫生服务获取便捷度、服务人员态度、服务机构设置健全度、服务管理等的满意度调查,了解服务活动满足目标人群期望的程度；通过对服务提供方(如社区卫生服务从业人员)的付出与报酬,卫生服务项目提供的硬件设施、所获技术支持的满意度以及居民的支持配合度的分析,对满意度调查进行补充,以便更加全面地了解项目开展的结果。⑤产出评价:按不同角度可将产出分成很多类,如:按产出指标的不同可分为效益、效果与效用的产出,按产出对象的不同可分为个体、家庭、社会的产出。⑥经济评价:卫生资源的有限性决定了任何项目都必须有计划、有选择地利用卫生资源,提高卫生资源利用效率。经济评价可以帮助决策者决定如何选择与利用卫生资源,通过确定、测量、估价、比较各种备选方案的成本与产出,选择能够最有效利用资源的方案。

2. 卫生服务项目评价的程序　由于评价的对象和内容不同,卫生服务项目评价的程序也各有侧重,一般步骤为:①确定那些与项目设计、实施与效果有一定联系的机构、组织和人群等的所谓利益相关者,以及他们所关注的问题;②确定评价目标,包括评价的总目标和具体目标,所谓具体目标是将总体目标分解到各个环节上的目标,是对总目标的具体说明;③确定评价的具体内容与重点;④根据评价内容,确定评价方法;⑤根据评价内容,确定评价的指标和标准;⑥根据掌握的信息资料,结合评价结果利用者的期望,完成评价报告。

第五节　管理流行病学展望

一、人群健康状态的测量

人群健康状况对社会的影响往往比较复杂,传统的测量人群健康状态的指标已越来越无法满足新的研究目的,越来越多的综合性指标被开发与报道。例如,潜在寿命损失年可估计导致某人群早死的各种死因的相对危险性,可消除因死亡人群年龄构成不同对预期寿命损失的影响,便于地区间的比较。这些指标虽然计算复杂,但它们能更全面、综合地反映人群的健康状况,以及疾病对个体和社会带来的危害水平,因此,越来越受到流行病学界及卫生管理部门的重视。

测量人群健康状态是疾病预防与控制工作的重要组成部分,如:传染病监测、慢性非传染病监测等。传染病监测的对象是《中华人民共和国传染病防治法》中提及的 39 种传染病。慢性非传染病监测的重点是各地人群主要存在的慢性非传染病,如:恶性肿瘤、心脑血管疾病、糖尿病、出生缺陷等。测量人群健康状态还是制定临床指南的基础性工作。临床指南的研制离不开流行病学方法和技术,其中最常使用的是实验流行病学方法,即通过对流行病学实验研究结果的汇总分析,筛选出效果好、副作用小且价格合理的诊断方法和治疗方案,以此作为临床工作的规范。

二、卫生政策和项目的综合评价

单一的评价研究目前已有很多,如:预防措施的评价、计划免疫接种效果的评价、治疗方案的评价、健康促进项目的效果评价等,它们仅反映出问题的一个方面,都不是结合卫生资源、政策或其他项目后的综合评价,因此无法体现卫生事业的全局性和广泛性。现在的卫生工作已经不满足于单个卫生项目计划的评价研究结果,它需要将多个卫生项目计划的评价结果综合在一起,以全局的眼光考虑卫生问题,制定卫生政策与策略。因此,卫生政策和项目的综合评价将是未来管理流行病学发展的重点内容之一。在综合评价过程中,管理流行病学对社区人群卫生需要和需求的测量,卫生信息资料的收集、定量分析和科学决策,社区人群健康及疾病模式的探索,社区诊断的开展,社区预防保健策略、目标和措施的制定,需优先解决的卫生问题的确定等工作都做出了卓越的贡献。

三、健康大数据在管理流行病学中的应用

大数据是社会信息化发展的必然产物,通过对健康相关大数据的利用,管理者能深入、有效地进行流行病学的病因学探讨,辅助临床治疗与决策,帮助卫生政策的制定,进而服务于人类的健康改善。医院信息化是健康大数据的重要基础,区域性的电子健康档案为医生诊断提供便利也减少了患者不必要的检查费用,全社会的医疗数据互联互通有利于开展数据挖掘,发现疾病(健康)变化的规律、洞察其趋势。

就管理流行病学而言,大数据时代的到来为医疗卫生体制效率的提高带来了新的契机。健康大数据的分析对如何降低医疗费用、如何有效应对传染病暴发、如何加强部门间的合作、如何提供个性化医疗方案、如何开展医院管理等问题的研究起着至关重要的作用。但是,健康大数据的应用依旧面临着诸多挑战,如:缺乏有针对性的国家性战略,数据质量参差不齐,大数据中隐私信息的保护方法,机构间信息不共享导致的信息孤岛问题等。

四、多学科交叉与综合发展

随着信息化时代的到来,尤其是近几年颇受重视的大数据研究的进一步发展,管理流行病学的发展迎来了新的曙光,其呈现出多学科交叉和综合发展的特点。

(一)流行病学与经济学的结合

在管理流行病学的具体应用中,经济学的方法与技巧得到了越来越多的应用与发展。例如,对社区人群的卫生需求和需要的估计,药品价格的制定,卫生服务的成本测算,卫生政策的成本-效益分析,成本-效果分析,成本-效用分析等等。近年来的研究难点与热点在于如何将新的人群疾病与健康状态等指标应用在上述研究内容中。此外,在新的经济学方法、技术与应用上也将会有越来越多深入的研究报道。

(二)流行病学与社会学、心理学的结合

随着生物-心理-社会医学模式的进程,流行病学研究和卫生管理学研究都必须相应地做出调整。将流行病学与心理学、社会学的有关知识相结合进行调查、分析,从卫生管理的全局出发,制定相应的卫生政策和措施,提高人群的健康水平,是管理流行病学的必由之路。

(三)流行病学与信息学的结合

随着计算机技术的迅猛发展,计算机在管理流行病学中的应用也已不仅仅局限于科学计算中的数据输入、整理、分析与管理等。计算机技术作为流行病学研究的一种辅助手段与方法,在近年来的研究中得到了越来越多的应用。例如,计算机随机抽样技术,可以实现对大样本抽样;建立模拟社区人群,从而对卫生项目进行进一步的深入研究;医疗信息系统的开发为循证医学提供可靠的数据来源。

(四)循证医学在管理流行病学中的进一步发展与应用

基于流行病学的基本原理与方法而发展起来的循证医学,近年来得到了越来越广泛的应用。循证医学的关键环节在于寻找与利用最佳证据的反复循证过程,而这也正是科学的决策过程。大数据时代的到来进一步推动了循证医学的发展。近年来,循证医学不仅诞生

了新的分支(如循证医院管理),也渗透到卫生决策、卫生项目制定等多个领域的科学研究中。

(陈　坤　鲍成臻 编,谭红专 审)

参 考 文 献

[1] 毛宗福,姜潮.管理流行病学[M].北京:人民卫生出版社,2014.

[2] 李玲.健康大数据:一场关于健康行为的革命[M].北京:人民卫生出版社,2015.

[3] 曾光.现代流行病学[M].北京:气相出版社,2002.

[4] 李立明.流行病学进展[M].北京:北京医科大学出版社,2002.

[5] 胡善联.管理流行病学[M].北京:中国环境科学出版社,1992.

[6] 程晓明.卫生经济学[M].第 2 版.北京:人民卫生出版社,2007.

[7] 梁万年.卫生事业管理学[M].第 3 版.北京:人民卫生出版社,2012.

[8] 李幼平.循证医学[M].北京:高等教育出版社,2003.

[9] 吴擢春.卫生项目评价学[M].上海:复旦大学出版社,2009.

第四十三章

药物流行病学

提要：药物流行病学是临床药理学与流行病学交叉融合形成的一门应用学科，也是流行病学的新分支。药物流行病学主要关注上市后药品的安全性、有效性、经济性和药物利用，开展这些研究既可以使用专题调查获得的一手资料，也可以利用常规工作产生的二手资料，随着大数据时代的到来，电子病历、医保数据、区域医疗平台数据越来越多地用于药物流行病学研究。传统的流行病学研究方法均可以用于药物流行病学研究，近年来针对大数据也发展了一系列新方法。由于药物流行病学以观察性研究为主，混杂偏倚的识别及其控制也成为方法学研究的重点。

"是药三分毒"，药品在诊断、治疗和预防疾病或调节生理机能过程中虽然给人们带来了巨大的益处，但也可能带来危害。20世纪，国外曾报告16起重大药害事件，累计死亡2万余人，伤残万余人。伴随着医药事业突飞猛进的发展，药品安全性日趋成为威胁人类生命和健康的严重公共卫生问题，预防和控制药害刻不容缓。药物流行病学正是在与药害做斗争的过程中发展起来的一门应用学科，近年来药物流行病学已不限于上市后药品安全性的研究，而是拓展到真实世界的疗效评价、药物利用和药物经济学等更为广泛的领域。尤其在信息化技术突飞猛进发展的今天，传统的药物流行病学又插上了大数据和精准医学的双翼，将会在药品全生命周期的管理中发挥更加重要的作用。

第一节 概　　述

一、药物流行病学的产生和定义

药物流行病学（pharmacoepidemiology）是近些年来临床药理学（clinical pharmacology）与流行病学（epidemiology）两个学科相互渗透、延伸而发展起来的新的医学研究领域，也是流行病学的一个新分支。

（一）药品不良反应与不良事件

药品是把"双刃剑"。即使是合格的药品在正常用法用量下使用，也可能给人造成一些不良反应。我国在《药品不良反应报告和监测管理办法》中对药品不良反应（adverse drug reaction，ADR）的定义是："合格药品在正常用法用量下出现的与用药目的无关的或意外的有害反应。"根据药品不良反应与药理作用的关系将其分为3类：A型反应、B型反应和C型反应。A 型反应是由药物的药理作用增强所致,其特点是可以预测,常与剂量有关,停药或减量后症状很快减轻或消失,发生率高,但严重程度低,通常包括副作用、毒性作用、后遗效应、继发反应等。B 型反应是与正常药理作用完全无关的一种异常反应,一般很难预测,常规毒理学筛选不能发现,发生率低,但严重程度高,包括特异性遗传素质反应、药物过敏反应等。C 型反应是指 A 型和 B 型反应之外的异常反应,一般在长期用药后出现,潜伏期较长,没有明确的时间关系,难以预测,发病机理有些与致癌、致畸以及长期用药后心血管疾患、纤溶系统变化等有关,有些机理不清,尚在探讨之中。ADR 还有轻、重之分。药品严重不良反应是指因服用药品引起死亡,致癌、致畸、致出生缺陷,对生命有危险并能够导致人体永久的或显著的伤残,对器官功能产生永久损伤,导致住院或住院时间延长中的任何一种损害。

药品不良事件(adverse drug events, ADE)与药品不良反应的含义有所不同。药品不良事件是指在药物治疗过程中出现的不利的临床事件,但该事件未必与药物有因果关系。不良事件也可理解为临床新出现的偶然事件及不良反应,例如在使用某种药物期间出现的病情恶化,并发症,就诊或住院,化验结果异常,各种原因的死亡,各种事故如骨折、车祸,或导致这些事故的原因——瞌睡、眩晕、晕厥、视力障碍等,以及可疑的药品不良反应。ADE 是否确为药物所致必须经分析评估。

广义的药源性损害(drug misadventures)是指药物引起的任何不良情况,包括用药错误(medication errors)、不合理用药(irrational drug use)和药品不良反应。此外,假冒伪劣药品(substandard and counterfeit medicines)的危害也不容忽视。需要指出的是,ADR 既非药物质量问题,也不是用药错误。在谈及药品安全性时要区分上述概念,在药品的监督管理、药物安全性研究和对公众的教育方面应区别对待。实际上药物带来的危险,如药物使用不当、药品质量问题和部分已知的副作用等,可以通过仔细选择药物和用途来减小及预防。真正导致损伤和死亡的,是一些无法预期的副作用、长期效应、未研究的用途和(或)在未研究的人群中使用。

(二)药物流行病学的产生

临床药理学研究药物与人体相互作用的规律和机理,主要任务是评价药物在人体内的安全有效性。为了使药物治疗达到最佳的效果,临床药理学的一个中心原则就是治疗的个体化,即根据每个病人的具体情况确定治疗方案。这就要求临床医生了解药物的风险/效益比值,以及病人自身的临床和其他特征对治疗带来的影响,仔细权衡用药可能给病人带来的效益和风险后再开处方。这些信息需要通过大数量的人群调查来获得。

研究药品风险的常用途径是收集、分析与药物有关的发病和死亡的自发报告,但基于没有对照的个案报告很难确定因果关系。这就导致研究人员、制药企业和药政部门转向流行病学领域寻找方法,并进一步将 ADR 研究扩大为不良事件(ADE)研究,即通过设立对照组,比较药物暴露人群是否比未暴露人群更容易发生不良结局来评价因果关系。ADE 是否确为药物所致必须经分析评估。毫无疑问,正确的评价取决于研究设计合理,实施和分析方法得当,以及对结果的合理解说,这需要具备丰富的流行病学知识。

流行病学是研究疾病和健康在人群中的分布及其影响因素的一门科学,药物则是影响疾病和健康分布的重要因素之一,如疫苗的问世导致许多传染病流行谱的改变,抗生素的应用使传染病的死亡率大幅度下降。随着新药不断问世,药品不良反应也相继出现,尤其是 20世纪 60 年代发生的震惊世界的"反应停事件",更是促进了人们对药物上市后的安全、有效性的关注。1968 年 WHO 制订了一项由 10 个国家参加的国际药品不良反应监测试验计划,并于 1970 年正式成立 WHO 药品不良反应监测中心。由于研究的视角从临床拓展到广大的用药人群,药物流行病学这门应用科学于 20 世纪 80 年代应运而生。国际药物流行病学学会(the international society of pharmacoepidemiology,ISPE)于 1989 年正式成立,我国也于 1995 年成立了中国药学会药物流行病学专业委员会。

(三)药物流行病学的定义

自 1984 年首次把药物流行病学作为一门学科提出至今,许多学者描述了药物流行病学的研究目的和范畴,其中两个定义比较有代表性。一是"药物流行病学就是应用流行病学的知识、方法和推理研究药物在人群中的效应(疗效和不良反应)及其利用"(Porta 和 Hartzema,1987 年);二是"药物流行病学是研究人群中与药物有关的事件的分布及其决定因素,以进行有效的药物治疗"(Last,1988 年)。这两个定义的出发点和侧重有所不同,前者从临床药理学家的角度出发,借用流行病学方法评价药物的效应,后者从流行病学家的角度着眼,研究与药物有关的事件;但两者的目的是一致的,都是通过在大数量的人群中研究药物的应用及效果,为安全、有效、经济、合理地进行药物治疗提供依据。我国于 1995 年亦提出,药物流行病学是应用流行病学的原理和方法,研究人群中药物的利用及其效应的一门应用科学。近年来随着药物警戒和药品风险管理的问世,2008 年国外学者扩展了传统的药物流行病学定义,提出"药物流行病学是应用流行病学的原理和方法,研究人群中药物的利用及其效应,通过发展和评估风险管理策略,优化药品、疫苗、医疗器械的效益风险比,达到提高医疗保健质量的目的"(Hartzema,Tilson,Chan,2008 年)。

(四)药物流行病学理论和实践的发展

药物流行病学是在药品监管实践中发展起来的应用学科,伴随着监管理念的转变,药物流行病学的理论和实践也在不断地丰富和完善。

1. 药物流行病学主要采用流行病学的原理和方法 药物流行病学所应用的理论主要是流行病学关于疾病分布的理论,多病因论和因果关系推断的原则,以及疾病防制的原则和策略。疾病在人群中不是随机分布的,而是表现出一定的时间、地区和社会人口学分布特征;这种分布上的差异又与危险因素的暴露或个体的易感性有关;对此进行测量并采取相应的控制措施是可以预防疾病的。

药物不良反应在临床上呈现出来的就是一些症状、体征、综合征或疾病,在没有进行因果关系评价前统称为不良事件(ADE),这些事件的发生可能归于药物本身的药理作用(即 ADR),也可能是药物使用不当、质量问题所致。即使是 ADR,也不是所有使用者都发生,还与个体的易感性有关系。因此,确定 ADE 的原因离不开流行病学病因论尤其是多病因论的指导。流行病学是从群体水平去探讨疾病病因的,药物流行病学对 ADE 和 ADR 的研究亦是如此。ADE 在群体中的分布差异是发现安全信号、形成病因假设的基础。然而,仅仅通过 ADR 监测,收集、分析与药物有关的发病和死亡的自发报告,很难确定因果关系,进一步需要设立对照组,比较药物暴露人群是否比未暴露人群更容易发生不良结局来评价因果关系。因此,从假设的提出到最后论证的各个阶段,都离不开流行病学的各种研究方法,尤其是描述性研究和分析性研究。

流行病学采用的 Mill 准则和 Hill 标准是推断因果关联的重要路径,同样是药物流行病学研究中不良反应因果关系评价的准则。主要包括:用药与不良反应的出现有无合理的时间关系、联系是否具有普遍性、联系的特异性、联系强度和能否排除其他原因或混杂因素。

2. 从 ADR 监测扩展到药物警戒 近年来国际上 ADR 监测的范围已经从一般的化学药品扩展到传统药物、草药、血液制品、生物制品、医疗器械及疫苗。药物安全性工作已不拘泥于药品不良反应报告制度所要求的监测上市药品不良事件的早期信号,还涉及临床可能发生的任何药源性损害,如假劣药物的使用、用药错误、缺乏药物疗效、无科学依据地扩大药物的适应证、药物的急性和慢性中毒病例、药物相关死亡率的评估、药物滥用和误用所致的潜在安全性问题等,因此,"药物警戒"的提出可以视为药物流行病学理论和实践上的一次发展。

药物警戒(pharmacovigilance)一词由法国学者在 1974 年提出。WHO 在 2002 年将其定义为:发现、评估、理解和预防药品不良反应或其他与药物相关问题的科学活动。药品不良反应监测是药物警戒的重要内容和基础工作,但不是药物警戒的全部。药物警戒还包含着上市后药品的再评价和药品不良反应的预警。更广义地讲,药物在临床前的研制阶段,以及在临床试验阶段都应纳入药物警戒的范畴。也就是说,药物警戒涵盖了药物从研发直到上市使用的整个过程,而药品不良反应监测仅仅是指药品上市后的监测。

3. 从药物警戒到药品风险管理　"是药三分毒",没有绝对安全的药品。药品风险主要来源于药品质量缺陷、药品使用错误、已知副反应(分为不可避免和可避免)、未知因素 4 个方面。如果控制不好,药品不仅不能起到治疗疾病、促进健康的目的,还会带来致病的危险。所谓安全的药品是人们认为它对人体损害的风险程度在可接受的水平,是一种"可接受"的有临床疗效的药品,安全是权衡药品风险/收益的结果。

因此,引入风险管理是药物流行病学理论与实践的又一次发展。美国 FDA 在前期工作的基础上于 2005 年发布了药品风险管理的工业指南,包括《上市前风险评估指南》(premarketing risk assessment)、《风险最小化行动计划的制订与应用指南》(risk minimization action plans,Risk MAP)、《药物警戒规范与药物流行病学评估指南》(good pharmacovigilance practices and pharmacoepidemiologic assessment)。在《药物警戒规范与药物流行病学评估指南》中,对安全性信号识别,药物流行病学评价和安全性信号解读,以及药物警戒计划的制定给出了具体的指导意见。2007 年 9 月,美国总统布什签署了 2007 年度食品药品管理法修正案(FDAAA),第九部分中首次明确提出"加强对药物上市后的安全监管",此举标志着 FDA 对药品上市后进行风险管理的权力和职能正式获得了法律地位。FDA 有权要求申请方在药物被批准前或者批准后提交风险评估与减低策略(risk evaluation and mitigation strategy,REMS)。欧盟在同时期也颁布了相似的指南,其中,2012 年欧洲药物管理局(EMA)制定了药物警戒规范(good pharmacovigilance practices,GVP),针对上市后安全性研究(PASS)和有效性研究(PAES)都提出了具体的指导意见。欧美等国这些管理指南及技术规范,不仅适用于药品生产企业对每一新药研发上市实行风险管理,也促进了药物流行病学的发展。

4. 循证药学　在循证医学的概念提出后,人们很快意识到这种思想可以应用到临床的各个领域和环节,药物治疗是临床医学干预最重要的手段,尤其需要循证。利用证据评价一些可能存在问题的药物疗法,得到较为明确的结论以促进合理用药理所当然成为循证医学研究的一项重要内容。1998 年 Etmisnan M 等学者提出循证药学就是以证据为基础的临床药物治疗学,其核心内容和基本精神就是寻找证据、分析证据和运用证据,以做出科学合理的用药决策。循证药学工作的主要内容包括药物疗效证据的收集、整理和提供咨询;深入临床,协助医生制定最佳用药方案;基本药物遴选与新药准入;药品再评价(安全、有效、经济)和中医药临床疗效评价体系的建立等。由此,循证的理念和证据合成、评价的理论与方法也引入到药物流行病学中。

5. 大数据和精准医学　以大数据为基础的精准医学不仅是全球关注的热点,也是"十三五"期间我国重点发展的医学领域之一。药品上市后安全性评价,尤其十分罕见事件的研究离不开大样本的用药人群观察;而实际治疗效果的提高更是精准医疗的目标。因此,大数据和精准医学是药物流行病学学科新的增长点,也势必会进一步丰富药物流行病学的理论和实践。

二、药物流行病学的研究内容

药物流行病学最初主要关注 ADR,但近些年来研究领域不断扩大,如从不良反应监测扩大到不良事件监测,进一步发展到药物警戒;从强调药物利用(drug utility)扩大到研究有益的药物效应,以及药物疗效的卫生经济学评价、生命质量评价和 Meta 分析等。近年来药物流行病学的主要研究内容包括:

1. 药物安全性评价　对 ADE/ADR 发生率和相关风险因素进行调查分析,为药品风险管理提供依据;通过数据库挖掘和安全信号的检出和分析,做到快速发现用药人群中出现的不良反应,保证用药人群安全;药品上市后监测方法规范化与实用化,尤其是计算机的应用与用药人群数据库的建立;研制实用药品不良反应因果关系判断程序图或逻辑推理流程图。

2. 药物有效性评价　对上市后药品的有效性进一步确定,采用疗效比较研究(comparative effectiveness research,CER)回答在"真实世界"中各种预防、诊断、治疗药物的效果,尤其对常见病、多发病的用药(如抗癌药、心血管药、抗感染药、解热止痛药等)进行重点研究,推动合理用药。

3. 药物利用研究　WHO 将药物利用定义为"药物的上市、销售、处方及使用情况,特别强调其产生的医疗、社会和经济效果"。因此,药物利用研究不仅包括研究影响开药、配药、药物管理以及用药过程的医疗和非医疗方面的问题,还包括研究各个层次的卫生保健系统中药物利用的效果。

4. 药物经济学评价　在对药物疗效、安全性、药物利用综合分析的基础上,考虑药物利用的经济学情况,是药物合理应用的重要一环。经济学评价的内容涉及收集药物利用的经济学数据,从成本收益方面对药物进行评价,可以做成本-效益分析、成本-效果分析、成本-效用分析或最小成本分析。

三、药物流行病学的用途

(一)提高上市前(pre-marketing)临床试验的质量

新药上市前的临床试验主要由临床专家执行,而临床试验属于流行病学实验研究的内容之一;因此,具备丰富的流行病学知识和技能有助于更好地设计人群研究和分析数据,认识混杂和偏倚的问题,从而提高研究质量。

(二)主要用于上市后(post-marketing)研究

上市前临床试验观察时间短,观察对象样本量有限(500~3000 人),病种单一,多数情况下排除老人、孕妇和儿童,一些罕见的不良反应、迟发反应和发生在某些特殊人群的不良反应难以发现,所以新药上市后仍需开展监测研究,即上市后监测(post-marketing surveillance,PMS),以再次保证药物的安全有效。国外新药从研制到批准上市的成功率约为十万分之一,我国新药临床试验后获得批准的概率是国外的几十倍,因此上市后发生 ADR 的风险更大,开展上市后监测和药物流行病学研究的任务亦应更重。药物流行病学在这方面的主要用途如下:

1. 补充上市前研究中未获得的信息

（1）通过大数量人群的用药调查，确定药物在治疗和预防时可能发生的不良反应的发生率，或是有效效应的频率。

（2）了解药物对特殊的人群组如老人、孕妇和儿童的作用。

（3）研究并发疾病和合并用药的影响。

（4）比较并评价新药是否更优于其他常用药物。

2. 获得上市前研究不可能得到的新信息

（1）发现罕见的或迟发的不良反应或是有益效应，并用流行病学的方法和推理加以验证。

（2）了解人群中药物利用的情况。

（3）了解过量用药的效果。

（4）对药物在预防和治疗工作中的花费和效益进行评价。

是否开展药物流行病学研究，不同的组织和个人有不同的动机，可能是管理部门的要求、扩大市场影响力的需要（但要避免"播种试验"）、应对法律诉讼的未雨绸缪，以及回答临床问题。通常一项研究是出于多种目的。

第二节 药物流行病学的资料来源及收集

药物流行病学的资料来源和收集方法有其独特的地方，但是基本原则与一般流行病学一样，要求资料真实、完整、具有代表性和可比性。

一、常规资料

（一）生命统计资料

1. 人口资料 人口资料可以通过人口普查、抽查及户籍管理获得，它在药物流行病学研究中的主要用途包括：①计算相对数，如某地区人口中用某类药的百分比等；②在比较地区间药物流行病学结果时用于标准化；③用于研究影响药物利用的因素，例如研究人口资料中年龄、性别等对某类药物使用情况的影响。

2. 死亡资料 利用死亡率的变化与药物的使用或销售变化进行研究是药物流行病学研究常用的方法，往往可以发现进行下一步药物流行病学研究的重要线索。例如，Inman 和 Adelstein 发现 1961 年到 1966 年 0~14 岁儿童哮喘死亡率的明显增高与一种气雾剂销量增加平行，这就提示了该气雾剂可能是哮喘死亡率增加的原因，可以进一步研究和采取措施。

3. 疾病资料 疾病资料可以通过卫生机构获得，发表文献也是获取途径之一。疾病资料在药物流行病学中的重要性主要表现在以下几方面：①可以为进一步的药物流行病学研究提供线索；②是评价药效的重要指标；③在判断药物与不良反应因果关系中起重要作用，如"反应停事件"；④收集与药物有关的疾病资料本身就是药物流行病学研究的重要内容，如药品不良反应自发报告制度等。

（二）有关机构收集的资料

这部分资料包括那些从事医疗和药物管理的机构以及学术研究机构的资料，如国家药品监督管理局、国家中医药管理局、海关、原卫生部药物滥用监察中心等机构的资料。

（三）药厂及药商拥有的资料

药厂都拥有自身产品及相关的资料,药商往往拥有药品销售的资料,这些资料在药物流行病学研究中具有较大的作用,但是企业对商业情报的保护可能使这部分资料的获取存在一定的困难。

（四）医院的资料

医院里几乎所有资料都可用于药物流行病学研究,经常利用的资料包括药品出入库记录、处方及病历。但使用医院里资料要注意选择偏倚,以及诊疗水平、护理质量及医疗费用等方面的影响。

二、电子数据库资料

近几十年来,随着计算机科学技术的发展,许多大型的医药卫生数据库逐步建立,为药物流行病学研究提供了丰富的资料来源。

（一）ADR 自发报告系统

20 世纪 60 年代发生反应停事件之后,世界各国陆续建立了基于自发报告的 ADR 监测系统(spontaneous reporting systems,SRS),收集和维护由医务人员、制药企业和患者自愿上报的药品不良反应事件报告和数据。如表 43-1 中列举的美国食品药品监督管理局的不良事件报告系统(FAERS)、中国食品药品监督管理总局国家药品不良反应监测中心和世界卫生组织乌普萨拉监测中心(Uppsala monitoring centre)的 ADR 报告系统等。自发报告系统基本涵盖以下主要内容:患者的基本信息;引起不良反应药品的信息;药品不良反应的表现、临床检查;药品与不良反应之间因果关系分析判断。

表 43-1　ADR 自发报告系统

名称	简单描述和网址
美国食品药品监督管理局不良事件报告系统（FAERS）	数据中包括 1969 年后在美国上市后药品被监测到并报告的超过 25 万起不良事件,数据来自药品制造商、临床医生、护士和药剂师 http://www. fda. gov/Drugs/GuidanceComplianceRegulatoryInformation/Surveillance/AdverseDrugEffects/uc m416141. htm
世卫组织乌普萨拉监测中心（UMC）	数据包括了来自于 30 多个国家政府供应商和药品制造商的 150 万多个案例报告 http://www. who-umc. org/
国家药品不良反应监测中心	中国国家药品不良反应监测中心遍布中国 32 个地区。数据包括上市后中西药品被监测到并报告的超过 20 多万起不良事件。数据来自药品制造商、临床医生、护士和药剂师 http://sfdachina. com/

（二）医保数据库

医保数据库是指在医保行政管理系统中,通过支付信息整合而形成的数据库。这种类型的数据库可实时记录患者信息,时效性较强,且包含患者基本人口学信息、疾病诊断、完整的用药记录和费用信息,尽管缺乏症状体征等记录,但有较高的结构化和标准化程度,尤其包含了病人纵向的、在不同医疗机构就诊的记录,有利于进行数据挖掘和分析。我国的医疗保险主要包括城镇基本医疗保险、新型农村医疗合作保险和其他商业医疗保险。其中前两类保险由政府立法并参与管理,覆盖了中国绝大部分的城镇和农村户籍人口。例如,全国城镇人口的医疗保险数据库由人社部统筹管理。2014 年末全国参保人口达到 5.97 亿人,覆盖率超过目标人群的 90%。包括参保人员的人口学信息、诊断及医疗服务的全部记录。其中全国每年 2%的参保人信息被按比例抽取用于研究目的。详情可见 http://www.chira.org.cn/

（三）电子病历数据库

医院电子病历记录了病人的诊断、处方、症状、体征和实验室检查等信息,是开展药物流行病学研究的重要数据来源,可广泛应用于上市后药品安全性评价、疗效比较研究等领域。但电子病历的结构化和标准化程度不够,有时会制约研究者的使用,随着自然语言处理和自由文本挖掘技术的进步,非结构化数据将可能越来越多的用于药品不良反应研究。为了标化、整合多家医院的电子病历,目前也有很多机构在建设基于医院或基于病种的数据仓库。此外,有些地区通过建立统一集中的区域医疗数据中心,采用唯一身份识别等技术,集成、抽取、安全储存区域医疗信息,集中存储区域内机构的业务数据、诊疗数据、疾病监测等数据,使得多角度的数据挖掘和统计模型应用成为可能。例如,宁波市医疗信息公共服务平台覆盖了宁波市约 700 万居民的电子健康档案,完成全市范围的市、县(市)区两级区域卫生信息平台对接,8 家市级医院、疾病控制、妇幼、血液等单位的信息系统实现互连,实现了宁波全市范围的数据交换和信息共享,全市全年采集数据 1.3 亿条。详情可见 http://wsgh.nbws.gov.cn/Index.shtml。

三、专题资料和文献资料

常规资料具有容易获得、样本量大、种类很多、信息丰富等优点,但具有真实性和完整性较差、内容不够深入和相互分割的特点,因此进行药物流行病学研究时常需开展专题研究。

进行专题研究收集资料时应保证真实性、完整性、代表性和可比性。专题资料的收集方式与一般流行病学研究一样,有问卷调查、实验室检查等。

第三节　药物流行病学研究方法

药品上市后研究可根据研究目的使用流行病学的各种研究方法(图 43-1),既可以是常用的原始研究,如描述性研究、分析性研究和实验性研究;也可以采用二次研究,如系统综述和 Meta 分析。尤其在上市后监测和重大药害事件的调查中,可以灵活运用多种流行病学研究方法确定药物与不良事件的关系。但要注意的是,不同的研究方法在因果关系论证上的能力不同,描述性研究是药物上市后研究的起点,也是药物上市后研究的主要方法之一。它通过描述与药物有关的事件在人群、时间和地区的频率分布特征、变动趋势,通过对比提供药物相关事件发生和变动原因的线索,为进一步的分析性研究打下基础。分析性研究因为有事先设立的对比组,通过比较研究组与对照组之间在各种分布上的差异,可以筛选与检验病因假设。实验性研究尤其随机对照试验是评价药物疗效的金标准,但通常不能专门用于ADR 的确证。例如,虽然理论上研究者可以随机分配一组妇女服用口服避孕药,另一组妇女不服用或采用其他避孕措施,进一步观察两组静脉血栓发病率的差别,从而验证口服避孕药与静脉血栓的因果关系,但很明显,无论从伦理学还是逻辑的角度都不可能开展这样的研究。

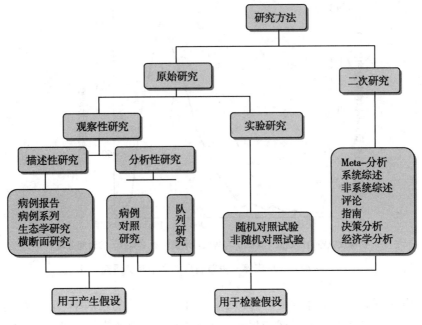

图 43-1 常用的研究方法(按设计类型分类)

一、发现信号的方法

(一)病例报告和病例系列

药物上市后发生罕见的不良反应的初次报道多来自医生的病例报告(case report),因此病例报告对发现这些可疑的 ADR 具有重要的信号作用。但病例报告没有对照组,不能用于确定因果关系;而且一旦对某种药物的怀疑被公布,常引起医生和病人的过度报告,导致偏性结论。此外,对于药物与常见或迟发的 ADR 的联系,在个体水平很难探测,因此病例报告在这方面的作用较小。

病例系列研究(case series)是通过收集所有单一暴露因素的病例,对其临床结局进行评价的描述性研究方法。这些病例通常来自同一所医院或接受相同的治疗。药物上市后,通过病例系列可以定量研究某种不良反应/事件的发生率;还可以发现某些特殊的不良反应。但这种方法同样没有对照组,无法排除背景事件率的影响,因果关系论证的力度较弱。

(二)生态学研究

ADR 调查中,生态学研究主要是描述某种疾病和具有某些特征者,例如服用某种药物者,在不同人群、时间和地区中所占的比例,并从这两类群体数据中分析某种疾病是否与服用某种药物有关,为进一步确定不良反应的原因提供研究线索。

生态学研究又可以分为生态比较研究和生态趋势研究两种类型。例如,产棉区男性患不育症的频率明显高于非产棉区,提示棉花生产与不育症的发生有关;进一步又发现棉籽油的消耗量与不育症的发生率成正比,提示棉籽中的某些成分与之有关,这些生态比较研究为确定棉酚在男性不育症发生中的病因作用提供了线索。生态趋势研究的例子如图 43-2,可见反应停从上市,销售量达到高峰,直到从市场上撤除,两年中的销售曲线与短肢畸形发病及其消长情况相一致,并且二者刚好相隔一个孕期,因此提示反应停可能是导致短肢畸形的原因。

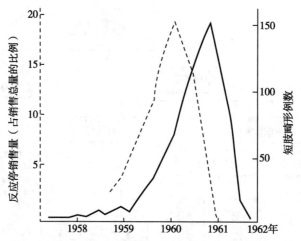

西德反应停销售总量（虚线）与短肢畸形病例数（实线）的时间分布

图 43-2　反应停与短肢畸形的生态趋势研究

生态学研究只是分析群体的平均药物暴露水平和人群总的发病率、死亡率之间的关系，我们并不知道每个个体的药物暴露与疾病状况，也无法控制可能的混杂因素；因此，这种方法只是粗线条的描述性研究，在结果解说时必须慎重。生态学上，某疾病与药物暴露的分布一致可能是该药物与疾病之间确有联系，但也可能在个体水平上两者毫无联系。例如，美国在 20 世纪 70 年代早期，随着口服避孕药的使用增加，同期育龄妇女中冠心病的死亡率下降，生态学分析提示口服避孕药与致死性冠心病之间有负的联系。但大量以个体资料为基础的分析性研究否定了这个结论。由此可见，生态学研究只是为病因分析提供线索，因果关系的确定必须采用分析性研究和实验性研究方法。

（三）不良反应监测

药品不良反应监测是指药品不良反应的发现、报告、评价和控制的过程，是药品监管部门的常规工作，也是药品安全性研究的基础。

1. 被动监测　目前世界各国普遍采用的是基于自发报告的被动监测，该系统又称黄卡制度（yellow card system），早在 20 世纪 60 年代初期就用于 ADR 监测，因英国的报告卡为黄色而得名。这是一种自愿而有组织的报告制度，医务人员或药厂如果怀疑某种药品与服药者的某种不良事件有关，就应当填写 ADR 报告卡片，并向上级主管部门报告。监测中心通过收集大量分散的不良反应病例报告，经整理、分析因果关系评定后储存起来，并将不良反应信息及时反馈给各监测报告单位以保障用药安全。目前，WHO 国际药品监测合作中心的成员国大多采用这种方法。

自发报告制度有两种类型，一种是所报告的事件中限于医生（或观察者）认为可疑的 ADR；另一种是指报告所有的医学事件。自愿报告制度收集的数据有如下优点：①可以快速进行追踪；②费用低；③覆盖范围广，理论上包括了暴露于药物的整个人群、所有药物、所有类型的不良反应、所有医生；④研究工作的持续时间没有限制；⑤不影响医生的处方习惯或日常临床工作。但是值得注意的是，药品不良反应监测的自愿报告制度存在一些缺陷：①不能证明因果关系；②不能对不良反应事件进行完整评价；③得不到 ADR 发生率；④漏报现象严重，存在报告偏倚等。

2. 主动监测　主动监测是按照设计好的程序，尽可能在药物暴露人群中确定不良事件发生的全部数量,通常比被动监测更容易得到单个不良反应报告的完整数据,因此可以弥补自发报告系统的上述不足。主动监测可以在选定的医院针对所有的品种开展,此即重点医院监测;也可以针对选定的品种在多家医疗机构开展,此即重点药物监测;在数据获取方式上可以采用流行病学专题调查,也可以基于大数据。

(1)重点医院监测(intensive hospital monitoring):重点医院监测是指定有条件的医院报告不良反应,对药品不良反应进行系统监测研究。著名的波士顿协作药物监测计划(Boston collaborative drug surveillance program,BCDSP)就是采用这种监测方法。该方法的目的有 4 个:①提供医院药物使用的模式;②获得医院中急性 ADR 的发生情况,并确定某些人群亚组是否更容易发生不良反应;③获得住院病人发生某些严重的威胁生命事件的频率及其与药物的关系;④确定住院前用药与引起住院的疾病或不良事件直接的关联。具体做法是监测者,通常是护士在病人入院时收集常规的人口学、社会和医疗信息,入院后短时间内尽快使用标准问卷调查病人入院前的详细用药史,然后参加查房和讨论,收集任何由医生提到的可能与药物使用有关的事件。是否为 ADR 则由医生或临床药师独立判断。这种方法覆盖面虽然较小,但针对性和准确性提高,能反映一定范围内某些药品的不良反应发生率和药物利用的模式。主要缺点是花费较高,多用于临床常用药物,而对目前关心的一些重点药物,尤其是新药的问题无法提供即时回答。

(2)重点药物监测(intensive medicines monitoring):重点药物监测主要是对一部分新药或需要关注的药品进行上市后主动监测,以便进一步了解药品的临床使用和不良反应发生情况,研究不良反应的发生特征、严重程度、发生率等,及时发现一些未知或非预期的不良反应,并作为这类药品的早期预警系统。哪些药物需要重点监测,往往根据该药物是否为新药,其相关药品是否有严重不良反应,并估计该药是否会被广泛应用,然后由药品不良反应专家咨询委员会决定。我国省级以上药品监督管理部门根据药品临床使用和不良反应监测情况,可以要求药品生产企业对特定药品进行重点监测;必要时,也可以直接组织药品不良反应监测机构、医疗机构和科研单位开展药品重点监测。省级以上药品不良反应监测机构负责对药品生产企业开展的重点监测进行监督、检查,并对监测报告进行技术评价。省级以上药品监督管理部门可以联合同级卫生行政部门指定医疗机构作为监测点,承担药品重点监测工作。

(3)流行病学专题调查:流行病学专题调查又可以分为队列研究、病例对照研究、病例系列等。然而,这类主动监测方法也存在瓶颈。首先,任何一个流行病学专题调查从设计到实施,包括研究对象的募集、随访、资料的收集和整理分析等环节,都需要较长的时间,研究时效性较差,研究结果颇为滞后;其次,开展相关监测工作通常需要消耗较多的人力、物力,因而研究花费也较高,很难广泛推广使用。

(4)基于大数据的主动监测:随着信息技术的发展,尤其是大数据信号挖掘技术的提高,以电子病历数据、医疗保险数据、区域医疗数据为代表的大规模现有真实世界数据为快速、有效地开展药品安全主动监测提供了新的思路。2007 年秋天,美国国会认识到药品安全主动监测的重要性,授权 FDA 于次年启动"哨点计划(the sentinel initiative)",旨在建立和实施一个全新的、长期持续的、与多种现存的医疗数据系统并存且相互联接的主动监测系统。通过使用从医疗信息持有人手中得到的电子数据,可以互联、及时、持续的监测 FDA 所有监管产品,评估药品潜在风险。"哨点计划"进行的前期启动了由哈佛大学承担的探索性的"小规模安全警戒计划(mini-sentinel initiative)",用于验证"哨点计划"的可行性和可靠性。经过 5 年的预试,该项目已经正式启动。此外。美国国内的公共和私营企业合作发起了"观测医疗结果的合作项目(observational medical outcomes partnership, OMOP)",以及欧洲多个国家共同参与的"探索和理解药品不良反应(exploring and understanding adverse drug reaction, EU-ADR)项目",也尝试通过多种来源的医疗数据实现 ADR 的早期检测。亚太地区的日本、韩国、新加坡和澳大利亚等国家也在积极地进行类似的尝试。我国国家药品评价中心也于 2016 年启动了中国医院药物警戒系统(CHPS)项目,通过建设国家药品不良反应监测哨点联盟,实现探索主动监测模式,便捷医疗机构上报工作,为药品上市后研究提供技术支撑的目标。

这些基于大数据的主动监测系统通常具有如下特点:①形成数据合作伙伴:链接多种来源数据库,实现数据的整合,根据不同的需求选择合适的数据库;②分布式网络:使用分布式数据存储和管理模式,通常无需进行原始医疗数据的传输,只需分享标准化分析程序运行后的结果文件,从而保证数据的隐私安全和归属权;③通用数据模型(common data model, CDM):是一种由临床医学、信息学、药学、流行病学、统计学等多学科专家构建的可从多来源电子数据库中提取所需数据的结构和框架,从多源异构的电子信息数据库中提取特定信息的结构和框架,建立标准化的变量表单,用来从海量数据中有效提取科研或管理所需要的关键信息。美国 Sentinel CDM 在 2017 年 10 月已经更新到 6.0.2 版,包括注册登记(enrollment)、人口统计学(demographic)、医疗利用(medical utilization)、药物处方(pharmacy prescription)、诊断(diagnosis)、操作流程(procedure)、实验室检查(laboratory result)、重要生命特征(vital signs)等 8 个表单(https://www.sentinelinitiative.org/sentinel/data/distributed-database-common-data-model/sentinel-common-data-model),并提供了常用分析内容的 SAS 程序(https://www.sentinelinitiative.org/sentinel/data/distributed-database-common-data-model/common-components-sas%C2%AE-code-v12)。总之,许多国家和地区的学术界、医疗界、药品监管机构及其他利益相关者都已经积极的投入人力物力加强药品安全主动监测系统的建设,完善其组织结构、基础设施,根据不同数据库的结构和信息,潜在风险信号的临床特点、目标人群特征,研究不同药物流行病学分析方法并且开发应用工具。

上市后药品安全主动监测主要通过药品使用和不良事件的关联性分析,挖掘和检验药品安全信号。在此过程中,不仅需要收集药品暴露和可疑不良事件的信息,也要收集各种可能的混杂因素信息,包括社会人口学特征、合并症、合并用药等。电子病历数据,医疗保险数据和区域医疗数据更多的是日常工作记录,并不以科研为目的,其所含的变量、药品及诊断的分类编码也不尽相同,难以直接用于药品安全信号的检测。因此,如何最大限度地利用已有的数据库资源来回答真实世界中药品安全性问题是国内外药物流行病学研究关注的重点。

(四)数据库挖掘和药品不良反应信号的探索与分析

数据库挖掘(data mining)就是从一些大型的计算机数据库中提取一些以前未知的,有效的信息资源。药品不良反应信号是指从发展的趋势看,有可能发展为药品不良反应的不良事件,是在以往发生过的药品不良反应事件报告基础上产生的,用来揭示可疑药物使用和可疑不良反应发生之间可能存在的某种因果关系。在药物流行病学中,数据库挖掘可以理解为在医药卫生相关的数据库中,应用一些传统的流行病学和统计学知识,描述、分析在一定时间内,用药人群中可疑药物使用和不良事件发生的情况,进而探索两者之间可能存在的关联。

1. ADR 监测数据库的挖掘和分析　目前 ADR 监测数据库不良反应信号检测主要基于比值失衡测量法(measures of disproportionality)。该方法建立在经典的 2×2 四格表的基础上(表 43-2),基本思想是估计自发报告中实际出现的与某种药物有关的不良反应数据量与预期数量或者与其他药物引发的其他不良反应数量的比值,表 43-3 总结了 4 种计算方法。如果测量的比值非常大,大到一定的程度("失衡")时,那么可疑药物和可疑不良反应之间很可能存在某种联系,而并非是由于机会因素或者数据库'嘈杂背景'所造成的。目前,该方法已经被广泛采用。

表 43-2　比值失衡测量法的四格表

	可疑事件	所有其他事件
可疑药物	A	B
所有其他药物	C	D

表 43-3　比值失衡测量法的 4 种计算方法

测量指标	计算方法	信号判断的临界值
报告比值比 (reporting odds ratio,ROR)	$ROR = \dfrac{A/C}{B/D}$	
比例报告比值比 (proportional reporting ratio,PRR)	$PRR = \dfrac{A/(A+B)}{C/(C+D)}$	1)PRR>2; 2)χ^2>2; 3)至少有 3 例以上关于药物导致可疑不良反应事件报告
信息分数 (information component,IC)‡	$IC = Log2\,\dfrac{p(x,y)}{p(x)p(y)}$	IC>0
相对比值比 (relative rate,RR)†	$E = \dfrac{(A+B)(A+C)}{(A+B+C+D)}$ $RR = A/E = \dfrac{A(A+B+C+D)}{(A+B)(A+C)}$	RR>1; EB05≥2

注:‡:$p(x)$是指药物(x)出现报告中的概率,$p(y)$指药品不良反应事件出现在报告中的概率,$p(x,y)$是指药物(x)和不良反应事件(y)同时出现在报告中的概率

†:E,预期的与可疑药物有关的不良反应事件;当 A 值比较小时,可以通过 MGPS 来计算 EBGM(empirical bayes geometric mean)和 95%的可信区间(EB05,EB95)

2. 处方数据库的挖掘和分析　处方数据库也是可以充分挖掘和分析的资源。处方序列分析(prescription sequence analysis,PSA)就是一种依据可靠、完整的药品处方记录来检测药品不良反应的研究方法。当某些药物的不良反应本身是其他药物使用的指征时,患者的处方药物记录会显示出某种特定的药物使用先后序列(顺序),因此,在大量的处方记录数据库中就会表现出特定的频率分布。例如,通过对加拿大不列颠哥伦比亚省居民 2000—2008 年 420 万处方记录的分析发现,治疗腿抽筋的奎宁更高比例出现在利尿剂、他汀和吸入性长效 β-2 受体抑制剂(LABA)的处方之后,由此提示这 3 类药可能引起腿抽筋的不良反应。

目前应用更多的是在 PSA 基础上发展起来的处方序列对称分析(prescription sequence symmetry analysis,PSSA),该方法是通过评价某种特定药物在服用前和服用后事件分布的对

称性,来评价药物与事件是否存在关联。以他汀与肝损的研究为例,在医保数据库中并没有转氨酶、胆红素等肝功能检测的具体信息,这时可以用保肝药作为标签药代替肝损不良反应。以一段时间内同时使用指示药他汀、标签药保肝药两种药物的人群为研究对象。根据粗的序列比(crude sequence Ratio ,CSR = 先使用指示药组人数/先使用标签药组人数)和空效应序列比(null-effect sequence ratio, NESR),计算调整序列比(adjusted sequence ratio, ASR)= CSR/NESR。如果调整序列比大于1,且95%可信限不包含1,提示有安全信号。其中,空效应序列比是指在没有任何因果关系的情况下期望的序列比。NESR 由指示药首次处方先于标签药首次处方的概率算出,后者可根据背景人群中指示药和标签药新用药者的实际用药情况求得。

(五)横断面调查

横断面调查是研究在特定时间与特定范围人群中的药物与相关事件的关系。横断面调查在药物利用研究领域的应用更普遍,如了解某人群药物使用的特点而经常采用的两周用药调查,研究医生处方习惯的药物利用回顾(drug utilization review,DUR)研究等。通过横断面研究,可以了解与药物有关的事件的分布特征,为进一步的病因研究提供线索,为制定合理的药物使用策略和进行效果考核提供依据。

二、检验信号的方法

(一)队列研究

队列研究主要用于检验病因假设。在药物流行病学研究中,可追踪观察服药组与未服药组某种疾病(即不良反应)的发生情况,以判断药物与不良反应之间的关联,如反应停与短肢畸形,左旋咪唑与脑炎综合征等的关联就是通过队列研究确证的。

队列研究可以是前瞻性的,也可以是回顾性的。前瞻性队列研究是根据研究对象目前是否服药分为两组,随访观察一段时间获得不良结局的发生情况并加以比较。例如对口服避孕药和使用其他避孕措施的两组育龄妇女进行随访,观察静脉血栓的发病率。但对于不常见的药物暴露或罕见、迟发的不良反应,因其需要很长时间、观察很大的人群才能获得结局资料,前瞻性方法不是很适用。此外,如果已经高度怀疑某种药物可能有害,为了研究还使用前瞻性队列研究,就违背了伦理学原则。回顾性队列研究是根据已掌握的历史记录确定研究对象是否服药,并从历史资料中获得不良结局的发生情况,这样一来,服药与不良结局虽然跨越时期较长,但资料搜集与分析却可在较短时期内完成,而且没有伦理学问题,因此比较适用于 ADR 研究。需要注意的是服药与不良结局的历史资料必须完整、可靠。随着药物上市后监测的完善和大型数据库链接的实现,"计算机化"的队列会在 ADR 研究中发挥日益重要的作用。即使这样,大多数研究通常还是需要通过调查补充一些数据库中没有的资料,并对来自各种数据库的信息的真实性加以评价。

队列研究是在知道结局之前确定药物暴露与非暴露组,不仅可以计算出与药物相关事件的发生率,直接估计相对危险度,与病例对照研究相比,还减少了信息偏倚的发生,因此,提供的因果证据更有说服力。

(二)病例对照研究

ADR 研究由于病例数较少,且经常面临要求迅速做出结论的情况,因此病例对照研究特别适用。如孕妇服用反应停与婴儿短肢畸形,早产儿吸入高浓度氧与晶体后纤维组织增生症,经期使用月经棉与中毒性休克综合征,口服避孕药与心肌梗死,母亲早孕期服用雌激素与少女阴道腺癌,苯丙醇胺与出血性中风等,均是应用病例对照研究的精彩范例。

在 ADR 的病例对照研究中,病例、对照的选择,药物暴露信息的真实性,以及偏倚的控制是关键环节。

病例的选择要排除已知病因者。如研究药物性肝损伤时,所选肝炎病例必须排除已知的各种病毒性肝炎和寄生虫引起的肝损害。否则,病例中可能混入非病人或不同型别的病人,从而影响研究结果的真实性。要尽可能使用新发病例,保证回忆信息的准确。但由于 ADR 的发生率一般都很低,若选新发病人可能需要多年才能收集足够数量的病例,因此现患病例相对可能更适用,此时不能单纯依靠病人的回忆,应当尽量查找客观的用药记录,如病历资料等,以获得准确的药物暴露和混杂因素的信息。

选择对照时要注意排除潜在用药者。如研究水杨酸制剂和 Reye 综合征的关系,应当排除那些因类风湿性关节炎或其他风湿性疾病而入院的儿童,因为这些儿童使用阿司匹林的机会增加。为了增加研究的把握度,可以增加对照人数,如采用 1∶2~1∶4 的研究。一般而言,应当将已知的危险因素进行匹配,但要避免匹配过头。

药物流行病学观察性研究中最常遇到的偏倚之一是"适应证混杂"(confounding by indication)。适应证混杂是指具有一定医学问题的人往往更易于接受某种药物从而造成偏倚。例如在一项回顾性队列研究中,分析抗病毒药物达菲与乐瑞沙相比,是否增加了流感病人猝死的风险。虽然研究发现使用达菲可诱发突然恶化导致死亡,但两组用药途径不同,暴露组达菲是口服使用,而对照组乐瑞沙则经口吸入给药。根据说明书,乐瑞沙不推荐用于有呼吸道疾病或潜在呼吸道疾病(如哮喘、慢性阻塞性肺疾病)患者的治疗。因此达菲组的高死亡可能与该组患者基础病情尤其呼吸系统问题更严重有关。

对暴露和结局的测量偏倚也是常存在的问题。在设计阶段的小心仔细,在分析时采用合适的分析技术可以在一定程度减少测量造成的偏倚。由于许多药物的依从性并不好,与测量偏倚相关的另一个问题是处方剂量或记录的剂量与实际消耗的剂量可能不同。此时如果要做出什么剂量范围更适于病人的结论,对于特定剂量水平的推论可能会发生错误。可以采用不同来源的数据,在分析阶段对测量偏倚进行较正。

(三) 衍生的研究方法

药物流行病学研究中传统的研究方法有时无法解决面临的实际问题,如数据的缺失或不完整,由此推动了药物流行病学方法的发展。例如针对实际研究中只能获得病例组混杂因素的资料,而无法得到对照组混杂资料的情况下,1991 年 Maclure 提出评价药物急性不良事件危险性时,选择病例源人群时最好的对照来源是病例自身,因而提出了病例交叉设计(case-crossover design)。该方法的基本原理是:如果暴露与某急性事件有关,那么在事件发生前较短的一段时间(危险期)内,暴露的发生应比事件发生前较远的一段时间(对照期)内更频繁或强度更大。病例交叉设计仅适用于效应短暂的问题的研究,不适用于随时间的推移暴露可能会变化的情况。例如,随时间的推移,药物的使用可能会"自然增加"。药物使用的"自然增加"不仅与研究的事件相关,而且与医疗措施改变、对药物益处的认识加深、对使用该药物信心增加、适应证扩大、患者对药物依赖增加以及市场的推广等均有关。这样,药物使用的自然变化趋势会混合到由病例交叉分析所得的 OR 值中。另设一组对照,对照组中每个研究对象也观测两次,则可以消除该影响。1995 年 Suissa 提出的病例-时间-对照设计(case-time-control study),可解决随病情的改变,暴露随时间改变问题。表 43-4 总结了可用于药品安全信号检验的各种研究设计。

表 43-4　可用于药品安全信号检验的各种衍生研究设计

对比组	研究设计(提出时间)	基本思路	适用条件	统计分析
暴露 & 非暴露	队列研究(19世纪)	<table><tr><td></td><td>发生结局</td><td>未发生结局</td></tr><tr><td>暴露组</td><td>A</td><td>B</td></tr><tr><td>对照组</td><td>C</td><td>D</td></tr></table> Risk ratios, e. g. relative rate (RR): $$\frac{A/(A+B)}{C/(C+D)}=\frac{Incidence_{exposed}}{Incidence_{unexposed}}$$	不适用于罕见结局	Cox 回归
病例 & 对照	病例对照研究(20世纪)	<table><tr><td></td><td>病例组</td><td>对照组</td></tr><tr><td>暴露</td><td>A</td><td>B</td></tr><tr><td>非暴露</td><td>C</td><td>D</td></tr></table> Odds ratios ($OR_{Case-control}$): $\frac{A/C}{B/D}=\frac{AD}{BC}$	不适用于罕见暴露	Logistic 回归(匹配时,采用条件 Logistic 回归)
仅病例	自身对照病例系列(1995年)	Risk ratios, e. g. relative rate (RR): $$\frac{Incidence_{risk\ period}}{Incidence_{control\ period}}$$	暴露:瞬时效应 结局:急性事件 结局不影响暴露	条件 Poisson 回归
	病例-交叉研究(1991年)	<table><tr><td></td><td></td><td colspan=2>对照期</td></tr><tr><td></td><td></td><td>暴露</td><td>非暴露</td></tr><tr><td rowspan=2>风险期</td><td>暴露</td><td>A</td><td>B</td></tr><tr><td>非暴露</td><td>C</td><td>D</td></tr></table> Odds ratios ($OR_{Case-crossover}$): $\frac{A/C}{B/D}=\frac{AD}{BC}$	暴露:瞬时效应 结局:急性事件 混杂:无随时间变化的混杂	条件 Logistic 回归
	病例-时间-对照研究(1995年)	在 CCO 基础上,选择未发生所关注结局事件的个体作对照 $$Ratio\ of\ Odds=\frac{OR_{Case-crossover}}{OR_{Case-control}}$$	暴露:瞬时或慢性效应 结局:急性事件	条件 Logistic 回归
	病例-病例-时间-对照研究(2011年)	在 CCO 基础上,选择未来发生所关注结局事件的个体作对照 $$Ratio\ of\ Odds=\frac{OR_{Case-crossover}(Case)}{OR_{Case-control}(Future\ Case)}$$	暴露:瞬时或慢性效应 结局:急性事件	条件 Logistic 回归

(四)研究设计方法的选择

利用大数据开展主动监测时,数据库中的药品与不良事件会组成众多的对子,如何根据不同的情境组合,选择恰当的研究设计,进行快速的、批量化的分析是必须事先考虑的问题。

2012 年,美国"哨点计划"工作组基于研究目的、暴露特征、结局特征、暴露与结局关联特征四组主要指标细化出 11 个条目,经专家讨论根据每个条目不同选项的组合,将药品安全问题归纳为 64 种情境(表 43-5)。

基于此情境分类,工作组又于 2013 年开发出一款基于 Excel 宏程序的快速分析工具 PROMPTS(Prospective Routine Observational Monitoring Program Tools),并在之后以 SAS Macro 模块的形式嵌入到分布式数据的分析模板中,从而极大方便了 FDA 利用电子医疗数据主动监测上市后药品的潜在不良反应。以评价利伐沙班(rivaroxaban)与华法林(warfarin)增加缺血性卒中、颅内出血和消化道出血风险的研究为例,研究者只需结合自身专业知识,明确用药为瞬时暴露、其作用风险立即出现、作用风险窗持续较长、不良反应为突发事件、个体内混杂因素不可忽略后,PROMPTS 即可确定最优研究设计为队列研究,并自动开展后续分析。然而,目前该工具仍有待完善之处:其一,PROMPTS 仅考虑了队列研究和 SCCS 两种研究设计,并未纳入 RI、CCO 及其衍生类型等,因而不能有效处理结局事件影响暴露频率的情境,如华法林导致出血后,本身会降低华法林的暴露;其二,对两种研究设计均适用的情境,并未给出进一步的具体推荐。事实上,两种研究设计对于数据的需求差别很大,但目前相关研究证据的不足制约了对应环节的流程细化。

表 43-5　美国 Mini-sentinel 方法学组归纳的 64 类药品-不良事件情境组合

暴露持续性	暴露与关注结局事件的关联特点				关注结局事件	
	暴露风险窗出现时间	暴露风险窗持续时间	混杂的大小			
			个体内	个体间	突发急性	潜伏慢性
瞬时(如,疫苗接种,首次使用某种药物,包括间断药物使用)	立即	短	可忽略	可忽略	自身对照(或队列)	队列(或自身对照)
				需要关注	自身对照(或队列)	自身对照或队列
			需要关注	可忽略	队列	队列
				需要关注	队列(或自身对照)	队列
		长	可忽略	可忽略	队列(或自身对照)	队列
				需要关注	自身对照或队列	自身对照或队列
			需要关注	可忽略	队列	队列
				需要关注	队列	队列
	延迟	短	可忽略	可忽略	队列(或自身对照)	队列
				需要关注	自身对照或队列	自身对照或队列
			需要关注	可忽略	队列	队列
				需要关注	队列	队列
		长	可忽略	可忽略	队列	队列
				需要关注	自身对照或队列	自身对照或队列
			需要关注	可忽略	队列	队列
				需要关注	队列	队列

续表

暴露持续性	暴露与关注结局事件的关联特点					关注结局事件	
	暴露风险窗出现时间	暴露风险窗持续时间	混杂的大小				
			个体内	个体间	突发急性	潜伏慢性	
持续(如慢性药物使用,植入物的连续暴露等)	立即	短	可忽略	可忽略	队列(或自身对照)	队列	
				需要关注	自身对照或队列	队列(或自身对照)	
			需要关注	可忽略	队列	队列	
				需要关注	队列	队列	
		长	可忽略	可忽略	队列	队列	
				需要关注	队列(或自身对照)	队列	
			需要关注	可忽略	队列	队列	
				需要关注	队列	队列	
	延迟	短	可忽略	可忽略	队列(或自身对照)	队列	
				需要关注	队列(或自身对照)	队列	
			需要关注	可忽略	队列	队列	
				需要关注	队列	队列	
		长	可忽略	可忽略	队列	队列	
				需要关注	队列	队列	
			需要关注	可忽略	队列	队列	
				需要关注	队列	队列	

注:(1)某些特征属性的确定相对主观(如立即或延迟出现),不同的研究情形可以酌情设定;(2)格子中仅一种研究类型时,代表强烈推荐;格子中有两种研究类型时,括号外的为推荐,括号内的为酌情考虑,若无括号区分则两种方法相当,需权衡混杂与错分的影响

三、系统综述和 Meta 分析

随着循证医学的兴起,如何系统地总结既往的研究成果,为循证决策提供高质量的证据日益受到重视,系统综述和 Meta 分析已被公认为客观评价和合成针对某一特定问题的研究证据的最佳手段,通常被视为最高级别的证据。过去 20 年间这种合成证据的方法在医学研究领域得到了广泛的应用,尤其对药物疗效或安全性存在质疑,又缺乏大样本的研究时,系统综述,尤其是 Meta 分析更能起到增强统计学检验效能的作用。例如,治疗糖尿病的药物罗格列酮(rosiglitazone)可能增加心脏病发病率和相关疾病死亡率的风险就来自一项 Meta 分析。

作为对既往研究结果的回顾,系统综述和 Meta 分析实际上是一种观察性研究,它不仅不能排除原始研究中存在的偏倚,当原始研究质量不高时,合并的结果会遭受"垃圾进、垃圾出"的质疑;而且在文献查找、选择、资料提取和统计分析过程中,如果处理不当,还会引入新的偏倚,导致合并后的结果歪曲了真实的情况。因此,必须科学设计和严格实施系统综述和 Meta 分析,其中有几个环节尤其要注意:①研究选题要有比较重要的临床意义,而且目前没有肯定一致的结论;②要多途径、多渠道、最大限度地收集相关文献;③要根据研究目的确定文献的入选和排除标准;④复习每个研究并进行质量评估;⑤重视异质性检验,不盲目追求统计学合并;⑥尽可能做敏感性分析和亚组分析;⑦努力识别和减少证据合并过程中的偏倚;⑧采用标准规范的格式撰写总结报告;⑨重视 Meta 分析过程的质量控制。

除常规的系统综述和 Meta 分析之外,近年来还出现了其他一些合成证据的方法,可以根据研究目的和潜在拥有的文献资料灵活选用。

1. 累积 Meta 分析(Cumulative MA)　传统的 Meta 分析是对原始研究文献的一次性合并,但累计 Meta 分析是按原始研究发表的时间顺序及时进行的重复的 Meta 分析,即每当一项新的研究得以鉴定,则进行一次新的资料分析,并按一定的顺序排列累积的结果,用图表示,从而反映研究结果的动态变化趋势,而且可以评价各研究对综合结果的影响。这种方法的特殊功能在于,当研究某一疗法有效或有害的趋势时,可以指出在某一选定水准下,疗效或安全性具有统计学显著性的最初时间,为开展新的研究和制定相关政策提供方向和科学依据。如环氧化酶抑制药罗非昔布(rofecoxib)因心血管不良作用在 2004 年 9 月被撤市,但对 30 个 RCT 的累积 Meta 分析显示,早在 2000 年 12 月就可以看出该药使用与心血管危险增加有关,到 2001 年 6 月已经达到统计学显著性水平,几乎可以提早 3 年半发现问题。

2. 个体患者资料的 Meta 分析(individual patient data,IPD MA)　传统的 Meta 分析主要基于文献中的总结性资料,是对文献的统计合成。虽然 Meta 分析者对其中的某些亚组特别感兴趣,但经常遇到的问题是很难在原文中找到相应的数据。因此从每个研究的设计组织者处获取补充资料的要求日益增多。一些国际性协作组织的成员已经开始分享各自的研究数据,从而使个体患者的资料得以充分利用,由此形成了单个病例资料的 Meta 分析,又叫"pooling 分析",即对原始研究数据的合成分析。例如,阿司匹林在心血管疾病一级和二级预防中的应用:有关随机试验个体化资料的 Meta 分析就是对 6 个一级预防试验和 16 个二级预防试验中的个体资料进行汇总,对比长期使用阿司匹林与安慰剂对严重血管事件(心肌梗死、卒中或血管性死亡)的预防作用。这种分析方法可以充分利用原始数据进行生存分析,根据患者基线特征的不同开展亚组分析,还可以仔细分析并调整混杂因素的影响。

3. 网络 Meta 分析(network Meta-analysis)　经典的 Meta 分析都是收集头对头(head-to-head)的两种处理的相关研究,结果给出 A 与 B 何者较优的结论。当某种疾病有多种治疗药物可供选择时,如临床用于治疗糖尿病的药物有几十种之多,何者为优,是医生、患者和决策者都十分关心的问题。而通过一个随机对照试验(RCTs)进行这些药物的疗效对比几乎是不可能的,一则因为这样的试验研究相当庞大,耗时费力,也难以找到足够的资金支持;二则由于药物生产者之间的竞争关系,也使得试验难以实施。这种情况下,使用间接对比的证据进行汇总分析的网络 Meta 分析应运而生。

四、真实世界的疗效比较研究

上市前临床试验通常要求研究对象患单一疾病,采用标准治疗和单一干预措施,从而评价干预措施在理想状态下所能达到的最大效果，即理论疗效（efficacy）。而在临床实际中，患者经常罹患多种疾病，同时接受多种治疗措施，最终的疗效是欲研究的干预措施与其他各种处理因素（如治疗方式、管理、辅助治疗等）的综合效果。为了帮助临床医生、患者和管理者更好地进行诊疗决策，仅有理论疗效是不够的，还需要提供这些疗法在"真实世界"中的效果，以及安全性、经济性、可及性。因此，近年来疗效比较研究（comparative effectiveness research，CER）得到了前所未有的重视。CER 就是系统研究预防、诊断、治疗和监测健康状况的不同干预和策略在真实世界中的风险和效益，它通过开发、扩充和使用各种数据来源和方法，评价不同患者群的健康相关结局，从而告知患者、医务人员、决策者哪种干预最安全、有效、易得。可以对比的策略或措施可以是药物与药物、疫苗与疫苗、手术与观察等待或药物治疗、住院与门诊治疗、介入装置与药物治疗、护理模式（病例管理、技能培训）等，研究方法可以采用系统综述或 Meta 分析、决策模型、对现有临床或管理数据库的回顾性观察分析、前瞻性观察性研究，包括未将患者分配入特殊研究组的登记试验，以及大规模、整群、实用性试验等。毫无疑问，CER 的提出对拓展药物流行病学的研究视野提供了更广阔的平台。当然，方法学上的挑战也随之而来，如何处理观察性研究中普遍存在的混杂、偏倚，就是当前迫切需要解决的方法学问题，倾向评分（propensity score）和工具变量（instrument variable）等调整混杂的统计学技术已经被开发出来，但还需要更多的实践积累和方法上的改进。

第四节　药物流行病学研究中的偏倚

药物流行病学研究主要采用流行病学的研究方法，同样也存在流行病学的三大偏倚。

一、选择偏倚

选择偏倚是指由于入选研究和未入选研究的对象特征差异而导致研究结果偏离真实情况所产生的偏倚。研究对象除了治疗措施以外其他特征的迥异使得不同治疗组人群缺乏可比性，其既可能发生在研究初始阶段（如研究对象有选择性地进入不同治疗组），又可能发生在研究实施或随访阶段（如研究对象有选择性的失访）。药物流行病学常见的选择偏倚有：转介偏倚（referral bias）或入院率偏倚（admission rate bias），自我选择偏倚（self-selection bias），渠道偏倚（channeling bias），新发-现患病例偏倚（incidence-prevalence bias），存活者治疗偏倚（survivor treatment bias，survival bias），易感者损耗偏倚（depletion of susceptibles bias），检出症候偏倚（detection signal bias，protopathic bias）等。

1. 渠道偏倚　通常情况下，病人在就医的时候会自然地选择到某些特定的医院或门诊就医，或者医生会有选择性地开药给某些特定病人。例如，病情严重的病人倾向于到知名的大医院就医；在某新药刚上市的时候，往往病情更严重或者对其他现有药品效果不好的病人会首先使用该新药；有时候由于对新药的安全性有顾虑，也可能有些医生会倾向于开药给体质好的病人，而避开那些体质差或具有合并症的病人；另外，很多新药在刚上市的时候往往价格比较贵，未进入医保报销目录，故医生则可能开药给家庭经济条件好、具有支付能力的病人，而这些病人相对于那些农村偏远地区、没钱看病的患者来说可能病情较轻，因其不会等到病重再就医。总之，由于种种就医、诊疗等原因导致不同医院病人或不同药品服用者的病情或个体特征不尽相同，由此引起的偏倚称为渠道偏倚。

2. 存活者治疗偏倚　对于病死率高的疾病，生存时间长者才有机会接受后期治疗，而接受后期治疗之前即死亡的病人自然会被默认为未接受治疗。例如一个艾滋病患者队列，在研究之初所有病人都没有接受过抗病毒治疗。一年后某新药上市，存活者开始逐步接受该新药治疗，而已死亡者则被看作未治疗者。如果比较治疗者和未治疗者的生存期，则会发现治疗者的生存期明显长于未治疗者（即使该新药无效），因为那些治疗者是可以存活到接受后期治疗阶段的病人，其特征与那些无法生存到接受后期治疗阶段的"未治疗"病人自然有所不同。

3. 易感者损耗偏倚　在设计、实施药品服用者队列研究时，对药品不能耐受者将随着时间的推移逐渐退出队列（有时在研究开始之前即会通过设立研究对象入排标准将易发生药品不良反应者排除；然而有时则由于病人自身原因选择退出，而且往往最不耐受者最先退出，而其他较不耐受者会逐渐退出），从而导致仍然留在队列中的病人对该药品会相对更耐受。如果上述现象在药物流行病学研究设计和数据分析中不能被正确处理，则会出现偏倚。该现象也是药品不良反应风险函数往往与药品暴露史及暴露时间密切相关的重要原因之一。

二、信息偏倚

信息偏倚是指在进行信息收集过程中所产生的系统误差，从而导致研究结果与真实结果不符。信息偏倚可来自研究对象，也可来自研究者本身，或来自所使用的测量仪器、设备和方法，可出现在资料收集、整理、分析的许多环节，如调查表格设计不科学、诊断标准不明确、调查员询问时存在暗示、被调查者存在记忆偏差（尤其是在受病情影响的情况下）、历史资料记录有误或不全等。药物流行病学研究中常见的信息偏倚主要包括错分偏倚和非死亡时间偏倚（immortal time bias）。采用队列研究设计时，所研究队列在特定期间内观察对象未见死亡或未出现结局事件，这段随访期间称为非死亡时间。当在进入队列和首次出现暴露之间的"非死亡时间"内，观察对象被错误地分类或简单地被排除，且未能在统计学分析中进行恰当处理，则会发生非死亡时间偏倚，因为在"非死亡时间"内这些观察对象并非真正的"非死亡"。在药物流行病学研究中，这种情况非常普遍。在建立队列时，不管是以日历时间作为截点，还是以结局事件作为截点，都可能存在"非死亡时间"的问题，需要妥善处理以防止产生偏倚。图 43-3 展现了将"非死亡时间"错分或排除而产生偏倚的情况。

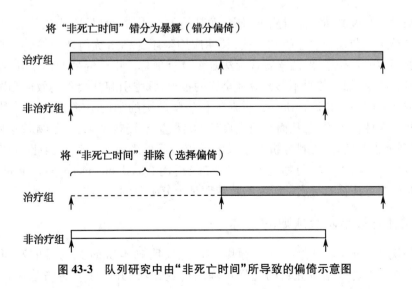

图 43-3　队列研究中由"非死亡时间"所导致的偏倚示意图

三、混杂偏倚

混杂偏倚是指由于一个或多个外来因素的存在,歪曲了(掩盖、夸大或缩小)研究因素与研究结局之间的关联,称之为混杂偏倚,或简称混杂。引起混杂的因素称为混杂因素(confounder)。除了传统流行病学中常见的混杂因素(如年龄、性别、教育程度、吸烟、饮酒等)以外,药物流行病学研究中比较常见的是适应证混杂(confounding by indication)、合并用药混杂(confounding by co-medication)。

1. 适应证混杂　即具有某些适应证或医学问题的病人更容易服用某种药品,从而容易对该药品的评价产生混杂作用。例如,在使用观察性队列研究评价华法林是否可以降低血栓发生风险的时候,发现华法林服用者发生血栓的风险高于未服用者,显然这与研究者对于华法林可降低血栓发生风险的预期相反。究其原因,是由于医生更倾向于开具处方给那些具有潜在血栓风险的病人;而那些未服用该药品者本身发生血栓的风险就比较低,因此这种情况即形成了适应证混杂。

2. 合并用药混杂　在临床上经常存在合并用药的情况,这些合并用药将会给所研究药品的评价带来混杂作用。如果需要准确评价所研究药品的效果,则必须剥离其他药品所产生的影响。另外,很多病人存在合并症或实验室检查异常等情况,既可影响药品使用,又与疾病结局密切相关,同样存在混杂作用,所以也需要在药物流行病学研究中予以关注。

此外,在医生日常医疗行为中,存在诸多与开具处方有关的各种因素,这些因素不仅直接影响医生是否开具某种药品,同时又可能直接或间接与研究结局有关;这些因素都可能在药物流行病学研究中产生混杂作用。对于这种与处方选择性有关的混杂,根据其来源大致可分为3类:来源于病人、来源于医生、来源于医疗体制。总之,混杂偏倚存在于所有药物流行病学研究中。而现实中,由于潜在的混杂因素未经测量或测量不准确的情况很难避免(尤其是在数据库研究中),故要完全控制混杂几乎不可能。

第五节　药物流行病学的研究设计原则

近年来大量开展的药物流行病学研究,尤其是关于药品不良反应或效益的调查研究,如口服雌激素类避孕药是否引起静脉血栓,长期应用降压药钙拮抗剂是否促进冠心病患者的死亡及增加癌症的发病率,雌激素替代疗法是否具有预防老年性痴呆的作用等,经常出现一些矛盾的研究结果,加之传媒不够充分和全面的报道,都曾引起社会轰动效应和医学界的广泛争论。究其原因主要是调查研究人员对流行病学原则的掌握不够,尤其对药物流行病学研究的一些特殊性认识不够,从而在研究设计、方法选择、资料来源、对药物暴露和结局指标的定义、混杂因素的处理、资料分析及结果解说等方面处理不当所致。因此,进行研究设计时,参考 ISPE 撰写的优质药物流行病学实践指南(good pharmacoepidemiology practice,GPP),并充分注意药物流行病学研究的特殊性是十分必要的。

一、设计好坏是研究成败的关键

一般情况下,研究设计遵循如下原则。首先要明确本次研究的目的和研究推论的总体人群;进一步要根据研究目的选择正确的研究方法,并明了各种方法论证因果关系的强度;在研究设计过程中要始终坚持代表性、可靠性、可比性、显著性原则,即研究对象能够代表一般人群,采用的各种诊断、测量方法应当准确、可靠,对比组之间除研究因素外其他方面应当可比,还必须保证足够的样本量;最终,设计方案一经确定,中途不得任意改变。

在研究设计的时候,需要明确什么样的研究人群可以最有效地帮助研究人员回答研究问题,并确定科学可行的入选与排除标准。在评价某药品治疗效果和安全性的时候,往往需要招募新近使用该药品的病人,而不是已经治疗过一段时间的病人(这些人很可能是更耐受者、存活者、多重用药者),这样可以避免遗漏那些在研究开始之前即由于在药品服用之初就无法耐受而放弃治疗甚至死亡者。另外,使用新近用药者设计还可以从研究一开始即追踪记录某些重要的协变量(例如合并症、合并用药等情况),从而了解其从治疗之初如何影响治疗效果及临床结局。同样,如果在研究中招募新发病例而不是现患病例,可以避免遗漏那些在发病后很快死亡或病情很轻无须来到医院就诊的病人(以医院就诊病人作为观察对象的研究),从而对疾病风险进行更准确的估计。

另外,除了在研究设计阶段需要考虑研究对象入选问题之外,在研究实施阶段,还要考虑无应答问题和研究对象的失访问题。研究中应尽量减少无应答的发生,通过各种途径增加研究对象对研究意义的了解,减少为对象所带来的不便。对于无应答者,应了解其无应答理由,并尽可能获取其基本信息,以便对其所带来的影响进行评估或者校正。同样也应该尽量减少队列研究中的失访,任何失访总有其原因,决不能轻易假设其失访是随机的。如果失访与研究因素或研究结局有关,则必然会对研究结果产生偏倚。尤其是在失访超过一定比例的情况下,研究人员则更需要评价分析失访是否可能引起偏倚,以便及时采取措施。

选择合适的对照人群在某种程度上甚至更为重要。对照组与研究组的可比性(两组人群基本特征、病情特点、研究步骤等)在很大程度上决定了研究结果的准确性。在研究设计中,需要明确入选和排除标准,而且各比较组间应同等严格执行入排标准。然而由于药物流行病学研究的观察性本质特点所决定,要实现较好的可比性往往比较困难,这也是为什么很多研究中都存在渠道偏倚和适应证混杂的原因。对于研究短暂暴露且即时效应的情况,可以采用自身对照,例如病例交叉研究、病例-时间-对照研究等,以避免个体之间差异所引起的混杂。

二、明确定义药物暴露

药物流行病学研究的暴露因素是药物,而药物的使用常随时间改变,也不像年龄、性别、产次等人口学变量可以清楚地定义,因此对所研究的药物必须按服用时间、剂量和疗程给予明确的规定,应尽可能地定量,这样能够进行定量的分析。根据不同情况可采用日剂量、处方药总剂量等。由于药物的一些效应只在暴露于药物足够长的时间后才能观察到,对疗程的考虑也非常重要,以便于不同研究之间的比较和因果关系的推断。

此外,对照药物的选择也非常重要。在开展药物流行病学研究时,往往不选择未治疗者作为对照(即空白对照)。因为在真实世界中未治疗者往往自有其原因,从而决定了其为何未接受治疗,因而其个体特征与接受治疗者有所不同。一般来说,一个理想的对照药物需要满足以下条件:①相同的适应证;②相似的禁忌证;③相同的治疗方式;④相似的不良反应。

三、明确定义异常结局

药物流行病学经常以疾病作为研究的结局,因此,疾病发生的时间首先要明确定义,只有肯定是服药后发生的疾病才能作为不良反应研究的结局;研究结局的时间窗口也要考虑。例如,在开始服用某种药物的前 4 周内及 10 周后通常不会出现副反应,那么对副反应的研究应集中在治疗的 4~10 周,增加无关的观察时间可能降低药物真正的作用。进一步还要排除研究对象中明显由其他原因引起的病例,如研究药物引起的肝损害,应排除急性肝炎患者;此外,还要考虑疾病的严重程度。例如,研究某些降压药物是否容易引发急性心梗时,应当分析研究对象患高血压的严重程度,因为严重的高血压本身也是发生急性心梗的危险因素之一。

四、注意控制偏倚和混杂

药物暴露与不良反应之间的关系经常受年龄、性别、其他疾病和合并用药等因素的影响,有时甚至歪曲了真实的关系,因此药物流行病学调查研究中必须对这类混杂因素进行分析和控制。对偏倚妥善的处理也是药物流行病学研究的一个重要部分。

五、正确使用统计分析方法

流行病学中常用的数据分析方法包括分层分析、多因素回归分析等。但有些电子医疗数据库研究中会存在很多混杂因素,均需要在评价分析时进行控制。这时候如果仍采用传统的多因素协变量分析,则会存在很大的局限性。而作为综合变量(summary variable)的倾向评分(propensity score,PS)和疾病风险评分(disease risk scores,DRS)等方法则具有很多优势,但这些统计方法对数据是有一定要求的,如果选用的统计方法不恰当或对变量的定义、分组不正确,可能得出错误的结论。

六、谨慎地解说研究结果

药物流行病学研究,尤其是观察性研究中不可避免地存在一些偏倚,因此这些研究中发现的药品不良反应或有益作用必须遵循因果关系推断的原则合理地解说,以免引起公众不必要的混乱。如 2000 年 10 月发生的 PPA 事件,从保障用药者绝对安全的角度,从市场上暂停乃至撤出感冒药 PPA 是可行的,但仅仅通过一个病例对照研究(苯丙醇胺与出血性中风关联的流行病学调查报告)就对感冒药 PPA 下结论还为时过早,应当作进一步的研究。

(詹思延 编,谭红专 审)

参 考 文 献

[1] 周元瑶.药物流行病学[M].北京:中国医药科技出版社,1996.

[2] Strom BL.Pharmacoepidemiology[M].3rd ed.New York:Churchill Livingstone,2000.

[3] 曾繁典,施侣元,詹思延,等.药物流行病学教程[M].John Wiley & Sons(Asia)Pte Ltd,2008

[4] 曾繁典,郑荣远,詹思延,等.药物流行病学[M].2 版.北京:中国医药科技出版社,2016.

[5] 陶庆梅,詹思延.处方序列分析与处方序列对称分析在药物流行病学中的应用[J].药物流行病学杂志,

2012,21(10):517-519.

[6] 方任飞,李静湖,张杰,等.基于处方序列对称分析的他汀类药物肝脏安全性研究[J].中华流行病学杂志,2016,37(7):935-939.

[7] 王胜锋,詹思延.大数据时代的药品安全主动监测:对照选择的挑战与机遇[J].中华流行病学杂志,2016,37(7):909-916.

第四十四章

空间流行病学

提要:空间流行病学是流行病学的一个分支,是通过利用地理信息系统(GIS)和空间分析(spatial analysis)技术,研究人群疾病、健康与空间环境之间关系的学科,涉及流行病学、统计学、地理学、人口统计学、环境卫生学和社会经济学等多个领域。主要的研究内容包括疾病制图、地理相关研究、聚集性检测与疾病聚集性等。随着空间分析和GIS这两项核心技术的进步,空间流行病学在病因研究中发挥越来越大的作用;同时,其对于卫生管理特别是公共卫生应急管理的决策辅助功能日益突出。

第一节 绪 论

一、发展历程

早期的空间流行病学仅作为一种描述数据的辅助手段,为病因学研究提供一些基本的病因线索。19世纪后叶至20世纪初是疾病地图在公共卫生研究中的兴起阶段,当时的研究内容主要是以传染性疾病为主,如霍乱、麻疹和流行性感冒等。虽然有资料显示最早的疾病地图可能是德国医生Finke在1792年绘制的,但一般认为疾病地图在医学中的应用还是起源于19世纪中叶的欧洲。早期的空间流行病学以制作疾病分布地图或健康地图为主,探索疾病发生与发展以及健康卫生事件与地理环境因素间的关系。

(一) 古代朴素的空间分析思想

中国古代地理流行病学的起源较早,其主要指导思想为天人相应的整体观,分别是在地域、气候、环境等方面论述与健康的关系。

1. 地域与健康 据史籍记载,早在炎帝神农氏所处的时代,中国古代先民们就懂得相土地、察水源、择地而居。春秋时期,"人与自然统一"已成为朴素唯物哲学,"阴阳""五行""天人合一"成为中医的基本思辨方法。《内经》一再强调,医家要"上知天文、下知地理、中知人事""通天之纪,穷地之理",若"治不法天之纪。不明地之理,则灾害至矣"。

2. 气候与健康 中医的"三因制宜"原则(因时、因地、因人施治)要求将患者的各种健康状况与四时阴阳的升降、地域水土的差异等生态环境看作是一个互动的整体系统。公元1174年,南宋医家陈言根据《金匮要略》中"千般灾难,不越三条"的理论,编写成《三因极一病证方论》医学著作。至于疫病的发生,古人一般认为是由于气候的异常变化,如非时的寒暑、疾风、久旱、淫雨、苦潦以及山岚瘴气等郁蒸而成。

　　3. 环境与健康　　由《周易》发展而来的堪舆学(即风水学)强调了健康与居所环境的关系。早在周朝时,就有人从环境卫生的角度出发,对城市建设进行科学合理的区划。周朝的城市规划采用"前朝后市,左宗右社"的制度。晋朝张华(232—300 年)所著的《博物志》中记载有"居无近绝溪、群琢、狐盅之所,近此则死气阴匿之所也",说明当时已十分注意建筑基地的选择。古人不仅重视居住环境的选择,还很重视环境卫生对健康的影响,已经认识到环境卫生不良。

(二) 近代空间流行病学的应用

　　近代我国的流行病学和地理科学与西方比较来说相对落后,因而谈不上对空间流行病学学科的开拓与发展。空间流行病学在我国疾病预防控制与公共卫生领域应用中,早期主要进行了地理制图,直观地将疾病的分布展示在纸质地图上。我国医学地理制图始于 20 世纪 70 年代初期。到 70 年代中期,医学工作者与地理、制图工作者密切合作编制了《中华人民共和国恶性肿瘤地图集》,向国内外发行。该图集以地图的形式形象地显示了各种常见恶性肿瘤的地理分布特征,可以看出某些恶性肿瘤有明显的地理分布规律,引起了国内外医学界的极大兴趣和高度的评价。随即掀起了一股医学地理制图的热潮。仅在 1980—1991 年的十余年间,我国先后出版了 6 部大中型医学地理图集。另外,20 世纪 80 年代出版《中华人民共和国血吸虫病地图集》《中华人民共和国老年人口地图集》《中华人民共和国地方病与环境地图集》等。至 20 世纪 90 年代,出版了较多的地图集,包括《中国人口主要死因地图集》《中国生活饮用水地图集》《中华人民共和国鼠疫与环境图像》。

(三) 现代空间流行病学发展情况

　　我国较早完成的全国性空间数据库有鼠疫地理信息数据库,随后有血吸虫病空间数据库、肾综合征出血热(HFRS)等 20 余种重要自然疫源性疾病的空间数据库等。继而,不同尺度、不同地区的疾病空间数据库种类相继建立。同时,随着各种技术的发展,也使空间数据库的开发日臻完善。

　　1. 中国卫生 GIS 基础数据库　　由中国疾病预防控制中心寄生虫病预防控制所和江苏省寄生虫病防治研究所共同完成。该数据库中的 GIS 数据构建是基于 Arcview 软件平台,遥感资料基于 ERDAS image 软件平台,并同时可在 Arcview 软件平台上使用。

　　2. 我国重要自然疫源地地理信息系统　　该系统在收集我国各种自然疫源地及其相关因素资料的基础上,以 GIS 软件 MapInfo 为平台,构建了自然疫源地空间数据库,然后将建立的数据库与中国电子地图相链接,并实现用户对信息管理、分析、操作、显示等要求,为我国自然疫源地的管理、研究和控制提供了一种新的技术手段。

　　3. 中国鼠疫医学地理信息系统　　该系统基于我国自 1840 年来以县为单位的鼠疫病情资料、鼠疫自然疫源地资料、全国鼠疫防治机构网络资料,并结合现有资源与环境背景资料(省、市县行政划分,土壤、植被、气候等)和社会经济资料(经济、人口等统计资料)建成。该系统为政府管理部门、各级监测机构、科学研究单位深入认识鼠疫、开展鼠疫防治工作提供了科学依据。

　　4. 全国重大传染病疫情预警系统　　传染病疫情监测与疫情报告是传染病预防控制的重要前提。目前我国已经形成了由点到面、由局部到整体、由基层到中央的较为完整的疾病监测网络,已从单一的人群疾病监测发展为综合性的包括社会因素、自然因素的监测,并拥有大疫情报告系统、全国疾病监测点系统和单病种监测系统 3 大传染病监测体系。这一系统是在中国疾病预防控制中心实施传染病疫情网络直报系统的基础上完成的。

二、主要应用领域

空间流行病学技术(包括 GIS、RS 和 GPS 技术等)以其宏观、动态的特点,至今已应用于环境监测、工程卫生学评估、疾病预防控制、卫生应急管理、监测预警等领域中。

1. 环境污染监测的应用　环境污染和各种疾病发病原因的关系错综复杂,应用空间流行病学中的方法与技术,综合对环境污染的点、线源危害程度及影响范围进行监测,可做出有效的评价。这主要用于大气监测、水质监测、生态环境监测、城市热岛效应遥感监测等方面。如辽宁环保所应用红外扫描仪对抚顺露天煤矿进行监测,分析了矿坑上空逆温层的形成与大气污染物扩散的关系和矿区产生污染的条件,为露天煤矿的污染防治和环境污染预报提供了科学依据;利用卫星遥感资料估算了渤海湾表层水体叶绿素的含量,建立叶绿素含量与海水光谱反射率之间的相关模式,利用 GIS 和 RS 技术,结合其他水、大气的监测指标,评价垃圾填埋场的二次污染物对环境污染及其对人体健康的危害。因而应用空间分析技术可远期预测填埋场今后长期污染的范围与强度,并提出相应的对策。有的专家归纳了基于空间分析技术及模型可确定污染源及盛行污染路径、确定污染区域面积和污染损失、对污染损失费用进行分摊分析等方面,为监测和治理环境提供科学依据。

2. 传染病预防控制的应用与研究　在传染病传播趋势的预测方面,我国科学家主要开展了预测疾病发生的趋势、流行强度、疫区特征、疾病或媒介的空间分布特征以及预测卫生事件的空间分布等工作。如周晓农和胡晓抒应用 GIS 预测模型来预测不同血吸虫病流行程度的可能性和正确性。在应用于疾病监测方面,主要是展示疾病时空分布、确定疾病的高发地区和高危人群,探索疾病病因或危险因素。方立群等应用空间聚类分析显示北京市海淀区 HFRS 病例呈聚集性分布,在建立北京市海淀区 HFRS 病例空间分布专题地图的基础上,显示 HFRS 病例的空间分布为非随机分布。杨国静等对江苏省近 10 年间以县为单位的日本血吸虫感染率和危险因素资料进行了分析,结果表明植被指数与日本血吸虫感染呈负相关,地表温度与之呈正相关,认为空间自相关的变化与大规模吡喹酮化疗有关。同时,分析了我国血吸虫病第三次流行病学数据,提出并建立应用血清学阳性率来估算以村为单位的人群感染率贝叶斯模型。

3. 非传染病预防控制的应用与研究　在非传染病研究方面,空间流行病学技术已应用于肿瘤、心血管、高血压等方面的研究。如在肿瘤的空间流行病学方面,应用空间分析方法可掌握恶性肿瘤在人群中的发病情况和地区分布规律,这对探讨肿瘤的病因、正确组织抗癌和评价肿瘤防治研究工作的质量和效果都有很大的作用。我国自 20 世纪 70 年代以来进行了大量有关癌症的空间流行病学问题研究,结果发现胃癌、食管癌、肝癌、鼻咽癌等癌症在我国具有突出的地方性高发的特点。如江苏省扬中县、浙江省仙台县、福建省惠安县、广东省南澳县以及新疆北部等都是食管癌的高发地区。地理学工作者还根据各地的环境特征和氟的来源,将我国氟中毒病区分为 6 个类型,并根据这些类型,有针对性地采取不同的预防措施,取得了较好的效果。

4. 公共卫生应急管理的建设和预警技术的应用　公共卫生应急系统基于信息可视化技术,是网络 GIS 在医疗卫生行业上的一种应用。该系统能使用户轻而易举地分析与地理位置相关的各种信息,并可一目了然地发现隐藏在数据中的解决答案,将数据信息转变为可视化的结论,从而帮助用户进行直观快速地决策,提高工作效率。2003 年以来,我国经历了严重急性呼吸综合征(severe acute respiratory syndrome,SARS)和禽流感等重大的突发性公共卫生事件,这些突发公共卫生事件的暴发,给我国公共卫生应急系统敲响了警钟。如2003年3月,北京市暴发SARS后,中国科学院地理科学与资源研究所、北京超图地理信息技术有限公司、北京数字空间科技有限公司等多家单位联合开发多项基于GIS的SARS疫情应急系统。王劲峰等以北京市SARS疫情数据为基础,结合北京市GIS,基于数据驱动和模型驱动的理论和技术,利用热点分析、空间过程分析和因子识别等数据探索分析方法,并利用遗传规划和模拟复性相结合的算法对易感-感染-移出(SIR)模型求解,从模型直接求取SARS流行病学参数,结果发现SARS密切接触者在城市内部呈现出大尺度上沿交通线聚集和在小尺度上随机分布态势。

三、发展趋势

近20年来,迅速发展的GIS、RS、GPS以及空间分析技术为空间流行病学的理论发展与实践应用提供了支持平台。因此,空间流行病学在今后发展中,一是在理论层面上,将向完善已有的理论、开创新的理论的方向发展,主要创新与发展的方向是如何将各类技术融入流行病学方法学的研究中,特别是在概念模型的创建、目标数据的实现、结果的敏感性分析等理论层面;二是在技术层面上,将向技术的简单化、实用化的方向发展,主要是使数据采集系统标准化、各类技术规范化,从而提高各种软件间的兼容性;三是在应用层面上,结合流行病学的基本原理,融合更多的学科知识,扩大应用领域,从而促进空间流行病学各类技术更为简便、实用,使更多的公共卫生专业人员掌握这门学科的方法应用,推动空间流行病学的发展。在应用层面上,除了利用传统的应用流行病学数据进行制图和时空分析外,空间流行病学已与遗传学、基因组学相结合,开展空间遗传学理论与方法的研究,解决复杂疾病基因空间定位的问题,并应用遗传交互网络模型,构建新的基因组区域多态性分析。特别是随着全球全基因组关联分析(GWAS)技术的发展,该技术已应用于疾病综合潜在表型的整体基因(whole gene-based)和基因组区域化(genome-wide region-based)关联分析及其交互作用研究中。

随着计算机技术的飞速发展和各类空间技术水平的不断提高,多学科交叉的空间流行病学发展推动了公共卫生学、生物学(遗传学)、生态学、数学、数理统计学、计算机科学、GIS等专业的发展,并将在医学与公共卫生领域中发挥更大的作用。

第二节 空间数据与地理信息系统

一、空间数据的类型和尺度

(一)空间数据类型

空间流行病学研究常用区域性数据来表达,而这些区域性数据通常为离散型数据。数据通常是病例住址的经纬度或栅格形式的笛卡儿坐标,或某位置(重心位置或由边界线定义的区域)的病例计数。对这种格式的数据,本领域应用的模型主要是从随机点过程理论(对病例位置而言)以及离散概率分布(对任意区域计数而言)推导而来。

在一般的统计学或流行病学中,通常根据数据的属性将其分为定量数据或定性数据,而在空间流行病学中,常根据空间特征或表达形式来划分数据类型,即点数据(point data)和区域数据(area data 或 lattice data)(Lawson,2001年)。

点数据是指每一个研究对象的暴露和疾病信息的确切时间、空间信息的数据。区域数据又称计数数据（count data），是指某一（小）区域上的疾病病例事件（点数据）的集合。

（二）空间数据的尺度和维度

尺度（scale）是指被研究物体或对象在时间或空间上的度量。对各种各样的研究都应该恰当定义分析的空间尺度。小尺度通常是指大小为 $0.5 \sim 10km^2$ 的研究区域范围。小尺度研究不关注危险源（source of hazard）是否已知，常用于对单个聚群或多个聚群的分析研究。大尺度常常是指大于 $10km^2$ 的空间区域范围。尺度大小是一个相对概念，研究中选择尺度的原则是：选择合适的尺度以揭示现象（如疾病发生）的空间结构，不合适的研究尺度则可能掩盖事实真相。

维度（dimension）是指独立参数的数目，在这里是指独立的时空坐标的数目。空间数据一般具有空间、时间、属性 3 个维度。空间维度是用来表示现象或物体的空间位置的。空间位置可以由不同的坐标系来描述，如经纬度坐标、某些标准的地图投影坐标或是任意的直角坐标等，物体与物体之间的空间位置关系即是拓扑关系。时间维度是用来表示现象或物体随时间的变化，其变化的周期可分为短期、中期、长期。属性维度常用来表示现象或物体的性质特征，如名称、数量大小、级别等。属性维度可记录空间位置上的实体所具有的某种性质，如个体是否发病，某地区的发病人数，某地区的发病率、人口密度、交通流量、空气污染程度等。

二、空间数据的收集和整理

（一）空间数据的分类与结构

空间数据分为两类：一类是表达一般地理信息的通用空间数据，如全国电子地图、遥感数据等；另一类是表达健康与疾病以及影响因素的专题数据，如全国血吸虫病监测点人群感染率、疾病负担、人均经济收入、钉螺分布环境地图等数据。空间流行病学中，空间数据最常用的组织方式为矢量模型和栅格模型。

（二）空间数据的来源与收集

空间流行病学使用的通用空间数据主要包括空间特征数据和标识空间实体的属性特征数据。通用空间数据的来源和收集主要通过数字化地图、全站仪测量、全球定位系统测量、摄影测量和遥感图片等途径获取。这些数据可以从商业化的产品中获得，也可以通过现场采集获得。专题数据收集按工作性质可分为专题调查、常规监测、历史资料回顾、报告登记系统等。

（三）空间数据的整理

数据的整理能够达到两个目的：一是通过对空间特征数据和属性数据的编辑、对应关系的校正、空间数据的误差校正，以及数据的合并、标化、格式转换等，提高数据的质量，满足分析对数据的要求；二是通过对矢量数据的压缩和光滑处理、拓扑关系的建立、矢量数据与栅格数据的相互转换、图形的线性变换和投影转换、地理符号的设计与调用、图框的生成、地图裁剪与拼接等，使这些图形数据能够满足地理信息系统的各种应用要求，便于数据管理。

三、地理信息系统

（一）基本概念

地理信息系统是管理和分析空间数据的计算机系统，在计算机软硬件支持下，运用系统工程和信息科学的理论,对空间数据按地理坐标或空间位置进行各种处理,完成数据输入、存储、处理、管理、分析、输出等功能,对数据实行有效管理,研究各种空间实体及其相互关系,通过对多因素信息的综合分析,可以快速地获取满足应用需要的信息,并能以图形、数据、文字等形式显示处理结果。查询、分类是 GIS 最简单也是最常用的分析功能。

（二）空间分析技术

空间分析的"分析"是指打算利用空间数据库解决什么问题,而标准则具体规定了将如何利用 GIS 回答用户所提出的问题。

1. 缓冲区分析　缓冲区分析(buffer analysis)是地理信息系统的重要空间分析功能之一。这一功能是基于点、线或面等因素,按指定的条件,在其周围建立一定空间区域并将其作为分析对象,该区域称缓冲区。从原理上讲,缓冲区的建立相当简单,建立点状地物的缓冲区只需要以点状地物为圆心,以缓冲区距离为半径绘圆即可,线状地物和面状地物缓冲区的建立也是以线状地物或面状地物的边线为参考线,作参考线的平行线,再考虑端点圆弧,即可建立缓冲区。对于形状比较简单的对象,其缓冲区是一个简单多边形,但对形状比较复杂的对象或多个对象集合,缓冲区则复杂得多。按照常规算法建立的缓冲区之间往往出现重叠,并可能彼此相交。实际上缓冲区分析涉及两步操作,第一步是建立缓冲区图,第二步是进行叠加分析。常见缓冲区类型主要有点缓冲区、线缓冲区、面缓冲区等几种。

2. 叠加分析　叠加分析(overlay analysis)是地理信息系统最常用的提取空间隐含信息的手段之一。地理信息系统的叠加分析是将有关主题层组成的数据层面进行叠加产生一个新数据层面的操作,其结果综合了原来两层或多层要素所具有的属性,包括了交叉、合并等多个功能。叠加分析有拓扑叠加和图形叠加之分,叠加分析不仅包含空间关系的比较,还包含属性关系的比较。地理信息系统叠加分析可以分为以下几类:视觉信息叠加、栅格图层叠加、点与多边形叠加、线与多边形叠加、多边形与多边形叠加等。

视觉信息叠加是将不同侧面的信息内容叠加显示在结果图件或屏幕上,以便研究者判断其相互空间关系,获得更为丰富的空间信息。视觉信息叠加不产生新的数据层面,只是将多层信息复合显示,便于分析。

栅格图层叠加是利用某种计算模型对不同栅格图层中相同位置像元的值进行计算,得到新的栅格图层。栅格数据中,层间叠加可通过像元之间的各种运算来实现。叠加操作的输出结果可以为以下几种形式:①各层属性数据的平均值(简单算术平均或加权平均等);②各层属性数据的最大值或最小值;③算术运算结果;④逻辑条件组合。

矢量图层叠加是采用多边形的叠加分析运算,矢量叠加分析涉及点与多边形叠加、线与多边形叠加、多边形与多边形叠加等。①点与多边形叠加,实际上是计算多边形对点的包含关系。矢量结构的 GIS 能够通过计算每个点相对于多边形线段的位置,进行点是否在一个多边形中的空间关系判断。②线与多边形叠加,是比较线上坐标与多边形坐标的关系,判断线是否落在多边形内。计算过程通常是计算线与多边形的交点,只要相交,就产生一个结点,将原线打断成一条条弧段,并将原线和多边形的属性信息一起赋予新弧段。③多边形与多边形叠加是将两个或多个多边形图层进行叠加产生一个新多边形图层的操作,其结果将原来多边形要素分割成新要素,新要素综合了原来两层或多层的属性。多边形叠加结果通常把一个多边形分割成多个多边形,属性分配过程最典型的方法是将输入图层对象的属性拷贝到新对象的属性表中,或把输入图层对象的标识作为外键,直接关联到输入图层的属性表。

3. 网络分析　网络分析是空间分析的一个重要方面,它依据网络拓扑关系(线性实体之间、线性实体与节点之间、节点与节点之间的连接、连通关系),通过考察网络元素的空间和属性数据,对网络的性能特征进行多方面的分析计算。网络分析的主要用途为选择最佳路径、选择最佳布局中心的位置。所谓最佳路径是指从始点到终点的最短距离或花费最少的路线。最佳布局中心位置是指各中心所覆盖范围内任一点到中心的距离最近或花费最小。

4. 空间插值　空间数据往往是根据用户要求所获取的采样观测值,诸如媒介生物密度、地面高程等。空间插值常用于将离散点的测量数据转换为连续的数据曲面,以便与其他空间现象的分布模式进行比较,它包括了空间内插和外推两种算法。空间内插算法是一种通过已知点的数据推求同一区域其他未知点数据的计算方法;空间外推算法则是通过已知区域的数据,推求其他区域数据的方法。

5. 空间信息分类分析　空间信息分类分析是将大量未经分类的数据输入地理信息系统的数据库,然后根据用户需求建立的具体分类算法来获得所需要的信息。空间统计分析主要用于空间数据的分类与综合评价,它涉及空间和非空间数据的处理和统计计算。主要方法有统计图表分析、空间自相关分析等。

统计图是将这些信息很好地传递给用户的方法,采用统计图表示的信息易被用户直观地观察和理解。统计图的主要类型有柱状图、扇形图、直方图、折线图和散点图等。空间自相关分析是认识空间分布特征、选择适宜的空间尺度来完成空间分析的最常用方法。目前,普遍使用空间自相关系数,如 Moran's I 统计量。

6. 数字高程模型与地形分析　数字地形模型(digital terrain model, DTM)主要用于绘制等高线、坡度坡向图、立体透视图,制作正射影像图以及地图的修测等。构成 DTM 的基础是数字高程模型(digital elevation model, DEM),它是数字地形模型中地形属性为高程时的模型。高程模型最常见的表达是相对于海平面的海拔高度,或某个参考平面的相对高度,所以高程模型又叫地形模型。实际上地形模型不仅包含高程属性,还包含其他的地表形态属性,如坡度、坡向等。高程是地理空间中的第三维坐标。

按区域分类,DTM 模型可分为综合性 DTM、区域性 DTM 和专题性 DTM。以研究某专题为主要内容的 DTM,往往存储有该专题的专业数据,如数字高程模型、重力数字模型等,在空间流行病学研究中可演化成传染病发病率模型等。按结构形式分,DTM 模型可分为规则格网模型、等高线模型、不规则三角网(triangulated irregular network, TIN)。DEM 最基础的应用是求 DEM 范围内任意点的高程,在此基础上进行地形属性分析。由于已知有限个格网点的高程,可以利用这些格网点高程拟合一个地形曲面,推求区域内任意点的高程。曲面拟合方法可以看成是一个已知规则格网点数据进行空间插值的特例。

在建立 TIN 后,可以由 TIN 解求该区域内任意一点的高程。TIN 的内插与矩形格网的内插有不同的特点,其用于内插的点的检索比网格的检索要复杂。一般情况下仅用线性内插,即三角形三点确定的斜平面作为地表面,因而仅能保证地面连续而不能保证光滑。基于TIN 绘制等高线直接利用原始观测数据,避免了 DTM 内插的精度损失,因而等高线精度较高。

四、常用软件及功能

(一) ArcGIS

ArcGIS 是美国环境系统研究所公司(Environmental systems Research Institute,ESRI)研发的构建于工业标准之上的无缝扩展的 GIS 产品家族。它整合了数据库、软件工程、人工智能、网络技术、云计算等主流的 IT 技术,宗旨在为用户提供一套完整的、开放的企业级 GIS 解决方案。基于该平台可以完成地理信息系统的开发、地理信息的浏览、地理数据的编辑、分析和存储等基本的地理信息功能,是目前市场上流行的 GIS 应用平台之一,目前推出的新版本是 ArcGIS 10.6。

ArcGIS 是通过一组高级的编辑工具增强了数据自动化和编辑能力,通过 Windows 风格的地理数据浏览、预览和元数据管理功能增强了数据管理;通过向导和转换分析工具完成空间处理和数据转换。

ArcGIS Desktop 包含两个主要的制图、分析与数据编辑的桌面应用程序:ArcMap 和 ArcGIS Pro。ArcMap 是传统的 GIS 内容制作、编辑、执行地理处理分析、制图与空间数据管理的桌面工具,包含基于地图的所有功能;ArcGIS Pro 是一个全新 64 位的桌面制图工具,它是为可视化、编辑、执行分析而设计的高级应用程序,可以同时在 2D 和 3D 中制作内容,并发布为要素服务、地图服务、分析服务和 3D Web 场景等。其主要的功能包括:

1. 空间分析 ArcGIS Desktop 包含数以百计的空间分析工具,这些工具可以将数据转换为信息并进行许多自动化的 GIS 任务。

2. 数据管理 系统支持 130 余种数据格式的读取、80 余种数据格式的转换,用户可以轻松集成所有类型的数据进行可视化和分析。提供了一系列的工具用于几何数据、属性表、元数据的管理、创建以及组织。

3. 制图和可视化 ArcGIS 包含大量的符号库、成套的大量地图元素和图形以及简单的向导和预定义的地图模板。

4. 高级编辑 高级编辑和坐标几何(COGO)工具能够简化数据的设计、导入和清理。支持多用户编辑,可使多用户同时编辑 Geodatabase,便于部门、组织以及外出人员之间进行数据共享。

5. 高级影像 ArcGIS Desktop 有许多方法可以对影像数据(栅格数据)进行处理,可以使用它作为背景(底图)分析其他数据层。可将不同类型规格的数据应用到影像数据集或参与分析。

6. 数据分享 在桌面应用程序中可以方便地使用来自 ArcGIS Online 的生动地图集,众多在线的全球公共地图资源供使用。用户不用离开应用程序就可以充分使用 ArcGIS Online 中的地图资源,导入底图、搜索数据或要素、向个人或工作组共享信息。

ArcGIS10.6 不仅可以支持原有的数据格式,还支持空间数据库。空间数据库是将地理信息存储在数据库管理系统中,可以支持事务处理版本和对象的属性行为描述。它将多用户的数据编辑更新和数据管理紧密地结合在一起。该软件有灵活性、信息技术开放性、功能强大等 3 个特点。

ArcGIS 系列软件除支持各种数据的输入、输出、编辑、地图分层叠加显示、多种方式查询统计外,还提供了大量专业的地学分析功能。例如,动态分段分析、拓扑分析、缓冲区分析、叠加分析、网络分析、三维地形建模与可视化分析、栅格分析、动态追踪分析、空间统计分析等。同时,ArcGIS 的扩展模块也提供了适用于地下管线网络数据管理的专业算法和网络模型,如 Trace、FindPath 等。同时,专业人员还可以将满足特定要求的网络模型与 Arclnfo 相结合,完成进一步的工作。将疾病监测数据、卫生医疗机构、突发公共卫生事件等卫生行业数据与基础地理信息数据进行有机结合,充分利用 GIS 提供的强大的空间数据采集、处理、存储、分析(空间分析、空间统计分析、网络分析、空间大数据分析等)能力,建立统一便捷、互联互通、及时准确、感知预防、医疗普及、高效智慧的疾病预防、研究、诊断、救治及公共卫生医疗服务体系,可以提升公共卫生服务与管理能力,促进服务传染病模型预测、辅助突发事件决策和处置。

(二)MapInfo

MapInfo 是美国 MapInfo 公司的桌面地理信息系统软件,是一种数据可视化、信息地图化的桌面解决方案。它依据地图及其应用的概念、采用办公自动化的操作、集成多种数据库数据、融合计算机地图方法、使用地理数据库技术、加入了地理信息系统分析功能,形成了极具实用价值的、可以为各行各业所用的大众化小型软件系统。MapInfo 含义是"Mapping + Information(地图+信息)"即:地图对象+属性数据。通过 MapInfoProfessional 可连接本地或服务器端的数据库,创建地图和图表,以揭示数据行列背后的真正含义,展现数据中不易发现的规律和趋势。Maplnfo 产品全面整合了 GIS 与数据库、地图绘制、信息分析、数据挖掘、网络技术及其他多方面的计算机主流技术而形成便于开发客户应用的系列产品,包括:Professional、MapBasic、MapX、MapXtreme、SpatialWare、MapXMobile 等模块平台。

MapInfo 是个功能强大,操作简便的桌面地图信息系统,它具有图形的输入与编辑、图形的查询与显示、数据库操作、空间分析和图形的输出等基本操作。系统采用菜单驱动图形用户界面的方式,为用户提供了 5 种工具条(主工具条、绘图工具条、常用工具条、ODBC 工具条和 MapBasic 工具条)。用户通过菜单条上的命令或工具条上的铵钮进入到对话状态。系统提供的查看表窗口为:地图窗口、浏览窗口、统计窗口,及帮助输出设计的布局窗口,并可将输出结果方便地输出到打印机或绘图仪。Maplnfo 产品功能包括:紧密结合关系数据库,管理关系数据库中的空间数据,提供海量数据存储和管理的解决方案;提供矢量和栅格数据的动态投影以及叠加显示,简化数据查看方式;栅格数据的透明显示以及透明度可调,改善了地图显示效果;三维视图的浏览和分析增加了地形的显示和坡度坡向、透视性、选址等分析功能;高质量的报表和图表功能增强了地图的表现能力;元数据的管理工具为地图的维护和保存提供了便利条件;多源数据的访问提高了数据的可利用性。且易于使用和开发,迅速建立系统原型。

(三)MapGIS

MapGIS 是武汉中地数码科技有限公司开发的新一代面向网络超大型分布式地理信息系统基础软件平台。

系统采用面向服务的设计思想、多层体系结构,实现了面向空间实体及其关系的数据组织、高效海量空间数据的存储与索引、大尺度多维动态空间信息数据库、三维实体建模和分析,具有 TB 级空间数据处理能力,可以支持局域和广域网络环境下空间数据的分布式计算、分布式空间信息分发与共享、网络化空间信息服务,能够支持海量、分布式的国家空间基础设施建设。

系统具有很多特点,采用分布式跨平台的多层多级体系结构和面向"服务"的设计思想。具有面向地理实体的空间数据模型可描述任意复杂度的空间特征和非空间特征,完全表达空间、非空间、实体的空间共生性、多重性等关系。具备海量空间数据存储与管理能力,矢量、栅格、影像、三维四位一体的海量数据存储,高效的空间索引。用版本与增量相结合的时空数据处理模型和"元组级基态+增量修正法"的实施方案,可实现单个实体的时态演变。具有版本管理和冲突检测机制的版本与长事务处理机制。基于网络拓扑数据模型的工作流管理与控制引擎,实现业务的灵活调整和定制,解决 GIS 和 OA 的无缝集成。标准自适应的空间元数据管理系统,实现元数据的采集、存储、建库、查询和共享发布,支持 SRW 协议,具有分布检索能力。支持真三维建模与可视化,能进行三维海量数据的有效存储和管理,三维专业模型的快速建立,三维数据的综合可视化和融合分析。提供基于 SOAP 和 XML 的空间信息应用服务,遵循 Opengis 规范,支持 WMS、WFS、WCS、GLM3。支持互联网和无线互联网,支持各种智能移动终端。

MapGIS 产品的体系框架包括:开发平台、工具产品和解决方案。开发平台包括服务器开发平台(DC Server)、遥感处理开发平台(RSP)、三维 GIS 开发平台(TDE)、互联网 GIS 服务开发平台(IG Server)、嵌入式开发平台(EMS)、数据中心集成开发平台和智慧行业集成开发平台,供合作伙伴进行专业领域应用开发。

工具产品覆盖各行各业,包括矢量数据处理工具、遥感数据处理工具、国土工具产品、市政工具产品、三维 GIS 工具产品、房产工具产品和嵌入式工具产品。

(四) QGIS

QGIS 是一个用户界面友好的桌面地理信息系统,可运行在 Linux、Unix、Mac OSX 和 Windows 等平台之上。

QGIS 软件的主要特点有:支持多种 GIS 数据文件格式;通过 GDAL/OGR 扩展可以支持多达几十种数据格式;支持 PostGIS 数据库;支持从 WMS,WFS 服务器中获取数据;集成了 Grass 的部分功能;支持对 GIS 数据的基本操作,如属性的编辑修改等;支持创建地图;通过插件的形式支持功能的扩展。

第三节　空间分析方法

空间统计学是南非学者 Krige 最初提出萌芽思想,后经法国数学家 Matheron 从随机过程的理论出发进行彻底的改造和完善,其应用领域在伴随其理论成长的同时也不断扩大,发展前景也日益显现。在空间流行病学中,一个重要的任务就是探讨疾病或健康状态的空间分布规律,即病例是随机分布还是表现出一定的聚集性。如果有聚集性的话,要进一步探讨导致这种聚集性的原因是什么? 如何利用这种空间分布规律来进行预测? 这些问题的解决都需要使用合适的统计方法来实现。传统统计学方法的基本假设是数据具有独立性和随机性,而在空间流行病学中首先要分析这些数据是随机的还是有聚集性的、是彼此独立的还是有一定相关性的,然后利用数据的空间位置关系进一步分析。因此,传统的统计方法不再适用,空间统计学应运而生。

空间统计学方法有很多,包括空间自相关分析(spatial autocorrelation analysis)、趋势面分析 (trend surface analysis)、谱分析(spectral analysis)、半方差分析(semi-variance analysis)、空间插值法以及生态回归分析等。本节主要介绍为实现空间流行病学的 4 个主要方面研究内容(疾病制图、点源或线源危险度评价、聚群识别与疾病聚类分析以及地理相关性研究)而经常使用的一些空间统计学方法以及近年来迅速发展的贝叶斯时空模型。

一、空间自相关分析

空间自相关是指空间位置上越靠近的事物或现象就越相似,即事物或现象具有对空间位置的依赖关系。如果没有空间自相关,地理事物或现象的分布将是随意的,空间分布规律就不能表现出来。

自相关有3种:正自相关性(最常见,指附近的观察值很可能是彼此相似的)、负相关(较少见,指附近的观察值很可能是彼此不同的)以及无相关(零自相关,指观察值的空间分布是随机的)。空间自相关分析一般分为以下3个步骤(Cliff等,1981年):①取样;②计算空间自相关系数或建立自相关函数;③自相关显著性检验。

空间自相关分析包括全局空间自相关分析和局部空间自相关分析两部分。全局空间自相关分析用来分析在整个研究范围内指定的属性是否具有自相关性,但并不能确切地指出聚集在哪些地方。局部空间自相关分析用来分析在特定的局部地点指定的属性是否具有自相关性。自相关分析的结果可用来解释和寻找存在的空间聚集性或"焦点"。空间自相关分析需要的空间数据类型是点或面数据,分析的对象具有点或面分布特征的特定属性。

空间自相关系数有数种,分别适合不同数据类型。例如,共邻边统计量(Join-count statistic)适用于类型变量(即各种类型图),而 Moran's I(Moran,1948年)和 Geary's C(Geary,1954年)等统计量主要适用于数值型变量。此外,Mantel 检验可用来研究多变量数据中的自相关系数(Fortin 等,1989 年)。目前表示空间自相关大小的常用统计量有3个,即 Moran's I,Geary's C 和 G 统计量(韦玉春等,2005年)。

(一) Moran's I 统计量

Moran's I 统计量(Moran,1948年)是应用最广的一个衡量空间自相关性的指标,可用来进行全局或局部空间自相关分析。全局 Moran's I 的计算思路与传统统计学中的简单相关系数相似,公式如下:

$$I = \frac{n \sum_{i=1}^{n} \sum_{j=1}^{n} w_{ij}(x_i - \bar{x})(x_j - \bar{x})}{\left(\sum_{i=1}^{n} \sum_{j=1}^{n} w_{ij}\right) \sum_{i=1}^{n} (x_i - \bar{x})^2}$$

式中:n 为协观察值的数目;x_i 为在位置 i 的观察值;x_j 为在位置 j 的观察值。$i \neq j$;$\bar{x}$ 为所有 n 个位置上观察值的均值,

$$\bar{x} = \frac{1}{n} \sum_{i=1}^{n} x_i$$

$\{\omega_{ij}\}$ 为对称的二项分布空间权重矩阵,ω_{ij} 衡量位置 i 和 j 之间彼此影响的大小,跟二者位置之间的距离有关,有多种确定方式。对区域数据而言,最简单的方式是如果区域 i 和 j 相邻,则 ω_{ij} 取值为1,否则为0;对点数据而言,可考虑的方式有:在以样本点 i 为中心、距离为 d 的范围内 ω_{ij} 取值为1,否则为0;或者将两位置之间的距离的倒数作为权重 ω_{ij}。

Moran's I 介于 $-1 \sim +1$,取值为正,表示 x_i 和 x_j 是同向变化,数据呈正相关,取值越接近 $+1$,表示观察变量的正空间相关性越强,地域聚集性越高;Moran's I 取值为负,表示 x_i 和 x_j 是变化方向不同,数据呈负相关,取值越接近 -1,则数据的负相关性越强;Moran's I 取值越接近于0,则数据越可能是随机分布的,不具有相关性。

由于抽样研究中抽样误差的存在,即使总体 Moran's I 的值为0,样本 Moran's I 的值也

可能不等于 0,因此需要进行总体 Moran's I 是否为 0 的假设检验,过程如下。

(1)做出假设。

零假设:Moran's I=0,即不存在空间自相关;

备择假设:总体 Moran's I≠0,即具有空间自相关性。

$$\alpha = 0.05$$

(2)计算零假设成立时总体 Moran's I 的期望值 $E(I)$ 和方差 $Var(I)$。

$$E(I) = \frac{-1}{n-1}$$

$$Var(I) = \frac{\{n[(n^2-3n+3)S_1 - nS_2 + 3S_0]\} - \{k[(n^2-n)S_1 - 2nS_2 + 6S_0^2]\}}{(n-1)(n-2)(n-3)S_0^2} - E(I)^2$$

其中,

$$S_0 = \sum_{i=1}^{n} \sum_{j=1}^{n} \overline{w_{ij}}$$

$$S_1 = \sum_{i=1}^{n} \sum_{j=1}^{n} (\overline{w_{ij}} + \overline{w_{ji}})^2 \frac{1}{2}$$

$$S_2 = \sum_{i=1}^{n} (\overline{w_{i.}} + \overline{w_{.i}})^2$$

式中:$\overline{\omega_i}$ 为空间相邻权重矩阵 i 行;$\overline{\omega_j}$ 为空间相邻权重矩阵 j 列。

$$k = \frac{\left[\sum_{i=1}^{n}(X_i - \overline{X})^4 \frac{1}{n}\right]}{\left[\sum_{i=1}^{n}(X_i - \overline{X})^2 \frac{1}{n}\right]^2}$$

(3)计算 Z 统计量值。

$$Z = \frac{|I - E(I)|}{Var(I)}$$

如果 Z≥1.96,则拒绝零假设,认为总体 Moran's I≠0,即具有空间自相关性;

如果 Z<1.96,则不拒绝零假设,认为总体 Moran's I=0,即不具有空间自相关性。

(二) Geary's C 统计量

Geary's C(Geary,1954 年)是另一个常用的、分析全局空间自相关性的指标,其定义为

$$Geary'sC = \frac{(n-1) \sum_{i=1}^{n} \sum_{i=1}^{n} w_{ij}(Z_i - Z_j)^2}{2(\sum_{i=1}^{n} \sum_{i=1}^{n} w_{ij}) \sum_{i=1}^{n}(Z_i - \overline{Z})^2}$$

式中:Z_i 和 Z_j 分别为 x_i 和 x_j 的标准化形式;$\overline{Z}$ 为 Z_i 的均数。

Geary's C 统计量取值介于 0~2,越接近 0,表示观察变量的正空间相关性越强,地域聚集性越高;越接近 2,负相关性越强;越接近于 1,数据越可能是随机分布的,即不具有空间自相关性。

与 Moran's I 统计量类似,可以计算 Geary's C 统计量的期望值和方差,从而进行总体 Geary's C 统计量是否为 1 的假设检验。

(三) G 统计量

G 统计量,又称 Getis,由 Ora 和 Getis 于 1992 年提出并进一步修改(Ord 等,1995 年),用

来分析局部空间自相关性。G 统计量的计算公式如下：

$$G_i(d) = \frac{\sum_{j=1}^{n} w_{ij}(d)\, x_j}{\sum_{i=1}^{n} X_j} j \neq i$$

$G_i(d)$ 测量在位置 i 上的数值与距离为 d 的范围内每个位置 j 上数值的相关程度。式中，为 $\overline{\omega}_{ij}(d)$ 为在 d 距离内的空间相邻权重矩阵。对区域数据而言，若 i 和 j 相邻，该 $\overline{\omega}_{ij}(d)$ 为 1，不相邻则为 0。

对抽样研究而言，所计算得到的是样本 G 统计量，要回答"总体是否在局部空间自相关性（聚集性）"这个问题，同样需要进行假设检验，与 Moran's I 的过程类似，先要计算 G 统计量的期望值 $\mathrm{E}[G_i(d)]$ 和方差 $\mathrm{Var}[G_i(d)]$，在此基础上计算 Z 统计量值，与界值比较，做出判断。

$$E[G_i(d)] = \sum_{j=1}^{n} w_{ij} E(x_j) \Big/ \sum_{j=1}^{n} X_j$$

$$= \left(\sum_{j=1}^{n} w_{ij}\right)\left(\frac{x_1}{n-1} + \cdots + \frac{x_i - 1}{n-1} + \frac{x_i + 1}{n-1} + \ldots + \frac{x_n}{n-1}\right)\Big/ \sum_{j=1}^{n} X_j$$

$$= W_i/(n-1)\ Var[G_i(d)]$$

$$= \frac{W_i(n-1-W_i)}{(n-1)^2(n-2)}\left(\frac{Y_{i2}}{Y_{i1}^2}\right)$$

式中：

$$W_i = \sum_{j=1}^{n} w_{ij}; \quad Y_{i1} = \sum_{j=1}^{n} X_j; \quad Y_{i2} = \sum_{j=1}^{n} x_j^2/(n-1) - Y_{i1}$$

$$Z = \frac{G_i(d) - E[G_i(d)]}{\sqrt{Var[G_i(d)]}}$$

空间自相关性的存在表明数据具有空间聚集性，上述统计量的大小表示聚集性强度，其缺点在于无法揭示空间分布格局及空间聚集范围。

（四）扫描统计量

扫描统计量（scan statistic）由 Naus 于 1965 年提出（Glaz 等，2001 年），最初用于识别一维点过程的聚集性，后来逐渐扩展至探讨事物在二维空间和三维时空上的聚集。在医学领域，扫描统计量常用于分析疾病与健康事件在时间、空间或时空分布上是否存在聚集倾向或趋势，可用于疾病暴发的早期发现和监测。与前面三种统计量不同的是，扫描统计量不仅可以判定是否有聚集性存在，还能对聚集位置进行定位。根据数据的时间、空间维度不同，可分为时间扫描统计量（temporal scan statistic）、空间扫描统计量（spatial scan statistic）和时空扫描统计量（space-time scan statistic 或 spatio-temporal scan statistic），在疾病监测和决策中的应用较为广泛。

1. 时间扫描统计量　时间扫描统计量可用于识别时间轴上的一个或几个聚群。设观察时间 T 内发生的总病例数为 N，已知每个病例发生的时间（点过程），定义长度为 W 的扫描窗口（scan window），从时间点 $t(0 \leqslant t \leqslant T-\omega)$ 开始扫描整个观察期 T，记录各窗口病例数的最大值 S_ω，即为扫描统计量。如果总病例数 N 为已知常数，无效假设为病例的发生属于均匀分布。如果 S_ω 大于一个扫描窗口时间长度内的病例数，则提示有时间聚集性的可能。一般情况下,总病例数 N 为未知的随机变量,对于常见疾病,无效假设为病例的发生服从二项分布;对于罕见疾病,无效假设病例的发生服从 Poisson 分布,计算扫描统计量大于等于某一特定值 S_ω 的确切概率,如果该概率大于等于所规定的 α 水准(如 0.05),则认为病例不是随机分布的,具有时间聚集性。当扫描窗所定长度 ω 相对于较小的 T 时,上述确切的概率计算十分复杂。Wallenstein 和 Neff 在 1987 年提出了近似法,陈滔等(1996 年,1997 年)在此基础上编制了扫描统计量的临界值表,如果所计算的扫描统计量值大于对应情况的临界值,则认为具有时间聚集性。

时间扫描统计量也可用于集合数据(aggregate data),如几年内每个月发生的病例数,即并不一定需要知道每个病例发生的具体时间。扫描窗口的长度也可以是变化的,此时扫描统计量不再是扫描窗内病例数的最大值,假设检验采用似然比检验的方法(Loader,1991年),直接求解的过程较为复杂,随着计算机技术而发展起来的蒙特卡罗模拟法可以简化求解过程,在扫描统计量的假设检验中发挥着越来越重要的作用。

2. 空间扫描统计量 空间扫描统计量是由一维时间向二维空间扩展,用于识别疾病的发生是否具有空间聚集性以及近似的聚集位置。数据形式可以是点数据(病例的坐标),也可以是区域数据(每一地区内的病例数)。假设病例的分布服从二项分布或 Poisson 分布。所设定的扫描窗一般为圆形,其大小可以固定,也可以变化。与一维的时间扫描统计量相比,二维的空间扫描统计量的计算更为复杂,其假设检验过程主要是构建似然函数、求解最大似然比,P 值的计算一般采用蒙特卡罗模拟法,详见有关参考文献(Kulldorff 等,1995 年;Kulldorff,1997 年)。

3. 时空扫描统计量 时空扫描统计量是空间扫描统计量由二维空间向三维时空的扩展,用于识别时空上的聚集性和近似的聚集位置及时间。数据类型可以是点数据也可以是区域数据,此时定义的扫描窗口为圆柱形(圆形底对应于地理空间,高对应于时间)。随着扫描窗口的移动,可以得到一系列的分别位于扫描窗内外的病例数以及在无效假设分布(二项分布或 Poisson 分布)下的期望病例数,由此构建似然函数。同样,采用蒙特卡罗模拟法计算 P 值并判断是否存在时空聚集性。通过时空扫描统计量可以对既往疾病或健康事件资料进行回顾性的研究(Kulldorff 等,1998 年),还可以前瞻性地定期监测疾病发生发展动向(Kulldorff,2001 年)。

扫描统计量已用于医学的各个领域,包括传染病、肿瘤、神经性疾病、自身免疫性疾病、糖尿病、寄生虫病、意外伤害等方面。SatScan 是采用 Scan 统计量对空间、时间或时空数据进行分析的软件,可以免费下载(http://www.satscan.org)。

二、空间插值分析

与传统流行病学一样,空间流行病学也常采用抽样研究。利用样本点值的空间分布规律可以对未抽样点值进行估计,估计值可以制作疾病地图(此为"净值"图),以供卫生决策参考。空间插值分析就是这样的一类方法,由于采用空间插值分析,通过有限的样本点数据可以对地图平面上的所有点位置的值进行估计,采用这些估计值所制作的疾病地图可以连成一个光滑的表面,所以空间插值分析又被认为是一种平滑(smoothing)技术。常用的插值方法有:①距离倒数插值;②样条插值;③最小曲线法插值;④等方位加权法插值;⑤多项式拟合插值;⑥克里格法插值。

（一）距离倒数插值

距离倒数插值（inverse distance weighted，IDW）的基本思想是两空间位置的属性的相似性或相关性与距离成反比，距离越远，影响越小。位于点(x_i, x_j)的值可通过其最近的m个样本观测值$Z_{obs}(x_i, x_j)$得线性方程求得：

$$Z(x_i, y_j) = \sum_{i=1}^{n} \overline{w}_{ij} Z_{obs}(x_i, y_j)$$

ω_{ij}为权重，与点(x_i, x_j)到其周围样本点(x_i, x_j)的距离d_{ij}成反比，即

$$\overline{w}_{ij} = \frac{1/d_{ij}^k}{\sum_{i=1}^{m} 1/d_{ij}^k}$$

$$\sum_{i=1}^{m} \overline{w}_{ij} = 1$$

$$d_{ij} = \sqrt{(x_i - x_j)^2 (y_i - y_j)^2}$$

k为大于或等于0的整数，反映距离对插值结果的影响强度，k取较大的值，则最近处的样本点值对插值结果的影响较大；k取较小的值，则远处的样本点值对插值结果也有一定的影响，通常$k=2$。

离点(x_i, x_j)太远的样本点对点(x_i, x_j)的估计值可能没有影响，或者影响甚微，对点(x_i, x_j)的值进行估计时利用这些样本点的数据没有意义或意义不大，因此估计时要根据实际问题选择合适的影响范围（半径），在此范围内的样本点值才纳入计算，此时计算不同的点估计值时所采用的样本点个数m可能不同；或者规定m的具体大小，只有最近的m个样本点才纳入计算。

（二）趋势面分析

趋势面分析是用来研究区域尺度上空间结构的趋势和逐渐变化的一种空间分析方法（Haining，1993年）。趋势面分析最早应用于地质学，是一种构造等值线图和三维曲面图的工具（Chorley等，1968年）。近年趋势面分析已被用于公共卫生及流行病学研究中。趋势面分析的基本思想是将数据的空间变化分解成3个部分：①区域趋势：遍及整个研究区域、有规律地缓慢变化，与数据的空间位置有关。②局部异常：反映局部较快的变化，为系统的信号部分。③随机误差：又称噪声，包含抽样误差和测量误差。趋势面分析的实质是进行数据拟合，因变量为空间位置上的观察值，自变量为空间位置（平面坐标 X/Y，或者经纬度），令局部变异和随机误差部分的期望为0，两者的协方差也为0，则可获得残差平方和为最小的估计值，此估计值反映了整个区域趋势。

趋势面分析最常用的方法是多项式回归模型，即多项式拟合插值。通常，所用数据的观测点在空间分布是等距离的。根据对某一变量的观察值和其取样位置的多项式回归结果来进行内插值，从而产生一维、二维或三维连续线段、平面或立体面。趋势面本身是一个多项式函数，而趋势面分析一般则从一次多项式开始，然后不断增加多项式的次数，如二次、三次和四次等。多项式的阶数越小，拟合的表面（曲面）越平缓，阶数越大，拟合的表而波动越大。虽然一般说来趋势面多项式的次数越高，其拟合程度也越高，但是随着多项式次数的提高，其能用性和预测性也就越低，计算也越来越复杂，所以趋势面分析通常只应用到四次或五次多项式。实际应用中，要根据实际值的变化情况选择合适的阶数，只要具有一定的拟合程度就可以了，通常采用的是二阶或三阶多项式函数：

$$Z=a_0+a_1X+a_2Y+a_3XY+a_4XY^2+a_5X^2Y$$

或

$$Z=a_0+a_1X+a_2X+a_3XY+a_4X^2+a_5Y^2+a_6X^3+a_7Y^3+a_8XY^2+a_9X^2Y$$

式中：X、Y 均为平面坐标；Z 为坐标位置(X,Y)上的属性值。

总的说来，受大尺度上的环境因子(如降雨量、土壤性质等)的控制，观察变量在大尺度上也由此产生某种趋势或规律性。但观察变量同时受局部区域各种因子的影响，在小尺度上某些缺乏规律性的分布格局也常是显而易见的。当这种因局部因素使观察变量在大尺度上的总体趋势变得模糊不清时，趋势面分析能帮助排除局部的"干扰"，有助于显示出大尺度上的变化趋向。

但趋势面分析存在一些概念上和技术上的问题(Burrough,1995 年)：①假如对拟合的趋势面没有任何物理或生态学解释的话，拟合这一趋势面本身并没有多大的意义；②回归模型假定残差(residual)呈正态分布，而且空间上独立，但普遍存在的空间自相关性使这一假设很难满足；③当实测点数少时，极大或极小值可能严重地歪曲趋势面的形状，趋势面对边缘效应极为敏感；④因为该分析采用的回归模型是在区域尺度上进行的，对于局部点上未测值的估计可能受到距之很远的实测值异常变化的影响，从而使趋势面空间插值不够精确。

(三)样条插值

在多项式插值分析中，低阶插值函数拟合程度差，高阶插值函数的计算量大，有剧烈振荡，数值稳定性差，分段线性插值在分段点上仅连续而不光滑(导数不连续)，而样条插值(spline)是使用一种叫做样条的特殊分段多项式进行插值的形式，可以同时解决上述问题，使插值函数既是低阶分段函数，又是光滑的函数。它以低阶多项式样条实现较小的插值误差，避免了使用高阶多项式可能带来的问题。所以一般认为，在插值问题中，样条函数优于多项式插值。与其他插值方法不同的是，样条插值的拟合表面通过已知点，这种方法能很好地模拟高程、水位高度或污染物浓度这样的渐变曲面。

根据样条函数的阶次不同，可分为线性样条插值、二次样条插值和三次样条插值等，与多项式插值一样，阶次越高得到的曲面越光滑。

(四)克里格插值法

克里格插值法的思想由 Krige 于 1951 年提出，其原理是空间距离相关和方向相关，在数学上被证明是空间分布数据局部最优线性无偏估计技术。所谓线性是指估计值是样本值的线性组合；无偏是指估计值的数学期望等于理论值，即估计的平均误差为 0，最优是指估计的误差均方最小。

1. 半方差的定义　克里格法通过计算半方差(semivariogram)，进而根据邻近样本值估计未测点(区域)值。半方差定义为

$$r(h)=\frac{1}{2N(h)}\sum_{i=1}^{N(h)}(Z_{obs}(x_i+h_x,y_i+h_y)-Z_{obs}(x_i,y_j))^2$$

式中：$r(h)$ 为距离 h 对应的半方差；$N(h)$ 的为距离为 h 的成对观测值的个数；$Z_{obs}(x_i,x_j)$ 为位置 (x_i,x_j) 处观测值。

两个行列位置标识分别为 (x_i,x_j) 和 (x_i,x_j) 的栅格之间的距离 h 为

$$h=\sqrt{(x_i-x_j)^2(y_i-y_j)^2}$$

计算半方差时距离 h 的采样间距 I 选择一般为平均抽样空间的 1/10，分别计算 h 为 I,$2I$,$3I$,……,kI 时的半方差，当实际距离为 $(kI-1/2I,kI+1/2I)$ 之间时，期距离为 kI。

2. 半方差函数模型　根据样本点求得 h 和 $r(h)$ 后,可进行半方差函数模型的拟合,常用的模型有线性模型、指数模型(exponential model)、球状模型(spherical model)、高斯模型、圆形模型等。

(1)线性模型

$$r(h) = \begin{cases} R_0 + R_1 h, & h > 0 \\ 0, & h = 0 \end{cases}$$

(2)常用的指数型半方差函数为

$$r(h) = \begin{cases} R_0 + R_1 [1 - \exp(-h/a)] h, & h > 0 \\ 0, & h = 0 \end{cases}$$

指数模型用于描述在 $h = 0$ 附近,$r(h)$ 呈近似线性变化、达到一定距离(一般是 0.5α 值)后趋于平缓的空间分布。

(3)球状模型

$$r(h) = \begin{cases} R_0 + R_1, & h > 0 \\ R_0 + R_1 [1.5h/a - 0.5(h/a)^2], & 0 < h \leqslant a \\ 0, & h = 0 \end{cases}$$

球状模型用于描述在 $h = 0$ 附近,$r(h)$ 也具有线性行为、而且是全程平稳上升,在 $h = \alpha$ 时达到基台值的空间分布。

(4)高斯模型

$$r(h) = \begin{cases} R_0 + R_1 [1 - \exp(-(h/a)^2)], & h > 0 \\ 0, & h = 0 \end{cases}$$

(5)圆形模型

$$r(h) = \begin{cases} R_0 + R_1 \left[1 - \dfrac{2}{\pi} \cos^{-1}(h/a) - \dfrac{2h}{\pi a} \sqrt{1 - (h/a)^2} \right], & h > 0 \\ 0, & h = 0 \end{cases}$$

式中:R_0 为块金效应部分(截距);$R_0 + R_1$ 为基台值;a 为95%基台值对应的 h 值,可作为相关距离的近似值。块金反映间隔距离小于采样间距 I 时的测量误差或(和)空间变异,块金与基台的比值 $R_0/(R_0 + R_1)$ 称为基底效应,反映空间变异特征,该值越大,说明空间变异更多的是随机效应,空间分布的规律不明显。$R_0/(R_0 + R_1)$ 反映空间相关性的强弱,该值越大,则空间相关性越强。另外还有一些可用于拟合方差函数的模型,如非指数模型(指数模型和高斯模型是其中的特例)、双曲线模型、Mearn 模型等。

3. 计算点估计值　设 Z_i 为 (x_i, x_j) 地点的数值(如对发病率资料而言,当资料服从Poisson 分布时,Z_i 为相对危险度 θ_i 的 lg 函数值;当资料服从二项分布时,Z_i 为发病率比的Logit 函数值),对点 (x_i, x_j) 地点的值进行克里格估计的一般形式为

$$Z(x_s, y_s) = \mu(x_s, y_s) + e(x_s, y_s)$$

式中:均数 $\mu(x_s, x_s)$ 反映空间趋势,为空间坐标的函数;$e(x_s, x_s)$ 为误差向量。

4. 估计的平均误差 M_e 和误差均方 MS_e　反映克里格法对空间数据的拟合效果,平均误差或误差均方越小,则拟合效果越好。两者的计算公式如下:

$$M_e = \frac{1}{N} \sum_{i=1}^{n} \left| Z_{obs}(x_i, y_i) - Z(x_i, y_i) \right|$$

$$MS_e = \sum_{i=1}^{N} \lambda_i r(h_i, 0) + \mu$$

5. 半方差模型的方向性　上面给出的模型是某个方向的样本半方差函数的理论形式,实际中也存在方向各异的半方差,因不同的情况(各向异性)。例如,大气扩散总是顺风向扩散速度快,垂直于风的方向扩散速度慢,因此顺风向相关范围大,对邻近点的影响也较大。这时顶风向和垂直于风的方向样本半方差图的形状一般相近,但基台和相关范围可能会不同,需拟合异向的半方差函数模型,然后可通过变换将不同方向的模型组合成统一的模型。但当样本点不充分时. 在不同方向拟合不同的半方差模型有困难。

6. 各种克里格插值方法　根据数据特点和研究目的,克里格法又分为多种:

(1)当数据满足正态分布和平稳性假设时,可采用普通克里格法(ordinary Kriging),其中用于点数据的称为点克里格法(point Kriging),用于区域数据的称为区域克里格法(block Kriging)。

(2)如果数据不满足平稳性假设,则采用泛克里格法(universal Kriging),先采用多项式拟合,然后采用普通克里格法对残差进行分析。

(3)如果分析多个变量的协同区域化问题,则采用协同克里格法(co-Kriging)。

(4)当数据满足对数正态分布时,可采用对数正态克里格法(lognormal Kriging),先对数据作对数变换,再进行普通克里格法分析。

(5)当原始数据不服从正态或对数正态分布时,可对数据进行转换,此时所采用的方法称为转换克里格法(disjunctive Kriging)。

(6)指标克里格法(indicator Kriging)。不需要了解每一点的具体值,而只需要了解其值是否超过某一阈值,此时才将原始数据转换成(0,1)值,再进行普通克里格法分析。

(7)贝叶斯-克里格法(Bayesian-Kriging)。上述几种克里格法假定空间趋势 $\mu(x_s, y_s)$ 为未知常数;误差向量 $e(x_s, y_s)$ 的协方差结构已知,不考虑其不确定性,且有出现负值的可能,这对空间流行病学中的某些数据(如发病率)是不合理的。贝叶斯-克里格法则是从贝叶斯统计角度出发,利用已知邻近点(或区域)数据对未知点(或区域),在估计时将空间趋势和误差向量的协方差视为随机变量。

空间插值分析在抽样研究中对未抽样空间点数据的估计和疾病制图中起着重要的作用,因而在空间流行病学研究中也占据着重要的地位。其中,克里格法应用最广泛,其计算实现也越来越便利。

三、空间回归模型

空间回归模型(spatial regression model)或称生态学回归(ecological regression)、空间模型(spatial model),是空间流行病学研究内容之一——地理相关性研究(生态学分析)的主要分析方法,从地理或生态学的角度研究疾病发病(或患病、死亡等)空间分布与解释变量(环境因素如空气、水、土壤等,社会经济学因素)间的关系,通常在区域或其他合并的空间水平上进行。

在传统统计中,分析结果变量和解释变量的关系时,常采用线性回归或 Logistic 回归等方法。这些方法均要求个体间彼此独立,而由于受共同环境的影响,在空间分布的个体间可能彼此相关。为了解决这个矛盾,在传统的回归分析中引入随机效应项,以解释可能存在的空间相关性的影响,即发展为空间模型。

设地区 i 的某疾病发病(或死亡、患病等)人数为 Y_i；$i=1,2\cdots\cdots,n$，根据疾病状态发生概率的大小，可以分为两种情况：

(1)当发病率(或死亡率、患病率)Y_i 服从 Poisson 分布，即

$$Y_i \sim Poi(E_i,\theta_i)$$

式中：E_i 为 i 地区的期望发病(或死亡、患病等)人数；θ_i 为 i 地区的发病(或死亡、患病等)相对危险度，也是未知参数，则可以用 θ_i 的 lg 函数形式来建模，即

$$\lg(\theta_i) = \alpha + \sum_k \beta_k X_{ik} + \mu_i + e_i$$

(2)当发病率(或死亡率、患病率)Y_i 服从二项分布，即

$$Y_i \sim Bin(n_i,\pi_i)$$

式中：n_i 为 i 地区的人口数；π_i 为 i 地区的发病(或死亡、患病等)率，也是未知参数，则可以用 π_i 的 Logit 函数形式来建模，即

$$Logit(\pi_i) = \alpha + \sum_k \beta_k X_{ik} + \mu_i + e_i$$

式中：α 为截距；X_{ik} 为自变量；β_k 为回归系数；$\beta_k X_{ik}$ 为非空间固定效应；μ_i 和 e_i 为空间随机效应。其中，μ_i 为空间非结构效应(spatial unstructured effect)，反映空间异质性(白噪声)，服从正态分布，即

$$\mu_i \sim N(0,\sigma_\mu^2)$$

e_i 为空间结构效应(spatial structured effect)，反映空间依赖性(如空间相关性)。

四、空间聚类分析

空间聚类分析作为聚类分析的一个研究方向，是指将空间数据集中的对象分成由相似对象组成的类。同类中的对象间具有较高的相似度，而不同类中的对象间差异较大。作为一种无监督的学习方法，空间聚类不需要任何先验知识。

空间聚类分析的主要方法有 5 大类：划分聚类算法、层次聚类算法、基于密度的方法、基于网格的方法和基于模型的聚类方法。

(一)划分聚类法

主要包括：K-means、K-medoids、PAM、CLARA、K-模、K-原型、EM 和 CLARANS 等。基本思想：给定一个包含 n 个对象或数据的集合，将数据集划分为 k 个子集，其中每个子集均代表一个聚类($k \leq n$)，划分方法首先创建一个初始划分，然后利用循环再定位技术，即通过移动不同划分中的对象来改变划分内容。

典型的算法说明：K-means 算法是首先从 n 个数据对象随机地选择 k 个对象，每个对象初始地代表了一个簇中心，对剩余的每个对象，根据其与各个簇中心的距离，将它赋给最近的簇，然后重新计算每个簇的平均值。这个过程不断重复，直到准则函数收敛(说明：一般都采用均方差作为标准测度函数)。

(二)层次聚类算法

层次聚类方法是通过将数据组织为若干组并形成一个相应的树来进行聚类的，层次聚类方法又可分为自顶向下的分裂算法和自底向上的凝聚算法两种。分裂聚类算法，首先将所有对象置于一个簇中，然后逐渐细分为越来越小的簇，直到每个对象自成一簇，或者达了某个终结条件，这里的终结条件可以是簇的数目，或者是进行合并的阈值。而凝聚聚类算法正好相反，首先将每个对象作为一个簇，然后将相互邻近的合并为一个大簇，直到所有的对

象都在一个簇中,或者某个终结条件被满足。

CURE(clustering using representatives)算法采取随机取样和划分相结合的方法:一个随机样本首先被划分,每个划分被局部聚类,最后把每个划分中产生的聚类结果用层次聚类的方法进行聚类。较好的解决了偏好球形和相似大小的问题,在处理孤立点时也更加健壮。

CHAMELEON(hierarchical clustering using dynamic modeling)算法的主要思想是首先使用图划分算法将数据对象聚类为大量相对较小的子类,其次使用凝聚的层次聚类算法反复地合并子类来找到真正的结果类。CHAMELEON 算法是在 CURE 等算法的基础上改进而来,能够有效的解决 CURE 等算法的问题。

(三) 基于密度的方法

其主要思想是:只要邻近区域的密度(对象或数据点的数目)超过某个阈值,就继续聚类,这样的方法可以过滤"噪声"数据,发现任意形状的类,从而克服基于距离的方法只能发现类圆形聚类的缺点。代表性算法有:DBSCAN 算法、OPTICS 算法、DENCLUE 算法等。

DBSCAN(density based spatial clustering of applications with noise)算法可以有效地发现具有任意形状的类,并正确地处理噪声数据。除此之外,该算法还具有实现简单、聚类效果较好等优点。该算法对于一个类中的每个对象,在其给定半径的领域中包含的对象不能少于某一给定的最小数目,即 DBSCAN 算法将聚类定义为基于密度可达性最大的密度相连对象的集合。另外不进行任何的预处理而直接对整个数据集进行聚类操作。

OPTICS 算法是一种基于类排序方法。该算法并不明确产生一个聚类,而是为自动交互的聚类分析计算出一个增强聚类顺序。这个顺序代表了数据的基于密度的聚类结构。

DENCLUE 算法是一个基于一组密度分布函数的聚类算法。该算法主要基于下面的想法:①每个数据点的影响可以用一个数学函数来形式化地模拟,它描述了一个数据点在领域内的影响,被称为影响函数;②数据空间的整体密度可以被模型化为所有数据点的影响函数的总和;③聚类可以通过确定密度吸引点来得到,这里的密度吸引点是全局密度函数的局部最大。

(四) 基于网格法

主要思想是将空间区域划分为若干个具有层次结构的矩形单元,不同层次的单元对应于不同的分辨率网格,把数据集中的所有数据都映射到不同的单元网格中,算法所有的处理都是以单个单元网格为对象,其处理速度要远比以元组为处理对象的效率要高的多。代表性算法有:STING 算法、CLIQUE 算法、WAVE-CLUSTER 算法等。

STING(statistical information grid)算法首先将空间区域划分为若干矩形单元,这些单元形成一个层次结构,每个高层单元被划分为多个低一层的单元。单元中预先计算并存储属性的统计信息,高层单元的统计信息可以通过底层单元计算获得。这种算法的优点是效率很高,而且层次结构有利于并行处理和增量更新;其缺点是聚类的边界全部是垂直或是水平的,与实际情况可能有比较大的差别,影响聚类的质量。

CLIQUE(clustering in quest)算法综合了基于密度和基于网格的聚类方法。其主要思想是将多维数据空间划分为多个矩形单元,通过计算每一个单元中数据点中全部数据点的比例的方法确定聚类。其优点是能够有效处理高维度的数据集,缺点是聚类的精度有可能会降低。

WaveCluster(clustering using wavelet transformation)算法是一种采用小波变换的聚类方法。其首先使用多维数据网格结构汇总区域空间数据,用多维向量空间表示多维空间中的数据对象,然后使用小波变换方法对特征空间进行处理,发现特征空间中的稠密区域。最终通过多次小波变换,获得多分辨率的聚类。

(五) 基于模型法

给每一个聚类假定一个模型,然后去寻找能够很好地满足这个模型的数据集。常用的模型主要有两种:一种是统计学的方法,代表性算法是 COBWEB 算法;另一种是神经网络的方法,代表性的算法是竞争学习算法。COBWEB 算法是一种增量概念聚类算法。这种算法不同于传统的聚类方法,它的聚类过程分为两步:首先进行聚类,然后给出特征描述。因此,分类质量不再是单个对象的函数,而且也加入了对聚类结果的特征性描述。竞争学习算法属于神经网络聚类。它采用若干个单元的层次结构,以一种"胜者全取"的方式对系统当前所处理的对象进行竞争。

空间聚类分析可以分为基于点和基于面两种方法。基于点的方法需要时间准确的地理位置,基于面的的方法是运用其区域内的平均值。到底用哪种方法,关键取决于数据,基于点的方法并不总是优于基于面的方法。

第四节 应用与展望

一、应用

(一) 空间流行病学在血吸虫病防治中的应用

血吸虫病是一种严重危害人体健康的全球性人畜共患寄生虫病和地方性疾病。已有研究表明,血吸虫病的分布与温度,如地表温度(landsurface temperature,LST),昼夜温差、植被如归一化植被指数(normalized difference vegetationindex,NDVI)、雨量等自然因素有关。由于对空间数据的获取、管理、分析以及共享便利等,在遥感(remote sensing,RS)和地理信息系统(geographic information systems,GIS)等支持下发展起来的空间流行病学技术在血吸虫病防治研究中越来越受到重视。

近年来的研究表明,遥感图像植被指数分析和地理信息系统相结合能够比较准确地对螺类孳生地进行预测和监控,从而及早对可能发生血吸虫病的高危区域采取相应预防控制措施,大大节省了以传统方式进行监测所需的大量人力、物力和财力。这对于以往因缺乏监测未采取疾病控制措施而实际上需要干预措施的地区来说意义尤为重大。国内日本血吸虫的终宿主种类达四十多种,几乎在所有哺乳类动物体内均能寄生。但对于中间宿主的相容性却非常严格,钉螺是其唯一中间宿主。日本血吸虫病的分布与钉螺的地理分布相一致,有严格的地方性,钉螺生态学的研究对于血吸虫病流行病学有十分重要的意义。因此,血吸虫病是与地理因素密切相关的疾病,血吸虫病流行与当地自然、社会环境密切相关。找出血吸虫病流行与自然、社会环境的内在联系是控制血吸虫病的关键。目前国内空间流行病学技术在血吸虫病防治研究中的应用主要集中在遥感(RS)、地理信息系统(GIS)及空间分析技术等 3 个方面。

1. 空间数据库的建立 空间数据库主要是指以地球表面空间位置为参照,用来确定有实体的自然、社会或人文经济景观等的地理位置、形状、方向等几何特征。我国已建立的血吸虫病空间数据库主要包含以下数据:人群感染率及感染度,家畜动物感染率及感染度,钉螺分布及其感染率度,以及与防治措施相关的数据,如查螺面积、灭螺面积、查病人数、治疗人数等。目前血吸虫病各流行省已经分别建立各省的血吸虫病空间数据库,以提升各省防治决策的科学性、及时性以及效率。

2. 遥感技术的应用　遥感技术在我国血吸虫病防治研究中,大多是使用中、低分辨率的遥感数据来提取降雨、温度和植被信息,使用的分类方法主要是监督或非监督分类和一些传统的统计分类方法。如最大似然分类法等。利用最大似然分类法提取出钉螺适宜性孳生地和非适宜性孳生地。同时结合土壤类型图来提高分类的精度。流行要素与血吸虫病的空间关系研究主要局限在一些单要素关系的建立,而且主要是根据钉螺的寄生环境来决定血吸虫病传播的空间风险度。卫星遥感技术在血吸虫病流行与钉螺分布监测中的应用主要为以下几个方面:①配合地面现场查螺,确定钉螺的可能孳生地;②结合当地历史遥感资料及钉螺的既往分布,预测血吸虫病潜在的疫区;③通过定量或定性监测影响钉螺孳生的环境因素的改变,预测钉螺的相应变化;④通过区分血吸虫病中间宿主钉螺的高密度区和低密度区,识别影响其分布的危险因素,从而指导血吸虫病的预防和控制。

3. 地理信息系统的应用　地理信息系统的空间数据管理及分析功能可为血吸虫病空间研究提供有效的工具,它不但可以考虑特定位置中影响血吸虫病分布的各种因素,如地理因素(地形、地貌)、土壤因素、景观种植格局、气象因素和人文社会因素(人口密度、经济状况等)等,及其这些因素与不同区域疾病分布和变化的关系,以探索疾病的影响因子;同时也可为疾病的决策及评价、卫生资源的配置等提供技术支持。目前,地理信息系统在血吸虫病研究中的应用可归纳为以下几个方面:①以空间结构数据库为基础,利用地理信息系统地图创建功能,根据血吸虫病流行或钉螺分布及其相应影响因素等属性数据制作专题地图,用于分析血吸虫病或钉螺的空间分布状况,确定血吸虫病的高发地区,为血吸虫病危险因素的探讨及防治措施的制订提供依据;②通过地理信息系统对多因素图层的空间分析,确定影响血吸虫病或钉螺分布的因素,用以预测血吸虫病流行程度或钉螺分布区域。

4. 空间统计技术的应用　统计分析是常规数据分析的主要手段,但由于传统统计学在分析空间数据时存在致命的缺陷,这种缺陷是由空间数据的本质特征和传统统计学方法的基本假设共同造成的。空间上分布的对象与事件在空间上的相互依赖性是普遍存在的。这使大部分空间数据样本间不独立,不满足传统统计分析的样本独立性前提,因而不适合进行经典统计分析。血吸虫病和钉螺分布的空间性,促进了空间统计分析技术在血吸虫病防治研究中的应用。目前,在血吸虫病防治研究中的应用主要集中在时空相关分析及时空预测模型的建立。

空间统计分析技术可以确定血吸虫病或钉螺的空间分布特征。空间分析功能能够有效检测血吸虫病或钉螺分布的聚集性或自相关等特征。通过建立血吸虫病地理信息系统数据库进行空间自相关性分析。结果显示不同代表年份中安徽及江西省血吸虫病患者总数及钉螺总面积均具有不同程度的空间自相关性。总体上钉螺分布的相关系数大于患者的相关系数,并且差异有统计学意义。时空预测模型建立空间模型,预测血吸虫病或钉螺的空间分布状况。根据血吸虫病或钉螺的空间分布特征,以地理信息系统为基础利用空间内插的原理和方法建立模型预测血吸虫病或钉螺的空间分布状况。为血吸虫病或钉螺监测资料的有效利用提供依据。

(二) 空间流行病学在疟疾监测预警中的应用

疟疾是经按蚊叮咬或输入带疟原虫者的血液而感染疟原虫所引起的虫媒传染病,是严重危害人类身体健康和生命安全、影响社会经济发展的重要寄生虫病之一。我国的疟疾疫情存在显著的地区性分布特征,主要的流行区域是地处热带、亚热带的海南省和云南省,以及黄淮流域的安徽省、河南省、江苏省和湖北省的部分地区。2010年卫生部发布了中国消除疟疾行动计划,与此同时,一些疟疾疫情高危地区(如云南省)的消除疟疾行动计划,为达到消除疟疾的目标,重点需要解决疟疾传播风险预测预警等技术难题。近年来GIS结合卫星遥感技术在疟疾预测及控制方面发挥了重要作用,构建基于GIS的疟疾监测预警系统,充分利用了地理环境数据及社会经济学数据,结合疟疾传播与流行的预测模型,可以使疟疾监测及控制决策工作从传统的现场转化为数据为主、计算机为辅的图形式可视化工作,为疾病控制部门提供大范围和高层次的信息和决策支持。

1. 疟疾疫情的空间分析　　在疟疾的预防与控制中,一个重要的任务就是探究疫情的空间分布规律,即某一区域疟疾的发生是随机分布还是具有一定的聚集性。空间自相关分析是经常采用的统计方法之一,全国各地都有发现疟疾的分布具有空间聚集性,如黄淮地区、江苏省以及云南省与海南省等地。疟疾疫情的空间分布具有明显的聚集性,为探究其原因,空间插值分析以及空间回归分析等被广泛应用于研究中。周水森等运用克里格插值法研究黄淮流域的疟疾疫情时,发现该地区的疟疾分布与距离有关,且出现双聚集中心。苏永强等利用空间局部内插分析建立海南省疟疾空间分布图,结果显示南部疟疾发病率显著高于北部;南部地区发病主要集中于五指山、鹦哥岭山脉为中心的地区,且东部沿海的发病率普遍高于西部沿海。温亮等研究疟疾发病率与地表温度和土地利用类型的相关性时,应用负二项回归分析发现与日间、夜间地表温度呈显著负相关;与其他土地利用类型构成比无明显相关性。借助于空间回归分析可发现诸多影响疟疾流行与传播的因素。曾小露等研究海南省土地覆盖类型和海拔高度等数据时,比较不同地理环境下的疟疾疫情差异,显示土地覆盖和利用类型方面具有明显的空间分布特征,其作用规律可作为预测自然因素作用下疟疾疫情的重要依据。大量研究证实疟疾疫情的传播与流行与多种因素相关,在了解到疟疾疫情具有空间聚集性及其影响因素后,便可进行预测以针对疫情高危区域采取相应的预防措施。

2. 疟疾疫情预测模型　　在掌握了疟疾疫情的空间分布情况后,进一步对其发生情况的预测是疟疾疫情防控及应急响应工作的前提。疟疾的预测模型可以利用地理信息系统从时间和空间两个维度进行预测。预测模型的参数主要包括气候、植被指数以及蚊媒种类数量等。构建环境因素与疟疾发生的模型是至关重要的,是实现疟疾疫情准确预测的有效途径。由于各地区病例的分布以及地理环境、社会经济因素的多样性,构建的数学模型也不尽相同,因此构建模型时通常是根据具体情况来解释疟疾的流行与传播规律,达到精准预测的效果。

目前应用于疟疾预测的模型种类繁多,主要分为两大类:一类是以疟疾数据为基础,运用时间序列进行分析预测;另一类结合疟疾的影响因素与疫情数据,可提高预测的精确度与准确度,如多元回归法及神经网络算法等。

绘制疟疾分布图要结合环境因素,如利用各个地区的温度、降雨量、湿度等气象数据建立的智能神经网络模型对未来疟疾发病率进行预测,其预测符合率均达到80%。更多的是利用自回归方法分析各种因素对疟疾发病率的影响,如张本光建立的气象因子与疟疾发病率之间的回归方程显示可依据雨日数和降雨量预测山东高疟区疟疾流行趋势。借助GIS工具绘制疟疾的空间分布图,可运用空间插值法预测人群中的疟疾患病率。还有其他预测模型如贝叶斯模型等。随着计算机运算能力的提高以及方法的进步,用来预测疟疾的模型越来越多样化,预测结果也越来越精确。根据不同时刻不同地区以及结合不同环境因素,显现出疟疾的空间分布及流行趋势,达到疫情的信息整体化,从而系统地掌握疟疾发病的动态。

3.疟疾疫情的监测与防控疫情监测　GIS还可对疟疾疫情的风险性进行评估并建立对应的监测系统,通过监测系统反映相关措施的调整。王伟明等建立江苏省疟疾地理信息系统数据库分析显示江苏省地区的输入性疟疾病例呈现上升的趋势。Google Earth应用于疟疾疫情管理,具有操作简便快捷,图文直观清晰等特点,可用来建立疟疾病例预警点地标库和图片管理系,能为卫生主管部门合理配置疟疾防治资源、消除疟疾决策提供技术参考。考虑到地理环境等因素,需要更精确的监测体系来跟踪和预测疟疾疫情的发展。为应对全球变暖,疟疾的监测体系也应包括气象及地理环境。受气候影响,疟疾的传播与流行周期延长造成中国中部地区疟疾传播强度增强,适宜疟疾的传播区域正逐渐向北迁移。所以监测体系的建立是极其重要的,相关的监测信息也需进一步完善,才能有效地控制并消除疟疾。

疟疾具有复杂的空间地理分布异质性,其中疫情的传播与自然环境和生活条件密切相关。现阶段,我国疟疾疫情主要集中在云南省、海南省等,且正处于消除阶段。GIS可以在一定程度上揭示疫情的发生与发展以及与疫情密切相关的各类地理环境因素,为疟疾疫情的预防与控制提供了极大的方便。GIS还可用于确定居民区与水体所在位置,制定防控措施。研究指出在具体有沟渠或水塘的水体区域距离小于60m的疟疾发病危险高达74%,提示水体区域附近蚊媒的密度较高,可建立防护地带以及建设住房在合理距离内进行有效的疫情防控。这些研究结果为政策的制定与实施提供了强有力的理论依据。

二、展望:新理念和新技术

现代科学技术和信息技术的发展为空间流行病学的应用和发展提供了坚实的基础。GPS、RS与GIS的相互渗透和融合,进一步促进了空间流行病学的应用。全球定位系统为地理信息系统的数据源,用于寻找目标,帮助地理信息系统定位及数据更新。遥感运用多种传感器(如摄影仪、扫描仪、雷达等)获取地表信息,通过数据的叠加处理,从而得到地物的真实反映。新近发展起来的统计学方法也可能减少了空间流行病学研究的偏倚。但空间流行病学技术也面临一些亟待解决的问题:①空间流行病学的发展涉及多学科的基础研究,需要各学科之间的大量协作才能开发出更加成熟便捷的应用软件。②空间流行病学对收集的资料质量和时限性要求较高,因此,数据质量控制和及时更新非常必要。③我国空间流行病学研究中的应用尚属起步阶段,空间模型及空间统计学方法较为单一。

因此,空间流行病学技术在我国疾病应用发展方向可分为以下几个方面:①数据采集,提高数据采集的质量和时效性。②高分辨率遥感数据的应用研究。包括高空间高分辨率的遥感数据,以实现流行区域等较小空间目标的监测。同时运用高光谱分辨率的遥感数据以实现农作物类型信息的提取。③多源数据融合以及多分类技术融合在流行要素监测中的应用。因为血吸虫病流行要素之间的空间分辨率和光谱分辨率的差异很大,而且不同要素对不同分类技术的适应性存在差异。因此,研究融合技术的应用是一个主要发展方向。④在地理统计及空间统计基础上建立多要素的空间分析。⑤复合信息模型的建立。希望从得到的空间信息反演地学过程的各种影响因子,例如遥感影像的像元值经常是地表混合物体以及地物多种物理化学几何属性综合作用的结果,疾病自然和人文因子的双重作用,生态环境的空间动态变化受温度、降水、人类活动空间格局变化的多重影响,准确分解之将有助于对疾病空间动态进行预报。空间流行病学技术作为一种新的研究方法和手段,以其强大的空间数据管理及分析能力,为流行病学研究及疾病的控制决策提供了新的方法。同时,随着计算机硬件和软件技术的飞速发展,空间流行病学在疾病研究领域一定会有更加广阔的应用前景。

（周晓农 编,贾忠伟 审）

参 考 文 献

[1] Elliot P,Wakefield JC,Best NG,et al.Spatial epidemiology:methods and applications[M].New York:Oxford University Press,2000.

[2] 周晓农.空间流行病学[M].北京:科学出版社,2009.

[3] 周晓农,胡晓抒,杨国静,等.中国卫生地理信息系统基础数据库的构建[J].中华流行病学杂志,2003,24(4):253-256.

[4] 周晓农,胡晓抒,孙宁生,等.地理信息系统应用于血吸虫病的监测-Ⅱ.流行程度的预测[J].中国血吸虫病防治杂志,1999,11(2):66-70.

[5] 方立群,李承毅,杨华,等.应用地理信息系统研究我国肾综合征出血热疫区类型与主要宿主动物构成的关系[J].中华流行病学杂志,2004,25(11):15-19.

[6] Yang GJ,Vounatsou P,Zhou XN,et al.A review of geographic information system and remote sensing with applications to the epidemiology and control of schistosomiasis in China[J].Acta Tropica,2005,96(2):117-129.

[7] 孙宁生,胡晓抒,周晓农.地理信息系统与卫生管理[J].江苏卫生事业管理 1999,10(2):59-62.

[8] 杨坤,王显红,吴晓华,等.空间流行病学技术在血吸虫病防治研究中应用[J].中国公共卫生,2007,23(8):1017-1019.

[9] 周水森,黄芳,汤林华,等.运用 Kriging 法对我国黄淮流域疟疾空间分布特征的研究[J].中国病原生物学杂志,2007,2(3):204-206.

[10] 苏永强,张治英,徐德忠,等.运用空间局部内插研究海南省疟疾空间分布特征[J].中华流行病学杂志,2003,24(4):269-271.

[11] 王劲峰,孟斌,郑晓瑛等.2005.北京市 2003 年 SARS 疫情的多维分布及其影响因素分析.中华流行病学杂志,26:164-168.

[12] Lawson A B. 2001. Statistical Methods in Spatial Epidemiology. New York:John Wiley Sons.

[13] Cliff A D,Ord J k,1981,Spatial Process :Models and Applications. London:Pion.

[14] Moran P A P,1948.The Interpretation of statistical maps. J R Stat Soc Ser B,10:243-251.

[15] Geary G J. 1954. The contiguity ratio and statistical mapping. The Incorporated Statistician,5:115-145.

[16] Fortin M J,Drapeau P,Legendre P. Spatial autocorrelation and sampling design in plant ecology[M]//Progress in theoretical vegetation science. Springer,Dordrecht,1990:209-222.

[17] 韦玉春,陈锁忠. 2005. 地理建模原理与方法. 北京:科学出版社.

[18] Glaz J ,Naus J I,Wallenstein S. 2001.Scan Statistics. Berlin:Springer.

[19] 陈滔,吴艳乔. 1996.扫描统计量在疾病时间聚集性分析中的应用. 中国卫生统计,13:7-9.

[20] 陈滔,吴艳乔.1997. 扫描统计量在稀有疾病监测中的应用. 中国公共卫生,13:301-302.

[21] Kulldorff M,Nagarwalla N. Spatial disease clusters:detection and inference[J]. Statistics in medicine,1995,14(8):799-810.

第四十五章

生态流行病学

提要：本章重点介绍了生态流行病学产生的必然性、基本概念、特点、研究方法及其应用。生态流行病学立足于系统生态学，强调生态因素的多层次等级排列和相互作用的病因分析思路，从整体系统论角度确定生物和社会因素的时空动态变化对人群健康的影响，旨在提供科学有效的公共卫生实践。

第一节 概　　述

在人类与疾病的斗争中，无论是应对传染性疾病还是慢性非传染性疾病，流行病学均做出了突出的贡献。迈入 21 世纪，伴随人口老龄化、经济全球化和科技信息化，流行病学工作者面临着诸多新的挑战，传染病流行的控制之路依然任重道远，而慢性非传染性疾病已然居于威胁人群健康的首位；并且，WHO 预测 2020 年中国精神疾病将跃居疾病总负担的 1/4。众多健康问题要求我们重新思考，寻求更科学的流行病学研究范式来应对健康风险已是迫在眉睫。当然，严峻的疾病防控形势下同样也充满了发展的新机遇，生态流行病学（eco-epidemiology）正是在这一情形下应运而生。

生态流行病学是伴随现代流行病学发展而来的一个新兴领域，是服务于新型公共卫生的科学范式。通过在传统流行病学中吸纳系统论的基本思想，主张采用整合式方法开展疾病调查及实施防控措施；即基于多层次的因果联系、生命历程轨迹，以及纳入多种多样的病因和疾病类型等，以生态学范围为基础，利用分子生物学、计算机信息科学等技术交叉融合，强调用整体的系统的眼光去研究疾病发生发展的生态学过程。正是基于多层次的组织系统，并综合考虑社会环境和个人背景下的病因研究方式，生态流行病学促成在不同学科间的统一框架，强化流行病学与公共卫生相结合的纽带作用。生态流行病学代表了流行病学发展的一个新方向，对于流行病学在疾病防控中的应用具有重要的实践指导意义，意味着科学有效公共卫生实践有了重大转变。

一、生态流行病学的产生

（一）现代流行病学发展的 3 个时代

1850 年全球首个流行病学学会"英国伦敦流行病学学会"成立，标志着流行病学学科的形成。正是由于流行病学注重严谨的科学设计、完善的质量控制、谨慎的统计分析，以及科学的逻辑推理,因而不仅成为预防医学的骨干学科,更是逐渐成为现代科学研究的基础方法学。1996 年 Susser 等著文将 1850 年后的流行病学发展历程划分为 3 个主要时代,并对每个时代所特有的研究范式、分析方法、预防措施及其与人口统计学的关系进行了论述,见表 45-1。

表 45-1　现代流行病学发展的 3 个时代

时代	研究范式	分析方法	预防措施	与人口统计学的关系
卫生统计时代(19 世纪上半叶)	瘴气理论:病因来自污染的土壤、空气和水	分析比较群体的发病率和死亡率	排水、排污等,改善环境卫生	两者开始出现分歧
传染病流行病学时代(19 世纪末至 20 世纪上半叶)	微生物理论:单一动因与特定疾病有关	对采自病变部位标本的实验室检测(分离培养、传播实验研究)和病变的再现研究	阻断传播(接种疫苗、通过检疫和发热医院实现隔离),应用抗生素	已然成为单独的学科
慢性非传染性疾病流行病学时代(20 世纪后半叶)	黑箱理论:与结局相关的暴露,没有必要干预发病机制	在人群的个体层面分析因暴露造成结局(疾病)的风险比	调整生活方式,控制健康危险因素(如合理膳食、适量运动等),或环境危害因素(环境污染、被动吸烟等)	两者进一步分离

1. 瘴气时代(19 世纪上半叶)　欧洲工业革命起源于英国,不但大大提高了生产力,并且加快了城市化进程,但由此也引发工业污染、居住拥挤等带来的健康损害。瘴气学说正是当时最盛行的理论,其认为疾病是由被污染的环境,尤其是潮湿且肮脏的空气引起,力推疾病为人体外部因素所致的病因学说。当时的卫生统计数据清晰地记录了来自英格兰、法国、德国、斯堪的纳维亚和美国等地区贫民窟人群的疾病和死亡现状,以及这些贫民窟的环境,认为环境中被污染的土壤、水和空气中的瘴气及其浓度,与该地区人群的发病率和死亡率密切相关。因而这些健康问题可以通过排水、排污、清洁、通风等改善环境卫生的方法加以解决,以此有效预防和控制疾病。所以 19 世纪中叶现代流行病学和公共卫生得到了迅速发展,1848 年出台的《公众健康法案》正是标志瘴气时代的里程碑事件,这部法案首次从现代意义上对保障公民健康进行了立法。

2. 传染病流行病学时代(19 世纪末至 20 世纪上半叶)　传染病一直是人类健康的头号杀手。瘴气学说认为疾病与被污染的环境有关,但环境究竟被什么污染? 如何污染? 不得而知。直到 19 世纪下半叶随着细菌等病原微生物被发现、医学微生物学的诞生,为传染病应对开启了新的篇章。此时,来自瘴气学说的流行病学群体、环境暴露以及疾病的社会动力学的重要性随之逐渐降低,微生物学理论引领下的特异病因学说逐渐取代瘴气学说而占据主导地位,人类对传染病的病因有了新的认识。流行病学家运用科赫原则,能够将单一病原体与特定疾病关联起来。随着越来越多的病原微生物被发现,结合免疫学以及抗生素和疫苗等的研究成果,促使特异病因学说不断得到验证。该时期的健康问题可以通过隔离患者、阻断传播和研制疫苗等方法加以解决,而基于实验室的诊断和治疗的精确性,使得人类将病因认识的重点转向人体内部的微观机制研究。

3. 慢性非传染性疾病流行病学时代（20世纪后半叶）　20世纪中叶，随着传染性疾病的病因和应对措施的不断完善，其引发的疾病负担逐渐降低，疾病谱正在悄然改变。此时，相比传染病，欧美国家中慢性非传染性疾病（chronic non-communicable diseases，NCDs）对人群健康的威胁日益凸显；同时人们发现 NCDs 危害的上升并非仅仅源于人口老龄化，尤其是中年男性人群中消化性溃疡、冠状动脉性心脏病、肺癌等的流行率迅速上升，针对这些 NCDs 的病因和预防策略，特异病因学说中找寻传染因子的思路显得无所适从。正是基于对这些疾病的病因研究，开启了黑箱（black box）时代，多病因理论-风险因素范式占据这个时代的主导地位。如对于消化性溃疡的病因研究中，推测工业时代的社会压力大和生活节奏快为诱因；在这种黑箱范式下，通过改革公共卫生干预措施，将暴露与疾病关联的研究结果用于减少个体疾病风险，有助于实现健康干预效果，如通过调整人们的生活方式来控制健康危险因素（如合理膳食、适量运动等），一些 NCDs 得以有效控制。

（二）生态流行病学的产生背景

虽然流行病学在疾病防控中成就卓著，但当前也面临严峻挑战，一是新发传染病不断出现，某些地区已有传染病控制不力；二是突发公共卫生事件对社会公众健康的严重威胁；三是某些慢性非传染性疾病的发病率依然逐年增高，加速疾病负担的增加；四是随着人们寿命的延长，对健康的需求也在不断提升。面对这些挑战，必须深刻反思传统流行病学的局限性，积极吸纳新理论、新方法，推动流行病学的不断前行。

1. 传统流行病学的局限性　流行病学作为一门学科，区别于其他学科最显著的特征是"人群"的观点，着眼于人群中的健康问题，从分布入手，用"观察"的手段，采用各种测量方法对疾病和健康现象进行科学分析与合理解释，进而提出应对措施。就"人群"和"观察"而言，传统流行病学存在有待拓展的空间。

（1）人群的观点：人类区别于其他高等动物的根本点在于人群组成了社会，也由此赋予了群体健康必然涉及的人群生态学问题。但一直以来流行病学对人群生态学层面的关注不够，并未使生态学的理论和方法在流行病学疾病防控中得到很好地应用。其实早在20世纪已有学者将种群的思想引入流行病学，通过基于群体水平的观察，分析人群中的健康问题，发展出流行病学的生态学研究方法，在病因学研究和疾病预测中发挥重要作用。但是，用于探究人群生态因素与疾病关联的实证研究远远不足，局限了流行病学的发展空间。

（2）观察的手段：基于群体观点的流行病学研究，起点是观察和描述疾病和健康状态的分布，所以采用恰当的测量指标至关重要。流行病学的测量指标主要是"率""率比"等，如发病率、患病率、死亡率、病死率、伤残率以及比值比、相对危险度等。但这些指标在应对当前疾病防控新问题时显现出局限性，一是疾病分布的描述固然需要静态指标，但联合时间尺度和区域尺度去描述时空动态发展与流行过程更能真实展示疾病的分布；二是描述健康新问题不但需要精细的分子标志，更需要从宏观的社会生态角度进行多组织层次的系统分析。尤其随着当前新测量技术如计算机信息技术的飞速发展，如何吸纳相关学科的精华、修正自身的不足成为流行病学发展的必由之路。

2. 全球化健康模式冲击下的新困境　21世纪人类面临诸多健康新问题，随着全球化健康模式的转变，当前慢性病流行病学时代风险因素范式显得力不从心。该范式的局限性在于忽视了疾病发生的社会环境，认为疾病风险主要存在于个体层面，与个人行为有关，未能综合构建宏观层面的自然社会环境因素及微观层面的影响因素，导致公共卫生实践的不确定性。此外，黑箱范式下危险因素-疾病的关联越来越呈现出微效应，且易受到来自混杂和偏倚的影响。

关于健康模式的冲击,首推人类免疫缺陷病毒(HIV)感染的应对。艾滋病的致病因子众所周知,关键的危险因素也是明确的,因此理论上讲预防具有可行性。然而,当前艾滋病的流行病学特征反映出,无论是在发展中国家还是发达国家,疾病防控效果都是差强人意。正如黑箱范式所暗示的,基于危险因素-疾病关联的单个层面分析(如艾滋病行为危险因素的干预),即使是利用群体数据,我们并不能判断出在哪个层面的疾病干预可能成功;已有的疫苗研究前景似乎还不能使人群中的个体获得有效保护,传染病控制功效尚未有效呈现。反思艾滋病控制,可能源于缺乏对疾病传播的深入解读,缺乏对社会生态环境下疾病进展规律的理解。虽然知道哪些个体行为需要改变,但并不明确具体的社会层面的实施措施。社会层面的干预有其自身生态学规律,这种源于社会因素驱动下的健康问题干预是黑箱范式所不能科学指导的。因此,基于对人群中个人干预的黑箱范式在艾滋病防控中显得收效甚微。

纵观现代流行病学的演化进程,流行病学多病因理论-风险因素的黑箱范式对于指导疾病防控发挥了重要作用,但当前其可服务性越来越少。面对挑战,流行病学工作者必须去思考新形势下应对健康问题的新思路,思考如何从多学科角度充实和优化流行病学的原理和方法成为流行病学发展的关键。

3. 新的学科理论、方法和技术的融入 20世纪后半叶,新技术风起云涌,尤其是分子流行病学和健康决定因素模型的社会流行病学的实力日渐增强。一方面,当前分子生物学理论和技术突飞猛进,随着微观层面的基因水平和蛋白水平研究的不断深入,流行病学被赋予了新的特征,通过在流行病学研究中采用生物标志作为客观测量指标,能够突破传统黑箱范式病因研究中仅仅判断暴露因素与疾病的发生是否相关、而不能细化暴露到疾病的具体发展过程的缺憾。另一方面,从宏观社会层面的全球科技信息网络已经开启了针对疾病控制的新方向。健康状况的网络数据的信息可及性和时间连续性,大大提高了数据的利用效能,同时体现了流行病学的社会特性,能够从复杂的社会、经济、文化和生态环境角度,全面认识疾病和健康的特征及其发展规律。

事实上,在流行病学的历史进程中,几乎都伴随着社会科学、自然科学的各主要学科的发展而不断完善,这些学科的发展也推动着流行病学的优化,不断为流行病学提供新的、实用且有效的研究思路和工具。如分子生物学技术的引入产生了分子流行病学;吸纳数学理论产生了理论流行病学(或数学模型流行病学);空间分析技术的兴起发展出了空间流行病学;大数据时代和系列组学技术(基因组学、转录组学、蛋白质组学和代谢组学)的发展迎来了系统流行病学。而"黑箱范式"下的流行病学,与公共卫生的联系却日渐减弱。众所周知,新兴健康模式和新技术的融入往往伴随着优势范式的兴起。分子流行病学关注疾病的生物学机制,社会流行病学关注疾病的社会决定因素;而生态流行病学正是综合了分子和社会等多水平、多层面去解释和应对疾病,用发展的眼光为健康新问题寻找新的出路。

二、生态流行病学的概念

生态流行病学以具有多组织层次的特色及具有弥合"微观"流行病学和"宏观"流行病学的潜力,成为当前流行病学学科发展的必然。其实,生态流行病学的产生源远流长,但科学、系统地概括和总结生态流行病学则是最近20年。

（一）生态流行病学概念的提出

早在1957年首次出版的《流行病学应用》一书中，Morris就提出相关概念，他认为种群具有独特属性，其代表的不仅仅是个体属性的简单合并；在动态的生态系统中个体的小变化可能会引发对健康的大影响；那么在多层次因果关系的背景下，干预可能产生意想不到的效果。正是在此基础上，1996年美国流行病学家Susser等首次提出生态流行病学的概念，明确表达了"生态"的观点，正式将"多组织层次"引入流行病学。他强调，尽管人群由个人组成，但个体层面的健康决定因素不同于人群层面的。Susser教授认为健康问题是地球生态系统与机体相互作用的动态变化过程和结局，提倡从动力学角度去解释健康问题源于受到多组织层面（如细胞层面、个体层面、社区层面和人群层面）各因素的影响，而"生态"正是包含了所有生物之间的相互关系。为此，Susser从学科角度形象地提出了生态流行病学的"中国盒子范式"（Chinese box paradigm）理念，对应于当时依然盛行的流行病学"黑箱范式"，"中国盒子"旨在体现内部关系和局部结构之间所呈现出的多组织层次的等级关系。

1998年Swinton等将生态流行病学定义为流行病学的分支学科，他认为疾病的发生发展是不同种群（寄主与寄生物）之间相互生态作用的结果，强调了感染性疾病的发生是一个生态学发展过程。

（二）生态流行病学概念的发展

进入21世纪，生态流行病学概念有了新的发展。2005年美国Smith教授等综合已有针对传染病的发生发展和传播的研究，提出了3个相互重叠的概念性框架：一是以个体患者为基础的框架模式，主要基于Pasteur、Koch和Ehrlich等对疾病的认识。大部分临床医疗单位都是以该框架为基础来提供个体服务的模式；在这个框架中，疾病的发生源于特定病原体感染了个体。研究目标是研制出能治愈单个患者的药物，或是针对特定病原体的疫苗。这一理念在人类与疾病的斗争史中，成功消除或控制了许多严重疾病。二是源于流行病学的人群模式，流行病学工作者着眼于宿主和病原体相互作用系统中的人群水平的感染模式，以揭示出与疾病发生有统计学关联的环境、行为、遗传等因素，这些因素主要是基于对优势比和相对危险度的统计；这两个统计量的获取必须有假设的致病因素，并预知疾病结果。对于危险因素分析的结果有助于通过大众教育，改变人们的危害健康的生活行为方式，进而降低疾病风险。三是基于生态学理论的生态学模式，20世纪80年代早期生态学家就认识到传染性疾病的进展并不是一个单纯的统计学过程，因为疾病的发生遵循宿主与病原体之间相互作用的生态进化动力学原理，通过引入基于数学模型的生态进化方法学，可以捕获疾病在空间和时间层面发生的基本生物学过程（如基因突变、基因漂移和迁移、接触率和传播率等）。模型模拟后可以预测在指定人群中传染病发生的时间和空间进程。同时，鉴于该系统是以基本的生物动力学为基础，不但可以预测疾病，还可以深入了解疾病的发病机制。生态学理论框架给传染病流行病学研究带来了新的生机。Smith博士强调在生态流行病学中，这3个模式的方法可以相互补充共同构成整体框架。

2008年Sarah Boslaugh编撰的《流行病学百科全书》将生态流行病学称为"多层次流行病学"，把微观、宏观和个体这3个组织层次等同视作公共卫生流行病学的范畴。换句话说，生态流行病学明确提出疾病发生归因于分子的、生活方式的、社会层面的相互关联和补充，而不是相互排斥，这一观点促进了疾病因果关系研究和公共卫生事业的发展。尤为特别的是，生态流行病学的研究范式不仅可用于对流行病学研究结果的解释，而且在多种流行病学研究设计中可以直接测量代表任一层面的疾病进展状况。

（三）生态流行病学的概念和意义

生态流行病学是指在流行病学领域中,引入系统论的基本思想,结合生态学的群体观点、生态位的等级观点,利用分子生物学技术、计算机信息技术和空间统计分析技术,旨在系统关注从不同的组织层次理解疾病的发生和发展规律,进而实现疾病的有效防控。

在生态流行病学的理论框架下,疾病是生态系统中不同生态因素之间相互博弈的动力学产物。在博弈过程中,"病因"并非是指某一个独立因素,而是一个连续的、无限的生态因素的集合。人处于"中国盒子"的中心位置,周围的各种生态因素具有不同的致病势能,所以在疾病的变化过程中,多种生态因素依据各自的致病势能形成等级排列、层层环绕的态势,这些因素可以小至分子水平的基因,也可以大至社会层面的生态环境,共同构成"中国盒子"的多层结构。每个因素都在疾病的发展进程中发挥各自的独特作用,所以我们需要同时关注社会和分子层面的因果关系水平及其相互关联性。在"中国盒子"的多层次结构中,往往位于远位的因素致病势能小,致病效应慢;而位于近位的因素致病势能大,致病效应快。正是这些因素的不同排列组合,导致疾病呈现出差异性分布和流行状态。

流行病学正在从识别疾病危险因素的模式转向系统分析群体水平上疾病发生发展的模式,即研究基因和环境因素的相互作用、生命历程中健康和疾病的轨迹,综合多层次因果关系,构建更广泛、更统一的健康框架。生态流行病学关注个体之间的相互依赖性以及他们与生物、物理、社会和历史背景的联系,包含了基于宏观层次(即社会)和微观层次(即分子)对个体层面变化的贡献和影响。在这一新兴范式的转变下,针对公共卫生问题,研究不同层次的多重关系,将有助于识别生物学变化和社会变化对人群健康的冲击,有效指导公共卫生实践。

第二节　生态流行病学的特点和研究方法

一、生态流行病学的特点

（一）区别于生态学研究,成为流行病学的新范式

流行病学的生态学研究是以群体为观察和分析单位,对相关指标和疾病进行关联分析的描述性研究;而生态流行病学则是采用新的学科范式研究流行病学问题,构建其范式有4个基本前提:①疾病病因存在于各级组织层次;②不同组织层次上疾病病因具有差异性;③不同组织层次之间的相互关联的方式会影响疾病在每个层次上的病因;④任何时候疾病和健康状态的模式都是动态发展的结果,即病因表现为历史偶然性。

与群体特性的概念一致,每个组织层面具有鲜明的特征。如人群中传染病的患病率和收入不平等的程度分别是传染病流行病学和社会流行病学领域特有的群体属性的两个典型例子,只能从人群水平研究,利用个体水平的特征来控制其他影响(因素)的效应。如果这些人群水平的变量不包括在模型中,那么就不能有效评估传染性疾病或健康社会决定因素的环境效应。

生态流行病学强调疾病的生态学动态发展过程,关注生命过程中健康和疾病发展轨迹研究,期间充分考虑社会因素的影响广泛性和细致性。因此,生态流行病学将立足于调查生物因素和社会因素在健康到疾病动态发展通路中的作用,依托分子、信息、空间统计等现代技术的有机整合,从整体论角度确定生物和社会因素的动态变化对人群健康的影响。

(二) 引入生态学原理,架构整体式思维模式

生态流行病学吸收了系统论的基本思想,以生态学范式为基础,认为疾病是一个完整的生态学过程,致病因素是一系列无限连续的生态因素的集合,并呈现出等级排列、"中国盒子"式的巢式结构。疾病正是人类生存环境中的各种生态因素之间相互作用、相互博弈的结果。区别于简化论的思维模式,生态流行病学表现为整体性思维模式,且这种整体研究并非简单的宏观研究,其本质区别在于整体研究包涵了系统论的理念,而宏观研究只是一个尺度概念。

生态流行病学的核心是立足系统的生态学视角,强调生态因素的多层次等级排列和相互作用的病因分析思路,借助生态学、分子和计算机信息技术,从不同的空间尺度、时间尺度和组织尺度(包括基因、细胞、组织、器官、个体、种群和群落等不同组织水平),对疾病发生发展的动力学变化过程进行整体描述和分析,在描述动态的病因网络的基础上,提供动态的防控措施。

(三) 区别于传统流行病学的"自上而下"研究模式

从健康到疾病的发展过程中,疾病是结局。传统流行病学是以最终结局(即疾病,"下")为着眼点,借助各种理论和方法,旨在寻找疾病发生的根源(即病因,"上"),这是一种"自下而上"(bottom-up)的研究模式。而生态流行病学则关注从健康开始到疾病发生的整个生态学过程,即研究人类生态系统中各种生态元素之间相互作用的动态过程,分析生态元素间的博弈对疾病发生、发展和结局的影响,这是区别于传统流行病学的一种"自上而下"(top-down)的模式。在疾病应对中,生态流行病学认为病因是众多致病因素呈等级排列的网络生态系统,强调通过控制位于远位的致病因素来达到在更大范围或更长时期内防控疾病的目的。如通过合理的景观规划与管理,降低人与病原体的接触率;通过控制抗生素滥用来降低生物胁迫,最终实现减少新发疾病等的目的。

二、生态流行病学的研究方法

从研究理念上来看,生态流行病学吸收了生态学的基本思想,认为疾病是人类生存环境中各种因素之间相互博弈的完整的生态学过程,而危险因素实际上是某种群体的异质性。因此,通过统计分析优势比可用于确定在基本模式中可能的危险因素,即确定生态学模型中反映生物学过程的相关参数。例如,抗生素滥用的生物胁迫效应会促使微生物变异、耐药及宿主转移,可能造成新发传染病的暴发;因此建构人群遗传动态模型可用于解释和预测抗生素耐药的发展,并指导治疗。此外,生态流行病学强调从整体的、相互作用的角度去研究和应对疾病,立足于从不同的尺度上探讨人类从健康进展到疾病的动力学过程。所以,生态流行病学研究方法着眼于利用数学建模技术、计算机信息技术、生态学技术和空间统计技术等,通过整合各种时空生态信息,强调从不同组织层面上理解疾病的发生、发展规律,以寻求科学有效的防控措施。

(一) 将数学建模技术引入生态流行病学

传染病对人类健康的危害由来已久,因此,有效控制传染病传播、遏制其暴发流行一直是决策者和众多研究者关注的热点。而建立传染病传播动力学模型,掌握疾病传播机制、预测流行趋势,将为有效防控决策的制定提供理论依据。这里主要介绍常用的仓室模型。

1. 仓室模型　1927 年以 Kermack 和 Mckendrick 为代表首先提出仓室模型(compartmental model),即经典的 SIR 模型,通过构建微分方程来描述疾病的流行过程。模型的基本假设:仓

室内人群均匀混合,数量足够大,接触是瞬时的,传染病流行过程中的感染率和恢复率是常数。SIR 模型适用于疾病恢复后可以获得终生免疫的传染性疾病。

2. 仓室模型的扩展　SIR 模型固然简捷,但未考虑仓室设置、人口动力学和异质性等对模型稳定性的影响。故此,在 SIR 模型基础上有了仓室模型的扩展。

一是在仓室设置方面的扩展。如针对治愈后不能获得免疫力的疾病,可采用 SIS 模型;针对恢复后能够获得一定免疫力,但免疫力会逐渐消失的疾病,可采用 SIRS 模型;针对具有潜伏期(暴露,exposed)的疾病,可采用 SEIR 模型(E 是指潜伏者);针对某些新生儿可从母亲获得被动免疫,但一段时间后免疫力会消失的疾病,可采用 MSEIR 模型(M 是指从母亲获得被动免疫的人群)。

二是在人口年龄结构方面的扩展。由于传染病的分布往往与年龄有关,而计划免疫(扩大免疫规划)的实施和效果也与年龄有关。为此,Hoppensteadt 等提出了年龄结构传染病模型,能够较好地反映年龄结构对传染病流行的影响。

三是在人群异质性方面的扩展。由于人群具有异质性,如不同的个体具有不同的社会、经济和人口学特征,不同的接触史、潜伏期和感染期;群体的迁移也会影响疾病的传播规律;且不同地区之间的群体移动模式亦具有异质性。因此,采用复合群体方法,优化传染病传播动力学模型,将体现出疾病防控的实效。

(二) 将 3S 技术引入生态流行病学

分析疾病的生态环境特点,借助 3S 技术等,综合分析和掌握疾病的动态变化规律,科学防控。

1. 3S 技术的基本概念　3S 技术是地理信息系统(geographic information system,GIS)、遥感(remote sensing,RS)和全球定位系统(global positioning system,GPS)的有机结合。该技术以 GIS 为核心,在计算机硬软件的支持下,通过对具有空间内涵的地理数据进行实时采集、科学管理和系统分析,从而为科学决策提供强大的技术体系。早在 20 世纪 60 年代初 GIS 就被应用于加拿大森林管理系统;在卫生研究领域,1998 年 Rushton 等提出了两类必须经 GIS 才能完成的空间分析功能:查找具有统计学意义、值得进一步研究的高疾病发生率区域;分析疾病发生率与其他地理编码信息之间的相关性。而 RS 能够快速、大范围地获取空间数据,尤其是随着新的卫星和传感器系统被送入轨道,丰富的大气、海洋、陆地信息能够被获取,为疾病发生与各类环境因子的关联分析和时空模型构建、分析空间要素的发展变化等,提供了强大的数据支持,已成为现代医学研究有力的辅助工具。

2. 3S 技术的分析方法　疾病分布具有明显的空间信息特征,空间分析技术自然成为生态流行病学研究的重要方法之一,如疾病趋势面研究、空间自相关分析等是 3S 技术的重要功能体现,已逐渐被应用于疾病防控,在揭示疾病潜在风险因子方面取得了良好效果。

(1)疾病趋势面分析:趋势面分析(trend surface analysis)是从整体出发,将空间位置上具有一定分布特征的数据划分为趋势部分和剩余部分,用以分析疾病空间分布的系统和局部的变异情况。由于其具有较强的整体空间分析能力,因而在病因探索、疾病三间(即人间、空间、时间)分布研究方面具有重要的应用价值。趋势面分析最常用的方法是利用空间坐标法进行多项式回归,从中估计出最佳的回归模型。通过将复杂疾病的分布特征转化成多项式数学模型,可绘制连续的不同时期、不同地区、不同疾病的趋势等值线图,即趋势面层次分析图。因此,该方法在描述疾病空间分布上能够提供丰富的信息,从全局角度分析疾病的分布特点、变化规律和致病因素,从而更好地为疾病监测和病因找寻,以及干预措施的制定提供科学依据。

（2）空间自相关分析：空间自相关（spatial autocorrelation）是指同一个变量在不同空间位置上的相互依赖性，是对空间单元属性值积聚程度的一种度量。空间统计学认为，空间距离较近的数据通常比距离较远的数据具有更高的相似性。所以，研究某空间单元与其周围单元之间，就某个相同的变量是否在空间分布上具有随机性，不仅可以判断疾病的空间分布聚集性，还可以探测聚集的"热点区域"（指研究区域内高值属性单元的聚集区域）。采用空间自相关分析，对比同一研究区域某一属性的分布模式及其随时间的变化规律，有助于发现影响疾病时空分布的潜在因素，进而根据这些因素对健康的正负效应，促进或阻止空间模式的变化。

空间自相关的分析方法主要有两类：全局自相关（global spatial autocorrelation）和局部自相关（local spatial autocorrelation）。全局自相关用于分析整个研究区域内指定属性的空间模式，使用单一的值来反映整个区域是否具有自相关性；而局部自相关分析则是通过在相邻空间单元之间对指定属性进行评估，以判断特定的局部区域的属性是否具有自相关性。空间自相关分析已在手足口病、疟疾、艾滋病等传染性疾病中广泛应用，有助于寻找和解释疾病的空间属性、预测传染病的走向态势、评价防控工作成效；同时，通过密切关注"热点区域"，有助于合理分配卫生资源、科学指导实践工作。

3. 3S 技术的实践　应用空间过程是一切生态、社会经济和地理系统的基本运动形式，3S 技术提供了分析、模拟、预测和调控疾病和健康空间过程的一系列方法。近 30 年来，将3S 技术的数据处理和空间分析引入公共卫生领域，给流行病学带来了突飞猛进的发展，其应用领域愈来愈广泛。

（1）将 3S 技术用于描述和分析传染病的分布、空间聚集性及其媒介监测。如将传染病疫情数据借助 GIS 进行空间位置对接，开展疟疾、血吸虫病、鼠疫等与地理因素密切相关的自然疫源性疾病的分布和流行趋势分析。Munch 等应用 3S 技术对结核病高发地区的病例和相关社会环境因素进行空间传播模式的研究，结果发现肺结核高发地区的结核病患者存在聚集性，且病例的地理分布与失业、人口稠密、酒吧密度等的相关性有统计学意义。

此外，将 3S 技术链接传染病媒介监测信息，可用于描述媒介的消长与疾病的关系；如应用 3S 技术分析蚊虫群落的动态变化及其影响因素，对可能的虫媒传染病的暴发风险进行识别，以便及时采取干预措施。

（2）将 3S 技术用于描述和分析心脑血管疾病、肿瘤等慢性非传染性疾病的分布、空间聚集性及其影响因素，可为防治策略的制定提供科学依据。如美国某地区人群的乳腺癌发病率较其他地区明显增高，通过应用 3S 技术对发病状况及其环境因素分析，结果发现乳腺癌与环境因素密切相关，居住地直接暴露于过往使用过杀虫剂的，相比有森林等屏障物的居住地人群，更易罹患乳腺癌。

（3）将 3S 技术用于环境因素与疾病和健康的关系研究。环境中某些元素的过多或缺乏，会在一定程度上引起人体内该元素含量的改变，进而导致各种疾病。如有学者利用 3S 技术发现土壤中 16 种元素含量与出生缺陷发生率之间存在相关性。气候变化和环境污染可以直接引发公众健康问题；也有研究发现气象危险因子和空气污染等与传染性疾病和慢性非传染性疾病以及伤害等均具有明显的关联性。

（4）将 3S 技术用于突发公共卫生事件的预警和应对，提高应急处置的效率，最大限度降低事件的危害程度。3S技术具有强大的交互定位和逻辑查询以及广泛的数据库连接能力，因此，通过实时开展疫情定位和疫情分析、实时信息采集和传送、人员紧急调度和路径优化等，可以使有限的卫生资源获得最大的疾病防控效能。

（三）将景观生态学技术引入生态流行病学

1. 景观生态学的相关概念　景观生态学（landscape ecology）隶属于生态学范畴，研究一个相当大区域内众多不同生态系统所组成的整体（即景观）的空间结构、相互作用、协调功能及其动态变化，强调系统的时间和空间尺度和格局、空间异质性、等级结构等。与生态流行病学关系密切的景观生态学的基本概念如下。

（1）尺度（scale）：尺度是指研究某现象时所采用的空间和时间单位，也指事件的发生发展过程在空间或时间上所涉及的范围和频率。如某些自然疫源性疾病的流行过程在不同空间尺度和时间尺度上存在差异，其传播方式和传播动力学在时空尺度上表现各异，由此影响人群中相关疾病的分布特征和发展规律。而传统流行病学并未关注疾病在尺度效应上的特点。

（2）空间异质性（spatial heterogeneity）：空间异质性是指某种生态学变量在空间分布上的不均匀性，其决定疾病在地理空间分布上的复杂性和变异性。复杂性主要涉及疾病的定性描述，而变异性则关注定量描述。因此，从生态流行病学角度加强对疾病空间异质性的研究，有助于理解疾病的流行规律。

（3）空间缀块性（spatial patchness）：缀块是指任何与周围环境不同，表现出明显边界的空间单元；而空间缀块性是景观格局最普遍的呈现形式之一，具有不同尺度上的差异性。景观生态学的等级缀块理论认为，在具有等级结构的生态系统中，系统的动态是小尺度缀块和大尺度镶嵌体及其与环境相互作用的结果，是各个尺度上缀块动态的总体反映；即生态系统表现为各种缀块镶嵌体组成的巢式等级系统。空间缀块性强调了巢式等级结构中各种缀块的种类、组成特征、空间分布及其相互间的配置关系，因此，在生态流行病学中引入空间缀块性，有助于理解疾病的进程及其与生态环境的紧密关联性，体现了生态流行病学的整体论范式。

2. 空间异质性分析方法　疾病在特定地理空间中的发生正是其自身的流行病学机制与环境因素相互博弈的结果，而这种空间异质性使发生在不同空间位置上的病例与病例之间、病例与环境因子之间存在着自相关等关联性。

该方法的理论基础是：假设某特定地理环境中的病例及其相关空间化变量存在空间上的统计依赖性，这种依赖性可存在于任何方向，且随空间和时间的"距离"变化而转变；而空间化变量是一个分布在空间特定位置上表示疾病发生强度或其影响力的函数。变量的空间变异表现为极不规则，既具有不连续性和异向性，又具有结构性和随机性。如克山病由于受地理环境中微量元素的影响，其空间异质性常常是各向异性的，即不同方向上呈现差异性；而分析疾病空间异质性的方向性，有助于寻找不同方向上的流行特征及其致病因子。需要注意的是，疾病空间异质性是尺度的函数，分析时应考虑尺度问题；通过测定不同尺度上的空间异质性，有助于判断在哪一尺度上控制流行过程更具效力。当疾病变异函数曲线呈现出急剧变化时，常预示所研究疾病的空间化变量在不同尺度上受多个重要地理因素的影响；而当曲线斜率表现为平缓时，常预示所有尺度上的流行因素同等重要。由此可见，开展疾病的空间异质性定量分析，有助于解释疾病所呈现出来的空间分布的机制。

第三节 生态流行病学的研究领域

生态流行病学认为原则上疾病的病因和发病机制理论可以在多组织层次中加以概念化,但是由于不同层面可检测的病因有所不同,所以基于不同组织层次对疾病和预防的理解具有差异性。故此,生态流行病学的研究设计,会涉及个体层面和人群层面的暴露、个体层面和人群层面的健康结局,以及不同层面暴露和结局的相互关系,非常复杂,需要集合更广泛的多学科的理论和方法,以反映持续的、多层次、多因素的多元世界,进而揭示疾病发生发展的规律,提出科学可行的疾病防控方案。

一、在传染性疾病中的应用

早在 20 世纪 80 年代,人们就将生态学理论逐渐整合入流行病学研究,认为疾病发生是地球生态系统与机体相互作用的动态变化的结局,需要捕获疾病的时空动力学过程来搜索"病因",此时的"病因"是一个连续的、无限的、按不同致病势能呈等级排列的因素集合。关注的重点是与自然和社会生态密切相关的传染性疾病,如自然疫源性疾病和艾滋病等。

(一)对自然疫源性疾病的研究

生态流行病学研究发现,影响自然疫源性疾病流行的因素主要有 5 种:①环境因素(如气候和食物因素),通过影响宿主繁殖和种群密度来影响疾病的感染率;②人为因素,如人类对生态系统的干预(森林砍伐、农业扩张等)等,人为干扰宿主动物的栖息地;③影响排毒的遗传因素,如宿主的分子遗传标志;④行为因素,如动物间的打斗等;⑤影响应答和感染周期的生理因素等。当前,伴随着全球气候变暖,虫媒传染病的数量增加、地域扩大,以上 5 个因素会不同程度地影响宿主和生态系统,并最终导致疾病在人群中暴发流行。

1. 鼠疫 历史上曾发生过 3 次世界性大流行,给人类带来了深重的灾难。WHO 报告显示,自 20 世纪 90 年代以来,鼠疫疫情呈现抬头的趋势。鼠疫的自然疫源地即为一个独立的生物群落,包含了鼠疫菌、宿主动物、媒介以及植被等。在这个群落中,气候会直接影响宿主、媒介和植被分布,而宿主和媒介种群的数量又会影响鼠疫菌的种群;反之,鼠疫菌种群也会影响媒介和宿主动物的生存。为了能更清楚地认识鼠疫在自然疫源地的变化发展过程,可以将生态流行病学和基因组流行病学结合起来,更深入地了解鼠疫菌的生物群落,了解鼠疫菌在自然疫源地的保存机制,进而拓展新的思路,更好地指导鼠疫流行的监控和预警工作。

2. 肾综合征出血热 目前,全球每年约有 15 万肾综合征出血热(hemorrhagic fever with renal syndrome,HFRS)病例,多半发生在中国。近年来中国疾病预防控制中心确认了 1.2 万~2 万例 HFRS,病死率达 1%。HFRS 由啮齿类动物传播,其流行主要取决于宿主动物的生态学、环境因素、人的行为及流行毒株的特点,其中环境因素变化引起宿主动物种群密度及行为的改变是流行的重要环节。生态流行病学研究结果显示,从地区上看,HFRS 发病主要分布在中国的中东部,其中黑龙江、山东、浙江、湖南、河北和湖北六省病例占全国发病的 70%;发病率高可能与低海拔、半潮湿等生态学因素有关;而野外露营、田地或村庄周边居住和养猫均为疾病的危险因素;防控措施如实施人群中的疫苗免疫接种则能起到有效的保护作用。

3. 高致病性禽流感 当前,世界各地特别是亚太地区,禽流感频繁暴发,且有迹象表明禽流感病毒已经发生变异,提示不仅会在禽类之间传播,而且可以由感染病毒的禽类传染给人。近年来,人们开始关注社会发展所带来的生态环境变化是否是各种新出现疾病流行的诱因。目前的生态流行病学研究结果提示,禽类是高致病性禽流感的主要易感群,而携带病毒跨越区域迁徙的候鸟则是禽流感在国家范围甚至是全球各地频繁暴发的主要原因。候鸟的季节性迁徙影响疾病的分布,使得高致病性禽流感具有明显的跨区域、跳跃性传播的特征,在鸟类迁徙的过程中,能够提供合适的栖息环境和丰富食物的湖泊、水库和河流等水体则成为重要的风险源。尤其是一些滩涂、河岸、库岸,这些鸟类做短暂停留的地方成为受污染的疫源;同时,通过附近区域内一些留鸟的活动,及其与家禽的互动,很容易导致疾病在家禽中的暴发。因此,借助生态流行病学理论和方法,建立禽流感传播及其与环境因素相关性的回归模型,通过在模型中引入时空因素,有助于正确描述和分析疾病特征,进而提出有效干预措施。

(二) 对艾滋病的研究

艾滋病是严重威胁人类健康的公共卫生问题和社会问题。截至2016年底,我国现存活HIV/AIDS感染者/患者超过65万人。生态流行病学研究发现,HIV/AIDS的分布和流行具有时空异质性;尤其随着全球流动性的增强,其空间蔓延速度日益加快。我国新发疫情总体呈现出"南高、北低,西高、东低"的空间分布格局和"西快、东慢、中部最慢"的异速增长特征。形成这种格局的原因在于,不同地区的经济发展水平和流动人口状况的差异性,以及医疗资源配置及其就医行为的区别等。地区经济越发达,该地区人群高危性行为的频率越高;同时经济因素又会影响人口流入率,而流动人口的聚集又会加剧疫情的聚集性。当区域性经济水平、医疗资源禀赋等变量得以控制时,结果显示出区域人口流动强度与新发疫情呈现同向变化趋势,流动人口的增多会推动区域发病水平的增加。借助生态流行病学研究结果,在合理细化空间单元和人口属性的基础上开展多因素综合分析,针对热点地区及其变化态势合理分配和优化卫生资源,重点完善人口流动管理将是未来优化"防艾"资源的关键策略。

二、在慢性非传染性疾病中的应用

慢性非传染性疾病相比传染病而言,常表现为病因复杂、起病隐匿、病程长且病情迁延不愈。当前NCDs的防控特别强调根本预防,要求预防从生命早期开始,并贯穿全过程(即生命全程策略);即关注从个人健康素养-家庭-社区-社会的多层面组织的协同干预,以促进健康。

(一) 对恶性肿瘤的研究

肺癌是当前全球范围内最常见的恶性肿瘤,随着人口的持续增长、老龄化加剧等,已成为近年来发病死亡最常见、增幅最大的恶性肿瘤。而肺癌正是一种典型的与环境因素及生活方式有关的疾病。

一份来自浙江省肺癌的生态流行病学研究结果显示,全省肺癌高发地区均为浙江省的工业区,环境中排放的有害物质多于其他地区,尤其是空气污染严重;此外,研究发现肺癌发病率与生态系统中的森林覆盖率呈负相关,发病率高的地区多地处平原,森林覆盖率低;再者,人文地理因素也影响着肺癌的发病,如城镇居民人均可支配收入与肺癌发病率呈负相关,而人均可支配收入又与居民是否营养充足、卫生服务体系是否健全,以及可用于医疗保健的支出额度等有关。针对生态流行病学研究结果,开展有针对性的肺癌综合治理,采取从个体层面的健康教育、分子标志物的监测,到社区层面的烟草控制和社会层面的环境污染控制等的多层次组织的多管齐下的措施,有助于降低肺癌造成的健康损害。

(二)对精神分裂症的研究

2016年最新数据表明,中国已成为全球首位精神疾病负担大国,预测2013—2025年中国精神疾病负担还将增加10%。而精神分裂症是精神疾病中最常见也是最严重的一种,给个人、家庭和社会带来沉重负担。来自全球范围1990—2013年的系统综述结果显示,精神分裂症终身患病率约为4.8‰(3.4‰~8.5‰)。

21世纪初精神分裂症的病因学研究逐渐繁盛,主要立足于分子角度的遗传学和群体角度的传统流行病学。虽然两者都对病因学的解读做出重要贡献,但由于实际干预中这些多层次因素间的割离,均未体现出精神分裂症的单个风险因素干预的意义。随着生态流行病学研究的不断深入,也为精神分裂症的病因学研究建构了新的框架,通过综合生命进程中多层面因素(包括遗传、表观遗传、个体、家庭、社区和社会层面)及其相互作用,发现精神分裂症发病具有明显的异质性。具体体现在:精神分裂症在成年早期发病率最高,之后随年龄降低,这一点在男性尤为明显。此外,生活在城市社区、移民人群和少数民族、较年长父亲生育的后代、遭遇生活事件、围生期前和围生期压力(如遭受饥荒或病毒感染),以及维生素D缺乏症人群等,均具有较高的精神分裂症的发病风险。这些疾病异质性特征显示出从个体、群体和社会多层面去理解病因的重要性。一方面,生态流行病学需要考虑"社会"因素,这是研究城市生活和精神分裂症关联的重点。如精神分裂症和父亲年龄的相关性,可能是父亲的婚育年龄分布在一定程度上反映了社会生态现象;再如城市相比农村环境中人群之间社会关系的疏远性、城市环境与个体吸食大麻行为的紧密性等,均与城市精神分裂症发病率增加有关。另一方面,生态流行病学也需要考虑"分子"因素,如遗传变异和神经发育障碍对精神分裂症的效应。当然,更需要考虑"分子"因素与"社会"因素协同作用的机制。所以,只有综合分析多层次组织病因之间的复杂生态动力学特征及其关联,方有助于制定保障精神分裂症健康服务效果的策略和措施。

(苏　虹编,吕　筠审)

参 考 文 献

[1] WHO.World Health Report,changing history.WHO.Geneva,2004.

[2] Swinton J.Dictionary of Ecological Epidemiology Online Dictionary University of Cambridge,1998-2002.

[3] Susser M,Susser E.Choosing a future for epidemiology 2:Eras and paradigms[J].Am J Pub Heal,1996,86(5):665-673.

[4] Susser M,Susser E.Chosing a future for epidemiology 1:from black box to Chlnese boxes and Eco-epidemiology[J].Am J Pub Heal,1996,86(5):674-677.

[5] Susser M.Dose risk factor epidemiology put epidemiology at risk? Peering into future[J].J Epidemiol and Community Heal,1998,52(10):608-611.

[6] Smith KF,Dobson AP,McKenzie FE,et al.Ecological theory to enhance infectious disease control and public health policy[J].Front Ecol Environ,2005,3(1):29-37.

[7] Guhl F,Auderheide A,Ramírez JD.From ancient to contemporary molecular eco-epidemiology of Chagas disease in the Americas[J].Int J Parasitol,2014,44(9):605-612.

[8] 周红霞,仇小强,张志勇,等.生态流行病学概念[J].中华流行病学杂志,2007,28(7):712-714.

[9] 薛付忠,王洁贞,范丽炜,等.疾病空间异质性定量分析方法及其应用[J].山东大学学报(医学版),

2002,40(6):455-488.

[10] 熊浩明.玉树藏族自治州藏系绵羊鼠疫生态流行病学特征分析[J].中国病原生物学杂志,2016,11(10):893-896.

[11] Boslaugh S.Encyclopaedia of Epidemiology[M].Los Angeles:Sage publications,2008.

第四十六章

系统流行病学

提要：系统流行病学是传统流行病学与生物医学新技术和新方法相结合而产生的一门新的流行病学分支学科。系统流行病学是进一步识别疾病危险因素的流行病学新方法，通过组学生物标记，在系统水平对机体暴露进行测量，涉及影响健康和疾病的行为、社会人口学和生态环境等多方面，建立各种危险因素之间的网络通路，深入分析疾病的危险因素和发生机制，在此基础上建立疾病风险预测模型，为疾病的预防控制提供新方法和新思路。

第一节 概 述

系统流行病学（systems epidemiology）可以被看作是一门通过分析与代谢通路相关的基因表达模式，将流行病学研究与生物机制分析相结合的学科。它采用多学科的思维，将传统流行病学研究和生物医学理论方法相结合，利用高通量组学技术，整合基因组（genome）、表观组（epigenome）、转录组（transcriptome）、蛋白质组（proteome）、代谢组（metabolome）、表型组（phenome）等多个生物组学标记，构建"暴露"组学生物标记-"结局"之间的代谢通路网络，深入阐明疾病的发生机制。

一、系统流行病学的发展简史

（一）系统论的提出和发展

20 世纪 50 年代，美籍奥地利生物学家贝塔朗菲提出系统论的概念。贝塔朗菲认为"任何系统都是一个有机的整体，它不是各个部分的机械组合或简单相加，系统的整体功能是各个要素在孤立状态下所没有的性质。即，整体大于部分之和。系统论把所研究和处理的对象当作一个系统，分析系统的结构和功能，研究系统、要素、环境三者之间的相互关系，用优化系统观点看问题。古典科学方法基于"减少成分"的"简化论"策略，这种方法强调研究单个分子，单个细胞或器官对刺激如何做出反应，把复杂事物分解成若干基础部分，抽象出最简单的因素，以部分的性质去说明复杂事物。相比之下，系统论方法强调系统内各种成分在系统内的相互关系，通过研究系统内各个组分之间相互作用的网络，更好地理解它们的动态功能。系统论反映了现代科学发展的趋势，它的理论和方法在复杂的社会生活中可以得到广泛应用。

（二）系统生物学、系统医学的产生和发展

1953 年双螺旋结构模型的建立是生物学进入分子生物学时代的标志。1990 年人类基

因组计划启动,开始对生物进行全面、系统的探索。2003年人类基因组计划(human genome project,HGP)完成,人类的基因密码被揭示,进一步促进了生物技术和方法的发展。贝塔朗菲认为生物系统分析应用是一般系统理论的主要目标之一。21世纪初,基于系统论的理论基础,生物学界提出系统生物学的概念。系统生物学是生物学的一个新领域,通过物理、计算和数学等方法整合基因、mRNA、蛋白质和代谢物的信息,在系统层面上理解这些组分之间的相互关系(组织或结构)和相互作用(动态或行为),阐明生物系统的功能。HiroakiKitano在2002年写道:细胞、组织、器官、生物体和生态网络等系统成分之间特定的相互作用是动态发展和不断进化的,从系统水平理解这些相互作用是生物学研究的主要目标,实验和计算方法的结合预计能够解决生物系统这些固有的复杂性问题。系统生物学采用系统策略,以生物医学新技术为支撑,整合基因组、表观组、转录组、蛋白质组、代谢组、表型组等多个组学和环境等生物医学信息,侧重于生物系统内各种组分之间相互作用的分析,以发现生物系统内的新规律和新知识。此外,系统生物学还可以利用计算机技术,建立系统的内在联系和它与外界关系的数学模型,为系统规划提供依据。整合是系统生物学的核心内容,系统生物学不仅是系统的各个层次间的整合,还是研究思路和研究方法的整合,通过基因、细胞、组织、器官和系统等各个层面的数据,建立生物模型,全面认识系统的结构和功能。

随着高通量组学技术的发展,推动生物医学研究中的许多"组学"从结构研究发展到功能研究。系统医学是系统生物学的医学应用研究,可以全方位、立体化、多视角研究生命与疾病发生的全过程,揭示人体的生理和病理机制,促进疾病的诊断治疗和预防控制。系统医学以两种关键方式解决临床诊疗和药物应用过程中的复杂性问题。首先,一方面系统医学使用分子诊断技术区分不同的病人和疾病,以更好地识别疾病和理解疾病的复杂性。另一方面,系统医学从网络水平认识疾病,通过创建疾病网络,识别这些网络中的重要功能和调节模块来解决目前新药物开发中的局限性。其次,通过分析和瞄准网络和代谢网络酶活性中存在高度互联的节点,在数学模型中探索各种药物的作用。系统医学此种应用不但可以帮助我们理解药物在不同表型的个体中发挥的药效不同,而且在个体化药物治疗方面发挥重要作用。

(三) 系统流行病学的产生和发展

系统生物学、系统医学的提出和发展为深入研究疾病的发生机制提供了有力工具。流行病学作为公共卫生的"基础科学"学科,在疾病三间分布、病因探索、预防控制措施的制定中起着十分重要的作用。随着新发现的危险因素数量的不断增加,关注单一危险因素的传统"黑匣子"流行病学已经不能适应时代的需要。仅仅关注单个疾病危险因素,很容易忽略危险因素之间以及由此导致的体内动态变化之间的相互关系和相互作用。在此基础上,流行病学不断吸收新的生物医学理论与方法,创造出新的流行病学分支学科——系统流行病学。系统流行病学整合传统流行病学与生物医学新技术和新方法,将流行病学和生物医学联系起来开展疾病病因研究,对疾病发生的内在机制进行探索,阐明疾病的自然史,揭秘暴露与结局之间的"黑匣子",从多水平角度发现疾病的危险因素,并探究各种因素之间的相互作用,全面深入地认识暴露与疾病之间的因果联系。

系统生物学通过多学科的努力,将分子、细胞、组织、器官和生物体等多层次的生物功能进行整合,借助计算模型进一步加深对生物体一般规律的理解,系统医学在系统生物学的基础上,以疾病作为焦点,关注的是疾病发生、发展以及治疗的过程,而系统流行病学在系统生物学和系统医学的基础上又上升了一个层次,将传统的"黑匣"流行病学和计算机技术结合,更加关注个体和群体水平疾病危险因素的探索,阐明疾病发生的前因后果。在病因学研究和疾病的预防控制中,从系统水平理解疾病的病因可以使流行病学家从多水平多角度识别病因网络中的各种成分及其之间的相互作用。在公共卫生领域,系统流行病学可以收集临床数据,病理学数据,病因学数据等,创建计算机模型,更好地进行疾病的监测。系统生物学和系统流行病在疾病病因和发生机制研究中的应用见图 46-1,疾病的病因探索和机制研究需要多学科的共同参与。

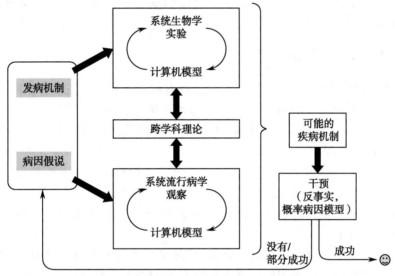

图 46-1　系统生物学和系统流行病在疾病病因和发生
机制研究中的应用(Dammann O,2014)

二、系统流行病学的内涵与定义

传统流行病学也称为黑匣流行病学,黑匣流行病学在疾病病因研究中发挥重要作用,但仍然无法解释疾病发生的分子机制。随着分子流行病学、遗传流行病学的发展,从暴露到结局之间的黑匣问题研究已经取得了较大的进展,从单个因素研究逐渐转变为研究基因和环境因素之间的相互作用。基因-环境流行病学是将环境因素和个体遗传易感因素结合起来进行分析的流行病学研究方法。基因-环境流行病学及转录组学的发展促进了基因表达谱的研究,基因表达谱不仅有助于疾病发生的生物机制的解释,而且可以被用作暴露或者结局的生物标志物。这就使得在流行病学研究设计中,从传统暴露因素到疾病发展过程中的多种因素,包括问卷调查得到的环境变量,生物标志物,单核苷酸多态性(single nucleotide polymorphisms,SNPs)等都可以与疾病进行关联研究。这些因素形成复杂的病因网络,将疾病发生的多个代谢通路连接起来,打开暴露到结局之间的"黑匣子"。转录组学的出现促进了流行病学研究设计的发展,有助于发现更加完整的生物模型系统。高通量组学技术等生物医学技术的发展使得基因组、表观组、转录组、蛋白质组、代谢组、表型组等多个生物组学标记物得以在系统水平上进行整合。基因、基因突变、基因表达和修饰、蛋白质以及信号和代谢通路等多水平的生物分子可以与生活方式等传统的暴露信息结合在一起进行病因网络的分析和疾病发生机制的探索。

系统流行病学就是一门通过分析与代谢通路相关的基因表达模式将流行病学研究与生物机制分析相结合的学科。它将传统流行病学研究和生物医学理论方法相结合,整合基因组、表观组、转录组、蛋白质组、代谢组、表型组等多个生物组学标记,构建"暴露"-"组学生物标记"-"结局"之间的代谢通路网络,深入阐明疾病的发生机制。

系统流行病学是一门以整合为核心的学科,通过整合遗传和分子流行病学,研究机体内环境与疾病发生之间的关系;通过整合传统行为危险因素流行病学和健康环境决定因素,寻找疾病危险因素之间的交互作用;通过整合数据计算方法研究与流行病学研究,构建模型反映观察到的危险因素之间及各种因素与疾病之间的复杂作用与关系,为疾病预防、预警、预测提供科学依据。

三、与传统流行病学的关系

传统流行病学研究方法主要观察单一的暴露因素和疾病的发生或者死亡,判断暴露因素和疾病的发生或者死亡之间是否存在关联,忽视暴露到疾病之间的中间过程,而这些中间过程对深入了解疾病病因、疾病发生机制、疾病自然史以及防控策略制定都具有重要意义。因此揭示中间过程的"黑匣子"是现代公共卫生发展的需要。Hafeman 和 Schwartz 认为,不应该放弃"黑匣子"传统流行病学研究方法,而应该使用现有的方法来打开它。系统流行病学可以揭开暴露与结局之间的"黑匣子",解释传统流行病学研究背后的病因通路,补充和完善传统流行病学研究方法的局限性,为现代疾病病因研究、预防措施的制定以及临床治疗效果的评价开辟新的途径。

传统流行病学更多关注疾病的病因研究,而忽略疾病发生的内在机制。系统流行病学方法实现从单一病因研究向病因网络研究的转变,通过流行病学观察研究,可以更深入地了解疾病发生的分子机制,揭示危险因素导致疾病发生的病因网络,并指导疾病的早期检测、临床诊断和预后,并有助于个性化预防和治疗。

系统流行病学不仅测量生物分子标记物,还将可能影响健康和疾病的行为、社会人口学和群体特征以及生态和进化因素纳入研究,是对分子、个体、生态环境不同层次的整合研究。系统流行病学从多层面研究人群水平的健康和疾病,整合多组学信息和环境因素,探讨这些因素之间的相互作用,揭示复杂的多组学网络(图 46-2)。

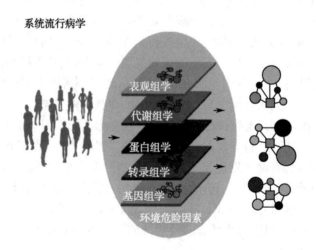

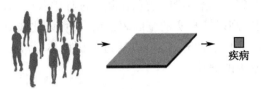

图 46-2　系统流行病学与传统流行病学关系(Haring R,2012)

　　系统流行病学不仅包括各种暴露组学的研究,还包括计算机疾病模型或健康风险模型的建立,是流行病学与数据计算方法研究的整合,数据计算研究将为系统流行病学家提供模拟观察到的危险因素间相互作用的能力,从而阐明暴露到人类疾病的结局各种中间因素之间极其复杂的相互作用。

　　系统流行病学研究中多水平、多层次因素研究的整合极大地促进了疾病致病因素的研究和发病机制的探索,有利于疾病发生生物学机制的解释,为疾病预防、预警、预测提供科学依据。

第二节　系统流行病学主要研究方法与内容

一、研究设计与实施

　　在传统流行病学研究设计中,虽然队列设计可以减少病例对照研究中的选择偏倚和回忆偏倚,但由于在分子水平上的研究设计存在不足,在基因多态性和疾病之间关联性研究方面受到限制,从而影响流行病学在病因研究中更深层次的应用。此外,目前针对基因与环境交互作用研究的设计仍需进一步探索与完善。生物医学技术的发展促进了不同组学内在的相互关系及其间的相互作用研究,使更全面合理的研究设计成为可能。

　　系统流行病学研究设计仍然以病例对照研究、队列研究等传统流行病学设计为基础和核心,但系统流行病学的暴露测量与传统流行病学不同,更强调暴露的系统性和网络性,其假设每一种暴露因素都是在系统中发挥作用。在系统流行病学研究中,将基因变异、基因表达和修饰、蛋白质以及信号和代谢途径等各种信息在不同层次上进行整合,并与传统流行病学研究设计相结合,形成新的系统流行病学的全组学设计,为复杂疾病病因研究提供了新方法,可以更加全面和深入地认识暴露导致结局发生的机理。

　　Eiliv Lund 等于 2008 年提出全组学设计(globolomic design),全组学设计以流行病学前瞻性队列研究为基础,通过全组学研究设计中的通路分析将流行病学和系统生物学更加紧密地联系起来。全组学设计需要打破传统流行病学研究中单一生物背景和单维度基因表达的限制,将多种生物标志物和复杂的生物暴露信息进行联合分析,阐明系统内各种因素内部的关系和相互之间的交互作用。全组学设计目前主要针对癌症病因学研究,利用基因数据库中 DNA 和 RNA 等信息以及队列研究中暴露和结局等信息。分析分子水平基因环境之间复杂的交互作用和癌症发病风险之间的关联。该设计为利用末梢血液和肿瘤样品进行 mRNA 和 microRNA(miRNA)表达分析提供了可能性,可以打开暴露和结局之间环境和基因表达的"黑匣子"问题。

全组学研究设计有诸多优势,首先,来自生物样本库的 DNA、RNA 和血浆信息以及问卷信息在随访开始之前就收集,而癌症诊断信息在随访过程中获得,对研究对象疾病发生前血液样品进行分析,可以观察到机体真实的基因表达谱,并可以比较分析同一个人的基因表达谱和生物标志物随时间的变化。此外,还可以通过分析机体血液或者组织中的组学生物信息来验证疾病风险相关基因的表达。

二、系统流行病学应用研究

(一)传染病系统流行病学研究

系统流行病学在传染病的预防和控制中的应用主要通过研究病原体、宿主和环境之间的复杂网络,更好地解决传染源、传播途径和易感人群的问题。

传染病是由微生物,宿主和环境之间复杂的相互作用引起的,这些相互作用受到生物体进化和生态变化的影响,一直是传染病学研究的基础和核心。由于宿主遗传多样性和微生物物种内的遗传变异,基因组学在传染病的发病机制、治疗和预后研究中变得越来越重要。

21 世纪初聚合酶链式反应(polymerase chain reaction,PCR)的出现,提高了传染病的诊断效率。常用的免疫学诊断严重依赖于血清学,而在急性病毒感染期,由于患者体内未出现抗体,血清学检测不能检测到特定病原体,也不能区分给定血清型内的不同病毒株。尽管 PCR 和反转录酶 PCR(reverse-transcriptase PCR,RT-PCR)使病毒基因组能够在早期被检测到,但是这些基于扩增的方法过分依赖寡核苷酸引物的序列,并且检测结果误差较大。基于 PCR 的方法对于筛选、监测未知病原体或那些与已知原型毒株高度分歧的病毒无效,也不能实时监测疾病暴发中的病毒进化过程。因此,能够在序列级别提供关于新出现的病毒的详细信息的方法对于实现基因组学作为传染病流行病学研究工具的前景至关重要。将实验研究,临床研究和计算方法与病原体基因组学相结合,可以实现在系统水平上理解病毒导致疾病的过程(图 46-3)。利用病毒基因组学信息,可以精确监测病原体在不同人群中的进化和传播。此外,还可以利用宿主转录特征鉴定与致病性病毒感染相关的病原体。流行病学家和临床医生可以利用病毒的基因组信息与宿主反应转录信号,更好地进行疾病病因研究和临床诊断。随着基因组技术的发展,系统流行病学将为新出现的病毒以及疾病暴发研究提供新思路。

作为目前世界上影响人类健康的重要传染病之一,结核病的预防控制研究仍然是传染病学家重点关注的问题。由于对结核分枝杆菌的生物学特征缺乏全面有效的认识以及病原体与宿主免疫系统之间相互关系的复杂性,结核病的病因及其与人类宿主的相互作用研究仍然进展缓慢。为了更好地在全球范围内控制结核病,迫切需要适用于结核病诊断、新抗生素和疫苗研发的新的生物医学技术。系统生物学的发展促进了抗结核病药物和疫苗的产生与发展,但由于宿主和病原体的多样性,人口统计学变化以及社会经济和环境因素的复杂性,系统生物学在结核病的防控研究中仍然受到很多限制。遗传多样性宿主与病原体之间复杂相互作用的理解需要新的多学科方法,特别是系统生物学与人口科学和生态学的结合。因此,如何利用各种高通量技术与计算建模,将系统生物学产生的不同类型的组学数据整合到一个具有生物学意义的系统中是需要重点关注的问题。在此背景下,传染病学家提出将系统流行病学应用于结核病的研究。系统流行病学是系统生物学和传统流行病学的有机结合,弥补系统生物学在结核病传染病学研究中的不足。它在传统流行病学研究中引入新型高通量技术,将涉及传染病生物学方面的信息,人类基因组的数据与社会经济和环境因素相

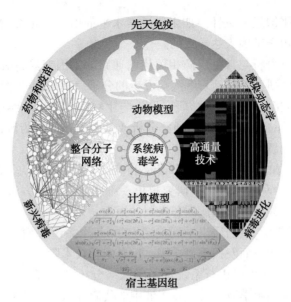

图 46-3 基因组特征,宿主反应,新出现的病毒病原体监测的系统模型(Rasmussen AI,2016)

互作用的数据结合,建立合适的统计学模型,更好地理解宿主和病原体之间的相互作用,打破基础生物学和经典流行病学之间的传统界限,在网络水平上认识病原体和宿主之间的关系。系统流行病学方法将为发现结核病等传染病的新的诊断方法,药物和疫苗提供思路,并指导未来的公共卫生干预。

塞卡病毒(ZIKV)在美洲的暴发是基因组学在病毒实时监测中的典型应用,基因组学可用于研究病毒如何传播,如何进化,其与宿主之间的交互作用,以及其是否与其他健康状况相关等。基因组学技术已经能够建立 ZIKV 感染与小头畸形婴儿之间的联系,虽然单独检测病毒序列不足以证明其与疾病之间的因果关系,但这些研究可以为疾病提供病因线索,用来探索 ZIKV 与大脑发育异常之间的关系。传染病系统流行病学研究为流行病学现场工作和疾病监测提供思路,可以帮助公共卫生工作者快速有效地应对新出现的传染性疾病的挑战。

(二)慢性非传染性疾病系统流行病学研究

1. 癌症的预防与控制　癌症的系统流行病学可以将观察性研究和通路分析整合,深入阐明癌症的可能发生机制。

在癌症流行病学领域,Lund 和 Dumeaux 将系统流行病学定义为"旨在将通路分析整合到观察性研究设计中以提高对人体生物过程的理解的新研究学科"。作为"系统生物学中的观察性研究部分",系统流行病学仍然在"基因-环境流行病学研究与转录组分析的扩展"范围内。如前所述,在全组学设计中,mRNA 和 miRNA 分析将打开"黑匣子",有助于深入理解从暴露到疾病的生物代谢通路,增加对传统流行病学研究中因果关系的理解。癌症的系统流行病学研究将癌症发生过程中各个阶段基因表达的轨迹和机体生活方式的变化结合起来分析,揭示危险因素与危险因素产生的动态变化之间的相互作用。

系统流行病学可以合理地将系统生物学与统计模型结合起来进行分析。国外一项乳腺癌和前列腺癌队列研究发现 CYP19A1 遗传变异与内源性雌激素水平增加 10%~20% 存在相关性,但与乳腺癌风险无关。研究者认为这个结果可能是缺乏合适的统计模型导致的。在全组学研究设计中,将有助于阐明激素作用通路的 mRNA 和 miRNA 纳入分析,可以显示乳腺癌和内源性激素水平缺乏一致性。如果雌激素水平的微弱变化会增加乳腺癌风险，那么可以推测这些结果是由于基因表达导致的。

通过系统流行病学分析与常见疾病相关代谢通路的基因变异将有希望通过转录组学、代谢组学和蛋白质组学研究更好地理解疾病发生的分子病理生理学过程。由于癌症病因问题的复杂性，需要更多相关的流行病学研究设计与生物医学技术相结合。全组学研究设计是对基因-环境研究的补充和发展，通过通路分析或基因表达分析为流行病学中的因果关系提供合理的生物学机制解释。

2. 营养代谢性疾病的预防与控制　Haring 和 Wallaschofski 等认为系统流行病学可以整合机体各种指标，为营养和代谢性疾病研究提供一种新思路和新方法。多组学系统流行病学研究越来越多地用于代谢性疾病病因和机制的探索。

从基因组学、转录组学、蛋白质组学到代谢组学，每个系统层面都在研究疾病的发生和机体对外界因素反应能力方面发挥重要作用。这些组学技术除了单一的 SNP，转录因子，蛋白质和代谢物的分析外，还可以进行系统水平的网络分析和计算建模。Suhre 等于 2011 年第一次利用基因组和代谢组学数据对人体尿液中的代谢性状进行全基因组关联研究。通过识别与代谢相关的遗传变异，特定的"基因决定的代谢型"有可能揭示常见疾病的其他危险因素，并为这些疾病的病理生理学机制研究提供新的思路。Suhre 等利用核磁共振光谱对 862 名男性参与者尿液中的 59 种代谢物进行分析，发现了与重要临床结局相关的遗传变异，包括慢性肾脏疾病和冠状动脉疾病。该研究揭示的相关代谢性状与遗传变异体编码的蛋白质功能之间的合理关系为相关病理生理过程的代谢基础和功能背景提供了新的见解。因此，研究基于基因型的代谢表型研究可能为许多疾病相关的关联的功能性研究提供新的方法和思路，并可能构成用于诊断和监测的潜在的跨组学生物标志物。

敏感高通量技术的持续发展，生物信息学和分析工具的不断进步以及各种分析技术成本的降低使系统流行病学中组学分析等技术在营养学和流行病学研究中得到更广泛的应用。网络分析方法为系统流行病学中的数据整合和生物标志物选择提供了计算模型。例如，基于网络的计算方法和弗雷明汉心脏研究的纵向数据揭示影响肥胖发展和糖尿病风险的代谢决定因子。虽然 2 型糖尿病(type 2 diabetes, T2D)在很大程度上可以通过人体测量学，生活方式和临床指标进行预测，并且可以通过饮食和运动预防，但机体从正常血糖发展至糖尿病前期状态以及最后的 T2D 的代谢通路过程仍然不明确。传统"黑匣子"流行病学通常涉及生活方式和环境暴露因素与 T2D 之间的关系，虽然研究已经发现糖尿病的许多重要的生活方式和环境危险因素，但它往往不能解释观察到的关联的生物学机制。与癌症系统流行病学研究类似，Frank Hu 提出将代谢组学数据纳入糖尿病流行病学研究。"组学"技术的发展使流行病学家能够将多水平的新型生物标志物与人类观察性研究相结合，从传统的"黑匣子"策略转变为系统论的方法，揭示从暴露到 T2D 的病因分子网络。系统流行病学方法可以更深入地了解糖尿病流行病学研究中观察到的研究对象发生糖尿病的分子途径，在未来有希望改善糖尿病的早期检测，临床诊断和预后，并有助于个性化预防和治疗。

系统流行病学也被应用于咖啡对人体健康效应的研究。系统流行病学可以更全面地研究咖啡对健康影响的潜在机制，并且提供研究咖啡对人体健康影响的新方法。利用系统流行病学研究方法，将代谢组学研究与人群研究整合，可以证实在临床实验中观察到的咖啡-代谢物相关性，同时也揭示了咖啡在人体代谢的分子病理生理学特点。人体对咖啡因的代谢存在差异性,咖啡对人体健康的影响需要考虑这种差异性。通过将习惯性摄入咖啡的行为数据与调节咖啡因代谢的环境和遗传因素结合起来分析,可以获得更精确的生物体内部的咖啡因剂量用于流行病学研究。虽然基因组学已经被用于咖啡对人体健康效应的探索,但转录组学,蛋白质组学或其他新兴的咖啡相关组学研究并未开展。系统流行病学可以同时对所有层面的系统进行统计建模,是一种新颖而有效的研究咖啡对人体健康影响的新方法。高通量组学技术,生物信息学和分析工具的不断进步以及分析成本的降低将使系统技术在咖啡的健康效应研究中得到更广泛的应用。

随着计算机技术的发展,流行病学家将各种系统级数据整合起来进行分析实现"组学"数据的最大化利用。理想的全系统研究将采用纵向随访研究方式,在多个时间节点收集研究对象动态变化的多组学数据建立模型。因此,系统流行病学应用于营养代谢性疾病研究仍然要基于良好的前瞻性队列研究设计,利用现有大型前瞻性研究调查中已收集到的生物样本以及重复测量的饮食和生活方式等信息,进行遗传和环境因素的整合研究,是实现营养代谢性疾病系统流行病学研究策略的重要方式。营养代谢性疾病系统流行病学的研究设计策略主要基于 3 个方面。首先营养代谢性疾病系统流行病学采用纵向研究设计,在多个时间节点进行生物标志物等暴露的多次测量,且每次测量之间的时间间隔较短。这使得研究者能够密切监测亚临床疾病进展以及表型随着时间的变化。再者,多种生物标志物的水平随机体状态的变化而发生较大的变化。因此,基于一天内多次生物标志物的测量值计算平均值可以降低这种差异性。最后,深度表型分析可能通过增加个体的表型信息和优化危险因素分类来减少传统流行病学和临床研究中出现的疾病诊断不稳定性和错分的问题。因此,营养代谢性疾病系统流行病学研究需要的队列规模较大,随访时间长,生物样本的收集量较多,饮食等环境变量的测量需要更加细致,在未来仍面临巨大的挑战。

营养代谢性疾病系统流行病学不仅可以为更全面地研究特定食物等外界环境因素对机体健康影响的潜在机制提供新的方法和见解,而且可以推动营养学研究,有助于个体化营养概念的实现。系统流行病学方法在营养代谢性疾病的个体化预防和治疗以及疾病的个性化营养目标方面将会发挥越来越重要的作用。

第三节 应用与展望

一、系统流行病学应用前景

1. 系统流行病学利用高通量组学技术,整合基因组、表观组、转录组、蛋白质组、代谢组、表型组等多个生物组学标记,把系统内 DNA、mRNA、蛋白质、生物小分子等多种构成要素整合在一起进行研究。

2. 系统流行病学是从基因到细胞、到器官、到组织,到个体的各个层次的整合研究,对分子调控机体行为各个层次的网络进行分析研究。

3. 系统流行病学是新的研究思路和研究方法的整合。打破传统流行病学采用单一的研究方法只研究个别的基因、蛋白质和代谢物的研究思路,将观察性研究设计与通路分析整合起来,进而提升对人机体内生物分子过程的理解,从而能够更加全面深入地认识疾病的病因网络。

4. 系统流行病学将生物组学研究、临床研究和人群健康和疾病结局的关联研究进行整合,通过大样本量的人群数据,建立计算模型,对疾病发生风险进行预测。

二、系统流行病学面临的挑战

随着基因组学、转录组学、蛋白质组学、代谢组学和生物信息学等多学科的融合,以及先进的生物医学技术、信息技术、计算机技术和统计学方法等不断发展,系统流行病学迎来新的发展机遇,但仍然面临许多挑战。

1. 由于不同研究者对系统流行病学的内涵理解存在不一致性,系统流行病学仍需流行病学家、生物学家、信息学家和统计学家等多学科领域学者相互合作进行进一步探索。目前关于系统流行病学的相关研究报道仍较少,该门新兴的流行病学分支学科值得公共卫生学者们的更多关注。

2. 系统流行病学设计仍然基于观察性流行病学,由于因果关系只能被推断,而不能通过观察得到。因此,观察性研究不能证明因果关系,而只能证明统计学关联。正如 David Savitz 所说"流行病学研究如果只能产生关联的大小,而不是因果关系,这是毫无意义的,即使是实验也只能产生关联的大小"。目前,基于观察流行病学研究的模拟干预实验与观察性数据可能比单独观察性数据提供更强的开展 RCT 的依据。通过这种方式,包括系统生物学和系统流行病学在内的联合研究项目将是进行因果推断的有力工具。

3. 随着生物标志物测量能力的提高,数据分析策略和解释能力也应该随之发展和提高,否则无法实现基本的机械的知识与临床有效疗法之间的转化,限制研究结果的有效利用。由于系统的复杂性,系统流行病学中的病因研究和因果推断需要流行病学家深入探讨。

4. 系统流行病学相关研究设计和统计方法仍有待进一步发展。由于癌症等慢性病的发生是漫长的发病过程,为了随着时间的变化进行基因表达变化分析和研究对象的组学分析需要进行动态的分析随访,这就意味着要反复收集队列研究对象的血液样品和环境暴露信息,这是系统流行病学全组学设计所要面临的一个巨大的挑战。

5. 由于机体全基因组信息庞大,系统流行病学设计将会产生数量巨大的信息数据,比如全基因组基因型分析将会产生近 100 万单核苷酸多态性位点,因此数据的分析和处理需要复杂的数学模型和计算方法。随着新技术和新方法的不断出现,海量数据的采集与分析等问题可以得到解决,系统流行病学研究将会进入一个新时代。

基于系统的概念,多水平多层次的因果关系将使我们更好地认识复杂疾病的病因。随着系统流行病学的发展,复杂的系统方法开始逐步应用于流行病学领域。将人类基因组,转录组学,蛋白质组学和代谢组学等生物组学数据与观察性流行病学研究在全球范围内的数据结合在一起的计算模型,将使流行病学家能够确定病因在多水平对疾病的贡献以及这些病因之间的相互作用。系统流行病学是传统流行病学与系统生物学、系统医学的有机结合,把流行病学推向了生物医学研究的前沿。系统流行病学全面深入的通路分析促进了流行病学因果关系的机理探索,为复杂疾病病因的研究提供了新的思路和方法。随着生物医学技术的发展,系统流行病学将在疾病的病因探索和预防控制中发挥重要作用。

（王梦莹　吴　涛　胡永华 编,李立明 审）

参 考 文 献

[1] Rasmussen AL,Katze MG.Genomic Signatures of Emerging Viruses:A New Era of Systems Epidemiology[J]. Cell Host Microbe,2016,19(5):611-618.

［2］Cornelis MC.Toward systems epidemiology of coffee and health［J］.CurrOpinLipidol,2015,26(1):20-29.

［3］Dammann O,Gray P,Gressens P,et al.Systems Epidemiology:What's in a Name? ［J］.Online J Public Health Inform,2014,6(3):e198.

［4］Cornelis MC,Hu FB.Systems Epidemiology:A New Direction in Nutrition and Metabolic Disease Research［J］.CurrNutr Rep,2013,2(4):225-235.

［5］Haring R,Wallaschofski H.Diving through the "-omics":the case for deep phenotyping and systems epidemiology［J］.OMICS,2012,16(5):231-234.

［6］Hu FB.Metabolic profiling of diabetes:from black-box epidemiology to systems epidemiology［J］.ClinChem,2011,57(9):1224-1226.

［7］Comas I,Gagneux S.A role for systems epidemiology in tuberculosis research［J］.Trends Microbiol,2011,19(10):492-500.

［8］Bictash M,Ebbels TM,Chan Q,et al.Opening up the "Black Box":metabolic phenotyping and metabolome-wide association studies in epidemiology［J］.J ClinEpidemiol,2010,63(9):970-979.

［9］Gonzalez-Angulo AM,Hennessy BT,Mills GB.Future of personalized medicine in oncology:a systems biology approach［J］.J ClinOncol,2010,28(16):2777-2783.

［10］HafemanDM,Schwartz S.Opening the Black Box:a motivation for the assessment of mediation［J］.Int J Epidemiol,2009,38(3):838-845.

［11］Fenner L,Egger M,Gagneux S.Annie Darwin's death,the evolution of tuberculosis and the need for systems epidemiology［J］.Int J Epidemiol,2009,38(6):1425-1428.

［12］Lund E,Dumeaux V.Systems epidemiology in cancer［J］.Cancer Epidemiol Biomarkers Prev,2008,17(11):2954-2957.

［13］Thomas DC.The need for a systematic approach to complex pathways in molecular epidemiology［J］.Cancer Epidemiol Biomarkers Prev,2005,14(3):557-559.

中英文对照索引

C

D

H

K

L

M

W

X